Anatomical Chart Company

ATLAS DE FISIOPATOLOGÍA

4.ª EDICIÓN

Anatomical Chart Company

ATLAS DE FISIOPATOLOGÍA

4.ª EDICIÓN

Julie G. Stewart, DNP, MPH, MSN, FNP-BC, FAANP

Associate Professor
Sacred Heart University
Fairfield, Connecticut

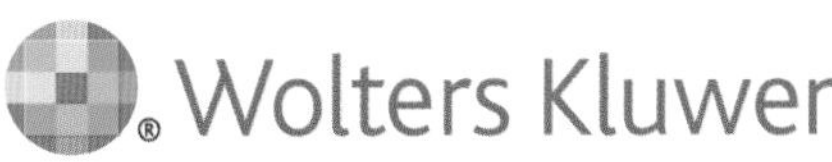

Philadelphia • Baltimore • New York • London
Buenos Aires • Hong Kong • Sydney • Tokyo

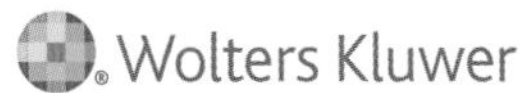

Av. Carrilet, 3, 9.ª planta, Edificio D - Ciutat de la Justícia
08902 L'Hospitalet de Llobregat
Barcelona (España)
Tel.: 93 344 47 18 Fax: 93 344 47 16 e-mail: consultas@wolterskluwer.com

Revisión científica
Celso Enrique Cortés Romero
Doctor en Ciencias Fisiológicas. Benemérita Universidad Autónoma de Puebla, México

Lilian Ruth López Muñoz
Médico diplomado en Nutrición y Alimentación Humana, especialidad en Docencia Universitaria y maestría en Educación. Jefe del Departamento de Fisiopatología, Universidad Autónoma de Guadalajara, México

Manuel de Jesús Ornelas Sánchez
Cirujano ortopedista. Profesor adjunto al Departamento de Fisiopatología, Universidad Autónoma de Guadalajara, México

Víctor Hugo Rosales Salyano
Médico internista. Académico, Facultad de Medicina, Universidad Nacional Autónoma de México. Profesor de Cátedra, Tecnológico de Monterrey, Campus Ciudad de México, México

Traducción
Félix García Roig
Médico Ginecoobstetra por la Universidad Nacional Autónoma de México, México

Dirección editorial: Carlos Mendoza
Editora de desarrollo: Karen Estrada
Gerente de mercadotecnia: Juan Carlos García
Cuidado de la edición: Doctores de Palabras
Diseño de portada: Saúl Martín del Campo Núñez
Impresión: R. R. Donnelley-Shenzhen / Impreso en China

ISBN de la edición en español: 978-84-17370-10-7
Depósito legal: M-20397-2018
Edición en español de la obra original en lengua inglesa *Anatomical Chart Company. Atlas of Pathophysiology*, editada por Julie G. Stewart, 4.ª ed., publicada por Wolters Kluwer

Two Commerce Square
2001 Market Street
Philadelphia, PA 19103
ISBN de la edición original: 978-1-4963-7092-1

RRS1807

COLABORADORES E INTERCONSULTANTES

Jean Boucher, PhD, RN, ANP-BC, AOCNP
Associate Professor
Graduate School of Nursing
University of Massachusetts Medical School
Worcester, Massachusetts

Nancy Dennert, APRN, MS, MSN, FNP-BC, CDE, BC-ADM
Nurse Practitioner
Endocrine Associates
Trumbull, Connecticut

Heather Ferillo, APRN, MSN, FNP-BC
Clinical Assistant Professor
College of Nursing
Sacred Heart University
Fairfield, Connecticut

Karen Gregory, DNP, APRN, CNS, RRT, AE-C, FAARC
Oklahoma Allergy & Asthma Clinic
Oklahoma City, Oklahoma
Assistant Professor
School of Nursing and Health Studies
Georgetown University
Washington, D.C.

Julie A. Koch, DNP, RN, FNP-BC, FAANP
Assistant Dean of Graduate Nursing
College of Nursing and Health Professions
Valparaiso University
Valparaiso, Indiana

Harry Pomerantz, MSPH, PA-C
Clinical Simulation and Skills Faculty
College of Health Professions
Sacred Heart University
Fairfield, Connecticut

Jagnal Reynold, MBA, PA-C
Director of Clinical Education, Clinical Assistant Professor
College of Health Professions
Sacred Heart University
Fairfield, Connecticut

Sylvie Rosenbloom, DNP, APRN, FNP-BC, CDE
Clinician
Stamford Health Medical Group, Walk-in Center
Stamford, Connecticut

Penny Sessler-Branden, PhD, CNM, RN, CNE
Assistant Clinical Professor
College of Nursing
Sacred Heart University
Fairfield, Connecticut

Mary Lou Siefert, DNSc, RN, AOCN
Assistant Professor
College of Nursing
Sacred Heart University
Fairfield, Connecticut

Frank Tudini, PT, DSc, COMT, OCS, FAAOMPT
Clinical Assistant Professor
College of Health Professions, Physical Therapy
Sacred Heart University
Fairfield, Connecticut

Sherylyn M. Watson, PhD, MSN, RN, CNE
Associate Dean
College of Nursing
Sacred Heart University
Fairfield, Connecticut

PREFACIO

Los estudiantes que pretenden investigar y dominar las muchas facetas del organismo humano necesitan estar bien versados en numerosos campos antes de que comiencen a comprender las complejas funciones fisiológicas del cuerpo. También deben indagar cómo las células dejan de funcionar adecuadamente y cómo puede presentarse una enfermedad antes de verdaderamente ser partícipes del arte de la curación. El *Atlas de fisiopatología*, 4.ª edición, ofrece una amplia revisión de la fisiopatología y proporciona suficientes detalles para ayudar al aprendiz a comprender los principios implicados. El formato del atlas incorpora la precisión de las representaciones visuales para aumentar más el aprendizaje.

Puesto que cada disciplina involucra un lenguaje exclusivo, los capítulos iniciales proporcionan una revisión concisa del vocabulario de la fisiopatología. En la parte I, "Conceptos fundamentales", se enumeran y explican los términos clave que se utilizan en las disciplinas básicas del cáncer, la infección, la genética y las alteraciones de líquidos y electrólitos. Provistas en un formato de tabla, estas listas resumen de forma elegante los conceptos a los que pueden hacer referencia los estudiantes e instructores, mientras estructuran una base de conocimientos fundamental. El capítulo sobre enfermedades infecciosas condensa la información sobre la fisiopatología de más de 30 infecciones, que van desde las bacterianas y víricas hasta las debidas a protozoarios. Los capítulos sobre cáncer y genética exploran los conocimientos en rápida evolución de estos trastornos. El capítulo final de los conceptos fundamentales explica de manera clara las alteraciones de líquidos, electrólitos y acidobásicas.

En la parte II, las vibrantes ilustraciones a todo color hacen que este volumen se destaque. En las figuras, se revisan las estructuras anatómicas esenciales, se muestran de manera vívida los cambios causados por la enfermedad, se ilustra la histopatología pertinente y se aclaran y simplifican los términos difíciles de comprender. Obviamente, los estudiantes que favorecen el aprendizaje visual apreciarán y recordarán estos elegantes dibujos.

El equipo de autores ha extraído de su propia experiencia clínica en la atención de pacientes y de la enseñanza a profesionales médicos un conjunto impresionante de temas. Los 12 capítulos abarcan los principales órganos, aparatos y sistemas del cuerpo, cubren una variedad de alteraciones que abordan específicamente temas relacionados con neonatos, pacientes quirúrgicos, ortopedia y el amplio ámbito de la medicina interna. En este libro se cubren casi 200 enfermedades, cada una presentada con un texto conciso y acompañada de ilustraciones clínicamente precisas y vívidas.

La 4.ª edición del *Atlas de fisiopatología* cubre la necesidad de un texto factual para estudiantes y constituye una referencia valiosa para los profesionales en ejercicio, quienes ya brindan atención a los pacientes. Las ilustraciones se pueden compartir fácilmente con los pacientes como una ayuda en la comprensión de las afecciones. También es preciso encomiar a los colaboradores e interconsultantes por su experiencia y éxito laboral.

Julie G. Stewart, DNP, MPH, MSN, FNP-BC, FAANP

CONTENIDO

Apéndice

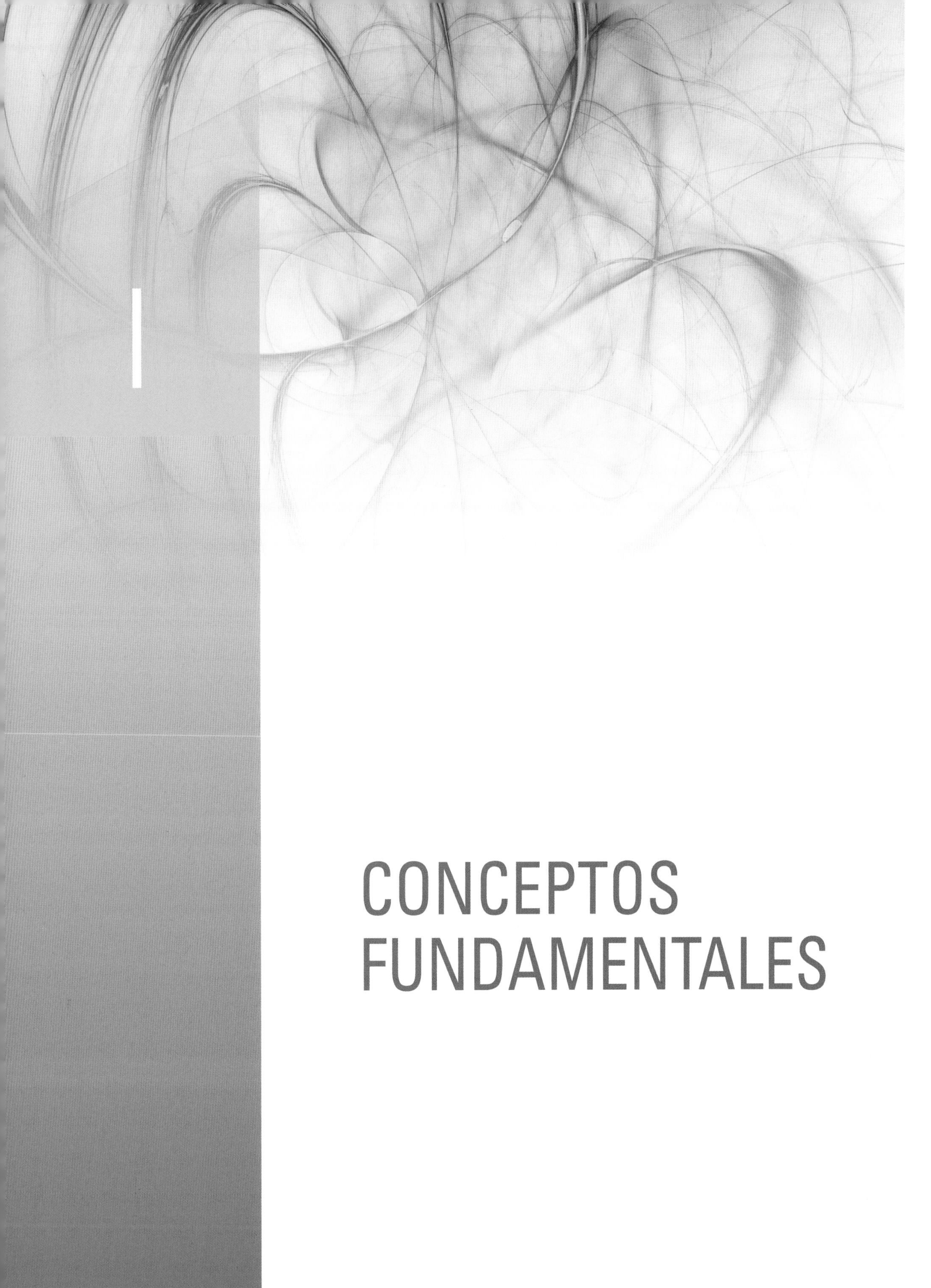

I

CONCEPTOS FUNDAMENTALES

CÉLULAS, HOMEOSTASIS Y ENFERMEDAD

La *célula* es el componente más pequeño de un organismo vivo, el cual puede estar formado por una sola célula, como las bacterias, o miles de millones, como los seres humanos. En los organismos grandes, las células altamente especializadas que realizan una función común se organizan en un tejido, y los tejidos forman a su vez órganos que se integran en aparatos y sistemas corporales.

COMPONENTES CELULARES

Las células tienen componentes especializados con una organización compleja, cada uno con su propia función específica. Los componentes más grandes de una célula normal son el citoplasma, el núcleo y la membrana (*véase* Componentes celulares).

Citoplasma

El citoplasma consta principalmente de líquidos en los que se disponen las estructuras que realizan las funciones necesarias para mantener la vida de las células, denominadas *orgánulos*, que son su maquinaria metabólica. Cada uno realiza una función específica para conservar la vida de la célula. Los orgánulos incluyen:

- *Mitocondrias.* Estructuras esféricas o cilíndricas donde ocurre la respiración celular. En ellas se lleva a cabo el uso metabólico de oxígeno para producir energía, dióxido de carbono y agua (producen la mayor parte del fosfato de adenosina corporal, el cual contiene uniones químicas fosfato de alta energía que sirven como combustibles para muchas actividades celulares).
- *Ribosomas.* Sitio de la síntesis de proteínas.
- *Retículo endoplasmático.* Extensa malla de dos variedades de túbulos rodeados por una membrana: retículo endoplasmático rugoso, cubierto por ribosomas, y retículo endoplasmático liso, el cual contiene las enzimas que sintetizan los lípidos.
- *Aparato de Golgi.* Orgánulo que sintetiza las moléculas de hidratos de carbono, las cuales se combinan con las proteínas producidas por el retículo endoplasmático rugoso y los lípidos sintetizados por el retículo endoplasmático liso para formar productos como lipoproteínas, glucoproteínas y enzimas.
- *Lisosomas.* Orgánulos que digieren los nutrientes, así como el material extraño, obsoleto o dañado que se encuentra en el interior de las células. (Una membrana rodea cada lisosoma y separa sus enzimas digestivas del resto del citoplasma. Las enzimas digieren el material nutricio que llega al interior de la célula por endocitosis: lo rodean con una porción de la membrana y lo engullen, formando una vesícula intracelular rodeada de membrana. La membrana del lisosoma se fusiona con la de la vesícula, rodea el material de la endocitosis y, a continuación, las enzimas lisosómicas digieren el material engullido. Los lisosomas digieren el material extraño ingerido por los leucocitos mediante un proceso similar llamado *fagocitosis.*)
- *Peroxisomas.* Orgánulos que contienen *oxidasas*, enzimas que reducen químicamente el oxígeno a peróxido de hidrógeno y el peróxido de hidrógeno hasta agua.
- *Elementos del citoesqueleto.* Red de estructuras proteínicas que mantienen la forma de la célula y permiten su división y migración.
- *Centrosomas.* Contienen a los centríolos, cilindros cortos adyacentes al núcleo que participan en la división celular.
- *Microfilamentos y microtúbulos.* Orgánulos que promueven el movimiento de las vesículas intracelulares (permiten a los axones transportar neurotransmisores) y la formación del huso mitótico, estructura indispensable para la división celular.

Núcleo

El centro de control de la célula es el núcleo, que participa en su crecimiento, metabolismo y reproducción. Dentro del núcleo, uno o más nucléolos (estructuras intranucleares de tinción oscura) sintetizan el ácido ribonucleico (ARN), un polinucleótido complejo que regula la síntesis de proteínas. El núcleo también almacena al ácido desoxirribonucleico (ADN) de doble hélice, que porta el material genético y se encarga de la reproducción o división celular.

Membrana celular

La membrana celular semipermeable forma el límite externo de la célula, separándola de otras y del ambiente externo. La membrana celular consta de una doble capa de fosfolípidos con moléculas de proteínas embebidas que actúan como receptores, conductos iónicos o transportadores de sustancias específicas.

DIVISIÓN CELULAR

Cada célula debe replicarse para que continúe la vida. Las células se replican por división en una de dos formas: mitosis (origina dos células hijas con el mismo contenido de ADN y cromosomas de las células madre) o meiosis (produce cuatro gametocitos, cada uno con la mitad del número de cromosomas de la célula original). La mayoría de las células se dividen por mitosis; la meiosis sólo ocurre en aquellas encargadas de la reproducción. Algunas células (p. ej., nerviosas y musculares) pierden la capacidad para reproducirse después del nacimiento.

FUNCIONES DE LA CÉLULA

En el cuerpo humano, la mayoría de las células están especializadas para realizar una función. La respiración y la reproducción ocurren en todas las células. Las funciones especializadas incluyen:

- *Movimiento.* Resultado de la acción coordinada de las células nerviosas y musculares para cambiar la posición de una parte corporal específica, contenidas dentro de un órgano o en todo el organismo.

- *Conducción.* Transmisión de un estímulo, como un impulso nervioso, calor o una onda sonora, de una parte del cuerpo a otra.
- *Absorción.* Movimiento de las sustancias a través de una membrana celular (p. ej., los nutrientes se absorben y transportan para finalmente ser utilizados como fuentes de energía o bloques de construcción para formar o reparar componentes celulares, estructurales y funcionales).
- *Secreción.* Liberación de sustancias que actúan en otra parte del cuerpo.
- *Excreción.* Liberación de productos de desecho generados por los procesos metabólicos normales.

TIPOS DE CÉLULAS

Cada una de las siguientes cuatro variedades de tejido consta de varios tipos de células especializadas que realizan funciones específicas.

- Las *células epiteliales* revisten la mayor parte de las superficies internas y externas del cuerpo, y sus funciones incluyen sostén, protección, absorción, excreción y secreción.
- Las *células del tejido conjuntivo* están presentes en piel, huesos y articulaciones, paredes arteriales, fascias y grasa corporal. Sus principales funciones son de protección, metabolismo, sostén, mantenimiento de la temperatura y elasticidad.
- Las *células nerviosas* constituyen el sistema nervioso y se clasifican como neuronas o células de neuroglia. Las primeras realizan las siguientes funciones:
  - Generación de impulsos eléctricos.
  - Conducción de impulsos eléctricos.
  - Influyen sobre otras neuronas, células musculares y glándulares mediante la conducción de impulsos.

Las células de la neuroglia sostienen, nutren y protegen a las neuronas y son de cuatro tipos, a saber:
  - *Oligodendroglia.* Producen mielina dentro del sistema nervioso central (SNC).
  - *Astrocitos.* Proporcionan nutrientes indispensables a las neuronas y las ayudan a mantener los potenciales bioeléctricos apropiados para la conducción de impulsos y la transmisión sináptica.
  - *Ependimarias.* Están involucradas en la producción del líquido cefalorraquídeo.
  - *Microglia.* Ingieren y digieren detritos tisulares cuando se daña el tejido nervioso.
- Las *células musculares* se contraen para producir movimiento o tensión. Sus tres tipos incluyen:
  - *Células musculares esqueléticas (estriadas).* Se extienden en toda la longitud de los músculos esqueléticos y causan su movimiento voluntario mediante contracción o relajación. La contracción acorta el músculo, mientras la relajación le permite regresar a su longitud en reposo.
  - *Células musculares lisas (no estriadas).* Presentes en las paredes de los órganos huecos internos, vasos sanguíneos y bronquiolos. Por contracción y relajación involuntarias, estas células cambian el diámetro de la luz de la estructura hueca y, por lo tanto, transportan sustancias a través del órgano.
  - *Células estriadas del músculo cardíaco.* Se ramifican en el músculo liso de las cámaras cardíacas y se contraen de manera involuntaria. Producen y transmiten potenciales de acción que hacen que las células del músculo cardíaco se contraigan.

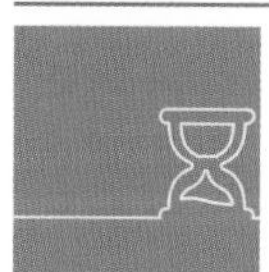

ALERTA POR EDAD

En los adultos mayores, las células de músculo esquelético se hacen más pequeñas y muchas son sustituidas por tejido conjuntivo fibroso. El resultado es la pérdida de fuerza y masa muscular.

CONCEPTOS DE FISIOPATOLOGÍA

Las células enfrentan numerosos retos durante su vida. Factores de estrés, cambios de la salud corporal, enfermedad y otros factores extrínsecos e intrínsecos pueden modificar su funcionamiento normal.

Adaptación

La célula, en general, continúa funcionando a pesar de las condiciones o factores de estrés cambiantes. Sin embargo, el estrés intenso o prolongado, o los cambios, pueden lesionarla o destruirla. Cuando ve amenazada su integridad, la célula reacciona recurriendo a sus reservas para mantener su funcionamiento mediante cambios adaptativos o disfunción. Si las reservas son insuficientes, muere. Si dispone de suficientes reservas celulares y el cuerpo no detecta anomalías, la célula se adapta por atrofia, hipertrofia, hiperplasia, metaplasia o displasia (*véase* Cambios celulares adaptativos).

Atrofia

La *atrofia* es una disminución reversible del tamaño de una célula u órgano por desuso, irrigación sanguínea insuficiente, desnutrición, denervación o disminución del estímulo endocrino. Un ejemplo es la pérdida de masa muscular después del reposo prolongado en cama.

Hipertrofia

La *hipertrofia* es el aumento del tamaño de una célula u órgano por incremento de su carga de trabajo. Puede resultar de condiciones fisiológicas normales o patológicas anómalas, y sus tipos incluyen:

COMPONENTES CELULARES

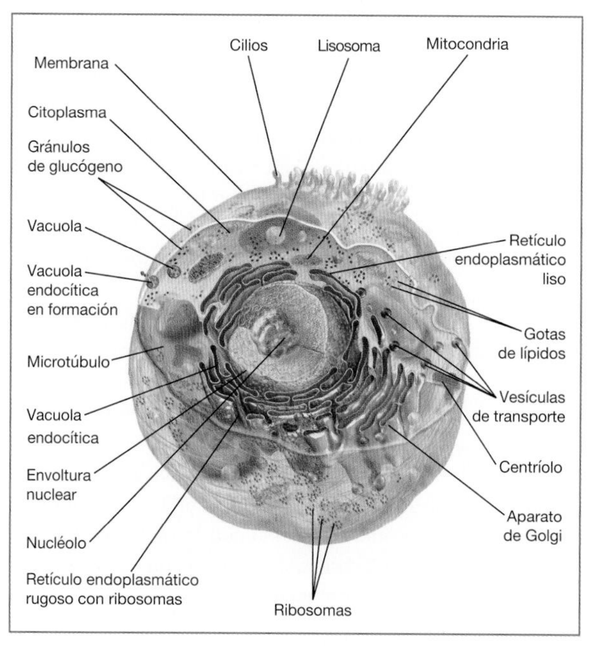

- *Hipertrofia fisiológica.* Refleja un aumento en la carga de trabajo que no es causado por una enfermedad (p. ej., aumento del tamaño muscular por un trabajo físico arduo o entrenamiento con peso).
- *Hipertrofia patológica.* Es la respuesta adaptativa compensatoria ante la enfermedad, por ejemplo, el engrosamiento del miocardio conforme bombea sangre contra una resistencia creciente en los pacientes con hipertensión. Un ejemplo de una respuesta compensatoria es cuando un riñón aumenta de tamaño si el otro no funciona o se encuentra ausente.

CAMBIOS CELULARES ADAPTATIVOS

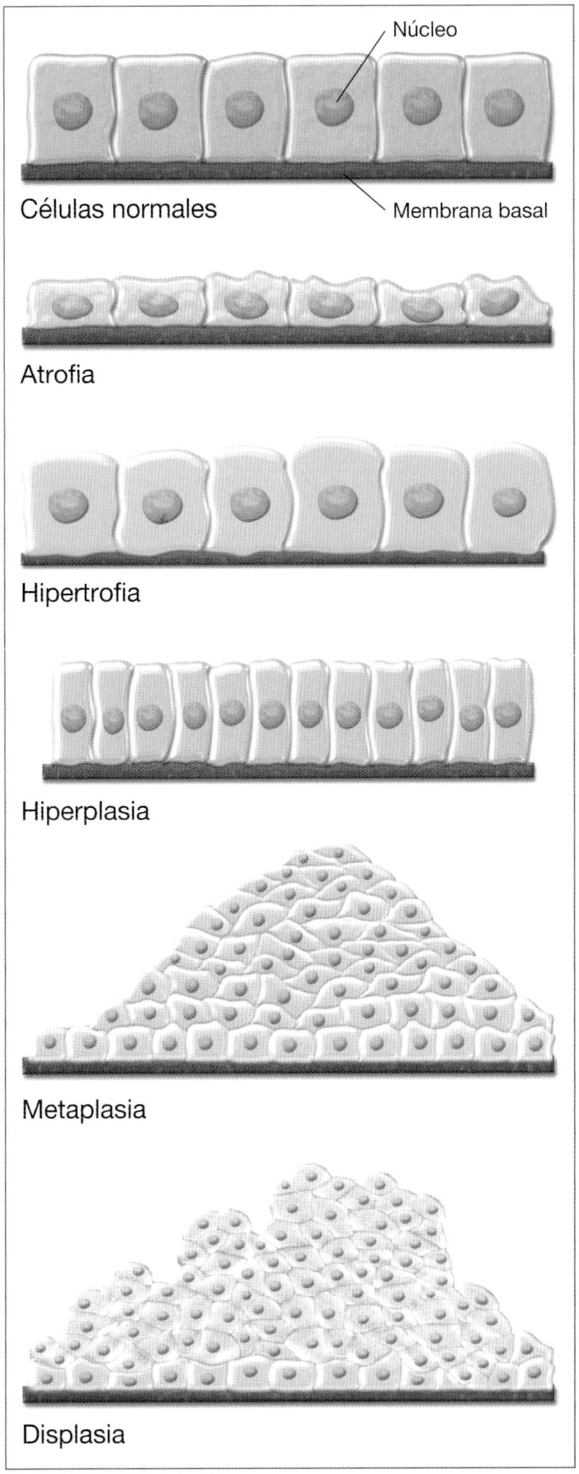

Hiperplasia

La *hiperplasia* es un aumento en el número de células causado por el incremento en la carga de trabajo, la estimulación hormonal o la disminución del tejido. La hipertrofia y la hiperplasia pueden presentarse juntas y, por lo general, se desencadenan por el mismo mecanismo. La hiperplasia puede ser *fisiológica*, *compensatoria* o *patológica*.

- La *hiperplasia fisiológica* es una respuesta adaptativa a los cambios normales, por ejemplo, el aumento mensual en el número de células del útero en respuesta a la estimulación estrogénica después de la ovulación.
- La *hiperplasia compensatoria* se presenta en algunos órganos para restituir los tejidos que fueron eliminados o destruidos, por ejemplo, la regeneración de las células hepáticas cuando parte del hígado se extirpa quirúrgicamente.
- La *hiperplasia patológica* es una respuesta a la estimulación hormonal excesiva o la producción anómala de factores de crecimiento hormonales, por ejemplo, la acromegalia, donde la producción excesiva de la hormona del crecimiento causa un incremento de la longitud de los huesos.

Metaplasia

La *metaplasia* es la sustitución de un tipo de célula madura con otro tipo de célula diferenciada que puede tolerar mejor el cambio o factor de estrés. Suele ser una respuesta a la irritación o inflamación crónica.

- La *metaplasia fisiológica* es una respuesta normal a las condiciones cambiantes y suele ser transitoria. Por ejemplo, en la respuesta corporal normal a la inflamación, los monocitos migran hacia los tejidos inflamados y se transforman en macrófagos.
- La *metaplasia patológica* es una respuesta a una toxina o factores de estrés extrínsecos y, en general, irreversibles. Por ejemplo, después de años de exposición al humo del cigarrillo, las células epiteliales planas estratificadas sustituyen a las cilíndricas ciliadas normales de los bronquios. Aunque las nuevas células pueden soportar mejor el humo, no secretan moco ni tienen cilios para proteger las vías respiratorias. Si la exposición al humo del cigarrillo continúa, las células planas pueden volverse cancerosas.

Displasia

En la *displasia*, la proliferación celular alterada de un tejido específico le da dimensiones, forma y aspecto anómalos. Aunque los cambios en las células displásicas son adaptativos y potencialmente reversibles, pueden preceder al cáncer. Algunos ejemplos frecuentes son las displasias de células epiteliales del cuello uterino o el aparato respiratorio.

Lesión celular

La lesión de cualquier componente celular puede causar enfermedad conforme las células pierden su capacidad de adaptación. La lesión celular puede ocurrir por causas intrínsecas o extrínsecas:

- *Toxinas.* Pueden ser endógenas o exógenas. Las toxinas endógenas habituales incluyen productos de errores metabólicos determinados genéticamente y reacciones de hipersensibilidad; las toxinas exógenas comprenden alcohol, plomo, monóxido de carbono y fármacos, entre otros, que alteran la función celular.
- *Infección.* Pueden ser ocasionadas por virus, hongos, protozoarios o bacterias.

- *Lesión física.* Como resultado de la alteración de la estructura celular o de las relaciones entre los orgánulos (p. ej., dos tipos de lesión física son la térmica y la mecánica).
- *Lesión por déficit.* Es la pérdida del metabolismo celular normal causada por la presencia inadecuada de agua, oxígeno o nutrientes.

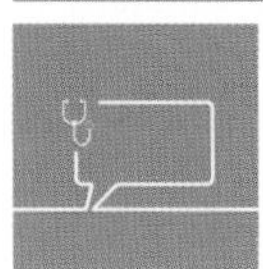

RECOMENDACIÓN CLÍNICA

La deficiencia de oxígeno es la causa más frecuente de daño celular irreversible y muerte.

La lesión se vuelve irreversible cuando la membrana celular o los orgánulos pierden su capacidad funcional.

Degeneración celular

La *degeneración* es un tipo de daño celular subletal que por lo general se presenta en el citoplasma y no afecta al núcleo, pero sí a órganos con células metabólicamente activas, como el hígado, el corazón y los riñones. Cuando se identifican cambios celulares, la intervención médica rápida puede hacer más lenta la degeneración y prevenir la muerte celular. Desafortunadamente, muchos cambios celulares no son identificables, incluso con un microscopio, por lo que la detección temprana se hace imposible. Son ejemplos de cambios degenerativos reversibles la displasia cervical y los cambios grasos del hígado. Algunos ejemplos de enfermedad degenerativa irreversible incluyen la corea de Huntington y la esclerosis lateral amiotrófica.

Envejecimiento celular

Durante el proceso normal de envejecimiento, las células pierden tanto su estructura como su función. La atrofia puede reflejar pérdida de la estructura celular, hipertrofia o hiperplasia, o pérdida de su función. Los signos del envejecimiento se presentan en todos los órganos, aparatos y sistemas corporales, y puede avanzar a diferentes velocidades en función del número y la extensión de las lesiones y el grado del desgaste y pérdida celulares.

Muerte celular

La muerte de la célula puede ser causada por factores internos (intrínsecos) que limitan la duración de su vida, o externos (extrínsecos) que contribuyen al daño y el envejecimiento. Cuando el estrés es grave o prolongado, las células no pueden adaptarse y mueren. La muerte celular puede manifestarse de diferentes formas, dependiendo de los tejidos y órganos afectados, por apoptosis y necrosis.

- *Apoptosis.* Muerte celular programada genéticamente que contribuye al recambio constante de las células en la capa externa queratinizada de la piel y en el cristalino ocular. Se caracteriza por una serie de sucesos, incluyendo condensación de la cromatina, ampollas en la membrana, encogimiento de las células y degeneración del ADN. Se controla por autodigestión.

Hay cinco tipos de necrosis:

- La *necrosis colicuativa* se presenta cuando una enzima lítica (de disolución) licua las células necróticas. Este tipo de necrosis es frecuente en el cerebro, que tiene un rico aporte de enzimas líticas.
- La *necrosis caseosa* se presenta cuando las células necróticas se desintegran, pero persisten sus residuos sin digerir durante meses o años. Su nombre deriva del aspecto desmenuzable del tejido, semejante al queso (caseoso). Suele presentarse en la tuberculosis pulmonar.
- La *necrosis grasa* se presenta cuando las enzimas de tipo lipasa fragmentan triglicéridos intracelulares hasta ácidos grasos libres, que se combinan con iones de sodio, magnesio o calcio para formar jabones. El tejido se torna opaco y calcáreo de color blanco.
- La *necrosis por coagulación* suele seguir a la interrupción de la irrigación sanguínea de un órgano, en general, los riñones, corazón o glándulas suprarrenales, excepto el cerebro. Se inhibe la actividad de las enzimas líticas lisosómicas en las células, de modo que las células necróticas mantienen su forma, temporalmente.
- La *necrosis gangrenosa*, una forma de necrosis coagulativa, en general es producto de la pérdida de la irrigación sanguínea y se complica por la sobreproliferación e invasión de bacterias. Por lo general, se presenta en los miembros inferiores o en el tubo digestivo como resultado de la ateroesclerosis. La gangrena puede presentarse en una de tres formas:
  - *Gangrena seca.* Cuando la invasión bacteriana es mínima. Se hace notoria por la aparición de un tejido seco, arrugado, de color café oscuro a negro en una extremidad.
  - *Gangrena húmeda.* Se acompaña de necrosis por licuefacción, que se debe a la actividad lítica excesiva de las bacterias y los leucocitos que produce un centro líquido en la zona afectada. Puede presentarse tanto en los órganos internos como en las extremidades.
  - *Gangrena gaseosa.* Se presenta cuando bacterias anaerobias del género *Clostridium* infectan los tejidos. Es más probable que siga a traumatismos graves y puede ser mortal. Las bacterias liberan toxinas que matan a las células cercanas y la gangrena gaseosa se disemina con rapidez. La liberación de burbujas de aire por las células musculares afectadas indica que hay gangrena gaseosa.

Las células necróticas liberan enzimas intracelulares que empiezan a disolver los componentes celulares y desencadenan una reacción inflamatoria aguda, en la cual los leucocitos migran hacia la región afectada y empiezan a digerir las células muertas.

HOMEOSTASIS: MANTENIMIENTO DEL EQUILIBRIO

Cada célula del cuerpo participa en el mantenimiento de un estado estable dinámico de equilibrio interno llamado *homeostasis*.

La fisiopatología es el resultado de cambios o alteraciones en la función celular normal. Tres estructuras encefálicas son las principales encargadas de mantener la homeostasis de todo el cuerpo:

- *Bulbo raquídeo.* Porción del tronco encefálico asociada con las funciones vitales, como la respiración y circulación.
- *Glándula hipófisis.* Regula la función de otras glándulas y, por lo tanto, el crecimiento y maduración corporal, así como la reproducción.
- *Formación reticular.* Red de células y fibras nerviosas en el tronco encefálico y la médula espinal que ayudan a controlar funciones vitales, como la cardiovascular y respiratoria.

Cada estructura que mantiene la homeostasis por mecanismos de retroalimentación autorregulados tiene tres componentes:

- *Sensores.* Células que detectan alteraciones de la homeostasis reflejadas en impulsos nerviosos o cambios en las concentraciones de hormonas.
- *Centro de control del SNC.* Recibe señales de los sensores y regula la respuesta corporal a las alteraciones mediante el inicio de un mecanismo efector.
- *Efector.* Actúa para restablecer la homeostasis.

Los mecanismos de retroalimentación son de dos variedades:

- *Positiva.* Aleja al sistema de la homeostasis mediante la amplificación de un cambio.
- *Negativa.* Actúa para restablecer la homeostasis mediante la corrección de una deficiencia en el sistema y la producción de respuestas adaptativas.

ENFERMEDAD

Aunque los términos *enfermedad* y *padecimiento* suelen emplearse como sinónimos, no lo son. Se presenta una *enfermedad* (*disease*) cuando la homeostasis no se mantiene, y un *padecimiento* (*illness*) cuando una persona no se encuentra en un estado de salud "percibido como normal". Un individuo puede presentar un padecimiento, pero no verse afectado todo el tiempo, porque su cuerpo se adapta.

La causa de la *enfermedad* puede ser intrínseca o extrínseca. Los factores genéticos, edad, sexo, agentes infecciosos y conductas (p. ej., inactividad, tabaquismo, abuso de drogas ilegales) pueden provocar una enfermedad. Cuando se desconoce la causa de una enfermedad, se denomina *idiopática*.

La forma en la que se desarrolla una enfermedad se llama *patogenia*. Suele detectarse una enfermedad cuando ocasiona un cambio en el metabolismo o división celular que origina signos y síntomas. La manera en la que responden las células a la enfermedad depende del agente causal y de las células, tejidos y órganos afectados. Sin intervención, la resolución de la enfermedad depende de muchos factores que actúan durante cierto tiempo, como la extensión de la enfermedad y la presencia de otras. Las manifestaciones de una enfermedad pueden incluir la hipofunción, hiperfunción o aumento de la función mecánica.

Por lo general, las enfermedades progresan a través de las siguientes etapas:

- *Exposición o lesión.* El tejido diana se expone a un agente causal o una lesión.
- *Período de latencia o incubación.* Sin signos o síntomas evidentes.
- *Período prodrómico.* Los signos y síntomas, en general, son leves e inespecíficos.
- *Fase aguda.* La enfermedad alcanza su intensidad completa, tal vez con complicaciones, llamada *fase aguda subclínica* si el paciente aún puede funcionar como si no tuviera enfermedad.
- *Remisión.* Segunda fase de latencia que se presenta en algunas enfermedades y a la que suele seguir otra fase aguda.
- *Convalecencia.* Evolución del paciente hacia la recuperación.
- *Recuperación.* Retorno de la salud o funcionamiento normal, sin signos o síntomas de enfermedad residual.

CÁNCER

El *cáncer* se refiere a un grupo de más de 100 enfermedades diferentes caracterizadas por cambios genéticos celulares, como mutaciones y daño al ADN, que causan el desarrollo y crecimiento anómalo de las células. Las células malignas tienen dos características distintivas: en primer lugar, las células ya no se dividen ni diferencian de forma normal y pueden invadir tejidos circundantes. En segundo lugar, las células malignas son capaces de viajar a sitios distantes y proliferar dentro del cuerpo. En Estados Unidos se calculan cifras de más de 1.6 millones de nuevos casos de cáncer en el 2016; es la principal causa de muerte en personas con menos de 85 años y contribuye con más de 500 mil muertes cada año (National Institutes of Health [NIH]/National Cancer Institute [NCI], https://www.cancer.gov/about-cancer/understanding/statistics).

ETIOLOGÍA

Los factores de riesgo del cáncer incluyen aquellos que pueden controlarse, como la exposición a sustancias, y ciertas conductas y factores que no es posible controlar, como edad y antecedentes familiares.

La evidencia actual sugiere que el cáncer se desarrolla a partir de cambios genéticos heredados o adquiridos resultado, por ejemplo, de la exposición a carcinógenos (agentes que causan cáncer, como asbesto, aceites minerales, humo de tabaco y radiación solar). Además, pueden continuar desarrollándose cambios genéticos adicionales en las células como resultado del cáncer mismo.

Se han identificado numerosos cambios genéticos y genes que pueden causar cáncer o aumentar el riesgo de presentarlo. De acuerdo con el NCI (https://www.cancer.gov/about-cancer/understanding/what-is-cancer#related-diseases), los cambios genéticos, heredados o adquiridos, pueden presentarse en tres tipos principales de genes: protooncogenes, genes supresores de tumor y genes de reparación del ADN. Sin cambios, estos genes normalmente ayudan a detener o prevenir el desarrollo del cáncer.

Los protooncogenes pueden desarrollar cambios y convertirse en oncogenes que, a su vez, promueven la proliferación y desarrollo celular anómalos que de forma normal detendrían. Los genes supresores de tumor pueden alterarse de forma que las células continúen dividiéndose y multiplicándose sin control, procesos que de forma habitual se detienen por la acción de estos genes sin alterar. Por último, las mutaciones o cambios en los genes de reparación del ADN pueden inhibir el proceso de reparación y, por lo tanto, permitir que continúe el daño y se presenten mutaciones adicionales en otros genes, lo que promueve la proliferación y desarrollo de células del cáncer.

Los *oncogenes* envían señales que promueven la proliferación celular, ocasionando la sobreexpresión o mutación de una o más características de las células cancerosas.

Los *protooncogenes* son genes que pueden convertirse en oncogenes por las células transformadas o contribuir a la formación de un tumor. Los *genes supresores de tumores* son aquellos que inhiben el desarrollo tumoral al suprimir su proliferación.

Ambos tipos de genes asociados con el cáncer pueden heredarse o adquirirse. Las causas más frecuentes de daños genéticos adquiridos son virus, radiación, carcinógenos ambientales y alimentarios, y hormonas. Otros factores que interactúan para aumentar la probabilidad de que una persona desarrolle cáncer incluyen edad, genética, estado nutricional, equilibrio hormonal y respuesta al estrés.

FACTORES DE RIESGO

Muchos cánceres se asocian con la exposición a factores ambientales específicos (contaminación del aire, tabaco y alcohol, ocupación y radiación) y de estilo de vida (prácticas sexuales y alimentación) que pueden aumentar el riesgo de presentar cáncer. Los datos recientes sugieren que algunos de estos factores inician la carcinogénesis, otros actúan como promotores y algunos inician y promueven el proceso de enfermedad. Además, la edad y la herencia también pueden determinar el riesgo de cáncer de una persona.

Carcinógenos

En la siguiente sección se describen algunas de las sustancias que con mayor frecuencia ocasionan cáncer (*carcinógenos*).

Contaminación del aire

Algunos factores ambientales, como la contaminación del aire, se han asociado con la aparición de cáncer, en particular del pulmonar. Muchas sustancias químicas y otros materiales empleados en las fábricas y en la vida diaria contribuyen a la contaminación del aire y, por lo tanto, son carcinógenos, como el arsénico, benceno, hidrocarburos, cloruros polivinílicos y otras emisiones industriales, así como los gases del escape de los vehículos. Otros carcinógenos provenientes de la contaminación del aire intramuros incluyen el gas radón y el humo de productos del tabaco, así como la emisión de los combustibles para cocinar. Entre los años 2005 y 2009 hubo más de 7 000 muertes por cáncer pulmonar al año debido a la exposición pasiva al humo del tabaco (U.S. Department of Health and Human Services, 2014).

Tabaco y alcohol

El tabaco y muchas otras sustancias químicas presentes en su humo son carcinógenos y dañan al ADN en las células asociadas con el cáncer. El hábito tabáquico causa el 80% de las muertes por cáncer pulmonar. El empleo de tabaco, fumado o sin humo, causa cáncer. El riesgo de desarrollar cáncer pulmonar por fumar cigarrillos tiene correlación directa con la duración del hábito y el número de cigarrillos diarios. Las investigaciones también muestran que una persona que deja de fumar disminuye su riesgo de padecer esta enfermedad.

Aunque el riesgo de cáncer pulmonar no tiene un vínculo fuerte con el humo de la pipa y los puros como con el de los cigarrillos, hay pruebas de que fumar cualquiera de éstos tiene relación con la aparición de cánceres bucales y de otro tipo. El tabaco sin humo contiene muchos carcinógenos y nicotina, y puede causar cáncer bucal y pancreático (U.S. Department of Health and Human Services, 2014). La inhalación del humo de segunda mano, o ser fumador pasivo, también aumenta el riesgo de cáncer de pulmón y otros. El riesgo de desarrollar un cáncer relacionado con el alcohol aumenta con la cantidad que se consume de forma regular en el transcurso del tiempo. El consumo elevado de alcohol es un factor de riesgo independiente y la causa principal del carcinoma hepatocelular. También se ha relacionado con los cánceres de cabeza y cuello, esofágico, mamario y colorrectal. El alcohol puede aumentar el riesgo del cáncer por varios mecanismos, incluyendo el daño al ADN y las proteínas, y la alteración de la absorción y digestión de nutrimentos relacionados con el riesgo del cáncer. Los procesos de fermentación y producción de bebidas alcohólicas también pueden introducir carcinógenos bien conocidos como contaminantes en las bebidas alcohólicas. El uso cuantioso de alcohol y el hábito de fumar cigarrillos aumentan la incidencia de cánceres de boca, laringe, faringe y esófago.

Ocupación

Ciertas ocupaciones que exponen a los trabajadores a sustancias específicas aumentan el riesgo de padecer cáncer. Por ejemplo, las personas expuestas al asbesto tienen riesgo de un tipo específico de cáncer pulmonar llamado *mesotelioma*. Los asbestos también pueden actuar como promotores de otros carcinógenos. Los trabajadores involucrados en la producción de colorantes, caucho, pinturas y β-naftilamina tienen mayor riesgo de cáncer vesical.

Radiación

La exposición a la radiación es un factor de riesgo conocido de cáncer. La radiación ionizante de los rayos X o γ puede causar cáncer por daño y cambios del ADN celular. La radiación ultravioleta (UV), de menor energía que los rayos X o γ, causa principalmente cáncer de piel por daño del ADN en sus células. La radiación proviene de fuentes naturales, como el gas radón y el sol, y puede hacerlo también de fuentes producidas por el hombre, como las camas para bronceado, la energía nuclear y los estudios por imagen. El riesgo de cáncer aumenta con la cantidad de exposición a la radiación.

La luz solar UV es una causa directa de cánceres de células basales y planas de la piel. La cantidad y el tipo de exposición a la radiación UV se correlacionan con el tipo de cáncer cutáneo que aparece. Por ejemplo, la exposición acumulativa a la luz UV del sol se asocia con el cáncer de piel basocelular y espinocelular, y los sucesos graves de quemadura con formación de ampollas a una edad joven se vinculan con el melanoma. La radiación ionizante (p. ej., rayos X o γ) se relaciona con la leucemia aguda y los cánceres de tiroides, mama, pulmón, estómago, colon y de vías urinarias, así como con el mieloma múltiple. Las dosis bajas de radiación pueden causar mutaciones del ADN y anomalías cromosómicas; las altas, pueden inhibir la división celular. La radiación ionizante también puede aumentar los efectos de las anomalías genéticas. Otras variables complejas incluyen la parte y el porcentaje del cuerpo expuestos, edad, equilibrio hormonal, uso de fármacos por prescripción y trastornos previos o concomitantes.

Virus del papiloma humano

Los virus del papiloma humano (VPH) constituyen un grupo de más de 200 virus relacionados. Se pueden transmitir más de 40 tipos de VPH por contacto sexual directo entre la piel y membranas mucosas de la persona infectada con el compañero a través de las prácticas sexuales vaginales, orales y anales. Los VPH de alto riesgo son causa de varios tipos de cáncer, de los cuales los tipos 16 y 18 producen la mayoría de los cánceres relacionados con este virus. El VPH es la causa más frecuente de un resultado anómalo en la prueba de Papanicolaou, y la displasia cervical es un precursor directo del carcinoma escamocelular del cuello uterino; ambos se han asociado con el VPH. Los tipos 16 y 18 de VPH causan el 70% de los cánceres cervicales. Más de la mitad de los cánceres bucales tienen relación con el tipo 16 de VPH, y la mayoría de los anales también tienen este origen. La Food and Drug Administration (FDA) ha aprobado tres vacunas para prevenir la infección por VPH antes de la actividad sexual. Estas vacunas no son útiles para tratar las infecciones por VPH o las enfermedades relacionadas una vez que se han establecido.

Factores alimentarios

De acuerdo con el NCI, se han realizado muchos estudios para valorar la relación entre los nutrientes u otros factores asociados con los alimentos y el cáncer en el ser humano. A la fecha no se ha podido mostrar una relación de causa y efecto de los componentes de los alimentos que pudiese causar o prevenir el cáncer. Estudios epidemiológicos de gran escala han mostrado sólo una correlación o asociación entre los componentes de los alimentos y el riesgo del cáncer, pero no una relación causal. Es posible o probable que muchos otros factores, además de los relacionados con los alimentos en estos estudios, sean la causa de las diferencias encontradas entre las asociaciones de factores alimentarios y el riesgo de cáncer.

Edad

La edad es un determinante importante para el desarrollo de cáncer. Mientras más tiempo viven hombres y mujeres, mayor probabilidad tienen de desarrollar la enfermedad. Por ejemplo, debido a la historia natural prolongada de los cánceres más frecuentes, el de próstata puede requerir hasta 60 años para hacerse invasor, mientras que el de colon puede requerir hasta 40 años para pasar a una etapa invasora. La posible explicación de la incidencia creciente del cáncer conforme avanza la edad incluye:

- *Alteraciones en las concentraciones hormonales.* Pueden estimular el cáncer.
- *Inmunodetección ineficaz.* Incapaz de reconocer y destruir a las células anómalas.
- *Exposición prolongada a agentes carcinógenos.* Que tienen una mayor probabilidad de producir la transformación neoplásica.
- *Cambios fisiológicos y alteraciones funcionales inherentes.* Disminuyen la capacidad del cuerpo de tolerar el estrés y sobrevivir.

Genética

Los genes, a través de las proteínas que codifican, son los mensajeros químicos de la herencia. Localizados en sitios específicos de los 46 cromosomas dentro del núcleo celular, transmiten rasgos hereditarios específicos.

La mayoría de los cánceres se desarrollan a través de una compleja interacción entre múltiples genes y factores ambientales internos o externos. Se ha tenido un progreso fenomenal en los campos de la genética y citogenética del cáncer con el establecimiento de cambios cromosómicos específicos como factores de diagnóstico y pronóstico en las leucemias agudas y crónicas, diagnóstico de diversos tumores sólidos y como indicadores de la localización y caracterización de los genes encargados del desarrollo tumoral.

Además, en los últimos 25 años, gracias a la investigación se han identificado y caracterizado muchas de las alteraciones genéticas que llevan a la transformación de un tumor en el ámbito cromosómico y molecular de la célula. El proyecto del genoma humano, iniciado en 1988 para identificar la secuencia completa del ADN humano, ha ayudado a aumentar el conocimiento acerca de la genética y la carcinogénesis del cáncer. El cromosoma Filadelfia fue el primero en el que se identificó una anomalía causada por translocación involucrada en una enfermedad humana (leucemia mielógena crónica). Sin embargo, es importante señalar que no todos los genes mutados llevan siempre a alguna enfermedad.

Como se mencionó antes, dos conjuntos de genes (oncogenes y genes supresores de tumores) participan en la transformación de una célula normal en maligna; sin embargo, debido a varios cambios sucesivos y diferentes genes de la célula que se requieren para concluir el proceso completo, la célula humana rara vez sustenta el número necesario de cambios para la transformación tumoral. Las mutaciones genéticas son *heredadas* de un padre (hereditarias o por mutación de la línea germinal) o *adquiridas* (mutación somática). Las mutaciones genéticas heredadas pueden contribuir con casi el 5-10% de los cánceres. Adicionalmente, los investigadores han identificado mutaciones en los genes que se asocian con más de 50 síndromes malignos. Un síndrome de cáncer no es un cáncer definitivo, sino más bien un trastorno que puede indicar que un individuo tiene mayor riesgo de desarrollar un cáncer específico (https://www.cancer.gov/about-cancer/causes-prevention/genetics). Las mutaciones adquiridas son cambios en el ADN que se desarrollan durante la vida de una persona. Los agentes carcinógenos, como la radiación o las toxinas, pueden dañar los genes presentes en la célula cancerosa, lo que desencadena el desarrollo del cáncer.

Genes hereditarios

La siguiente lista de mutaciones genéticas muestra los síndromes de cáncer hereditario más frecuentes:

- *Del gen supresor de la poliposis adenomatosa del colon (PAC)*, que se altera por mutaciones somáticas en las células epiteliales del colon y permite la proliferación de pólipos precoces.
- *De la poliposis adenomatosa familiar (PAF) o PAC*, que actúa como condición heredada autosómica dominante, en la que se desarrollan cientos de pólipos potencialmente cancerosos en el colon y el recto.
- *Del gen del melanoma maligno cutáneo familiar*, ubicado en la porción distal del brazo corto del cromosoma *1*.
- *De expresión del oncogen* N-myc *en el neuroblastoma*, cuya amplificación está relacionada con la progresión rápida de la enfermedad en los niños.
- *De línea germinal del gen* P53, que se ubica en el brazo corto del cromosoma 17 y se asocia con el síndrome de Li-Fraumeni, un cáncer familiar en extremo raro que aumenta la susceptibilidad al cáncer mamario, sarcomas de tejidos blandos, tumores cerebrales, cáncer óseo, leucemia y carcinoma suprarrenocortical.
- *Del protoncogén del receptor 2 del factor de crecimiento epidérmico humano (*HER-2/neu*)*, que participa en la regulación de la proliferación celular normal. La amplificación génica o sobreexpresión de *HER-2/neu*, que se presenta en el 25-30% de los cánceres mamarios humanos y en diversos grados en otros tumores, produce receptores de HER-2/neu activados y estimula la proliferación celular. Los tumores positivos para el gen *HER-2/neu* se asocian con malos resultados clínicos, supervivencia más breve sin enfermedad, progresión más rápida del cáncer y mala respuesta a las intervenciones clínicas estándar históricas.
- *Del retinoblastoma:* el gen *RB1*. El retinoblastoma puede ser hereditario o no, y suele presentarse en niños menores de 5 años de edad.
- *De los genes* BRCA1 *y* BRCA2 *del cáncer mamario hereditario, y el síndrome de cáncer ovárico,* que se asocian con un mayor riesgo de cánceres mamario, ovárico y de otros tipos.

CONCEPTOS FISIOPATOLÓGICOS

Hay tres características comunes a las células cancerosas: proliferación anómala (por lo general, rápida), proliferación no controlada con pérdida de la muerte programada (apoptosis) y capacidad de enviar metástasis (diseminarse de forma independiente de un sitio primario, el de origen, a otros tejidos, donde establecen focos secundarios) (*véase* Rasgos histológicos de las células cancerosas). Se presentan metástasis por transporte de células cancerosas en la circulación sanguínea o linfática. También pueden diseminarse localmente por invasión del tejido adyacente al tumor original. Las células afectadas por el cáncer difieren de las normales por su tamaño, forma, diferenciación, función y capacidad para trasladarse a tejidos, órganos, aparatos y sistemas distantes.

Proliferación celular

Por lo general, cada una de los miles de millones de células del cuerpo humano tiene un reloj interno que le indica cuándo es el momento de reproducirse y morir. La reproducción por mitosis se lleva a cabo en una secuencia llamada *ciclo celular.* La división celular normal se presenta en proporción directa con las células perdidas o dañadas, lo que provee un mecanismo para el control del crecimiento y la diferenciación, el cual se encuentra ausente en las células cancerosas; en éstas, la producción rebasa a la pérdida. La ausencia de control sobre el crecimiento normal de las células cancerosas se denomina *autonomía,* y se evidencia, además, por la capacidad de estas células para desprenderse y viajar a otros sitios en el cuerpo (metástasis).

RASGOS HISTOLÓGICOS DE LAS CÉLULAS CANCEROSAS

El *cáncer* es una proliferación destructiva (maligna) de las células, la cual invade los tejidos circundantes y puede enviar metástasis a otros sitios del cuerpo. Debido a su rápida división, las células tienden a ser en extremo agresivas y no poseen las características normales de apoptosis y proliferación controlada.

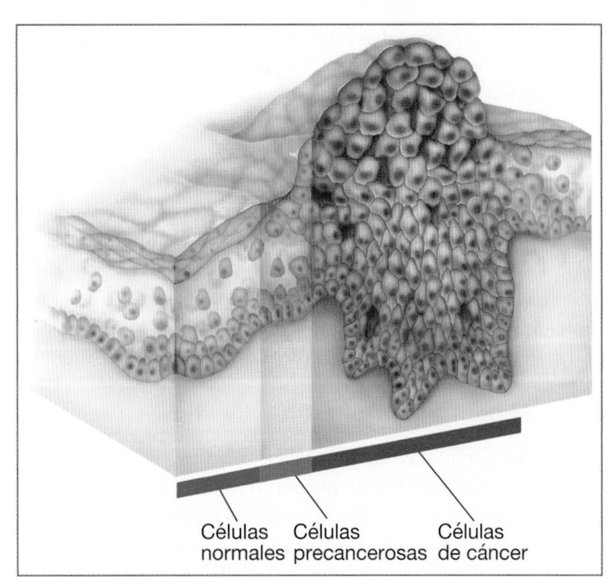

Las células normales se reproducen a una velocidad controlada por la actividad de genes reguladores específicos, los cuales producen proteínas que actúan como interruptores de "encendido" y "apagado". No existe un gen de control general: diferentes células responden a genes de control específicos. En las células cancerosas, los genes de control no funcionan de forma normal, o quizás se dañen y puede perderse el control. También puede presentarse un desequilibrio en los factores de crecimiento o quizás la célula no responda a su acción supresora. Cualquiera de estos mecanismos puede llevar a una reproducción celular descontrolada.

Las hormonas, factores de crecimiento y sustancias químicas liberadas por las células en proximidad con las malignas, o por células inmunitarias o inflamatorias, pueden influir en la actividad del gen de control. Las sustancias liberadas por las células pueden unirse a receptores específicos en la membrana celular y enviar señales que causan que los genes de control estimulen o supriman la reproducción celular.

Las sustancias liberadas por las células lesionadas e infectadas cercanas o las del sistema inmunitario también afectan la reproducción celular. Por ejemplo, la interleucina, liberada por las células inmunitarias, estimula la proliferación y diferenciación celulares, y el interferón, liberado por células infectadas por virus e inmunitarias, puede afectar la velocidad de reproducción de las células.

Además, las células cercanas parecen comunicarse a través de uniones comunicantes (canales mediante los cuales pasan iones y otras moléculas pequeñas). Esta comunicación da información en cuanto a los tipos de células vecinas y la cantidad de espacio disponible. Las células cercanas envían señales físicas y químicas que controlan la velocidad de reproducción. Las células cancerosas no reconocen las señales acerca del espacio tisular disponible y, en lugar de formar una sola capa, continúan acumulándose de forma desordenada.

Diferenciación celular

En general, durante su desarrollo, las células se especializan, es decir, adquieren características altamente individualizadas que reflejan su estructura y función específicas. Conforme más se especializan las células, su reproducción y desarrollo decrecen. En un momento dado, las células muy diferenciadas se tornan incapaces de reproducirse y algunas, por ejemplo, las de la piel, están programadas para morir y ser sustituidas.

Las células del cáncer pierden la capacidad de diferenciarse, es decir, entran en un estado llamado *anaplasia*, en el que ya no parecen funcionar como la célula original. La anaplasia se presenta en diversos grados. Mientras menos se parezcan a sus células de origen, se dice que presentan mayor anaplasia. Conforme las células anaplásicas continúan reproduciéndose, pierden las características típicas de la célula original. Algunas células anaplásicas empiezan a funcionar como las de otro tipo, tal vez con inicio de la producción de hormonas. Las células anaplásicas del mismo tipo y en el mismo sitio muestran muchas formas y tamaños diferentes. Su mitosis es anómala y son frecuentes los defectos cromosómicos.

Cambios intracelulares

La proliferación anómala y no controlada de las células del cáncer también se asocia con numerosos cambios en su interior, que afectan a los componentes celulares, por ejemplo:

- *Membrana celular.* Afecta la organización, estructura, adhesión y migración de las células. La comunicación intercelular alterada, la mayor respuesta a los factores de crecimiento y la disminución del reconocimiento de otras células causan un crecimiento descontrolado y aumentan mucho la demanda metabólica de nutrientes.
- *Citoesqueleto.* Se disgrega la red entre filamentos proteínicos, incluyendo la actina y los microtúbulos. Por lo general, los filamentos de actina ejercen tracción sobre las moléculas orgánicas extracelulares que unen las células. Los microtúbulos controlan la forma, movimiento y división de la célula.
- *Citoplasma.* Disminuye en cuanto a cantidad y muestra una forma anómala. Se presenta menos trabajo celular por un decremento en el retículo endoplasmático y las mitocondrias.
- *Núcleo.* Se torna pleomorfo (crecido y deforme) e intensamente pigmentado. Los nucléolos son más grandes y más numerosos de lo normal. La membrana nuclear con frecuencia es irregular y, por lo general, tiene proyecciones, bolsas o ampollas, y menos poros. La cromatina puede acumularse en áreas externas del núcleo. Son frecuentes las roturas cromosómicas, deleciones, translocaciones y cariotipos anómalos, y parecen surgir de la mayor velocidad de mitosis en las células cancerosas.

Desarrollo y crecimiento tumorales

Por lo general, transcurre un tiempo prolongado entre un suceso inicial y el principio de una enfermedad. Durante ese período las células cancerosas continúan desarrollándose, proliferando y reproduciéndose, cada vez con más cambios sucesivos y mutaciones.

Para que un tumor prolifere, uno o varios sucesos iniciales deben causar una mutación, que transforma a la célula normal en una cancerosa. Después del suceso inicial, las células cancerosas continúan proliferando mientras la disponibilidad de nutrimentos, oxígeno e irrigación sanguínea sea adecuada y el sistema inmunitario no las detecte o responda en contra.

Dos características importantes que modifican el crecimiento tumoral son: (1) la localización del tumor y (2) la irrigación sanguínea disponible. La localización suele determinar el tipo de células de origen, que a su vez establece el tiempo del ciclo celular. Por ejemplo, las células epiteliales tienen un ciclo celular más breve que las del tejido conjuntivo. Así, los tumores de células epiteliales proliferan más rápido que los de células de tejido conjuntivo.

Los tumores requieren de la irrigación sanguínea para obtener nutrientes y oxígeno a fin de continuar con su proliferación y retirar los residuos, pero un tumor con dimensiones mayores de 1-2 mm, por lo general, ya ha rebasado a la irrigación sanguínea disponible. Algunos tumores secretan factores angiogénicos que estimulan la formación de nuevos vasos sanguíneos para cubrir la demanda de aporte sanguíneo.

El grado de anaplasia también afecta la proliferación del tumor. Mientras más anaplásicas sean las células del tumor, estarán menos diferenciadas y tendrán una división más rápida.

Muchas células cancerosas también producen sus propios factores de crecimiento. Las membranas de células cancerosas con crecimiento rápido generalmente tienen numerosos receptores. El aumento en los receptores y algunos cambios de las membranas celulares aumentan más la proliferación de las células cancerosas.

Las características más importantes del hospedero que afectan la proliferación tumoral son la edad, el sexo, el estado de salud total y la función del sistema inmunitario.

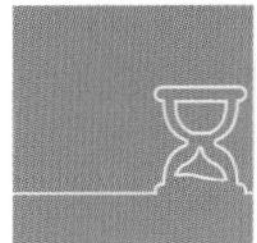

ALERTA POR EDAD

La edad de una persona es un factor importante que modifica la proliferación tumoral. Se encuentran relativamente pocos cánceres en los niños y su incidencia tiene correlación directa con el aumento de la edad; ello sugiere que se necesitan sucesos numerosos o acumulativos para que la mutación inicial continúe y, en un momento dado, forme un tumor.

Ciertos cánceres son más prevalentes en las mujeres, y otros, en los hombres (p. ej., las hormonas sexuales influyen en el crecimiento tumoral de los cánceres de mama, endometrio, cuello uterino y próstata). Los investigadores creen que las hormonas sexuales sensibilizan a las células para el factor precipitante inicial, fomentando la carcinogénesis.

El estado de salud total también es una característica importante que modifica el crecimiento tumoral. Conforme los tumores obtienen nutrientes para su proliferación a partir del hospedero, pueden alterar sus procesos corporales normales y causar caquexia. Por el contrario, si la persona presenta desnutrición, el crecimiento tumoral puede hacerse más lento. El traumatismo crónico de los tejidos se ha asociado también con la proliferación tumoral porque la cicatrización implica una división celular aumentada. Mientras más rápido se dividan las células, mayor es la probabilidad de mutación.

Metástasis

Entre el suceso inicial y la urgencia de un tumor detectable, pueden morir algunas o todas las células de cáncer con mutación. Las células mutadas que sobreviven, si acaso, pueden continuar reproduciéndose y crear un tumor. Se forman nuevos vasos sanguíneos para sostener la proliferación tumoral y el aumento de volumen continuos. Conforme las células presentan más mutaciones y se dividen a mayor velocidad, se pueden tornar más indiferenciadas, y el número de las células cancerosas también empieza a rebasar al de las normales. En un momento dado, la masa tumoral invade los tejidos circundantes y puede extenderse más, rebasándolos. Cuando el tejido local está en estrecha proximidad con la circulación sanguínea o linfática, el tumor puede obtener acceso a ella. Cuando lo logra, las células tumorales que se desprenden pueden viajar a sitios distantes en el cuerpo, donde sobreviven y forman un tumor, un proceso denominado *metástasis.*

Displasia

No todas las células que proliferan con rapidez se convierten en cancerosas. Durante la vida de una persona, diversos tejidos corporales experimentan períodos de proliferación rápida benigna, como en la cicatrización de las heridas. En algunos casos, los cambios de tamaño, forma y organización de las células llevan a un trastorno llamado *displasia.* La exposición a diversos agentes, incluyendo sustancias químicas, virus, radiación o inflamación crónica, causa cambios displásicos que pueden revertirse mediante la eliminación del estímulo inicial o el tratamiento de sus efectos. Sin embargo, si éste no se retira, las lesiones precancerosas o displásicas pueden progresar y dar origen al cáncer.

CÓMO ENVÍA METÁSTASIS EL CÁNCER

Las células del cáncer pueden invadir tejidos cercanos o enviar metástasis (diseminación) a otros órganos. Pueden trasladarse a otros tejidos por cualquiera de las tres vías que se describen a continuación.

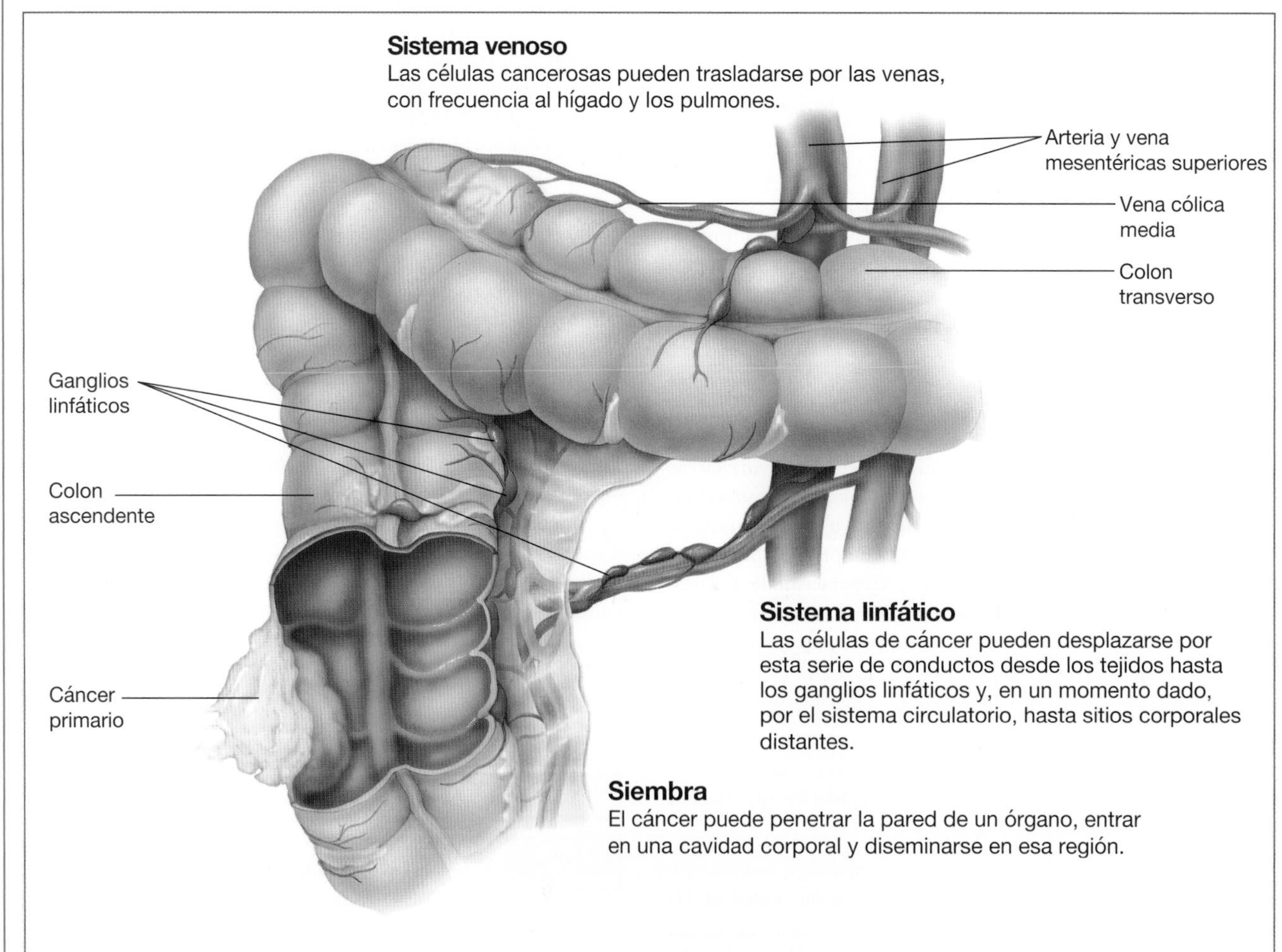

Sistema venoso
Las células cancerosas pueden trasladarse por las venas, con frecuencia al hígado y los pulmones.
Arteria y vena mesentéricas superiores
Vena cólica media
Colon transverso
Ganglios linfáticos
Colon ascendente
Cáncer primario
Sistema linfático
Las células de cáncer pueden desplazarse por esta serie de conductos desde los tejidos hasta los ganglios linfáticos y, en un momento dado, por el sistema circulatorio, hasta sitios corporales distantes.
Siembra
El cáncer puede penetrar la pared de un órgano, entrar en una cavidad corporal y diseminarse en esa región.

Tumor local

Inicialmente, un tumor se mantiene localizado. Debe recordarse que las células cancerosas tienen mala comunicación con las cercanas. Como resultado, continúan proliferando y creciendo para formar una masa o cúmulo de células. La masa ejerce presión sobre las células vecinas, bloquea su irrigación sanguínea y después causa su muerte. Los tumores pueden continuar creciendo localmente y causar dolor u otros síntomas por la compresión de estructuras circundantes como nervios y otros órganos.

Tumor invasor

La *invasión* es la proliferación de un tumor en los tejidos circundantes y puede ser el primer paso en las metástasis. Cinco mecanismos se vinculan con la invasión:

- *Multiplicación celular.* Por su naturaleza, las células cancerosas se multiplican con rapidez.
- *Presión mecánica.* Conforme las células del cáncer proliferan, pueden ejercer presión sobre las células y tejidos circundantes, que en determinado momento mueren, porque su irrigación sanguínea-fue eliminada o bloqueada. La pérdida de la resistencia mecánica abre el camino a las células cancerosas para diseminarse a través de las líneas de menor resistencia y ocupar el espacio alguna vez lleno por las células ahora muertas.
- *Lisis de las células vecinas.* Las vesículas en la superficie de las células cancerosas contienen un rico aporte de receptores de laminina, una glucoproteína compleja que es el principal componente de la membrana basal. Estos receptores permiten que las células cancerosas se adhieran a la membrana basal y formen una conexión a manera de puente. Algunas células de cáncer producen y excretan enzimas proteolíticas poderosas, otras inducen a las células normales del hospedero para producirlas. Estas enzimas, como las colagenasas y proteasas, destruyen las células normales y abren una brecha a través de su membrana basal, lo que permite que ingresen las células de cáncer.
- *Adhesión celular reducida.* La adhesión de las células de cáncer disminuye posiblemente como resultado de la disregulación de los receptores de adhesión celular.
- *Aumento de la movilidad.* Las células del cáncer secretan factores quimiotácticos que estimulan la movilidad. Así, pueden desplazarse a tejidos subyacentes o a la circulación, y después a un sitio secundario. Por último, desarrollan proyecciones digitiformes llamadas *seudópodos*, que facilitan el movimiento celular.

Tumor metastásico

Los *tumores metastásicos* son aquellos en los que las células cancerosas viajaron desde el sitio original o primario hasta uno secundario, o más distante. Con mayor frecuencia, se presentan metástasis a través de los vasos sanguíneos y el sistema linfático.

Las células tumorales invasoras pueden fragmentar la membrana basal y las paredes de los vasos sanguíneos, y así descamar células malignas hacia la circulación. La mayoría de las células tumorales mueren, pero unas cuantas escapan a las defensas del hospedero y al ambiente turbulento de la corriente sanguínea. Desde ahí, las células tumorales que sobreviven viajan a través de la corriente sanguínea o el sistema linfático y, por lo general, se alojan en el primer lecho capilar que encuentran. Una vez establecidas, las células tumorales desarrollan una capa protectora de fibrina, plaquetas y factores de coagulación para evadir la detección por el sistema inmunitario. A continuación, se adhieren al epitelio y por último invaden la pared vascular, el intersticio y el parénquima del órgano que alcanzaron.

SIETE SIGNOS PRECAUTORIOS DEL CÁNCER

En la American Cancer Society se desarrolló una forma simple de recordar los siete signos precautorios del cáncer. Cada letra de la palabra *CAUTION* representa un posible signo precautorio que debe alertar al individuo para que acuda con su proveedor de atención sanitaria.

Cambio en los hábitos intestinales o vesicales

Alguna úlcera que no cicatriza

Una hemorragia o secreción inusual

Tumor o engrosamiento en la mama u otro sitio

Indigestión o dificultad deglutoria

Obvio cambio en una verruga o lunar

Necia ronquera o tos

Para sobrevivir, el tumor nuevo desarrolla su propia red vascular y, una vez establecido, puede finalmente volver a diseminarse.

El sistema linfático es la vía más habitual para las metástasis distantes. Las células tumorales ingresan en los vasos linfáticos a través de las membranas basales dañadas y se transportan hacia los ganglios linfáticos regionales. En este caso, el tumor queda atrapado en el primer ganglio que encuentra. Su crecimiento, posiblemente la primera evidencia de un cáncer o su metástasis, puede deberse a un mayor crecimiento tumoral dentro del ganglio o a una reacción inmunitaria frente a las células tumorales. La linfa puede captar por filtrado o contener algunas de las células tumorales, limitando su mayor diseminación. Las células que escapan a estos procesos pueden ingresar en la sangre desde la circulación linfática por las amplias conexiones entre ellas.

Por lo general, el primer lecho capilar, linfático o sanguíneo que encuentran las células tumorales circulantes determina la localización de las metástasis. Por ejemplo, como los pulmones reciben todo el retorno venoso sistémico, son sitio frecuente de metástasis.

SIGNOS Y SÍNTOMAS

En la mayoría de los pacientes, mientras más temprano se detecte un cáncer, existe mayor probabilidad de que el tratamiento sea eficaz y tenga mejor pronóstico. Algunos cánceres se pueden diagnosticar por la exploración física sistemática, incluso antes de que la persona presente signos y síntomas. Otros pueden mostrar algunas señales precautorias precoces (*véase* Siete signos precautorios del cáncer).

Desafortunadamente, una persona tal vez no note o tome en cuenta los signos precautorios. Estos pacientes pueden acudir al médico con algunos de los signos y síntomas más frecuentes de enfermedad avanzada, como fatiga, caquexia, dolor, anemia, trombocitopenia y leucopenia, e infección. Por desgracia, los siete signos precautorios son inespecíficos y pueden atribuirse a muchas otras alteraciones.

PRUEBAS DIAGNÓSTICAS

Una anamnesis y una exploración física exhaustivas deben preceder a las pruebas de diagnóstico complejas. La selección de pruebas de diagnóstico se determina por los signos y síntomas de presentación en el paciente y el órgano, aparato o sistema corporal que se considere afectado. Las pruebas de diagnóstico tienen varios propósitos:

- Establecer la presencia de un tumor y su extensión.
- Determinar los posibles sitios de metástasis.
- Evaluar los órganos, aparatos y sistemas corporales afectados.
- Identificar la etapa y grado del tumor.

Son pruebas útiles para la detección temprana y clasificación por etapas de los tumores las radiografías, gammagrafías con isótopos radiactivos (imágenes de medicina nuclear), tomografía computarizada (TC) o por emisión de positrones (PET, *positron emission tomography*), ecografía y resonancia magnética (RM). La herramienta de diagnóstico aislada más importante es la biopsia para estudio histológico directo del tejido tumoral.

- Las *pruebas de detección precoz* son tal vez las herramientas de diagnóstico más importantes para la prevención y detección temprana del cáncer. Pueden dar información valiosa acerca de la posibilidad de cáncer, incluso antes de que el paciente presente signos y síntomas. Los ejemplos de pruebas de detección precoz son colonoscopia, mastografías, Papanicolaou y sangre oculta en heces.
- Las *radiografías* se piden con más frecuencia para identificar y evaluar cambios en la densidad de los tejidos. El tipo y localización de la radiografía se determinan según los signos y síntomas del paciente y la localización sospechada del tumor o las metástasis.
- La *detección por isótopos radiactivos* implica el uso de una cámara especializada que ubica a los isótopos que se inyectan en la corriente sanguínea o se ingieren. El radiólogo evalúa su distribución (captación) en los tejidos, órganos, aparatos y sistemas. Este tipo de detección proporciona una imagen de los órganos y sitios en su interior que no se pueden ver en una simple radiografía.
- La *tomografía computarizada* permite valorar capas sucesivas de tejidos mediante un haz estrecho de rayos X para obtener una imagen en corte transversal de la estructura. También puede revelar diferentes características de los tejidos dentro de un órgano sólido.
- Los *estudios de PET* utilizan tecnologías de radioisótopos para crear una imagen del cuerpo en acción. Las dispositivos electrónicos forman imágenes a partir de la emisión de electrones positivos (positrones) por sustancias radioactivas que se administran al paciente. A diferencia de otros métodos de diagnóstico que sólo crean imágenes de cómo se observa el cuerpo, la PET da imágenes instantáneas del cuerpo mientras éste funciona. Para estudiar la diseminación del cáncer, los estudios de PET involucran la inyección de una pequeña cantidad de glucosa radiactiva. Las células cancerosas metabolizan el azúcar con más rapidez que las saludables y este proceso se puede observar en la imagen obtenida. Las imágenes tridimensionales por PET muestran los cánceres como con una mayor concentración de azúcar.
- La *endoscopia* muestra una imagen directa de la cavidad corporal o vía en estudio para detectar anomalías. Durante la endoscopia, el proveedor de atención sanitaria puede extirpar pequeños tumores, aspirar líquido u obtener muestras de tejido para estudio histológico.
- En la *ecografía* se utilizan ondas sónicas de alta frecuencia para detectar cambios en la densidad de los tejidos que son difíciles o imposibles de observar por radiología o endoscopia. La ecografía ayuda a diferenciar entre quistes y tumores sólidos.
- La *RM* utiliza campos magnéticos para mostrar una imagen transversal de los órganos y estructuras corporales.
- *Biopsia.* La resección de una porción de tejido del que se sospecha cáncer es el único método definitivo de diagnóstico. Las muestras de tejido por biopsia se pueden obtener por legrado, aspiración de líquido o con aguja fina, y de la epidermis por pinza en sacabocado, por endoscopia y extirpación quirúrgica. La muestra se somete después a un estudio en el laboratorio para determinar los tipos de células y sus características, y proporcionar información en cuanto al tipo, grado y etapa del cáncer.

Algunas células cancerosas liberan sustancias que no suelen estar presentes en el cuerpo o lo están sólo en pequeñas cantidades denominadas *marcadores tumorales* o *biológicos*. Estos marcadores se producen durante el desarrollo y proliferación de la célula cancerosa debido a su material genético, o por otras células en respuesta a la presencia del cáncer. Los marcadores se pueden encontrar en la membrana celular del tumor o en líquidos corporales, como sangre, líquido cefalorraquídeo u orina, e incluyen hormonas, enzimas, genes, antígenos y anticuerpos. Los marcadores pueden ser útiles para determinar la presencia de un tumor, la respuesta en su contra o al tratamiento. Sin embargo, existen varias limitaciones que pueden impedir su utilización aislada como herramienta de diagnóstico del cáncer. Por ejemplo:

- La mayoría de los marcadores de células tumorales no son tan específicos como para identificar un tipo determinado de cáncer.
- En el momento en el que un marcador celular tumoral se eleva, la enfermedad puede estar muy avanzada para tratarse.
- Algunas enfermedades no cancerosas, como la enfermedad inflamatoria pélvica, pancreatitis y colitis ulcerativa, también se asocian con los marcadores de células tumorales.
- Tal vez la peor desventaja de depender sólo de los marcadores de células tumorales es que su ausencia no significa que una persona esté libre de cáncer.

CLASIFICACIÓN DE LOS TUMORES

Inicialmente, los tumores se clasifican como malignos o benignos según sus características específicas. Por lo general, los *tumores benignos* están bien diferenciados, es decir, sus células simulan mucho a las del tejido de origen, se encuentran encapsulados y tienen bordes bien definidos, crecen de forma lenta, desplazando con frecuencia los tejidos circundantes, pero sin infiltrarlos, y, por lo tanto, causan sólo un daño leve. Los tumores benignos NO envían metástasis.

Por el contrario, la mayoría de los *tumores malignos* presentan grados variables de indiferenciación, con células que pueden simular mucho las del tejido de origen o diferir de forma considerable de ellas y rara vez están encapsulados. Las células del cáncer se expanden de manera rápida en todas direcciones y causan daño local extenso conforme infiltran tejidos circundantes. Los tumores malignos tienen la capacidad de enviar metástasis a través de los sistemas circulatorio o linfático hacia sitios secundarios.

Además, los tumores malignos se clasifican por su tipo tisular, grado de diferenciación (gradación) y extensión (clasificación por etapas o estadificación). Los tumores de alto grado están mal diferenciados y son más agresivos que los de bajo grado. Los cánceres en etapa temprana tienen un pronóstico más favorable que los de etapa más avanzada, que se han diseminado a sitios cercanos o distantes.

TRATAMIENTO

El número de tratamientos para el cáncer está creciendo constantemente. Se pueden utilizar solos o en combinación (tratamiento multimodal) según el tipo, etapa, localización y capacidad de respuesta del tumor, o de las limitaciones impuestas por el estado clínico del paciente. El tratamiento del cáncer tiene cuatro propósitos:

- *Curación.* Consiste en la erradicación del cáncer para permitir la supervivencia del paciente a largo plazo.
- *Control.* Implica detener la proliferación tumoral.
- *Paliación.* El propósito es dar alivio para mejorar la calidad de vida durante la evolución de la enfermedad.
- *Profilaxis.* Se proporciona tratamiento cuando no se detecta el tumor, pero se sabe que el paciente tiene alto riesgo de desarrollarlo o de recidiva.

De forma adicional, el tratamiento del cáncer se puede clasificar de acuerdo con el momento en el que se utiliza:

- *Primario.* Para erradicar la enfermedad.
- *Neoadyuvante.* Se administra como primer paso para disminuir el volumen del tumor, antes del tratamiento primario.
- *Adyuvante.* Se emplea además del tratamiento primario para eliminar la afección microscópica y promover una curación o mejorar la respuesta del paciente.
- *De rescate.* Se administra después de que el cáncer no ha respondido a otros tratamientos (https://www.cancer.gov/publications &dictionaries/cancer-terms).

Cualquier esquema terapéutico puede causar complicaciones. De hecho, muchas de las complicaciones del cáncer tienen relación con los efectos adversos del tratamiento.

Hoy en día, la intervención quirúrgica, alguna vez el principal recurso para el tratamiento del cáncer, suele combinarse con otros métodos terapéuticos. Puede realizarse para el diagnóstico de la enfermedad, el inicio del tratamiento primario o la paliación y, en ocasiones, se realiza como profilaxis.

En la radioterapia se utiliza radiación de alta energía para tratar el cáncer. Empleada sola o en conjunto con otros tratamientos, pretende destruir las células de cáncer en división, mientras daña tan poco como sea posible a las normales. Se utilizan dos tipos de radiación para tratar el cáncer: ionizante y por haces de partículas. La radioterapia tiene efectos secundarios tanto locales como sistémicos, porque afecta tanto a las células normales como a las malignas.

La quimioterapia incluye una amplia variedad de fármacos contra neoplasias, que pueden inducir la reversión de un tumor y sus metástasis. Se utiliza como tratamiento primario y también es útil para controlar la enfermedad residual, y como adyuvante de la intervención quirúrgica o la radioterapia. Puede inducir remisiones prolongadas y a veces logra la curación. Como tratamiento paliativo, la quimioterapia pretende mejorar la calidad de vida del paciente mediante el alivio temporal del sufrimiento, dolor y otros síntomas (https://www.cancer.gov/publications/dictionaries/cancer-terms?espand=I).

Cada dosis de un agente quimioterapéutico destruye sólo un porcentaje de las células tumorales, por lo que la regresión del tumor requiere dosis repetidas. El propósito es erradicar una parte suficiente del tumor, de manera que el sistema inmunitario pueda destruir las células malignas restantes. Desafortunadamente, la quimioterapia también causa numerosos efectos adversos.

Los tipos más frecuentes de quimioterapia utilizados son:

- Alquilantes y nitrosureas
- Antimetabolitos
- Antibióticos tumorales
- Alcaloides vegetales (*Vinca*)
- Hormonas y sus antagonistas

El tratamiento hormonal se basa en investigaciones que muestran que algunas hormonas pueden inhibir la proliferación de ciertos cánceres.

En el tratamiento dirigido se utilizan fármacos y otros agentes para "impactar" o atacar los tipos específicos de células cancerosas produciendo un menor daño colateral a las células normales. Los tratamientos dirigidos pueden bloquear la acción de enzimas, proteínas y otras moléculas que promueven la proliferación de las células cancerosas. La mayoría de estos tratamientos corresponden a fármacos de moléculas pequeñas o anticuerpos monoclonales. Un ejemplo de fármaco para tratamiento dirigido es el erlotinib, un inhibidor del factor de crecimiento epidérmico (EGFR, *epidermal growth factor receptor*) y de la tirosina-cinasa. El erlotinib se utiliza para tratar ciertos tipos de cáncer pulmonar no microcítico, por bloqueo de una proteína, EGFR, que puede prevenir la proliferación del cáncer.

La *inmunoterapia* es un tipo de tratamiento biológico que también puede ser dirigido. Incluye sustancias *que pueden estimular o reprimir la respuesta del sistema inmunitario.* Los agentes biológicos suelen emplearse en combinación con la quimioterapia o radioterapia. Los tipos de inmunoterapias incluyen citocinas, vacunas, bacilos de Calmette-Guerin (BCG) y algunos anticuerpos monoclonales. La FDA ha aprobado varios fármacos promisorios para el tratamiento del cáncer. Por ejemplo, el rituximab, un anticuerpo monoclonal, es eficaz para tratar el linfoma de linfocitos B no hodgkiniano refractario o recidivante.

Referencias

U.S. Department of Health and Human Services. (2014). *The Health Consequences of Smoking—50 Years of Progress: A Report of the Surgeon General.* Atlanta, GA: U.S. Department of Health and Human Services, Centers for Disease Control and Prevention, National Center for Chronic Disease Prevention and Health Promotion, Office on Smoking and Health. Con acceso el 20 de agosto de 2015.

INFECCIÓN

Una *infección* es la invasión y multiplicación de microorganismos en o sobre los tejidos del cuerpo que ocasiona una respuesta inmunitaria, así como signos y síntomas. Esta proliferación lesiona al hospedero mediante el daño celular que provocan las toxinas de los microorganismos, la multiplicación intracelular o la competencia con el metabolismo del hospedero. Las enfermedades infecciosas van desde relativamente leves hasta debilitantes y letales: desde el resfriado común hasta la hepatitis crónica y el síndrome de inmunodeficiencia adquirida (sida). La gravedad de la infección depende de la patogenicidad y el número de microorganismos invasores, así como de la fortaleza de las defensas del hospedero.

Para que se transmita una infección deben estar presentes los siguientes factores: agente causal, reservorio infeccioso con una puerta de salida, forma de transmisión, puerta de entrada al hospedero y un hospedero susceptible.

ETIOLOGÍA

Los microorganismos causales de las enfermedades infecciosas incluyen virus, bacterias, hongos, especies de *Mycoplasma*, rickettsias, clamidias, espiroquetas y parásitos.

Virus

Los *virus* son microorganismos subcelulares constituidos sólo por un núcleo de ácido ribonucleico (ARN) o desoxirribonucleico (ADN) cubierto por proteínas. Son los microorganismos más pequeños conocidos, tanto que sólo se pueden observar con un microscopio electrónico. Los virus no pueden replicarse de manera independiente de la célula hospedera, sino que la invaden y estimulan para que participe en la formación de partículas víricas adicionales. Algunos virus destruyen los tejidos circundantes y liberan toxinas. Carecen de los genes necesarios para la producción de energía y dependen de los ribosomas y nutrientes de las células infectadas del hospedero para producir proteínas. Los casi 400 virus que infectan a los seres humanos se clasifican de acuerdo con su tamaño, forma y modo de transmisión, como respiratoria, fecal, oral y sexual.

Los retrovirus son un tipo único de virus que portan su código genético en el ARN, en lugar del acarreador más frecuente, el ADN. Estos virus contienen la enzima transcriptasa inversa, que transforma el ARN vírico en ADN. La célula del hospedero incorpora el ADN extraño a su propio material genético. El retrovirus más importante conocido es el de la inmunodeficiencia humana (VIH).

Bacterias

Las *bacterias* son microorganismos unicelulares simples con una pared celular que las protege contra muchos de los mecanismos de defensa del cuerpo humano. Aunque carecen de núcleo, las bacterias poseen todos los demás mecanismos que se requieren para sobrevivir y reproducirse con rapidez.

Las bacterias se clasifican de acuerdo con su forma en cocos, bacilos y espirales. También se pueden clasificar de acuerdo con su necesidad de oxígeno (aerobias y anaerobias), movilidad (móviles o inmóviles) y su tendencia a formar cápsulas protectoras (encapsuladas o no) o esporas (con o sin esporulación).

Las bacterias dañan los tejidos corporales al interferir con sus funciones esenciales y mediante la liberación de exotoxinas y endotoxinas, que causan daño celular.

Hongos

Los hongos tienen paredes rígidas y núcleos envueltos por una membrana. Se presentan como levaduras (microorganismos unicelulares de forma ovalada) u hongos filamentosos (con hifas o filamentos que se ramifican). Según el entorno, algunos hongos pueden presentar ambas formas. Se encuentran casi en cualquier lugar de la tierra, viven sobre la materia orgánica, en el agua y el suelo, sobre animales y plantas, y sobre una amplia variedad de materiales distintos. Son capaces de vivir tanto dentro como fuera de sus hospederos.

Micoplasmas

Los *micoplasmas* son microorganismos similares a las bacterias, los más pequeños capaces de vivir fuera de una célula hospedera, aunque algunos pueden ser parásitos. Carecen de pared celular y pueden asumir diferentes formas que van desde cocos hasta filamentosas. La falta de pared celular los hace resistentes a la penicilina y otros antibióticos que funcionan inhibiendo la síntesis de pared celular.

Rickettsias

Las *rickettsias* son microorganismos gramnegativos aerobios similares a bacterias que pueden causar enfermedades que ponen en riesgo la vida. Pueden ser cocoides, baciliformes o de forma irregular. Requieren una célula hospedera para su replicación. No tienen pared celular y sus membranas presentan orificios; por lo tanto, deben vivir dentro de otra célula, mejor protegida. Se transmiten mediante la mordedura de artrópodos portadores, como piojos, pulgas y garrapatas, y por la exposición a sus productos de desecho. Las infecciones por rickettsias que ocurren en Estados Unidos incluyen la fiebre maculosa de las Montañas Rocosas, el tifo y la fiebre Q.

Espiroquetas

Las *espiroquetas* son bacterias atípicas con forma helicoidal, cuya longitud es mucho mayor que su diámetro. Presentan filamentos que rodean la célula y le dan propulsión con un movimiento espiral. Las espiroquetas producen la enfermedad de Lyme y la sífilis.

Parásitos

Los *parásitos* son organismos unicelulares o multicelulares que viven sobre o dentro de otros organismos, y obtienen su nutrición del hospedero. Captan sólo los nutrientes que necesitan y no suelen causar la muerte a sus hospederos. Algunos ejemplos de parásitos que pueden producir una infección y causar daño celular al hospedero son los helmintos (p. ej., oxiuros, nematodos o tenias) y los artrópodos (p, ej., ácaros, pulgas y garrapatas). Los helmintos pueden infestar el intestino humano; los artrópodos, por lo general, causan enfermedades cutáneas y sistémicas.

FACTORES DE RIESGO

Una persona saludable, en general, puede evitar las infecciones a través de mecanismos de defensa integrados en su cuerpo:

- Piel intacta
- Flora normal que habita la piel y diversos órganos
- Lisozimas secretadas a través de ojos, vías nasales, glándulas, estómago u órganos genitourinarios
- Estructuras defensivas, como los cilios que barren el material extraño de las vías aéreas
- Sistema inmunitario saludable

No obstante, cuando hay un desequilibrio, aumenta el potencial de infección. Los factores de riesgo incluyen debilitamiento de los mecanismos de defensa, factores ambientales y del desarrollo, y las características de los microorganismos patógenos.

Mecanismos de defensa debilitados

El cuerpo tiene muchos mecanismos de defensa para resistir el ingreso y la multiplicación de microorganismos tanto exógenos como endógenos. Sin embargo, un sistema inmunitario debilitado facilita que estos microorganismos patógenos invadan el cuerpo y produzcan una enfermedad infecciosa. Este estado debilitado se conoce como *inmunodeficiencia* o *inmunodepresión.*

La función alterada de los leucocitos, así como las cifras bajas de linfocitos T y B, son características de las inmunodeficiencias, que pueden ser congénitas o adquiridas. La adquirida puede deberse a infección, desnutrición, estrés crónico o embarazo. La diabetes, la insuficiencia renal y la cirrosis pueden deteriorar la respuesta inmunitaria, al igual que ciertos fármacos, como los corticoesteroides y los empleados para la quimioterapia.

Independientemente de la causa, el resultado de la inmunodeficiencia es el mismo. La capacidad del cuerpo para reconocer y combatir microorganismos patógenos se altera. Las personas inmunodeficientes son más susceptibles a todas las infecciones, se enferman de forma más intensa y requieren un período más prolongado para sanar.

Factores ambientales

Otras circunstancias que pueden debilitar las defensas inmunitarias incluyen mala higiene, desnutrición, barreras físicas inadecuadas, factores de estrés físico y emocional, enfermedades, tratamientos médicos y quirúrgicos, y una inmunización inadecuada.

Una buena higiene promueve las defensas naturales del hospedero; la mala higiene aumenta el riesgo de infecciones. La piel sucia alberga microbios, les provee un ambiente para ser colonizado y es más propensa a una invasión. El lavado frecuente del cuerpo elimina los microorganismos de la superficie y mantiene una barrera intacta contra las infecciones, pero puede dañar la piel. Para mantener la integridad cutánea se pueden usar lubricantes y emolientes a fin de prevenir pérdidas de continuidad y grietas.

El cuerpo requiere una alimentación equilibrada para obtener los nutrientes, vitaminas y minerales necesarios para tener un sistema inmunitario eficaz. La desnutrición proteínica inhibe la producción de anticuerpos, sin los cuales el cuerpo es incapaz de atacar de forma eficaz a la invasión microbiana. Se ha mostrado que la desnutrición tiene una relación directa con la incidencia de infecciones intrahospitalarias.

El polvo puede facilitar el transporte de microorganismos patógenos. Por ejemplo, las esporas del hongo *Aspergillus* transmiten la infección, y si se inhalan y establecen en los pulmones, son mucho más difíciles de expulsar. Por fortuna, la mayoría de las personas con un sistema inmunitario intacto pueden resistir la infección de este hongo, que es peligrosa sólo cuando hay una inmunodepresión grave.

Factores del desarrollo

Las personas demasiado jóvenes o viejas tienen un riesgo mayor de infección. El sistema inmunitario no se desarrolla por completo hasta casi los 6 meses. Un lactante expuesto a un agente infeccioso suele desarrollar una infección. El tipo más frecuente de infección en los niños pequeños afecta a las vías respiratorias. Cuando los niños colocan juguetes y otros objetos dentro de su boca, aumentan su exposición a una diversidad de microorganismos patógenos.

La exposición a enfermedades contagiosas continúa durante toda la infancia, conforme los niños pasan de la guardería a la escuela primaria. Las enfermedades cutáneas, como el impétigo y la infestación por piojos, suelen transmitirse de un niño a otro a esa edad. También son frecuentes los accidentes, y la rotura o abrasión cutánea abre una vía para la invasión bacteriana. La carencia de inmunización también contribuye a la incidencia de las enfermedades infantiles.

Por otro lado, conforme aumenta la edad, hay un deterioro asociado del sistema inmunitario, en parte como resultado de la disminución de la función del timo. Las enfermedades crónicas, como la diabetes y la ateroesclerosis, pueden debilitar las defensas al alterar la irrigación sanguínea y el aporte de nutrientes a los órganos, aparatos y sistemas corporales.

Características de los microorganismos patógenos

Un microorganismo debe estar en cantidad suficiente para provocar enfermedad en una persona sana. El número necesario varía de un microorganismo a otro y de un hospedero a otro, y puede modificarse por la forma de transmisión. La gravedad de una infección depende de varios factores, incluyendo la *patogenicidad del microorganismo*, es decir, la posibilidad de que cause cambios patogénicos o enfermedad. Los factores que modifican la patogenicidad incluyen:

- *Especificidad.* Variedad de hospederos a la que un microbio es atraído (algunos son atraídos por una amplia variedad de organismos, mientras que otros seleccionan sólo hospederos de uno u otro tipo).
- *Invasividad* (o *infectividad*). Capacidad de un microorganismo de invadir los tejidos del hospedero y multiplicarse en su interior (algunos pasan a través de la piel íntegra; otros, sólo cuando se pierde la continuidad de la piel o una membrana mucosa). Algunos microorganismos producen enzimas que aumentan su invasividad.
- *Cantidad.* Número de microorganismos que tienen éxito en la invasión y reproducción dentro del cuerpo.
- *Virulencia.* Gravedad de la enfermedad que puede producir un patógeno (depende de las defensas del hospedero). Cualquier infección puede poner en riesgo la vida de un individuo con inmunodeficiencia. La infección por un patógeno particularmente virulento requiere un diagnóstico y tratamiento tempranos.
- *Toxigenicidad* (relacionada con la virulencia). Potencial de dañar los tejidos del hospedero por producción y secreción de toxinas.
- *Adhesividad.* Capacidad de adherirse al tejido del hospedero (algunos patógenos secretan una sustancia pegajosa que les ayuda a adherirse a los tejidos y los protege de los mecanismos de defensa del hospedero).

- *Antigenicidad.* Grado de la respuesta inmunitaria específica que un microorganismo patógeno puede inducir (aquellos que invaden y se limitan a un tejido suelen estimular una respuesta celular; los que se diseminan con rapidez a través del cuerpo del hospedero generan una respuesta de anticuerpos).
- *Viabilidad.* Capacidad de un patógeno para sobrevivir fuera del hospedero; la mayoría no puede vivir y multiplicarse fuera de un reservorio.

ETAPAS DE LA INFECCIÓN

El desarrollo de una infección suele proceder a través de cuatro etapas (*véase* Etapas de la infección).

CONCEPTOS FISIOPATOLÓGICOS

La expresión clínica de una enfermedad infecciosa depende del microorganismo patógeno y el sistema corporal afectado. La mayoría de los signos y síntomas son resultado de la respuesta del hospedero, que pueden ser similares o totalmente diferentes de un individuo a otro. Durante la etapa prodrómica es usual el malestar causado por algunos signos y síntomas inespecíficos, como fiebre, mialgias, cefalea y letargia. En la fase aguda, los signos y síntomas (más específicos) indican el objetivo del microorganismo. Sin embargo, algunas enfermedades no producen síntomas y se descubren sólo mediante pruebas analíticas.

La *respuesta inflamatoria* es un mecanismo de defensa reactivo importante en la batalla frente a agentes infecciosos. La inflamación puede ser resultado de una lesión tisular, infección o reacción alérgica. La inflamación aguda tiene dos etapas: vascular y celular. En la primera, las arteriolas en el sitio de la lesión se constriñen levemente y después se dilatan, lo que causa un aumento en la presión del líquido dentro de los capilares. El movimiento subsiguiente del plasma hacia el espacio intersticial causa edema. Al mismo tiempo, las células inflamatorias liberan histamina y bradicinina, que aumentan aún más la permeabilidad capilar. Los eritrocitos y el líquido fluyen hacia el espacio intersticial y contribuyen al edema. El líquido adicional que llega a la zona inflamada diluye las toxinas microbianas.

Durante la etapa celular de la inflamación, los leucocitos y las plaquetas se trasladan hasta las células dañadas e inician la fagocitosis de células muertas y microorganismos. Las plaquetas controlan cualquier hemorragia en la zona y las células cebadas liberan heparina para mantener la irrigación sanguínea hacia la zona.

SIGNOS Y SÍNTOMAS

La inflamación aguda es la respuesta corporal inmediata a una lesión o muerte celular. Los signos cardinales incluyen:

- *Eritema (rubor).* Dilatación de las arteriolas y aumento de la circulación local; coloración rojiza circunscrita debida al llenado de capilares que estaban vacíos o parcialmente distendidos.
- *Calor.* Vasodilatación local, salida de líquido hacia los espacios intersticiales y aumento de la irrigación sanguínea en la zona.
- *Dolor.* Estimulación de los receptores del dolor por el tejido inflamado, los cambios locales de pH y las sustancias químicas excretadas durante el proceso inflamatorio.
- *Edema (tumoración).* Vasodilatación local, salida de líquidos hacia los espacios intersticiales y bloqueo del drenaje linfático.
- *Pérdida de la función de un segmento corporal.* Como resultado del edema y el dolor.

RECOMENDACIÓN CLÍNICA

Las infecciones localizadas producen una respuesta inflamatoria rápida con signos y síntomas evidentes. Las infecciones diseminadas tienen una respuesta inflamatoria lenta y toman más tiempo en detectarse y tratarse, lo que aumenta su morbilidad y mortalidad.

Fiebre

La fiebre es consecutiva a la introducción de un agente infeccioso. Una temperatura elevada ayuda a luchar contra la infección ya que muchos microorganismos son incapaces de sobrevivir en un entorno caliente. Cuando la temperatura corporal aumenta demasiado, las células pueden dañarse, sobre todo las del sistema nervioso.

La diaforesis (sudoración) es el método de enfriamiento del cuerpo para regresar a la temperatura normal. Los métodos artificiales para disminuir una fiebre leve en realidad pueden obstaculizar las defensas corporales contra las infecciones.

Etapas de la infección

Etapa I	
Incubación	• La duración puede ser desde inmediata hasta de varios años. • El microorganismo patógeno se está replicando y la persona infectada se torna contagiosa, por lo que es capaz de transmitir la enfermedad.
Etapa II	
Etapa prodrómica	• El hospedero refiere no sentirse bien y tener molestias vagas. • Aún es contagioso.
Etapa III	
Enfermedad aguda	• Los microorganismos destruyen de forma activa las células del hospedero y afectan aparatos y sistemas específicos. • El paciente reconoce que una parte del cuerpo está afectada. • Las manifestaciones son más específicas.
Etapa IV	
Convalecencia	• Inicia cuando los mecanismos de defensa del cuerpo logran contener a los microorganismos. • El tejido dañado está en proceso de reparación.

Leucocitosis

El cuerpo responde a la introducción de microorganismos patógenos con un aumento en el número y tipo de leucocitos circulantes, un proceso llamado *leucocitosis.* En la etapa aguda o temprana, la cifra de neutrófilos aumenta. La médula ósea empieza a liberar leucocitos inmaduros, pues los neutrófilos presentes no pueden cubrir las demandas corporales de defensa celular. Los neutrófilos inmaduros (llamados *bandas* en el recuento diferencial de leucocitos) no cumplen ningún propósito defensivo.

Conforme la etapa aguda se controla y se aísla el daño, se presenta la etapa celular del proceso inflamatorio. Los neutrófilos, monocitos y macrófagos inician la fagocitosis de tejidos y bacterias muertas.

Los neutrófilos y monocitos son atraídos al sitio de infección por quimiotaxis, identifican al antígeno y lo atacan. Después, engullen, eliminan y degradan los microorganismos que portan el antígeno en su superficie. Los macrófagos, un tipo de monocitos maduros, arriban al sitio después y se mantienen en la zona de inflamación más tiempo que las otras células. Además de la fagocitosis, los macrófagos tienen otras funciones clave, como preparar la zona para la reparación y procesar antígenos para la respuesta inmunitaria celular. Es frecuente un aumento de la cifra de monocitos durante la resolución de cualquier lesión o infección crónica.

Inflamación crónica

Una reacción inflamatoria que dura más de 2 semanas se conoce como *inflamación crónica* y puede ser consecutiva a un proceso agudo. Una herida mal cicatrizada o una infección no resuelta pueden llevar a una inflamación crónica. El cuerpo encapsula a un microorganismo patógeno que no puede destruir para aislarlo. Un ejemplo son las micobacterias, una de cuyas especies ocasiona la tuberculosis. Las micobacterias encapsuladas se observan en las radiografías como puntos distintivos en los pulmones. En una inflamación crónica puede ocurrir cicatrización permanente y pérdida de la función del tejido.

PRUEBAS DIAGNÓSTICAS

Una valoración precisa ayuda a identificar las enfermedades infecciosas, determinar el tratamiento apropiado y evitar las complicaciones. Se inicia con una anamnesis completa del paciente, una exploración física exhaustiva y se ordenan las pruebas de diagnóstico adecuadas. Las pruebas que ayudan a identificar y determinar la extensión de la infección incluyen radiografías, y estudios de laboratorio y de imagen.

Con frecuencia, el primer paso es llevar a cabo un recuento diferencial de leucocitos. Un aumento en el número total de leucocitos se considera un resultado positivo. El recuento diferencial corresponde al número relativo de cada uno de los cinco tipos de leucocitos: neutrófilos, eosinófilos, basófilos, linfocitos y monocitos. Esta prueba sólo detecta que se provocó una respuesta inmunitaria. La infección bacteriana suele causar una elevación en las cifras de leucocitos, mientras que los virus pueden no causar cambios o incluso disminuir las cifras normales de leucocitos.

Se puede determinar la velocidad de eritrosedimentación como prueba general para revelar que se encuentra en desarrollo un proceso inflamatorio en el cuerpo.

Para determinar el microorganismo causal, se obtiene un frotis de un sitio específico del cuerpo y se tiñe. Las tinciones que se pueden utilizar para visualizar los microorganismos incluyen:

- *De Gram*, que permite clasificar a las bacterias como grampositivas o gramnegativas.
- *Ácido alcohol resistente*, para identificar micobacterias y nocardias.
- *Tinción argéntica*, para identificar hongos, especies de *Legionella* y *Pneumocystis*.

Aunque los colorantes proporcionan información de diagnóstico rápida y valiosa, sólo permiten identificar de forma tentativa a un microorganismo patógeno. La confirmación requiere de un cultivo. El microorganismo puede crecer lo suficiente en el cultivo para ser identificado a partir de 8 h hasta varias semanas, según la rapidez con la que se replique. Los tipos de cultivos que se pueden ordenar son sanguíneo, de orina, esputo, faríngeo, nasal, de herida, piel, heces y líquido cefalorraquídeo, pero se puede cultivar cualquier sustancia corporal.

La muestra obtenida para el cultivo no debe contaminarse con ninguna sustancia adicional. Por ejemplo, una muestra de orina no debe contener detritos del perineo o de la región vaginal. Si la obtención de una muestra de orina es imposible, se debe sondear al paciente para asegurarse que sólo se analice la orina. Las muestras contaminadas pueden causar confusión y prolongar el tratamiento.

Algunas pruebas adicionales que pueden ordenarse incluyen resonancia magnética para localizar sitios de infección, radiografía para visualizar cambios respiratorios en los pulmones y gammagrafías con galio para detectar abscesos.

TRATAMIENTO

Los tratamientos para las infecciones pueden variar mucho. Las vacunas se administran para inducir una respuesta inmunitaria primaria bajo condiciones que no causen enfermedad. Si se presenta una infección, el tratamiento se ajusta para el microorganismo causal específico. El tratamiento farmacológico debe emplearse sólo cuando sea apropiado. La terapia de sostén puede tener un papel importante en la lucha frente a la infecciones.

- Los *antibióticos* actúan de distintas formas dependiendo de su clase y de si su actividad es bactericida o bacteriostática. Pueden inhibir la síntesis de la pared celular y de proteínas, el metabolismo bacteriano o la actividad de los ácidos nucleicos, o pueden aumentar la permeabilidad de la membrana celular.
- Los *fármacos antimicóticos* destruyen los microorganismos invasores por aumento de la permeabilidad de su membrana. El antimicótico se une a esteroles en la membrana celular, lo cual produce la salida de los contenidos intracelulares, como potasio, sodio y nutrientes.
- Los *fármacos antivirales* detienen la replicación de los virus por interferencia con la síntesis de ADN.

El uso exagerado de antimicrobianos ha creado una amplia resistencia contra algunos medicamentos específicos. De los microorganismos patógenos que alguna vez fueron bien controlados por los fármacos, algunos están reapareciendo con mayor virulencia. Uno de ellos es el de la tuberculosis.

Algunas enfermedades, incluyendo la mayoría de las víricas, no responden a los fármacos disponibles. El tratamiento de sostén es el único recurso disponible mientras las defensas del hospedero repelen al invasor. Para ayudar al cuerpo a luchar frente a una infección, el paciente debe:

- Seguir las precauciones universales para evitar la diseminación de la infección.
- Beber abundantes líquidos.
- Tener mucho reposo.
- Evitar a las personas que presenten otras enfermedades.
- Tomar sólo los medicamentos de venta libre apropiados para sus síntomas, con conocimiento completo de sus dosis, acciones y posibles efectos o reacciones adversos.
- Seguir las indicaciones de los proveedores de atención sanitaria para tomar los fármacos prescritos y asegurarse de utilizar la cantidad que se ordenó y no compartirlos con otras personas.

INFECCIONES

Véase Ejemplos de infecciones, páginas 20-24, donde se describe una variedad de trastornos infecciosos.

Ejemplos de infecciones

PADECIMIENTO	CARACTERÍSTICAS
Infecciones por bacterias	
Borreliosis de Lyme	Infección causada por la espiroqueta *Borrelia burgdorferi.* • Es transmitida por una garrapata del género *Ixodidae,* que inyecta saliva cargada de espiroquetas en el torrente sanguíneo. • Etapa 1. La mordedura de la garrapata causa un exantema anular llamado *eritema migratorio crónico* en el 70-80% de los casos. • Etapa 2. Varios días a semanas después del exantema inicial, las espiroquetas se diseminan a otros sitios de la piel u órganos a través del torrente sanguíneo o el sistema linfático. Los pacientes pueden presentar exantemas anulares o malares y malestar general, cefalea, dolor y linfadenopatía generalizada. Cerca del 15% de los pacientes que no se tratan desarrollan alteraciones neurológicas, y un porcentaje más pequeño puede presentar alteraciones cardíacas, en particular un bloqueo de la conducción. • Etapa 3. Las espiroquetas pueden sobrevivir durante años en las articulaciones o morir después de desencadenar una respuesta inflamatoria en el hospedero. Se presenta inflamación de una o dos articulaciones (con frecuencia la rodilla) en la infección persistente; los síntomas de artritis tienden a resolverse con el tiempo.
Carbunco	Infección bacteriana caracterizada como cutánea, inhalatoria o intestinal. • El diagnóstico se confirma por aislamiento de *Bacillus anthracis* de cultivos sanguíneos, piel, lesiones o esputo. • Signos y síntomas directamente relacionados con la localización de la infección. El carbunco se caracteriza por una pequeña lesión pruriginosa elevada, que se convierte en vesícula y después en una úlcera dolorosa, junto con el crecimiento de los ganglios linfáticos. El carbunco inhalatorio se caracteriza inicialmente por síntomas similares al del resfriado, seguidos por dificultad respiratoria grave y choque. Con el carbunco intestinal se presenta fiebre, náuseas, vómitos y disminución del apetito, que progresan hasta dolor abdominal, hematemesis y diarrea grave.
Clamidiosis	Por lo general, una infección de transmisión sexual causada por *Chlamydia trachomatis.* • El patrón de enfermedad depende del individuo infectado y del sitio afectado, por lo general el ojo o el aparato genital. • Sin tratamiento puede causar ceguera o, cuando se encuentra en el aparato genital, enfermedad pélvica inflamatoria (EPI) en las mujeres, que puede conducir a la esterilidad a cierta parte de ellas.
Conjuntivitis	Infección bacteriana o vírica de la conjuntiva ocular. • El cultivo de la conjuntiva permite identificar al microorganismo causal. • Se asocia con hiperemia ocular, secreción, lagrimeo, dolor y fotofobia.
Gonorrea	Infección de transmisión sexual causada por *Neisseria gonorrhoeae,* un diplococo gramnegativo oxidasa positivo. • Después de la exposición, resultan afectadas las células epiteliales en un sitio infectado, y la enfermedad empieza a extenderse de forma local. • El patrón de la enfermedad depende del individuo infectado y del sitio afectado. • Como en la clamidiosis, la gonorrea sin tratamiento en las mujeres puede ascender de la porción baja a la alta del aparato genital y causar EPI.
Listeriosis	Infección causada por bacilos grampositivos hemolíticos débiles de *Listeria monocytogenes.* • El principal método de transmisión de persona a persona es la infección neonatal durante el paso por el conducto infectado durante el parto, o de origen intrauterino. • La enfermedad puede causar aborto espontáneo, parto prematuro, óbito fetal o abscesos en los órganos. • Los neonatos pueden presentar fontanelas tensas por meningitis, con irritabilidad o letargia, convulsiones o coma.
Meningitis	Inflamación meníngea debida a bacterias, virus, protozoarios u hongos. Los tipos más frecuentes son el bacteriano y el vírico. • La enfermedad se presenta cuando los microorganismos patógenos ingresan en el espacio subaracnoideo y causan una respuesta inflamatoria. Los microorganismos acceden al líquido cefalorraquídeo, donde causan irritación de los tejidos que irriga. • Las manifestaciones características incluyen fiebre, escalofríos, cefalea, rigidez de nuca, vómitos, fotofobia, letargia, coma, signos positivos de Brudzinski y Kernig, aumento de los reflejos tendinosos profundos, ampliación de la presión del pulso, bradicardia y exantema.
Neumonía	Infección del parénquima pulmonar de origen bacteriano, micótico, vírico o por protozoarios. • La porción baja del aparato respiratorio puede exponerse a los microorganismos patógenos por inhalación, aspiración, diseminación vascular, contacto directo o por equipo contaminado. Cuando está en el interior del aparato respiratorio, el microorganismo patógeno empieza a colonizar y se desarrolla la infección. • La infección bacteriana desencadena inicialmente inflamación y edema alveolares, que produce una zona de baja ventilación con perfusión normal. Los capilares ingurgitan sangre, lo que causa espasmos. Conforme las membranas alveolocapilares se fragmentan, los alvéolos se llenan de sangre y exudados, lo que causa atelectasia o colapso pulmonar.

Ejemplos de infecciones (*continuación*)

PADECIMIENTO	CARACTERÍSTICAS
Otitis media aguda	Inflamación del oído medio por infección bacteriana, con frecuencia debida a *Streptococcus pneumoniae* o *Haemophilus influenzae*. • La enfermedad suele acompañarse de una infección de vías respiratorias superiores de origen vírico. • Se presentan síntomas de infección vírica, por lo general, seguidos por dolor ótico.
Peritonitis	Inflamación aguda y crónica del peritoneo causada por la invasión de microorganismos. La peritonitis secundaria es la causa más frecuente de complicación de una diálisis peritoneal ambulatoria continua (DPAC). • Por lo general, de inicio súbito, con dolor abdominal intenso y difuso. • El dolor se intensifica y se localiza en la región afectada.
Salmonelosis	Enfermedad causada por un serotipo de *Salmonella*, integrante de la familia Enterobacteriaceae. • Las especies de aparición más frecuente de *Salmonella* incluyen *S. typhi*, que causa la fiebre tifoidea; *S. enteritidis*, que provoca enterocolitis, y *S. choleraesuis*, que produce bacteriemia. • La salmonelosis no tifoídica suele seguir a la ingesta de leche en polvo, barras de chocolate, productos farmacéuticos de origen animal o alimentos contaminados o inadecuadamente procesados, en especial huevos y aves de corral. • Los síntomas característicos incluyen fiebre, dolor abdominal cólico y diarrea intensa con enterocolitis.
Shigelosis	Infección intestinal aguda causada por la bacteria *Shigella*, miembro de la familia *Enterobacteriaceae*. Se trata de un bacilo gramnegativo inmóvil. • La transmisión ocurre principalmente por la vía fecal-oral. • Después de un período de incubación de 1-4 días, los microorganismos de *Shigella* invaden la mucosa intestinal y causan inflamación. Las manifestaciones pueden ir desde heces acuosas hasta fiebre, cólicos y heces purulentas, con moco o sangre.
Síndrome de choque tóxico (SCT)	Infección bacteriana aguda causada por cepas de *Staphylococcus aureus* resistentes a la penicilina productoras de toxinas, como la toxina-1 del SCT, enterotoxinas o exotoxinas B y C. También puede ser causada por *Streptococcus pyogenes*. • El SCT menstrual se asocia con el empleo de tampones. • El SCT no menstrual se asocia con infecciones como abscesos, osteomielitis, neumonía, endocarditis bacteriana e infecciones posquirúrgicas. • Los signos y síntomas incluyen fiebre, hipotensión, insuficiencia renal y afección de múltiples sistemas.
Tétanos	Infección aguda mediada por exotoxinas y causada por el bacilo grampositivo anaerobio formador de esporas *Clostridiun tetani*. • La transmisión ocurre por una herida punzante que se contamina por el suelo, polvo o excretas de animales que contienen *C. tetani*, o a través de quemaduras de heridas menores. • Después de que *C. tetani* ingresa en el cuerpo, causa una infección local y necrosis tisular. También produce toxinas que entran en la corriente sanguínea y los linfáticos y, en un momento dado, se diseminan hacia tejidos del sistema nervioso central (SNC). • La enfermedad se caracteriza por hipertonicidad muscular notoria, reflejos tendinosos profundos hiperactivos y contracciones musculares dolorosas involuntarias. Los espasmos musculares intensos pueden durar hasta 7 días.
Tos ferina (tos convulsiva)	Infección respiratoria muy contagiosa causada por el cocobacilo gramnegativo inmóvil *Bordetella pertussis* y, en ocasiones, por las bacterias relacionadas similares *B. parapertussis* o *B. bronchiseptica*. • Transmitida por inhalación directa de gotículas contaminadas de un paciente en etapa aguda. También puede propagarse indirectamente por la ropa sucia y otros artículos contaminados con secreciones respiratorias. • Después de aproximadamente 7-10 días, *B. pertussis* entra en la mucosa traqueobronquial, donde se produce un moco cada vez más viscoso. • Es conocida por su tos espasmódica asociada, que característicamente termina con una fuerte sibilancia inspiratoria. Las complicaciones incluyen apnea, hipoxia, convulsiones, neumonía, encefalopatía y muerte.
Tuberculosis	Enfermedad infecciosa transmitida por inhalación de *Mycobacterium tuberculosis*, un bacilo ácido alcohol resistente, de una persona infectada. • Los bacilos se depositan en los pulmones, el sistema inmunitario responde enviando leucocitos y se presenta inflamación. Pasados unos cuantos días, los leucocitos son sustituidos por macrófagos, que entonces ingieren a los bacilos y los dirigen a través de los vasos linfáticos hasta los ganglios linfáticos. Los macrófagos que ingieren los bacilos se fusionan para formar tubérculos de células epitelioides, pequeños nódulos rodeados por linfocitos. • Ocurre necrosis caseosa en la lesión y el tejido cicatricial encapsula al tubérculo. El microorganismo puede ser eliminado en el proceso. • Si los tubérculos y los nódulos inflamados se rompen, la infección contamina a los tejidos circundantes y puede diseminarse a través de la sangre y la circulación linfática hasta sitios distantes.

(*continúa*)

Ejemplos de infecciones (*continuación*)

PADECIMIENTO	CARACTERÍSTICAS
Vías urinarias, infección de	Infección causada con más frecuencia por bacilos gramnegativos intestinales. • Resultante del ingreso de microorganismos en la uretra, que después ascienden a la vejiga. • Por lo general causan polaquiuria, tenesmo vesical y disuria.
Infecciones por virus	
Citomegalovirus	Virus de ADN miembro del grupo de virus del herpes. • Puede presentarse transmisión horizontal (de una persona a otra por contacto con las secreciones con el virus), vertical (de madre a neonato) o por transfusión sanguínea. • El virus se disemina en el cuerpo dentro de linfocitos o células mononucleares y se dirige a los pulmones, hígado, aparato digestivo, ojos y SNC, donde, por lo general, produce reacciones inflamatorias.
Gripe aviar	Virus A de la gripe que típicamente infecta aves. • Los síntomas informados en los seres humanos incluyen fiebre, tos, faringitis y dolores musculares. • El virus puede progresar hasta causar infecciones oculares, neumonía y malestar respiratorio agudo.
Herpes simple	El virus del herpes simple (VHS) es un virus de ADN bicatenario, envuelto, que causa el herpes simple de los tipos 1 y 2. • Se transmite a través de superficies mucosas y secreciones infecciosas, como las orales o cervicales. • Durante la exposición, el virus se fusiona con la membrana de las células del hospedero y libera proteínas, lo que inactiva su producción o síntesis. Posteriormente se replica y sintetiza proteínas estructurales. El virus impulsa su nucleocápside (cubierta proteínica y ácido nucleico) al interior del citoplasma de la célula hospedera y libera el ADN vírico. Se transportan partículas víricas completas capaces de sobrevivir e infectar hacia la superficie de una célula. • Suelen observarse lesiones vesiculares dolorosas características en el sitio de la infección inicial. • La descamación de virus se presenta en cualquier momento, en particular por VHS-2, de modo que puede haber transmisión asintomática por contacto sexual.
Herpes zóster	Causado por la reactivación del virus varicela zóster, que permaneció latente en los ganglios cerebrales o los de las raíces nerviosas posteriores. • Se presentan lesiones pequeñas dolorosas rojas, nodulares, en zonas de trayecto nervioso. • Las lesiones cambian a vesículas llenas de pus o líquido. • El contacto directo con el líquido de una vesícula en una persona que nunca tuvo varicela, puede causarla.
Infección por virus de la inmunodeficiencia humana (VIH)	Retrovirus de ARN que causa el síndrome de inmunodeficiencia adquirida (sida). • El virus se transmite de una persona a otra por vía hematógena y contacto sexual. Además, una mujer infectada puede transmitir el VIH a su hijo durante el embarazo o el parto, así como a través del amamantamiento. • La mayoría de las personas con infección por VIH desarrollan sida; sin embargo, el tratamiento farmacológico combinado actual, junto con la terapéutica y profilaxis de infecciones oportunistas comunes, pueden retrasar la progresión natural del padecimiento y prolongar la supervivencia.
Mononucleosis infecciosa	Enfermedad causada por el virus de Epstein-Barr (herpes B linfotrópico). • La mayoría de los casos se diseminan por la vía bucofaríngea, pero también es posible la transmisión por transfusiones sanguíneas o durante cirugías cardíacas. • El virus invade los linfocitos B de los tejidos linfáticos bucofaríngeos y después se replica. • Los linfocitos B que se eliminan liberan el virus hacia la sangre y causan fiebre y otros síntomas. Durante este período aparecen anticuerpos antivíricos, el virus desaparece de la sangre y se aloja principalmente en las glándulas parótidas.
Neumonía vírica	Infección pulmonar causada por una diversidad de virus transmitidos por contacto con un individuo infectado. • El virus ataca primero a las células del epitelio bronquiolar y causa inflamación intersticial y descamación. • Los virus invaden las glándulas mucosas bronquiales y las células caliciformes, y después se diseminan a los alvéolos, que se llenan de sangre y líquido. En la infección avanzada puede formarse una membrana hialina.

Ejemplos de infecciones

PADECIMIENTO	CARACTERÍSTICAS
Paperas o parotiditis epidémica	Enfermedad aguda causada por un virus de ARN clasificado como *Rubulavirus* en la familia Paramyxoviridae, que se transmite por gotículas o por contacto directo. • Caracterizada por crecimiento e hipersensibilidad de las glándulas parótidas y edema de otras glándulas salivales. • Gracias a las vacunas, es rara en países que promueven la atención sanitaria preventiva y la vacunación.
Rabia	Infección letal rápidamente progresiva del SNC causada por un virus ARN de la familia Rhabdoviridae. • Transmitida por la mordedura de un animal infectado a través de la piel o de membranas mucosas y ocasionalmente por gotículas de transmisión aérea o de un tejido infectado. • Los virus de la rabia empiezan a duplicarse en las células del músculo estriado del sitio de la mordedura. • Los virus se diseminan por las vías nerviosas hasta la médula espinal y el cerebro, donde se replican nuevamente. • Los virus se transportan a través de los nervios hacia otros tejidos, incluyendo las glándulas salivales.
Rubéola	Causada por un virus de ARN envuelto clasificado como un rubivirus en la familia Togaviridae. • Se transmite por contacto con sangre, orina, heces o secreciones nasofaríngeas de una persona infectada. También puede transmitirse por vía placentaria. • El virus se replica primero en el aparato respiratorio y después se disemina por el torrente sanguíneo. • Suele empezar con un exantema maculopapular característico en la cara y después se disemina rápidamente. • Una enfermedad rara gracias a la vacunación preventiva.
Sarampión	Infección aguda altamente contagiosa por paramixovirus; se disemina por contacto directo o gotas de Flügge contaminadas. • La puerta de ingreso es la porción alta del aparato respiratorio. • Se caracteriza por las manchas de Koplik, un exantema maculoso pruriginoso que se torna papuloso y eritematoso. • Se dispone de vacunas para la prevención.
Varicela	Exantema frecuente altamente contagioso causado por el virus de la varicela zóster, parte de la familia de virus del herpes. • Transmitida por gotitas de Flügge o contacto con las vesículas. También es posible la infección intrauterina. • Caracterizada por un exantema pruriginoso de pequeñas máculas eritematosas, que progresan a pápulas y después a vesículas transparentes, sobre una base eritematosa. • Hay vacunas disponibles.
Viruela	Causada por un virus altamente contagioso, miembro de la familia Orthopoxivirus. • Se transmite de persona a persona por aerosoles y gotitas de Flügge. • El período de incubación, que suele ser de 12-14 días, viene seguido por el inicio súbito de síntomas similares a los gripales, incluyendo fiebre, malestar general, cefalea y lumbalgia intensa. • Unos 2-3 días después, el paciente se puede sentir mejor; no obstante aparece el exantema característico, primero en la cara, las manos y los antebrazos, y después de unos cuantos días con avance hacia el tronco. También aparecen lesiones en las membranas mucosas de la nariz y boca, que después se ulceran y liberan grandes cantidades de virus hacia boca y garganta. • Se declaró al mundo libre de viruela en 1980.
Virus sincitial respiratorio	Infección de las vías respiratorias causada por un paramixovirus de RNA envuelto. • Se transmite de una persona a otra por secreciones respiratorias o por contacto con superficies contaminadas. • Aparece bronquiolitis o neumonía y, en casos graves, puede dañarse el epitelio bronquiolar. • Hay un engrosamiento interalveolar y llenado de los espacios alveolares con líquido. • La infección por este virus es más frecuente durante el invierno y a principios de la primavera.
Infecciones por hongos	
Histoplasmosis	Infección micótica causada por *Histoplasma capsulatum,* un hongo dimórfico. • Transmitida por inhalación de esporas de *H. capsulatum* o su invasión después de un traumatismo cutáneo menor. • Inicialmente, la persona infectada puede cursar asintomática o presentar síntomas de enfermedad respiratoria leve con progresión hacia una enfermedad más grave que afecta varios órganos, aparatos y sistemas.

(continúa)

Ejemplos de infecciones (*continuación*)

PADECIMIENTO	CARACTERÍSTICAS
Infestaciones por protozoarios	
Toxoplasmosis	Infestación causada por el parásito intracelular *Toxoplasma gondii*, que afecta a aves y mamíferos. • Se transmite a los seres humanos por la ingesta de quistes hísticos en la carne cruda o mal cocida, o por contaminación fecal-oral por gatos infectados. Puede ocurrir también transmisión directa por transfusión sanguínea o trasplante de órganos o de médula ósea. • Cuando se ingieren los quistes hísticos, se liberan los parásitos que invaden con rapidez y se multiplican dentro del tubo digestivo. Las células parasitarias rompen la célula hospedera invadida y después se diseminan al SNC, tejido linfático, músculo esquelético, miocardio, retina y placenta. • Conforme los parásitos se replican e invaden células adjuntas, causan su muerte y necrosis focal, con una respuesta inflamatoria aguda circundante que constituye el sello distintivo de esta infección. • Después de que los quistes alcanzan la madurez, el proceso inflamatorio es indetectable y los quistes se mantienen latentes dentro del cerebro hasta que se rompen. • En el hospedero normal, la respuesta inmunitaria detecta la infección, no así en aquellos con inmunosupresión o en etapa fetal, en quienes la destrucción focal causa encefalitis necrosante, neumonía, miocarditis e insuficiencia de órganos.
Triquinosis	Infestación causada por el parásito *Trichinella spiralis* y transmitida por la ingesta de carne cruda o mal cocida que contiene larvas enquistadas. • Después de que los jugos gástricos liberan la larva de los quistes, el parásito alcanza la madurez sexual en unos cuantos días. El nematodo hembra penetra en la mucosa intestinal y se reproduce. • Las larvas viajan entonces a través del sistema linfático y en el torrente sanguíneo, y se enquistan en el músculo estriado, en especial del diafragma, tórax, brazos y piernas.

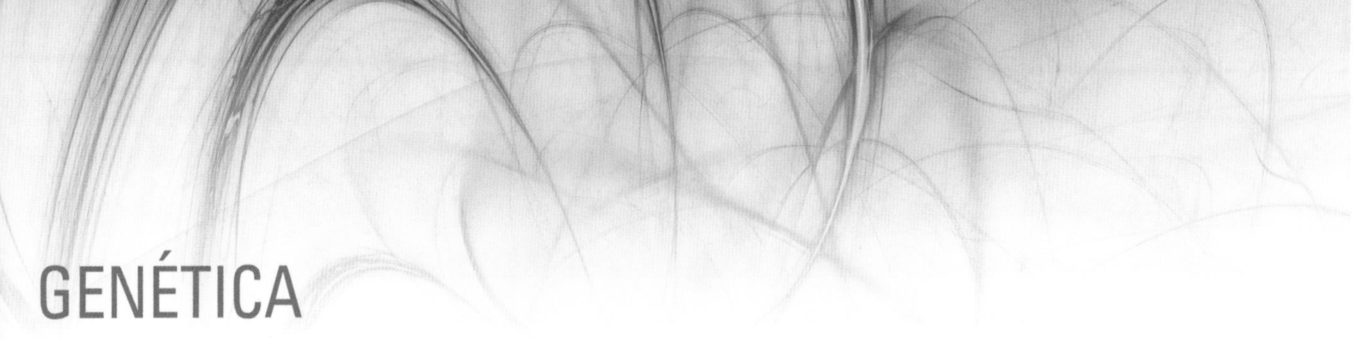

GENÉTICA

La *genética* estudia los genes, la variación génica y la herencia en los organismos, incluyendo a los seres humanos. Cada individuo tiene genes que contienen las instrucciones acerca de los rasgos físicos, bioquímicos y funcionales heredados. En el proyecto del genoma humano se calculó que cada individuo tiene entre 20 000 y 25 000 genes con información sobre las estructuras de las proteínas en el cuerpo humano. Los genes están formados por ácido desoxirribonucleico (ADN), el cual transmite las instrucciones sobre las secuencias que codifican las estructuras proteínicas. La mayor parte de la constitución génica de un individuo se compone de genes similares, en tanto una pequeña porción, menos del 1%, es algo diferente. Estas diferencias están determinadas por los alelos, que aportan pequeños cambios en la secuencia del ADN que determinan características heredadas de forma normal, en tanto las mutaciones o anomalías dentro del individuo se presentan como alteraciones o enfermedades relacionadas con la genética.

COMPONENTES GENÉTICOS

Los genes portan las instrucciones para la construcción de las proteínas del cuerpo humano. La información genética contenida en los genes incluye material hereditario codificado en el ADN por un conjunto de cuatro bases: adenina (A), timina (T), citosina (C) y guanina (G), que se encuentran como pares de bases en una doble hélice. Los pares son de A con T y C con G. Éstos se unen, junto con una molécula de azúcar y una de fosfato, como los peldaños de una escalera y en conjunto dan forma al esqueleto de la molécula de ADN, cuya unidad se denomina *nucleótido*. Cada par de nucleótidos está representado en dos cadenas para formar una doble hélice. Una porción de los nucleótidos dentro de un gen instruye para la codificación de una proteína, en tanto éste mismo proporciona otras instrucciones en su secuencia acerca de su constitución. El ADN está localizado dentro del núcleo (ADN nuclear) y en una pequeña cantidad en las mitocondrias (ADN mitocondrial).

Los pares de bases del ADN contienen la información sobre la función de un individuo en sus más de 3 000 millones de bases en el cuerpo humano, de las que 99% son similares. El ADN se encarga de la replicación y duplicación del código de bases para formar copias exactas de estas instrucciones en las nuevas células. Un gen de codificación humano puede variar de entre 500 hasta más de 2.3 millones de letras, en tanto el gen promedio tiene una longitud de 3 000 letras. El genoma humano contiene casi 21 000 genes que codifican proteínas y constituyen menos del 2% de los nucleótidos, que también codifican moléculas de ARN. El individuo promedio tiene diferencias de 1-3 pares de bases (incluyen más de 1.4 millones) con base en la forma, función y secuenciación de proteínas, que hacen a cada persona única.

Los *cromosomas* son estructuras filiformes contenidas dentro de la molécula de ADN en el núcleo. Las *histonas* son proteínas unidas a un ADN estrechamente enroscado que mantienen la estructura del cromosoma. Se puede describir al cromosoma con base en su punto de constricción, conocido como *centrómero*. Cada brazo del cromosoma se denomina *cromátida*; al corto se le llama "p" y al largo "q". Los *telómeros* son secciones del ADN que se encuentran en el extremo de cada cromosoma y le proporcionan estructuras distintivas con la misma secuencia de bases repetida una y otra vez. Esta estructura participa en la organización, protección y replicación del cromosoma. Los cromosomas sólo son visibles al microscopio durante la división celular, momento en el que se pueden ubicar genes específicos gracias a la localización del centrómero. A continuación se muestra una ilustración de la estructura de un cromosoma:

ESTRUCTURA CROMOSÓMICA

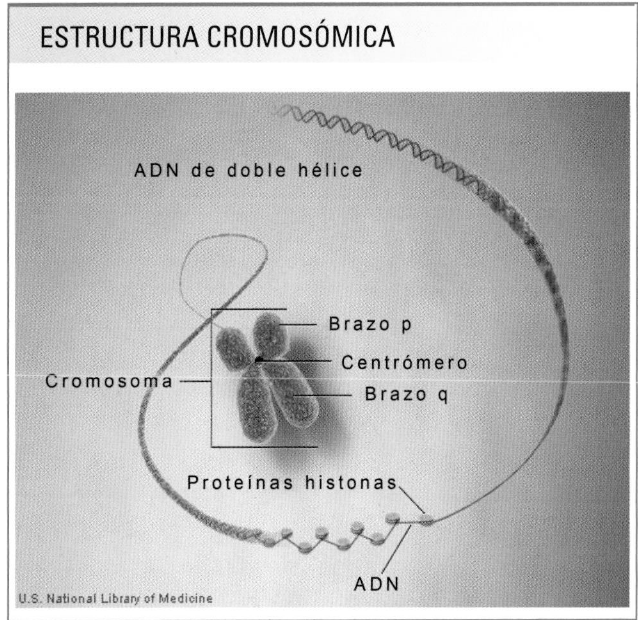

Cada individuo hereda una copia de cada gen de sus padres. Toda célula humana normal (excepto las reproductivas) posee 46 cromosomas: 22 pares llamados *autosomas*, los cuales tienen el mismo aspecto en hombres y mujeres, y el par 23, formado por los *cromosomas sexuales* (XX en la mujer y XY en el hombre). El conjunto de 23 pares de cromosomas de un individuo se organiza para su descripción en un patrón que se conoce como *cariotipo*.

Los cromosomas se disponen en el cariotipo con base en su tamaño: el cromosoma 1 es el más grande y contiene 249 millones de pares de bases, en tanto el cromosoma 21 es el más pequeño, con casi 48 millones de pares de bases (los bloques de construcción del ADN). La localización de un gen en un cromosoma se identifica mediante un esquema llamado *idiograma*. Los cromosomas se tiñen para determinar el tamaño, localización y patrones de bandas, como en el cariotipo, y para buscar anomalías cromosómicas, como el síndrome de Down que afecta al par 21. El ideograma también se tiñe con el fin de describir cada gen presente en el cromosoma, como se observa en la ilustración de la siguiente página.

CARIOTIPO

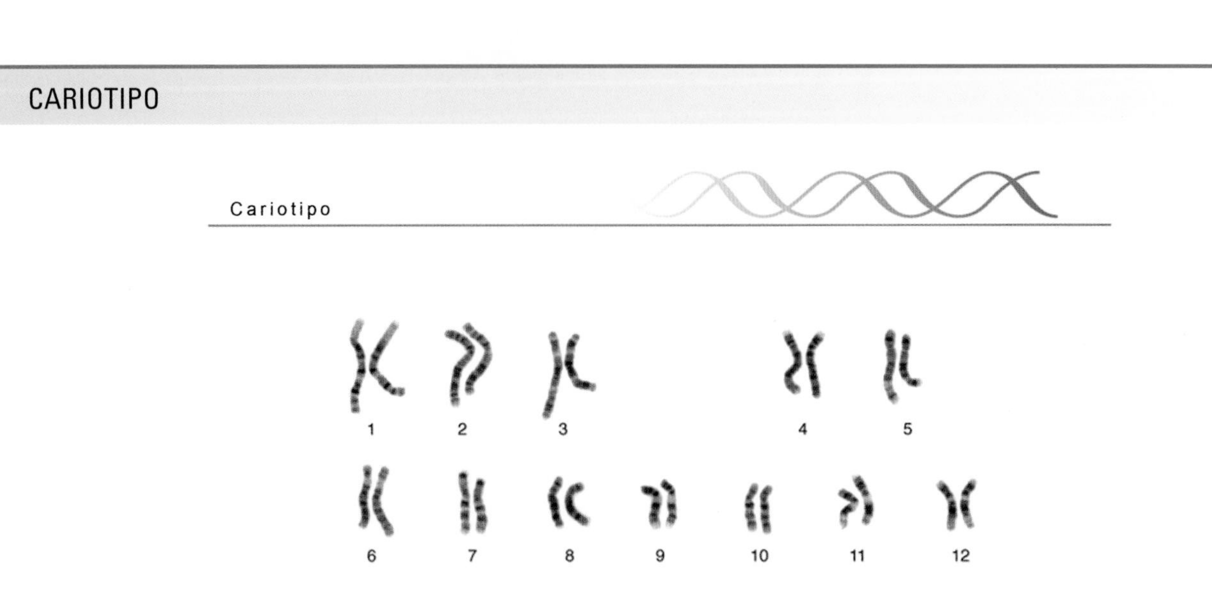

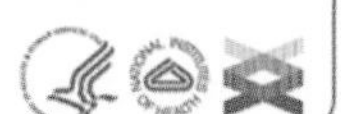

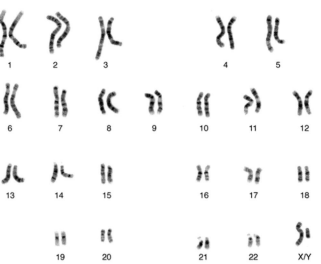

IDIOGRAMA DEL CROMOSOMA (FUENTE: https://www.ncbi.nlm.nih.gov/genome/tools/gdp)

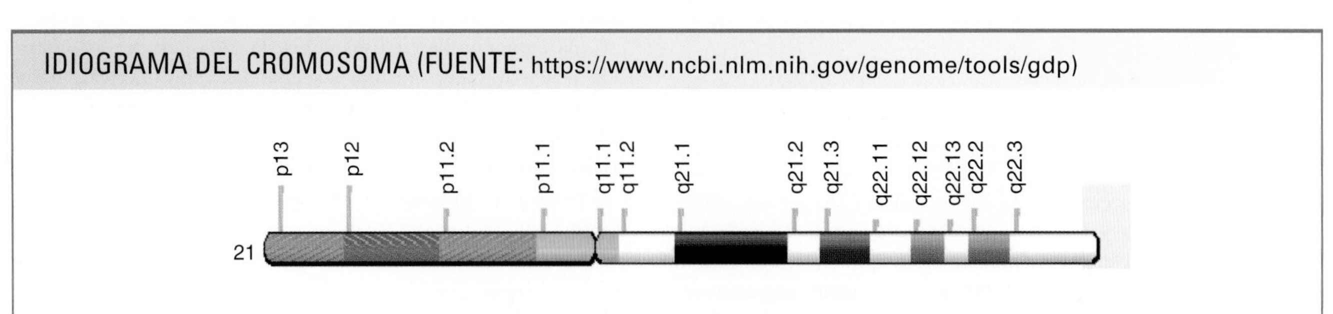

FORMACIÓN DE LOS CROMOSOMAS

La formación cromosómica ocurre durante el proceso de mitosis y meiosis, los dos tipos de división celular. Durante estos procesos también se lleva a cabo la replicación y división de los cromosomas autosómicos y sexuales.

Mitosis

Los cromosomas se dividen y replican mediante la mitosis. En este proceso celular se crean dos núcleos idénticos conforme el óvulo fecundado, denominado *cigoto,* presenta un tipo de división celular. Durante este procedimiento, la doble hélice del ADN se separa en dos cadenas y cada una sirve como molde de construcción para una nueva. Los nucleótidos de ADN individuales se enlazan en las nuevas cadenas con bases complementarias a las originales. Así, se forman dos hélices dobles idénticas, cada una con una de las cadenas originales y una complementaria recién formada. Estas dobles hélices son duplicados de la cadena original de ADN.

La división celular mitótica sucede en cinco fases: *interfase, profase, metafase, anafase* y *telofase*. En la interfase, una célula diploide de 46 cromosomas (2n) inicia la replicación del ADN en los cromosomas como dos cromátidas hermanas, adheridas en el centrómero. En la profase, la membrana nuclear y el nucléolo empiezan a fragmentarse a medida que el ADN se condensa para formar los cromosomas, mientras se forman las proteínas mitóticas llamadas *microtúbulos* y se adhieren a los cinetocoros de cada cromosoma. En la metafase, el ADN se condensa en los cromosomas, que se alinean en el centro de las células por la acción de las fibras de los microtúbulos en el ADN. En la anafase, las fibras de los microtúbulos se acortan y jalan las cromátidas de cada cromosoma hacia polos opuestos de la célula, mientras que las fibras no adheridas la elongan más. Durante la telofase, las cromátidas (llamadas *cromosomas*) alcanzan los polos de la célula mientras se vuelven a formar las membranas nucleares y los nucléolos, los cromosomas se relajan y el ADN se desenrolla. Entonces ocurre la *citocinesis,* una división del citoplasma que forma dos células hijas con 46 cromosomas (2n) en cada una, genéticamente idénticas a la original y entre sí.

Meiosis

La *meiosis* es el proceso de formación del óvulo (en el ovario de la mujer) y del espermatozoide (en el testículo del hombre). Como células germinativas son diploides (2n) y tienen dos conjuntos de cromosomas, que entrarán a la meiosis para convertirse en células haploides (1n) con un juego de cromosomas. Durante la fecundación, las células haploides se fusionan para dar origen a la descendencia diploide (masculina o femenina). La meiosis incluye dos divisiones, conocidas como I y II, que dan origen a cuatro células haploides (1n). En la meiosis I, que inicia con la profase I, las cromátidas hermanas idénticas se unen en sus centrómeros, incluyendo a los dos cromosomas homólogos alineados entre sí y que presentan entrecruzamiento en el sitio del centrómero para intercambiar ADN. Después del entrecruzamiento, las cromátidas hermanas de un cromosoma ya no son idénticas. En la metafase I, los cromosomas homólogos se alinean de forma aleatoria en el centro de la célula (ecuador), lo que se conoce como un proceso de segregación independiente, donde los gametos tienen diferentes combinaciones de cromosomas de los padres, con fibras del huso que se adhieren a cada centrómero. En la anafase I, los cromosomas se separan junto con las fibras del huso hacia extremos opuestos de la célula, cada uno de doble cadena con dos cromátidas hermanas, mientras cada par homólogo se separa como haploide para la formación de dos nuevas células diferentes. En la telofase I ocurre la citocinesis con división celular para formar dos células con la mitad del número de cromosomas de la original. La meiosis II se inicia a semejanza de la división por mitosis en la profase II, donde dos células con dos conjuntos de cromosomas incluyen cada una fibras de huso que se forman en los polos de la célula. En la metafase II, los cromosomas se alinean en el ecuador, ya que cada célula tiene sólo uno de cada cromosoma homologo. Después, en la anafase II, las cromátidas hermanas se separan entre sí. La citocinesis ocurre en la telofase II, con la formación de cuatro células haploides (1n) genéticamente diferentes.

MITOSIS

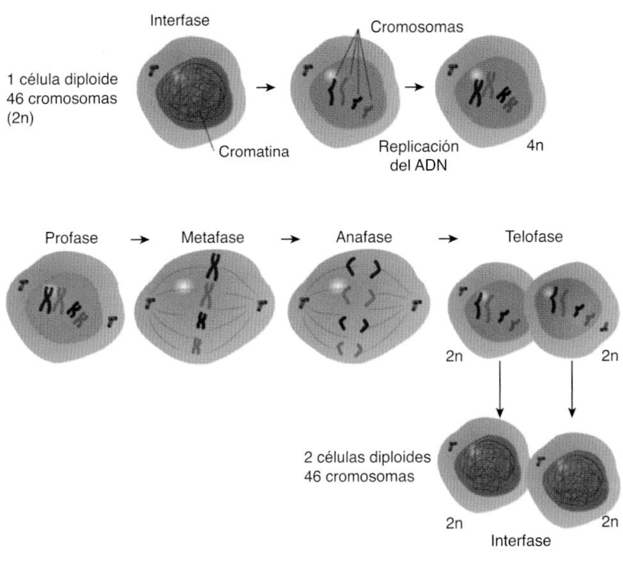

VARIACIONES GÉNICAS

Anomalías numéricas de no disyunción

La no disyunción se presenta cuando los cromosomas fracasan en su separación durante la mitosis o meiosis. Hay tres formas de no disyunción, e incluyen el fallo en las separaciones de cromátidas hermanas durante la mitosis, de un par de cromosomas homólogos en la meiosis I y de dos cromátidas hermanas durante la anafase II de la meiosis II. La *monosomía* se refiere a una no disyunción en la que a un individuo le falta un cromosoma de un par, como 2n – 1. Un ejemplo de monosomía es el síndrome de Turner, en el cual la mujer tiene un solo cromosoma X. La *trisomía* se refiere a una no disyunción en la que un individuo tiene un cromosoma supernumerario, como 2n + 1. El síndrome de Down, o trisomía 21, se refiere a un individuo con tres cromosomas en el par 21, en lugar de sólo un par.

Anomalías estructurales

La alteración de la estructura de un cromosoma puede ocurrir por deleción, duplicación, translocación (a otro cromosoma), inversión o formación de un anillo. Una anomalía nueva es una alteración cromosómica no heredada, mientras que el medio ambiente y la edad

COMPARACIÓN DE MITOSIS Y MEIOSIS

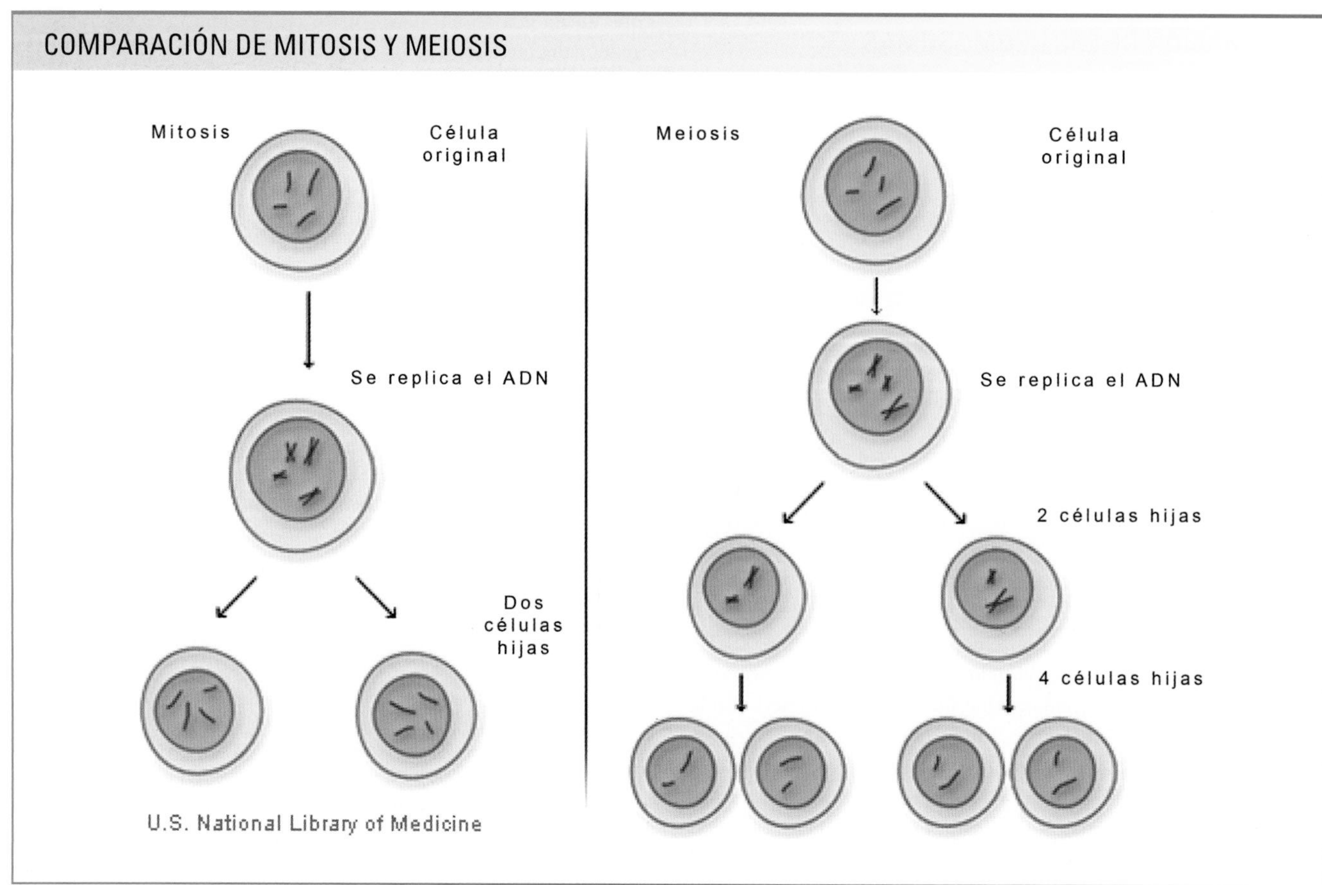

materna también pueden ser factores para la aparición de anomalías cromosómicas. El *mosaicismo* es otra anomalía que se describe como una división celular irregular en dos o más células, que dan lugar a diferentes números de cromosomas.

Alteraciones genéticas

Las alteraciones genéticas relacionadas con el cáncer incluyen la *aneuploidia*, que se refiere a un número cromosómico anómalo debido a una neoplasia maligna. La *amplificación* se presenta cuando la sobreexpresión de un gen es el resultado de un aumento en el número de genes encontrado en ciertos cánceres. También pueden alterarse las cuatro etapas activas del ciclo celular (G1, S, G2 y M) cuando se pierden los puntos de revisión en una o más de ellas, y pueden ocasionar inestabilidad génica y daño celular.

SECUENCIACIÓN DEL ADN

Como se mencionó anteriormente, cada una de las dos cadenas del ADN consta de miles de combinaciones de cuatro nucleótidos: adenina (A), timina (T), citosina (C) y guanina (G), dispuestos en tripletes complementarios (llamados *codones*), donde cada uno corresponde a un aminoácido; una secuencia específica de tripletes representa a un gen. Las cadenas se mantienen laxamente unidas por enlaces químicos entre adenina y timina o citosina y guanina. La laxitud de los enlaces permite que las cadenas se separen con facilidad durante la replicación del ADN. Los genes portan un código para cada rasgo que hereda una persona, desde el tipo sanguíneo hasta el color de los ojos y la forma del cuerpo, así como para una miríada más de otros rasgos. En última instancia, el ADN controla la formación de sustancias esenciales durante la vida de cada célula del cuerpo. Ello lo realiza mediante el código genético, la secuencia precisa de pares AT y CG en la molécula de ADN. Los genes no sólo controlan los rasgos hereditarios, transmitidos de los padres a su descendencia, sino también en la reproducción y las funciones diarias de toda célula. Los genes controlan la función de las células a través de la regulación de las estructuras y sustancias químicas que se sintetizan en su interior.

Para decodificar la información genética se lleva a cabo un proceso con múltiples fases. La primera fase implica la transcripción de la secuencia de ADN, y consiste en la unión de las proteínas (factores de transcripción) a la cadena de ADN para formar copias de su secuencia en forma de ARN mensajero (ARNm). El siguiente paso incluye la transferencia de la información genética, codificada en la secuencia de bases del ARNm, a través del núcleo celular hacia el exterior. Entonces, la información genética es utilizada mediante los ribosomas para traducir el código y sintetizar proteínas.

PATRONES DE HERENCIA

Las alteraciones autosómicas, las enfermedades ligadas al sexo y las multifactoriales son resultado de cambios en los genes o cromosomas. Algunos defectos surgen de manera espontánea, mientras que otros pueden ser ocasionados por agentes ambientales, incluyendo mutágenos, teratógenos y carcinógenos.

Predominio del rasgo

Cada progenitor aporta un conjunto de cromosomas (y, por lo tanto, un conjunto de genes), por lo que cada descendiente tiene dos genes para cada locus en los autosomas. Algunas características, o *rasgos*, como el color de los ojos, están determinados por un gen que puede tener muchas variantes (alelos). Otros, llamados *rasgos poligénicos*, requieren la interacción de dos o más genes. Además, los factores ambientales pueden modificar cómo se expresan los genes.

Las variaciones de un gen particular, como el color de ojos marrón, azul o verde, se llaman *alelos*. Una persona con genes iguales en cada miembro del par de cromosomas es *homocigota* para ellos; si son diferentes, se dice que es *heterocigota*.

Herencia autosómica

En los autosomas, un alelo puede tener más influencia que otro para determinar un rasgo específico. Mientras más potente, o *dominante*, mayor probabilidad de que el producto del gen se manifieste en la descendencia que el *recesivo*. La descendencia manifiesta el producto de un alelo dominante cuando uno o ambos cromosomas en un par lo portan. Un alelo recesivo no se expresará, a menos que ambos cromosomas porten copias idénticas. Por ejemplo, un niño puede recibir el gen de ojos marrones de uno de sus padres y uno de ojos azules del otro. El gen de ojos marrones es dominante y el de ojos azules es recesivo. Debido a que es más probable que el alelo dominante enmascare al alelo recesivo, el descendiente probablemente tendrá ojos marrones.

Herencia ligada al sexo

Los cromosomas X y Y no son literalmente un par, porque el cromosoma X es mucho mayor que el Y, con más material genético. El hombre sólo porta los genes de un cromosoma X, cuya herencia se dice *ligada a X*. Un hombre transmite una copia de cada gen ligado a X a sus hijas y ninguno a sus hijos. Una mujer transmite una copia a cada descendiente, sea hombre o mujer.

La herencia de los genes en el cromosoma X presenta otras diferencias. Por ejemplo, las hembras contienen dos cromosomas X en cada una de sus células; sin embargo, sólo uno de los cromosomas X se encuentra activo debido a un proceso conocido como *inactivación de X*. Este proceso se lleva a cabo en la mujer durante la embriogénesis temprana de forma aleatoria en cada célula. En algunas células, el cromosoma X que se recibió de la madre está inactivo, mientras que, en otras, el cromosoma inactivo es el que se recibió del padre. Por esta razón, a nivel celular, una hembra heterocigota expresa el gen recesivo en algunas células y el dominante en otras.

Herencia multifactorial

La *herencia multifactorial* es aquella determinada por muchos factores, incluyendo los genéticos y posiblemente los no genéticos (ambientales), cada uno con un efecto parcial. El factor genético puede consistir en variaciones de genes múltiples: algunos que proveen susceptibilidad y otros, protección. Son ejemplos de factores ambientales que pueden contribuir a tal rasgo la nutrición, la exposición a teratógenos o carcinógenos, las infecciones víricas, la exposición a oxidantes y la ingesta de antioxidantes.

CONCEPTOS FISIOPATOLÓGICOS

Epigenética

La *epigenética* es el estudio de las alteraciones químicas que activan o desactivan partes del genoma, incluyendo los factores ambientales y del estilo de vida. El epigenoma incluye etiquetas químicas que "marcan" el ADN y que dan forma a la estructura física del genoma al instruir cuándo, dónde y qué genes se expresan, mientras los relaja para hacerlos accesibles. El epigenoma puede tener influencia de fuentes naturales (alimentación), teratógenos ambientales (sustancias químicas tóxicas) y factores relacionados con el estrés. Estos factores pueden modificar la información que se transcribe y traduce en el genoma, y así influir en la regulación de los genes en un proceso que aún no se comprende del todo.

Los factores epigenéticos parecen afectar la metilación del ADN (estructura bioquímica metilo) y los procesos de modificación de las histonas (formación del cromosoma) que empacan y enrollan el ADN en los cromosomas. Otro factor implica la interferencia del ARN (ARNI), moléculas especiales que se unen al ARNm, y que pueden afectar la traducción de la información secuenciada en el ADN.

Teratógenos ambientales

Los *teratógenos* son agentes ambientales (toxinas infecciosas maternas, enfermedades sistémicas, fármacos, productos químicos y agentes físicos) que pueden dañar al feto en desarrollo y causar defectos congénitos, estructurales o funcionales. Los teratógenos también pueden causar aborto espontáneo, complicaciones durante el trabajo de parto y el parto, defectos ocultos en el desarrollo posterior (p. ej., problemas cognitivos o de comportamiento) o transformaciones neoplásicas.

Carcinógenos y mutágenos ambientales

Una *mutación* es un cambio permanente en el material genético que puede presentarse de forma espontánea o después de la exposición de la célula a un mutágeno, como la radiación, ciertos productos químicos o virus. Las mutaciones pueden ocurrir en cualquier localización del genoma. Los *carcinógenos* son agentes ambientales, como el humo de cigarrillos o tabaco, contaminación interna y externa, y los conservantes en ciertos alimentos, que pueden causar cáncer.

Cada célula tiene incorporadas defensas contra el daño genético. Sin embargo, si no se identifica o repara una mutación, puede producir un rasgo diferente al original y transmitirse a la descendencia. Las mutaciones pueden no tener ningún efecto, cambiar la expresión de un rasgo y otras pueden modificar las funciones de una célula. Muchos mutágenos también son cancerígenos, pues alteran la función de la célula. Algunas mutaciones causan defectos graves o letales, como las anomalías congénitas o el cáncer.

Trastornos autosómicos

En los trastornos monogénicos (de un solo gen) se produce un error en un sitio único de la cadena de ADN del gen. Puede ocurrir un error en la copia y transcripción de un solo codón, por adiciones, eliminaciones o repeticiones excesivas.

Estos trastornos se heredan con patrones claramente identificables, iguales a los de la herencia de los rasgos normales. Como cada persona tiene 22 pares de autosomas y un único par de cromosomas sexuales, la mayoría de las alteraciones hereditarias son causadas por defectos de un autosoma.

La transmisión autosómica dominante generalmente afecta por igual a la descendencia de ambos sexos. Los hijos varones de un padre afectado tienen un 50% de probabilidades de ser afectados por la enfermedad (como se observa en la figura más abajo). Por otro lado, la herencia autosómica recesiva por lo general afecta de igual manera a la descendencia de ambos sexos. Si ambos padres se encuentran afectados, el 100% de sus hijos también se verá afectado por la enfermedad. Si ninguno de los padres está afectado, pero son heterocigotos para el rasgo (portadores del gen defectuoso), existe una probabilidad del 25% de que uno de sus hijos esté afectado por cada embarazo. Si solamente uno de los padres tiene la afección y el otro no es portador, la descendencia no se verá afectada, pero el 100% será portadora del gen defectuoso. Si uno de los padres está afectado y el otro es portador, el 50% de sus hijos se verá afectado. Pueden presentarse trastornos autosómicos recesivos sin que haya antecedentes familiares de la enfermedad.

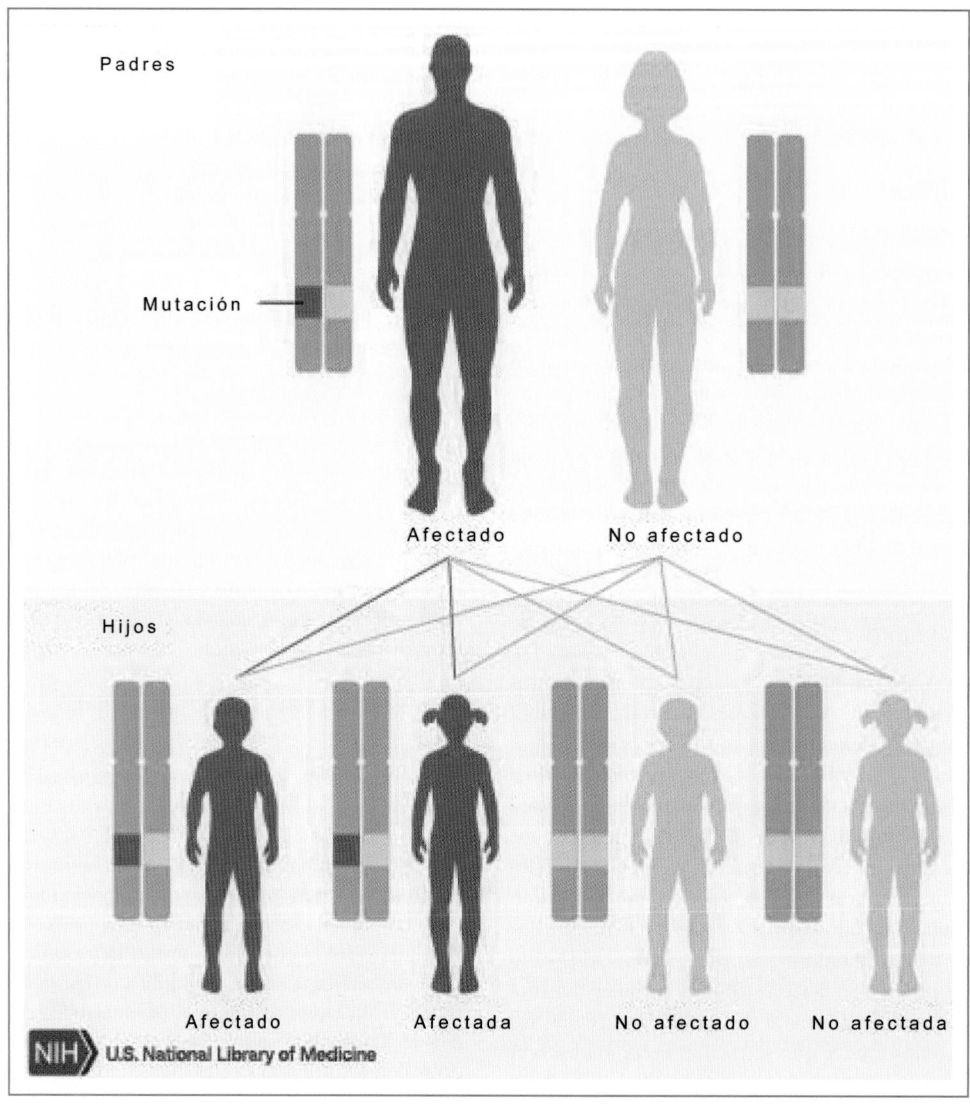

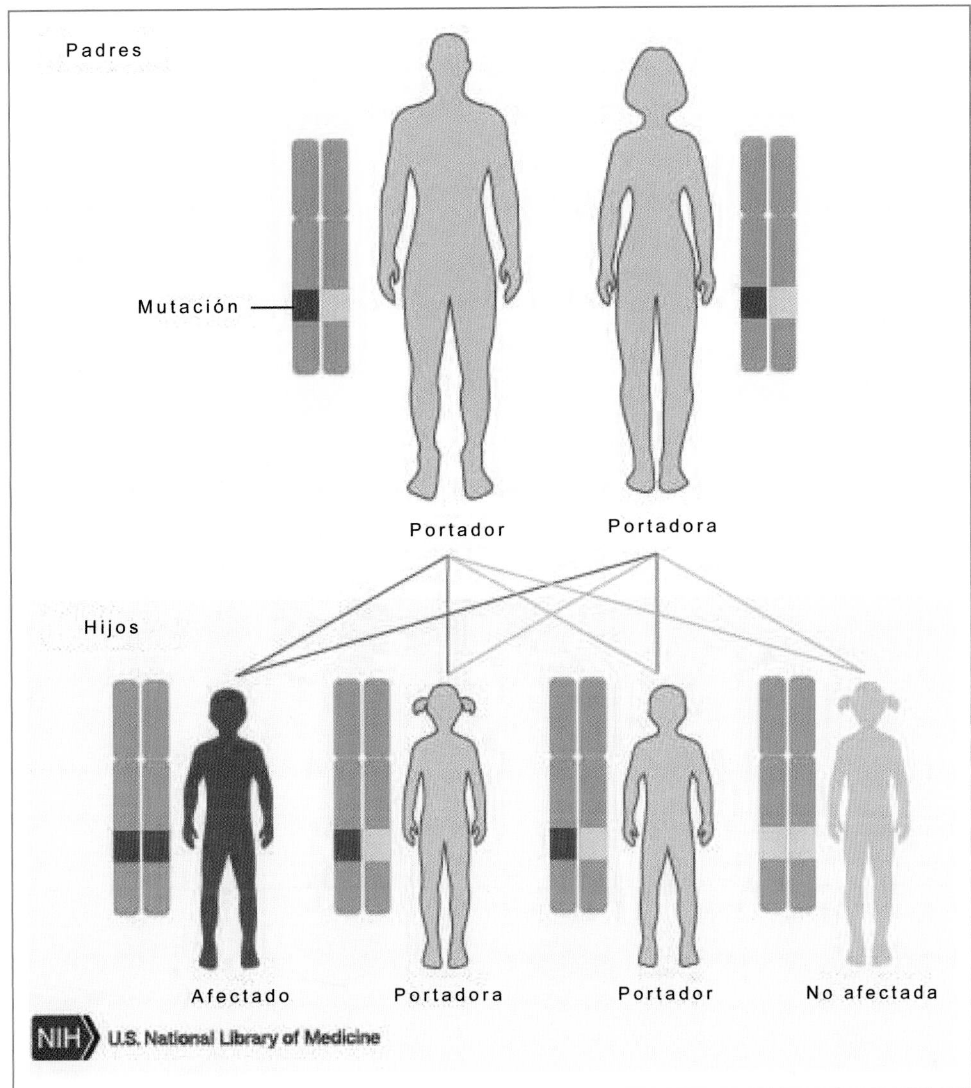

Enfermedades ligadas al sexo

Las afecciones genéticas causadas por genes situados en los cromosomas sexuales se denominan *enfermedades ligadas al sexo*. La mayoría de estas enfermedades son controladas por genes localizados en el cromosoma X, por lo general, como rasgos recesivos. Como los varones sólo tienen un cromosoma X, un solo gen recesivo ligado a X puede causarles la enfermedad. Las mujeres reciben dos cromosomas X, por lo que pueden ser homocigotas para un alelo de la enfermedad o para uno normal, o ser heterocigotas.

La mayoría de las personas que expresan rasgos recesivos ligados a X son varones con padres no afectados. En casos raros, el padre está afectado y la madre es portadora. Un padre afectado con una madre no afectada ni portadora tendrán un 100% de hijas portadoras y el 100% de sus hijos no estarán afectados ni serán portadores. Un padre no afectado y una madre que es portadora tienen un 50% de probabilidad de tener un hijo afectado y el mismo porcentaje de tener una hija portadora. Los padres no pueden transmitir rasgos ligados a X a sus hijos (varones). A continuación se ilustra un árbol genealógico de herencia recesiva ligada a X.

Las características de herencia *dominante* ligada a X incluyen evidencias del rasgo hereditario en la historia familiar. Una persona con el rasgo anómalo debe tener un padre afectado. Si el padre presenta una alteración dominante ligada a X, el 100% de sus hijas se verá afectado, pero el 100% de sus hijos, no. Si una madre presenta una alteración dominante ligada a X, cada uno de sus descendientes tiene el 50% de probabilidades de presentar la afección. En la parte inferior de la siguiente página se ilustra un árbol genealógico con herencia dominante ligada a X.

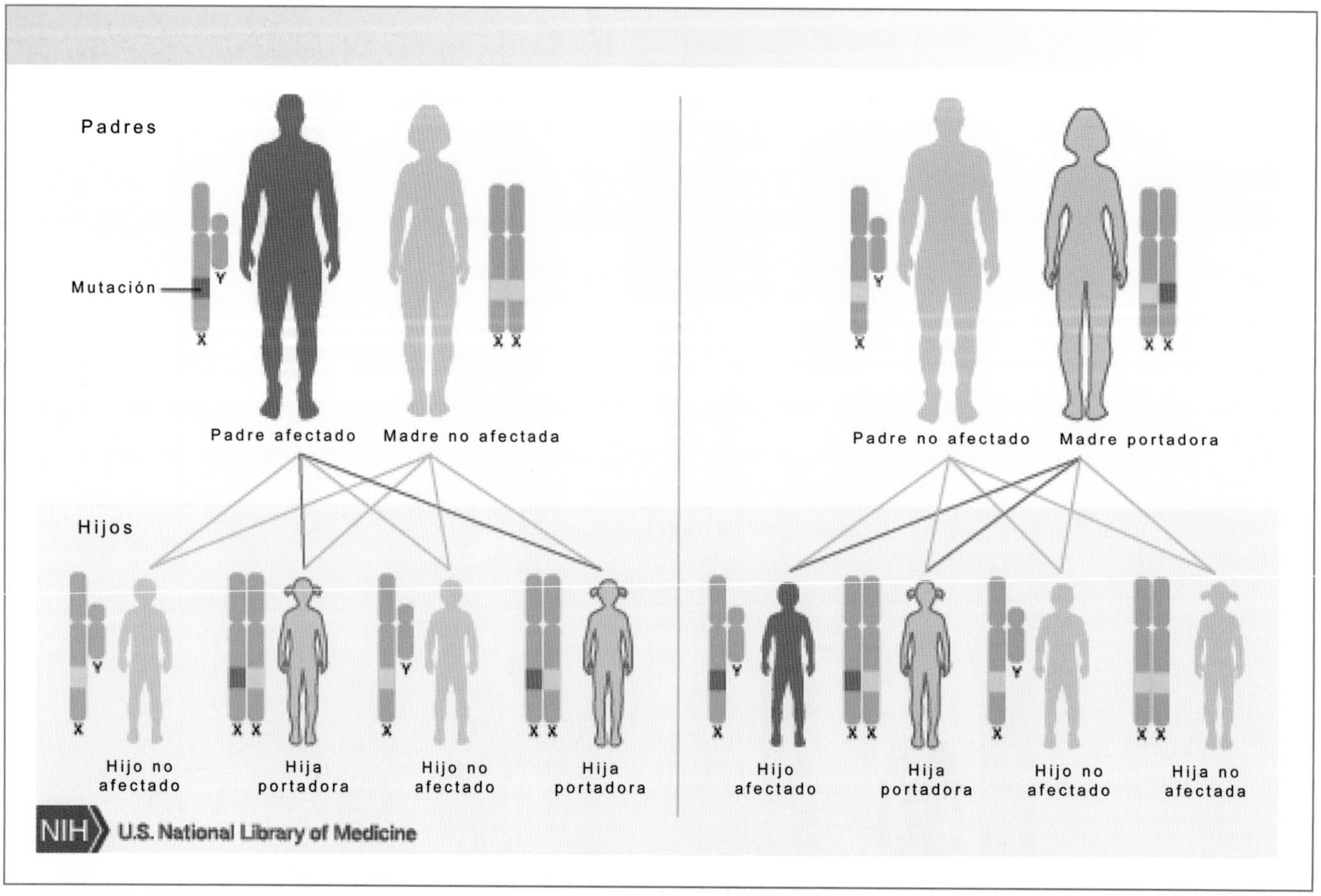

Padres

Mutación

Y

X

X X

Padre afectado
Madre no afectada

Hijos

Hijo no afectado
Hija portadora
Hijo no afectado
Hija portadora

Padre no afectado
Madre portadora

Hijo afectado
Hija portadora
Hijo no afectado
Hija no afectada

NIH U.S. National Library of Medicine

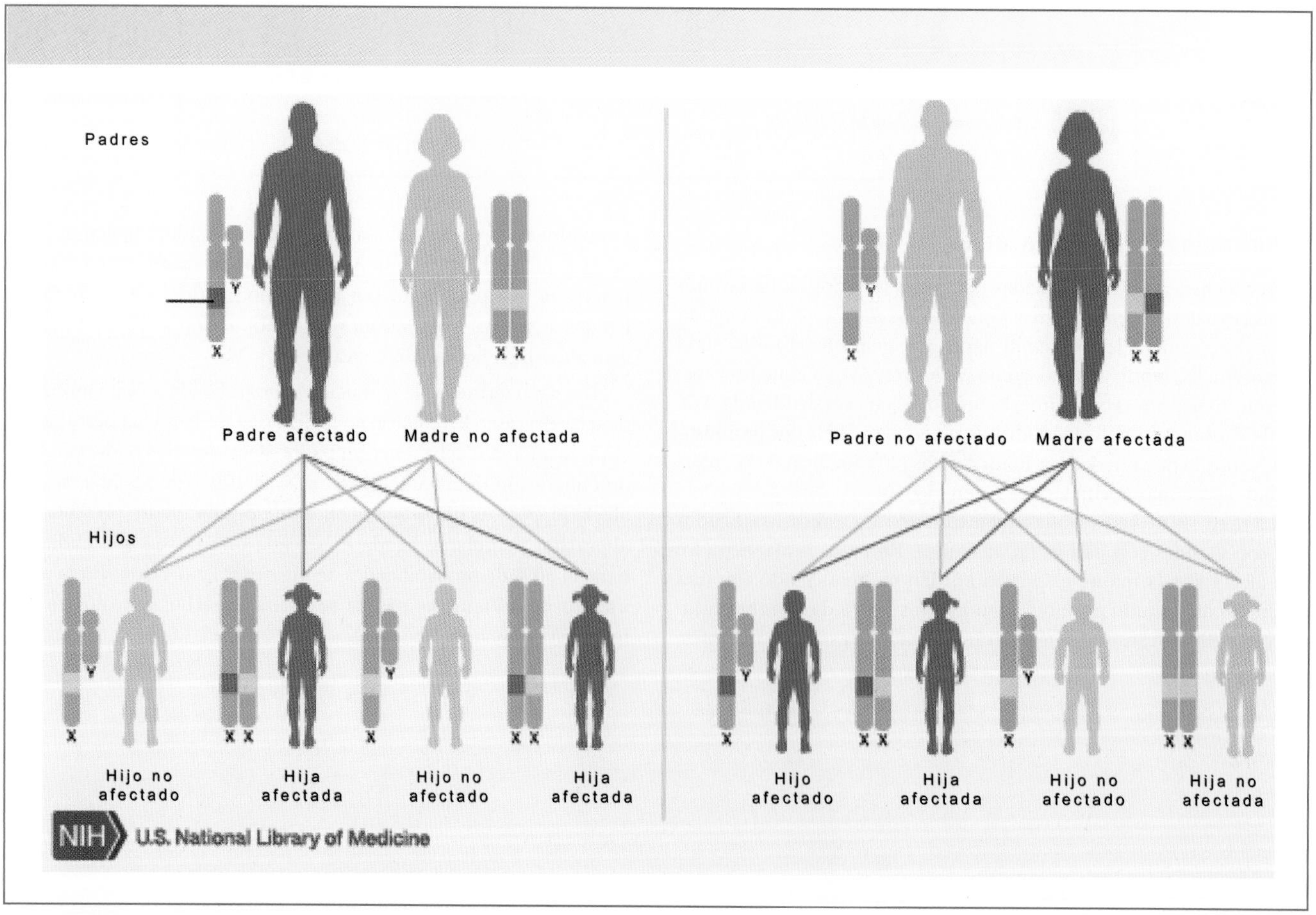

Padres

Padre afectado
Madre no afectada

Hijos

Hijo no afectado
Hija afectada
Hijo no afectado
Hija afectada

Padre no afectado
Madre afectada

Hijo afectado
Hija afectada
Hijo no afectado
Hija no afectada

NIH U.S. National Library of Medicine

Trastornos multifactoriales

La mayoría de las enfermedades multifactoriales resultan de los efectos de varios genes diferentes y un componente ambiental. En la *herencia poligénica*, cada gen tiene un efecto aditivo pequeño, y el efecto de la combinación de errores génicos en una persona es impredecible. Estos padecimientos pueden resultar de una expresión menos que óptima de muchos genes diferentes, no de un error específico.

Algunos trastornos multifactoriales son evidentes al nacer, como labio leporino, paladar hendido, cardiopatías congénitas, anencefalia, pie equinovaro y mielomeningocele. Otros trastornos multifactoriales no llegan a ser evidentes hasta más tarde, como la diabetes mellitus de tipo 2, hipertensión, hiperlipidemia, la mayoría de las enfermedades autoinmunitarias y muchos tipos de cáncer. Se considera que los trastornos multifactoriales que se desarrollan durante la edad adulta por lo general están relacionados con el medio ambiente, no sólo en cuanto a su incidencia, sino también en su grado de expresión.

ALTERACIONES GENÉTICAS

Por lo general, las alteraciones genéticas se clasifican de acuerdo con su patrón de herencia, como se muestra en la tabla adjunta (*véase* Alteraciones genéticas frecuentes). El proyecto del genoma humano, completado en el 2003, cartografió los genes del ser humano, mientras que la medicina personalizada y de precisión está avanzando en la comprensión y estudio de las causas únicas y multifactoriales de las afecciones genéticas con la esperanza de lograr su tratamiento preventivo e individualizado en el futuro. El estudio de la *genómica*, que incluye todos los genes de una persona y sus interacciones con el medio ambiente, será muy importante para los trabajos futuros en la era de la medicina genómica. La *farmacogenómica*, el estudio de cómo los genes afectan la respuesta de un individuo a los fármacos, es un campo creciente donde se continúan utilizando los descubrimientos sobre las alteraciones genéticas para abordar los tratamientos farmacológicos actuales y las alteraciones genéticas en los individuos.

Alteraciones genéticas frecuentes

PADECIMIENTO	FISIOPATOLOGÍA	SIGNOS Y SÍNTOMAS
Trastornos autosómicos recesivos		
Fibrosis quística Error congénito en una proteína de transporte de la membrana celular. La disfunción de las glándulas exocrinas afecta a múltiples órganos, aparatos y sistemas. La enfermedad afecta a hombres y mujeres. Es la enfermedad genética mortal más frecuente en los niños de población blanca.	La mayoría de los casos surgen de una mutación que afecta la codificación genética de un solo aminoácido, lo que resulta en una proteína (regulador transmembrana de la fibrosis quística) que no funciona correctamente. El regulador mutado se asemeja a otras proteínas de transporte transmembrana, pero carece de la fenilalanina en la posición 508 producida por los genes normales. Interfiere con los canales de cloro regulados por el monofosfato de adenosina cíclico y el transporte de otros iones al prevenir la unión del trifosfato de adenosina con la proteína o al alterar su activación por la cinasa. La mutación del CFTR (*cystic fibrosis transmembrane conductance regulator*) afecta los epitelios de absorción de volumen en las vías respiratorias y los intestinos, los epitelios de absorción de sal en los conductos del sudor y los epitelios secretores de volumen en el páncreas. Las mutaciones del regulador conducen a la deshidratación, lo que aumenta la viscosidad de las secreciones en las glándulas mucosas y, en consecuencia, obstruye sus conductos. La fibrosis quística tiene diferentes efectos sobre el transporte de electrólitos y agua.	• Infecciones crónicas de las vías respiratorias que dan origen a bronquiectasias • Bronquiectasias • Insuficiencia pancreática exocrina • Disfunción intestinal • Función anómala de las glándulas sudoríparas • Disfunción reproductiva
Fenilcetonuria Error congénito del metabolismo del aminoácido fenilalanina. La fenilcetonuria tiene una baja incidencia entre las poblaciones negras y de judíos askenazi, y una elevada incidencia entre las personas de ascendencia irlandesa y escocesa.	Los pacientes con fenilcetonuria clásica casi no presentan actividad de la fenilalanina hidroxilasa, una enzima que ayuda a convertir la fenilalanina en tirosina. Como resultado, la fenilalanina se acumula en la sangre y la orina, y la concentración de tirosina es baja.	El tratamiento incluye el diagnóstico temprano y evitar el consumo de fenilalanina en los alimentos; sin embargo, estos signos y síntomas pueden presentarse sin tratamiento: • Para la edad de 4 meses, signos de detención del desarrollo cerebral, incluyendo retraso mental • Alteraciones de la personalidad • Crisis convulsivas • Disminución del coeficiente intelectual (CI) • Macrocefalia • Lesiones de piel eccematosa o seca y áspera • Hiperactividad • Irritabilidad • Movimientos repetitivos, sin propósito • Marcha torpe • Olor a humedad de la piel y excreción de ácido fenilacético en la orina

(continúa)

Alteraciones genéticas frecuentes (*continuación*)

PADECIMIENTO	FISIOPATOLOGÍA	SIGNOS Y SÍNTOMAS
Anemia de células falciformes Anemia hemolítica congénita como resultado de defectos en la molécula de hemoglobina. En Estados Unidos, la drepanocitemia se presenta sobre todo en personas de ascendencia africana y mediterránea. También afecta a las poblaciones de Puerto Rico, Turquía, India y Medio Oriente.	La hemoglobina S anómala en los eritrocitos se torna insoluble durante la hipoxia. Como resultado, los eritrocitos se hacen ásperos, rígidos y alargados, con forma de media luna u hoz (drepanocitos). La drepanocitosis produce hemólisis. Los eritrocitos alterados también se acumulan en los capilares y vasos sanguíneos más pequeños, y aumentan la viscosidad de la sangre. La circulación normal se deteriora, y causan dolor, infartos de tejidos y edema. Cada paciente con anemia de células falciformes tiene un umbral de hipoxia diferente y porta diversos factores que desencadenan una crisis de drepanocitemia. Las enfermedades, la exposición al frío, el estrés, los estados de acidosis o un proceso fisiopatológico que expulsa agua de los drepanocitos precipitan una crisis en la mayoría de los pacientes. Los bloqueos causan entonces cambios anóxicos que conducen a una mayor drepanocitosis y obstrucción.	• Los síntomas de la drepanocitemia no se presentan sino hasta después de los 6 meses, porque la hemoglobina fetal protege a los lactantes en los primeros meses que siguen al nacimiento • Fatiga crónica • Disnea de esfuerzo inexplicable • Edema de las articulaciones • Dolores óseos • Dolor intenso localizado y generalizado • Úlceras en las piernas • Infecciones frecuentes • Priapismo en los hombres *En crisis drepanocíticas:* • Dolor intenso • Hematuria • Letargia
Enfermedad de Tay-Sachs También conocida como *gangliosidosis* GM_2, es la enfermedad más frecuente de almacenamiento de lípidos. La enfermedad de Tay-Sachs afecta con una frecuencia 100 veces mayor a los judíos askenazi que a la población general.	Hay ausencia o deficiencia de la enzima hexosaminidasa A. Esta enzima es necesaria para metabolizar los gangliósidos, glucolípidos hidrosolubles que se encuentran sobre todo en el sistema nervioso central (SNC). Sin hexosaminidasa A, las moléculas de lípidos se acumulan, desmielinizan y destruyen de forma progresiva las células del SNC.	• Reflejo de Moro (sobresalto) exagerado y apatía (respuesta sólo a ruidos fuertes) para la edad de 3-6 meses • Incapacidad para sentarse, levantar la cabeza o tomar objetos; dificultad para voltearse; pérdida progresiva de la visión • Sordera, ceguera, crisis convulsivas, parálisis, espasticidad y deterioro neurológico continuo (para los 18 meses) • Bronconeumonía recurrente
Alteraciones autosómicas dominantes		
Síndrome de Marfan Enfermedad degenerativa rara del tejido conjuntivo que se debe a defectos de la elastina y el colágeno. El síndrome se presenta en 1 de cada 20 000 individuos y afecta a hombres y mujeres por igual. Cerca del 25% de los casos representan mutaciones nuevas.	El síndrome de Marfan es causado por la mutación de un solo gen en el cromosoma 15, el cual codifica la fibrilina, una glucoproteína que forma parte del tejido conjuntivo. Estas fibras pequeñas son abundantes en los vasos sanguíneos grandes y el ligamento suspensorio del cristalino. El efecto sobre el tejido conjuntivo es variable e incluye crecimiento óseo excesivo, alteraciones oculares y defectos cardíacos.	• Talla elevada, extremidades largas y aracnodactilia (dedos largos, como de araña) • Defectos del esternón (tórax en embudo o esternón en quilla, por ejemplo), asimetría de tórax, escoliosis o cifosis • Articulaciones hipermóviles • Miopía • Subluxación del cristalino • Anomalías valvulares (redundancia de valvas, estiramiento de las cuerdas tendinosas y dilatación de válvulas anales) • Prolapso de la válvula mitral • Regurgitación aórtica

Alteraciones genéticas frecuentes

PADECIMIENTO	FISIOPATOLOGÍA	SIGNOS Y SÍNTOMAS
Alteraciones autosómicas recesivas ligadas a X		
Síndrome de X frágil Es la causa hereditaria más frecuente de retraso mental. Cerca del 85% de los hombres y del 50% de las mujeres que heredan la mutación de retraso mental por X frágil 1 (*FMR1*) muestran las características clínicas del síndrome. Se estima que se presenta en casi 1 de cada 1500 hombres y en 1 de cada 2500 mujeres. Se ha informado en casi todas las etnicidades.	El síndrome de X frágil es un afección ligada a X que no sigue un patrón de herencia simple. La única mutación consta de la expansión en la región de un triplete específico de bases nitrogenadas: citosina, guanina y guanina (CGG), dentro de la secuencia de ADN del gen. Por lo general, el *FMR1* contiene 6-49 copias secuenciales del triplete CGG. Cuando el número de tripletes se expande en el rango de 50-200 y se repite, la región de ADN se vuelve inestable y se conoce como una *premutación*. Una mutación completa consta de más de 200 repeticiones del triplete CGG. La mutación completa, por lo general, causa una metilación anómala (grupos metilo se acoplan con los componentes del gen) de *FMR1*. La metilación inhibe la transcripción génica y, por lo tanto, la producción de proteínas. El producto de la proteína disminuido o ausente se encarga de las características clínicas del síndrome de X frágil.	Por lo general, los varones pospúberes con el síndrome de X frágil muestran características físicas distintivas, dificultades de conducta y deterioro cognitivo. Otros signos y síntomas incluyen: • Mandíbula y frente prominentes y un perímetro cefálico superior al percentil 90 • Cara larga, estrecha, con orejas largas o grandes que pueden girar hacia atrás • Anomalías del tejido conjuntivo, que incluyen hiperextensión de los dedos, válvula mitral blanda (80% de los adultos) y tórax en embudo (leve a grave) • Testículos inusualmente grandes • CI medio de 30-70 • Hiperactividad, dificultades del habla, retraso en el lenguaje y comportamiento similares a los del autismo Las mujeres con el síndrome de X frágil tienden a presentar síntomas más sutiles, a saber: • Problemas de aprendizaje • Puntuaciones de CI en el rango de retraso mental • Excesiva timidez o ansiedad social • Orejas prominentes y cambios del tejido conjuntivo
Hemofilia Alteración hemorrágica cuya gravedad y pronóstico dependen del grado de deficiencia, ausencia de función y sitio de la extravasación sanguínea. Ocurre en 20 de cada 100 000 nacimientos de varones. La hemofilia A o clásica es una deficiencia del factor VIII de la coagulación; es más frecuente que la hemofilia B (más del 80% de los afectados). La hemofilia B, o enfermedad de Christmas, afecta al 15% de los hemofílicos y es resultado de una deficiencia del factor IX. No existe relación entre los defectos heredados de los factores VIII y IX.	Se presenta una hemorragia anómala debida al mal funcionamiento de un factor de coagulación específico. Los factores VIII y IX son componentes de la vía intrínseca de la coagulación; el factor IX es esencial, y el VIII es un cofactor crítico. Este último acelera la activación del factor X varios miles de veces. Se produce una hemorragia excesiva cuando disminuyen más del 75% estos factores de coagulación. La hemofilia puede ser grave, moderada o leve según el grado de activación de los factores de coagulación. Una persona con hemofilia forma un tapón plaquetario en el sitio de la hemorragia, pero la deficiencia del factor de coagulación deteriora su capacidad para formar un coágulo estable de fibrina. La hemorragia retardada es más frecuente que la inmediata.	• Hemorragia espontánea en la hemofilia grave • Hemorragia continua excesiva o equimosis • Grandes hematomas subcutáneos e intramusculares profundos • En la hemofilia leve, hemorragia prolongada después de un traumatismo importante o una cirugía, pero sin hemorragia espontánea después de traumatismos de menor importancia • Dolor, edema e hipersensibilidad en las articulaciones • Hemorragia interna, con frecuencia se manifiesta como dolor abdominal, de tórax o en un flanco • Hematuria • Hematemesis o heces untuosas
Alteraciones poligénicas (multifactoriales)		
Labio leporino y paladar hendido Pueden presentarse por separado o juntos. El labio leporino, con o sin paladar hendido, es dos veces más frecuente en los hombres que en las mujeres. El paladar hendido sin labio leporino es más habitual en las mujeres. Las deformidades del labio leporino pueden presentarse de forma unilateral, bilateral o, rara vez, en la línea media. El defecto puede afectar sólo el labio, o extenderse al maxilar o la cavidad nasal. La incidencia es mayor en niños con antecedentes familiares de defectos de hendidura.	Durante el segundo mes del embarazo se desarrollan la parte frontal y los lados de la cara, así como las crestas palatinas. Debido a una anomalía cromosómica, la exposición a teratógenos, una anomalía genética o factores ambientales, el labio o paladar se fusiona de manera imperfecta. La deformidad puede variar desde una simple muesca hasta una fisura completa. El paladar hendido puede ser parcial o completo. El completo incluye al paladar blando, huesos del maxilar superior y alvéolos en uno o ambos lados del premaxilar. La hendidura doble es la más grave de las deformidades. Se extiende del paladar blando hacia delante, a cualquier lado de la nariz. Una doble hendidura separa el maxilar y el premaxilar en segmentos con libre movimiento. La lengua y otros músculos pueden desplazar los segmentos, ensanchando la hendidura.	• Labio leporino o paladar hendido manifiesto • Dificultades en la alimentación por la fusión incompleta del paladar

(continúa)

Alteraciones genéticas frecuentes (*continuación*)

PADECIMIENTO	FISIOPATOLOGÍA	SIGNOS Y SÍNTOMAS
Defectos del tubo neural Alteraciones congénitas graves que involucran la columna vertebral o el cráneo; resultan de la falta de cierre del tubo neural casi 28 días después de la concepción. Las formas más frecuentes de defectos del tubo neural son la espina bífida (50% de los casos), anencefalia (40%) y encefalocele (10%). La espina bífida oculta es el defecto más habitual y menos grave de la médula espinal. La incidencia de los defectos del tubo neural varía en gran medida entre países y por región en Estados Unidos. Por ejemplo, la incidencia es significativamente mayor en las islas británicas y muy baja en el sur de China y Japón. En Estados Unidos, en las Carolinas (del norte y del sur) hay al menos el doble de incidencia en los defectos del tubo neural en comparación con el resto del país. Estos defectos al nacimiento también son menos frecuentes en las poblaciones blancas que en las negras.	Por lo general, el cierre de tubo neural ocurre a los 24 días de la gestación en la región craneal y continúa de forma distal, con cierre de la región lumbar a los 28 días. La espina bífida oculta se caracteriza por el cierre incompleto de una o más vértebras, y la protrusión de las meninges o la médula espinal. Sin embargo, en las formas más graves de espina bífida, el cierre incompleto de una o más vértebras causa la protrusión del contenido raquídeo dentro de un saco externo o una lesión quística (espina bífida quística). La espina bífida quística tiene dos clasificaciones: mielomeningocele (meningomielocele) y meningocele. En el mielomeningocele, el saco externo contiene meninges, líquido cefalorraquídeo (LCR) y una porción de la médula espinal o raíces nerviosas distales al cono medular. Cuando las raíces nerviosas raquídeas terminan en el saco, se pierden las funciones motoras y sensoriales más distales. En el meningocele, menos grave que el mielomeningocele, el saco contiene solamente meninges y LCR. El meningocele no produce síntomas neurológicos. En el encefalocele, una porción sacciforme de las meninges y el cerebro sobresale a través de una abertura en el cráneo. Por lo general, se presenta en el área occipital, pero también puede ocurrir en la zona parietal, nasofaríngea o frontal. En la anencefalia, la forma más grave del defecto del tubo neural, la ausencia de cierre se produce en el extremo craneal del neuroeje, y como resultado parte o toda la porción superior del cráneo se encuentra ausente, lo que daña gravemente al cerebro. También pueden estar ausentes porciones del tronco encefálico y la médula espinal. Ningún esfuerzo diagnóstico o terapéuticos es útil; esta alteración es invariablemente letal.	Los signos y síntomas dependen del tipo y gravedad del defecto del tubo neural: • Posiblemente, una depresión o concavidad, un mechón de pelo, depósitos blandos de grasa, nevos en vino de Oporto, o su combinación en la piel que cubre el defecto raquídeo (espina bífida oculta) • Alteraciones de debilidad del pie, así como del intestino y la vejiga, especialmente probables durante las fases de crecimiento rápido (espina bífida oculta) • Estructura sacciforme que sobresale de la columna vertebral (mielomeningocele, meningocele) • Dependiendo del nivel del defecto, posible disfunción neurológica permanente, como en la parálisis flácida o espástica y en la incontinencia fecal y vesical (mielomeningocele)
Alteraciones del número de cromosomas		
Síndrome de Down (trisomía 21) Anomalía cromosómica espontánea que ocasiona rasgos faciales característicos, otras anomalías físicas distintivas (defectos cardíacos en el 60% de los afectados) y retraso mental. Se presenta en 1 de cada 650-700 nacidos vivos.	Casi todos los casos del síndrome de Down son resultado de la trisomía 21 (presencia de tres copias del cromosoma 21). El resultado es un cariotipo con 47 cromosomas en lugar de los 46 habituales. En el 4% de los pacientes, el síndrome de Down es resultado de una translocación desequilibrada o rearreglo cromosómico, en el cual el brazo largo del cromosoma 21 se rompe y se adhiere a otro cromosoma. Algunas personas afectadas y algunos padres asintomáticos pueden portar un mosaicismo cromosómico, mezcla de dos tipos de células, unas con los 46 cromosomas normales y otras con un 21 adicional.	• Presentan características faciales distintivas (puente nasal bajo, pliegue epicántico, lengua protruyente y orejas de implantación baja); boca pequeña abierta y lengua desproporcionadamente grande • Un solo pliegue transverso en la palma (pliegue simiesco) • Pequeñas manchas blancas en el iris (manchas de Brushfield) • Retraso mental (CI calculado de 20-50) • Retraso del desarrollo • Cardiopatías congénitas, principalmente defectos septales y, sobre todo, de los cojinetes endocárdicos • Reflejos alterados

Alteraciones genéticas frecuentes

PADECIMIENTO	FISIOPATOLOGÍA	SIGNOS Y SÍNTOMAS
Síndrome de trisomía 18 También se le llama *síndrome de Edwards* (el segundo más frecuente de malformación múltiple). Los niños más afectados presentan trisomía 18 completa, con una copia adicional del cromosoma 18 en cada célula, pero también se ha informado trisomía 18 parcial (diferentes fenotipos) y de tipo de translocación. Este síndrome es letal o tiene un pronóstico muy malo cuando es completo. La mayoría de los embarazos con esta trisomía culminan en un aborto espontáneo; el 30-50% de los recién nacidos mueren durante los primeros 2 meses de vida y el 90%, en el primer año. La mayoría de los pacientes que sobreviven tienen retraso mental pronunciado. La incidencia varía de 1 por cada 3 000-8 000 recién nacidos, con 3-4 mujeres afectadas por cada hombre.	La mayoría de los casos son resultado de la no disyunción meiótica espontánea, que agrega una copia adicional del cromosoma 18 a cada célula.	• Retraso de crecimiento, que comienza en el útero y sigue siendo significativo después del nacimiento • Hipotonía inicial que pronto puede causar hipertonía • Microcefalia y dolicocefalia • Micrognatia • Nariz corta y estrecha con narinas dirigidas hacia arriba • Labio y paladar hendido unilateral o bilateral • Pabellones auriculares de implantación baja, ligeramente puntiagudos • Cuello corto • Mano empuñada con superposición de los dedos notoria (por lo general, también se observa en el útero por ecografía) • Higroma quístico • Quistes de plexos coroideos (también vistos en algunos niños normales)
Síndrome de trisomía 13 También conocido como *síndrome de Patau*, es el tercer síndrome más frecuente de malformación múltiple. Los niños más afectados presentan trisomía 13 completa al nacer; algunos muestran el raro síndrome de trisomía 13 parcial en mosaico (con diferentes fenotipos), o tipos de translocación. El síndrome de trisomía 13 completo es letal. Muchos cigotos trisómicos terminan en aborto espontáneo; el 50-70% de los recién nacidos mueren en el mes siguiente al nacimiento y el 85% el primer año. Sólo se han informado casos aislados de supervivencia mayor de 5 años en los pacientes con trisomía13 completa. Se calcula una incidencia de 1 por cada 4 000-10 000 recién nacidos.	Alrededor del 75% de los casos es resultado de la no disyunción cromosómica. Cerca del 20% es resultado de la translocación cromosómica, que implica un reordenamiento de los cromosomas 13 y 14. Se calcula que alrededor del 5% de los casos corresponden a mosaicos; los efectos clínicos en estos casos pueden ser menos graves.	• Microcefalia • Diversos grados de holoprosencefalia • Frente aplanada con suturas y fontanela amplias • Defecto del cuero cabelludo en el vértice • Labio leporino bilateral con paladar hendido (45%) • Nariz plana y amplia • Pabellones auriculares de implantación baja y anomalías del oído interno • Polidactilia de manos y pies • Pie equinovaro • Onfaloceles • Defectos del tubo neural • Higroma quístico • Anomalías genitales • Riñones quísticos • Hidronefrosis • Retraso del crecimiento, crisis convulsivas, apnea y dificultades en la alimentación

Referencias

Genetics Science Learning Center. (2015, enero 7). Your guide to understanding genetic conditions. Obtenido de http://learn.genetics.utah.edu/ en enero 7, 2017.

McGraw Hill Global Education. (2017). Human anatomy. Obtenido de http://highered.mheducation.com/sites/0072495855/student_view0/chapter28/animation__how_meiosis_works.html

National Institutes of Health. (2016). Genetics home reference. Obtenido de http://www.ghr.nlm.nih.gov en enero 7 de 2017.

U.S. National Library of Medicine. (2016a). Comprehensive one-stop genomic information center. Auspiciado por the National Biotechnology Information (NCBI). Obtenido en enero 7, 2017.

U.S. National Library of Medicine. (2016b). Human genome resources. Obtenido de http:///www.ncbi.nlm.nih.gov/genome/guide/human en enero 7, 2017.

LÍQUIDOS Y ELECTRÓLITOS

El cuerpo es en su mayor parte líquido, compuesto por diversos electrólitos disueltos en agua. Los *electrólitos* son iones (carga eléctrica) de elementos esenciales, sobre todo sodio (Na^+), cloro (Cl^-), oxígeno (O_2), hidrógeno (H^+), bicarbonato (HCO_3^-), calcio (Ca^{2+}), potasio (K^+), sulfato (SO_4^{2-}) y fosfato (PO_4^{3-}). Sólo las formas iónicas de estos elementos pueden disolverse o combinarse. El equilibrio electrolítico debe mantenerse dentro de un rango estrecho para que el cuerpo funcione. Los riñones logran el equilibrio químico del cuerpo mediante la producción y eliminación de orina. También regulan el volumen, la concentración de electrólitos y el equilibrio acidobásico de los líquidos corporales, desintoxican y eliminan residuos, y mantienen la presión arterial al regular el volumen de líquidos. La piel y los pulmones también son vitales para el equilibrio hidroelectrolítico: con el sudor se pierden sodio y agua, y en cada respiración hay vapor de agua.

EQUILIBRIO DE LÍQUIDOS

Los riñones mantienen el equilibrio hídrico en el cuerpo al regular la cantidad y los componentes dentro y alrededor de las células.

Cambios del líquido intracelular

El líquido dentro de cada célula se denomina *líquido intracelular.* El líquido de cada célula tiene su propia mezcla de componentes, pero en cantidades similares. En general, el líquido intracelular contiene gran cantidad de iones de potasio, magnesio y fosfato.

Cambios del líquido extracelular

El líquido fuera de las células, llamado *líquido extracelular*, está en constante movimiento. En general, este líquido incluye al plasma sanguíneo y el líquido intersticial. En algunos estados patológicos se acumula en un *tercer espacio*, alrededor de los órganos en el tórax o el abdomen.

El líquido extracelular se transporta con rapidez por el cuerpo mediante la sangre circulante, y entre ésta y los líquidos tisulares por intercambio de líquidos y electrólitos a través de las paredes capilares. Contiene grandes cantidades de iones de sodio, cloro y bicarbonato, y nutrientes celulares, como O_2, glucosa, ácidos grasos y aminoácidos. También contiene CO_2, que se transporta desde las células hasta los pulmones, así como otros productos celulares que van a los riñones para su excreción.

Los riñones mantienen el volumen y composición del líquido extracelular (y en menor grado del intracelular) por intercambio continuo de agua y solutos iónicos, como H^+, Na^+, K^+, Cl^-, HCO_3^-, SO_4^{2-} y PO_4^{3-}, a través de las membranas celulares de los túbulos renales.

Intercambio de líquidos

Cuatro fuerzas actúan para equilibrar la concentración de líquidos, electrólitos y proteínas a ambos lados de la pared del capilar por movilización de líquido entre los vasos y el líquido intersticial. Mueven los líquidos fuera de los vasos sanguíneos:

- Presión hidrostática sanguínea
- Presión osmótica del líquido intersticial

Mueven los líquidos al interior de los vasos sanguíneos:

- Presión oncótica de las proteínas del plasma
- Presión hidrostática del líquido intersticial

La presión hidrostática es mayor en el extremo arteriolar del lecho capilar que en el venular. La presión oncótica del plasma aumenta ligeramente en el extremo venular conforme pasa líquido al interior del vaso sanguíneo. Cuando la barrera endotelial (pared capilar) es normal y está íntegra, el líquido en el extremo arteriolar del lecho capilar escapa y retorna por el extremo venular. El sistema linfático drena la pequeña cantidad de líquido perdido en los capilares hacia el espacio del tejido intersticial y la retorna a la corriente sanguínea.

Alteraciones en la tonicidad

ALTERACIONES	FISIOPATOLOGÍA	ETIOLOGÍA
Isotónica	• Los líquidos intracelulares y extracelulares tienen una presión osmótica equivalente, pero con un cambio notorio en el volumen del líquido corporal total. • No hay edema o disminución de volumen de las células porque no se lleva a cabo la ósmosis.	• Pérdida sanguínea por traumatismo penetrante • Expansión del volumen de líquido cuando un paciente recibe demasiada solución salina normal
Hipertónica	• El líquido extracelular está más concentrado que el intracelular. • El agua fluye fuera de las células a través de la membrana semipermeable y causa su contracción.	• Administración de solución salina hipertónica (> 0.9%) • Hipernatremia por deshidratación grave • Retención de sodio por nefropatía
Hipotónica	• La disminución de la presión osmótica fuerza algún líquido extracelular al interior de las células, lo que las hincha. • Las células en extremo hipotónicas pueden acumular líquido hasta explotar y morir.	• Sobrehidratación

Valores normales de electrólitos

SODIO	CALCIO
135-145 mEq/L	8.5-10.5 mg/dL
POTASIO	**MAGNESIO**
3.5-5 mEq/L	1.8-2.5 mEq/L
CLORO	**FOSFATO**
96-106 mEq/L	2.5-4.5 mg/dL

Equilibrio acidobásico

La regulación de la composición del ambiente en el líquido extracelular incluye el cociente entre ácidos y bases, medido en la clínica como *pH*. En fisiología, los iones con carga positiva se consideran ácidos y aquellos con carga negativa, bases. Para regular el equilibrio acidobásico, los riñones secretan iones hidrógeno (ácidos), reabsorben iones de sodio (ácidos) y bicarbonato (básico), acidifican las sales de fosfato y producen iones de amonio (ácidos), lo que mantiene a la sangre dentro de su pH normal (7.35-7.45). Son límites importantes del pH:

- < 6.8, incompatible con la vida
- < 7.2, alteración grave de la función celular
- < 7.35, acidosis
- 7.35-7.45, normal
- > 7.45, alcalosis
- > 7.55, alteración grave de la función celular
- > 7.8, incompatible con la vida

CONCEPTOS FISIOPATOLÓGICOS

La regulación de las concentraciones intracelulares y extracelulares de los electrólitos depende de los siguientes factores:

- Equilibrio entre la ingesta de sustancias que contienen electrólitos y su excreción en la orina, las heces y el sudor
- Transporte de líquidos y electrólitos entre los líquidos extracelular e intracelular

Se presenta un desequilibrio hídrico cuando los mecanismos regulatorios no pueden compensar la ingestión y excreción anómalas en cualquier ámbito, desde la célula hasta todo el organismo. Los desequilibrios de líquidos y electrólitos incluyen edema y alteraciones isotónicas, hipertónicas, hipotónicas y electrolíticas. Como resultado, hay alteraciones del volumen de líquidos y osmolaridad. Muchos padecimientos también afectan el intercambio capilar, que produce desviaciones de líquidos.

Edema

A pesar del intercambio casi constante a través de la barrera endotelial, el cuerpo mantiene un estado estable de equilibrio hídrico extracelular entre el plasma y el líquido intersticial. El aumento del volumen de líquido en los espacios intersticiales se denomina *edema* y se clasifica como local o sistémico. La obstrucción de las venas o del sistema linfático, o un aumento de la permeabilidad vascular, por lo general, producen edema local en la zona afectada, como la que rodea a una lesión. El edema sistémico o generalizado puede deberse a insuficiencia cardíaca o nefropatía. El edema sistémico o masivo se denomina *anasarca*.

Principales electrólitos

ELECTRÓLITO	CARACTERÍSTICAS
Sodio	• Catión del líquido extracelular. • Mantiene la tonicidad del líquido extracelular. • Regula el equilibrio acidobásico por reabsorción renal de iones de bicarbonato (base) y excreción de hidrogeniones (ácido). • Facilita la conducción nerviosa y la función neuromuscular. • Facilita la secreción glandular. • Mantiene el equilibrio hídrico.
Potasio	• Catión importante del líquido intracelular. • Mantiene la neutralidad eléctrica de la célula. • Facilita la contracción del músculo cardíaco y la conductividad eléctrica del miocardio. • Facilita la transmisión neuromuscular de los impulsos nerviosos. • Mantiene el equilibrio acidobásico.
Cloro	• Un anión del líquido extracelular. • Constituye el 66% de los aniones del suero. • Secretado por la mucosa del estómago para formar ácido clorhídrico, que provee un medio ácido para la digestión y activación de enzimas. • Ayuda a mantener los equilibrios acidobásico e hídrico. • Influye en la tonicidad del líquido extracelular. • Facilita el intercambio de oxígeno y dióxido de carbono en los eritrocitos. • Ayuda a activar la amilasa salival, que desencadena el proceso digestivo.
Calcio	• Indispensable para la permeabilidad de la célula, formación de huesos y dientes, coagulación sanguínea, transmisión de impulsos nerviosos y contracción muscular normal. • Esencial para el potencial de acción cardíaco e indispensable para el automatismo del marcapasos.
Magnesio	• Presente en pequeñas cantidades, pero fisiológicamente tan significativo como los otros electrólitos importantes. • Mejora la comunicación neuromuscular. • Estimula la secreción de la hormona paratiroidea, la cual regula el calcio intracelular. • Activa muchas enzimas en el metabolismo de hidratos de carbono y proteínas. • Facilita el metabolismo de la célula. • Estimula el transporte de sodio, potasio y calcio a través de las membranas celulares. • Facilita el transporte de proteínas.
Fosfato	• Participa en el metabolismo celular, así como en la regulación neuromuscular y la función hemática. • Relación inversa de la reabsorción de fosfato en los túbulos renales y la concentración de calcio (un aumento en el fósforo urinario desencadena la reabsorción de calcio y viceversa).

Alteraciones del equilibrio hídrico: hipovolemia

CAUSAS	FISIOPATOLOGÍA	SIGNOS Y SÍNTOMAS	RESULTADOS DE PRUEBAS DIAGNÓSTICAS	TRATAMIENTO
La *hipovolemia* es una alteración isotónica. El déficit de volumen de líquidos reduce la presión hidrostática capilar y el transporte de líquidos. Las células son privadas de nutrientes que sirven como sustratos para la producción de energía, el metabolismo y otras funciones. Causas de la hipovolemia: *Pérdida de líquidos* • Hemorragia • Sudoración excesiva • Insuficiencia renal con poliuria • Intervención quirúrgica • Vómitos o diarrea • Drenaje por sonda nasogástrica • Diabetes mellitus con poliuria o diabetes insípida • Fístulas • Empleo excesivo de laxantes, tratamiento con diuréticos • Fiebre *Ingesta insuficiente de líquidos* • Disfagia • Coma • Condiciones ambientales que impiden la ingesta de líquidos • Enfermedades psiquiátricas *Desviación de líquido desde el espacio extracelular* • Quemaduras (durante la fase inicial) • Obstrucción intestinal aguda • Peritonitis aguda • Pancreatitis • Lesión por aplastamiento • Derrame pleural • Fractura de cadera	La reducción de la irrigación sanguínea renal desencadena el sistema renina-angiotensina para aumentar la resorción de sodio y agua. El sistema cardiovascular compensa con aumentos en la frecuencia cardíaca, contractilidad, constricción venosa y resistencia vascular sistémica, aumentando el gasto cardíaco y la presión arterial media (PAM). La hipovolemia también desencadena la respuesta de sed, con secreción de más hormona antidiurética y mayor producción de aldosterona. Cuando la compensación fracasa, ocurre un choque hipovolémico en la siguiente secuencia: • Disminución del volumen de líquido intravascular • Disminución del retorno venoso que reduce la precarga y el volumen sistólico • Disminución del gasto cardíaco • Disminución de la PAM • Alteración de la perfusión hística • Disminución del aporte de oxígeno y nutrientes a las células • Síndrome de insuficiencia multiorgánica	• Hipotensión ortostática (**ante una pérdida importante de sangre o líquidos**) • Taquicardia • Sed • Colapso de las venas yugulares • Hundimiento de los globos oculares • Membranas mucosas secas • Disminución de la turgencia cutánea • Pérdida de peso rápida • Disminución del gasto urinario • Prolongación del tiempo de llenado capilar	• Aumento del nitrógeno ureico • Aumento de la concentración sérica de creatinina • Aumentos de proteínas séricas, hemoglobina y hematócrito (a menos que sea producto de hemorragia, cuando la pérdida de elementos sanguíneos causa cifras anómalas) • Glucemia creciente • Elevación de la osmolaridad sérica (excepto en la hiponatremia, con osmolaridad sérica baja) • El análisis de gases sanguíneos arteriales y electrólitos séricos puede reflejar problemas clínicos asociados resultantes de la causa subyacente de hipovolemia o el esquema terapéutico • Densidad urinaria > 1.030 • Aumento de la osmolaridad urinaria • Concentración de sodio en la orina < 50 mEq/L	• Líquidos por vía oral • Soluciones parenterales • Reanimación con soluciones por administración intravenosa (i.v.) rápida • Sangre o sus productos (ante la hemorragia) • Antidiarreicos según sea necesario • Antieméticos, según la necesidad • Dopamina o norepinefrina i.v. para aumentar la contractilidad cardíaca y la perfusión renal (si el paciente se mantiene con síntomas después de la reanimación con soluciones) • Autotransfusión (en algunos pacientes con hipovolemia secundaria a un traumatismo)

Se presenta edema debido a la expansión anómala del líquido intersticial o por la acumulación de líquido en un tercer espacio, como el peritoneo (ascitis), la cavidad pleural (hidrotórax) o el saco pericárdico (derrame pericárdico).

Tonicidad

Muchas alteraciones hidroelectrolíticas se clasifican en función de la manera en la que afectan a la presión osmótica o la tonicidad (*véase* Alteraciones de la tonicidad, p. 38). Se describe como *tonicidad* a la concentración relativa de electrólitos (presión osmótica) en ambos lados de una membrana semipermeable (pared celular o capilar). La palabra *normal* en este contexto se refiere a la concentración habitual de electrólitos en los líquidos fisiológicos. La solución salina normal tiene una concentración de cloruro de sodio (NaCl) de 0.9%.

- *Soluciones isotónicas.* Tienen la misma concentración de electrólitos y, por lo tanto, la misma presión osmótica que el líquido extracelular.
- *Soluciones hipertónicas.* Tienen una concentración mayor que la normal de algún electrólito esencial, por lo general, sodio.
- *Soluciones hipotónicas.* Tienen una concentración menor que la normal de algún electrólito esencial, por lo general, sodio.

Equilibrio electrolítico

Los principales electrólitos son los cationes sodio, potasio, calcio y magnesio, y los aniones cloro, fosfato y bicarbonato. El cuerpo intenta continuamente mantener un equilibrio intracelular y extracelular de electrólitos. Una cantidad excesiva o muy escasa de cualquier electrólito afectará la mayoría de los órganos, aparatos

Alteraciones del equilibrio hídrico: hipervolemia

CAUSAS	FISIOPATOLOGÍA	SIGNOS Y SÍNTOMAS	RESULTADOS DE PRUEBAS DIAGNÓSTICAS	TRATAMIENTO
La *hipervolemia* es un aumento anómalo del volumen del líquido circulante (plasma) en el cuerpo, resultado de las siguientes causas: *Mayor riesgo de retención de sodio y agua* • Insuficiencia cardíaca • Cirrosis hepática • Síndrome nefrótico • Tratamiento con corticoesteroides • Ingesta proteínica insuficiente • Insuficiencia renal *Ingesta excesiva de sodio y agua* • Restitución de líquidos parenterales con solución salina normal o de Ringer lactato • Restitución de sangre o plasma • Ingesta excesiva de agua, cloruro de sodio u otras sales en los alimentos *Desviación de líquido al espacio extracelular* • Redistribución de líquidos después del tratamiento de quemaduras • Ingesta de soluciones hipertónicas • Ingesta de líquidos coloidoncóticos	El aumento del volumen de líquido extracelular causa la siguiente secuencia de acontecimiento: • Sobrecarga de líquidos • Aumento de la contractilidad cardíaca y presión arterial media (PAM) • Aumento de la presión hidrostática capilar • Desviación de líquido al espacio intersticial • Edema Una PAM elevada inhibe la secreción de hormona antidiurética y aldosterona, y la correspondiente eliminación mayor de agua y sodio en la orina. Estos mecanismos compensatorios suelen restablecer el volumen intravascular normal. Si la hipervolemia es intensa o prolongada, o el paciente tiene antecedentes de disfunción cardiovascular, pueden fallar los mecanismos compensadores y aparecer insuficiencia cardíaca y edema pulmonar.	• Taquipnea • Disnea • Estertores • Pulso rápido, saltón • Hipertensión • Distensión de las venas yugulares • Piel húmeda • Aumento de peso agudo • Edema • Galope R_3 (según la causa)	• Disminución del potasio sérico y el nitrógeno ureico en sangre • Disminución del hematócrito por hemodilución • Sodio sérico normal o bajo • Excreción baja de sodio en orina • Aumento de los niveles hemodinámicos	• Tratamiento del proceso patológico subyacente • Administración de oxígeno (si está indicada) • Empleo de medias de compresión para enfermedad tromboembólica a fin de ayudar a movilizar el líquido de edema • Reposo en cama • Restricción de la ingesta de sodio y agua • Fármacos para disminución de la precarga y la poscarga • Hemodiálisis o diálisis peritoneal • Hemofiltrado arteriovenoso continuo • Hemofiltrado venovenoso continuo

y sistemas corporales (*véase* Principales electrólitos, p. 39, y Valores normales de electrólitos, p. 39).

Los desequilibrios electrolíticos pueden afectar a todos los sistemas corporales. Demasiado o muy poco potasio, y escaso calcio o magnesio, pueden aumentar la excitabilidad del músculo cardíaco y causar arritmias. Se presentan múltiples síntomas neurológicos por desequilibrios electrolíticos, que van desde desorientación o confusión hasta una depresión completa del sistema nervioso central. Las concentraciones muy bajas o altas de sodio, o altas de potasio, pueden causar oliguria. La presión arterial puede aumentar o disminuir. El tubo digestivo es particularmente susceptible al desequilibrio electrolítico:

- Demasiado potasio causa cólicos abdominales, náuseas y diarrea.
- Muy poco potasio provoca íleo paralítico.
- Demasiado magnesio ocasiona náuseas, vómitos y diarrea.
- Demasiado calcio produce náuseas, vómitos y estreñimiento.

Desequilibrios acidobásicos

El equilibrio acidobásico es indispensable para la vida. Los conceptos relacionados con el desequilibrio incluyen:

- *Acidemia.* Un pH arterial menor de 7.35 que refleja un exceso relativo de ácido en la sangre. El contenido de hidrogeniones en el líquido extracelular aumenta y pasan hacia el líquido intracelular. Para mantener eléctricamente neutro el líquido intracelular, sale de la célula una cantidad equivalente de potasio y crea una hipercalemia relativa.
- *Alcalemia.* Un pH arterial mayor de 7.45, que refleja un relativo exceso de base en la sangre. En la alcalemia, un exceso de hidrogeniones en el líquido intracelular fuerza su paso al líquido extracelular. Para mantener eléctricamente neutro el líquido intracelular, el potasio ingresa a la célula desde el líquido extracelular y crea una hipocalemia relativa.
- *Acidosis.* Es el aumento sistémico en la concentración de hidrogeniones. Si los pulmones no eliminan el CO_2 o si se acumulan productos ácidos del metabolismo, volátiles (carbónico) o no volátiles (láctico), la concentración de hidrogeniones aumenta. También puede presentarse acidosis si una diarrea persistente produce pérdida de aniones de bicarbonato básicos o si los riñones no pueden reabsorber el bicarbonato o secretar hidrogeniones.
- *Alcalosis.* Disminución en la concentración de hidrogeniones del cuerpo. Una pérdida excesiva de CO_2 durante la hiperventilación, una pérdida de ácidos no volátiles durante los vómitos o una ingesta excesiva de bases pueden disminuir la concentración de hidrogeniones.
- *Compensación.* Los pulmones y los riñones, junto con diversos sistemas amortiguadores químicos en los compartimentos intracelular y extracelular, actúan juntos para mantener el pH plasmático en el rango de 7.35-7.45.

Alteraciones del equilibrio electrolítico

EQUILIBRIO ELECTROLÍTICO	SIGNOS Y SÍNTOMAS	RESULTADOS DE PRUEBAS DIAGNÓSTICAS
Hiponatremia	• Fasciculaciones y debilidad musculares • Letargia, confusión, convulsiones y coma • Hipotensión y taquicardia • Náuseas, vómitos y cólicos abdominales • Oliguria o anuria	• Sodio sérico < 135 mEq/L • Disminución de la densidad urinaria • Osmolaridad sérica disminuida • Sodio urinario > 100 mEq/24 h • Aumento de la cifra de eritrocitos
Hipernatremia	• Agitación, inquietud, fiebre y disminución del grado de consciencia • Irritabilidad muscular y crisis convulsivas • Hipertensión, taquicardia, edema con fóvea y aumento excesivo de peso • Sed, aumento de la viscosidad salival y lengua áspera • Disnea, paro respiratorio y muerte	• Sodio sérico > 145 mEq/L • Sodio urinario < 40 mEq/24 h • Osmolaridad sérica alta
Hipocalemia	• Mareos, hipotensión, arritmias, cambios electrocardiográficos (ECG) y paro cardiorrespiratorio • Náuseas, vómitos, anorexia, diarrea, peristaltismo disminuido, distensión abdominal e íleo paralítico • Debilidad muscular, fatiga y calambres en las piernas	• Potasio sérico < 3.5 mEq/L • Las concentraciones séricas bajas de calcio y magnesio concomitantes sin respuesta al tratamiento de la hipocalemia suelen sugerir hipomagnesemia • Alcalosis metabólica • Cambios del ECG, incluyendo aplanamiento de las ondas T, elevación de las ondas U y descenso del segmento ST
Hipercalemia	• Taquicardia que cambia a bradicardia, cambios del ECG y paro cardíaco • Náuseas, diarrea y cólicos abdominales • Debilidad muscular y parálisis flácida	• Potasio sérico > 5 mEq/L • Acidosis metabólica • Cambios del ECG, incluyendo ondas T elevadas en pico, complejos QRS anchos, prolongación del intervalo PR, aplanamiento o ausencia de ondas P y descenso del segmento ST
Hipocloremia	• Hiperexcitabilidad muscular y tetania • Ventilación poco profunda, deprimida • Por lo general, asociado con hiponatremia y sus síntomas característicos, como debilidad muscular y fasciculaciones	• Cloro sérico < 96 mEq/L • pH sérico > 7.45, CO sérico > 32 mEq/L (valores de sostén)
Hipercloremia	• Ventilación rápida y profunda • Debilidad • Letargia, que posiblemente lleve al coma	• Cloro sérico < 108 mEq/L • pH sérico > 7.35, CO sérico > 22 mEq/L (valores de sostén)
Hipocalcemia	• Ansiedad, irritabilidad, fasciculaciones peribucales, laringoespasmo, crisis convulsivas, signos positivos de Chvostek y Trousseau • Hipotensión y arritmias por disminución del ingreso de calcio	• Calcio sérico < 8.5 mg/dL • Cifra baja de plaquetas • Cambios en el ECG: intervalo QT alargado, segmento ST prolongado y arritmias
Hipercalcemia	• Somnolencia, letargia, cefalea, irritabilidad, confusión, depresión, apatía, punzadas y entumecimiento de los dedos, calambres musculares y crisis convulsivas • Debilidad y flacidez musculares • Dolor óseo y fracturas patológicas • Bloqueo cardíaco • Anorexia, náuseas, vómitos, estreñimiento, deshidratación y cólicos abdominales • Dolor de flanco	• Calcio sérico > 10.5 mg/dL • Cambios en el ECG: signos de bloqueo cardíaco e intervalo QT corto • Concentración disminuida de la hormona paratiroidea • Cálculos de calcio en la orina
Hipomagnesemia	• Casi siempre coexiste con hipocalemia e hipocalcemia • Hiperirritabilidad, tetania, calambres (piernas y pies), signos positivos de Chvostek y Trousseau, confusión, delirios y convulsiones • Arritmias, vasodilatación e hipotensión	• Magnesio sérico < 1.8 mEq/L • Cifras bajas concomitantes de potasio y calcio séricos

Alteraciones del equilibrio electrolítico (*continuación*)

EQUILIBRIO ELECTROLÍTICO	SIGNOS Y SÍNTOMAS	RESULTADOS DE PRUEBAS DIAGNÓSTICAS
Hipermagnesemia	• Depresión del sistema nervioso central, letargia y somnolencia • Disminución de los reflejos y debilidad muscular hasta la parálisis flácida • Depresión respiratoria • Bloqueo cardíaco, bradicardia, ensanchamiento de QRS y prolongación del intervalo QT • Hipotensión	• Magnesio sérico > 2.5 mEq/L • Cifras bajas concomitantes de potasio y calcio séricos
Hipofosfatemia	• Parestesias, temblor y debilidad musculares • Hipoxia tisular • Dolor óseo, disminución de reflejos y crisis convulsivas • Pulso débil • Hiperventilación • Disfagia y anorexia	• Fosfato sérico < 2.5 mg/dL • Fosfato urinario > 1.3 g/2 h
Hiperfosfatemia	• Por lo general, asintomática, a menos que cause hipocalcemia, que entonces se evidencia por tetania y convulsiones • Hiporreflexia, parálisis flácida y debilidad muscular	• Fosfato sérico > 4.5 mg/dL • Calcio sérico < 8.5 mg/dL • Fósforo urinario < 0.9 g/24 h

Sistemas amortiguadores

Un sistema amortiguador consta de un ácido débil (que no libera fácilmente hidrogeniones) y una base correspondiente, como el bicarbonato de sodio. Estos amortiguadores impiden o disminuyen al mínimo los cambios del pH cuando se agrega un ácido o una base a la solución amortiguada, y actúan en segundos.

Los cuatro principales amortiguadores o sistemas de amortiguación son:

- Sistema ácido carbónico-bicarbonato
- Sistema hemoglobina-oxihemoglobina
- Otros amortiguadores proteínicos
- Sistema de fosfato

Cuando los procesos patológicos primarios alteran el componente ácido o básico del cociente, los pulmones o riñones (cualquiera que no sea afectado por el proceso patológico) actúan para restablecer el cociente y normalizar el pH. Debido a que los mecanismos corporales que regulan el pH se presentan de forma gradual con respecto al tiempo, el cuerpo tolera mejor los cambios graduales del pH que los abruptos.

Mecanismos renales

Si una alteración respiratoria produce acidosis o alcalosis, los riñones responden modificando el procesamiento de los hidrogeniones y los iones bicarbonato para retornar el pH a lo normal. La compensación renal inicia horas o días después de una alteración respiratoria del pH. A pesar de este retraso, la compensación renal es poderosa.

- *Acidemia.* Los riñones excretan el exceso de hidrogeniones, que se pueden combinar con fosfato o amoníaco para formar ácidos titulables en la orina. El efecto neto es *elevar* la concentración de iones de bicarbonato en el líquido extracelular y restablecer el equilibrio acidobásico.
- *Alcalemia.* Los riñones excretan el exceso de iones de bicarbonato, por lo general, junto con iones de sodio. El efecto neto es *aminorar* la concentración de iones de bicarbonato en el líquido extracelular y restablecer el equilibrio acidobásico.

Mecanismos pulmonares

Si se presenta acidosis o alcalosis por una alteración metabólica o renal, el aparato respiratorio regula la frecuencia respiratoria para retornar el pH a lo normal. La presión parcial de CO_2 en la sangre arterial ($PaCO_2$) refleja la concentración de CO_2 de manera proporcional al pH sanguíneo. A medida que la concentración del gas aumenta, también lo hace su presión parcial. Unos minutos después del cambio más leve en la $PaCO_2$, los quimiorreceptores centrales en el bulbo raquídeo, que regulan la frecuencia y profundidad de la ventilación, detectan el cambio y responden de la siguiente manera:

- *Acidemia.* Aumento de la frecuencia y profundidad respiratorias para eliminar CO_2.
- *Alcalemia.* Disminución de la frecuencia y profundidad respiratorias para retener el CO_2.

ALTERACIONES

El equilibrio de líquidos y electrólitos es indispensable para la salud. Muchos factores, a saber, enfermedad, lesión, intervención quirúrgica y tratamientos, pueden alterar el equilibrio hidroelectrolítico (*véase* Alteraciones del equilibrio hídrico: hipovolemia, p. 40; Alteraciones del equilibrio hídrico: hipervolemia, p. 41; y Alteraciones del equilibrio electrolítico, p. 42-43).

Las alteraciones acidobásicas pueden causar acidosis o alcalosis respiratorias o metabólicas (*véase* Alteraciones del equilibrio acidobásico, p. 44-45).

Alteraciones del equilibrio acidobásico

ALTERACIÓN Y SUS CAUSAS	FISIOPATOLOGÍA	SIGNOS Y SÍNTOMAS	RESULTADOS DE PRUEBAS DIAGNÓSTICAS	TRATAMIENTO
Acidosis respiratoria				
• Obstrucción de la vía aérea o enfermedad parenquimatosa pulmonar • Ventilación mecánica • Alcalosis metabólica crónica como mecanismo respiratorio compensatorio para intentar normalizar el pH • Bronquitis crónica • Neumonía extensa • Neumotórax extenso • Edema pulmonar • Asma • Enfermedad pulmonar obstructiva crónica (EPOC) • Fármacos • Paro cardíaco • Traumatismo del sistema nervioso central (SNC) • Enfermedades neuromusculares • Apnea del sueño	Cuando la ventilación pulmonar disminuye, aumentan la presión parcial de CO_2 en sangre arterial ($PaCO_2$) y la concentración de CO_2. El CO_2 retenido se combina con agua para formar ácido carbónico (H_2CO_3), el cual se disocia para liberar hidrogeniones libres (H^+) y iones de bicarbonato (HCO_3^-). El aumento de la $PaCO_2$ y de los iones H^+ libres estimula el bulbo raquídeo para aumentar el impulso respiratorio y expulsar el CO_2. Conforme decrece el pH, se acumula 2,3-difosfoglicerato (2,3-DPG) en los eritrocitos, donde altera la hemoglobina (Hb) en su liberación de oxígeno. La Hb capta los H^+ y CO_2, y los retira del suero. Conforme los mecanismos respiratorios fracasan, la $PaCO_2$ creciente estimula los riñones para retener los iones de HCO_3^- y sodio (Na^+), y excretar iones de H^+. A medida que la concentración de iones H^+ sobrepasa los mecanismos compensatorios, los H^+ pasan al interior de las células, que expulsan iones de potasio (K^+). Sin oxígeno suficiente, el metabolismo anaerobio produce ácido láctico.	• Inquietud • Confusión • Aprensión • Somnolencia • Asterixis • Dolores de cabeza • Disnea y taquipnea • Papiledema (si es secundario al aumento de la presión intracraneal) • Reflejos deprimidos • Hipoxemia • Taquicardia • Hipertensión, hipotensión • Arritmias atriales y ventriculares • Coma	Análisis de gasometría arterial (GA): $PaCO_2$ > 45 mm Hg, pH < 7.35-7.45, y HCO_3^- normal en el estado agudo y elevado en el estado crónico	*De las causas pulmonares* • Retiro del cuerpo extraño que obstruye la vía aérea • Ventilación mecánica • Broncodilatadores • Antibióticos para la neumonía • Sondas pleurales para neumotórax • Fármacos trombolíticos o anticoagulantes para la embolia pulmonar • Broncoscopia para retirar el exceso de secreciones *Para la EPOC (puede presentar acidosis respiratoria crónica)* • Broncodilatadores • Oxígeno a baja velocidad de flujo • Corticoesteroides *Para otras causas* • Tratamiento farmacológico • Diálisis o carbono activado para eliminar sustancias tóxicas • Corrección de la alcalosis metabólica • Bicarbonato de sodio i.v. (sólo en casos específicos)
Alcalosis respiratoria				
• Hipoxemia aguda, neumonía, enfermedad pulmonar intersticial, enfermedad vascular pulmonar o asma aguda • Ansiedad • Estados hipermetabólicos, como fiebre y septicemia • Ventilación mecánica excesiva • Toxicidad por salicilatos • Acidosis metabólica • Insuficiencia hepática • Embarazo	A medida que aumenta la ventilación pulmonar, se exhala CO_2 en exceso. La hipocapnia resultante lleva a una menor excreción de H_2CO_3 y de los iones de H^+ y HCO_3^-, y un aumento del pH sérico. Frente al aumento del pH, el sistema amortiguador de hidrógeno-potasio impulsa a los iones H^+ fuera de las células hacia la sangre, a cambio de iones de K^+. Los iones H^+ que ingresan en la sangre se combinan con los de HCO_3^- para formar H_2CO_3, y el pH desciende. La hipocapnia causa un aumento de la frecuencia cardíaca, vasoconstricción y disminución de la irrigación sanguínea cerebral. Después de 6 h, los riñones excretan más HCO_3^- y menos H^+. La persistencia de $PaCO_2$ baja y vasoconstricción aumenta la hipoxia cerebral y periférica. La alcalosis grave inhibe la ionización del calcio (Ca^+), lo que aumenta la excitabilidad nerviosa y muscular.	• Ventilación rápida y profunda • Mareo leve o intenso • Agitación • Parestesias peribucales y periféricas • Espasmos carpopodales, fasciculaciones y debilidad musculares	Análisis de GA que muestra $PaCO_2$ < 35 mm Hg; pH elevado en proporción con la disminución de $PaCO_2$ en la etapa aguda, pero decreciente hacia los valores normales en la etapa crónica; HCO_3^- normal en etapa aguda, pero menor en etapa crónica	• Retiro de las sustancias tóxicas ingeridas, como los salicilatos, por inducción de la emesis o empleo del lavado gástrico • Tratamiento de la fiebre o septicemia • Oxígeno para la hipoxemia aguda • Tratamiento de la afección del SNC • Hacer que el paciente respire dentro de una bolsa de papel • Ajustes de la ventilación mecánica para disminuir la ventilación por minuto

Alteraciones del equilibrio acidobásico (*continuación*)

ALTERACIÓN Y SUS CAUSAS	FISIOPATOLOGÍA	SIGNOS Y SÍNTOMAS	RESULTADOS DE PRUEBAS DIAGNÓSTICAS	TRATAMIENTO
Acidosis metabólica				
• Acumulación excesiva de ácido • Cantidad deficiente de HCO_3^- • Disminución de la excreción de ácido por los riñones • Cetoacidosis diabética • Alcoholismo crónico • Desnutrición o alimentación baja en hidratos de carbono y rica en grasas • Metabolismo anaerobio de los hidratos de carbono • Excreción deficiente de ácidos del metabolismo o incapacidad para conservar las bases • Diarrea, absorción intestinal deficiente o pérdida de bicarbonato de sodio de los intestinos • Intoxicación por salicilatos, intoxicación exógena o, con menor frecuencia, enfermedad de Addison • Inhibición de la secreción de ácidos	Conforme se acumulan iones H^+ en el cuerpo, los amortiguadores químicos (HCO_3^- y proteínas del plasma) en las células y el líquido extracelular los captan. El exceso de iones H^+ reduce el pH sanguíneo y estimula los quimiorreceptores en el bulbo raquídeo para aumentar la frecuencia respiratoria. La reducción de la $PaCO_2$ libera iones H^+ para unirse con iones de HCO_3^-. La compensación respiratoria es insuficiente para corregir la acidosis. Los riñones saludables compensan excretando el exceso de H^+, amortiguándolos con fosfato o amoníaco. Por cada ion H^+ excretado, los túbulos renales reabsorben y retornan a la sangre un ion de Na^+ y uno de HCO_3^-. El exceso de iones H^+ en el líquido extracelular se difunde de forma pasiva al interior de las células. Para mantener el equilibrio de la carga a través de la membrana celular, las células liberan iones K^+. El exceso de iones H^+ cambia el equilibrio normal de iones K^+, Na^+ y Ca^+, lo cual altera la excitabilidad neural.	• Cefalea y letargia que avanzan hasta la somnolencia, depresión del SNC, respiración de Kussmaul, hipotensión, estupor, coma y muerte • Malestar digestivo asociado que lleva a la anorexia, náuseas, vómitos, diarrea y posible deshidratación • Piel tibia con rubor • Aliento con olor a frutas	• pH de sangre arterial < 7.35; $PaCO_2$ normal o < 35 mm Hg conforme actúan los mecanismos de compensación respiratoria; $HCO_3^- < 22$ mEq/L • pH urinario < 4.5 en ausencia de nefropatía • Elevación del ácido láctico plasmático (acidosis láctica) • Brecha o desfase aniónico > 14 mEq/L, acidosis láctica (brecha elevada de la acidosis metabólica), cetoacidosis, sobredosis de ácido acetilsalicílico, intoxicación alcohólica, insuficiencia renal, alteraciones por acumulación de ácidos, sulfatos o fosfatos orgánicos • Brecha aniónica ≤ 12 mEq/L en acidosis metabólica con brecha normal por pérdida de HCO_3^-, intestinal o renal, aumento de la carga de ácidos, solución salina i.v. administrada con rapidez, alteraciones caracterizadas por pérdida de HCO_3	• Bicarbonato de sodio i.v. para la brecha aniónica alta grave (en la acidosis grave, por lo general con pH < 7.1) • Solución de Ringer lactato i.v. (puede intensificar el aumento de lactato) • Valoración y corrección de los desequilibrios electrolíticos • Corrección de la causa subyacente • Ventilación mecánica para mantener la compensación respiratoria si se requiere • Antibioticoterapia para tratar la infección • Diálisis para pacientes con insuficiencia renal o ciertas intoxicaciones farmacológicas • Agentes antidiarreicos para la pérdida de HCO_3^- inducida por la diarrea • Cambio de posición del paciente para prevenir la broncoaspiración • Precauciones ante las crisis convulsivas
Alcalosis metabólica				
• Vómitos crónicos • Drenaje con sonda nasogástrica o lavado gástrico sin la restitución adecuada de electrólitos • Fístulas • Uso de esteroides y ciertos diuréticos (furosemida, tiazidas y ácido etacrínico) • Transfusiones masivas de sangre • Enfermedad de Cushing, hiperaldosteronismo primario y síndrome de Bartter • Ingesta excesiva de bicarbonato de sodio, otros antiácidos o álcalis absorbibles • Exceso de soluciones i.v.; concentraciones séricas elevadas de bicarbonato o lactato • Insuficiencia respiratoria • Cloro sérico bajo • Potasio sérico bajo	Los amortiguadores químicos (líquidos intracelular y extracelular) se unen al HCO_3^- en el cuerpo y el exceso aumenta el pH sanguíneo, deprime los quimiorreceptores en el bulbo raquídeo, inhibe la respiración y aumenta la $PaCO_2$. El CO_2 se combina con HCO_2 para formar HCO_3^-. El oxígeno escaso limita la compensación respiratoria. Si el HCO_3^- sanguíneo ≥ 28 mEq/L, la filtración (glomérulos renales) excede la capacidad de reabsorción (túbulos renales). El exceso de HCO_3^- se excreta en la orina y se retienen los H^+. Para mantener el equilibrio electroquímico, Na^+ y agua se excretan con HCO_3^-. Una concentración baja de H^+ en el líquido extracelular hace que éste se difunda fuera de las células y el K^+ entre. Cuando la concentración intracelular de H^+ desciende, también lo hace la ionización del calcio y las células nerviosas se hacen permeables a Na^+, que, una vez dentro de éstas, desencadena impulsos nerviosos en el sistema nervioso periférico y el SNC.	• Irritabilidad, movimientos involuntarios de las manos que tratan de asir la ropa de cama (carfología), fasciculaciones y confusión • Náuseas, vómitos y diarrea • Anomalías cardiovasculares por hipocalemia • Alteraciones respiratorias (como cianosis y apnea) y respiraciones lentas y superficiales • Posible espasmo carpopodal de la mano causada por disminución de la irrigación sanguínea periférica cuando se toma la presión arterial de forma repetida	• pH arterial > 7.45; $HCO_3^- > 26$ mEq/L • Potasio (< 3.5 mEq/L), calcio (< 8.9 mg/dL), y cloro (< 98 mEq/L) bajos	• Uso prudente del cloruro o el clorhidrato de amonio i.v. (rara vez) para restablecer las concentraciones de hidrógeno y cloro en el líquido extracelular • Cloruro de potasio (KCl) y solución salina normal (emplear de manera muy juiciosa) • Discontinuación de diuréticos y KCl complementarios • Acetazolamida por vía oral o i.v.

Referencias

Cline, M. D., Ma, J., Cydulka, r. K., Meckler, D. G., Thomas, H. S. & Handel, D. A. (2012). Manual de medicina de urgencias de Tintinalli (7ª Ed.). Nueva York: McGraw-Hill. ISBN: 978-07-178184-8.

Kasper, D., Fauci, A., Hauser, S., Longo, J. D., Jameson, j. L. y Loscalzo, (2015). Principios de medicina interna de Harrison (19 Ed.). Nueva York: McGraw-Hill. ISBN: 978-0-07-1802-154.

Kemp, w. L., Burns, D. K. & Brown, G. T. (2007). *Pathology: The big picture*. Nueva York: McGraw-Hill. ISBN: 13-978-0071477482.

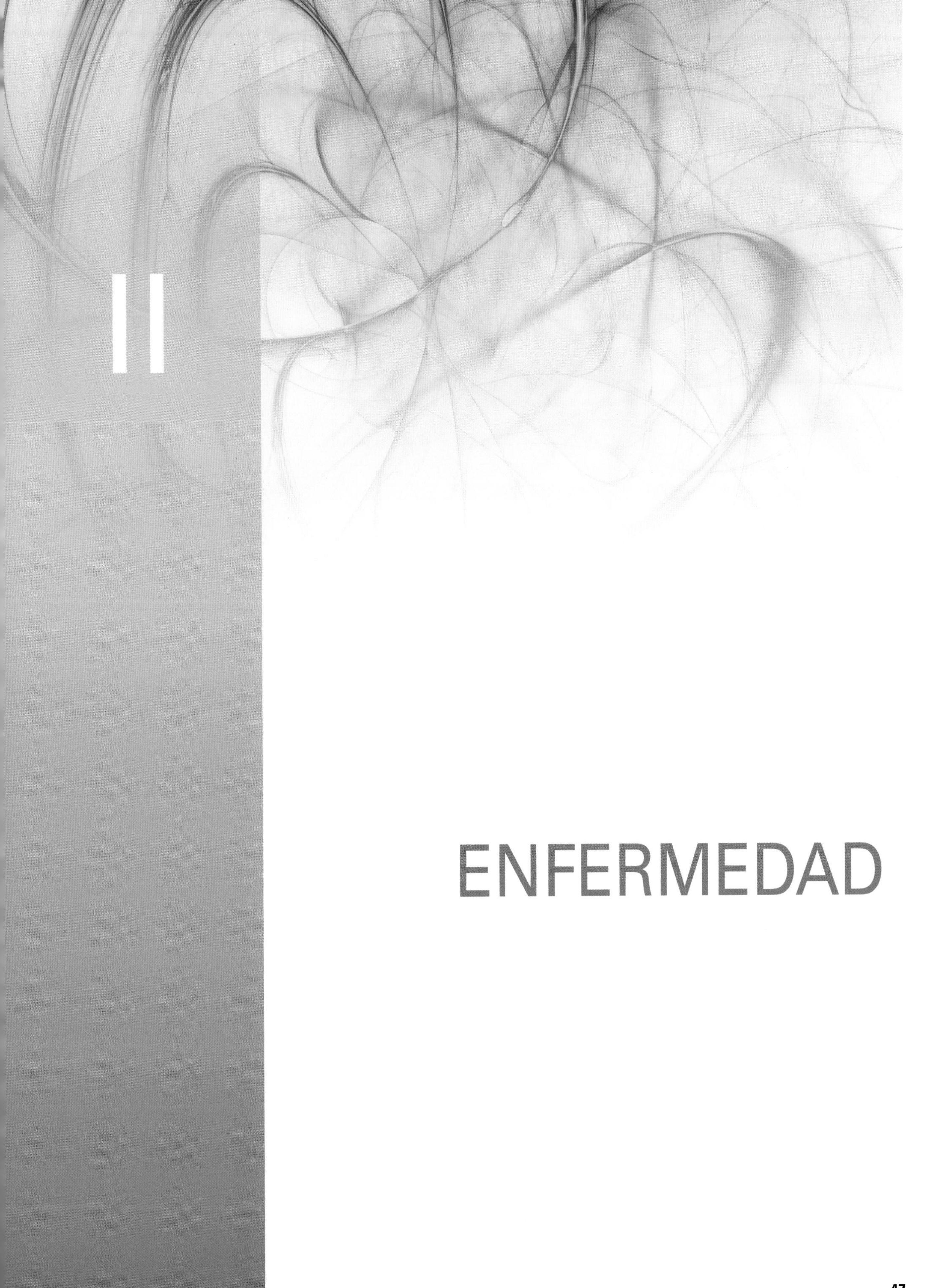

II

ENFERMEDAD

ENFERMEDADES CARDIOVASCULARES

ANEURISMA AÓRTICO

Un *aneurisma aórtico* es el ensanchamiento anómalo de la parte ascendente, transversal o descendente de la aorta. El aneurisma de la aorta ascendente es el tipo más frecuente y conlleva la mortalidad más alta. Por lo general, un aneurisma aórtico abdominal se presenta en el espacio entre las arterias renales y las ramas iliacas.

Etiología

Con frecuencia, un aneurisma aórtico es el resultado de la ateroesclerosis, que debilita la pared de la arteria y distiende poco a poco su luz. La causa exacta se desconoce, pero hay factores que contribuyen e incluyen:

- Edad y antecedentes familiares
- Infección micótica (aneurismas micóticos) de los segmentos descendente y del arco aórticos
- Válvula aórtica bicúspide
- Malformaciones congénitas, como la coartación de la aorta o el síndrome de Marfan
- Trastornos inflamatorios
- Traumatismos
- Sífilis
- Hipertensión (aneurisma disecante)
- Hábito tabáquico

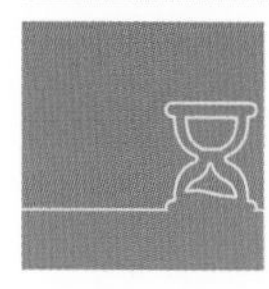

ALERTA POR EDAD

Los aneurismas de la aorta ascendente generalmente se observan en hombres hipertensos menores de 60 años. Los de la aorta descendente, que suelen encontrarse justo debajo del origen de la arteria subclavia, son más frecuentes en los hombres de edad avanzada con hipertensión arterial. También pueden presentarse en pacientes más jóvenes después de una lesión traumática del tórax o, menos a menudo, después de una infección.

Fisiopatología

Primero, los cambios degenerativos crean una debilidad focal en la capa muscular de la aorta (túnica media), que hace que la capa interna (túnica íntima) y la capa externa (túnica adventicia) se proyecten por distensión hacia la luz y el exterior, respectivamente. La proyección al exterior es el aneurisma. La presión de la sangre pulsátil a través de la aorta debilita de forma progresiva las paredes del vaso y el aneurisma aumenta de volumen. Conforme el vaso se dilata, aumenta la tensión de su pared, lo cual incrementa la presión arterial y dilata aún más el aneurisma.

Los aneurismas pueden ser *disecantes*, debidos a la separación hemorrágica dentro de la pared aórtica, por lo general, en la túnica media; *saculares*, por proyección al exterior de la pared arterial; o *fusiformes*, por ensanchamiento en huso que abarca toda la circunferencia aórtica.

Un *seudoaneurisma* se presenta cuando se lesiona la pared entera, con sangre contenida en los tejidos circundantes. En un momento dado se forma un saco y se comunica con una arteria o el corazón.

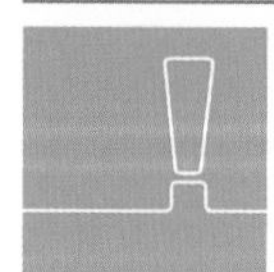

COMPLICACIONES

- Taponamiento cardíaco si se rompe el aneurisma
- Disección
- Rotura

Signos y síntomas

Aneurisma de aorta ascendente

- Dolor, el síntoma más habitual del aneurisma de la aorta torácica
- Bradicardia
- Soplo de insuficiencia aórtica
- Frote pericárdico (causado por hemopericardio)
- Intensidad desigual de los pulsos carotídeo derecho y radial izquierdo
- Diferencia de presión arterial entre los brazos derecho e izquierdo
- Distensión de las venas yugulares

Aneurisma de aorta descendente

- Dolor, generalmente de inicio súbito entre los omóplatos (puede irradiarse al pecho)
- Ronquera
- Disnea y estridor
- Disfagia
- Tos seca

Aneurisma abdominal

Aunque los aneurismas abdominales en general no producen síntomas, la mayoría se ve como una masa pulsátil en la zona periumbilical. Otros signos son:

- Soplo sistólico en la aorta
- Hipersensibilidad a la palpación profunda
- Dolor lumbar que se irradia hacia el flanco y la ingle

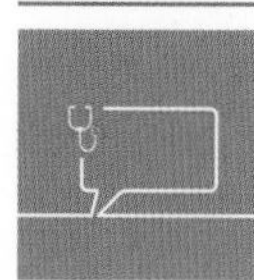

RECOMENDACIÓN CLÍNICA

Dolor causado por un aneurisma aórtico disecante:

- Puede describirse como "rasgante" o "desgarrante".
- Con frecuencia se irradia hacia la parte anterior de tórax, cuello, dorso o abdomen.
- Por lo general, tiene un comienzo súbito.

Resultados de las pruebas diagnósticas

- La ecocardiografía muestra el aneurisma y su tamaño.
- Las radiografías abdominales anteroposterior y lateral muestran calcificaciones en los aneurismas aórticos abdominales; las de tórax posteroanterior y oblicua, ensanchamiento de la aorta y el mediastino en los aneurismas de la aorta torácica.
- La tomografía computarizada (TC) muestra los efectos en los órganos circundantes.
- La aortografía muestra el tamaño y ubicación del aneurisma.
- El hemograma completo revela disminución de la concentración de hemoglobina.

- La ecografía abdominal permite detectar y vigilar la progresión del aneurisma aórtico abdominal (AAA).

Tratamiento

El aneurisma disecante aórtico es una urgencia que requiere intervención quirúrgica inmediata y medidas de estabilización. El tratamiento incluye:

- Antihipertensivos, como el nitroprusiato
- Agentes inotrópicos negativos para disminuir la fuerza contráctil
- Bloqueadores β-adrenérgicos
- Oxígeno para la dificultad respiratoria
- Opiáceos para el dolor
- Soluciones intravenosas (i.v.)
- Posiblemente, transfusiones de sangre completa

El tratamiento del AAA estable consiste en vigilancia y control estricto de la tensión arterial (TA) para impedir el aumento de volumen.

TIPOS DE ANEURISMAS AÓRTICOS

Aneurisma disecante

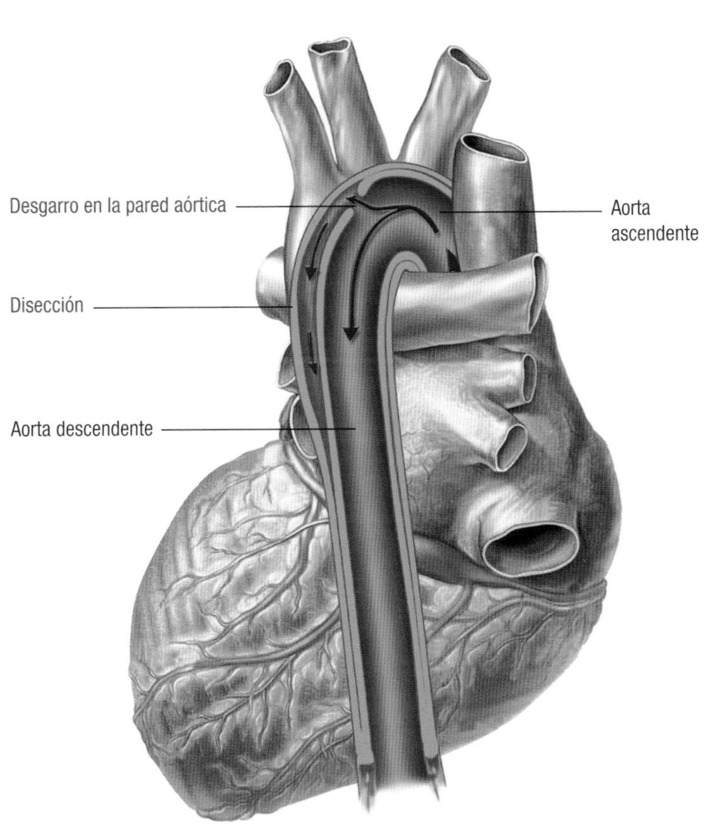

Aneurisma fusiforme

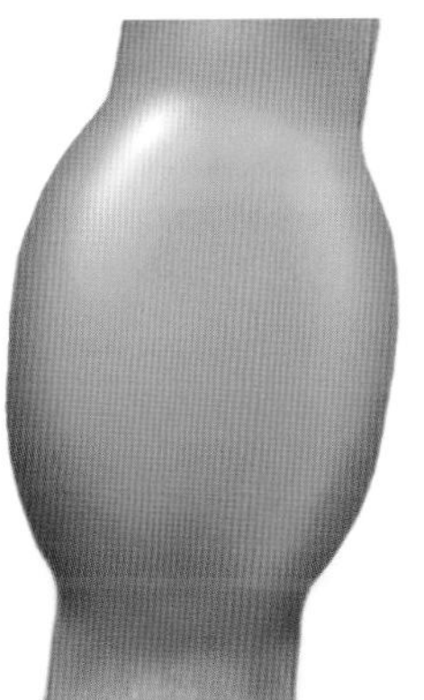

Seudoaneurisma

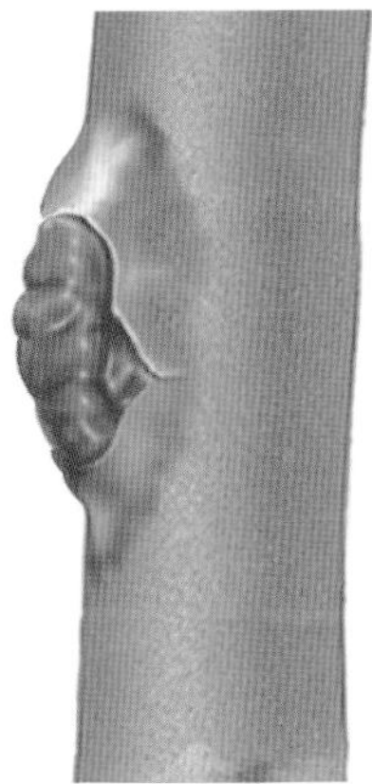

Aneurisma sacular

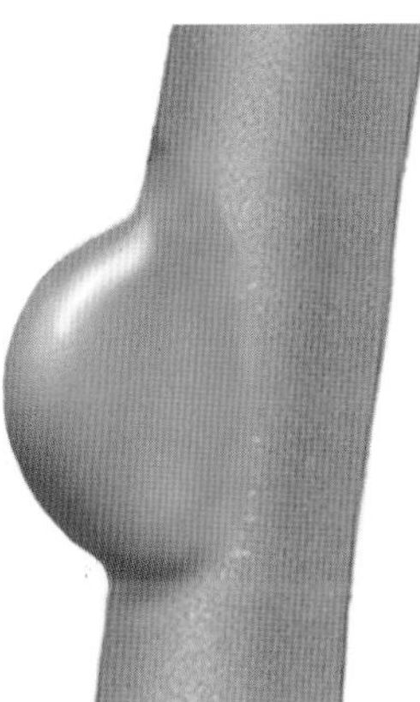

ARRITMIAS CARDÍACAS

Las *arritmias* son cambios anómalos en la conducción o automaticidad eléctricas y el ritmo del corazón. Las arritmias varían en gravedad, desde leves, que no producen síntoma alguno y no requieren tratamiento (como la arritmia sinusal, en la que la frecuencia cardíaca aumenta y disminuye con la respiración), hasta la fibrilación ventricular catastrófica, que exige la reanimación inmediata. Las arritmias generalmente se clasifican de acuerdo con su origen (ventriculares o supraventriculares). Su efecto sobre el gasto cardíaco y la presión arterial, parcialmente influenciado por el sitio de origen, determina su importancia clínica (*véase* el apéndice Tipos de arritmias cardíacas).

Etiología

Cada arritmia puede tener una causa específica. Las causas más frecuentes incluyen:

- Defectos congénitos
- Isquemia o infarto miocárdicos
- Enfermedad orgánica del corazón
- Toxicidad por fármacos
- Degeneración u obstrucción del tejido de conducción
- Afecciones del tejido conjuntivo
- Desequilibrios electrolíticos
- Hipertrofia del miocardio
- Desequilibrios acidobásicos
- Estrés emocional

ALERTA POR EDAD

Los cambios electrocardiográficos que se presentan con la edad incluyen:

- Intervalos PR, QRS y QT más prolongados
- Menor amplitud del complejo QRS
- Desplazamiento a la izquierda del eje QRS

Fisiopatología

Las alteraciones de automaticidad, reingreso o conducción pueden causar arritmias cardíacas. Una mayor automaticidad es resultado de la despolarización parcial, que puede aumentar la frecuencia intrínseca del nodo sinoauricular o marcapasos latentes, o puede inducir marcapasos ectópicos que alcanzan el umbral y despolarizan.

La isquemia o deformación causa el desarrollo de un circuito anormal dentro de las fibras de conducción. Aunque el flujo de corriente es bloqueado en una dirección dentro del circuito, el impulso descendente puede viajar en la dirección contraria. Cuando el impulso completa el circuito, el tejido antes despolarizado en su interior ya no es refractario a la estimulación; por lo tanto, ocurren arritmias.

Se presentan alteraciones de la conducción cuando los impulsos son demasiado rápidos o lentos.

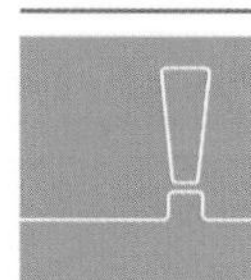

COMPLICACIONES

- Alteración del gasto cardíaco
- Paro cardíaco en ciertas arritmias
- Ictus en las arritmias auriculares prolongadas

Signos y síntomas

Los signos y síntomas de las arritmias son el resultado de un menor gasto cardíaco así como de la perfusión alterada de los órganos. Pueden incluir:

- Disnea
- Hipotensión
- Mareo, síncope y debilidad
- Dolor torácico
- Piel fría y pegajosa
- Grado de consciencia alterado
- Disminución del gasto urinario
- Palpitaciones

Resultados de las pruebas diagnósticas

- En el electrocardiograma (ECG) se detectan arritmias, así como isquemia e infartos, al mostrar intervalos prolongados o abreviados, ondas T altas o bajas, contracciones prematuras o ausencia de ondas.
- Los análisis de sangre muestran anomalías de electrólitos, como hipercalemia o hipocalemia e hipermagnesemia o hipomagnesemia, así como la toxicidad por fármacos.
- Los análisis de gasometría arterial revelan anomalías acidobásicas, como acidemia o alcalemia.
- La monitorización Holter y su registro en cinta muestran la presencia de arritmias.
- Las pruebas de esfuerzo permiten detectar arritmias inducidas por el ejercicio.
- Las pruebas electrofisiológicas identifican el mecanismo de una arritmia y la ubicación de vías accesorias; también permiten evaluar la eficacia de los fármacos antiarrítmicos, la ablación por radiofrecuencia y la de cardioversores-desfibriladores implantables (CDI).

Tratamiento

Se siguen los protocolos o las pautas terapéuticas específicas para cada arritmia. El tratamiento, por lo general, se centra en el problema subyacente y puede incluir:

- Medicamentos antiarrítmicos
- Corrección de electrólitos
- Oxígeno
- Corrección del equilibrio acidobásico
- Cardioversión
- Ablación por radiofrecuencia
- CDI
- Marcapasos
- Reanimación cardiopulmonar

SITIOS DE ARRITMIAS CARDÍACAS FRECUENTES

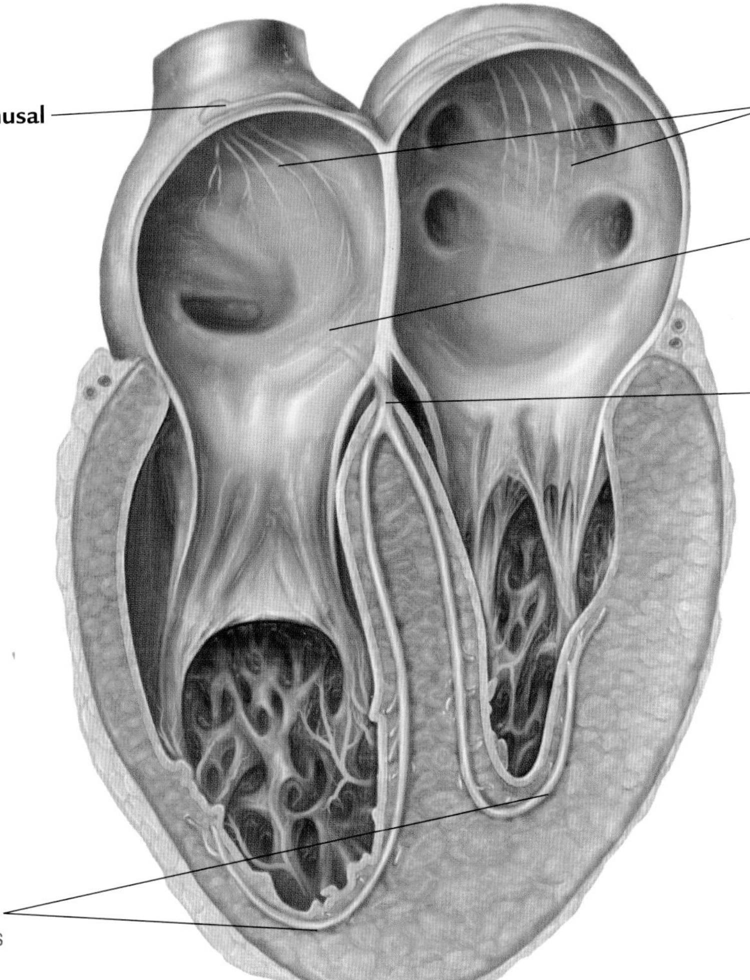
Arritmia del nodo sinusal
• Bloqueo sinoauricular
• Bradicardia sinusal
• Taquicardia sinusal
Arritmias auriculares
• Contracción auricular prematura
• Fibrilación auricular
• Aleteo auricular
Bloqueos auriculoventriculares (AV)
• Bloqueo AV de primer grado
• Bloqueo AV de segundo grado
• Bloqueo AV de tercer grado
Arritmia de unión
• Ritmo de unión
Arritmias ventriculares
• Contracciones ventriculares prematuras
• Fibrilación ventricular
• Taquicardia ventricular

TAPONAMIENTO CARDÍACO

El *taponamiento cardíaco* es un aumento rápido, sin control, de la presión en el saco pericárdico que comprime al corazón, altera el llenado diastólico y limita el gasto cardíaco. El aumento de la presión generalmente resulta de la acumulación de sangre o líquido en el saco pericárdico (derrame pericárdico). Incluso una pequeña cantidad de líquido (50-100 mL) puede causar un taponamiento grave si se acumula con rapidez.

Etiología

- Idiopático
- Por derrame (debido a cáncer, infecciones bacterianas, tuberculosis y, rara vez, fiebre reumática aguda)
- Hemorragia, traumática o no
- Pericarditis vírica o posradiación
- Insuficiencia renal crónica que requiere diálisis
- Reacción farmacológica (procainamida, hidralazina, minoxidil, isoniazida, penicilina o daunorrubicina)
- Taponamiento inducido por heparina o warfarina
- Afecciones del tejido conjuntivo
- Después de intervenciones quirúrgicas cardíacas
- Infarto de miocardio (IM) agudo
- Pericarditis

Fisiopatología

En el taponamiento cardíaco, la acumulación progresiva de líquido en el saco pericárdico causa compresión de las cámaras del corazón. Esta compresión impide el llenado de los ventrículos y reduce la cantidad de sangre que puede bombear el corazón con cada contracción.

Cada vez que se contraen los ventrículos, se acumula más líquido en el saco pericárdico. Esto limita aún más la cantidad de sangre que puede llenar los ventrículos, en especial el izquierdo, durante el siguiente ciclo cardíaco.

La cantidad de líquido necesario para causar el taponamiento cardíaco varía mucho; puede ser tan escaso como 50-100 mL, cuando se acumula con rapidez, o más de 2 000 mL cuando se acumula de manera lenta y el pericardio se distiende para adaptarse. El pronóstico es inversamente proporcional a la cantidad de líquido acumulado.

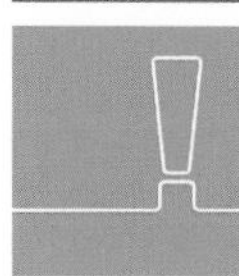

COMPLICACIONES

- Disminución del gasto cardíaco
- Choque cardiógeno
- Muerte si no se trata

Signos y síntomas

- Presión venosa central (PVC) elevada con distensión de las venas yugulares
- Ruidos cardíacos poco perceptibles o sordos
- Pulso paradójico (la presión arterial sistólica disminuye con la inspiración)
- Diaforesis y piel fría, pegajosa
- Ansiedad, inquietud y síncope
- Cianosis
- Pulso débil y rápido
- Tos, disnea, ortopnea y taquipnea

RECOMENDACIÓN CLÍNICA

El taponamiento cardíaco tiene tres características clásicas, conocidas como *tríada de Beck*, que incluyen:

- PVC elevada con distensión de las venas yugulares
- Ruidos cardíacos poco perceptibles o sordos
- Pulso paradójico

Resultados de las pruebas diagnósticas

- Las radiografías de tórax muestran un mediastino ligeramente ensanchado y posible cardiomegalia. La silueta cardíaca puede tener un aspecto en forma de cáliz.
- En el ECG se detecta un complejo QRS de baja amplitud y alternancia eléctrica, un cambio latido a latido en la amplitud de la onda P, el complejo QRS y la onda T. Se observa elevación general del segmento ST en todas las derivaciones.
- La cateterización de la arteria pulmonar detecta aumento de la presión auricular derecha, presión diastólica ventricular derecha y PVC.
- La ecocardiografía muestra un derrame pericárdico con signos de compresión ventricular y auricular derecha.

Tratamiento

- Oxígeno complementario
- ECG continuo y vigilancia hemodinámica
- Pericardiocentesis
- Pericardiectomía
- Resección de una porción o la totalidad del pericardio (ventana pericárdica)
- Ensayo de carga de volumen con soluciones cristaloides
- Fármacos inotrópicos, como dopamina o isoproterenol
- Lesión postraumática (puede requerirse transfusión de sangre, toracotomía para drenar el líquido que se reacumula o reparación de sitios con hemorragia)
- Taponamiento inducido por heparina (con el antagonista de la heparina sulfato de protamina para detener la hemorragia)
- Taponamiento inducido por warfarina (con vitamina K para detener la hemorragia)

TAPONAMIENTO CARDÍACO

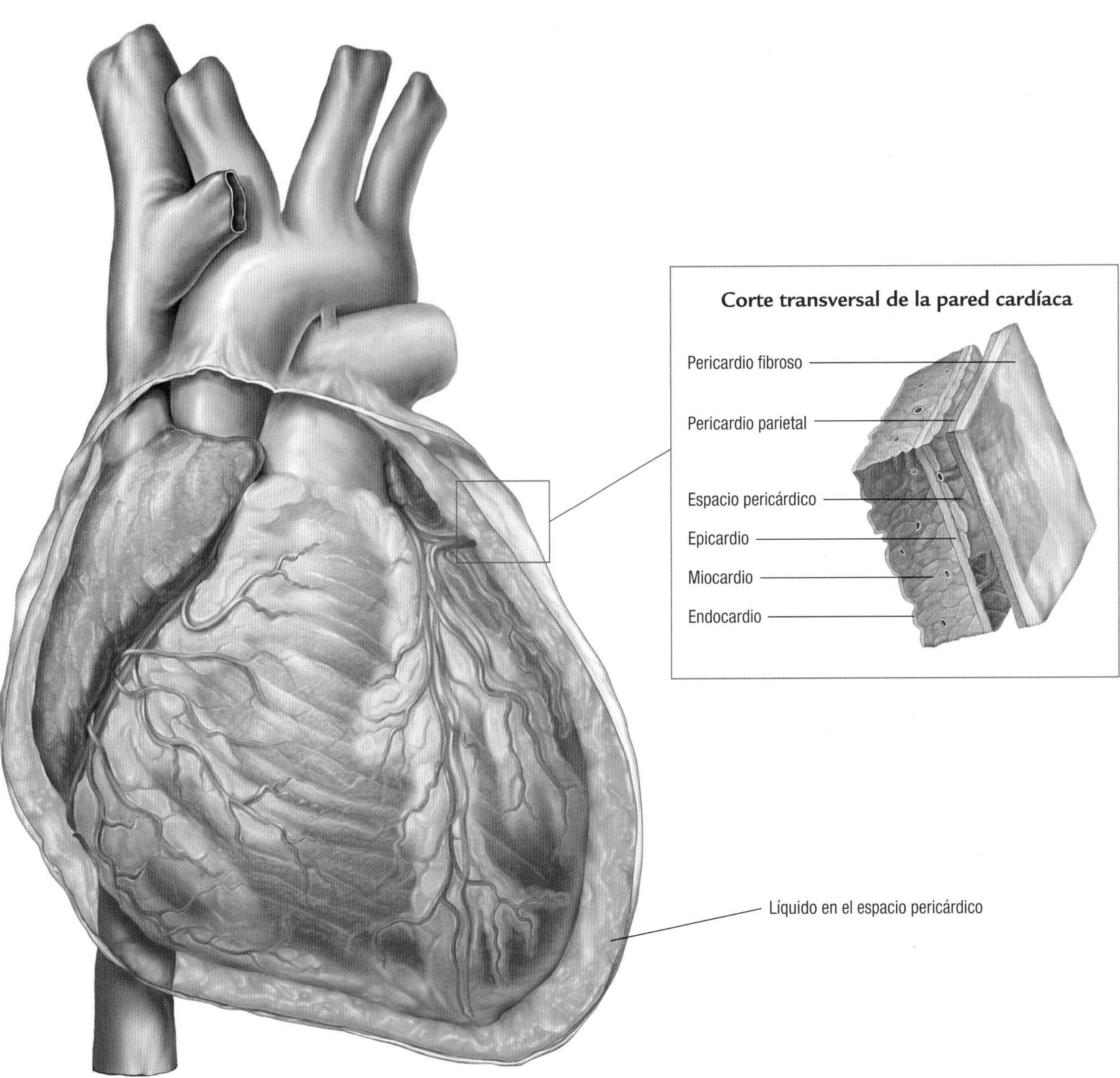

MIOCARDIOPATÍA

La miocardiopatía se clasifica como dilatada, hipertrófica o restrictiva.

La *miocardiopatía dilatada* resulta del daño a las fibras del miocardio; la pérdida del tono muscular dilata visiblemente las cuatro cámaras del corazón, dándole una forma globular.

La *miocardiopatía hipertrófica* se caracteriza por un engrosamiento desproporcionado y asimétrico del tabique interventricular, así como hipertrofia ventricular izquierda.

La *miocardiopatía restrictiva* se caracteriza por el engrosamiento y restricción del llenado ventricular por disminución de la distensibilidad ventricular, fibrosis y engrosamiento endocárdicos. Cuando es grave, resulta irreversible.

Etiología

La mayoría de los pacientes con miocardiopatía presentan su forma idiopática, pero en algunos es secundaria a estas posibles causas:

- Infecciones víricas
- Hipertensión crónica
- Cardiopatía isquémica o enfermedad valvular
- Quimioterapia
- Efectos cardiotóxicos de fármacos o alcohol
- Enfermedad metabólica, como diabetes o tiroidopatías

Fisiopatología

En la miocardiopatía dilatada, el daño extenso de las fibras miocárdicas reduce la contractilidad del ventrículo izquierdo. Conforme la función sistólica disminuye, el volumen sistólico, la fracción sistólica y el gasto cardíaco descienden.

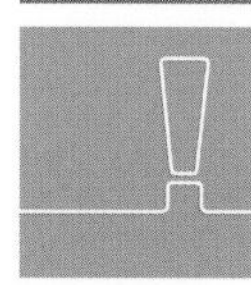

COMPLICACIONES

- Insuficiencia cardíaca
- Émbolos
- Síncope
- Muerte súbita

En la miocardiopatía hipertrófica, la hipertrofia del ventrículo izquierdo y el tabique interventricular obstruye la salida del ventrículo izquierdo. El corazón compensa el gasto cardíaco disminuido (causado por obstrucción de la salida) mediante el aumento de la velocidad y fuerza de las contracciones. El ventrículo hipertrofiado se torna rígido e incapaz de relajarse y llenarse durante la diástole. Conforme disminuye el volumen ventricular izquierdo y se eleva la presión de llenado, también lo hace la presión venosa pulmonar, lo que causa disnea y congestión venosa.

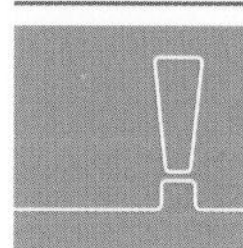

COMPLICACIONES

- Hipertensión pulmonar
- Insuficiencia cardíaca
- Muerte súbita

En la miocardiopatía restrictiva, la hipertrofia del ventrículo izquierdo y la fibrosis endocárdica limitan la contracción del miocardio y su vaciado durante la sístole, así como la relajación y el llenado ventriculares durante la diástole. Como resultado, el gasto cardíaco disminuye.

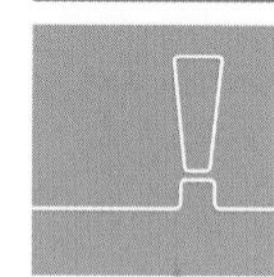

COMPLICACIONES

- Insuficiencia cardíaca
- Arritmias
- Émbolos
- Muerte súbita

Signos y síntomas

- Disnea
- Edema periférico
- Fatiga
- Aumento agudo de peso
- Tos y congestión
- Náuseas
- Distensión abdominal
- Palpitaciones
- Síncope
- Dolor torácico
- Taquicardia

Resultados de las pruebas diagnósticas

- Las radiografías de tórax muestran *cardiomegalia*, un aumento del tamaño del corazón.
- La ecocardiografía revela dilatación y disfunción o hipertrofia ventriculares izquierdas, y un tabique intraventricular grueso, asimétrico. También puede cuantificar el gradiente de salida del ventrículo izquierdo en la miocardiopatía hipertrófica.
- El cateterismo cardíaco muestra dilatación y disfunción ventricular izquierdas, presiones de llenado elevadas del ventrículo izquierdo y, por lo general, del derecho, con disminución del gasto cardíaco.
- La gammagrafía con talio suele mostrar defectos de perfusión miocárdica.
- El cateterismo cardíaco revela presión diastólica ventricular izquierda terminal elevada y, posiblemente, insuficiencia mitral.
- El ECG por lo general exhibe hipertrofia ventricular izquierda y anomalías del segmento ST y la onda T; ondas Q en las derivaciones II, III y aV_F, y en V_4 a V_6; hemibloqueo anterior izquierdo; desviación del eje a la izquierda, y arritmias ventriculares y auriculares.

Tratamiento

- Eliminar el proceso patológico subyacente
- Control de las arritmias
- Inhibidores de la enzima convertidora de angiotensina, diuréticos, digoxina (no se utiliza en la miocardiopatía hipertrófica), hidralazina, dinitrato de isosorbida, bloqueadores β-adrenérgicos, antiarrítmicos y anticoagulantes
- Revascularización
- Reparación o reemplazo de la válvula
- Trasplante de corazón
- Modificaciones del estilo de vida, como dejar de fumar, evitar el alcohol, una dieta baja en grasa y sal, y restricción de líquidos
- Miotomía o miectomía ventricular
- Reparación o reemplazo de la válvula mitral
- Aplicación de un desfibrilador, con o sin marcapasos biventricular

TIPOS DE MIOCARDIOPATÍA

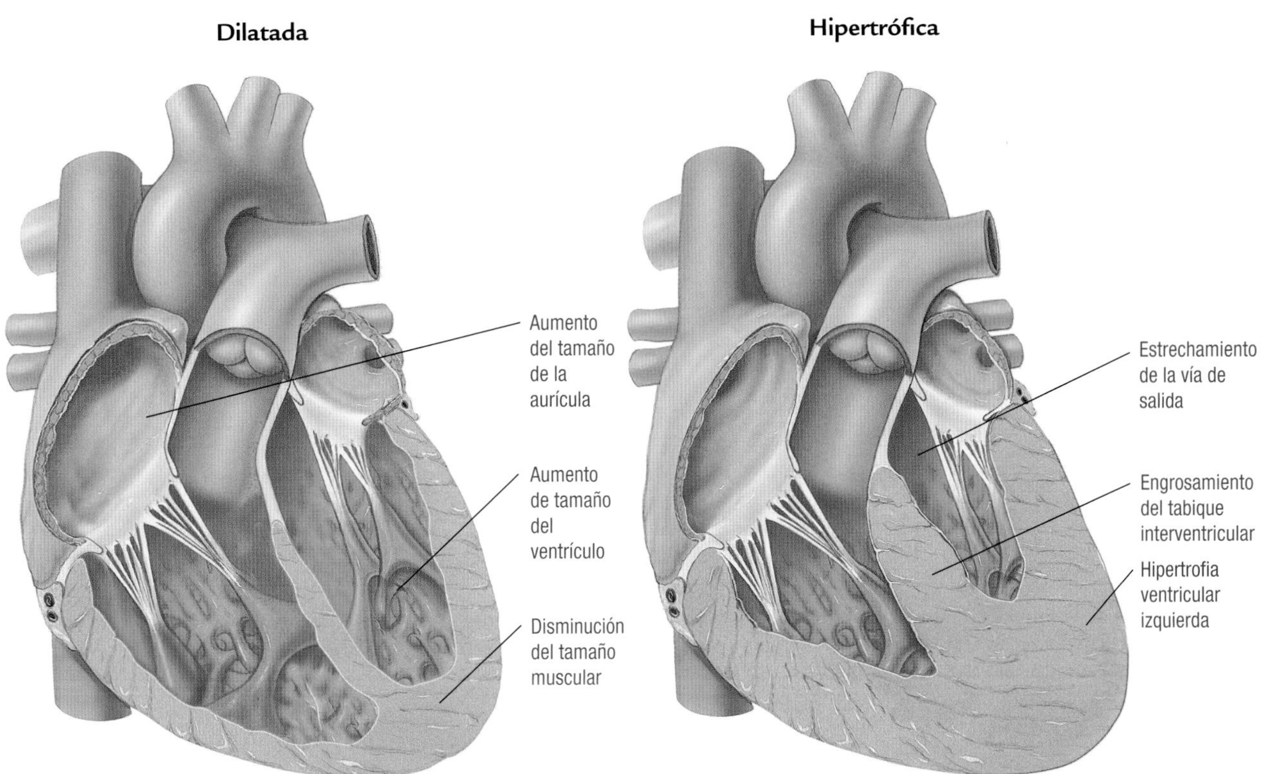
Dilatada
Aumento del tamaño de la aurícula
Aumento de tamaño del ventrículo
Disminución del tamaño muscular
Hipertrófica
Estrechamiento de la vía de salida
Engrosamiento del tabique interventricular
Hipertrofia ventricular izquierda

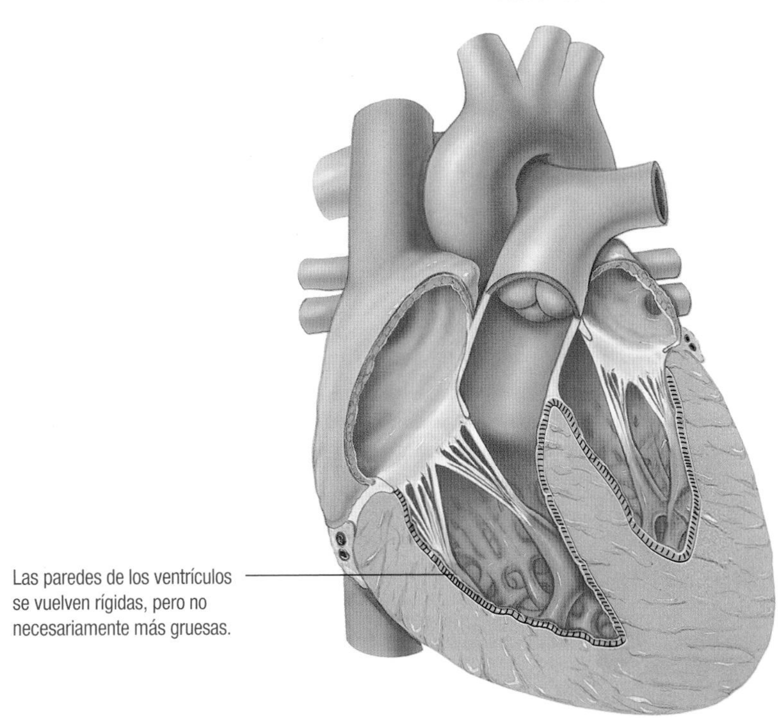
Restrictiva
Las paredes de los ventrículos se vuelven rígidas, pero no necesariamente más gruesas.

DEFECTOS CONGÉNITOS

Los defectos congénitos más frecuentes del corazón son: comunicación interauricular, coartación de la aorta, persistencia del conducto arterioso (PCA), tetralogía de Fallot, transposición de grandes arterias y comunicación interventricular (CIV). Las causas de estos defectos aún se desconocen, aunque algunos tienen asociaciones clínicas específicas.

COMUNICACIÓN INTERAURICULAR

Una abertura entre las aurículas izquierda y derecha permite el flujo sanguíneo desde la aurícula izquierda hasta la derecha, en lugar de la aurícula al ventrículo izquierdos. La comunicación interauricular (CIA) se asocia con el síndrome de Down.

Fisiopatología

La sangre se desvía de la aurícula izquierda a la derecha debido a que su presión por lo general es mayor que la de la derecha. Esta diferencia fuerza grandes cantidades de sangre a pasar por un defecto, que causa sobrecarga de volumen de las cavidades cardíacas derechas, afectando a la aurícula y el ventrículo derechos y las arterias pulmonares. Finalmente, la aurícula derecha aumenta de volumen y el ventrículo derecho se dilata para acoplarse al volumen creciente de sangre. Si se desarrolla hipertensión de las arterias pulmonares, puede haber aumento de la resistencia vascular pulmonar e hipertrofia ventricular derecha.

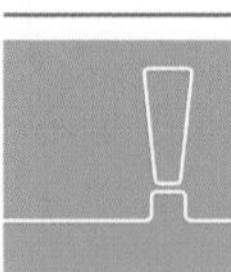

COMPLICACIONES
- Insuficiencia cardíaca derecha
- Anomalías del ritmo cardíaco
- Hipertensión pulmonar

Signos y síntomas

- Fatiga
- Soplo de temprano a mesosistólico y otro diastólico de tono bajo
- R_2 fijo, ampliamente dividido
- Chasquido sistólico o soplo sistólico tardío en el ápice
- Acropaquia y cianosis con derivación de derecha a izquierda
- Pulsación palpable de la arteria pulmonar

COARTACIÓN DE LA AORTA

Se refiere a un estrechamiento de la aorta, en general justo por debajo de la arteria subclavia izquierda, cerca del sitio donde el ligamento arterioso une la arteria pulmonar y la aorta. La coartación de la aorta se asocia con el síndrome de Turner y anomalías congénitas de la válvula aórtica.

Fisiopatología

La coartación de la aorta puede desarrollarse como resultado del espasmo y la constricción del músculo liso conforme se cierra el conducto arterioso. Posiblemente, este tejido contráctil se extienda dentro de la pared aórtica, causando su estenosis. El proceso obstructivo causa hipertensión en las ramas de la aorta por encima de la constricción, e hipotensión en el vaso debajo de la constricción.

El flujo sanguíneo restringido en la aorta aumenta la carga de presión del ventrículo izquierdo y causa dilatación de la porción proximal del vaso e hipertrofia del ventrículo.

Conforme la sangre oxigenada sale del ventrículo izquierdo, una parte viaja a través de las ramas de la arteria aorta proximales a la coartación. Si hay PCA, la sangre restante viaja a través de la coartación, se mezcla con la sangre desoxigenada proveniente de la PCA y se dirige a los miembros inferiores. Si el conducto arterioso está cerrado, las miembros inferiores y la parte baja del cuerpo deben depender sólo de la sangre que circula a través de la coartación.

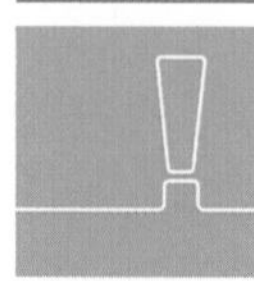

COMPLICACIONES
- Rotura de la aorta
- Ictus
- Aneurisma cerebral

Signos y síntomas

- Insuficiencia cardíaca
- Claudicación e hipertensión
- Dolor de cabeza, vértigo y epistaxis
- Mayor presión arterial en los miembros superiores
- Miembros superiores normales y los inferiores cianóticos
- Pulsos femorales ausentes o disminuidos
- Posible soplo
- Mayor desarrollo de tórax y miembros superiores

PERSISTENCIA DEL CONDUCTO ARTERIOSO

El *conducto arterioso* es un vaso sanguíneo fetal que comunica la arteria pulmonar con la aorta descendente en un punto apenas distal a la arteria subclavia izquierda. Por lo general, el conducto se cierra días a semanas después del nacimiento, pero en la PCA, la luz permanece abierta. Ello crea una desviación de sangre de izquierda a derecha, de la aorta a la arteria pulmonar, y causa la recirculación de la sangre arterial por los pulmones. La PCA se asocia con parto prematuro, síndrome de rubéola, coartación de la aorta, comunicación interventricular y estenosis pulmonar y aórtica.

Fisiopatología

Por lo general, el conducto arterioso se cierra con la primera respiración del recién nacido, pero puede tardar hasta 3 meses.

En la PCA, la resistencia relativa en la vasculatura pulmonar y sistémica, y las dimensiones del conducto, determinan la cantidad de sangre que se desvía de izquierda a derecha. Debido al aumento de la presión aórtica, la sangre oxigenada se desvía de la aorta por el conducto arterioso a la arteria pulmonar. La sangre regresa a las cavidades izquierdas del corazón y es bombeada por la aorta de nuevo.

El retorno venoso pulmonar causa presión de llenado y carga de trabajo más altas en las cavidades cardíacas izquierdas, así como hipertrofia ventricular izquierda e insuficiencia cardíaca.

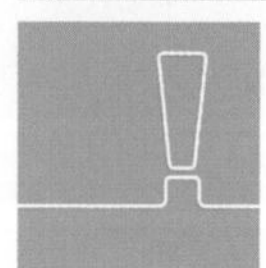

COMPLICACIONES
- Hipertensión pulmonar crónica
- Cianosis
- Insuficiencia cardíaca izquierda

Comunicación interauricular

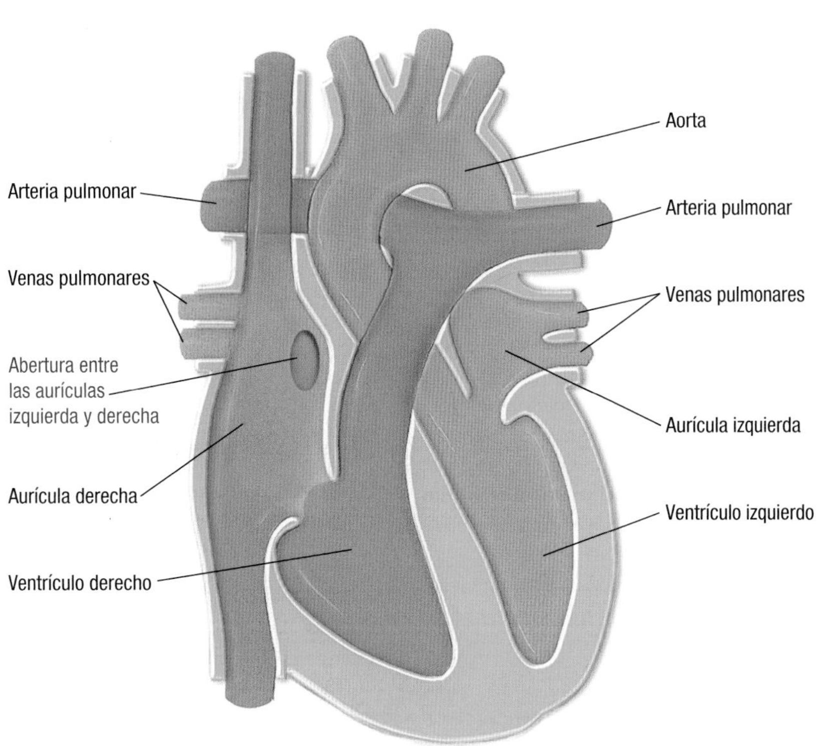

Coartación de la aorta

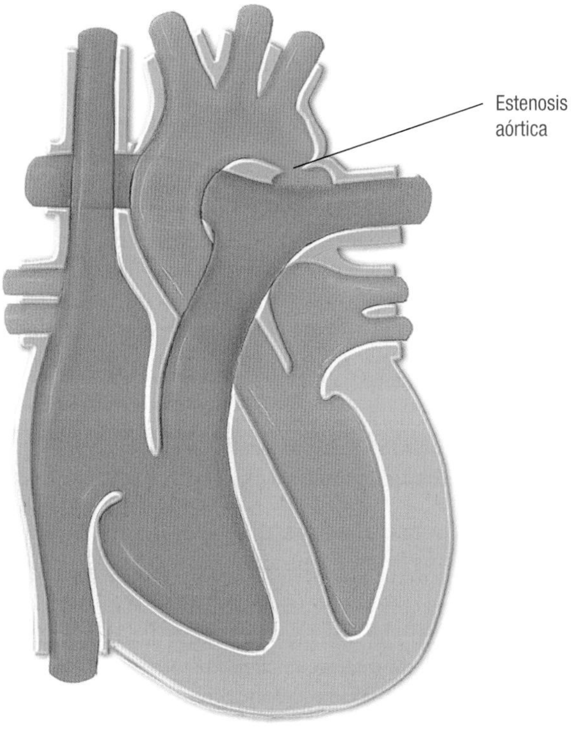

Estenosis aórtica

Persistencia del conducto arterioso

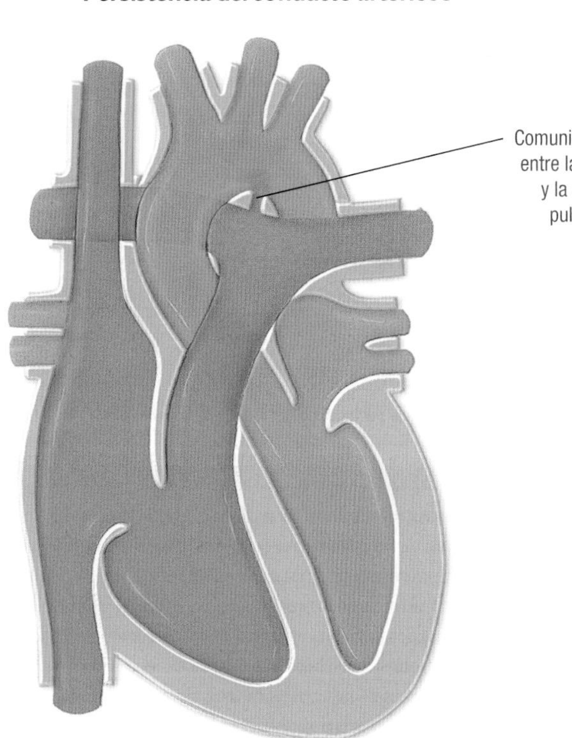

Signos y síntomas

- Dificultad respiratoria y signos de insuficiencia cardíaca en lactantes
- Soplo de Gibson
- Roce palpable (*thrill*) en el borde esternal izquierdo
- Impulso ventricular izquierdo prominente
- Pulso de Corrigan
- Ampliación de la presión de pulso
- Desarrollo motor lento y retraso del crecimiento

TETRALOGÍA DE FALLOT

La *tetralogía de Fallot* es una combinación de cuatro defectos cardíacos: CIV, obstrucción de la vía de salida del ventrículo derecho, hipertrofia ventricular derecha y aorta cabalgada (encima de la CIV). Este defecto se asocia con los síndromes alcohólico fetal y de Down.

Fisiopatología

La sangre venosa no oxigenada que ingresa en las cavidades cardíacas derechas puede pasar a través de la CIV al ventrículo izquierdo, sin llegar a los pulmones, o entrar a la arteria pulmonar, según su grado de estenosis. La CIV suele estar en la vía de salida del ventrículo derecho y, por lo general, es suficientemente grande para permitir la igualación de las presiones ventriculares derecha e izquierda. Sin embargo, el cociente de resistencia vascular sistémica/estenosis pulmonar afecta la dirección y la magnitud de derivación de flujo a través de la CIV.

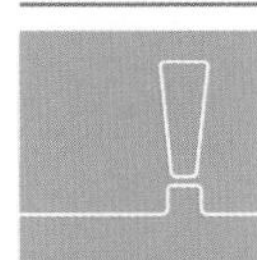

COMPLICACIONES
- Endocarditis
- Ictus

Signos y síntomas

- Cianosis o crisis "azules" (espasmo del sollozo)
- Acropaquia, menor tolerancia del ejercicio, disnea de esfuerzo, retardo del crecimiento y dificultades alimentarias
- Postura en cuclillas para aminorar la dificultad respiratoria
- Soplo sistólico fuerte y soplo continuo del defecto
- Frémito (*thrill*) en el borde esternal izquierdo
- Impulso ventricular derecho y esternón prominente en parte inferior

TRANSPOSICIÓN DE LAS GRANDES ARTERIAS

La aorta nace del ventrículo derecho y la arteria pulmonar del izquierdo; ello origina dos sistemas circulatorios no comunicantes. Este defecto se asocia con la CIV, sola o con estenosis pulmonar, CIA y PCA.

Fisiopatología

La arteria pulmonar transpuesta lleva sangre oxigenada de regreso a los pulmones, y no a las cavidades izquierdas del corazón. La aorta transpuesta devuelve sangre no oxigenada a la circulación sistémica, y no a la pulmonar. La comunicación entre las circulaciones pulmonar y sistémica es necesaria para la supervivencia. En los recién nacidos con transposición aislada, la sangre sólo se mezcla en el agujero oval permeable y en la PCA, causando la mezcla leve de sangre sistémica no oxigenada con la pulmonar oxigenada. En los recién nacidos con defectos cardíacos concomitantes, hay una mayor mezcla de sangre.

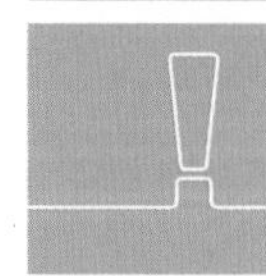

COMPLICACIONES
- Insuficiencia cardíaca
- Arritmias

Signos y síntomas

- Hipoxemia, cianosis, taquipnea y disnea
- Ritmo de galope, taquicardia, hepatomegalia y cardiomegalia
- Soplos de CIA, CIV o PCA; R_2 de tono alto
- Menor tolerancia al ejercicio, fatiga y acropaquia

COMUNICACIÓN INTERVENTRICULAR

La *CIV* es una abertura en el tabique entre los ventrículos que permite que la sangre se desvíe del ventrículo izquierdo al derecho. Sin embargo, casi siempre el defecto es pequeño y se cierra de manera espontánea. La CIV se asocia con el síndrome de Down y otras trisomías autosómicas, anomalías renales, prematuridad, síndrome alcohólico fetal, PCA y coartación de la aorta.

Fisiopatología

En los recién nacidos con CIV, el tabique no se ha cerrado por completo a las 8 semanas de gestación. La CIV se encuentra en la porción membranosa o muscular del tabique y varía en tamaño. En algunos casos el defecto se cierra de forma espontánea; en otros, el tabique está completamente ausente, lo que crea el ventrículo único.

La CIV no es evidente al momento del nacimiento, porque las presiones derecha e izquierda son casi iguales y la resistencia de la arteria pulmonar es alta. Los alvéolos aún no están completamente abiertos, por lo que la sangre no se desvía a través del defecto. Conforme la vasculatura pulmonar se relaja de forma gradual, entre 4 y 8 semanas después del nacimiento, la presión ventricular derecha disminuye y permite que la sangre se desvíe del ventrículo izquierdo al derecho. Al principio, las grandes derivaciones por CIV causan hipertrofia auricular y ventricular izquierdas.

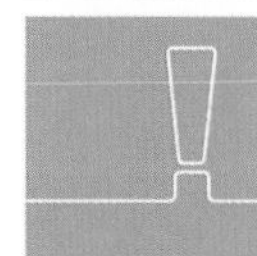

COMPLICACIONES
- Hipertrofia ventricular izquierda
- Insuficiencia cardíaca
- Endocarditis

Signos y síntomas

- Retraso del crecimiento
- Soplo sistólico fuerte, áspero (a lo largo del borde esternal izquierdo en el tercer o cuarto espacio intercostal) y frémito
- Componente pulmonar de tono alto ampliamente escindido de R_2
- Choque de la punta desplazado a la izquierda o abajo
- Cara anterior del tórax prominente, cianosis y acropaquia
- Aumento de volumen de hígado, corazón y bazo
- Diaforesis, taquicardia y respiraciones rápidas con gruñido

Resultados de las pruebas diagnósticas

- Radiografía de tórax: revela cardiomegalia y agrandamiento ventricular y aórtico.
- ECG: normal, con hipertrofia ventricular o desviación del eje.
- Ecocardiografía: detecta presencia y tamaño de un defecto.
- Ecocardiografía fetal: revela defectos antes del nacimiento.
- Cateterismo cardíaco: confirma el diagnóstico y la lesión.

- Análisis de gasometría arterial: muestra hipoxemia y alteraciones acidobásicas.
- Septostomía con balón auricular (para la transposición de las grandes arterias).

Tratamiento

- Intervención quirúrgica
- Fármacos, como diuréticos, inhibidores de la enzima convertidora de angiotensina, indometacina (para la PCA) y prostaglandinas
- Oxigenoterapia
- Profilaxis con antibióticos
- Septostomía con balón auricular (para la transposición de las grandes arterias)
- Tratamiento de las complicaciones

DEFECTOS CONGÉNITOS DEL CORAZÓN *(continuación)*

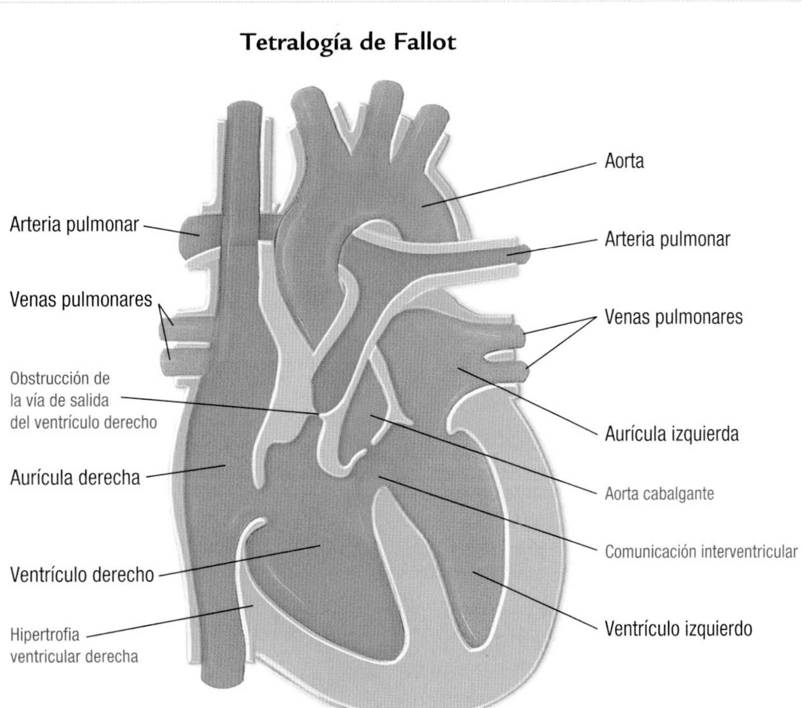

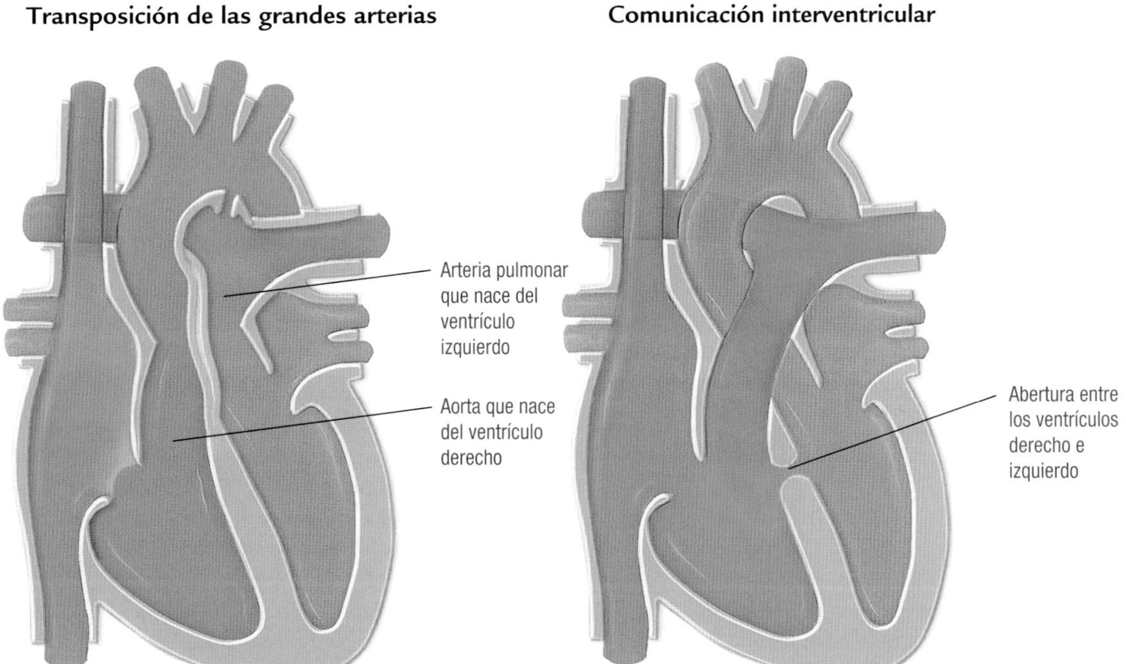

ARTERIOPATÍA CORONARIA

La *arteriopatía coronaria* (AC) es resultado de la estenosis gradual de las arterias coronarias debido a ateroesclerosis. El efecto primario de la AC es un menor suministro de oxígeno y nutrientes al miocardio por disminución de la irrigación sanguínea.

ALERTA POR EDAD

El riesgo de AC después de los 40 años es del 49% para los hombres y del 32% para las mujeres. Conforme aumenta la edad de la mujer, su riesgo es mayor.

Etiología

- Ateroesclerosis (la más frecuente)
- Aneurisma disecante
- Vasculitis infecciosa
- Sífilis
- Anomalías congénitas
- Radiación de tórax

Fisiopatología

Las placas grasas fibrosas ocluyen las arterias coronarias de manera progresiva, lo cual reduce el volumen de sangre que conducen y lleva a isquemia del miocardio.

A medida que progresa la ateroesclerosis, la disminución del calibre de la luz vascular se acompaña de cambios que afectan la capacidad de vasodilatación. El consiguiente equilibrio precario entre oferta y demanda de oxígeno del miocardio lo pone en riesgo de lesión distal. Cuando la demanda de oxígeno excede lo que el vaso enfermo puede suministrar, el resultado es una isquemia miocárdica localizada.

Las células del miocardio se tornan isquémicas en los 10 s siguientes a la oclusión de las arterias coronarias. La isquemia transitoria causa cambios reversibles a nivel celular y tisular, con depresión de la función del miocardio. En algunos minutos, la privación de oxígeno obliga al miocardio a pasar del metabolismo aerobio al anaerobio, con acumulación de ácido láctico y disminución del pH celular. Sin intervención, esta secuencia de acontecimientos puede llevar a la lesión o necrosis del tejido.

La combinación de hipoxia, la menor disponibilidad de energía y la acidosis deterioran la función ventricular izquierda con rapidez. Conforme las fibras se vuelven incapaces de acortarse de forma normal, la fuerza de las contracciones y la velocidad del flujo de sangre en la región miocárdica afectada ya no son adecuadas. Por otra parte, el movimiento de la pared en el área isquémica se vuelve anómalo y en cada contracción se expulsa menos sangre desde el corazón. Restaurar el flujo sanguíneo a través de las arterias coronarias restablece la contractilidad y el metabolismo aerobio.

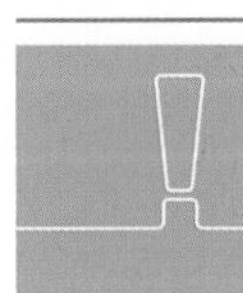

COMPLICACIONES

- Angina de pecho
- Infarto de miocardio (IM)
- Paro cardíaco

Signos y síntomas

- Angina de pecho (dolor que se puede describir como ardoroso, opresivo o de rigidez, el cual se irradia hacia el brazo izquierdo, el cuello, la mandíbula o el omóplato)
- Náuseas y vómitos
- Extremidades pálidas y frías
- Diaforesis por estimulación simpática
- Fatiga y disnea
- Xantelasma (depósitos de grasa en los párpados)

ALERTA POR EDAD

El adulto mayor con AC puede cursar asintomático por deterioro de la respuesta simpática a la isquemia. En un adulto mayor activo, la disnea y la fatiga son dos señales clave de isquemia.

Resultados de las pruebas diagnósticas

- Cambios isquémicos en el ECG durante el episodio anginoso.
- Pruebas de esfuerzo: detectan cambios del segmento ST durante el ejercicio o el estrés farmacológico.
- Angiografía coronaria: muestra ubicación y grado de obstrucción o estenosis de la arteria, circulación colateral y condición distal.
- Pueden obtenerse imágenes de la perfusión miocárdica con talio-201 o tecnecio-99m durante el ejercicio en caminadora para detectar zonas isquémicas del miocardio.
- Ecocardiografía de esfuerzo: muestra movimiento anómalo de la pared en las zonas isquémicas.
- El haz electrónico de la tomografía computarizada permite identificar depósitos de calcio en las arterias coronarias.
- Cateterismo cardíaco: muestra la obstrucción en las arterias coronarias.
- Análisis de lípidos: muestran cifras elevadas de colesterol.

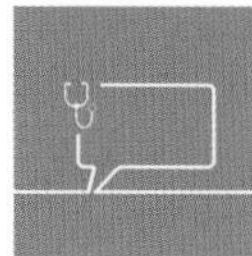

RECOMENDACIÓN CLÍNICA

El lipidograma consta de estos componentes:

- Lipoproteínas de baja densidad (LDL, *low density lipoprotein*): "malas", transportan la mayor parte de las moléculas de colesterol.
- Lipoproteínas de alta densidad (HDL, *high density lipoprotein*): "buenas", eliminan lípidos de las células.
- Apolipoproteína B: principal componente de las LDL.
- Apolipoproteína A-1: principal componente de las HDL.
- Lipoproteína a: una de las más aterogénicas.

Tratamiento

- Tratamiento farmacológico: inhibidores de la enzima convertidora de angiotensina, trombolíticos, diuréticos, inhibidores de glucoproteínas IIb/IIIa, nitratos y β-adrenérgicos, o antagonistas del calcio; antiagregantes plaquetarios, hipolipemiantes y antihipertensivos.
- Cirugía para injerto de derivación de arterias coronarias (IDAC).
- La operación quirúrgica de "ojo de cerradura", o mínimamente invasiva, es una alternativa al IDAC tradicional.
- Angioplastia y colocación de endoprótesis.
- Aterectomía.
- Modificaciones del estilo de vida para limitar la progresión de la AC: dejar de fumar, hacer ejercicio con regularidad, mantener el peso corporal ideal y una dieta baja en grasa y sodio.

ARTERIAS CORONARIAS

Aorta

Arteria coronaria izquierda

Arteria circunfleja

Arteria marginal izquierda

Arteria diagonal

Arteria interventricular anterior

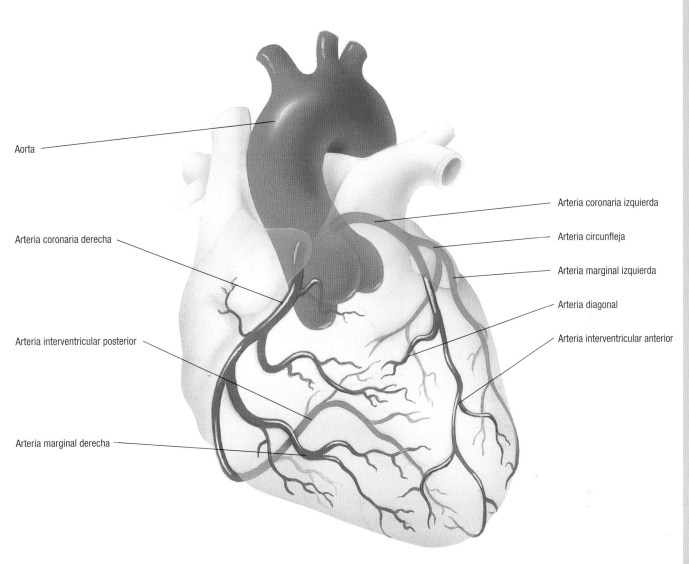

Arteria coronaria derecha

Arteria interventricular posterior

Arteria marginal derecha

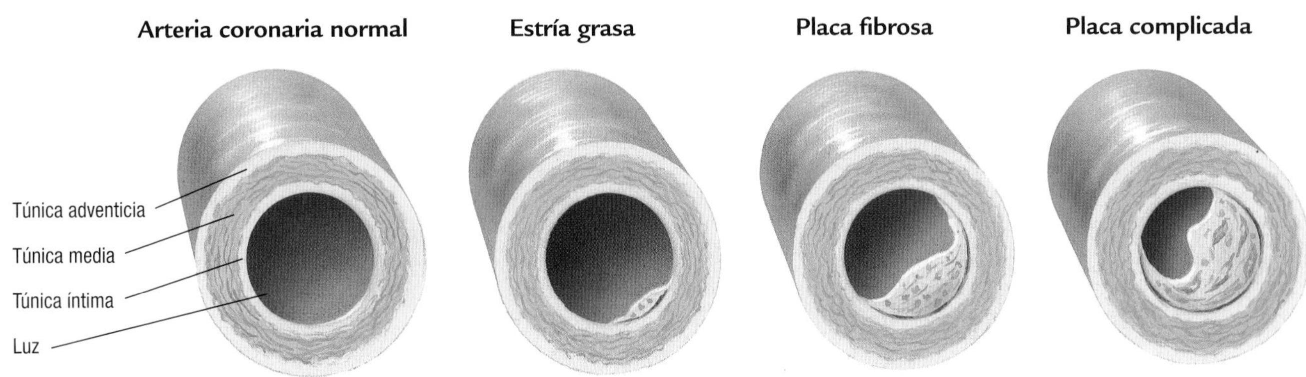

TROMBOSIS VENOSA PROFUNDA

La *trombosis venosa profunda* (TVP) es una alteración aguda caracterizada por la inflamación y la formación de trombos que afecta las venas profundas de los miembros inferiores. Sin tratamiento, esta afección suele ser progresiva y llevar a una embolia pulmonar, potencialmente mortal. Por lo general, la TVP comienza sólo con inflamación localizada (flebitis), la cual causa la rápida formación de trombos. Rara vez, se presenta sin inflamación asociada de la vena.

Etiología

- Idiopática
- Daño endotelial
- Aceleración de la coagulación sanguínea
- Disminución del flujo sanguíneo, estasis
- Tríada de Virchow

Factores de riesgo predisponentes

- Reposo prolongado en cama
- Traumatismo, en especial la fractura de cadera
- Intervenciones quirúrgicas, en especial de cadera, rodilla o ginecológicas
- Parto
- Anticonceptivos hormonales, como los de estrógenos
- Edad mayor de 40 años
- Obesidad
- Cáncer

Fisiopatología

Se forma un trombo cuando una alteración del revestimiento epitelial ocasiona la agregación plaquetaria y el subsiguiente atrapamiento por fibrina de eritrocitos, leucocitos y plaquetas adicionales. La formación del trombo es más rápida en zonas donde el flujo sanguíneo es más lento, porque aumenta el contacto entre las plaquetas y se acumula trombina. El trombo en rápida expansión inicia un proceso inflamatorio químico en el epitelio vascular, que conduce a la fibrosis (con estrechamiento de los vasos sanguíneos). El coágulo creciente puede ocluir la luz del vaso de manera parcial o total, o puede desprenderse, volverse un émbolo y alojarse en otro lugar de la circulación sistémica.

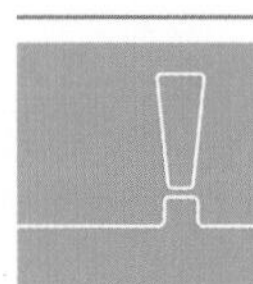

COMPLICACIONES

- Embolia pulmonar
- Insuficiencia venosa crónica

Signos y síntomas

- Varían según el sitio y la longitud de la vena afectada (puede no producir síntoma alguno)
- Dolor o hipersensibilidad
- Fiebre y escalofríos
- Malestar general
- Edema (el unilateral es el más frecuente y puede ser el único signo de trombosis venosa profunda)
- Enrojecimiento y calor en la zona afectada
- Vena palpable
- Venas superficiales más visibles
- Linfadenitis

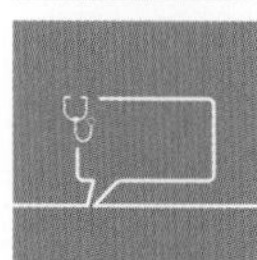

RECOMENDACIÓN CLÍNICA

Algunos pacientes pueden presentar signos de inflamación.

Resultados de las pruebas diagnósticas

- Ecografía Doppler doble: muestra un flujo sanguíneo lento.
- Pletismografía de impedancia: muestra una diferencia en la presión arterial entre los miembros superiores e inferiores.
- Flebografía de impedancia: muestra una disminución del flujo sanguíneo.
- Estudios de coagulación: señalan un tiempo de protrombina elevado en presencia de un estado de hipercoagulabilidad.
- Pueden identificarse deficiencias de factores de la coagulación en los análisis de sangre.
- La exploración por TC es más precisa para detectar la presencia de TVP.

Tratamiento

Los objetivos del tratamiento son controlar el desarrollo del trombo, prevenir las complicaciones, aliviar el dolor y prevenir las recidivas. El tratamiento incluye:

- Reposo en cama con elevación de la extremidad afectada
- Compresas húmedas calientes sobre la zona afectada
- Analgésicos
- Medias compresivas
- Anticoagulantes (inicialmente, heparina; más tarde, warfarina), de importancia máxima
- Estreptocinasa
- De ligadura simple a plicatura o engrapado de la vena
- Embolectomía e inserción de un filtro o endoprótesis de tipo paraguas en la vena cava

Venas profundas del miembro inferior

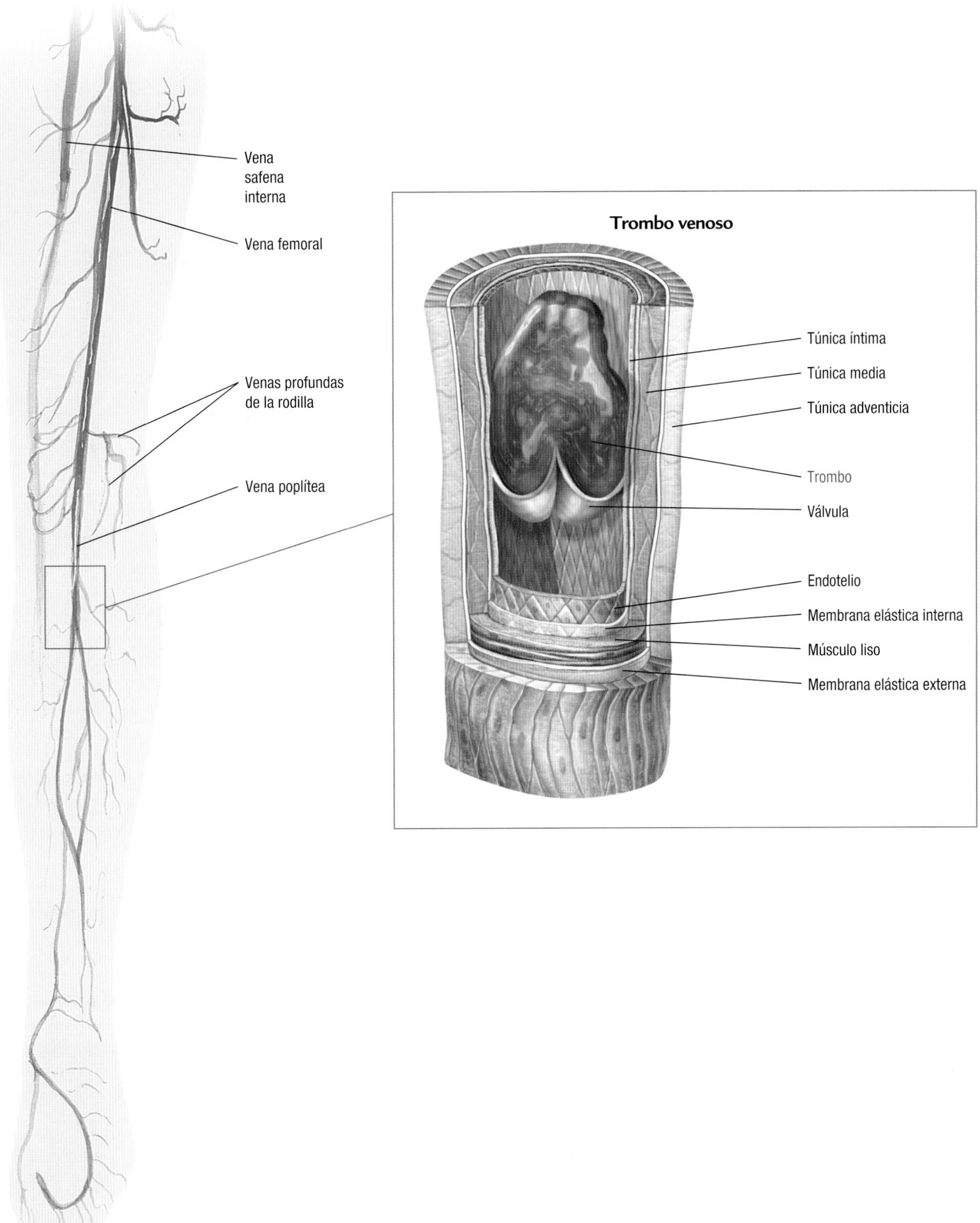

ENDOCARDITIS

La *endocarditis*, también conocida como *endocarditis infecciosa* o *bacteriana*, es una infección del endocardio, las válvulas o las prótesis cardíacas como resultado de la invasión bacteriana o micótica.

Etiología

- Abuso de drogas i.v.
- Válvulas cardíacas protésicas
- Prolapso de la válvula mitral
- Cardiopatía reumática

Otras afecciones predisponentes

- Anomalías congénitas (coartación de la aorta y tetralogía de Fallot)
- Estenosis valvular aórtica y subaórtica
- Comunicación interventricular
- Estenosis pulmonar
- Síndrome de Marfan
- Cardiopatía degenerativa
- Sífilis
- Antecedente de endocarditis
- Embarazo
- Catéteres arteriovenosos para diálisis

Endocarditis de válvula natural (sin abuso de drogas i.v.)

- Especies de *Streptococcus*, sobre todo *Streptococcus viridans*
- Estafilococos
- Enterococos
- Hongos (rara vez)

Abuso de drogas i.v.

- *Staphylococcus aureus*
- Estreptococos
- Enterococos
- Bacilos gramnegativos
- Hongos

Endocarditis de válvula protésica (en los 60 días siguientes a su inserción)

- Infección estafilocócica
- Microorganismos aerobios gramnegativos
- Hongos
- Estreptococos
- Enterococos
- Difteroides

Fisiopatología

En la endocarditis, la bacteriemia (incluso cuando es transitoria después de procedimientos odontológicos o urogenitales) introduce el microorganismo patógeno al torrente sanguíneo. Esta infección causa agregación de fibrina y plaquetas en el tejido de la válvula cardíaca y endocitosis de bacterias u hongos de la circulación, que proliferan y forman crecimientos vegetativos friables, a manera de verrugas, en las válvulas, el revestimiento endocárdico de las cavidades cardíacas o el epitelio de un vaso sanguíneo.

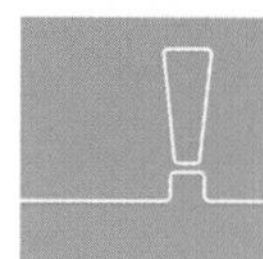

COMPLICACIONES

- Insuficiencia cardíaca izquierda
- Estenosis valvular
- Erosión miocárdica
- Insuficiencia valvular
- Acontecimientos embólicos (ictus, trombosis arterial) por embolia de vegetaciones

Signos y síntomas

- Malestar general, debilidad y fatiga
- Disminución de peso y anorexia
- Artralgias
- Fiebre intermitente, sudores nocturnos y escalofríos
- Insuficiencia valvular
- Fuerte soplo de regurgitación
- Cambios súbitos de un soplo o uno nuevo en presencia de fiebre
- Infarto esplénico, dolor abdominal en el cuadrante superior izquierdo que se irradia al hombro homolateral y rigidez abdominal
- Infarto renal, hematuria, piuria, dolor de flanco y disminución del gasto urinario
- Infarto cerebral, hemiparesia, afasia y otros déficits neurológicos
- Infarto pulmonar, tos, dolor pleurítico, frote pleural, disnea y hemoptisis
- Oclusión vascular periférica, entumecimiento y hormigueo en un brazo, pierna, dedo de la mano o del pie

Resultados de las pruebas diagnósticas

- Los hemocultivos positivos permiten identificar el microorganismo causal.

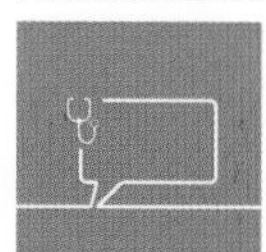

RECOMENDACIÓN CLÍNICA

Tres o más hemocultivos en un período de 24-48 h (cada uno de un sitio de venopunción separado) permiten identificar el microorganismo causal en hasta el 90% de los pacientes. Deben extraerse muestras para hemocultivos de tres sitios diferentes, con al menos 1-3 h de intervalo.

- El hemograma muestra recuentos normales o elevados de leucocitos.
- El frotis de sangre muestra histiocitos (macrófagos) anómalos.
- Velocidad de sedimentación globular elevada.
- Los análisis en busca de anemia revelan que hay una normocítica, normocrómica.
- El análisis de orina muestra proteinuria y hematuria microscópica.
- El factor reumatoide sérico es positivo en aproximadamente la mitad de los pacientes después de que la endocarditis persiste durante 6 semanas.
- La ecocardiografía (particularmente cuando es transesofágica) permite identificar lesiones valvulares.
- El electrocardiograma muestra fibrilación auricular u otras arritmias.
- La radiografía de tórax muestra la presencia de embolia pulmonar.

Tratamiento

- Penicilina y un aminoglucósido, por lo general, gentamicina.

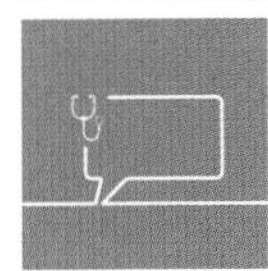

RECOMENDACIÓN CLÍNICA

Todo paciente susceptible a la endocarditis, como aquellos con defectos valvulares u otro factor predisponente, debe recibir profilaxis con antibióticos antes de procedimientos dentales u otros invasivos.

- Reposo en cama.
- Antiinflamatorio no esteroideo (AINE) o paracetamol para la fiebre y el dolor.
- Suficiente ingesta de líquidos.
- Cirugía correctiva si se presenta insuficiencia cardíaca refractaria o daño en las estructuras del corazón.
- Reemplazo de la válvula protésica infectada.

CAMBIOS DE LOS TEJIDOS EN LA ENDOCARDITIS

Pared cardíaca normal

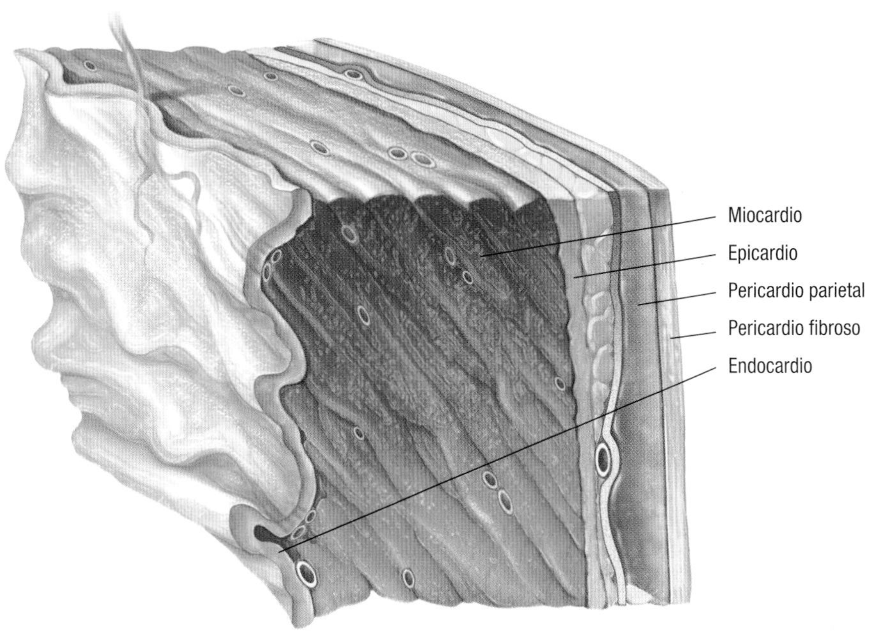

Endocarditis

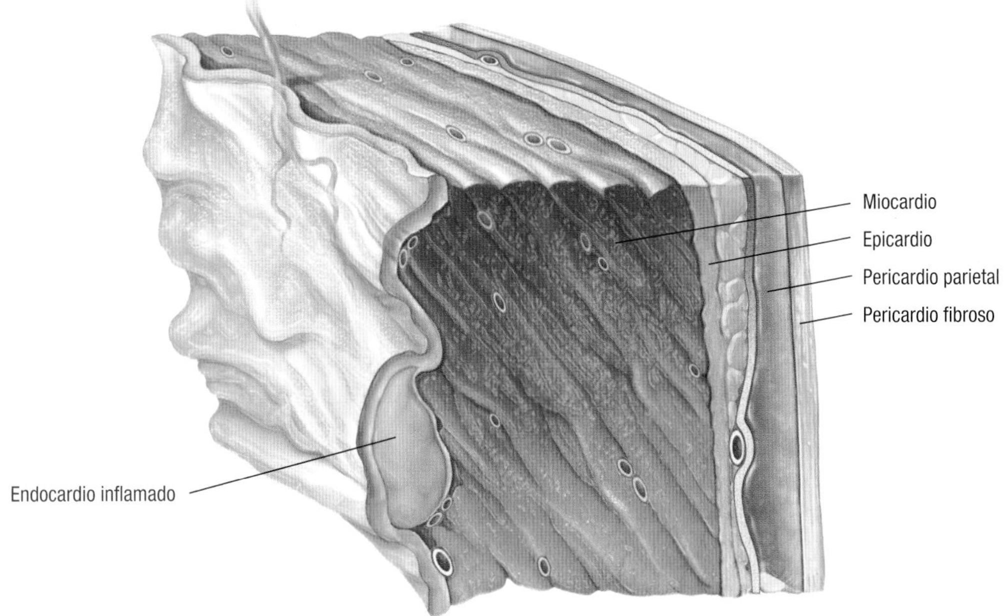

INSUFICIENCIA CARDÍACA

La *insuficiencia cardíaca*, un síndrome más que una enfermedad, se presenta cuando el corazón no puede bombear suficiente sangre para satisfacer las necesidades metabólicas del cuerpo. La insuficiencia cardíaca produce sobrecarga de los volúmenes intravascular e intersticial y mala perfusión de los tejidos.

Etiología

Función anómala del músculo cardíaco

- Infarto agudo de miocardio
- Miocardiopatía

Volumen ventricular izquierdo anómalo

- Insuficiencia valvular
- Estados de gasto alto (anemia crónica, fístula arteriovenosa, tirotoxicosis, embarazo, septicemia e hipervolemia)

Presión ventricular izquierda anómala

- Hipertensión
- Hipertensión pulmonar
- Enfermedad pulmonar obstructiva crónica (EPOC)
- Estenosis de las válvulas aórtica o pulmonar

Llenado ventricular izquierdo anómalo

- Estenosis de la válvula mitral
- Estenosis de la válvula tricúspide
- Pericarditis constrictiva
- Fibrilación auricular
- Hipertensión

Fisiopatología

La insuficiencia cardíaca puede clasificarse según el lado del corazón afectado o el ciclo cardíaco involucrado:

- *Insuficiencia cardíaca izquierda.* Reducción de la función contráctil ventricular izquierda. El gasto cardíaco disminuye y la sangre retrocede hacia la aurícula izquierda y después hacia los pulmones.
- *Insuficiencia cardíaca derecha.* Función contráctil ventricular derecha ineficaz. La sangre retrocede hacia la aurícula derecha y la circulación periférica.
- *Disfunción sistólica.* El ventrículo izquierdo no bombea suficiente sangre a la circulación sistémica durante la sístole; la fracción sistólica disminuye. La sangre retrocede a la circulación pulmonar, la presión se eleva en el sistema venoso pulmonar y baja el gasto cardíaco.
- *Disfunción diastólica.* El ventrículo izquierdo no puede relajarse y llenarse durante la diástole. El volumen sistólico decrece.

Todas las causas de insuficiencia cardíaca en un momento dado reducen el gasto cardíaco y desencadenan mecanismos que lo mejoran a expensas de un mayor trabajo ventricular.

- El aumento de la actividad simpática incrementa la resistencia vascular periférica, la contractilidad y frecuencia cardíacas, y el retorno venoso. También restringe el flujo sanguíneo a los riñones, causando secreción de renina, la cual convierte el angiotensinógeno en angiotensina I y II, un potente vasoconstrictor.
- La angiotensina causa que la corteza suprarrenal libere aldosterona, lo cual conduce a la retención de sodio y agua, y un aumento del volumen de sangre circulante. Si el mecanismo renal persiste sin control, puede agravar la insuficiencia cardíaca.
- El aumento del volumen telediastólico ventricular causa un aumento del trabajo y volumen sistólicos durante la contracción; ello distiende las fibras del miocardio. El músculo se distiende más allá de los límites óptimos y la contractilidad disminuye.

En la insuficiencia cardíaca, el cuerpo produce sustancias contrarreguladoras (prostaglandinas, factor natriurético auricular y péptido natriurético cerebral [BNP, *brain natriuretic peptide*]) para reducir los efectos negativos de la sobrecarga de volumen y vasoconstricción.

Cuando aumenta el volumen de sangre en los ventrículos, el corazón realiza las siguientes compensaciones:

- *A corto plazo*: conforme aumenta la longitud telediastólica de la fibra, el músculo ventricular se dilata y aumenta la fuerza de contracción.
- *A largo plazo*: la hipertrofia ventricular aumenta la capacidad del miocardio para contraerse e impulsar su volumen de sangre hacia la circulación.

Con la insuficiencia cardíaca, puede haber compensación por un tiempo prolongado antes de que se presenten signos y síntomas.

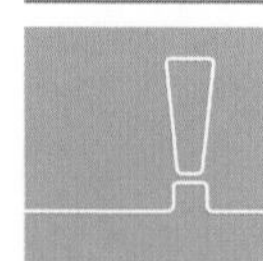

COMPLICACIONES

- Edema pulmonar
- Infarto de miocardio
- Disminución de la perfusión a los principales órganos

Signos y síntomas

Insuficiencia cardíaca izquierda

- Disnea, ortopnea y disnea paroxística nocturna
- Estertores y tos no productiva
- Hemoptisis
- Taquicardia; ruidos cardíacos R_3 y R_4
- Piel pálida y fría

Insuficiencia cardíaca derecha

- Distensión de las venas yugulares
- Hepatomegalia y reflujo hepatoyugular
- Dolor abdominal en el cuadrante superior derecho
- Anorexia, plenitud y náuseas
- Aumento de peso, edema, ascitis o anasarca
- Disnea, ortopnea y disnea paroxística nocturna

Resultados de las pruebas diagnósticas

- Las radiografías de tórax muestran un aumento de las marcas vasculares pulmonares, edema intersticial o derrame pleural, así como cardiomegalia.
- El ECG muestra hipertrofia, cambios isquémicos o infarto, y también puede revelar taquicardia y extrasístoles.
- El análisis del BNP, con una prueba en sangre, puede mostrar concentraciones elevadas.
- La ecocardiografía revela hipertrofia ventricular izquierda, dilatación y contractilidad anómalas; también puede mostrar anomalías valvulares así como incapacidad de relajación (disfunción diastólica).
- Por lo general, la vigilancia de la arteria pulmonar muestra hipertensión pulmonar, presión capilar en cuña de la arteria pulmonar (PCCAP) aumentada, presión diastólica terminal ventricular izquierda elevada en la insuficiencia izquierda y presión auricular derecha o presión venosa central incrementadas en la insuficiencia derecha.

- La ventriculografía con radionúclidos revela una fracción de eyección inferior al 40%; en la disfunción diastólica, la fracción de eyección puede ser normal.

Tratamiento

- Tratamiento de la causa subyacente si se conoce.
- Inhibidores de la enzima convertidora de angiotensina o antagonistas de los receptores de angiotensina (pacientes con disfunción ventricular izquierda), bloqueadores β-adrenérgicos específicos (pacientes con disfunción ventricular izquierda), diuréticos, digoxina, nitratos, morfina u oxígeno.
- Dobutamina, milrinona y nesiritida (por insuficiencia cardíaca resistente al tratamiento).
- Cambios del estilo de vida para reducir los factores de riesgo.
- Derivación quirúrgica de las arterias coronarias (cuando es causada por AC), angioplastia o trasplante de corazón.
- Desfribilador-cardioversor implantable profiláctico (con o sin marcapasos biventricular) en pacientes con fracción de eyección baja.

TIPOS DE INSUFICIENCIA CARDÍACA

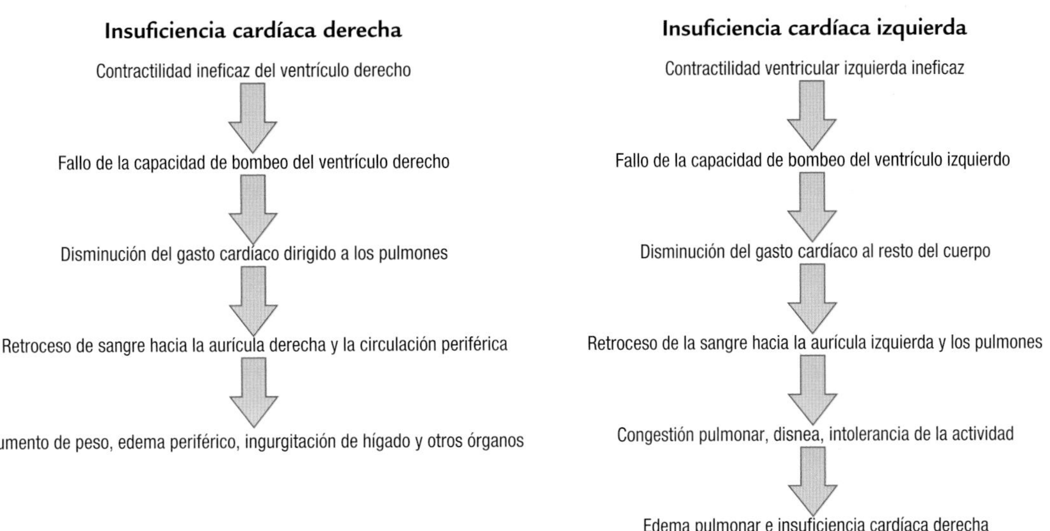

CIRCULACIÓN CARDÍACA NORMAL

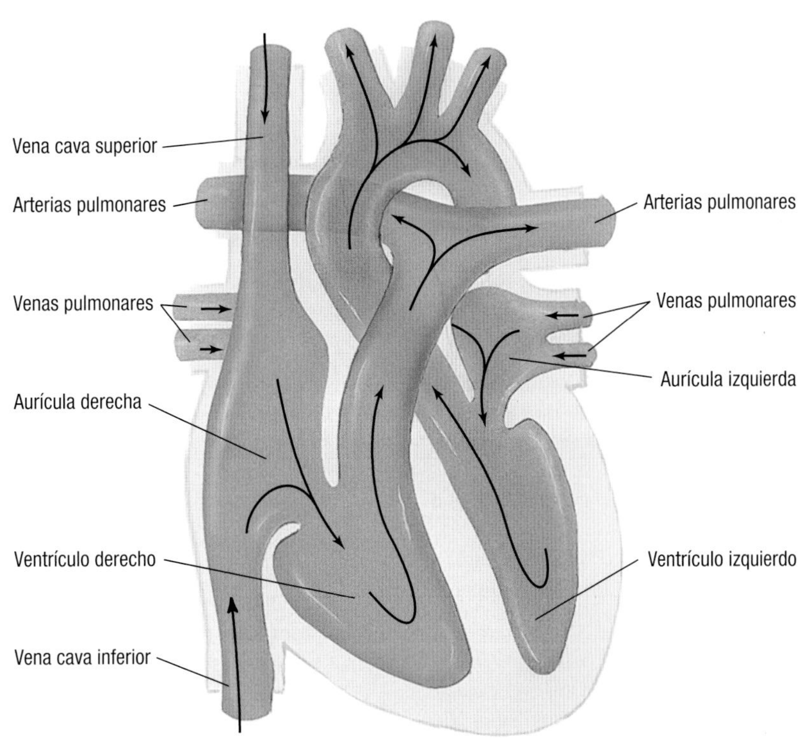

HIPERTENSIÓN

La *hipertensión* es una elevación en la presión arterial diastólica o sistólica que se clasifica en dos tipos principales: *primaria* (idiopática), que es la más frecuente, y *secundaria*, que resulta de una enfermedad renal u otra causa identificable. La *hipertensión maligna* es una forma grave y fulminante de cualquier tipo.

Etiología

Factores de riesgo para la hipertensión primaria

- Antecedentes familiares
- Edad avanzada
- Etnicidad (más frecuente en la población negra)
- Obesidad
- Hábito tabáquico
- Ingesta alta de sodio o grasas saturadas
- Consumo excesivo de alcohol
- Estrés y sedentarismo

Etiología de la hipertensión secundaria

- Exceso de renina
- Deficiencias de minerales (calcio, potasio y magnesio)
- Diabetes mellitus
- Coartación de la aorta
- Estenosis de la arteria renal o enfermedad parenquimatosa del riñón
- Tumor cerebral, cuadriplejía y lesión cefálica
- Feocromocitoma, síndrome de Cushing e hiperaldosteronismo
- Disfunción de las glándulas tiroides, hipófisis o paratiroides
- Anticonceptivos hormonales, cocaína, epoetina alfa, estimulantes simpáticos, inhibidores de la monoaminooxidasa con tiramina, estrógenos de restitución y AINE
- Embarazo

Fisiopatología

La presión arterial es producto de la resistencia periférica total y el gasto cardíaco. El gasto cardíaco aumenta por las alteraciones que incrementan la frecuencia cardíaca, el volumen sistólico o ambos. La resistencia periférica aumenta por factores que incrementan la viscosidad sanguínea o reducen el diámetro luminal de los vasos.

Varios mecanismos pueden conducir a la hipertensión, y se describen abajo. La causa de la hipertensión primaria es en gran parte desconocida, pero a continuación se señalan varios mecanismos que pueden llevar a ella:

- Cambios en el lecho arteriolar que causan aumento de la resistencia vascular periférica.
- Tono aumentado de forma anómala en el sistema nervioso simpático que se origina en sus centros vasomotores y causa un incremento de la resistencia vascular periférica.
- Volumen de sangre aumentado resultante de una disfunción renal u hormonal.
- Engrosamiento arteriolar causado por factores genéticos, el cual lleva a una mayor resistencia vascular periférica.
- Secreción anómala de renina, con formación de angiotensina II y la aldosterona resultante, la cual constriñe la arteriola y aumenta el volumen sanguíneo.

La hipertensión prolongada aumenta la carga de trabajo del corazón conforme se incrementa la resistencia a la sístole ventricular izquierda. Para aumentar la fuerza contráctil, el ventrículo izquierdo se hipertrofia, aumentando la demanda de oxígeno y la carga de trabajo cardíacas.

La fisiopatología de la hipertensión secundaria se relaciona con la enfermedad subyacente o el tratamiento farmacológico.

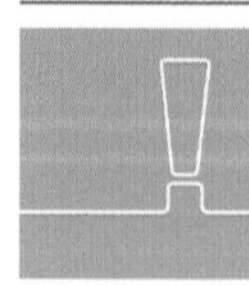

COMPLICACIONES

- Ictus
- Infarto de miocardio
- Insuficiencia cardíaca
- Arritmias
- Retinopatía
- Encefalopatía
- Insuficiencia renal

Signos y síntomas

- Por lo general, no produce ningún síntoma.
- La hipertensión se clasifica con lecturas en serie de la TA:
  - Prehipertensión: TA sistólica superior a 120 pero menor de 140 mm Hg o presión diastólica superior a 80 pero menor de 90 mm Hg.
  - Hipertensión de etapa 1: TA sistólica superior a 139 pero menor de 160 mm Hg o diastólica superior a 89 pero menor de 100 mm Hg.
  - Hipertensión de etapa 2: TA sistólica superior a 159 mm Hg o diastólica superior a 99 mm Hg.

El tratamiento de la hipertensión debe comenzar con base en las siguientes pautas (guías del 8th Joint National Committe [JNC-8]):

Mayor de 140/90 mm Hg en la población general

Mayor de 150/90 mm Hg en la población mayor de 60 años

Mayor de 140/90 mm Hg en los pacientes con diabetes sin importar la edad

- Cefalea occipital
- Epistaxis, posiblemente debido a la afección vascular
- Se presentan soplos (si la causa es una estenosis de la arteria renal se localizan en esa región)
- Mareos, confusión y fatiga
- Visión borrosa
- Nicturia
- Edema

Resultados de las pruebas diagnósticas

- Las mediciones seriadas de la TA muestran un aumento. Debe estar elevada en dos ocasiones separadas para llegar al diagnóstico de hipertensión.
- El análisis de orina muestra proteínas, cilindros, leucocitos o eritrocitos, lo cual sugiere enfermedad renal; catecolaminas, si se asocia con un feocromocitoma; o glucosa, que sugiere diabetes.
- La química sanguínea revela nitrógeno ureico en sangre elevado y creatinina sérica en una concentración que sugiere nefropatía o hipocalemia, índices de disfunción suprarrenal.
- La urografía excretora puede revelar atrofia renal, señal de nefropatía crónica.
- ECG: puede detectar hipertrofia ventricular izquierda o isquemia.
- La radiografía de tórax muestra cardiomegalia.
- La ecocardiografía revela hipertrofia ventricular izquierda, que indica un daño de órgano diana.
- La ecografía renal identifica estenosis de la arteria renal.

Tratamiento

El propósito del tratamiento es evitar las complicaciones y daño del órgano diana.

- Tratamiento del proceso patológico subyacente en la hipertensión secundaria
- Modificaciones del estilo de vida para reducir los factores de riesgo
- Diuréticos
- Inhibidores de la enzima convertidora de angiotensina
- Agonistas de los receptores α
- Bloqueadores β-adrenérgicos

DAÑO VASCULAR EN LA HIPERTENSIÓN

La presión intraarterial aumentada daña al endotelio.

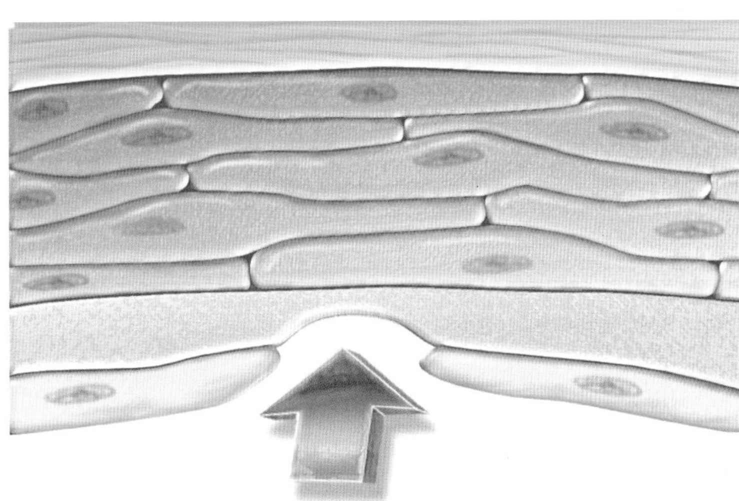

La angiotensina II induce la contracción de la pared endotelial y permite que salga plasma a través de los espacios interendoteliales.

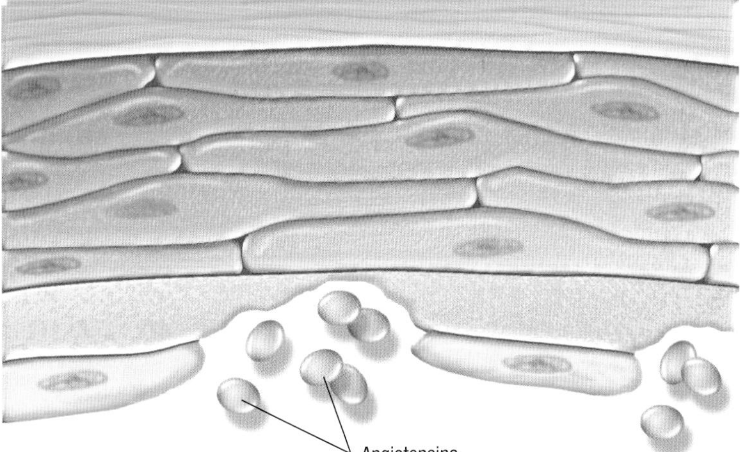

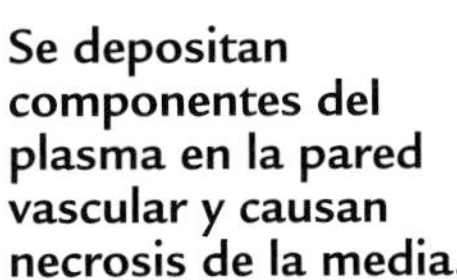
Se depositan componentes del plasma en la pared vascular y causan necrosis de la media.

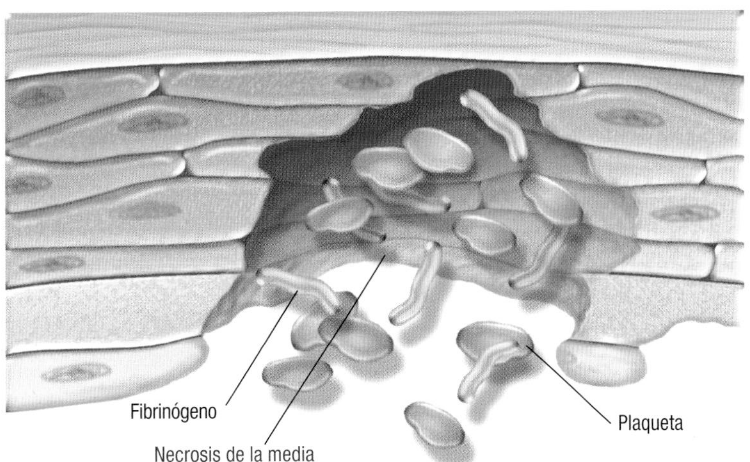

PROLAPSO DE LA VÁLVULA MITRAL

El prolapso de la válvula mitral también se denomina *síndrome del chasquido-soplo sistólico* y *síndrome de la válvula mitral flácida*. Probablemente es una anomalía congénita.

Etiología

- Herencia autosómica dominante
- Alteraciones del tejido conjuntivo heredadas, como los síndromes de Marfan, Ehlers-Danlos y la osteogénesis imperfecta
- Interrupción genética o ambiental del desarrollo de la válvula durante las semanas 5 o 6 de la gestación

Fisiopatología

Las valvas de la válvula mitral están crecidas, engrosadas y festoneadas, posiblemente de forma secundaria a alteraciones del colágeno. Las cuerdas tendinosas pueden ser más largas de lo normal, lo cual permite que las valvas se distiendan hacia arriba.

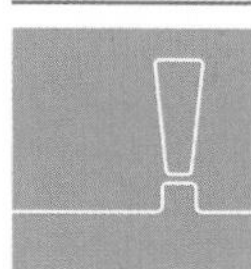

COMPLICACIONES

- Regurgitación mitral
- Endocarditis infecciosa
- Arritmias

Signos y síntomas

- Por lo general, no produce síntoma alguno
- Soplo sistólico regurgitante tardío
- Chasquido mesosistólico
- Palpitaciones, arritmias y taquicardia
- Mareo leve o síncope
- Fatiga (sobre todo en la mañana), letargia, debilidad
- Disnea e hiperventilación
- Opresión y dolor atípico en el tórax
- Ansiedad, crisis de pánico y depresión

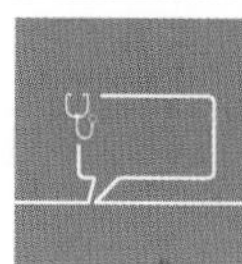

RECOMENDACIÓN CLÍNICA

La alta incidencia del prolapso de válvula mitral (3-8% de los adultos) sugiere que puede ser una variante normal. Se presenta con más frecuencia en mujeres que en hombres. Aunque pueden presentarse secuelas graves (como rotura de cuerdas tendinosas, insuficiencia ventricular, embolias, endocarditis bacteriana y muerte súbita), la morbilidad y mortalidad son bajas. Las personas más afectadas no experimentan limitaciones físicas. Los efectos psicológicos del diagnóstico pueden ser más incapacitantes que el propio proceso patológico.

Resultados de las pruebas diagnósticas

- La ecocardiografía muestra prolapso de la válvula mitral, con o sin insuficiencia mitral.
- Por lo general, el ECG (en reposo y con esfuerzo) es normal; sin embargo, puede mostrar arritmias auriculares o ventriculares.
- El dispositivo de monitorización cardíaca Holter permite detectar arritmias.

Tratamiento

- Corresponde al grado de reflujo mitral.
- En presencia de reflujo, profilaxis con antibióticos antes de procedimientos invasivos, para prevenir la endocarditis infecciosa (se considera de riesgo moderado de endocarditis bacteriana subaguda).
- Bloqueadores β-adrenérgicos.
- Medidas para prevenir la hipovolemia, como evitar los diuréticos, ya que pueden disminuir el volumen ventricular, aumentando así la tensión sobre la válvula mitral con prolapso.
- Reemplazo de la válvula o reparación quirúrgica ante el reflujo mitral grave.

POSICIÓN DE LA VÁLVULA EN EL PROLAPSO DE VÁLVULA MITRAL

Corte transversal del ventrículo izquierdo

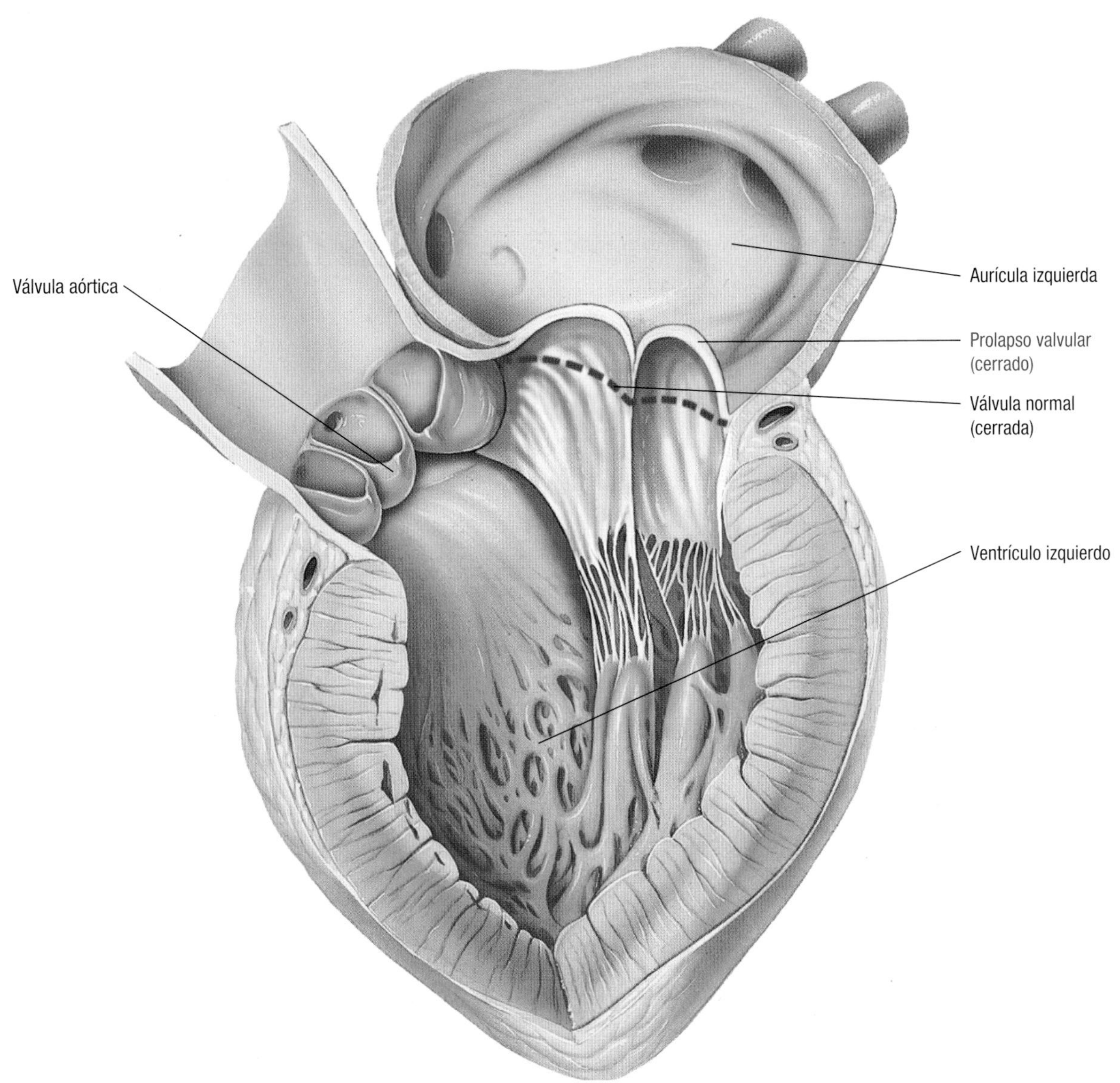

INFARTO DE MIOCARDIO

En el infarto de miocardio (IM), una forma del síndrome coronario agudo, la disminución del flujo sanguíneo en una o más arterias coronarias inicia la isquemia y necrosis miocárdicas (*véase también* Arteriopatía coronaria, p. 60).

Etiología

- Trombosis
- Estenosis o espasmo de arterias coronarias

Factores de riesgo predisponentes

- Antecedentes familiares de enfermedad cardíaca
- Ateroesclerosis, hipertensión, diabetes mellitus y obesidad
- Cifras elevadas de triglicéridos séricos, colesterol total y LDL
- Consumo excesivo de grasas saturadas, hidratos de carbono o sal
- Estrés y sedentarismo
- Uso de drogas, sobre todo cocaína y anfetaminas

Fisiopatología

Si la oclusión de la arteria coronaria causa isquemia prolongada que dura más de 30-45 min, se produce el daño irreversible de las células miocárdicas y muerte muscular. Los ateromas coronarios no oclusivos pueden romperse y causar trombosis o embolias con oclusión completa de una arteria coronaria e infarto.

La oclusión de la rama circunfleja de la arteria coronaria izquierda causa un infarto de la pared lateral; la de la rama descendente anterior, un infarto de la pared anterior. En general, los infartos de la pared posterior o inferior verdaderos resultan de la obstrucción de la arteria coronaria derecha o una de sus ramas.

Los infartos del ventrículo derecho también pueden resultar de la obstrucción de la arteria coronaria derecha, acompañar a infartos inferiores y causar insuficiencia cardíaca derecha. En el IM con elevación del segmento ST (transmural), el daño del tejido se extiende a través de todas las capas del miocardio; en el IM sin elevación del segmento ST (subendocárdico) se presenta daño sólo en la capa más interna y, posiblemente, en las intermedias.

Todos los infartos tienen una zona central de necrosis rodeada por una de lesión hipóxica potencialmente viable, que puede rescatarse si se restaura la circulación, o progresar a necrosis. La zona de la lesión está rodeada de tejido isquémico viable.

Las células del miocardio infartadas liberan enzimas y proteínas cardíacas. En las primeras 24 h, el músculo infartado se torna edematoso y cianótico. Durante los siguientes días, los leucocitos infiltran el área necrótica y comienzan a eliminar las células necróticas, con adelgazamiento de la pared ventricular. La formación de la cicatriz comienza cerca de la tercera semana después del IM; para la sexta semana, el tejido cicatricial ya está bien establecido.

El tejido cicatricial que se forma en el área necrótica inhibe la contractilidad. Los mecanismos compensatorios intentan mantener el gasto cardíaco. También puede haber dilatación ventricular, en un proceso llamado *remodelado*. El IM puede ocasionar reducción de la contractilidad con movimiento anómalo de la pared, menor volumen sistólico, alteración de la distensibilidad ventricular, fracción sistólica reducida y elevación de la presión diastólica terminal ventricular izquierda.

COMPLICACIONES

- Arritmias
- Choque cardiógeno
- Insuficiencia cardíaca
- Problemas en las válvulas

Signos y síntomas

- Dolor persistente, opresivo, subesternal en el tórax, que puede irradiarse a brazo izquierdo, mandíbula, cuello u omóplatos
- Inquietud, sudación, ansiedad y extremidades frías
- Disnea
- Fatiga y debilidad
- Náuseas y vómitos
- Distensión de las venas yugulares

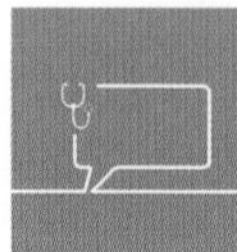

RECOMENDACIÓN CLÍNICA

Los signos y síntomas de IM en las mujeres pueden ser diferentes o menos notorios que en hombres y pueden incluir dolor abdominal o "pirosis", dolor de espalda, malestar de mandíbula o dientes, dificultad para respirar, piel fría y pegajosa, mareos y fatiga inusual o inexplicable.

Resultados de las pruebas diagnósticas

- El ECG de 12 derivaciones seriado puede revelar depresión o elevación del segmento ST. Una ECG también permite identificar la ubicación del IM, arritmias, hipertrofia y pericarditis (los IM sin onda Q tal vez no muestren cambio alguno del ECG).
- Las proteínas y enzimas cardíacas de forma seriada muestran un aumento y descenso característico, sobre todo de la isoenzima MB de creatinina-cinasa (CK-MB), proteínas troponina T e I, y mioglobina. La troponina es la más sensible al daño cardíaco.
- El hemograma completo y otras pruebas de sangre muestran cifras elevadas de leucocitos, proteína C reactiva y velocidad de sedimentación globular, debido a la inflamación.
- La química sanguínea muestra cifras altas de glucosa después de la secreción de catecolaminas.
- Ecocardiografía: muestra anomalías del movimiento de la pared ventricular y permite detectar rotura septal o del músculo papilar.
- Las radiografías de tórax muestran insuficiencia cardíaca izquierda o cardiomegalia.
- Los estudios de gammagrafía nuclear permiten identificar áreas de infarto y células musculares viables.
- El cateterismo cardíaco permite identificar la arteria coronaria involucrada y proporciona información sobre volúmenes y función ventriculares cardíacos.

Tratamiento

El objetivo del tratamiento es intervenir para evitar el daño permanente al miocardio. Tiempo = músculo.

- Evaluación de los pacientes con dolor torácico en el servicio de urgencias durante los 10 min que siguen al inicio de los síntomas
- Oxígeno
- Nitroglicerina
- Morfina
- Ácido acetilsalicílico
- Monitorización cardíaca continua
- Si no se dispone de intervención coronaria primaria, tratamiento fibrinolítico i.v

- Bloqueadores del receptor de la glucoproteína IIb/IIIa
- Heparina i.v.
- Angioplastia coronaria percutánea transluminal, con o sin colocación de endoprótesis
- Atropina, lidocaína, marcapasos por parches transcutáneo o transvenoso, desfibrilador y epinefrina
- Bloqueadores β-adrenérgicos, inhibidores de la enzima convertidora de angiotensina y sulfato de magnesio

DESTRUCCIÓN TISULAR EN EL INFARTO DE MIOCARDIO

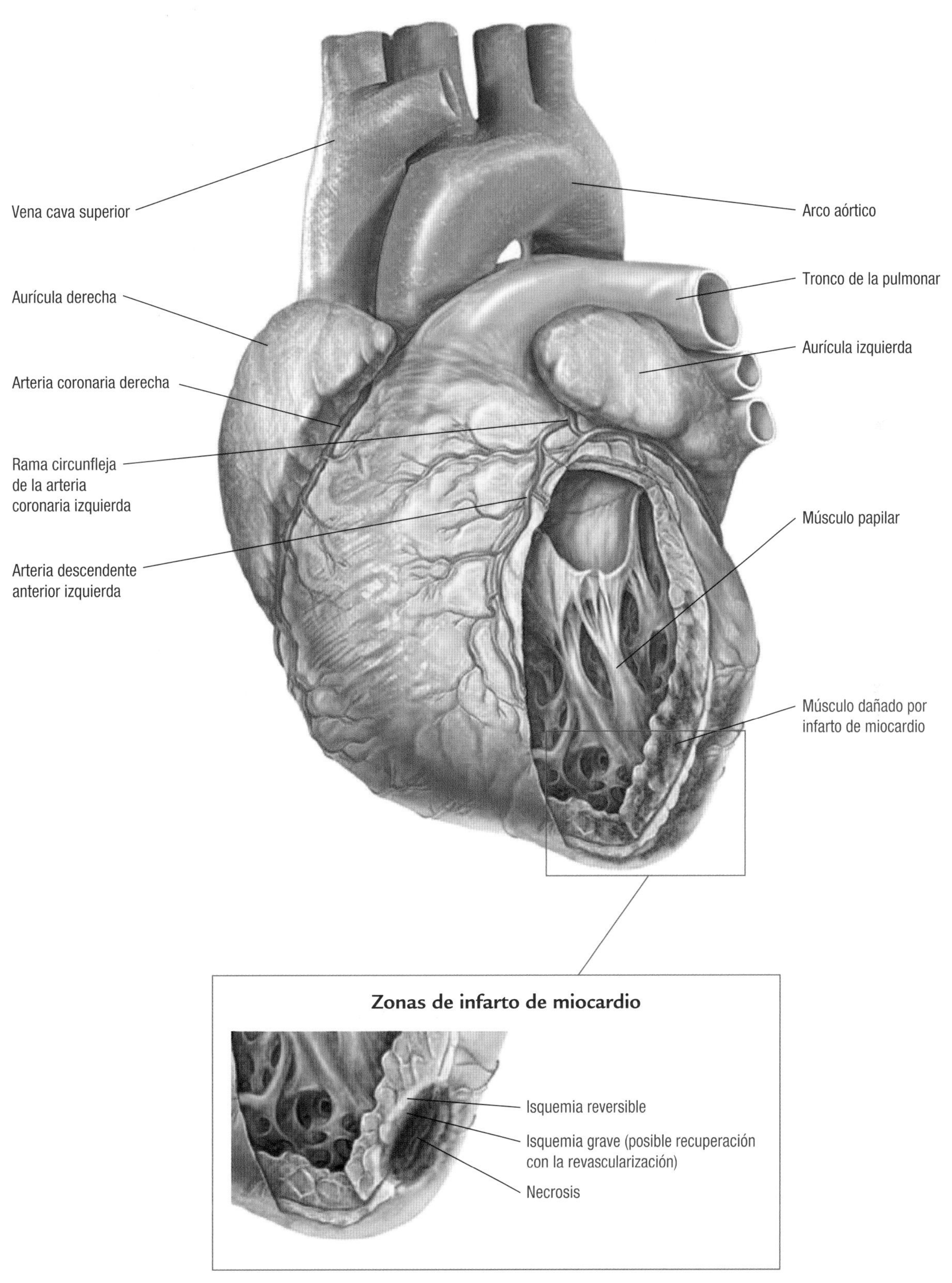

MIOCARDITIS

La *miocarditis* es una inflamación focal o difusa del músculo cardíaco (miocardio). Puede ser aguda o crónica y presentarse a cualquier edad. En muchos casos, la miocarditis no causa síntomas cardiovasculares específicos o anomalías en el electrocardiograma, y la recuperación por lo general es espontánea, sin defectos residuales.

Etiología

- Infecciones: víricas, bacterianas, micóticas, parasitarias por protozoarios o helmínticas (como la triquinosis).
- Reacciones de hipersensibilidad inmunitaria, como la fiebre reumática aguda o síndrome poscardiotomía.
- Radioterapia o quimioterapia.
- Productos tóxicos, por ejemplo, plomo, sustancias químicas o cocaína.
- Alcoholismo crónico.
- Enfermedades autoinmunitarias sistémicas, como lupus eritematoso sistémico y sarcoidosis.

Fisiopatología

El daño al miocardio se produce cuando un microorganismo infeccioso desencadena una reacción autoinmunitaria, celular o humoral; las causas no infecciosas pueden conducir a la inflamación tóxica. En cualquier caso, la inflamación resultante puede llevar a hipertrofia, fibrosis y cambios inflamatorios del miocardio y su sistema de conducción. El músculo cardíaco se debilita y se reduce su contractilidad. El miocardio se vuelve flácido y se dilata, y pueden presentarse hemorragias puntiformes.

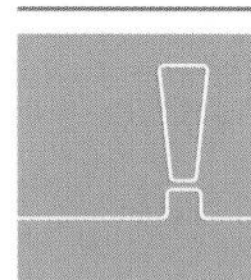

COMPLICACIONES

- Insuficiencia cardíaca izquierda (ocasionalmente)
- Miocardiopatía (rara)
- Recurrencia de la miocarditis
- Valvulitis crónica
- Arritmias
- Tromboembolias

Signos y síntomas

- Fatiga, disnea y palpitaciones
- Fiebre
- Dolor u opresión suave y continua, o inflamación en el tórax
- Taquicardia y galope de R_3 y R_4
- Soplo de insuficiencia mitral y frote pericárdico
- Insuficiencia cardíaca derecha e izquierda (distensión de las venas yugulares, disnea, edema, congestión pulmonar, fiebre persistente con taquicardia en reposo o ante el esfuerzo desproporcionada para el grado de fiebre y arritmias ventriculares y supraventriculares)

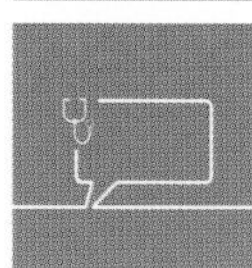

RECOMENDACIÓN CLÍNICA

Para auscultar en busca de fricción por frote pericárdico, el paciente debe sentarse derecho, inclinarse hacia adelante y exhalar. Escuchar sobre el tercer espacio intercostal en el lado izquierdo del tórax. Un frote pericárdico tiene una calidad áspera, de fricción. Si se sospecha un frote y hay dificultad para oírlo, se debe pedir al paciente que contenga la respiración.

Resultados de las pruebas diagnósticas

- Las pruebas sanguíneas muestran concentraciones elevadas de creatina-cinasa (CK), CK-MB, troponinas I y T, aspartato aminotransferasa y lactato deshidrogenasa. La inflamación y la infección también causan leucocitosis y aumento de la velocidad de sedimentación globular.
- Los títulos de anticuerpos están elevados, como las de las antiestreptolisinas O en la fiebre reumática.
- El electrocardiograma muestra anomalías difusas del segmento ST y la onda T, defectos de la conducción (intervalo PR prolongado, bloqueo de rama del haz de His, bloqueo cardíaco completo), arritmias supraventriculares y extrasístoles ventriculares.
- Las radiografías de tórax muestran un corazón aumentado de volumen y congestión vascular pulmonar.
- La ecocardiografía muestra cierta disfunción ventricular izquierda.
- La gammagrafía con radionúclidos permite identificar cambios inflamatorios y necróticos característicos de la miocarditis.
- Los cultivos de laboratorio de heces, exudado faríngeo y otros líquidos corporales permiten identificar causas bacterianas o víricas de infección.
- La biopsia endomiocárdica muestra tejido miocárdico dañado e inflamación.

Tratamiento

- Ningún tratamiento para la enfermedad benigna autolimitada
- Antibióticos
- Antipiréticos
- Actividad restringida
- Oxígeno complementario
- Diuréticos y restricción de sodio
- Inhibidores de la enzima convertidora de angiotensina
- Bloqueadores β-adrenérgicos
- Digoxina
- Fármacos antiarrítmicos, como quinidina o procainamida
- Marcapasos temporal
- Anticoagulantes
- Corticoesteroides e inmunosupresores
- Dispositivos de asistencia o trasplante cardíacos

CAMBIOS DE LOS TEJIDOS EN LA MIOCARDITIS

Pared cardíaca normal

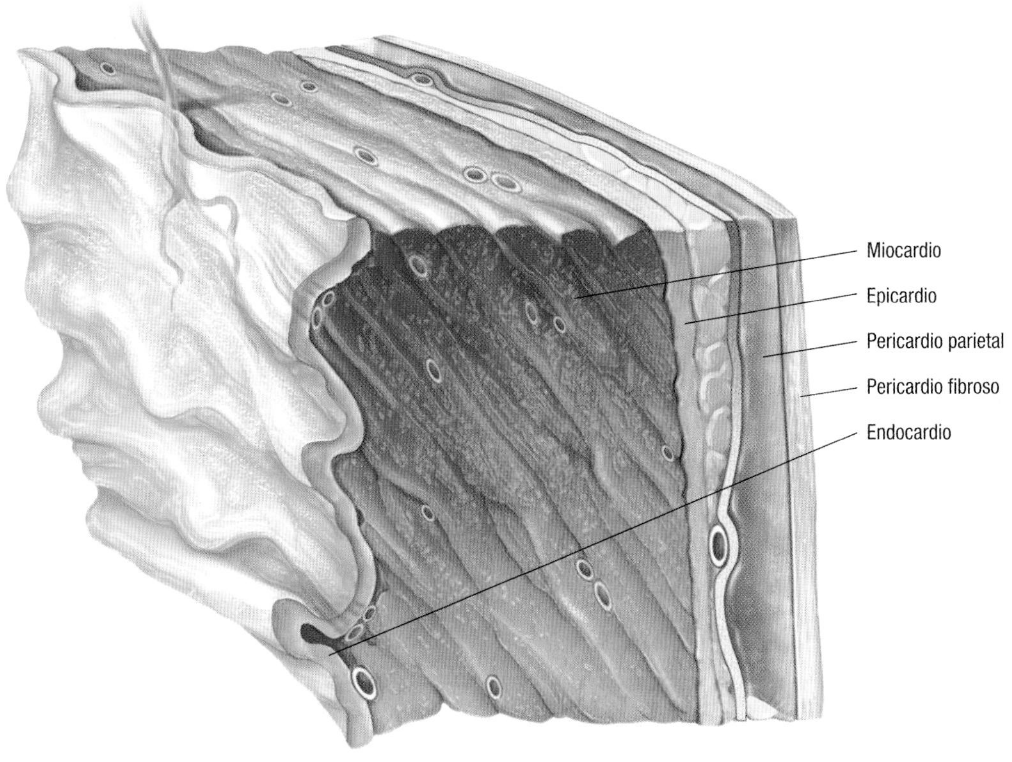

Miocarditis

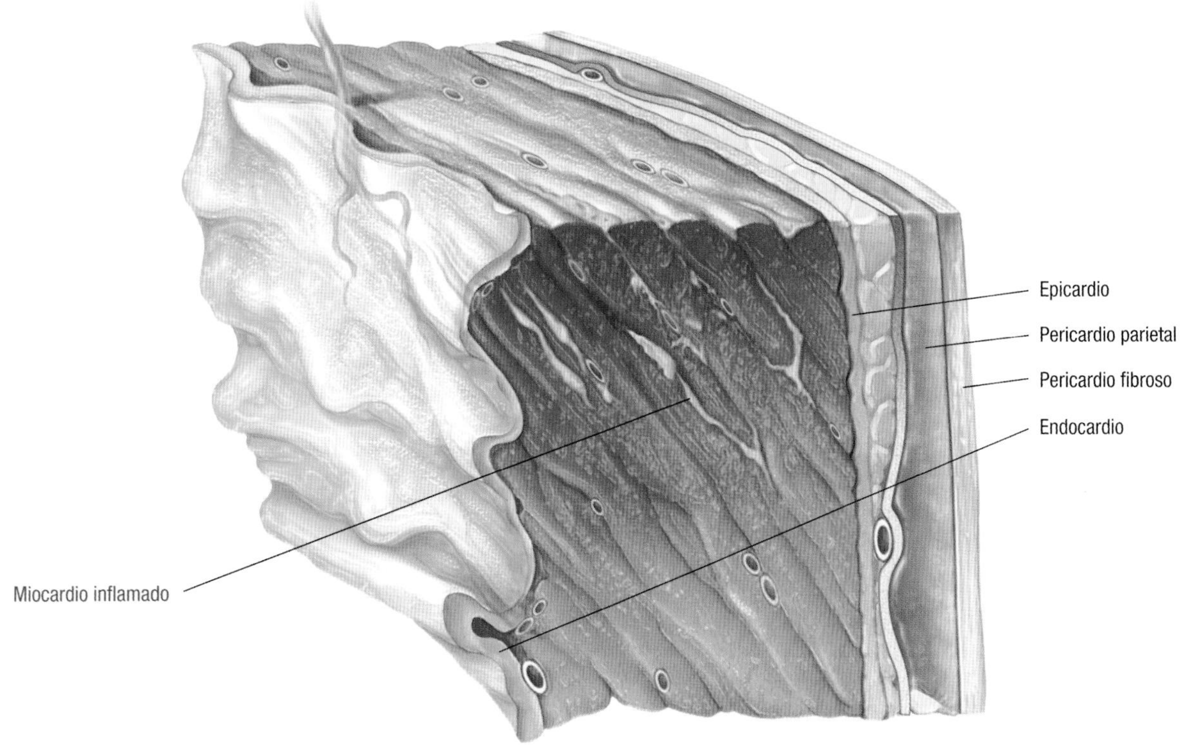

PERICARDITIS

La *pericarditis* es la inflamación del pericardio (el saco fibroseroso que envuelve, sostiene y protege el corazón). La pericarditis aguda puede ser fibrinosa o exudativa de material purulento, seroso o hemorrágico. La pericarditis constrictiva crónica se caracteriza por el engrosamiento pericárdico fibroso denso. El pronóstico depende de la causa subyacente, pero en general es bueno para la pericarditis aguda, a menos que produzca constricción.

Etiología

- Infección bacteriana, micótica o vírica
- Neoplasia
- Radiación de tórax de dosis alta
- Uremia
- Hipersensibilidad o enfermedad autoinmunitaria
- Antecedente de lesión cardíaca, como IM, traumatismo o intervención quirúrgica (síndrome poscardiotomía)
- Fármacos, como hidralazina o procainamida
- Factores idiopáticos
- Aneurisma aórtico
- Mixedema

ALERTA POR EDAD

La pericarditis afecta con mayor frecuencia a los hombres de 20-50 años de edad, por lo general, después de las enfermedades respiratorias. También puede presentarse en los niños.

Fisiopatología

El tejido pericárdico dañado por bacterias u otras sustancias libera mediadores químicos de la inflamación (prostaglandinas, histamina, bradicininas y serotonina) hacia los tejidos circundantes, iniciando así el proceso inflamatorio. La fricción se presenta cuando las capas inflamadas del pericardio se rozan entre sí. La histamina y otros mediadores químicos dilatan los vasos y aumentan su permeabilidad. Después, las paredes de los vasos vierten líquidos y proteínas (incluyendo fibrinógeno) hacia los tejidos, y causan edema extracelular. Los macrófagos ya presentes en el tejido comienzan a fagocitar las bacterias invasoras con la ayuda de neutrófilos y monocitos. Después de varios días, la zona se llena de un exudado compuesto por tejido necrótico, bacterias muertas o a punto de morir, neutrófilos y macrófagos. Si la causa de la pericarditis no es infecciosa, el exudado puede ser seroso (como con una enfermedad autoinmunitaria) o hemorrágico (como en traumatismos o intervenciones quirúrgicas). Por último, el contenido de la cavidad se autolisa y se reabsorbe hacia el tejido sano de forma gradual.

La pericarditis constrictiva crónica se presenta cuando la forma crónica o recurrente hace al pericardio grueso y rígido, encierra al corazón en una concha rígida y evita su llenado adecuado durante la diástole. Así, las presiones de llenado izquierda y derecha aumentan conforme el volumen sistólico y el gasto cardíaco descienden.

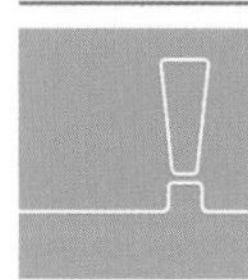

COMPLICACIONES

- Derrame pericárdico
- Taponamiento cardíaco
- Choque
- Colapso cardiovascular

Signos y síntomas

- Frote de fricción pericárdica
- Dolor agudo y repentino (frecuentemente), por lo general, de inicio sobre el esternón y que se irradia a cuello, hombros, espalda y brazos
- Respiraciones superficiales y rápidas
- Fiebre leve
- Tos, disnea, ortopnea y taquipnea
- Insuficiencia cardíaca
- Ruidos cardíacos distantes poco perceptibles (si hay derrame)
- Palidez, piel pegajosa, hipotensión, pulso paradójico, distensión de las venas yugulares (son señal de un taponamiento)
- Posible progresión al colapso cardiovascular
- Hepatomegalia, ascitis y retención de líquidos
- Ruido pericárdico en la diástole temprana a lo largo del borde esternal izquierdo producido por restricción del llenado ventricular
- Signo de Kussmaul (aumento de la distensión de las venas yugulares con la inspiración causado por restricción del llenado ventricular derecho)

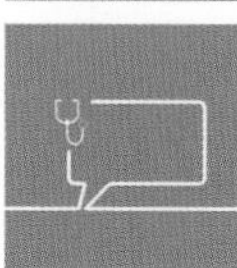

RECOMENDACIÓN CLÍNICA

El dolor de la pericarditis con frecuencia es pleurítico, aumenta con la inspiración profunda y disminuye cuando el paciente se sienta y se inclina hacia adelante, alejando el corazón de la pleura diafragmática pulmonar.

Resultados de las pruebas diagnósticas

- El ECG de 12 derivaciones muestra elevación difusa del segmento ST en las derivaciones de extremidades y la mayoría de las precordiales, lo que refleja el proceso inflamatorio. En la mayoría de las derivaciones hay segmentos PR descendentes y ondas T ascendentes. Los segmentos QRS pueden estar disminuidos cuando hay derrame pericárdico; asimismo, puede haber arritmias, como la fibrilación auricular y sinusal. En la pericarditis constrictiva crónica pueden observarse complejos QRS de bajo voltaje, inversión o aplanamiento de la onda T y P mitral (amplia) en las derivaciones I, II y V_6.
- Los análisis sanguíneos revelan una velocidad de sedimentación globular elevada como resultado del proceso inflamatorio y una cifra de leucocitos normal o alta, en especial en la pericarditis infecciosa. La proteína C reactiva puede estar aumentada.
- Los hemocultivos permiten identificar una causa infecciosa.
- Las títulos de antiestreptolisinas O son positivos si la pericarditis se debe a la fiebre reumática.
- Las pruebas cutáneas con el derivado de proteína purificado son positivas si la pericarditis es causada por la tuberculosis.
- El ecocardiograma muestra un espacio sin eco entre la pared ventricular y el pericardio y menor acción de bombeo del corazón.
- Las radiografías de tórax muestran una silueta cardíaca agrandada en forma de botella de agua causada por la acumulación de líquido si hay derrame pleural.
- La resonancia magnética de tórax o corazón muestra agrandamiento del órgano y signos de inflamación.

Tratamiento

- Reposo en cama mientras persistan el dolor y la fiebre

- Tratamiento de la causa subyacente si se conoce
  - AINE y corticoesteroides
  - Tratamiento antibacteriano, antimicótico o antivírico
- Pericardectomía parcial o total
- Diuréticos
- Pericardiocentesis

CAMBIOS DE LOS TEJIDOS EN LA PERICARDITIS

Pared cardíaca normal

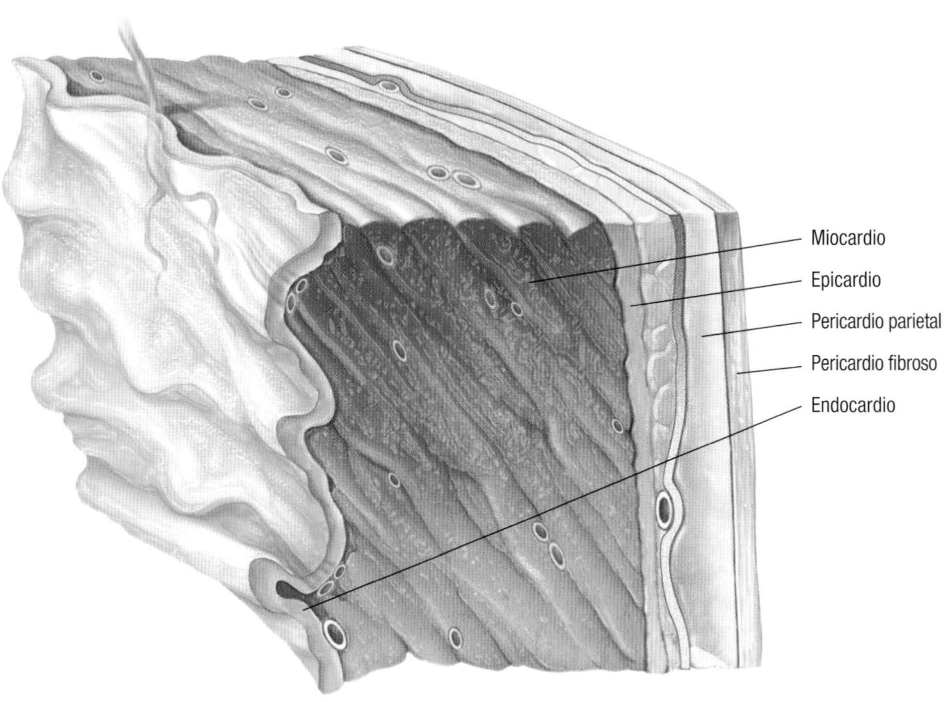

Pericarditis

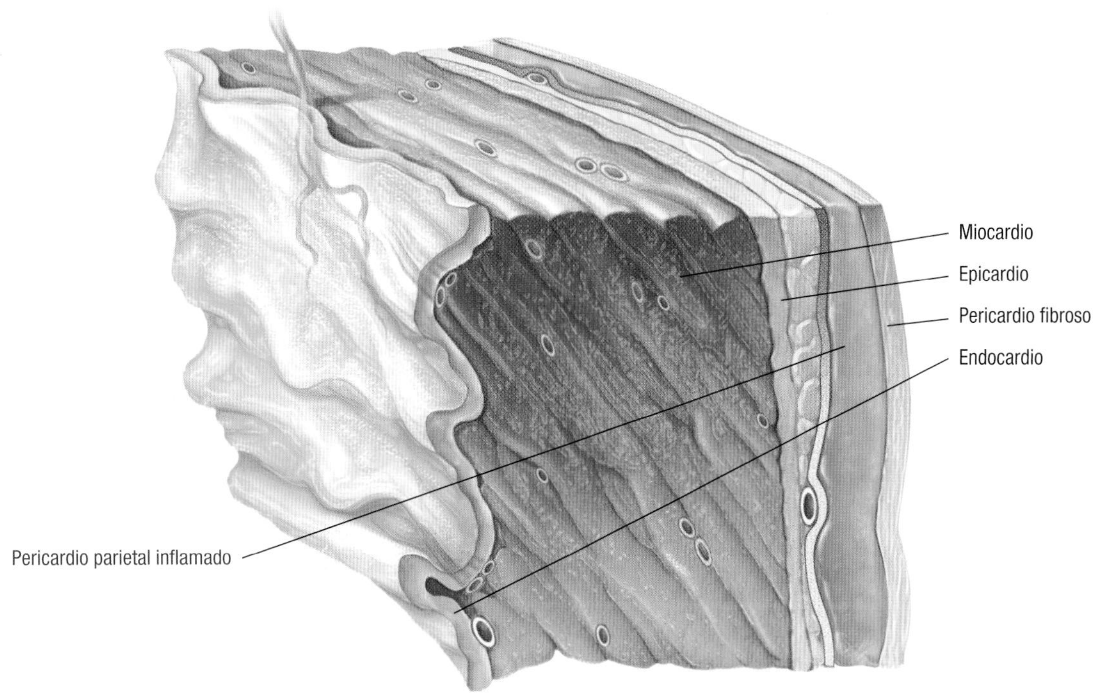

ENFERMEDAD DE RAYNAUD

La *enfermedad de Raynaud* es una de varias alteraciones primarias caracterizadas por espasmos episódicos de las arterias periféricas pequeñas y arteriolas, precipitados por la exposición al frío o al estrés. Este padecimiento se presenta de forma bilateral y afecta, por lo general, las manos o, menos a menudo, los pies. Esta enfermedad benigna no requiere ningún tratamiento específico y no tiene secuelas graves; sin embargo, el *fenómeno de Raynaud* es secundario a varias enfermedades del tejido conjuntivo, como esclerodermia, lupus eritematoso sistémico y polimiositis, y progresa a isquemia, gangrena y necesidad de amputación. Es difícil distinguir entre los dos procesos patológicos porque algunos pacientes experimentan síntomas leves de enfermedad de Raynaud durante varios años y luego desarrollan una enfermedad manifiesta del tejido conjuntivo, en especial esclerodermia.

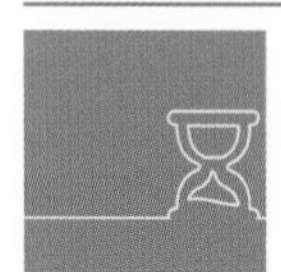

ALERTA POR EDAD

La enfermedad de Raynaud es más frecuente en las mujeres, particularmente entre la pubertad y los 40 años.

Etiología

Enfermedad de Raynaud

- Desconocida; el antecedente familiar es un factor de riesgo.

Fenómeno de Raynaud

- Enfermedades del tejido conjuntivo, como esclerodermia, artritis reumatoide, lupus eritematoso sistémico y polimiositis
- Hipertensión pulmonar
- Síndrome de la abertura torácica superior
- Enfermedad arterial oclusiva
- Mixedema
- Traumatismos
- Enfermedad del suero
- Exposición a metales pesados
- Exposición prolongada al frío, vibración de maquinaria (como un martillo neumático en funcionamiento) o presión en las puntas de los dedos (p. ej., mecanógrafos y pianistas)

Fisiopatología

La *enfermedad de Raynaud* es un síndrome de constricción episódica de las arteriolas y arterias de las extremidades que causa palidez y cianosis de los dedos de manos y pies. Varios mecanismos pueden explicar la menor irrigación sanguínea de los dedos, incluyendo:

- Sobreactividad intrínseca de la pared vascular ante el frío
- Aumento del tono vasomotor por estimulación simpática
- Respuesta inmunitaria antígeno-anticuerpo (muy probable, porque los resultados anómalos de las pruebas inmunitarias acompañan al fenómeno de Raynaud).

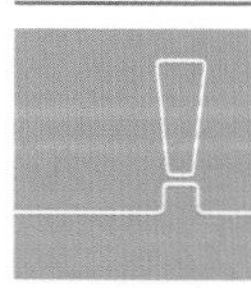

COMPLICACIONES

- Isquemia
- Gangrena
- Amputación

Signos y síntomas

- Blanqueo (palidez) bilateral de los dedos después de la exposición al frío o al estrés:
  - Reducción del flujo sanguíneo por vasoconstricción o vasoespasmo.
  - Cianosis ocasionada por una mayor extracción de oxígeno como resultado del flujo sanguíneo lento.
  - El espasmo se resuelve y los dedos se tornan rojos (rubor) cuando la sangre regresa de forma súbita a las arteriolas.
- Frío y entumecimiento.
- Dolor pulsátil y sordo, edema y hormigueo.
- Cambios tróficos (por isquemia), como esclerodactilia, úlceras o paroniquias crónicas.

Resultados de las pruebas diagnósticas

- El título de anticuerpos antinucleares (ANA, *antinuclear antibody*) identifica a una enfermedad autoinmunitaria como causa subyacente del fenómeno de Raynaud; deben realizarse pruebas adicionales si el ANA es positivo.
- La ecografía Doppler muestra un flujo sanguíneo reducido si los síntomas resultan de la enfermedad arterial oclusiva.

Tratamiento

- Evitar los desencadenantes, como frío, lesión mecánica o química.
- Dejar de fumar y evitar los descongestionantes y la cafeína, para reducir la vasoconstricción.
- Antagonistas de los canales del calcio, como el nifedipino, el diltiazem y el nicardipino.
- Bloqueadores α-adrenérgicos, como la fenoxibenzamina o la reserpina.
- Ejercicios de biorretroalimentación y relajación para reducir el estrés y mejorar la circulación.
- Simpatectomía o amputación.

CAMBIOS VASCULARES PROGRESIVOS

Palidez por disminución o ausencia de la irrigación sanguínea

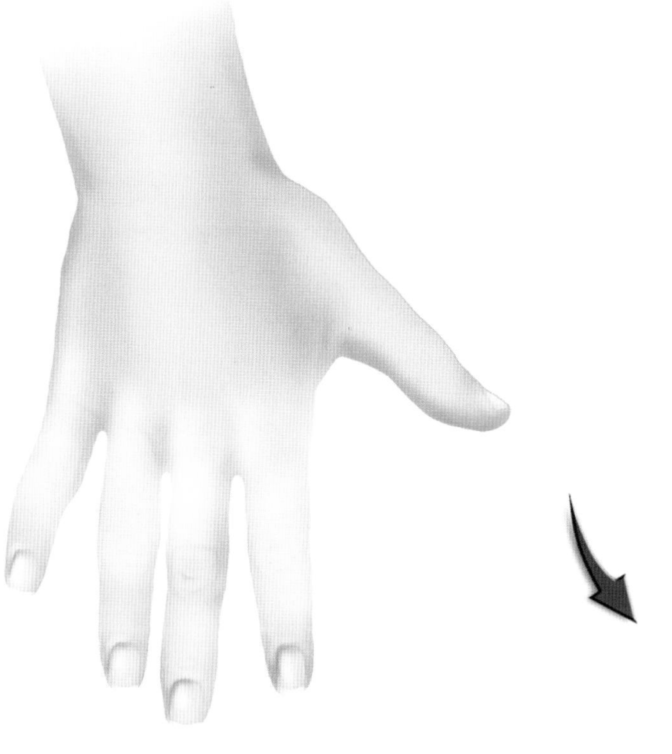

Cianosis por dilatación capilar

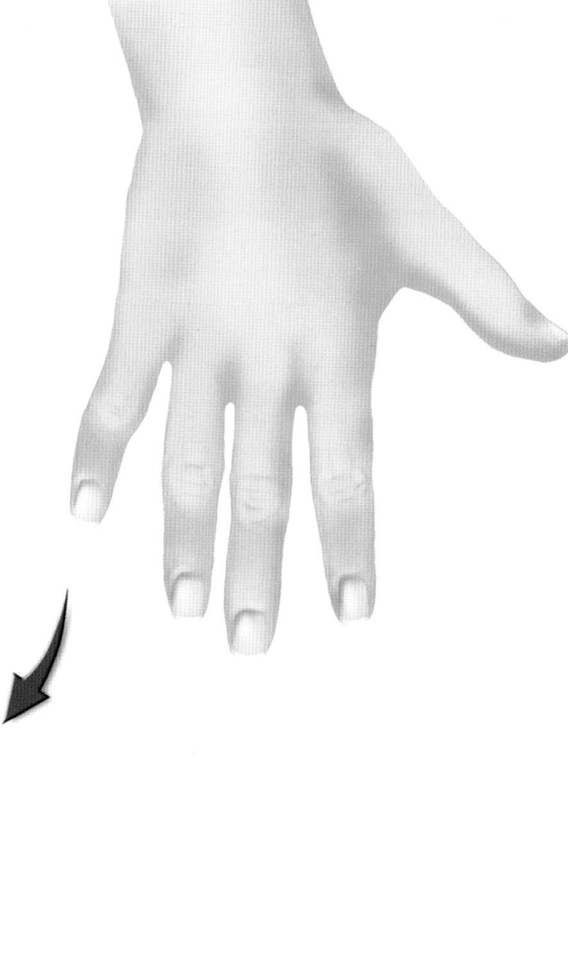

Rubor por hiperemia excesiva secundaria a la vasodilatación reactiva

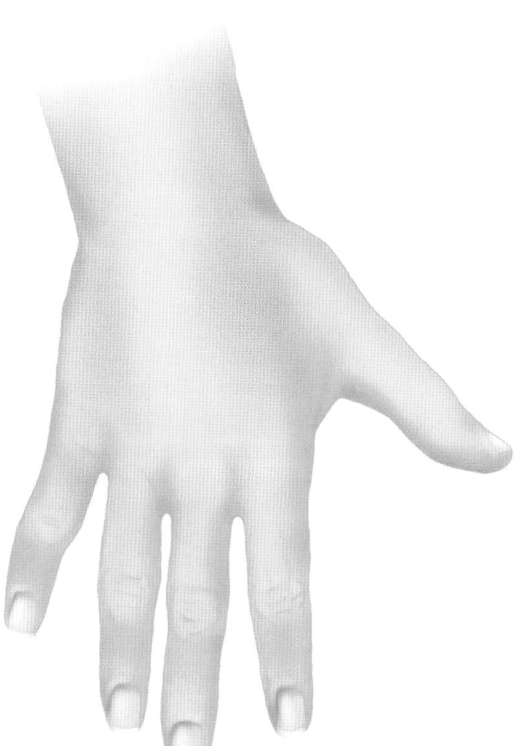

CARDIOPATÍA REUMÁTICA

La cardiopatía reumática es una enfermedad inflamatoria sistémica de la infancia; la fiebre reumática aguda se desarrolla después de una infección de las vías respiratorias superiores por estreptococos β-hemolíticos del grupo A. Afecta principalmente al corazón, articulaciones, sistema nervioso central, piel y tejidos subcutáneos, y suele recurrir. Por *cardiopatía reumática* se hace referencia a las manifestaciones cardíacas de la fiebre reumática, que incluyen pancarditis durante la fase aguda temprana y enfermedad valvular crónica más adelante. Se presenta afección cardíaca en hasta el 50% de los pacientes.

La fiebre reumática tiende a presentarse en familias, lo que apoya la existencia de una predisposición genética. Los factores ambientales también parecen ser importantes para el desarrollo de la enfermedad.

Etiología

La fiebre reumática es secundaria a la faringitis por estreptococos β-hemolíticos del grupo A.

Como se ha mencionado, esta enfermedad parece ser una reacción de hipersensibilidad ante una infección por estreptococos β-hemolíticos del grupo A. Debido a que pocas personas (3%) con infecciones estreptocócicas contraen fiebre reumática, una resistencia alterada del hospedero debe participar en su desarrollo o recidiva.

Fisiopatología

Los antígenos de estreptococos del grupo A se unen a receptores en el corazón, músculo, cerebro y articulaciones sinoviales, ocasionando una respuesta autoinmunitaria. Dado que los antígenos de los estreptococos son similares a algunas de las células del cuerpo, los anticuerpos pueden atacar a las células corporales sanas.

La carditis puede afectar al pericardio, endocardio y miocardio durante la fase aguda temprana.

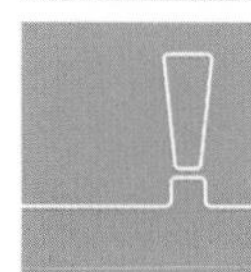

COMPLICACIONES

- Enfermedad valvular crónica
- Pericarditis
- Derrame pericárdico

Signos y síntomas

- Poliartritis o dolor articular migratorio
- Eritema marginado
- Nódulos subcutáneos
- Corea
- Infección estreptocócica que se presenta unos días a 6 semanas antes del inicio de los síntomas
- Fiebre
- Soplo aórtico o mitral nuevo o que empeora
- Frote de fricción pericárdica
- Dolor torácido, por lo general, pleurítico
- Disnea, taquipnea, tos no productiva, estertores bibasales y edema

Resultados de las pruebas diagnósticas

- Durante la fase aguda, el hemograma completo revela una cifra de leucocitos y una velocidad de sedimentación globular elevadas.
- La hemoglobina y el hematócrito disminuyen debido a supresión de la eritropoyesis durante la inflamación.
- La proteína C reactiva es positiva, en especial durante la fase aguda.
- En la carditis grave aumenta la concentración de enzimas cardíacas.
- El título de antiestreptolisinas O se eleva en el 95% de los pacientes durante los 2 meses iniciales.
- Los cultivos de exudado faríngeo muestran la presencia de estreptococos β-hemolíticos del grupo A; sin embargo, se encuentran en cifras pequeñas.
- El ECG muestra un intervalo PR prolongado.
- Las radiografías de tórax muestran un corazón de tamaño normal o cardiomegalia, derrame pericárdico o insuficiencia cardíaca.
- La ecocardiografía permite detectar daño valvular y derrame pericárdico, medir el tamaño de las cámaras y proporciona información sobre la función ventricular.
- El cateterismo cardíaco ofrece información sobre el daño valvular y la función ventricular izquierda.

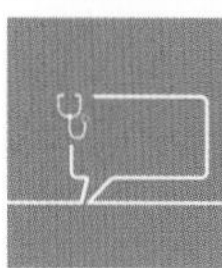

RECOMENDACIÓN CLÍNICA

Los criterios de Jones para el diagnóstico de fiebre reumática requieren la presencia de dos criterios mayores, o uno mayor y dos menores, además de pruebas de una infección anterior por estreptococos del grupo A.

Criterios mayores

- Carditis
- Dolor articular migratorio
- Corea de Sydenham
- Nódulos subcutáneos, en general cerca de tendones o prominencias óseas de las articulaciones, sobre todo los codos, nudillos, muñecas y rodillas
- Eritema marginado

Criterios menores

- Fiebre
- Artralgias
- Proteínas de la fase aguda elevadas
- Intervalo PR prolongado en el ECG

Tratamiento

- Tratamiento oportuno de la faringitis por estreptococos β-hemolíticos del grupo A con penicilina V oral o penicilina G benzatínica intramuscular; eritromicina si hay hipersensibilidad a la penicilina.
- Salicilatos.
- Corticoesteroides.
- Reposo en cama estricto durante unas 5 semanas.
- Restricción del sodio, inhibidores de la enzima convertidora de la angiotensina, digoxina y diuréticos.
- Cirugía correctiva, como comisurotomía, valvuloplastia o reemplazo de la válvula para la disfunción grave de las válvulas mitral o aórtica que ocasiona la insuficiencia cardíaca persistente.
- Prevención secundaria de la fiebre reumática, que comienza después de que cede la fase aguda:
  - Inyecciones mensuales de penicilina G benzatínica intramuscular o dosis diarias de penicilina V o sulfadiazina vía oral.
  - Continuar el tratamiento, por lo general, durante al menos 5 años o hasta los 21 años de edad, lo que sea mayor.
- Antibióticos profilácticos para procedimientos odontológicos y otros invasivos o quirúrgicos (sólo con alteraciones valvulares). La fiebre reumática sin afección valvular aumenta el riesgo de endocarditis bacteriana subaguda más que en la población general.

SECUELAS DE LA CARDIOPATÍA REUMÁTICA

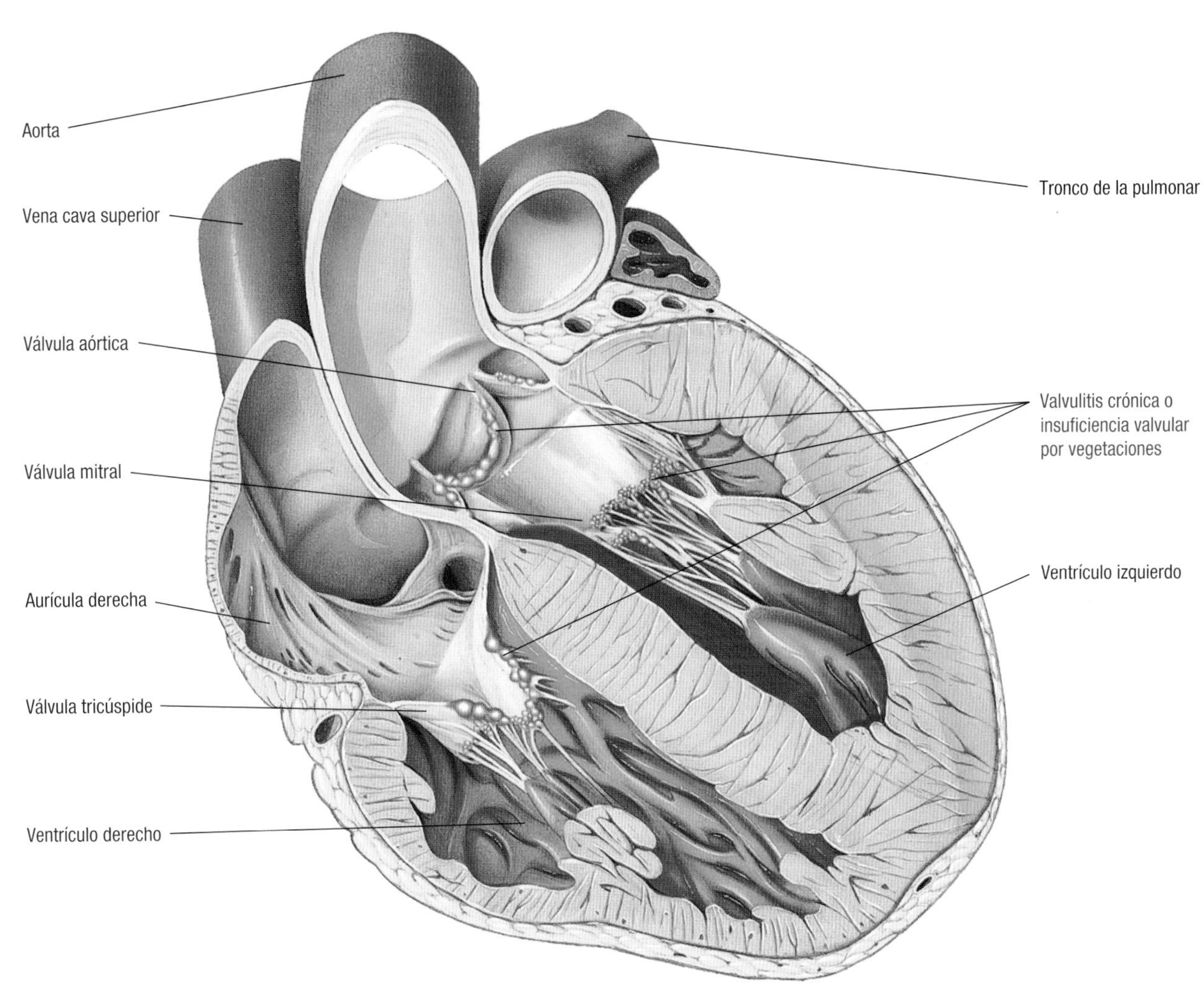

CHOQUE

El *choque* es un síndrome clínico que conduce a la reducción de la perfusión de tejidos y órganos, y a la insuficiencia de estos últimos. Puede clasificarse en tres categorías: *distributivo* (neurógeno y séptico), *cardiógeno* e *hipovolémico*.

Etiología

Choque neurógeno

- Lesión de la médula espinal y anestesia raquídea
- Depresión del centro vasomotor
- Dolor intenso
- Medicamentos
- Hipoglucemia

Choque séptico

- Bacterias gramnegativas y grampositivas
- Virus, hongos, rickettsias, parásitos, levaduras, protozoos y micobacterias

Choque cardiógeno

- Infarto de miocardio (causa más frecuente)
- Insuficiencia cardíaca y miocardiopatía
- Taponamiento cardíaco
- Embolia pulmonar

Choque hipovolémico

- Pérdida sanguínea (causa más frecuente)
- Pérdida de líquidos gastrointestinales, renales y las derivaciones de líquidos que causan deshidratación grave
- Quemaduras

Fisiopatología

Cada tipo de choque tiene tres etapas.

Etapa compensatoria: cuando la presión arterial y la perfusión del tejido decaen, se activan mecanismos compensatorios para mantener el gasto cardíaco y la perfusión del corazón y el cerebro. Cuando los barorreceptores en el seno carotídeo y el arco aórtico perciben un descenso de la presión arterial, se secreta adrenalina y noradrenalina para aumentar la resistencia periférica, la presión arterial y la contractilidad del miocardio. La reducción del flujo sanguíneo al riñón activa el sistema renina-angiotensina-aldosterona, que causa vasoconstricción y retención de sodio y agua.

Etapa progresiva: cuando los mecanismos compensatorios no pueden mantener el gasto cardíaco, los tejidos presentan hipoxia. Las células cambian a un metabolismo anaerobio y se acumula ácido láctico, causando acidosis metabólica. La hipoxia tisular promueve la liberación de mediadores endoteliales, que lleva a estasis venosa y aumento de la permeabilidad capilar. El flujo sanguíneo lento aumenta el riesgo de coagulación intravascular diseminada (CID).

Etapa (refractaria) irreversible: la perfusión inadecuada daña las membranas celulares, se liberan enzimas lisosómicas y se agotan las reservas de energía, lo que lleva a la muerte celular. El ácido láctico continúa acumulándose, incrementando la permeabilidad capilar y el desplazamiento de líquido fuera del espacio vascular, además de contribuir a la hipotensión. La perfusión de las arterias coronarias decrece y causa depresión del miocardio y una nueva reducción en el gasto cardíaco. Se presenta insuficiencia circulatoria y respiratoria.

COMPLICACIONES

- Daño renal o cerebral (cardiógeno e hipovolémico)
- Daño hepático (cardiógeno)
- Insuficiencia respiratoria o cardíaca (séptico) en todos los tipos de choque

Signos y síntomas

Etapa compensatoria

- Taquicardia, pulso saltón y taquipnea
- Disminución del gasto urinario
- Piel fría, pálida (o caliente y seca en un choque séptico)

Etapa progresiva

- Hipotensión
- Presión de pulso estrecha; pulso débil, filiforme y rápido
- Piel fría y pegajosa; cianosis y respiración superficial

Etapa irreversible

- Inconsciencia y ausencia de reflejos
- Presión arterial rápidamente decreciente; pulso débil
- Respiración lenta, superficial o de Cheyne-Stokes

Resultados de las pruebas diagnósticas

- Hematócrito disminuido en el choque hemorrágico o elevado en otros tipos por hipovolemia.
- Los cultivos de sangre, orina y esputo permiten identificar el microorganismo causal del choque séptico.
- Los estudios de coagulación pueden detectar coagulopatía por CID.
- Durante la fase aguda, el hemograma revela una cifra de leucocitos y velocidad de sedimentación globular elevadas.
- Concentraciones de creatinina, nitrógeno ureico en sangre y glucosa sérica elevadas (en etapas tempranas) en química sanguínea.
- Aumento del lactato sérico secundario al metabolismo anaerobio.
- Proteínas y enzimas cardíacas elevadas señalan al IM como causa del choque cardiógeno.
- El análisis de gasometría arterial muestra alcalosis respiratoria.
- La densidad de la orina se encuentra elevada en respuesta a los efectos de la hormona antidiurética.
- Las radiografías de tórax son normales en las etapas iniciales; puede verse congestión pulmonar en las etapas posteriores.
- Arritmias, cambios isquémicos e IM en ECG.
- El ecocardiograma revela anomalías valvulares.

Tratamiento

- Tratamiento de la causa subyacente si se conoce.
- Mantener una vía aérea permeable, oxígeno y ventilación mecánica, así como monitorización cardíaca continua.
- Soluciones cristaloides, coloides o hemoderivados i.v.

Choque neurógeno

- Fármacos vasopresores.

Choque séptico

- Tratamiento con drotrecogin α, antibióticos y fármacos inotrópicos y vasopresores.

Choque cardiógeno

- Diuréticos, vasodilatadores y fármacos inotrópicos
- Tratamiento mediante bomba intraaórtica con balón
- Tratamiento con trombolíticos o revascularización de las arterias coronarias
- Dispositivo de asistencia ventricular
- Trasplante de corazón

Choque hipovolémico

- Ropa neumática antichoque

EFECTOS DEL CHOQUE SOBRE MÚLTIPLES ÓRGANOS, APARATOS Y SISTEMAS

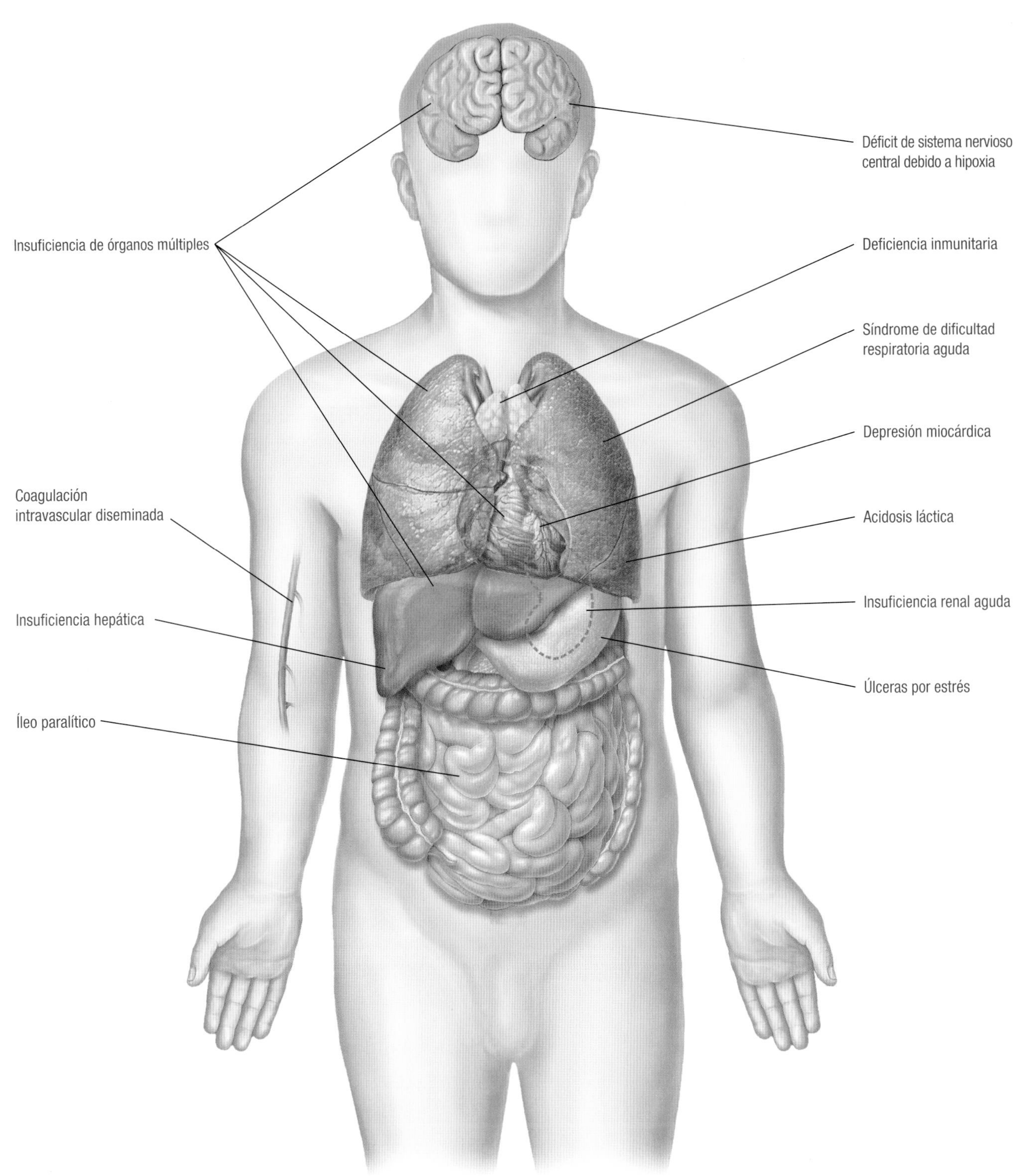

CARDIOPATÍA VALVULAR

En las valvulopatías pueden presentarse tres tipos de interrupciones mecánicas: estenosis, o estrechamiento de la abertura valvular (llamada *insuficiencia, incompetencia* o *reflujo*), cierre incompleto o prolapso de la válvula.

Etiología

Las causas de la cardiopatía valvular son variadas y difieren en cada tipo de trastorno valvular.

Estenosis mitral

- Fiebre reumática
- Anomalías congénitas

Insuficiencia mitral

- Fiebre reumática
- Prolapso de la válvula mitral
- Infarto de miocardio
- Insuficiencia ventricular izquierda grave
- Rotura de cuerdas tendinosas
- Síndrome de Marfan

Insuficiencia aórtica

- Fiebre reumática
- Sífilis
- Hipertensión
- Endocarditis
- Síndrome de Marfan

Estenosis aórtica

- Congénita
- Válvula aórtica bicúspide
- Fiebre reumática
- Ateroesclerosis

Estenosis pulmonar

- Congénita
- Fiebre reumática

Fisiopatología

La fisiopatología de la valvulopatía cardíaca varía de acuerdo con la válvula y la afección.

Estenosis mitral: anomalía estructural, fibrosis o calcificación que obstruye el flujo sanguíneo de la aurícula al ventrículo izquierdos. El volumen y la presión de la aurícula izquierda aumentan y la cámara se dilata. La mayor resistencia al flujo sanguíneo causa hipertensión pulmonar, hipertrofia ventricular e insuficiencia cardíaca derechas. El llenado insuficiente del ventrículo izquierdo causa un gasto cardíaco bajo.

COMPLICACIONES
- Edema pulmonar
- Fibrilación auricular
- Hipertensión pulmonar
- Insuficiencia cardíaca derecha
- Émbolos
- Ictus

Insuficiencia mitral: una anomalía de las valvas o anillo mitrales, cuerdas tendinosas, músculos papilares, aurícula izquierda o ventrículo izquierdo puede conducir a la insuficiencia mitral. La sangre fluye de regreso desde el ventrículo a la aurícula izquierdos durante la sístole, y la aurícula se agranda para dar cabida al mayor flujo. El ventrículo izquierdo también se dilata para acoplarse al aumento del volumen sanguíneo de la aurícula y compensar la disminución del gasto cardíaco. La hipertrofia ventricular y el incremento de la presión diastólica terminal aumentan la presión de la arteria pulmonar.

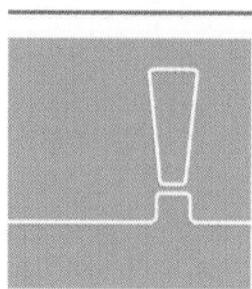

COMPLICACIONES
- Endocarditis
- Insuficiencia cardíaca
- Émbolos
- Ictus
- Arritmias

Insuficiencia aórtica: la sangre fluye hacia el ventrículo izquierdo durante la diástole, causando sobrecarga de líquido en el ventrículo, que se dilata e hipertrofia. El volumen excesivo causa sobrecarga de líquido en la aurícula izquierda y, finalmente, en el sistema pulmonar.

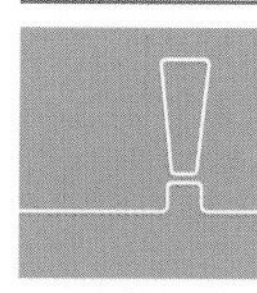

COMPLICACIONES
- Insuficiencia cardíaca izquierda
- Edema pulmonar

Estenosis aórtica: con el tiempo, la presión ventricular izquierda se eleva para vencer la resistencia de la estrecha abertura valvular. Con la mayor carga de trabajo aumenta la demanda de oxígeno y el gasto cardíaco disminuido causa perfusión deficiente de las arterias coronarias.

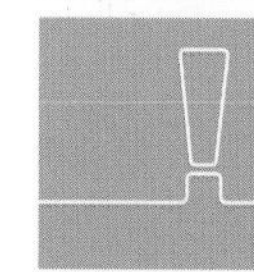

COMPLICACIONES
- Isquemia del ventrículo izquierdo
- Insuficiencia cardíaca izquierda
- Arritmias
- Endocarditis

Estenosis pulmonar: la obstrucción de la salida del ventrículo derecho produce su hipertrofia, culminando en insuficiencia cardíaca derecha.

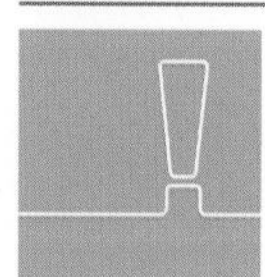

COMPLICACIONES
- Insuficiencia cardíaca
- Hipertrofia ventricular derecha

Signos y síntomas

Las manifestaciones clínicas varían de acuerdo con los defectos valvulares y su gravedad. El paciente puede ser asintomático.

Comunes a todos los trastornos valvulares

- Disnea, debilidad y fatiga

Estenosis mitral

- Ortopnea
- Palpitaciones, insuficiencia cardíaca derecha, crepitaciones y distensión de las venas yugulares
- Fibrilación auricular
- Frémito diastólico R_1 alto y chasquido diastólico de apertura

Insuficiencia mitral

- Palpitaciones, angina y taquicardia
- Insuficiencia cardíaca izquierda, edema pulmonar y estertores
- Escisión de R_2, R_3; soplo holosistólico en el ápice
- Frémito apical

Insuficiencia aórtica

- Palpitaciones, angina y síncope
- Tos
- Congestión pulmonar e insuficiencia cardíaca izquierda
- Signo de Quincke
- Pulsos *bisferiens* y pulso apical visible
- R_3 y soplo diastólico en el borde esternal izquierdo

Estenosis aórtica

- Palpitaciones, angina y arritmias
- Disnea
- Síncope
- Congestión pulmonar e insuficiencia cardíaca izquierda
- Pulsos carotídeos disminuidos y frémito sistólico (carotídeo)
- Disminución del gasto cardíaco
- Soplo sistólico que se irradia al cuello y R_4

Estenosis pulmonar

- Por lo general, no produce síntoma alguno
- Síncope, dolor torácico e insuficiencia cardíaca derecha
- Soplo diastólico en el borde esternal izquierdo y desdoblamiento de R_2

Resultados de las pruebas diagnósticas

Los resultados varían dependiendo del tipo de enfermedad valvular presente. El cateterismo cardíaco, la ecocardiografía, la radiografía de tórax y el electrocardiograma son las herramientas de diagnóstico estándar para detectar valvulopatías cardíacas.

Estenosis mitral

- El cateterismo cardíaco revela un gradiente de presión diastólica a través de la válvula, PCCAP y auricular izquierda elevadas con hipertensión pulmonar grave, presión elevada de cavidades derechas con gasto cardíaco disminuido y contracción anómala del ventrículo izquierdo.
- La radiografía de tórax muestra agrandamiento auricular y ventricular izquierdos y de las arterias pulmonares, y calcificación de la válvula mitral.
- La ecocardiografía muestra agrandamiento auricular y ventricular izquierdos y de las arterias pulmonares, y calcificación de la válvula mitral.
- El ECG permite detectar hipertrofia auricular izquierda, fibrilación auricular, hipertrofia ventricular derecha y desviación del eje a la derecha.

Insuficiencia mitral

- El cateterismo cardíaco revela insuficiencia mitral, aumento del volumen telediastólico ventricular izquierdo y aumento de la presión, la presión auricular y PCCAP, y disminución del gasto cardíaco.
- La radiografía de tórax muestra agrandamiento auricular y ventricular izquierdos y congestión venosa pulmonar.
- El ecocardiograma muestra movimiento anómalo de las valvas de la válvula y agrandamiento de la aurícula izquierda.
- El ECG puede revelar hipertrofia auricular y ventricular izquierdas, taquicardia sinusal y fibrilación auricular.

Insuficiencia aórtica

- El cateterismo cardíaco exhibe una disminución en la presión arterial diastólica, reflujo aórtico, otras anomalías valvulares y mayor presión diastólica ventricular izquierda terminal.
- La radiografía de tórax muestra hipertrofia ventricular izquierda y congestión venosa pulmonar.
- La ecocardiografía permite percibir agrandamiento ventricular izquierdo, alteración del movimiento y engrosamiento de la válvula mitral.
- El electrocardiograma muestra taquicardia sinusal, hipertrofia ventricular izquierda e hipertrofia auricular izquierda en la afección grave.

Estenosis aórtica

- El cateterismo cardíaco revela un gradiente de presión a través de la válvula y una mayor presión diastólica ventricular izquierda terminal.
- La radiografía de tórax muestra calcificación valvular, hipertrofia ventricular izquierda y congestión venosa pulmonar.
- La ecocardiografía muestra engrosamiento de la válvula aórtica y la pared del ventrículo izquierdo, posiblemente concomitante con la estenosis mitral.
- El ECG muestra hipertrofia ventricular izquierda.

Estenosis pulmonar

- El cateterismo cardíaco revela un aumento de la presión ventricular derecha, disminución de la presión de la arteria pulmonar y un orificio anómalo de la válvula.
- El ECG permite detectar hipertrofia ventricular derecha, desviación del eje a la derecha, hipertrofia auricular derecha y fibrilación auricular.

Tratamiento

- Digoxina, anticoagulantes, nitroglicerina, diuréticos, bloqueadores β-adrenérgicos, vasodilatadores e inhibidores de la enzima convertidora de angiotensina.
- Dieta baja en sodio.
- Oxígeno.
- Antibióticos profilácticos para procedimientos invasivos, como limpiezas dentales, endoscopias y otros procedimientos en los que existe el riesgo de introducir bacterias en el torrente sanguíneo. No indicados para todas las disfunciones valvulares. Consultar las pautas de la endocarditis bacteriana subaguda.
- Cardioversión.
- Comisurotomía abierta o cerrada.
- Anuloplastia o valvuloplastia.
- Válvula protésica para el tratamiento de la afección de la válvula mitral o aórtica.

VENAS VARICOSAS

Las *varices* son venas dilatadas, tortuosas, ingurgitadas con sangre como resultado de la mala función de las válvulas venosas. Pueden ser primarias, con origen en venas superficiales, o secundarias, que se presentan en las venas profundas.

Etiología

Venas varicosas primarias

- Debilidad congénita de las válvulas o la pared de la vena.
- Estasis venosa prolongada o aumento de la presión intraabdominal, como en el embarazo, obesidad, estreñimiento o por utilizar ropa apretada.
- Permanecer de pie por un período prolongado.
- Antecedentes familiares.

Venas varicosas secundarias

- Trombosis venosa profunda
- Malformación venosa
- Fístulas arteriovenosas
- Traumatismo venoso
- Oclusión

Fisiopatología

Las *venas* son vasos con paredes delgadas y distensibles, y válvulas que mantienen el flujo sanguíneo en una dirección. Cualquier alteración que debilite, destruya o distienda estas válvulas permite el reflujo de sangre a la válvula anterior. Si una válvula no puede sostener la sangre acumulada, puede hacerse incompetente, permitiendo que más sangre fluya de regreso. El aumento del volumen de sangre en la vena aumenta su presión y la dilata. Cuando las venas se estiran, sus paredes se debilitan y pierden su elasticidad, y se vuelven voluminosas y tortuosas. El aumento de la presión hidrostática fuerza el plasma hacia los tejidos circundantes, dando lugar a edema.

Las personas que permanecen de pie por períodos prolongados también pueden desarrollar acumulación venosa de sangre, pues no hay ninguna contracción muscular en las piernas que obligue a la sangre a ascender hasta el corazón. Si las válvulas en las venas son demasiado débiles para soportar la acumulación de sangre, comienzan a presentar fugas, permitiendo que la sangre fluya de regreso.

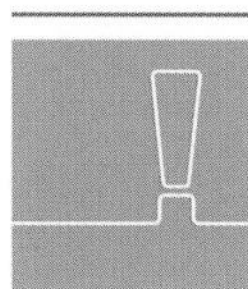

COMPLICACIONES

- Flebitis
- Úlceras en las piernas

Signos y síntomas

- Venas dilatadas, tortuosas, purpúricas, como cordones, particularmente en las pantorrillas.
- Edema de las pantorrillas y los tobillos.
- Pesadez de piernas que empeora durante la noche y en los climas cálidos.
- Dolor sordo en las piernas después de permanecer de pie o caminando por un tiempo prolongado.
- Dolor durante la menstruación.

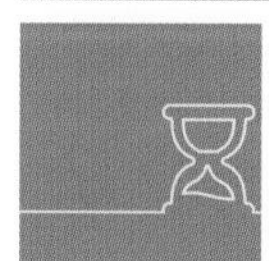

ALERTA POR EDAD

Conforme una persona envejece, las venas se dilatan y estiran, lo que aumenta la susceptibilidad a las venas varicosas y la insuficiencia venosa crónica. Debido a que la piel se hace friable y se puede romper con facilidad, las úlceras causadas por la insuficiencia venosa crónica pueden tardar más tiempo en sanar.

Resultados de las pruebas diagnósticas

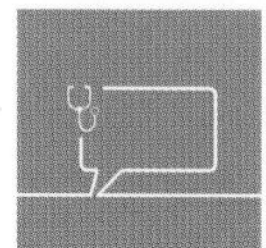

RECOMENDACIÓN CLÍNICA

En la prueba de compresión manual se detecta un impulso palpable cuando se ocluye con firmeza la vena por lo menos 20.3 cm por arriba del punto de palpación, indicando insuficiencia de las válvulas.

La prueba de Trendelenburg (prueba de llenado retrógrado) permite detectar las válvulas incompetentes cuando se ocluye la vena con el paciente en decúbito supino y se eleva la extremidad inferior 90°. Cuando el paciente está parado (todavía con la vena ocluida), las venas safenas deben llenarse lentamente desde abajo en unos 30 s.

- La fotopletismografía caracteriza el flujo sanguíneo venoso al detectar cambios en la circulación de la piel.
- La ecografía Doppler permite detectar la presencia o ausencia de reflujo venoso en las venas profundas o superficiales.
- La pletismografía venosa de salida y reflujo permite detectar una obstrucción venosa profunda; esta prueba es invasiva y no se utiliza de manera sistemática.
- La flebografía ascendente y descendente muestra la obstrucción venosa y los patrones de flujo colateral.

Tratamiento

- Tratamiento de la causa subyacente (si es posible), como un tumor abdominal o la obesidad
- Medias de compresión o vendajes elásticos
- Ejercicio regular
- Inyección de una sustancia esclerosante en las venas varicosas de tamaño pequeño a mediano
- Extracción quirúrgica y ligadura de las venas varicosas graves
- Flebectomía (extracción de la vena varicosa a través de pequeñas incisiones en la piel)

CAMBIOS VASCULARES EN LAS VENAS VARICOSAS

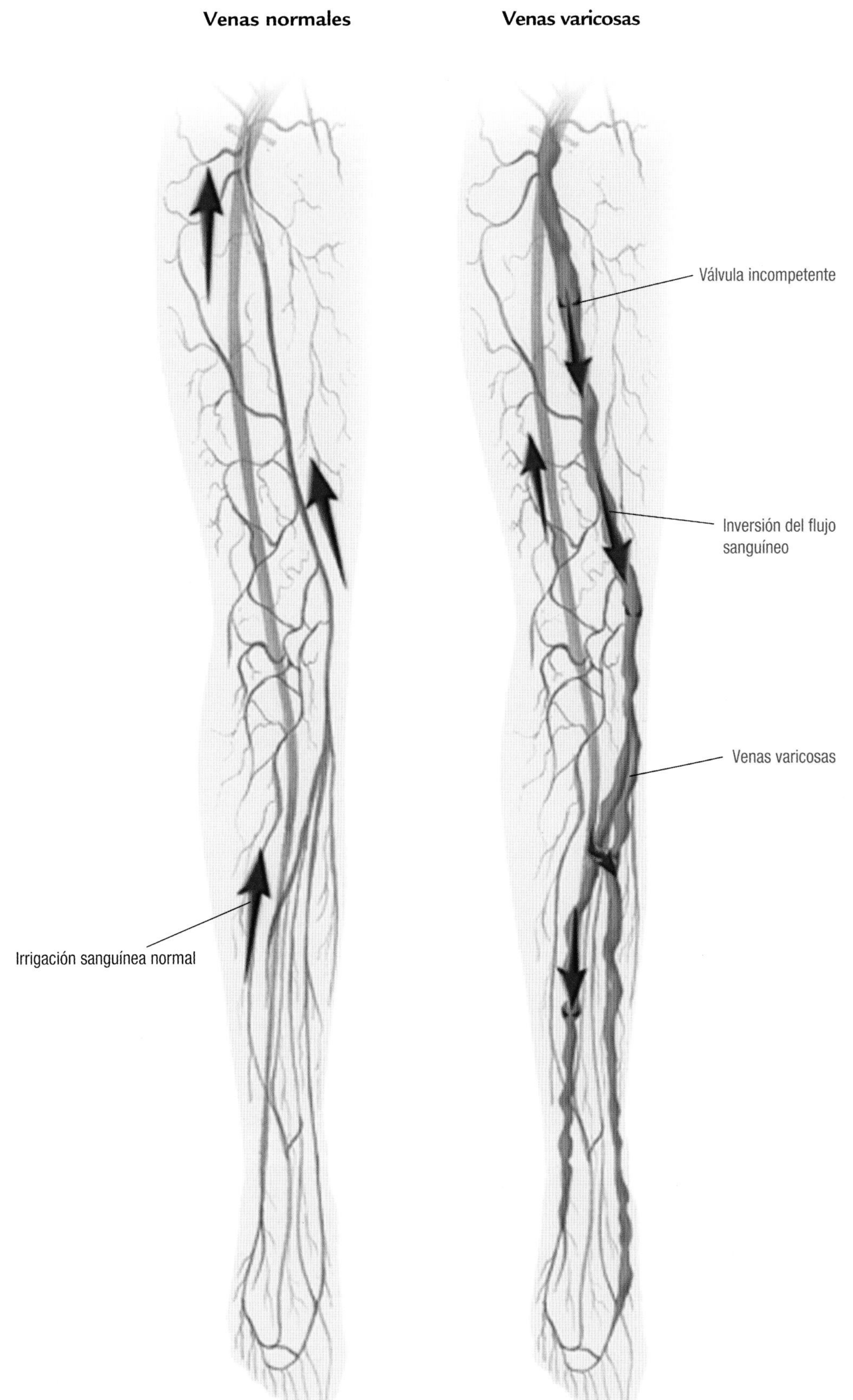

ENFERMEDADES RESPIRATORIAS

SÍNDROME DE DIFICULTAD RESPIRATORIA AGUDA

El *síndrome de dificultad respiratoria aguda* (SDRA) se caracteriza por la aparición de edema pulmonar e hipoxemia refractaria. El SDRA puede llevar a la insuficiencia de múltiples órganos y conlleva una elevada tasa de mortalidad. El aumento de la permeabilidad capilar es la característica distintiva de este síndrome. El diagnóstico a menudo es difícil, y la muerte puede ocurrir dentro de las 48 h siguientes al inicio si no se realiza el diagnóstico rápido y se trata de forma adecuada.

Etiología

La causa más frecuente de SDRA es la septicemia. Las infecciones, incluyendo la septicemia grave y la neumonía, son el principal factor predisponente para el SDRA.

- Lesión pulmonar por traumatismo
- Septicemia
- Factores relacionados con traumatismos, como embolia grasa, septicemia, choque, contusiones pulmonares y transfusiones múltiples
- Aspiración de contenido gástrico, neumonía vírica
- Anafilaxia
- Sobredosis de drogas
- Reacción idiosincrática a la ampicilina o hidroclorotiazida
- Inhalación de gases nocivos (amoníaco, óxido nitroso, cloro)
- Ahogamiento no letal
- Toxicidad del oxígeno
- Cirugía de injerto de derivación de arterias coronarias
- Hemodiálisis
- Leucemia
- Tuberculosis miliar aguda
- Pancreatitis
- Púrpura trombocitopénica trombótica
- Uremia
- Embolia gaseosa venosa

Fisiopatología

El SDRA es un síndrome heterogéneo que implica una lesión pulmonar, desarrollada como resultado de la lesión de células endoteliales y epiteliales. Los síntomas pueden ser por una lesión directa, como aspiración de contenido gástrico o inhalación de gases nocivos, o de fuentes indirectas, como mediadores químicos liberados en respuesta a una enfermedad sistémica. La lesión en el SDRA implica a los epitelios alveolar y capilar pulmonar. El agente causal produce una serie de cambios celulares y bioquímicos.

Fase aguda: descamación de las células epiteliales bronquiales y alveolares

En la fase aguda del SDRA se forman membranas hialinas ricas en proteínas sobre la membrana basal desnuda. Los neutrófilos se adhieren al endotelio capilar lesionado y lo delimitan, a través del intersticio, al espacio aéreo lleno de serosidades ricas en proteínas.

Después del inicio, el agente causal activa neutrófilos, macrófagos, monocitos y linfocitos para producir varias citocinas, que promueven la activación celular, quimiotaxis y adherencia, y a los mediadores inflamatorios, incluyendo oxidantes, proteasas, cininas, factores de crecimiento y neuropéptidos, que dan inicio a la cascada del complemento, coagulación intravascular y fibrinólisis.

Estos sucesos celulares aumentan la permeabilidad vascular a las proteínas, incrementando así el gradiente de presión hidrostática de los capilares. La presión capilar elevada, como resultado de la sobrecarga de líquidos o disfunción cardíaca, aumenta mucho el edema intersticial y alveolar, que es evidente en las radiografías de tórax en forma de áreas de blanqueo en la parte inferior del pulmón. La presión de cierre alveolar supera entonces a las presiones pulmonares y los alvéolos comienzan a colapsar.

Fase exudativa

Por lo general, la fase exudativa, o fase 1, se presenta en los primeros 2-4 días que siguen al inicio de la lesión e involucra a las células inflamatorias que ingresaron en los espacios aéreos desde los capilares alveolares.

Durante la fase exudativa se acumula líquido en el intersticio pulmonar, los espacios alveolares y las vías respiratorias pequeñas. Ello causa que los pulmones se endurezcan, lo que altera la ventilación y disminuye la oxigenación de la sangre capilar pulmonar, con el resultado de un menor flujo sanguíneo a los pulmones. Las plaquetas comienzan a agregarse y liberar sustancias (serotonina, bradicinina e histamina), que atraen y activan neutrófilos.

Fase proliferativa

La fase 2, o proliferativa, comienza 1-2 semanas después de la lesión pulmonar inicial. Hay afluencia de neutrófilos, monocitos, linfocitos y proliferación de fibroblastos. Ésta es una parte de la respuesta inflamatoria.

Durante la fase proliferativa las sustancias liberadas inflaman y dañan la membrana alveolar, y posteriormente aumentan la permeabilidad capilar. Otros factores quimiotácticos liberados incluyen endotoxinas, factor de necrosis tumoral e interleucina 1. Los neutrófilos activados liberan varios mediadores inflamatorios y factores agravantes plaquetarios, que dañan la membrana capilar alveolar y aumentan la permeabilidad de los capilares, permitiendo que se desplace líquido hacia el espacio intersticial.

A continuación, a medida que aumenta la permeabilidad capilar, se fugan proteínas, células sanguíneas y más líquido, aumentando la presión osmótica intersticial y causando edema pulmonar.

El edema y la hemorragia pulmonar subsiguientes aminoran de manera significativa la distensibilidad pulmonar y alteran la ventilación alveolar.

CAMBIOS ALVEOLARES EN EL SÍNDROME DE DIFICULTAD RESPIRATORIA AGUDA

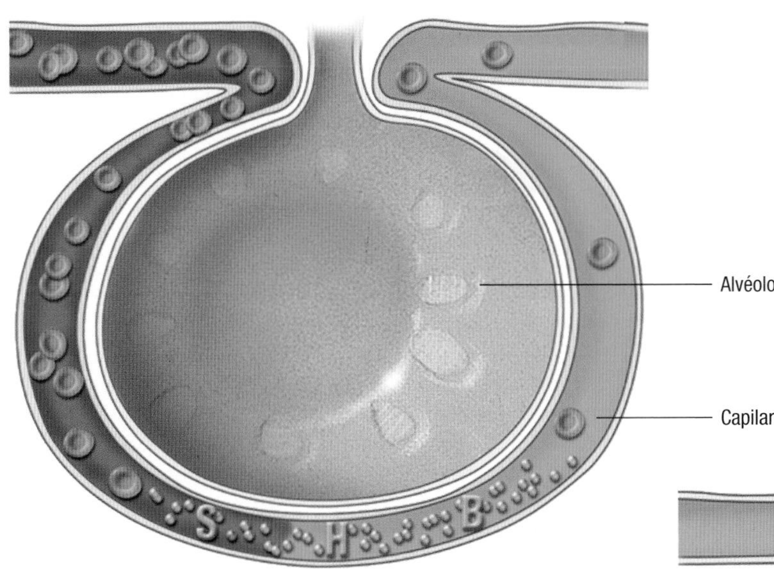

Fase 1. La lesión disminuye el flujo sanguíneo normal a los pulmones. Las plaquetas se agregan y liberan histamina (H), serotonina (S) y bradicinina (B).

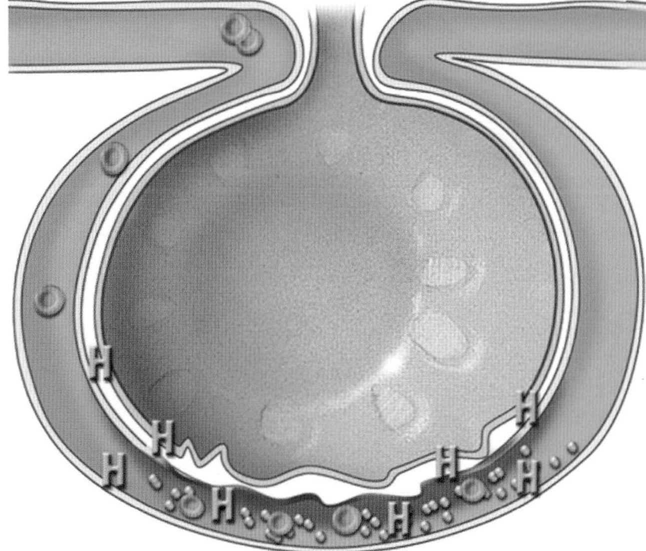

Fase 2. Estas sustancias, en especial la histamina, inflaman y dañan a la membrana alveolocapilar, con aumento de la permeabilidad capilar. Los líquidos se desplazan después hacia el espacio intersticial.

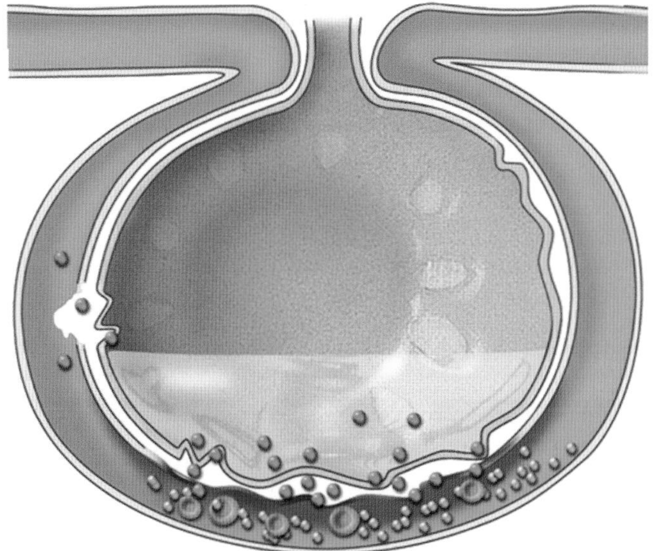

Fase 3. A medida que aumenta la permeabilidad capilar, se filtran proteínas y líquidos; ello incrementa la presión osmótica intersticial y causa edema pulmonar.

Entonces, los mediadores liberados por los neutrófilos y los macrófagos también causan diferentes grados de vasoconstricción pulmonar, ocasionando hipertensión pulmonar. El resultado de estos cambios es un desajuste en la relación de ventilación-perfusión. Aunque el paciente responde con un aumento de la frecuencia respiratoria, no puede cruzar suficiente oxígeno por la membrana alveolocapilar. El dióxido de carbono continúa cruzando con facilidad y se pierde con cada exhalación.

Por último, el edema pulmonar empeora y se forman membranas hialinas. La inflamación lleva a la fibrosis, lo que dificulta aún más el intercambio de gases. La fibrosis progresiva obstruye los alvéolos, los bronquiolos respiratorios y el intersticio. La capacidad funcional residual disminuye y la derivación se vuelve más grave. La hipoxemia lleva a la acidosis metabólica. En esta etapa final, el paciente desarrolla una mayor presión parcial arterial de dióxido de carbono ($PaCO_2$), con disminución de pH y de la presión parcial de oxígeno arterial (PaO_2), así como reducción de la concentración de bicarbonato y confusión mental. El resultado final es la insuficiencia respiratoria.

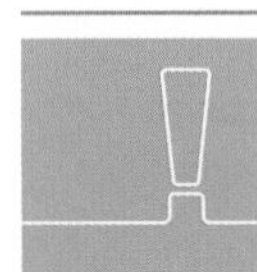

COMPLICACIONES

- Acidosis metabólica y respiratoria
- Paro cardíaco
- Neumotórax
- Fibrosis pulmonar
- Funciones pulmonares anómalas
- Embolia pulmonar
- Infección

Signos y síntomas

- Respiración superficial rápida y disnea
- Aumento de la frecuencia ventilatoria
- Retracción intercostal y supraesternal
- Estertores húmedos y secos
- Inquietud, aprensión y lentitud mental
- Disfunción motriz
- Taquicardia
- Acidosis respiratoria
- Acidosis metabólica

Resultados de las pruebas diagnósticas

- La gasometría arterial (GA) con respiración de aire ambiental revela inicialmente una presión parcial de oxígeno (PaO_2) (< 60 mm Hg) y presión parcial de dióxido de carbono ($PaCO_2$) (< 35 mm Hg) disminuidas. La hipoxemia, a pesar del mayor oxígeno complementario, es el signo distintivo del SDRA. El pH resultante de la sangre refleja la alcalosis respiratoria.

Conforme progresa el SDRA y aumenta el trabajo respiratorio, la PCO_2 comienza a elevarse y la PaO_2 disminuye, a pesar de la oxigenoterapia.

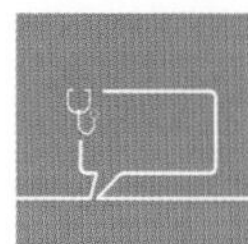

RECOMENDACIÓN CLÍNICA

Es importante distinguir entre el SDRA y la lesión pulmonar aguda. Ambas tienen inicio agudo, infiltrados bilaterales en la radiografía de tórax frontal y una presión capilar en cuña de la arteria pulmonar (PCCAP) menor o igual a 18 mm Hg, o ninguna evidencia clínica de hipertensión auricular izquierda. La diferencia es que en el SDRA la PaO_2 es menor o igual a 200 mm Hg, de forma independiente al grado de presión positiva espiratoria terminal (PEEP, *positive end-expiratory pressure*); en la lesión aguda, la PaO_2 es menor o igual a 300 mm Hg, si importar el grado de PEEP.

- El cateterismo de la arteria pulmonar puede exhibir una PCCAP de 12-18 mm Hg y la presión pulmonar arterial puede mostrar una disminución del gasto cardíaco.
- Las radiografías de tórax seriadas en las etapas tempranas muestran infiltrados bilaterales, y en las posteriores, campos extensos con aspecto de vidrio esmerilado y "espacios menos densos" en ambos campos pulmonares. *Nota:* el SDRA se define por la presencia de infiltrados pulmonares bilaterales.
- La tomografía computarizada revela opacidades bilaterales, derrames pleurales y disminución del volumen pulmonar.
- El análisis de esputo (con tinción de Gram, cultivo y sensibilidad a antibióticos) permite identificar los microorganismos causales.
- Los hemocultivos permiten identificar una causa infecciosa.
- Las pruebas de toxicología revelan posible ingestión de fármacos.

Tratamiento

Se centra en corregir las causas del SDRA y prevenir la progresión de la hipoxemia y la acidosis respiratoria.

El tratamiento puede incluir:

- Intubación y ventilación mecánica
- Oxígeno humidificado
- PEEP
- Ventilación con cociente inverso de control por presión
- Ventilación de alta frecuencia
- Ventilación por liberación de la presión de la vía aérea
- Ventilación líquida
- Óxido nítrico inhalado
- Hipercapnia permisiva
- Sedantes, opiáceos y bloqueadores neuromusculares
- Corticoesteroides
- Bicarbonato de sodio
- Administración de soluciones i.v. o restricción de líquidos
- Vasopresores
- Antimicrobianos
- Diuréticos
- Corrección de los desequilibrios electrolíticos y acidobásicos
- Posición de decúbito prono
- Oxigenación por membrana extracorpórea
- Administración de surfactante

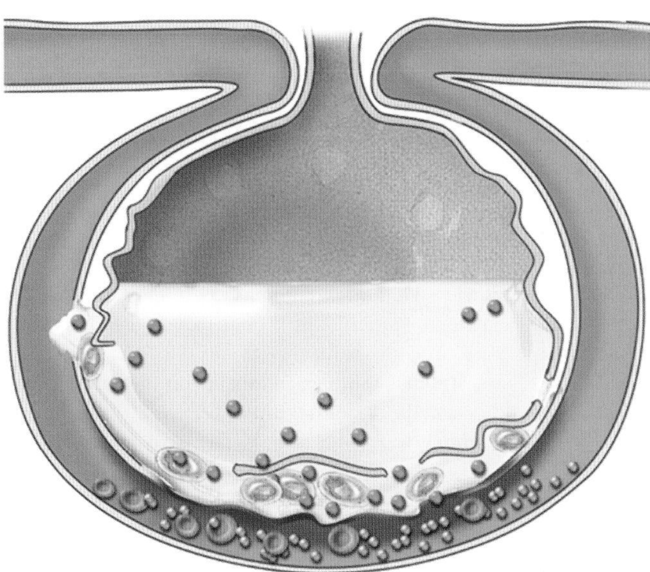

Fase 4. La disminución del flujo sanguíneo y líquidos en los alvéolos daña al surfactante y altera la capacidad de la célula para producirlo. Como resultado, se colapsan los alvéolos, lo que impide el intercambio gaseoso y disminuye la distensibilidad pulmonar.

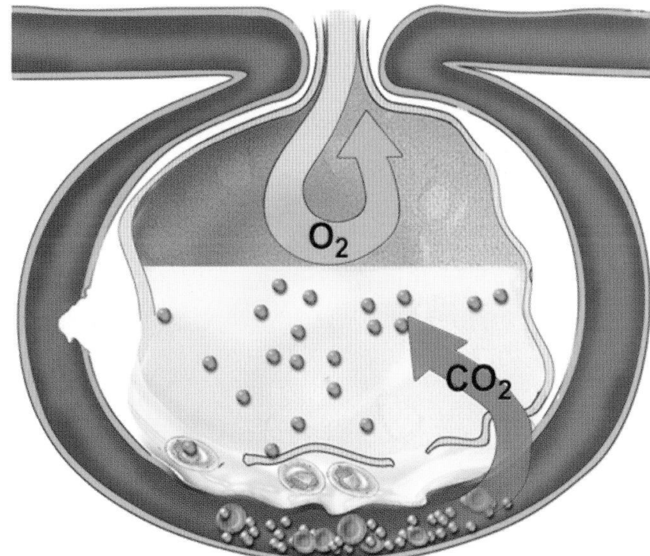

Fase 5. El oxígeno (O_2) no puede cruzar la membrana alveolocapilar en cantidades suficientes, pero el dióxido de carbono (CO_2) sí, y se pierde con cada exhalación. Las concentraciones de O_2 y CO_2 disminuyen en la sangre.

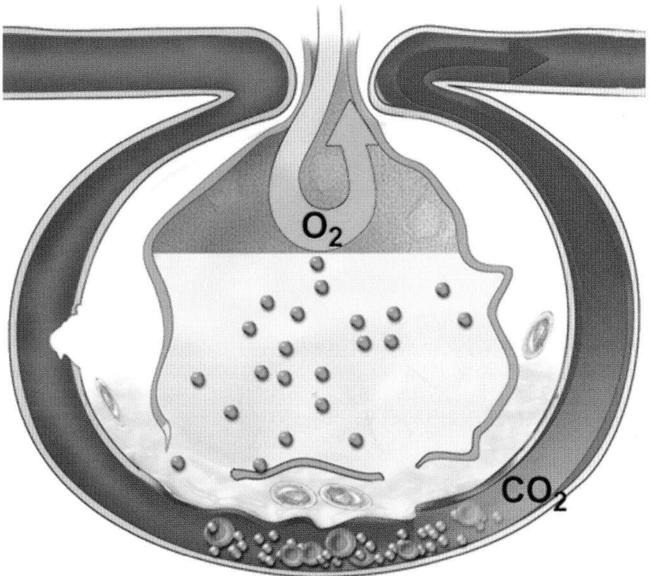

Fase 6. El edema pulmonar empeora, la inflamación lleva a la fibrosis y el intercambio de gases se dificulta aún más.

ASMA

El *asma* es un trastorno que se caracteriza por síntomas variables y recurrentes, como obstrucción del flujo de aire, respuesta bronquial excesiva e inflamación subyacente de las vías respiratorias. La limitación del flujo de aire es causada por cambios en las vías respiratorias, que producen broncoconstricción, edema e hipersecreción de moco en las vías aéreas. El 3.er Informe del Grupo de Expertos (EPR-3) del National Asthma Education and Prevention Program, perteneciente al National Heart Lung and Blood Institute, recomienda vigilar los aspectos clínicamente relevantes de la atención y destaca la importancia de la atención primaria planificada y de proporcionar a los pacientes herramientas prácticas para su autocuidado.

Etiología

La aparición del asma implica una interacción entre la genética y la exposición a riesgos ambientales (EPR-3, 2007; GINA, 2017). Los pacientes que tienen alto riesgo de muerte asociada con el asma requieren especial atención.

- Infecciones víricas (una de las causas más importantes de asma)
- Contaminación del aire por polen
- Caspa animal
- Polvo o mohos caseros
- Almohadas de ceiba pentandra o plumas
- Aditivos alimentarios, como sulfitos y algunos colorantes
- Gases nocivos, humo de tabaco

Los pacientes con asma intrínseca o no atópica reaccionan a factores internos no alergénicos.

- Irritantes
- Ansiedad y estrés emocional
- Infecciones respiratorias
- Cambios endocrinos
- Variaciones de temperatura o humedad
- Tos o risa
- Factores genéticos

Fisiopatología

La inflamación de las vías respiratorias contribuye a la respuesta exagerada de la vía aérea, la limitación de flujo de aire, los síntomas respiratorios y la cronicidad de la enfermedad (*véanse* las directrices de EPR-3 para la fisiopatología).

En el asma, el revestimiento bronquial reacciona de manera exagerada a diversos estímulos, causando inflamación y espasmos del músculo liso (que restringen de manera intensa las vías respiratorias). Cuando el paciente hipersensible inhala una sustancia desencadenante, anticuerpos anómalos estimulan las células cebadas del intersticio pulmonar para secretar histamina y leucotrienos. La histamina se une a sitios receptores de los bronquios más grandes, donde causa inflamación del músculo liso. También produce derivados de ácidos grasos llamados *prostaglandinas*, que viajan por el torrente sanguíneo hacia los pulmones, donde potencian los efectos de la histamina.

La histamina estimula las mucosas para secretar moco excesivo, que aumenta el estrechamiento de la luz bronquial. Durante la inhalación, la luz bronquial estrecha aún puede ampliarse ligeramente y permitir que el aire llegue a los alvéolos. Durante la espiración, el aumento de la presión intratorácica cierra por completo la luz bronquial. El moco llena las bases pulmonares y dificulta la ventilación alveolar. La sangre, desviada a los alvéolos en otras partes del pulmón, no puede compensar la ventilación disminuida.

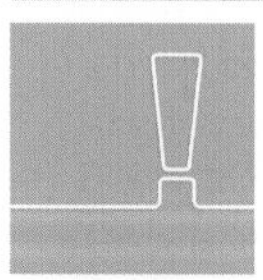

COMPLICACIONES

- Crisis asmática
- Insuficiencia respiratoria

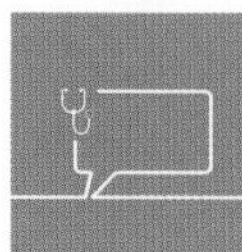

RECOMENDACIÓN CLÍNICA

Por lo general, los síntomas del asma varían en frecuencia e intensidad, y contribuyen a la carga del padecimiento para el paciente. Un mal control de los síntomas también se asocia con un mayor riesgo de exacerbaciones del asma (GINA, 2017). El tratamiento primario del asma es farmacológico.

Una *crisis asmática* es una exacerbación aguda del asma que sigue sin responder al tratamiento, a pesar de esquemas terapéuticos médicos adecuados. Cuando se produce la crisis asmática, empeora la hipoxia, el flujo espiratorio se enlentece y disminuye su volumen. Si el tratamiento no inicia con rapidez, el paciente comienza a cansarse. Se desarrolla acidosis conforme aumenta el CO_2 arterial. La situación pone en riesgo la vida cuando no hay desplazamiento de aire audible a la auscultación (un tórax silente) y la presión parcial de dióxido de carbono arterial ($PaCO_2$) se eleva a más de 70 mm Hg.

Identificar:

- Signos o síntomas prodrómicos habituales
- Rapidez de inicio
- Enfermedades o procesos concomitantes asociados
- Consultas al servicio de urgencias, hospitalizaciones, ingresos a unidad de cuidados intensivos (UCI), intubaciones
- Signos o síntomas prodrómicos frecuentes
- Limitaciones en el ejercicio
- Pérdida de días laborales o escolares

Signos y síntomas

- Disnea súbita, sibilancias y opresión en el tórax
- Tos que produce esputo espeso, transparente o amarillo
- Taquipnea, junto con empleo de músculos respiratorios accesorios
- Pulso rápido
- Sudoración profusa
- Campos pulmonares con hiperresonancia
- Ruidos respiratorios disminuidos

Resultados de las pruebas diagnósticas

No se deben confundir los criterios de diagnóstico con la información aportada. Los criterios de diagnóstico incluyen los siguientes:

- Síntomas episódicos de obstrucción del flujo de aire.
- Obstrucción del flujo de aire o síntomas, al menos parcialmente, reversibles.
- Exclusión de diagnósticos alternativos.
- Las pruebas de función pulmonar revelan una capacidad vital baja-normal o disminuida, mayor capacidad pulmonar total y residual, y menor volumen espiratorio forzado máximo en el primer segundo (FEV1, *forced expiratory volume in 1 second*).

BRONQUIO ASMÁTICO

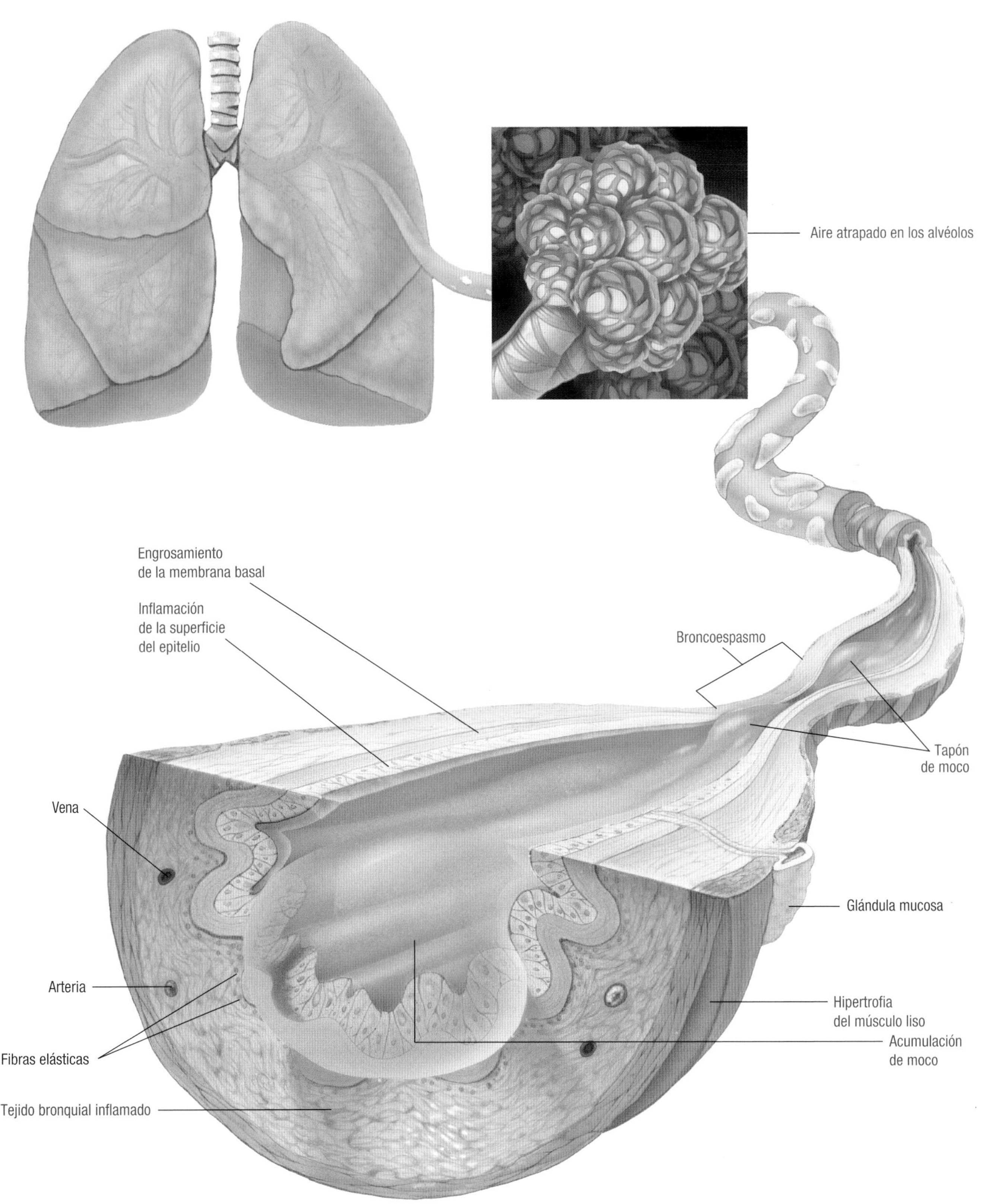
Aire atrapado en los alvéolos
Engrosamiento de la membrana basal
Inflamación de la superficie del epitelio
Broncoespasmo
Tapón de moco
Vena
Glándula mucosa
Arteria
Hipertrofia del músculo liso
Acumulación de moco
Fibras elásticas
Tejido bronquial inflamado

- Las concentraciones de inmunoglobulina E sérica pueden aumentar por una reacción alérgica, que no es diagnóstica del asma.
- El hemograma completo con diferencial revela una mayor cifra de eosinófilos.
- Las radiografías de tórax pueden mostrar hiperinflado con áreas de atelectasia.
- En el análisis de la GA la PaO_2 y la $PaCO_2$ suelen estar disminuidas, excepto en el asma grave, cuando la $PaCO_2$ puede ser normal o estar aumentada, lo cual indica una obstrucción bronquial grave.
- Las pruebas epicutáneas permiten identificar alérgenos específicos, pero no son diagnósticas de asma. Las pruebas epicutáneas de alérgenos en el aire identifican los factores contribuyentes.
- Las pruebas de función pulmonar incluyen las prebroncodilatador y posbroncodilatador. Podría considerarse una prueba de provocación con metacolina, absolutamente contraindicada en un paciente con diagnóstico de asma.
- El electrocardiograma muestra exacerbación de la taquicardia sinusal o desviación del eje a la derecha y ondas P en pico (indicando corazón pulmonar durante una crisis intensa, que se resuelve después).

El broncoespasmo inducido por ejercicio es un fenómeno de estrechamiento de las vías respiratorias que se produce durante o después del ejercicio o esfuerzo físico. Este fenómeno se controla con el empleo de un agonista β-adrenérgico de acción corta 15 min antes del ejercicio o esfuerzo físico.

Control del asma

En el 3.er Informe del Grupo de Expertos del National Asthma Education and Prevention Program (EPR-3) se define al *control del asma* como "el grado hasta el que se disminuyen al mínimo las manifestaciones del asma, los deterioros funcionales y riesgos de sucesos adversos, y se alcanzan los propósitos del tratamiento". Todo paciente con asma debe ser capaz de reconocer los síntomas que sugieren un control inadecuado del padecimiento. Se recomiendan planes de acción por escrito que detallen las estrategias farmacológicas y de control ambiental ajustadas para cada paciente con asma.

La vigilancia del control del asma es el objetivo del tratamiento y debe distinguirse entre ella y la clasificación de la gravedad del asma.

Para distinguir entre la clasificación de la gravedad del asma y la vigilancia de su control se consideran las siguientes definiciones:

Gravedad: intensidad intrínseca del proceso de enfermedad. Evaluar la gravedad del asma para iniciar el tratamiento.

Control: grado hasta el cual las manifestaciones del asma disminuyen al mínimo por las intervenciones terapéuticas y se cumplen los objetivos del tratamiento. Se debe evaluar y vigilar el control del asma para ajustar el tratamiento.

A continuación se mencionan algunas consideraciones en cuanto al deterioro y los riesgos del asma. Estos últimos son los dominios clave para determinar la gravedad y controlar el asma. Los dominios representan diferentes manifestaciones del asma; pueden no relacionarse entre sí y responder de manera diferente al tratamiento.

Deterioro: frecuencia e intensidad de los síntomas y las limitaciones funcionales que el paciente experimenta actualmente o en una fecha reciente.

Riesgos: probabilidad de exacerbaciones del asma, empeoramiento progresivo en la función pulmonar (en los niños, del crecimiento pulmonar) o peligro de efectos adversos de los medicamentos.

Tratamiento

Se toman medicamentos de alivio rápido ante la primera señal de síntomas para su resolución inmediata:

- Agonistas β2 de acción breve inhalados
- Anticolinérgicos

Los medicamentos de control a largo plazo se toman diariamente para prevenir los síntomas y crisis:

- Corticoesteroides inhalados (los más eficaces para el tratamiento de mantenimiento a largo plazo del asma crónica)
- Corticoesteroides y agonistas β2 de acción prolongada inhalados
- Agonistas β2 (SIEMPRE) y corticoesteroides de acción prolongada inhalados
- Antileucotrienos o modificadores de leucotrienos (montelukast sódico)
- Cromoglicato sódico
- Metilxantinas
- Corticoesteroides orales
- Inmunomoduladores
- Identificación y evitación de los factores precipitantes
- Desensibilización a antígenos específicos
- Oxígeno humidificado a bajo flujo (rara vez se prescribe oxígeno complementario en casa para los pacientes con asma)
- Ventilación mecánica
- Ejercicios de relajación y de respiración controlada

Evaluación del control del asma

Los cuestionarios sobre asma permiten evaluar el control del padecimiento e identificar pacientes con riesgo de una exacerbación. La Prueba de Control del Asma (PCA) es ejemplo de una herramienta de evaluación de esta enfermedad. La PCA es una prueba breve, simple, basada en el paciente, para evaluar el control del asma, incluyendo la identificación de pacientes en los que no es adecuado. Esta prueba es confiable, válida y sensible a los cambios en el control del asma con el transcurso del tiempo. Una puntuación límite de 19 o menor permite identificar a pacientes con asma mal controlada.

En las directrices del EPR-3 se clasifica la gravedad del padecimiento como se describe a continuación.

El asma intermitente se caracteriza de la siguiente manera:

- Síntomas de tos, sibilancias, opresión torácica o dificultad para respirar menos de dos veces por semana.
- Las crisis son breves, pero su intensidad puede variar.

- Síntomas nocturnos al menos dos veces al mes.
- Sin síntomas entre exacerbaciones.
- El FEV1 de la prueba de función pulmonar resulta del 80% o más, por arriba de los límites normales.
- El flujo máximo tiene menos del 20% de variabilidad de mañana a mañana o de mañana a noche, día a día.

El asma leve intermitente se caracteriza por:

- Síntomas de tos, sibilancias, opresión torácica o dificultad para respirar, 3-6 veces por semana.
- Exacerbaciones que pueden afectar el grado de actividad.
- Síntomas nocturnos tres o cuatro veces al mes.
- Un FEV1 con valores del 80% o más, por arriba de los límites normales.
- El flujo máximo tiene menos del 20-30% de variabilidad.

El asma moderada persistente se caracteriza por:

- Síntomas de tos, sibilancias, opresión torácica o dificultad para respirar diarios.
- Exacerbaciones que pueden afectar el grado de actividad.
- Síntomas nocturnos cinco o más veces al mes.
- FEV1 superior al 60%, pero por debajo del 80% de los valores normales.
- Flujo máximo con más del 30% de variabilidad.

El asma grave persistente se caracteriza por:

- Síntomas de tos, sibilancias, opresión de tórax o dificultad para respirar continuos.
- Síntomas nocturnos frecuentes.
- FEV1 del 60% o menos de los límites normales.
- El flujo máximo tiene más del 30% de variabilidad.

BRONQUITIS AGUDA

La *bronquitis aguda* es una infección autolimitada frecuente de las vías respiratorias. Se caracteriza principalmente por una tos que, en general, dura 1-3 semanas. La característica distintiva de la bronquitis es la obstrucción del flujo de aire y una respuesta inflamatoria dentro del epitelio de los bronquios que causa una respuesta excesiva de la vía aérea y mayor producción de moco. La inflamación se presenta como resultado de una infección de las vías respiratorias o por desencadenantes ambientales. Rara vez se identifica el microorganismo patógeno causal de esta enfermedad, aunque las infecciones víricas representan el 89-95% de los casos calculados (Tackett y Atkins, 2012). Los patógenos víricos más frecuentes son los adenovirus, coronavirus, virus de gripe A y B, metaneumovirus, virus paragripales, virus sincitial respiratorio y rinovirus (Albert, 2010). Las bacterias pueden causar bronquitis en personas con enfermedad respiratoria subyacente. Los patógenos bacterianos que afectan principalmente a adultos jóvenes son *Mycoplasma pneumoniae* y *Chlamydia pneumoniae*. *Bordetella pertussis* también puede llevar a una bronquitis aguda, sobre todo en pacientes no vacunados (Albert, 2010). Puede estar justificada una prueba de detección de *B. pertussis*. Están indicadas las radiografías de tórax cuando la bronquitis aguda no puede distinguirse clínicamente de una neumonía. Por lo general, la inflamación de la bronquitis aguda es transitoria y se resuelve después de que cede la infección.

El tratamiento de la bronquitis aguda es principalmente de apoyo y se centra en el control de la tos. La antibioticoterapia tiene un papel menor en la bronquitis aguda (Hart, 2014). El empleo inapropiado de antibióticos para las infecciones respiratorias víricas contribuye a la resistencia a estos fármacos y posibles efectos adversos. Deben reservarse los agonistas β inhalados para pacientes con enfermedad pulmonar subyacente. Los medicamentos de venta libre, como dextrometorfano o guaifenesina, administrados como se indica al grupo de edad apropiado, pueden ser eficaces a pesar de la falta de evidencia sólida. El tratamiento antitusivo puede ser útil para mejorar la distribución del sueño, el cual es afectado por la tos nocturna.

Los expectorantes han mostrado ineficacia en el tratamiento de la bronquitis aguda (Albert, 2010). La enseñanza del paciente debe incluir etiología y sintomatología, el motivo de la duración de la tos y las intervenciones médicas apropiadas.

ENFERMEDAD PULMONAR OBSTRUCTIVA CRÓNICA

La *enfermedad pulmonar obstructiva crónica* (EPOC) es frecuente pero prevenible; se caracteriza por síntomas respiratorios persistentes y limitación del flujo de aire debido a las anomalías alveolares o de la vía aérea (GOLD, 2017). Este trastorno conduce a la obstrucción de las vías respiratorias, hiperinflado e intercambio anómalo de gases, que causan disnea y limitación funcional. Hay superposición entre EPOC y otros trastornos que producen limitación del flujo de aire, como asma, enfisema, bronquitis crónica, bronquiectasias y bronquiolitis. Es necesaria la espirometría para el diagnóstico de la EPOC. El principal factor de riesgo es el consumo de cigarrillos.

La EPOC debe considerarse en cualquier paciente con disnea, tos crónica, esputo o antecedente de exposición a factores de riesgo de la enfermedad (GOLD, 2017). El tratamiento de la EPOC estable se basa en la evaluación individualizada de los síntomas y el riesgo de exacerbaciones futuras (GOLD, 2017).

Diagnóstico

El diagnóstico formal de la EPOC se realiza mediante espirometría; cuando el cociente entre el volumen espiratorio forzado máximo en el primer segundo y capacidad vital forzada (FEV1/FVC) es inferior al 70% del pronosticado para un control relacionado, indica un defecto obstructivo significativo. Los criterios para evaluar la gravedad de la obstrucción del flujo de aire (según el porcentaje predicho del FEV1 posbroncodilatador) son los siguientes:

- Estadio I (leve): FEV1 del 80% o mayor del pronosticado.
- Estadio II (moderado): FEV1 del 50-79% del pronosticado.
- Estadio III (grave): FEV1 del 30-49% del pronosticado.
- Estadio IV (muy grave): FEV1 menor del 30% del pronosticado o FEV1 menor del 50% e insuficiencia respiratoria crónica.

Etiología

- Consumo de cigarrillos
- Exposición a irritantes
- Predisposición genética
- Exposición a polvos orgánicos o inorgánicos
- Exposición a gases nocivos
- Infección de vías urinarias

Fisiopatología

La EPOC se caracteriza por un aumento en el número de neutrófilos, macrófagos y linfocitos T (más CD8 que CD4) en los pulmones.

Los irritantes inflaman el árbol traqueobronquial y originan la producción creciente de moco y un estrechamiento u obstrucción de las vías respiratorias. A medida que la inflamación continúa, los cambios en las células que revisten las vías respiratorias aumentan la resistencia en las vías pequeñas, y el desequilibrio notorio en el cociente de ventilación-perfusión ($\dot{V}/\dot{Q}$) disminuye la oxigenación arterial.

Otros efectos incluyen inflamación generalizada y estrechamiento de las vías respiratorias. Las paredes bronquiales se inflaman y engrosan debido al edema y la acumulación de células inflamatorias, y el broncoespasmo del músculo liso estrecha aún más la luz. Inicialmente, sólo los grandes bronquios se encuentran implicados, pero al final todas las vías respiratorias resultan afectadas. Las vías respiratorias se obstruyen y cierran, sobre todo en la espiración, atrapando el gas en la porción distal del pulmón. La hipoventilación subsiguiente conduce a un desequilibrio, lo que ocasiona hipoxemia e hipercapnia.

BRONQUITIS CRÓNICA

La *bronquitis crónica* se define clínicamente como la presencia de tos productiva durante 3 meses en 2 años consecutivos con exclusión de otras causas de tos (GOLD, 2017). Esta enfermedad es causada por la sobreproducción e hipersecreción de moco por las células caliciformes. Los mecanismos responsables por la mucosidad excesiva en la EPOC son la sobreproducción e hipersecreción de moco por las células caliciformes y una disminución de su eliminación. La bronquitis crónica conduce a la obstrucción del flujo en la luz, el remodelado epitelial y la menor tensión superficial en las vías aéreas pequeñas.

La bronquitis crónica causa hipertrofia del músculo liso de las vías respiratorias e hiperplasia de las glándulas mucosas, aumento en el número de células caliciformes, daño ciliar, metaplasia escamosa del epitelio cilíndrico e infiltración leucocítica y linfocítica crónica de las paredes bronquiales. La hipersecreción de las células caliciformes bloquea el libre movimiento de los cilios, que normalmente barren el polvo, irritantes y moco fuera de las vías respiratorias. La acumulación de moco y desechos altera las defensas y aumenta la probabilidad de padecer infecciones de las vías respiratorias.

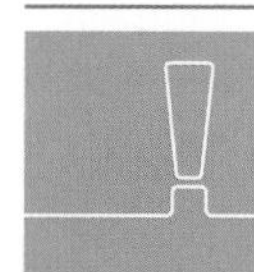

COMPLICACIONES

- Neumonía
- Cáncer pulmonar

Signos y síntomas

- Esputo abundante gris, blanco o amarillo
- Disnea y taquipnea
- Cianosis
- Uso de músculos accesorios de la respiración
- Edema de pies
- Distensión de las venas yugulares
- Aumento de peso debido a edema o su decremento por la dificultad para comer y el aumento en la tasa metabólica
- Sibilancias, tiempo espiratorio prolongado y estertores secos
- Hipertensión pulmonar

Resultados de las pruebas diagnósticas: bronquitis crónica

- Las radiografías de tórax muestran hiperinflado y aumento de la trama broncovascular.
- Los estudios de función pulmonar indican aumento del volumen residual, disminución de la capacidad vital y flujo espiratorio forzado, distensibilidad estática y capacidad de difusión normales.
- El análisis de GA revela una disminución de la presión parcial de oxígeno arterial y la correspondiente normal o aumentada del dióxido de carbono. Los análisis de GA aportan la mejor evidencia en cuanto a la gravedad de la exacerbación de la enfermedad.
- El análisis del esputo presenta numerosos neutrófilos y microorganismos.
- La electrocardiografía muestra arritmias auriculares, ondas P en pico en las derivaciones II, III y aV_F, y, de forma ocasional, hipertrofia ventricular derecha.

Tratamiento

- Agonistas β2 (broncodilatadores)
- Agonista β de acción breve (ABAB)
- Agonista β de acción prolongada (ABAP)
- Corticoesteroides
- Agonista muscarínico de acción prolongada (AMAP)
- Combinación de AMAP-ABAP
- Inhibidores de la fosfodiesterasa
- Antibióticos
- Mucolíticos
- Oxigenoterapia

De acuerdo con los Centers for Disease Control and Prevention (CDC), la vacunación es una modalidad segura y eficaz para disminuir las infecciones. Esta últimas pueden llevar a exacerbaciones de la EPOC (GOLD, 2017).

- Dejar de fumar
- Evitar los contaminantes del aire
- Hidratación adecuada

ACUMULACIÓN DE MOCO EN LA BRONQUITIS CRÓNICA

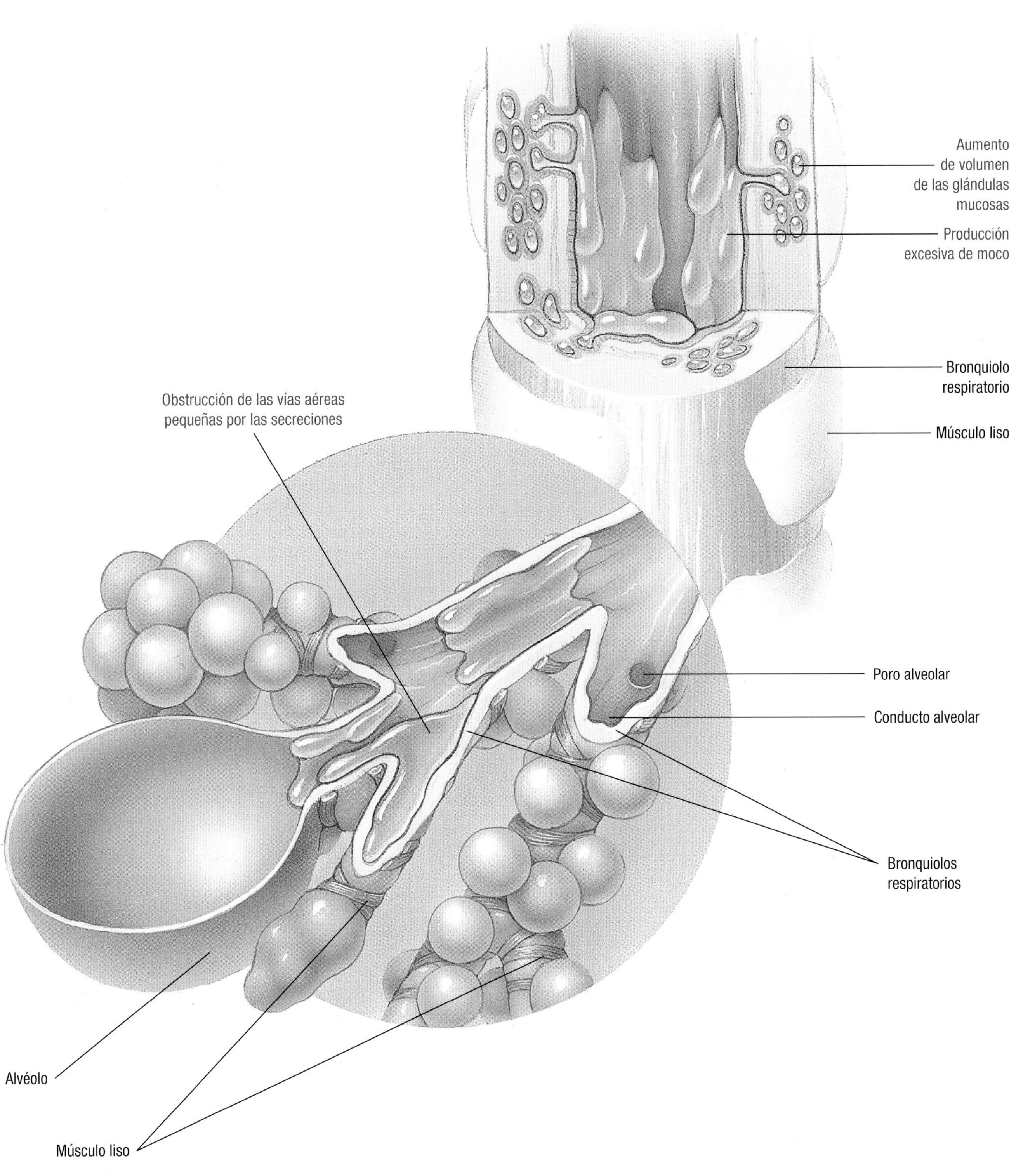

ENFISEMA

El *enfisema* se define anatomopatológicamente como una ampliación anómala permanente de los espacios aéreos distales a los bronquiolos terminales, acompañada por la destrucción de las paredes alveolares (GOLD, 2017). La limitación del flujo de aire en el enfisema se debe a la pérdida de retracción elástica y disminución del anclaje de las vías respiratorias. Una ampliación permanente de los espacios aéreos distales a los bronquiolos terminales, el enfisema, lleva a una disminución significativa de la superficie alveolar disponible para el intercambio de gases. La pérdida de alvéolos individuales con destrucción de la pared septal causa limitación del flujo de aire. Los diversos subtipos de enfisema incluyen el acinar proximal, el panacinar y el acinar distal.

La exploración física del tórax revela disminución de los ruidos respiratorios, sibilancias difusas o localizadas, hiperresonancia a la percusión, espiración prolongada y, de forma típica, un aumento 2:1 del diámetro anteroposterior.

En las pautas de la Global Initiative for Chronic Obstructive Lung Disease (GOLD, 2017) se recomiendan diversos instrumentos para evaluar la gravedad de los síntomas, el riesgo de exacerbaciones y la presencia de procesos concomitantes, que son importantes para la experiencia del paciente con respecto a la enfermedad y su pronóstico. La herramienta de investigación más utilizada, el *St. George's Respiratory Questionnaire* (SGRQ), es un listado de 76 reactivos compuesto por tres calificaciones distintas (p. ej., síntomas, actividad y su repercusión en la vida diaria) y una puntuación total. Las pautas de GOLD sugieren el empleo de la *COPD Assessment Tool* (CAT) o la *Medical Research Council* modificada (mMRC).

ALERTA POR EDAD

Envejecer es un factor de riesgo para el enfisema. El enfisema senil es resultado de cambios degenerativos que causan distensión sin destrucción del músculo liso. Por lo general, el tejido conjuntivo no se ve afectado.

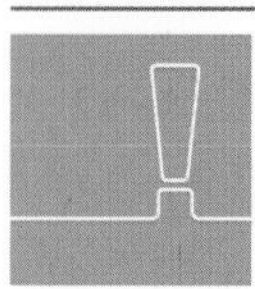

COMPLICACIONES

- Insuficiencia respiratoria
- Cardiopatía pulmonar

Signos y síntomas

- Taquipnea
- Disnea
- Tórax en tonel
- Espiración prolongada y gruñidos
- Estertores crepitantes y sibilancias inspiratorios
- Ruidos respiratorios disminuidos
- Hiperresonancia
- Acropaquia de pies y manos
- Frémito disminuido
- Expansión del tórax reducida
- Tos crónica con o sin producción de esputo
- Uso de músculos accesorios de la respiración
- Cambios de estado mental si se agrava la retención de CO_2
- Anorexia y caquexia

Resultados de las pruebas diagnósticas

- Las radiografías de tórax en la fase avanzada de la enfermedad muestran diafragma aplanado, disminución de la trama vascular en la periferia del pulmón, sobreaireado de los pulmones, corazón vertical, diámetro anteroposterior del tórax aumentado y espacio aéreo retroesternal grande.
- Los estudios de función pulmonar señalan un aumento del volumen residual y de la capacidad pulmonar total, disminución de la capacidad de difusión y aumento del flujo inspiratorio, con disminución del cociente FEV1/FVC.
- Por lo general, los análisis de GA revelan una presión parcial de oxígeno arterial disminuida y la correspondiente de CO_2 normal hasta etapas avanzadas de la enfermedad. Los GA aportan la mejor evidencia en cuanto a la agudeza y gravedad de la exacerbación de la enfermedad.
- El electrocardiograma muestra ondas P altas, simétricas en las derivaciones II, III y aV_F, un eje QRS vertical y signos de hipertrofia ventricular derecha en etapas tardías de la enfermedad.
- Por lo general, el hemograma completo revela un aumento de la cifra de hemoglobina en etapas tardías de la enfermedad, cuando el paciente presenta hipoxia grave persistente.

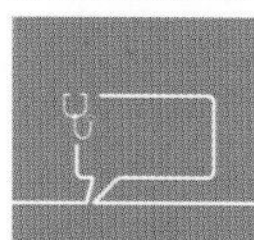

RECOMENDACIÓN CLÍNICA

Se recomienda la vacuna antineumocócica conjugada para todos los lactantes y niños menores de 2 años, adultos de 65 años o mayores e individuos de 2-64 años con ciertas afecciones médicas; la vacuna antineumocócica de polisacáridos, para todos los adultos de 65 años o más, individuos de 2-64 años que están en mayor riesgo de enfermedad debido a ciertas afecciones médicas y los adultos de 19-64 años que fuman cigarrillos (CDC, 2016, *pneumococcal vaccination*).

Tratamiento

- Hidratación adecuada
- Fisioterapia torácica
- Oxigenoterapia
- Mucolíticos
- Corticoesteroides en aerosol o sistémicos
- Intervención quirúrgica para disminución del volumen pulmonar
- Trasplante de pulmón

CAMBIOS PULMONARES EN EL ENFISEMA

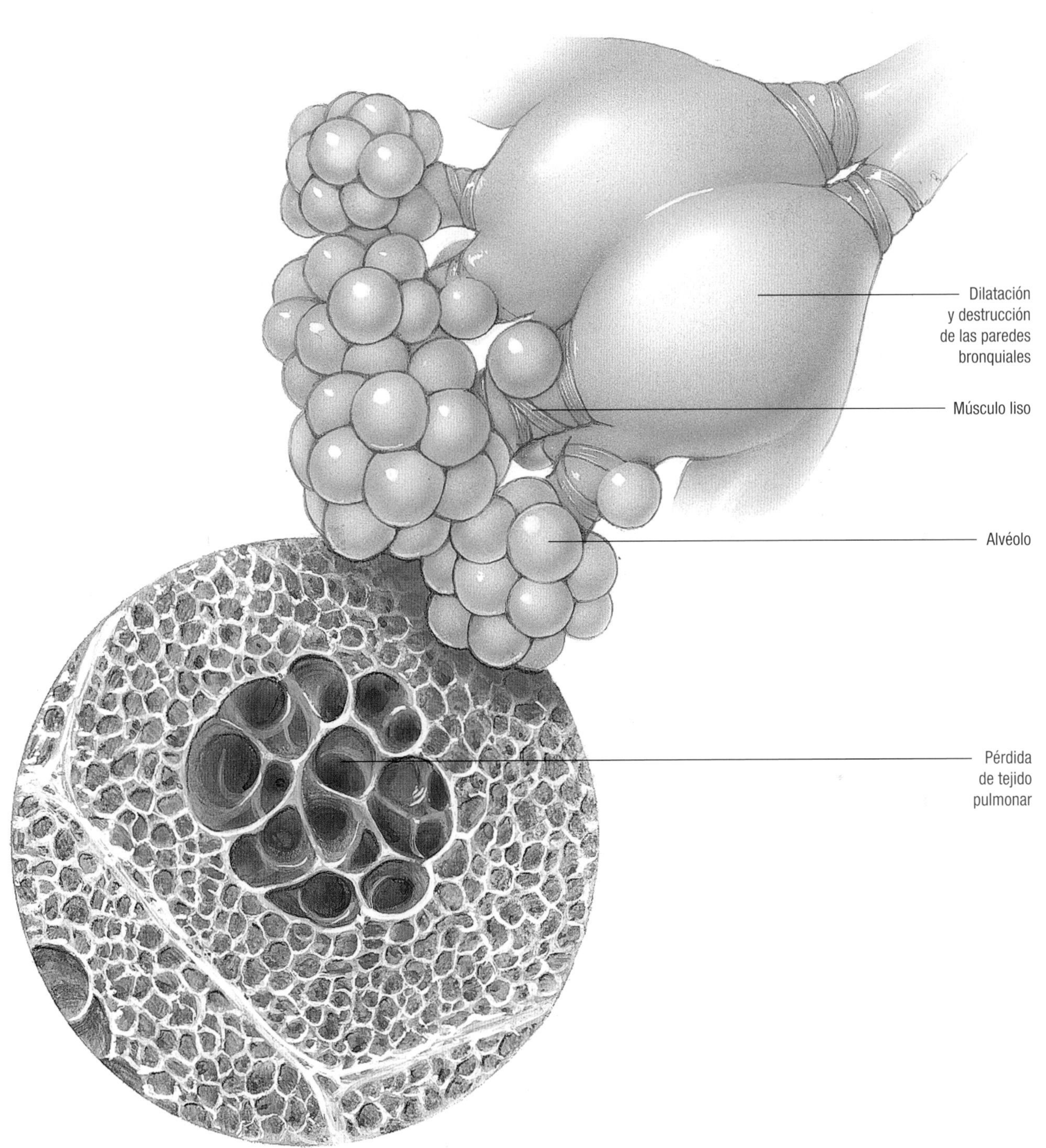

FIBROSIS QUÍSTICA

La *fibrosis quística* es un padecimiento hereditario que afecta a las glándulas exocrinas y causa graves daños a órganos, aparatos y sistemas múltiples. La EPOC es la causa más importante de morbilidad y muerte en los pacientes con fibrosis quística.

La fibrosis quística se acompaña de muchas complicaciones y conlleva una tasa de supervivencia media de 31 años. La enfermedad afecta a hombres y mujeres, y es la afección genética mortal más frecuente en los niños de ascendencia europea. Existen más de 30 000 pacientes con fibrosis quística en Estados Unidos (Cystic Fibrosis Foundation, 2017).

Etiología

Heredado como un rasgo autosómico recesivo, el gen causal en el cromosoma 7q codifica una proteína asociada con la membrana llamada *regulador transmembrana de la fibrosis quística* (CFTR, *cystic fibrosis transmembrane regulator*). Se desconoce la función exacta del CFTR, pero al parecer ayuda a regular el transporte de cloro y sodio a través de las membranas epiteliales.

Fisiopatología

La mayoría de los casos surgen de la mutación que afecta a la codificación genética de un solo aminoácido, lo que da como resultado una proteína, el CFTR, que no funciona de manera correcta. El CFTR mutado se asemeja a otras proteínas de transporte transmembranario, pero la proteína carece de la fenilalanina producida por los genes normales. Este regulador interfiere con los canales de cloro controlados por el monofosfato de adenosina cíclico (AMPc, *cyclic adenosine monophosphate*) y con otros iones, al prevenir la unión del trifosfato de adenosina con la proteína o al alterar su activación por la proteína-cinasa.

La mutación afecta a los epitelios de absorción de volumen (en las vías respiratorias y los intestinos), los epitelios de absorción de sal (en los conductos del sudor) y los epitelios secretores de volumen (en el páncreas). La carencia de fenilalanina lleva a la deshidratación, lo cual aumenta la viscosidad de las secreciones de las glándulas mucosas y la obstrucción de sus conductos. La fibrosis quística tiene diferentes efectos sobre el transporte de electrólitos y agua.

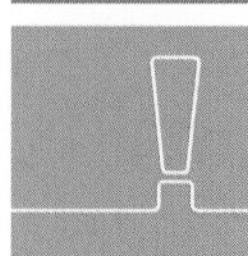

COMPLICACIONES

- Pólipos nasales
- Cardiopatía pulmonar
- Colecistitis
- Neumotórax
- Prolapso rectal
- Obstrucción intestinal

Signos y síntomas

- Deshidratación y secreciones espesas y pegajosas
- Infecciones crónicas
- Disnea y tos paroxística
- Retraso del crecimiento (escaso aumento de peso, crecimiento insuficiente, abdomen distendido, extremidades delgadas y turgencia deficiente de la piel)
- Estertores húmedos y sibilancias
- Heces voluminosas y grasosas
- Obstrucción de los intestinos delgado y grueso; cirrosis biliar

Resultados de las pruebas diagnósticas

En Estados Unidos se hace cribado para fibrosis quística en recién nacidos mediante una prueba genética o un análisis de sangre.

La Cystic Fibrosis Foundation desarrolló algunos criterios para el diagnóstico definitivo:

- Dos pruebas en sudor (para concentración elevada de NaCl) con solución de pilocarpina (inductor de sudor) y presencia de enfermedad pulmonar obstructiva, insuficiencia pancreática, retraso del crecimiento o antecedentes familiares de fibrosis quística.

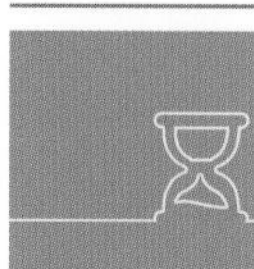

ALERTA POR EDAD

La prueba del sudor puede ser imprecisa en los lactantes muy pequeños, porque no pueden producir suficiente sudor para lograr una prueba válida.

- Las radiografías de tórax muestran una cavidad torácica aumentada y disminución de la trama vascular, que refleja la destrucción del tejido pulmonar.
- El análisis de muestras de heces indica ausencia de tripsina, que sugiere insuficiencia pancreática.

Las siguientes pruebas pueden apoyar el diagnóstico:

- Las pruebas de ADN demuestran la mutación Delta F508 (presente en alrededor del 70% de los pacientes con fibrosis quística, aunque la enfermedad puede causar más de 100 mutaciones diferentes); permiten el diagnóstico prenatal en las familias con antecedente de un niño afectado.
- Las pruebas de función pulmonar revelan la disminución de la capacidad vital y un aumento del volumen residual debido a atrapamiento de aire y menor VEF1. La gravedad de la enfermedad pulmonar y la velocidad de disminución de la función pulmonar son ampliamente variables.
- Las pruebas enzimáticas muestran insuficiencia hepática.
- El cultivo de esputo revela microorganismos que colonizan de forma habitual y crónica a los pacientes con fibrosis quística, como *Staphylococcus* y *Pseudomonas*.
- La albúmina sérica ayuda a evaluar el estado nutricional.
- El análisis de electrólitos permite valorar el estado de hidratación.

Tratamiento

- Chaleco compresivo de alta frecuencia para tórax
- Dieta con aumento de la grasa y complementos de sodio o sal
- Restitución de enzimas pancreáticas
- Ejercicios respiratorios, percusión del tórax y drenaje postural
- Broncodilatadores
- Antibióticos, como la azitromicina
- Trasplante de corazón o pulmones
- Medicamentos diluyentes del moco, como la dornasa α
- Dispositivos de presión espiratoria positiva
- Válvulas del aleteo unidireccional

Los propósitos del tratamiento incluyen:

- Higiene bronquial y movilización del moco
- Prevención y control de infecciones
- Brindar una nutrición adecuada
- Tratamiento y prevención de complicaciones adversas

CAMBIOS SISTÉMICOS EN LA FIBROSIS QUÍSTICA

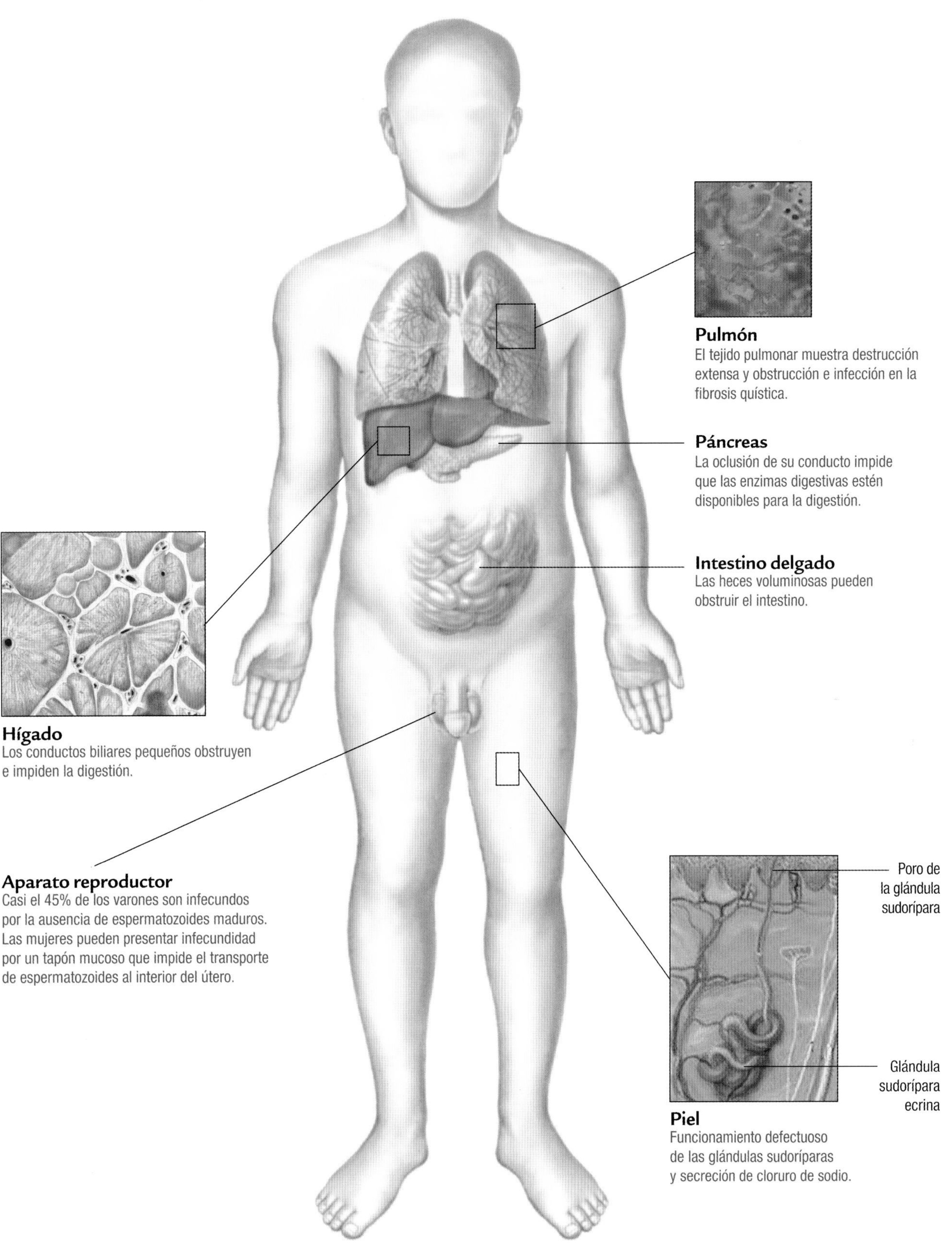

Pulmón
El tejido pulmonar muestra destrucción extensa y obstrucción e infección en la fibrosis quística.
Páncreas
La oclusión de su conducto impide que las enzimas digestivas estén disponibles para la digestión.
Intestino delgado
Las heces voluminosas pueden obstruir el intestino.
Hígado
Los conductos biliares pequeños obstruyen e impiden la digestión.
Aparato reproductor
Casi el 45% de los varones son infecundos por la ausencia de espermatozoides maduros. Las mujeres pueden presentar infecundidad por un tapón mucoso que impide el transporte de espermatozoides al interior del útero.
Poro de la glándula sudorípara
Glándula sudorípara ecrina
Piel
Funcionamiento defectuoso de las glándulas sudoríparas y secreción de cloruro de sodio.

SÍNDROME DE EMBOLIA GRASA

El *síndrome de embolia grasa* es un problema poco frecuente, pero potencialmente mortal, que incluye manifestaciones pulmonares, cerebrales y cutáneas, y se presenta unas 24-48 h después de una lesión.

ALERTA POR EDAD

Los jóvenes con fracturas tienen un riesgo mayor de desarrollar el síndrome de embolia grasa.

Etiología

- Fracturas de pelvis, fémur, tibia y costillas
- Cirugía ortopédica

Fisiopatología

La médula ósea de un hueso fracturado o de otro tejido adiposo lesionado libera glóbulos grasos que entran en la circulación sistémica a través de las venas desgarradas en el sitio de la lesión. Estos glóbulos grasos viajan hacia los pulmones, donde forman un émbolo que bloquea la circulación sanguínea. La lipasa fragmenta los émbolos de grasa para convertirlos en ácidos grasos libres.

Este proceso causa un efecto tóxico local que daña el epitelio, incrementa la permeabilidad capilar e inactiva al surfactante pulmonar. El aumento de la permeabilidad capilar permite que escapen líquidos ricos en proteínas al espacio intersticial y los alvéolos, con un aumento de la carga de trabajo de cavidades cardíacas derechas y edema pulmonar. El surfactante disminuido causa colapso alveolar, disminución de la capacidad de reserva funcional y desequilibrio de la ventilación-perfusión, que llevan a la hipoxemia. La agregación de plaquetas sobre la grasa, el consumo de plaquetas normal relacionado con las lesiones y su dilución mediante administración de soluciones cristaloides intravenosos contribuyen a la trombocitopenia, aparición de petequias y, posiblemente, coagulación intravascular diseminada.

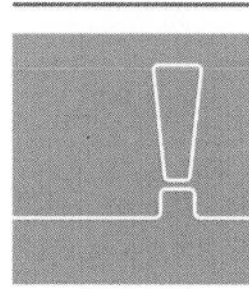

COMPLICACIONES

- Dificultad respiratoria

Signos y síntomas

- Petequias
- Aumento de la frecuencia respiratoria
- Disnea
- Uso de músculos accesorios de la respiración
- Cambios del estado mental
- Ictericia
- Fiebre

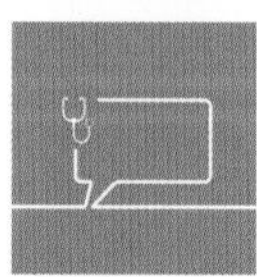

RECOMENDACIÓN CLÍNICA

Se utilizan los criterios de Gurd para diagnosticar el síndrome de embolia grasa. Se requiere al menos un criterio mayor y tres menores para el diagnóstico. Los criterios mayores incluyen:

- Petequias con una distribución en "chaleco"
- Hipoxia, con una presión parcial de oxígeno arterial (PaO_2) inferior a 60 mm Hg
- Edema pulmonar
- Grado de consciencia alterado

Los criterios menores incluyen:

- Taquicardia, con una frecuencia cardíaca superior a 110 latidos/min
- Pirexia, con una temperatura corporal superior a los 39.4 °C
- Cambios retinianos
- Presencia de grasa en la orina o el esputo
- Descenso inexplicable del hematócrito o la cifra de plaquetas
- Velocidad de sedimentación globular creciente
- Ictericia
- Cambios renales

Resultados de las pruebas diagnósticas

- El análisis de GA revela PaO_2 menor de 60 mm Hg; la $PaCO_2$ arterial disminuye inicialmente y después aumenta.
- La radiografía de tórax es normal al principio, pero más tarde muestra áreas irregulares de consolidación hasta simular una "tormenta de nieve" si avanza el proceso patológico.
- El hemograma completo muestra disminución de plaquetas y de la concentración de hemoglobina.

Tratamiento

- Oxígeno complementario
- Intubación endotraqueal y ventilación mecánica
- Soluciones intravenosas, como las cristaloides (evitar las coloides)
- Tos y respiración profunda

CÓMO LA EMBOLIA GRASA PONE EN RIESGO LA CIRCULACIÓN PULMONAR

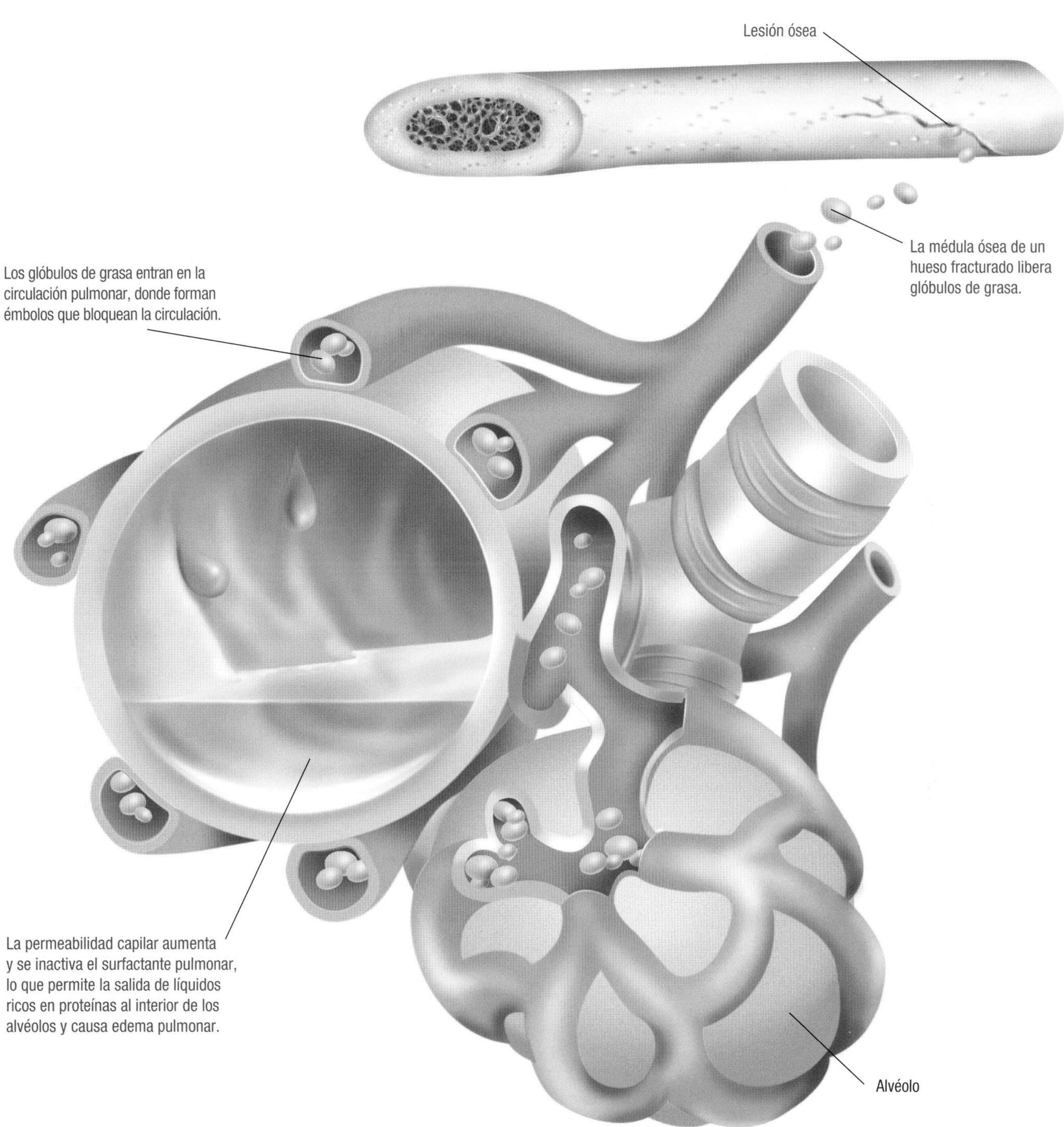

FIBROSIS PULMONAR IDIOPÁTICA

La *fibrosis pulmonar idiopática* es una enfermedad pulmonar intersticial crónica y generalmente letal. Alguna vez se consideró una afección rara, que ahora se diagnostica con bastante más frecuencia. A pesar del desarrollo de nuevos tratamientos exitosos, la supervivencia no se ha mejorado de forma convincente. Se estima una supervivencia de 3-5 años después del diagnóstico.

En la American Thoracic Society y la European Respiratory Society, la *fibrosis pulmonar idiopática* se define como "una forma específica de neumonía intersticial fibrosante crónica, progresiva, de causa desconocida, que se presenta sobre todo en adultos mayores y se limita a los pulmones" (Oldham y Noth, 2014).

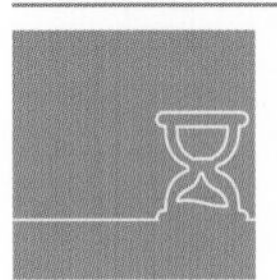

ALERTA POR EDAD

La fibrosis pulmonar idiopática se presenta con mayor frecuencia en personas de entre 50 y 70 años de edad.

Etiología

Desconocida.

Fisiopatología

La fibrosis pulmonar idiopática refleja la acumulación excesiva de tejido fibroso o conjuntivo en el parénquima pulmonar. Es el resultado de una serie de procesos inflamatorios, inmunitarios y de fibrosis en el pulmón. A pesar de la cantidad de investigaciones, sigue sin definirse el estímulo que inicia la progresión. La especulación ha girado en torno a causas víricas y genéticas, pero no se ha encontrado ninguna evidencia para apoyar alguna teoría. Sin embargo, es claro que la inflamación crónica tiene una participación importante. La inflamación causa la lesión y fibrosis, que en última instancia distorsiona y deteriora la estructura y función de la superficie de intercambio de gases alveolocapilar. Los pulmones se tornan rígidos y difíciles de ventilar, y la capacidad de difusión de la membrana alveolocapilar disminuye, lo que conduce a la hipoxemia.

La fibrosis pulmonar idiopática se caracteriza por el empeoramiento progresivo de la disnea y la función pulmonar. Las lesiones subyacentes pueden ser más fibrosas que inflamatorias.

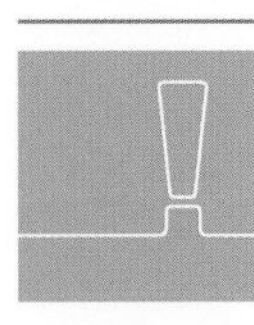

COMPLICACIONES

- Insuficiencia respiratoria
- Insuficiencia cardíaca
- Embolia pulmonar
- Neumonía
- Cáncer pulmonar

Signos y síntomas

- Respiración superficial rápida y disnea (la disnea es el síntoma más frecuente en los pacientes con cáncer de pulmón)
- Tos seca
- Fatiga
- Estertores espiratorios terminales además de ruidos respiratorios bronquiales
- Acropaquia de pies y manos
- Cianosis
- Hipertensión pulmonar
- Hipoxemia intensa y disnea grave y debilitante en la etapa avanzada de la enfermedad
- Dolor torácico

Resultados de las pruebas diagnósticas

El diagnóstico comienza con un interrogatorio exhaustivo del paciente para descartar cualquiera de las causas más frecuentes de enfermedad pulmonar intersticial, por ejemplo:

- Exposición ambiental u ocupacional a carbón en polvo, asbesto, sílice, berilio
- Enfermedades del tejido conjuntivo, esclerodermia, artritis reumatoide
- Empleo de fármacos o drogas (amiodarona, tocainida, cocaína y crack)

Las pruebas que ayudan a confirmar el diagnóstico son:

- Biopsia pulmonar: áreas mixtas de tejido normal, inflamación intersticial, fibrosis y estructuras en panal.
- La radiografía de tórax y la tomografía computarizada de alta resolución muestran un patrón de enfermedad pulmonar intersticial difusa, con fibrosis y aspecto de panal.
- Las pruebas de función pulmonar revelan disminución de los volúmenes pulmonares totales.

Tratamiento

- Oxigenoterapia
- Corticoesteroides
- Inmunosupresores, como ciclofosfamida y azatioprina
- Colchicina
- Rehabilitación pulmonar
- Trasplante pulmonar (opción terapéutica)

Debido a que la fibrosis pulmonar idiopática suele responder mal al tratamiento y los fármacos ocasionan muchas reacciones adversas, los estudios de investigación actualmente están dirigidos a dilucidar qué factores pueden mejorar la respuesta del paciente a la terapia. Las probabilidades de una respuesta positiva al tratamiento y de supervivencia prolongada parecen ser mejores para las pacientes jóvenes con disnea e hipoxemia menores que el promedio, función pulmonar normal y sin antecedentes de tabaquismo. Las evidencias de inflamación (linfocitos en líquido de lavado broncoalveolar, complejos inmunitarios circulantes y respuesta positiva a los corticoesteroides) también parecen predecir un mejor resultado. La destrucción del pulmón y la fibrosis irreversibles (hipoxemia grave, menor capacidad de difusión del monóxido de carbono y presencia de neutrófilos y eosinófilos en el lavado bronquioalveolar) tienen un mal pronóstico.

FIBROSIS TERMINAL

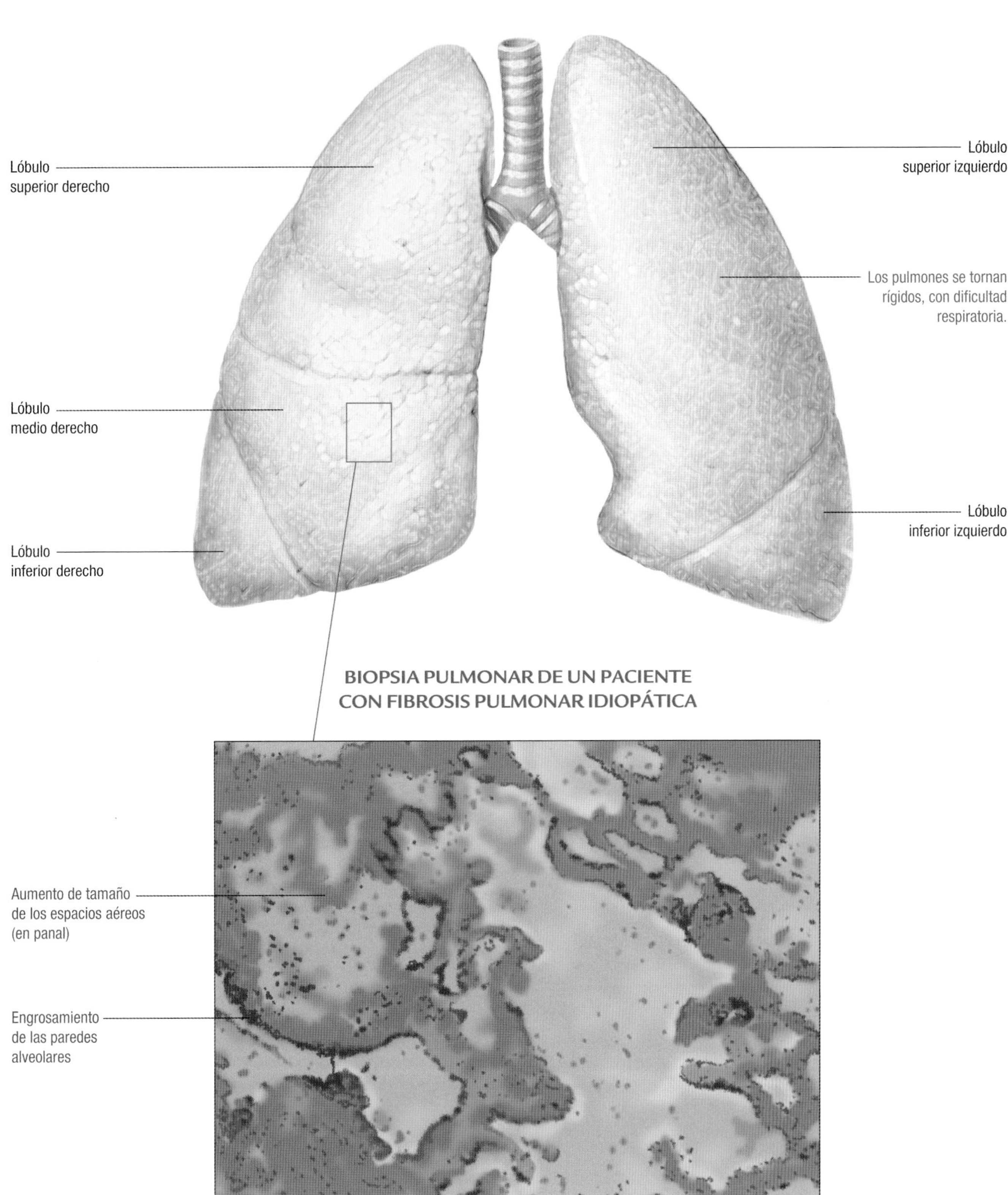
Lóbulo superior derecho
Lóbulo superior izquierdo
Los pulmones se tornan rígidos, con dificultad respiratoria.
Lóbulo medio derecho
Lóbulo inferior izquierdo
Lóbulo inferior derecho
BIOPSIA PULMONAR DE UN PACIENTE CON FIBROSIS PULMONAR IDIOPÁTICA
Aumento de tamaño de los espacios aéreos (en panal)
Engrosamiento de las paredes alveolares

CÁNCER PULMONAR

El cáncer de pulmón es la principal causa de muerte por neoplasia en hombres y mujeres (National Cancer Institute, 2017).

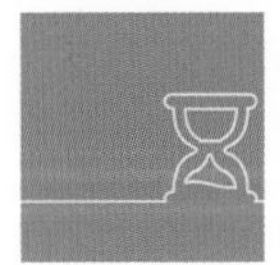

ALERTA POR EDAD

El cáncer de pulmón es bastante raro en personas menores de 40 años de edad. La edad promedio de diagnóstico es de 60 años.

Los dos tipos principales de cáncer pulmonar son el microcítico y el no microcítico. Si el cáncer tiene características de ambos, se denomina *mixto, microcítico/no microcítico*.

El 20% de los cánceres pulmonares corresponden a la forma microcítica. Aunque las células del cáncer son pequeñas, pueden multiplicarse con rapidez y formar tumores grandes que se extienden a los ganglios linfáticos y otros órganos, como cerebro, hígado y huesos. Por lo tanto, el tratamiento debe incluir medicamentos que eliminen esta enfermedad generalizada. Este tipo de cáncer es extremadamente raro en alguien que nunca ha fumado.

Recomendaciones: el tabaquismo sigue siendo el factor de riesgo predominante para el cáncer de pulmón.

El restante 80% de los cánceres de pulmón corresponden a la forma no microcítica, que incluye tres subtipos, cuyas células difieren en tamaño, forma y composición química, e incluyen:

- *Carcinoma espinocelular*, que frecuentemente se asocia con el antecedente de tabaquismo y tiende a ser de ubicación central, cerca de un bronquio.
- *Adenocarcinoma*, que suele ubicarse en la región externa del pulmón.
- *Carcinoma macrocítico indiferenciado*, que puede aparecer en cualquier parte del pulmón y tiende a proliferar y diseminarse rápidamente (este tipo de cáncer tiene un mal pronóstico).

Etiología

- Humo del tabaco
- Contaminantes industriales y del aire cancerígenos (asbesto, uranio, arsénico, níquel, óxidos de hierro, cromo, polvo radiactivo, polvo de carbón, radón)

Fisiopatología

El cáncer de pulmón comienza con la transformación de una célula epitelial de la vía aérea. Se considera que los bronquios y algunas de sus porciones, como las bifurcaciones segmentarias y los sitios de producción de moco, son más vulnerables a las lesiones por carcinógenos.

Conforme el tumor pulmonar aumenta de volumen, puede obstruir de manera parcial o total la vía aérea, lo que da lugar a un colapso lobular distal. El tumor pulmonar también puede presentar hemorragia y causar hemoptisis. Pueden presentarse metástasis tempranas a otras estructuras torácicas, como los ganglios linfáticos hiliares o el mediastino. También puede enviar metástasis distantes a cerebro, hígado, hueso y glándulas suprarrenales.

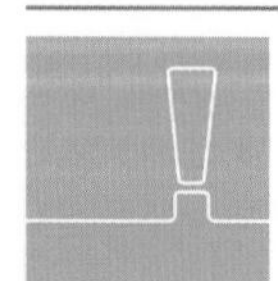

COMPLICACIONES

- Parálisis del nervio frénico
- Obstrucción traqueal
- Compresión del esófago
- Derrame pleural

Signos y síntomas

- Tos, ronquera, sibilancias, disnea, hemoptisis y dolor torácico
- Fiebre, pérdida de peso, debilidad y anorexia
- Dolor óseo y articular
- Síndrome de Cushing
- Hipercalcemia
- Disnea, hemoptisis, atelectasia y neumonitis
- Dolor de hombro y parálisis unilateral del diafragma
- Disfagia
- Distensión de venas yugulares y edema facial, de cuello y tórax
- Dolor punzante de tórax, disnea creciente y dolor intenso en el brazo

Resultados de las pruebas diagnósticas

- La radiografía de tórax muestra una lesión avanzada, considerando su tamaño y localización.
- La citología de esputo revela el posible tipo celular.
- La tomografía computarizada de tórax determina el tamaño del tumor y su relación con las estructuras circundantes.
- La broncoscopia permite localizar el tumor; los lavados bronquiales revelan el tipo de células malignas.
- La biopsia pulmonar con aguja confirma el tipo celular.
- Las biopsias de ganglios mediastínicos y supraclaviculares revelan posibles metástasis.
- La toracocentesis muestra células malignas en el líquido pleural.
- La gammagrafía ósea, la biopsia de médula ósea y la tomografía computarizada de cerebro y abdomen revelan metástasis.

Tratamiento

- Lobectomía, resección en cuña o neumonectomía
- Intervención quirúrgica videoasistida de tórax
- Intervención quirúrgica con láser
- Radiación
- Quimioterapia

INFILTRACIÓN TUMORAL EN EL CÁNCER PULMONAR

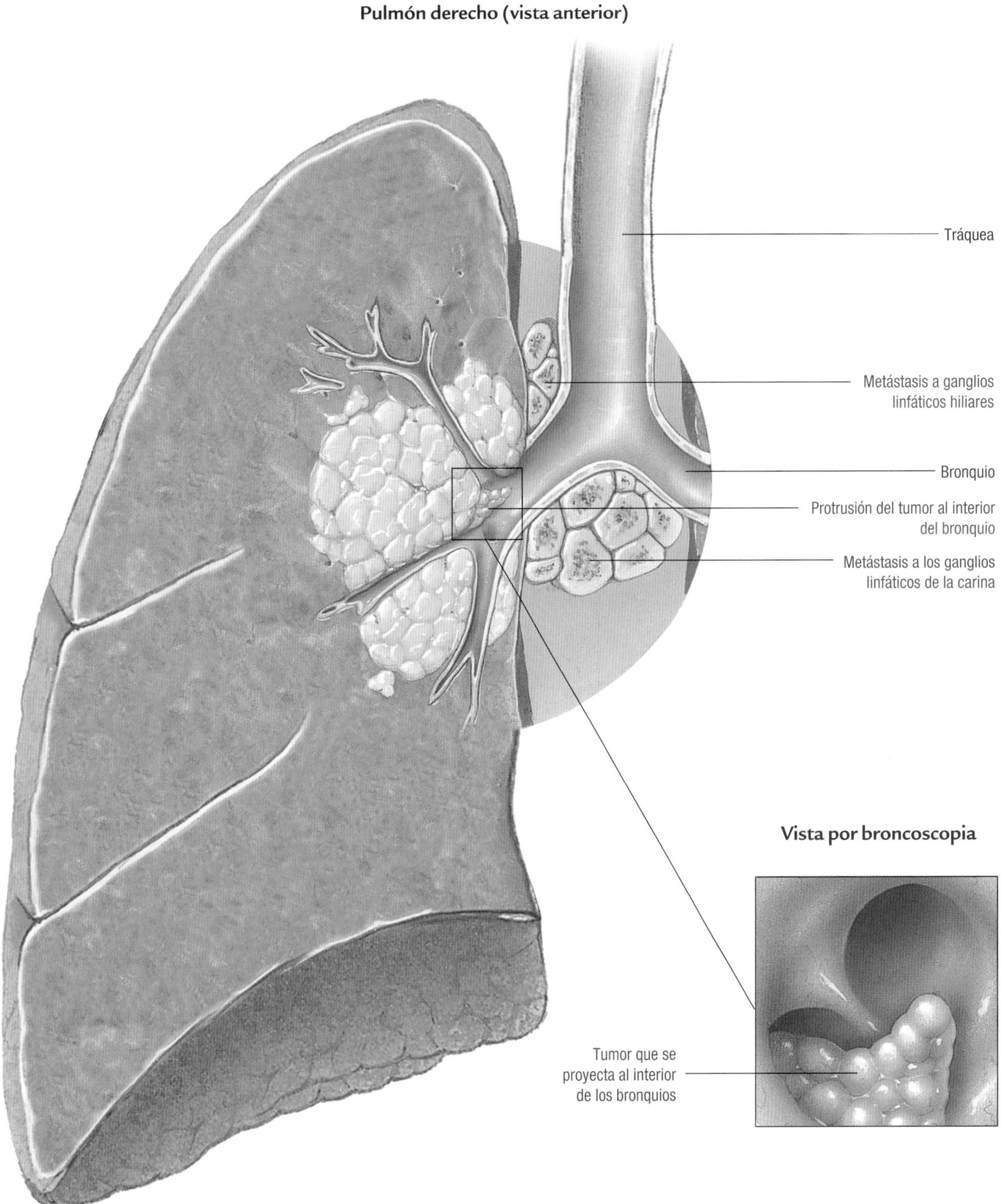

DERRAME PLEURAL

El *derrame pleural* consiste en una acumulación excesiva de líquido en el espacio pleural. Por lo general, este espacio contiene una pequeña cantidad de líquido extracelular que lubrica las superficies pleurales. El aumento de la producción o la eliminación inadecuada de este líquido provoca un derrame pleural por trasudado o exudado. El *empiema* es la acumulación de pus y tejido necrótico en el espacio pleural. Los síntomas asociados más habituales son tos, disnea progresiva y dolor pleurítico torácico.

Etiología

Derrame pleural por trasudado

- Insuficiencia cardíaca
- Enfermedad hepática con ascitis
- Diálisis peritoneal
- Hipoalbuminemia
- Procesos patológicos que ocasionan la expansión del volumen intravascular

Derrame pleural por exudado

- Tuberculosis
- Absceso subfrénico
- Pancreatitis
- Neumonitis bacteriana o micótica, o empiema
- Cáncer
- Embolia pulmonar con o sin infarto
- Enfermedad del colágeno, como el lupus eritematoso sistémico
- Mixedema
- Traumatismo torácico

Empiema

- Infección idiopática
- Neumonitis
- Carcinoma
- Perforación
- Rotura del esófago

Fisiopatología

El equilibrio entre las presiones osmótica e hidrostática en los capilares pleurales parietales es resultado del desplazamiento de líquido al interior del espacio pleural. El equilibrio de las presiones en los capilares viscerales pleurales promueve la reabsorción de este líquido. El exceso de presión hidrostática o la disminución de la presión osmótica pueden causar el paso de cantidades excesivas de líquido a través de los capilares intactos. El resultado es un *derrame pleural por trasudado*, un ultrafiltrado del plasma que contiene una baja concentración de proteínas.

El *derrame pleural por exudado* se presenta cuando la permeabilidad capilar aumenta, con o sin cambios en las presiones hidrostática y coloidosmótica, permitiendo que los líquidos ricos en proteínas se filtren hacia el espacio pleural.

En general, el *empiema* se asocia con infección del espacio pleural.

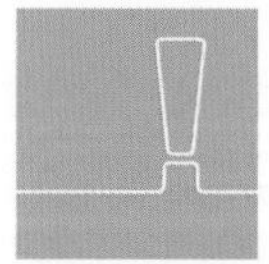

COMPLICACIONES

- Atelectasia
- Infección
- Hipoxemia

Signos y síntomas

- Asociados de manera característica con la alteración patológica subyacente y qué tan rápido se desarrolle el derrame
- Disnea
- Dolor torácico pleurítico
- Fiebre
- Malestar general
- Desplazamiento del choque de la punta cardíaco, con base en el tamaño del derrame
- Ruidos respiratorios disminuidos
- Matidez en zonas de derrame (no cambia con la respiración)

Resultados de las pruebas diagnósticas

- Radiografía de tórax: líquido radiopaco en regiones declives.
- La tomografía computarizada muestra la ubicación de los derrames pleurales.

El diagnóstico requiere de otras pruebas para distinguir entre derrames por trasudado y exudado, y para ayudar a identificar el proceso patológico subyacente. La prueba más útil es la toracocentesis, cuyo análisis del líquido pleural aspirado muestra:

- Derrames por trasudado (concentraciones de lactato deshidrogenasa [LDH] menores de 200 UI y de proteínas menores de 3 g/dL)
- Derrames por exudado (se presenta un cociente de proteínas en líquido pleural a suero de 0.5 o mayor, un cociente de LDH en líquido pleural a suero de 0.6 o más y 200 UI o más de LDH en el líquido pleural)
- Empiema (acumulación inflamatoria aguda de leucocitos y microorganismos)
- Empiema o artritis reumatoide, con concentraciones en extremo disminuidas de glucosa en el líquido pleural

Además, si un derrame pleural resulta de la rotura del esófago o una pancreatitis, la concentración de amilasa en el líquido suele ser mayor que la sérica. Se puede estudiar el líquido en cuanto a células de lupus eritematoso, anticuerpos antinucleares y células neoplásicas. También se puede analizar el color y consistencia, cultivos para bacilos ácido alcohol resistentes, hongos y bacterias, así como triglicéridos (en el quilotórax). Los análisis celulares muestran leucocitosis en el empiema. Una prueba cutánea de tuberculina negativa permite descartar con solidez la tuberculosis como causa. En los derrames pleurales por exudado, donde la toracocentesis no es definitiva, puede realizarse una biopsia pleural. Es particularmente útil para confirmar tuberculosis o una neoplasia.

Tratamiento

- Toracocentesis
- Inserción del tubo torácico
- Pleurodesis (inyección de un agente esclerosante, como el talco)
- Decorticación
- Resección costal
- Antibióticos parenterales
- Oxigenoterapia
- Derivación pleuroperitoneal
- Sonda PleurX®

COMPRESIÓN DEL PULMÓN EN EL DERRAME PLEURAL

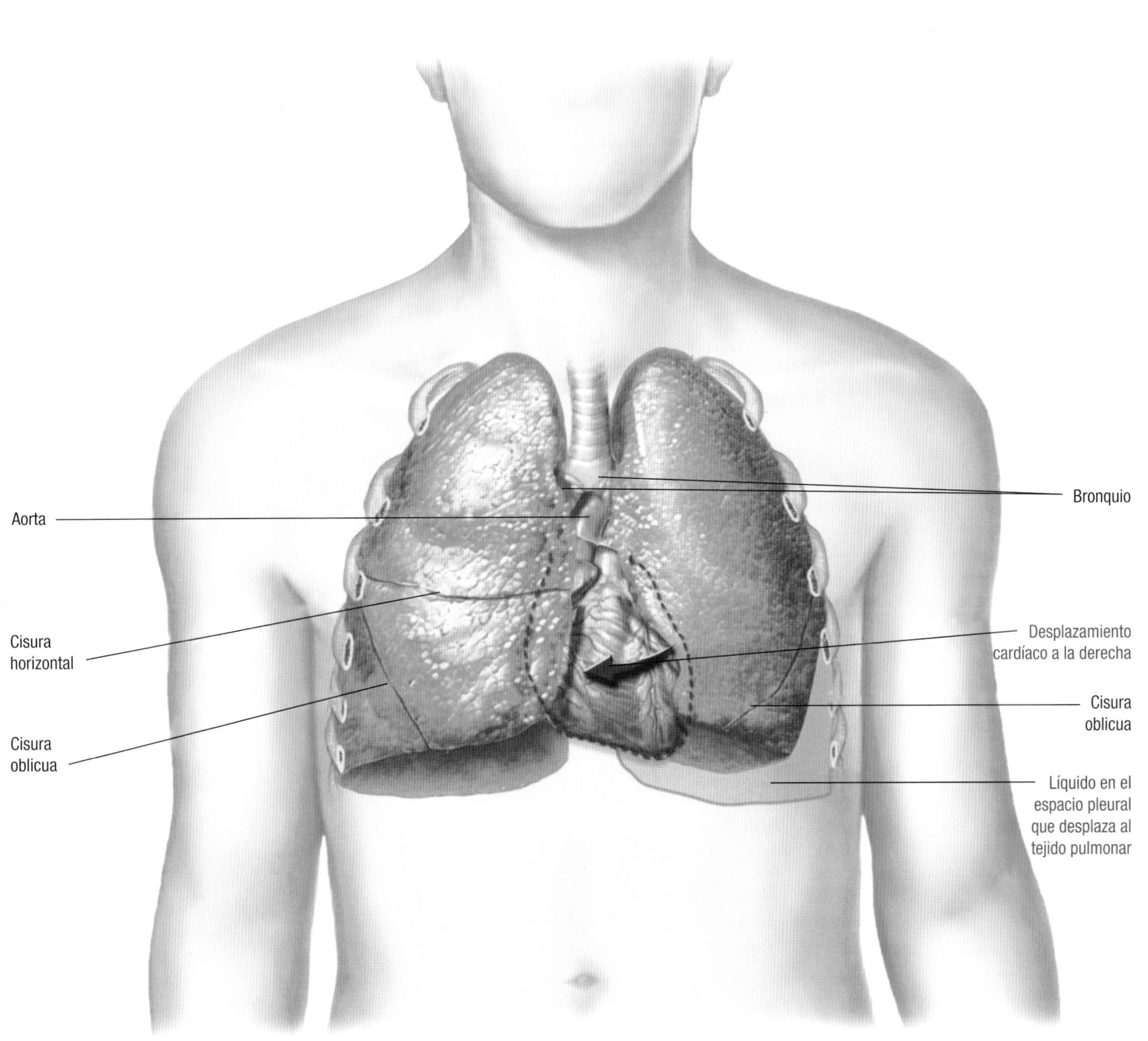

NEUMONÍA

La *neumonía* es una infección aguda del parénquima pulmonar que, por lo general, afecta el intercambio de gases. El pronóstico generalmente es bueno para las personas que tienen pulmones normales y defensas adecuadas antes del inicio de la neumonía.

Con fecuencia, la neumonía se clasifica según su localización: la *bronconeumonía* afecta a las vías aéreas distales y los alvéolos; la *neumonía lobulillar*, a parte de un lóbulo; la *neumonía lobular*, a un lóbulo entero. También puede clasificarse según los microorganismos causales, como por gramnegativos o grampositivos, vírica o bacteriana, o por el organismo específico, como en la neumonía neumocócica. Se denomina *neumonía hospitalaria* o *nosocomial* si se desarrolla durante la hospitalización por otra enfermedad.

ALERTA POR EDAD

Los pacientes de edad avanzada y muy jóvenes están en mayor riesgo de neumonía.

Otros pacientes con alto riesgo de desarrollar esta enfermedad son los inmunodeprimidos, desnutridos u hospitalizados en una unidad de cuidados intensivos, fumadores o que abusan del alcohol, y aquellos con una enfermedad crónica, como la cardiovascular.

Etiología

Primaria

- Inhalación o aspiración de un microorganismo patógeno, incluyendo las neumonías neumocócica, vírica y por micoplasmas

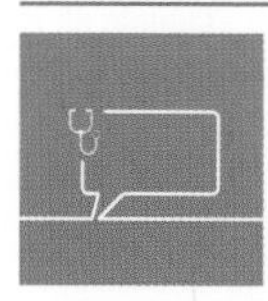

RECOMENDACIÓN CLÍNICA

La causa más frecuente de neumonía bacteriana en los niños es *Streptococcus pneumoniae.*

Haemophilus influenzae de tipo b (Hib) es la segunda causa más frecuente de neumonía bacteriana.

El virus sincitial respiratorio es la causa vírica más frecuente de neumonía.

Secundaria

- Después del daño inicial por una sustancia química nociva u otra afección (superinfección)
- Diseminación hematógena de bacterias desde un sitio distante

Fisiopatología

En la neumonía bacteriana, una infección causa inicialmente inflamación y edema alveolares. Ello produce una zona de baja ventilación con perfusión normal. Los capilares se ingurgitan con sangre, causando estasis. A medida que se desintegra la membrana alveolocapilar, los alvéolos se llenan de sangre y exudado, con atelectasia resultante.

En la neumonía vírica, el microorganismo ataca primero a las células epiteliales bronquiolares, causando inflamación intersticial y descamación. El virus invade también las glándulas mucosas y células caliciformes bronquiales. Posteriormente se disemina a los alvéolos, que se llenan de sangre y líquido. En la infección avanzada puede formarse una membrana hialina.

En la neumonía por aspiración, la inhalación de jugos gástricos o hidrocarburos causa cambios inflamatorios e inactiva al surfactante sobre una superficie grande. La disminución del surfactante conduce al colapso alveolar. Los jugos gástricos ácidos pueden dañar las vías respiratorias y los alvéolos. Las partículas que contienen jugos gástricos aspirados pueden obstruir las vías respiratorias y reducir el flujo de aire, llevando a una neumonía bacteriana secundaria.

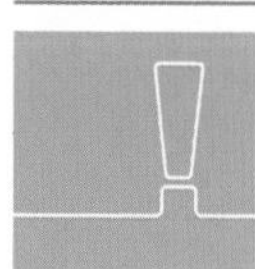

COMPLICACIONES

- Choque séptico
- Hipoxemia
- Insuficiencia respiratoria
- Empiema o absceso pulmonar
- Bacteriemia
- Endocarditis
- Pericarditis
- Meningitis

Signos y síntomas

- Tos
- Producción de esputo
- Dolor torácico pleurítico
- Escalofríos
- Fiebre
- Una amplia gama de signos físicos, desde estertores finos difusos hasta los de consolidación localizada o extensa, y derrame pleural
- Disnea
- Taquipnea
- Malestar general
- Ruidos respiratorios disminuidos

Resultados de las pruebas diagnósticas

- Las radiografías de tórax permiten identificar infiltrados que confirman el diagnóstico.
- Las pruebas en la muestra de esputo por tinción de Gram, cultivo y análisis de sensibilidad permiten precisar el tipo de infección.
- El recuento de leucocitos muestra leucocitosis en la neumonía bacteriana y un resultado normal o bajo en la neumonía vírica o por especies de *Mycoplasma.*
- Los hemocultivos reflejan bacteriemia y se utilizan para determinar el microorganismo causal.
- Las concentraciones de los gases arteriales varían según la gravedad de la neumonía y el estado pulmonar subyacente.
- La aspiración por broncoscopia o transtraqueal permite la obtención de material para cultivo.
- Oximetría de pulso: grado de saturación de oxígeno disminuido.

Tratamiento

- Antimicrobiano (varía con respecto al microorganismo causal)
- Oxígeno humidificado
- Ventilación mecánica
- Dieta alta en calorías con ingesta de líquidos adecuada
- Reposo en cama
- Analgésicos
- PEEP para facilitar la oxigenación adecuada en pacientes con ventilación mecánica por neumonía grave

TIPOS DE NEUMONÍA

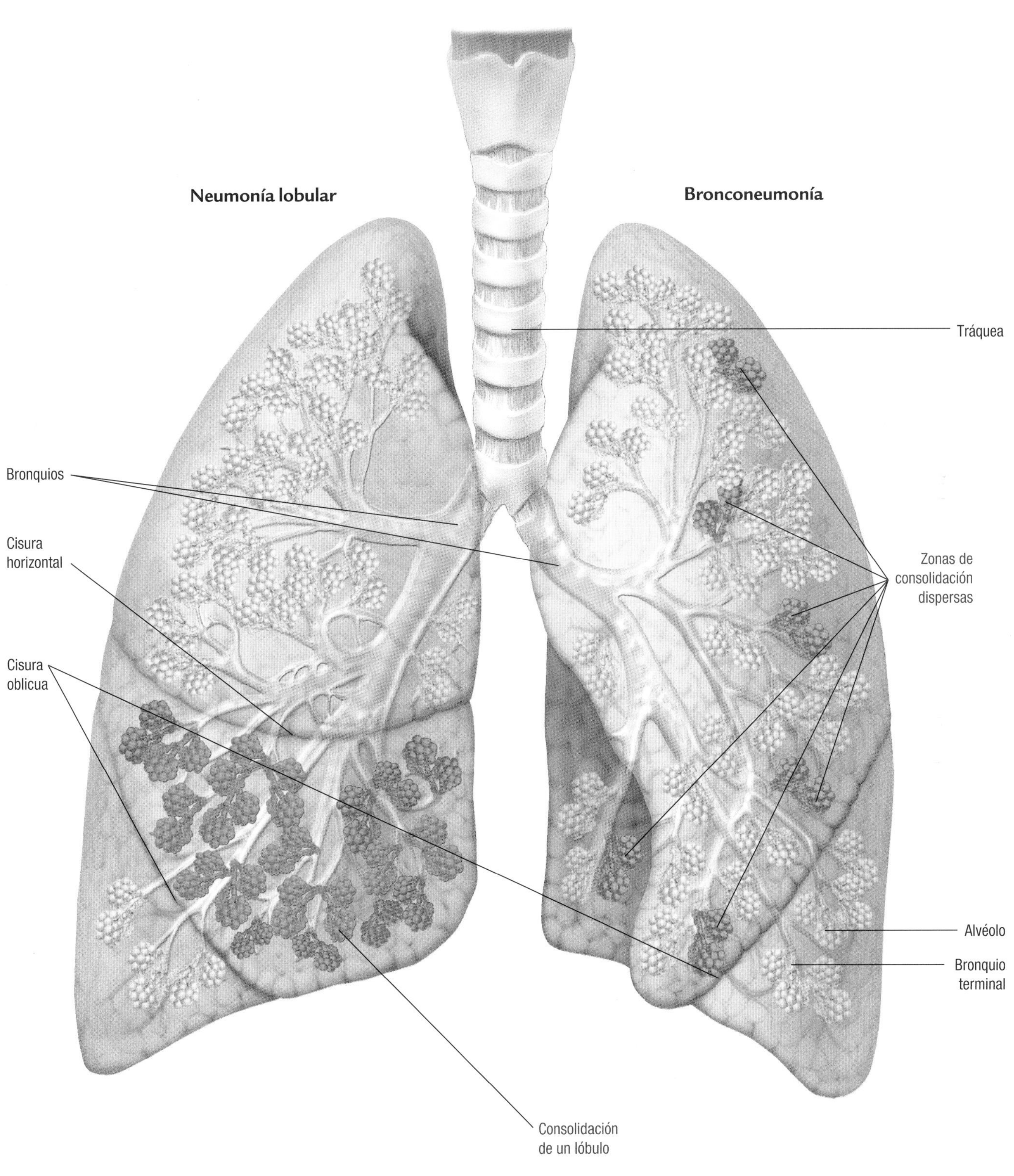
Neumonía lobular
Bronconeumonía
Tráquea
Bronquios
Cisura horizontal
Cisura oblicua
Zonas de consolidación dispersas
Alvéolo
Bronquio terminal
Consolidación de un lóbulo

NEUMOTÓRAX

El *neumotórax* es una acumulación de aire en la cavidad pleural que conduce al colapso total o parcial del pulmón. Cuando se acumula aire entre las pleuras visceral y parietal, aumenta la tensión en la cavidad pleural y puede causar colapso pulmonar progresivo. La cantidad de aire atrapado en el espacio intrapleural determina el grado de colapso pulmonar. El retorno venoso al corazón puede verse impedido y causar una alteración potencialmente mortal llamada *neumotórax a tensión*. Los neumotórax se clasifican como espontáneos primario y secundario, traumático o a tensión.

Etiología

Neumotórax espontáneo primario

- Desconocida
- Rotura de una vesícula o ampolla

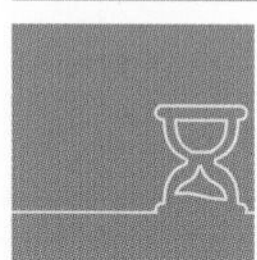

ALERTA POR EDAD

El neumotórax espontáneo primario afecta con mayor frecuencia a los hombres altos y delgados de entre 20 y 40 años de edad.

Neumotórax espontáneo secundario

- Enfermedad pulmonar obstructiva crónica (EPOC)
- Asma
- Fibrosis quística
- Tuberculosis
- Tos ferina

Neumotórax traumático

- Lesión traumática del tórax
- Traumatismo penetrante del tórax (puñalada, disparo)
- Traumatismo contuso del tórax (golpe en accidente de tránsito)
- Traumatismo iatrógeno del tórax, por punción del pulmón durante la biopsia por aspiración con aguja, toracocentesis o colocación de un catéter venoso central

Neumotórax a tensión

- Colapso pulmonar forzado por una presión excesiva

Fisiopatología

Una rotura de la pleura visceral o parietal y de la pared torácica causa acumulación de aire y separa las pleuras. La presión negativa cede y se afectan las fuerzas de retracción elástica. El pulmón retrocede por colapso hacia el hilio.

Se presenta neumotórax abierto cuando el aire atmosférico (presión positiva) fluye directamente hacia la cavidad pleural (presión negativa). Conforme la presión del aire en la cavidad pleural se hace positiva, el pulmón afectado se colapsa y disminuyen la distensibilidad, capacidad total y capacidad vital pulmonares. Los desequilibrios en el cociente de ventilación-perfusión conducen a la hipoxia.

El neumotórax cerrado se presenta cuando el aire entra al espacio pleural desde el interior del pulmón, con aumento de la presión pleural que impide la expansión pulmonar durante la inspiración normal.

El neumotórax a tensión ocurre cuando el aire en el espacio pleural está bajo mayor presión que en el pulmón adyacente. El aire entra en el espacio pleural desde el sitio de rotura pleural, que actúa como válvula unidireccional. El aire puede entrar al espacio pleural durante la inspiración, pero no puede escapar porque el sitio de rotura se cierra durante la espiración. Durante la inspiración vuelve a entrar aire y su presión comienza a rebasar la presión barométrica. El aumento de la presión del aire comprime al pulmón retraído y causa atelectasia. El aire también comprime al mediastino, oprimiendo y desplazando el corazón y los grandes vasos. El aire no puede escapar y la presión creciente causa el colapso pulmonar. Conforme el aire continúa acumulándose y la presión intrapleural aumenta, el mediastino se aleja del lado afectado y disminuye el retorno venoso, disminuyendo el gasto cardíaco y ocasionando hipotensión.

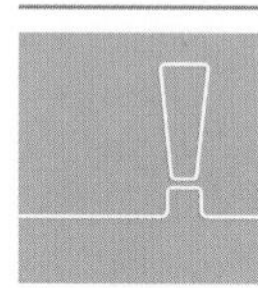

COMPLICACIONES

- Deterioro pulmonar y circulatorio letales

Signos y síntomas

- Dolor pleurítico agudo súbito, exacerbado por los movimientos del tórax, la respiración o la tos
- Movimiento asimétrico de la pared torácica
- Disnea y dificultad respiratoria
- Hipotensión
- Cianosis
- Frémito ruidoso disminuido
- Ausencia de ruidos respiratorios y rigidez del hemitórax afectado
- Taquicardia
- Enfisema subcutáneo

El neumotórax a tensión produce los síntomas respiratorios más graves, incluyendo:

- Disminución del gasto cardíaco, hipotensión y taquicardia compensatoria
- Taquipnea
- Colapso pulmonar
- Desplazamiento mediastínico y traqueal hacia el lado opuesto
- Colapso de las venas yugulares

Resultados de las pruebas diagnósticas

- Las radiografías de tórax confirman el diagnóstico por la presencia de aire en el espacio pleural y, posiblemente, una desviación del mediastino.
- El análisis de GA puede mostrar hipoxemia, posiblemente con acidosis respiratoria e hipercapnia. La presión parcial de oxígeno arterial puede disminuir en un inicio, pero suele regresar a la normalidad en las 24 h siguientes.

Tratamiento

- Reposo en cama
- Observación
- Oxígeno
- Inserción de tubo torácico
- Toracostomía
- Analgésicos
- Intervención quirúrgica

EFECTOS DEL NEUMOTÓRAX

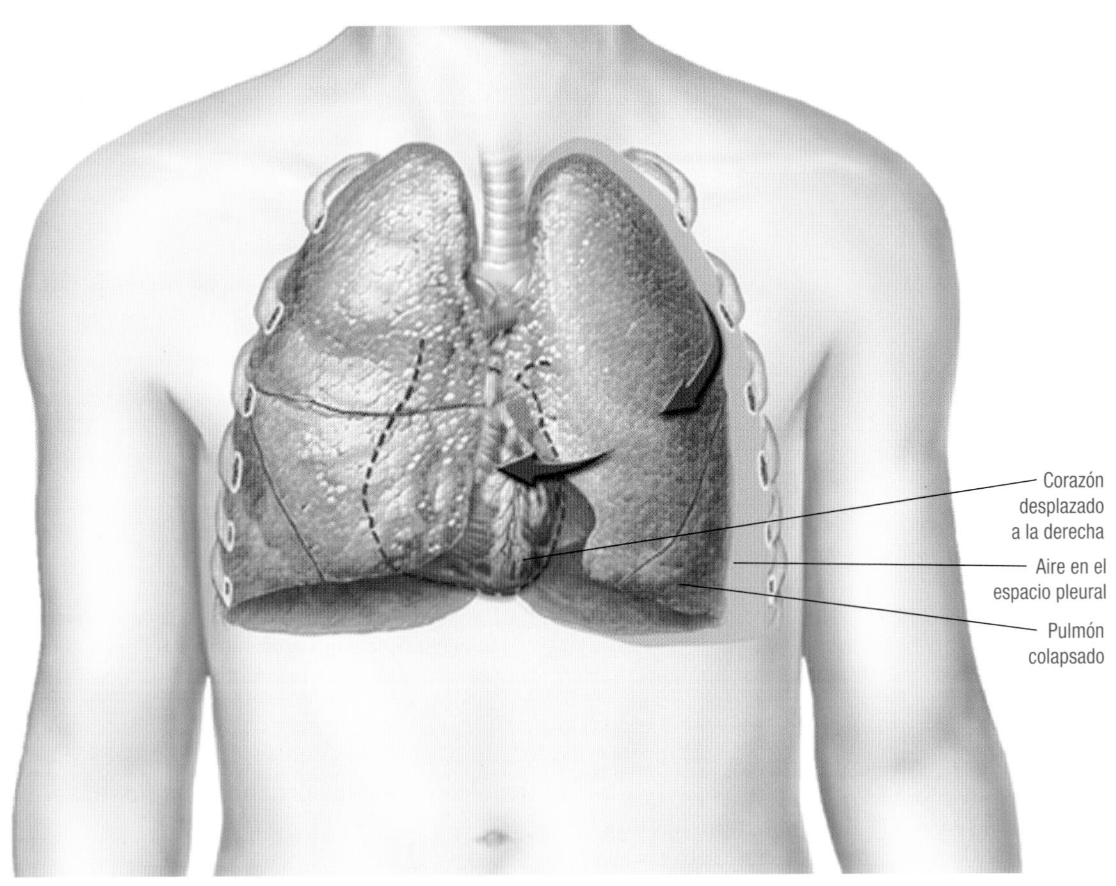

NEUMOTÓRAX A TENSIÓN

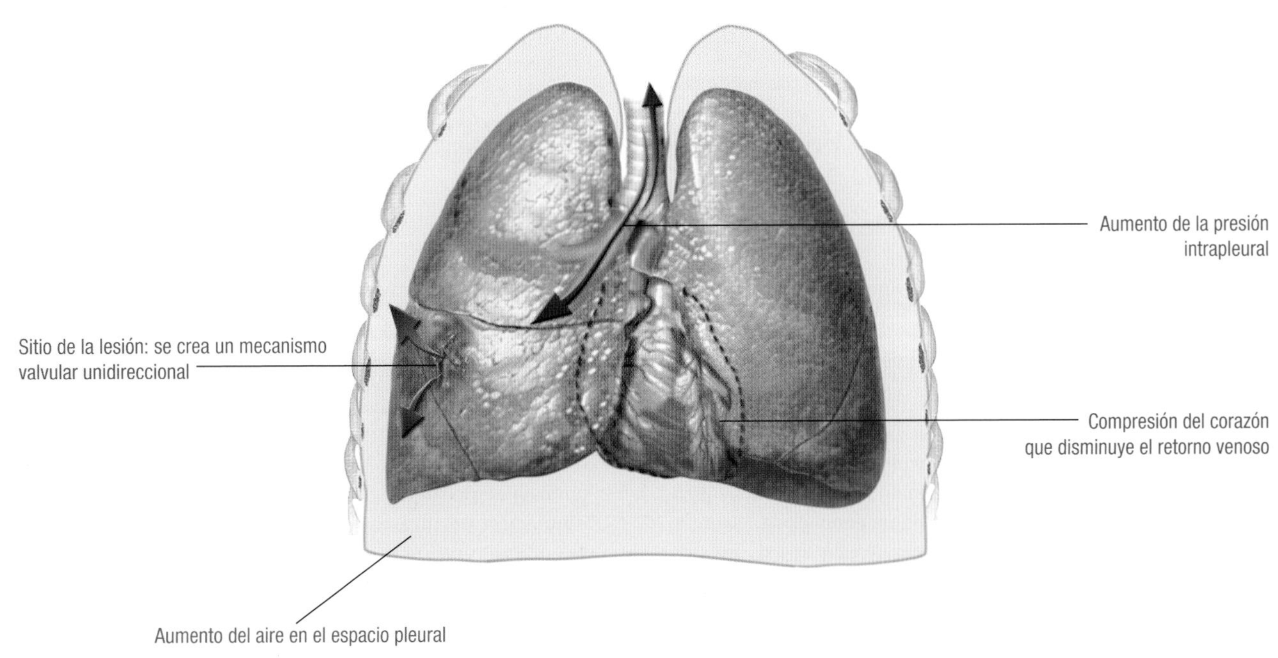

EDEMA PULMONAR

El *edema pulmonar* es una acumulación de líquido en los espacios extravasculares de los pulmones por desplazamiento excesivo de líquido hacia los alvéolos. Es una complicación frecuente de las afecciones cardíacas y puede presentarse como un proceso crónico o desarrollarse con rapidez y tornarse mortal.

Etiología

Insuficiencia cardíaca izquierda

- Arterioesclerosis
- Miocardiopatía
- Hipertensión
- Cardiopatía valvular

Factores predisponentes

- Intoxicación por barbitúricos u opiáceos
- Insuficiencia cardíaca
- Administración de soluciones i.v. en volumen excesivo o muy rápida
- Alteración del drenaje linfático pulmonar
- Inhalación de gases irritantes
- Estenosis mitral y mixoma auricular izquierdo
- Neumonía
- Enfermedad pulmonar por oclusión venosa

Fisiopatología

Por lo general, las presiones capilares hidrostática y oncótica, así como la permeabilidad capilar y el drenaje linfático, están en equilibrio en los pulmones. Cuando este equilibrio cambia, o cuando se obstruye el sistema de drenaje linfático, se infiltra líquido hacia el pulmón y se presenta el edema pulmonar. Si aumenta la presión hidrostática capilar pulmonar, el ventrículo izquierdo comprometido requiere presiones de llenado cada vez más grandes para mantener un gasto cardíaco adecuado. Estas presiones se transmiten a la aurícula izquierda, las venas pulmonares y el lecho capilar pulmonar, y fuerzan líquidos y solutos desde el compartimento intravascular al interior del intersticio pulmonar. A medida que el intersticio se sobrecarga de líquido, éste inunda los alvéolos periféricos y altera el intercambio gaseoso.

Si disminuye la presión coloidoosmótica, se pierde la fuerza hidrostática que regula a los líquidos intravasculares (fuerza de tracción natural), porque no hay oposición alguna. El líquido fluye libremente hacia el intersticio y los alvéolos, altera el intercambio de gases y lleva al edema pulmonar.

Los vasos linfáticos pueden estar obstruidos por un edema o tejido fibrótico tumoral, o por la mayor presión venosa sistémica. La presión hidrostática en las grandes venas pulmonares se eleva, el sistema linfático pulmonar no puede drenar hacia las venas pulmonares y el exceso de líquido se desplaza hacia el espacio intersticial. Por lo tanto, el edema pulmonar resulta de la acumulación de líquido.

La lesión capilar y el consiguiente aumento de la permeabilidad pueden presentarse en el SDRA o después de la inhalación de gases tóxicos. Las proteínas plasmáticas y el agua salen de los capilares lesionados hacia el intersticio, aumentando la presión oncótica intersticial, que en general es baja. Esta última comienza a igualar a la presión oncótica capilar, y el agua empieza a salir de los capilares y se dirige a los pulmones, ocasionando edema pulmonar.

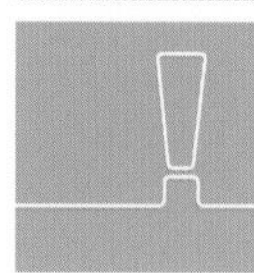

COMPLICACIONES

- Acidosis respiratoria y metabólica
- Paro cardíaco o respiratorio

Signos y síntomas

Etapa temprana

- Disnea de esfuerzo, disnea paroxística nocturna y ortopnea
- Tos
- Taquipnea
- Aumento de la presión arterial
- Estertores en partes declives
- Distensión de las venas yugulares
- Taquicardia

Etapas posteriores

- Respiración rápida y laboriosa
- Estertores más difusos
- Tos que produce esputo espumoso, sanguinolento
- Aumento de la taquicardia, arritmias y pulso filiforme
- Piel fría y pegajosa y diaforesis
- Cianosis
- Hipotensión

Resultados de las pruebas diagnósticas

- Por lo general, los análisis de gasometría arterial revelan hipoxia con presión parcial arterial de CO_2 variable en función del grado de fatiga del paciente. Puede presentarse acidosis respiratoria.
- Las radiografías de tórax muestran nebulosidad difusa de los campos pulmonares y, por lo general, cardiomegalia y derrame pleural.
- La oximetría de pulso revela disminución del grado de saturación de oxígeno arterial.
- El cateterismo de la arteria pulmonar permite identificar la insuficiencia cardíaca izquierda y ayuda a descartar un síndrome de dificultad respiratoria aguda.
- El electrocardiograma muestra infarto de miocardio previo o actual.

Tratamiento

- Altas concentraciones de oxígeno
- Diuréticos, como furosemida o bumetanida
- Fármacos inotrópicos positivos, como digoxina o amrinona
- Vasopresores
- Vasodilatadores arteriales, como el nitroprusiato de sodio
- Antiarrítmicos
- Morfina
- Ventilación mecánica
- Ventilación no invasiva con presión positiva continua de las vías aéreas, presión positiva de las vías aéreas con dos niveles y PEEP

ALVÉOLOS NORMALES

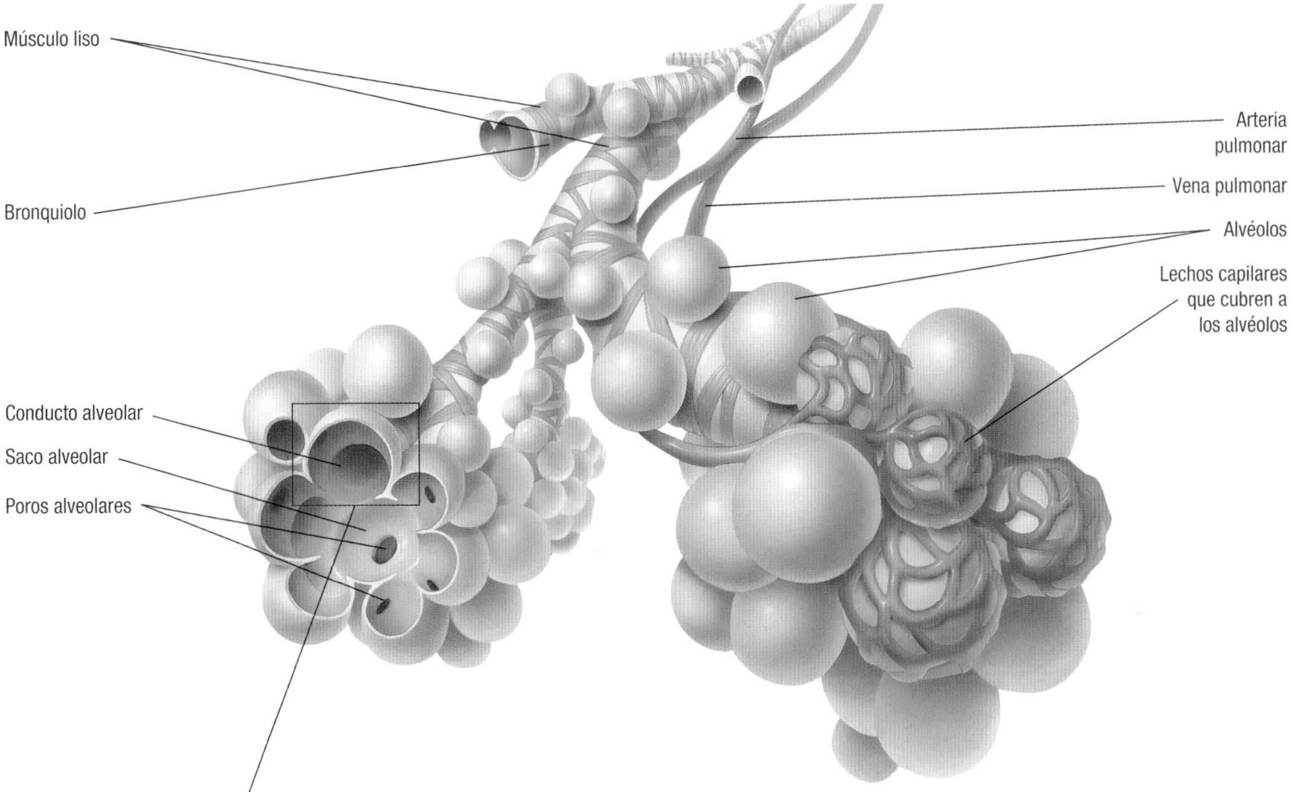

Músculo liso

Bronquiolo

Arteria pulmonar

Vena pulmonar

Alvéolos

Lechos capilares que cubren a los alvéolos

Conducto alveolar

Saco alveolar

Poros alveolares

CÓMO SE DESARROLLA EL EDEMA PULMONAR

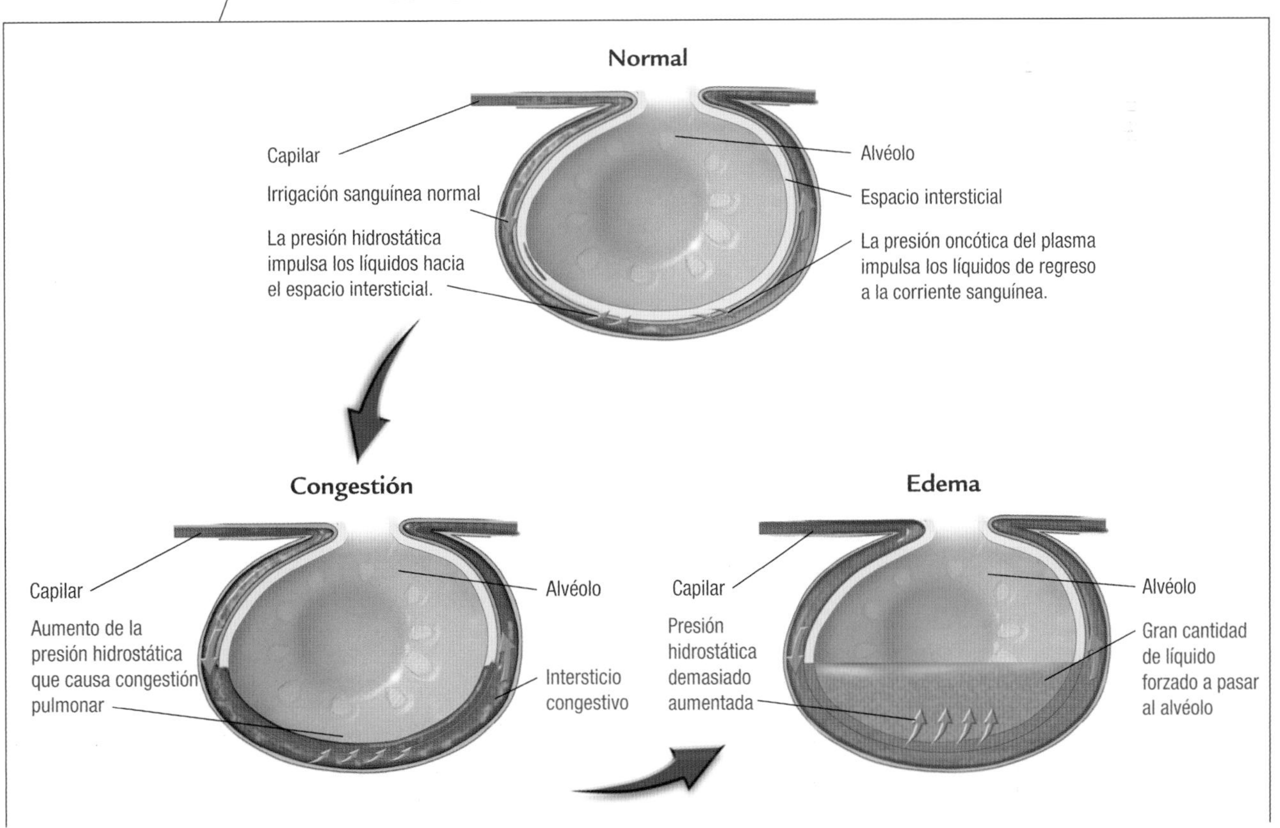

EMBOLIA PULMONAR

La *embolia pulmonar* es una obstrucción del lecho arterial pulmonar por un trombo desprendido, una vegetación (o verruga) valvular cardíaca o una sustancia extraña. Se presenta con frecuencia a partir de trombos que se originan en el sistema venoso profundo de los miembros inferiores. Afecta a casi 6 millones de adultos cada año en Estados Unidos, con 100 000 muertes como consecuencia.

Etiología

- Trombos desprendidos, con origen en las venas de las piernas (lo más habitual)
- Alteraciones que causan aumento de la coagulabilidad sanguínea, como el cáncer y el uso de anticonceptivos hormonales
- Intervención quirúrgica
- Períodos prolongados de inactividad
- Algunas afecciones médicas, como el ictus y el infarto de miocardio
- Lesión venosa

Factores predisponentes

- Obesidad
- Algunos tipos de carcinoma, como los de páncreas, ovarios y pulmón
- Tabaquismo
- Embarazo y parto
- Lesión vascular y abuso de drogas intravenosas

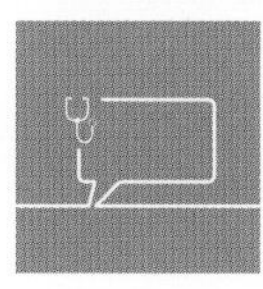

RECOMENDACIÓN CLÍNICA

La tríada para la formación de una trombosis venosa profunda (TVP) es la de estasis, lesión endotelial e hipercoagulabilidad. Los factores de riesgo incluyen viajes prolongados en automóvil o avión, cáncer, embarazo, hipercoagulabilidad y antecedente de TVP o embolia pulmonar.

Fisiopatología

La formación de un trombo es resultado directo del daño de la pared vascular, venostasia o hipercoagulabilidad sanguínea. Traumatismos, disolución del coágulo, espasmo muscular repentino o un cambio en la presión intravascular o en el flujo sanguíneo periférico pueden causar que el trombo se torne menos firme o se fragmente. Entonces el trombo, ahora llamado *émbolo*, flota hacia las cavidades derechas del corazón y entra al pulmón a través de la arteria pulmonar. Allí, el émbolo puede disolverse, continuar fragmentándose o aumentar de volumen.

Si el émbolo ocluye la arteria pulmonar, impide que los alvéolos produzcan suficiente surfactante para mantener su integridad. Como resultado, los alvéolos se colapsan y ocurren atelectasias. Si el émbolo aumenta de volumen, puede obstruir la mayoría o la totalidad de los vasos pulmonares y causar la muerte.

Rara vez, los émbolos contienen aire, grasa, bacterias, líquido amniótico, talco (trisilicato de magnesio) o células tumorales.

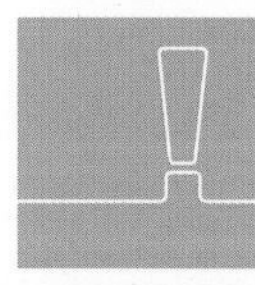

COMPLICACIONES

- Hipertensión pulmonar
- Cardiopatía pulmonar

Signos y síntomas

La oclusión total de la arteria pulmonar principal es rápidamente letal; los émbolos más pequeños o fragmentados producen síntomas que varían con relación a su tamaño, número y localización, como sigue:

- Disnea
- Ansiedad
- Dolor torácico pleurítico
- Taquicardia
- Tos productiva (el esputo puede estar teñido de sangre)
- Fiebre leve
- Derrame pleural

Las siguientes manifestaciones son menos frecuentes:

- Hemoptisis masiva
- Rigidez de tórax
- Edema y dolor de miembros inferiores
- Cianosis, síncope y distensión de las venas yugulares
- Frote de fricción pleural
- Signos de colapso circulatorio (pulso débil, rápido e hipotensión)
- Signos de hipoxia (inquietud y ansiedad)
- Galope ventricular derecho R_3 y mayor intensidad de un componente pulmonar de R_2
- Pueden auscultarse estertores y un frote pleural en el sitio de la embolia

Resultados de las pruebas diagnósticas

- La radiografía de tórax puede mostrar áreas de atelectasia, diafragma elevado y derrame pleural, una arteria pulmonar prominente y, en ocasiones, el infiltrado característico en forma de cuña, que implica un infarto pulmonar.
- La gammagrafía pulmonar muestra defectos de perfusión en zonas fuera de los vasos ocluidos.
- La angiografía pulmonar revela la localización de los émbolos.
- La electrocardiografía puede mostrar una desviación del eje a la derecha (embolia extensa), ondas P altas y en pico (bloqueo de rama derecha del haz de His), depresión de los segmentos ST e inversiones de la onda T (índices de la distensión de cavidades cardíacas derechas), y taquiarritmias supraventriculares. A veces se nota un patrón de S_1, Q_3 y T_3 (onda S en la derivación I, onda Q y onda T invertida en la derivación III).
- El análisis de GA revela disminución de las presiones parciales de O_2 y CO_2 arteriales.
- Si hay derrame pleural, por toracocentesis se puede descartar un empiema, el cual indica neumonía.

Tratamiento

Su objetivo es mantener una adecuada función cardiovascular y pulmonar durante la resolución de la obstrucción, y prevenir la recurrencia de episodios embólicos. Como la mayoría de los émbolos se resuelven en 10-14 días, el tratamiento puede consistir en:

- Oxigenoterapia y fibrinólisis
- Anticoagulación con heparina
- Embolectomía
- Vasopresores y antibióticos
- Ligadura o plegamiento de la vena cava, o inserción en ella de un dispositivo para filtrar la sangre que regresa al corazón y los pulmones, a fin de prevenir futuras embolias pulmonares

EMBOLIA PULMONAR

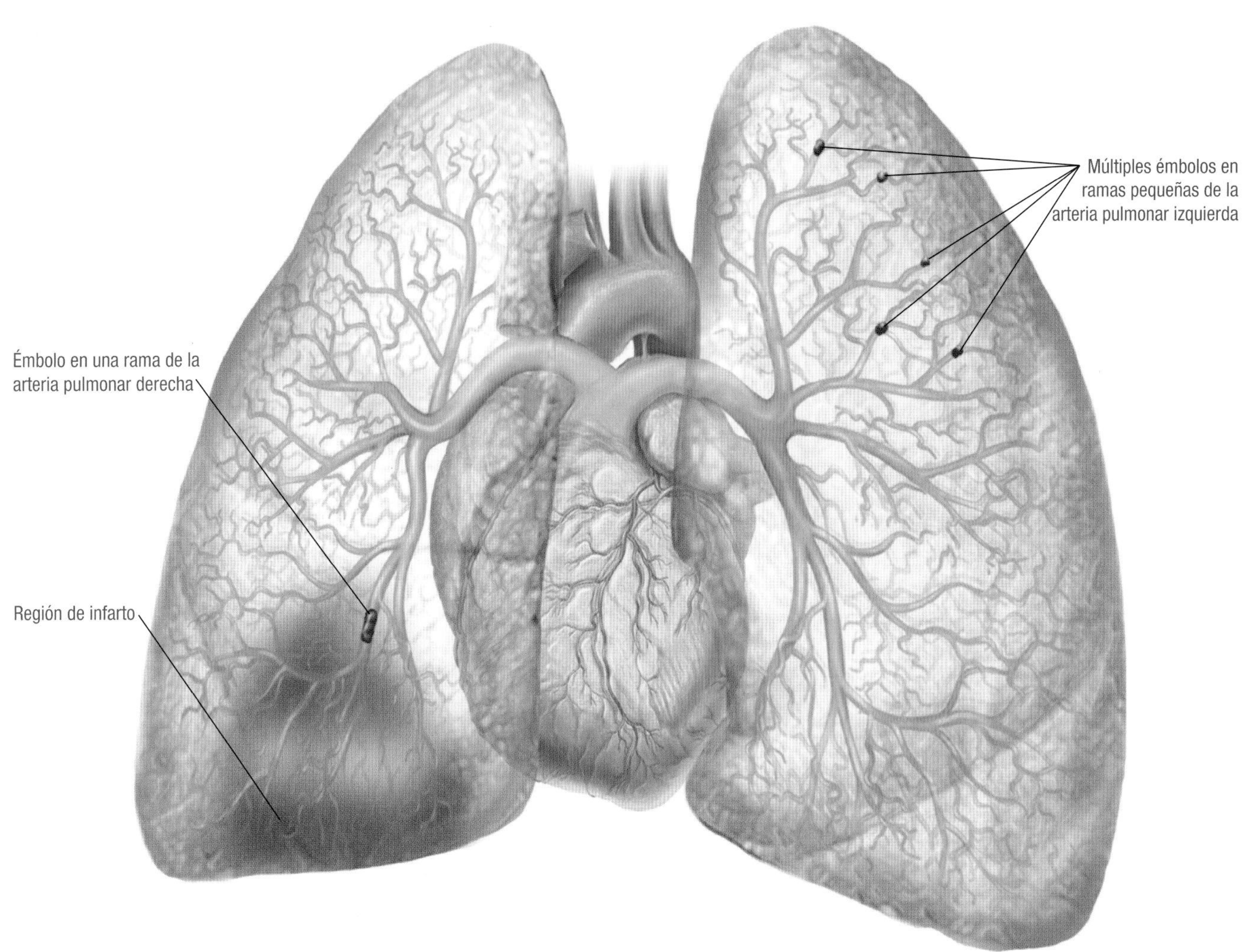

HIPERTENSIÓN PULMONAR

La *hipertensión pulmonar* corresponde a una presión sistólica media de la arteria pulmonar (PAP) mayor de 25 mm Hg en reposo y de 30 mm Hg durante el ejercicio. La hipertensión pulmonar primaria o idiopática se caracteriza por el aumento de la PAP y de la resistencia vascular pulmonar.

Presión de la arteria pulmonar promedio (MPAP, *mean pulmonary artery pressure*) mayor de 25 mm Hg en reposo, con presión en cuña capilar pulmonar igual o menor a 15 mm Hg.

Gravedad de acuerdo con la MPAP:

26-35	Leve
36-45	Moderada
46-55	Grave
> 55	Sistémica

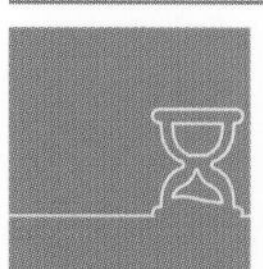

ALERTA POR EDAD

La hipertensión pulmonar primaria es más frecuente en las mujeres entre 20 y 40 años, y resulta mortal, por lo general, en 3-4 años.

La hipertensión pulmonar es una enfermedad progresiva que afecta de forma preferente a mujeres en edad reproductiva. Se caracteriza por una elevada resistencia vascular pulmonar que a menudo conduce, sin tratamiento, a la insuficiencia ventricular derecha y la muerte.

La hipertensión pulmonar secundaria es resultado de una enfermedad cardíaca previa (conducto arterioso persistente o comunicación interauricular o interventricular), afección de la arteria pulmonar (valvulopatía reumática o estenosis mitral) o ambas. El pronóstico depende de la gravedad de la afección subyacente.

Etiología

Hipertensión pulmonar crónica

- Desconocida, pero puede incluir:
  - Factores alimentarios
  - Alteración de mecanismos inmunitarios

Hipertensión pulmonar secundaria

- Afecciones que causan hipoventilación alveolar:
  - EPOC
  - Sarcoidosis
  - Neumonía intersticial difusa
  - Metástasis malignas
  - Esclerodermia
  - Obesidad
  - Cifoescoliosis
- Afecciones que causan obstrucción vascular:
  - Embolia pulmonar
  - Vasculitis
  - Mixoma auricular izquierdo
  - Enfermedad pulmonar por oclusión venosa
  - Mediastinitis fibrosante
  - Neoplasia mediastínica

Fisiopatología

En la hipertensión pulmonar primaria, el músculo liso de la pared de la arteria pulmonar se hipertrofia sin motivo conocido, lo que causa estrechamiento u obliteración de la arteria o arteriolas. Se forman lesiones fibrosas alrededor de los vasos, alterando la distensibilidad y aumentando la resistencia vascular. Las presiones en el ventrículo izquierdo, que recibe la sangre de los pulmones, permanecen normales. Sin embargo, el aumento de las presiones generado en los pulmones se transmite al ventrículo derecho, que abastece a la arteria pulmonar. La hipertensión pulmonar progresiva puede conducir a la hipertrofia ventricular derecha y cardiopatía pulmonar.

La hipoventilación alveolar puede deberse a enfermedades causadas por la destrucción de alvéolos o de las afecciones que impiden que la pared torácica se expanda para ingresar aire a los alvéolos. La ventilación disminuida resultante aumenta la resistencia vascular pulmonar. La hipoxemia debida a este desajuste de la ventilación-perfusión también causa vasoconstricción, lo que aumenta más la resistencia vascular y culmina en hipertensión pulmonar.

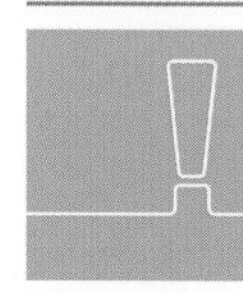

COMPLICACIONES

- Cardiopatía pulmonar
- Paro cardíaco

Signos y síntomas

- Disnea
- Disnea de esfuerzo creciente
- Fatiga y debilidad
- Dolor torácico
- Tos y hemoptisis
- Cianosis, fenómeno de Raynaud y síncope
- Ascitis
- Distensión de venas yugulares y disminución del pulso carotídeo
- Inquietud y agitación, disminución del grado de consciencia, confusión y pérdida de memoria
- Respiración y movimiento diafragmático disminuidos
- Posible desplazamiento del choque de la punta cardíaco
- Edema periférico
- Elevación ventricular derecha fácilmente palpable
- Hígado palpable e hipersensible
- Taquicardia
- Soplo sistólico
- Escisión de R_2; presencia de ruidos R_3 y R_4
- Disminución o aumento de ruidos respiratorios tubulares

Resultados de las pruebas diagnósticas

- El análisis de GA revela hipoxemia.
- Radiografía de tórax: aumento de volumen de las arterias pulmonares principales e hiliar, estrechamiento de las arterias periféricas y crecimiento de la aurícula y el ventrículo derechos.
- Una tomografía computarizada de tórax puede mostrar vasos o coágulos sanguíneos pulmonares anómalos.
- El ECG en la hipertrofia ventricular derecha muestra desviación del eje a la derecha y ondas P altas o en pico en las derivaciones inferiores.
- El cateterismo cardíaco revela MPAP mayor de 25 mm Hg o un aumento de la PCCAP si la causa subyacente es un mixoma auricular izquierdo, estenosis mitral o insuficiencia cardíaca izquierda.
- La angiografía pulmonar detecta defectos de llenado en la vasculatura pulmonar.

- Estudios de función pulmonar: velocidad de flujo reducida, aumento del volumen residual (enfermedad obstructiva subyacente) o capacidad pulmonar total disminuida (enfermedad restrictiva subyacente).
- La gammagrafía permite detectar anomalías en el funcionamiento ventricular derecho e izquierdo.
- La biopsia abierta del pulmón permite determinar la afección.
- ECG: movimiento de la pared ventricular y posible disfunción valvular, aumento de volumen ventricular derecho, configuración anómala del tabique compatible con sobrecarga de presión ventricular derecha y reducción del tamaño de la cavidad ventricular izquierda.
- Gammagrafía de perfusión pulmonar: varios defectos de llenado tanto en parches como difusos.

Tratamiento

- Tratamiento de la causa subyacente
- Oxigenoterapia
- Restricción de líquidos
- Digoxina, diuréticos, vasodilatadores generales y pulmonares, antagonistas de los canales del calcio y β-adrenérgicos, broncodilatadores, anticoagulantes y antagonistas del receptor de endotelina, como el bosentán
- Tromboendarterectomía pulmonar
- Trasplante de pulmón o de corazón-pulmón

ARTERIA PULMONAR NORMAL

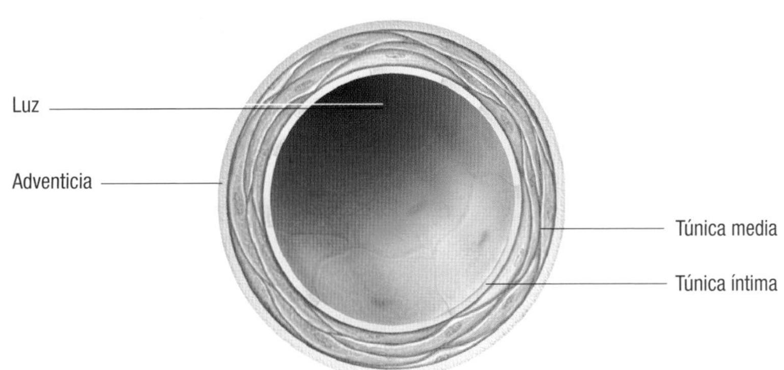

HIPERTENSIÓN PULMONAR TEMPRANA

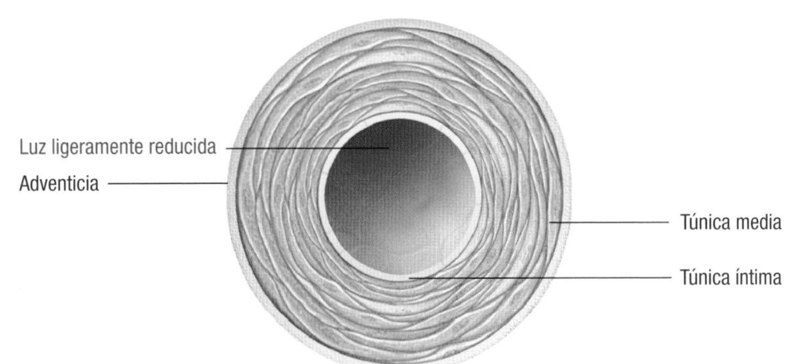

HIPERTENSIÓN PULMONAR TARDÍA

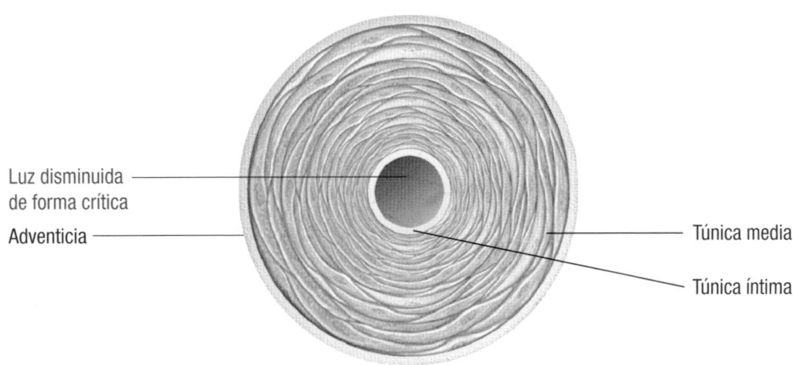

SARCOIDOSIS

La *sarcoidosis* es una afección multisistémica granulomatosa que se caracteriza por ocasionar linfadenopatía, infiltración pulmonar y lesiones esqueléticas, hepáticas, oculares o cutáneas.

ALERTA POR EDAD

La sarcoidosis afecta al doble de mujeres que de hombres. Por lo general, el inicio se presenta entre los 30 y 50 años de edad.

Etiología

Su causa exacta es desconocida.

Posibles factores que contribuyen

- *Respuesta de hipersensibilidad* (posiblemente por desequilibrio de linfocitos T) frente a entes patógenos, como las micobacterias atípicas, los hongos y el polen de pino.
- *Predisposición genética*, sugerida por una incidencia ligeramente mayor de sarcoidosis en la misma familia.
- *Productos químicos*, como el circonio y el berilio, que pueden causar enfermedades que se asemejan a la sarcoidosis, lo que sugiere una causa extrínseca de esta enfermedad.

Fisiopatología

- La inflamación sarcoide se caracteriza por la presencia de granulomas no necrosantes.
- Los linfocitos T desempeñan un papel fundamental en el desarrollo de la sarcoidosis, ya que probablemente se disemina por una reacción inmunitaria celular excesiva.
- Con frecuencia, la afección se caracteriza por un cociente $CD4^+$/$CD8^+$ de al menos 3.5 en el material de lavado bronquioalveolar.
- El factor de necrosis tumoral (TNF, *tumor necrosis factor*) y sus receptores están aumentados en esta enfermedad.

Se inicia un proceso inflamatorio excesivo en los alvéolos, bronquiolos y vasos sanguíneos pulmonares. Se acumulan monocitos-macrófagos en el tejido diana, donde inducen el proceso inflamatorio. Los linfocitos T $CD4^+$ y las células inmunitarias sensibilizadas forman un anillo alrededor del área inflamada. Los fibroblastos, mastocitos, fibras de colágeno y proteoglucanos encapsulan a las células inflamatorias e inmunitarias, causando la formación de granulomas. Se presenta disfunción de órganos por la acumulación de linfocitos T, fagocitos mononucleares y granulomas epiteliales no secretores, los cuales distorsionan la arquitectura normal del tejido y causan alveolitis.

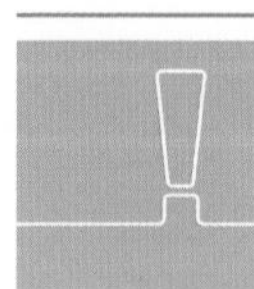

COMPLICACIONES

- Fibrosis pulmonar
- Hipertensión pulmonar
- Cardiopatía pulmonar

Signos y síntomas

Los síntomas iniciales de la sarcoidosis incluyen artralgia (en las muñecas, tobillos y codos), fatiga, malestar general y pérdida de peso. La sarcoidosis se caracteriza por la formación de tejido granulomatoso que lleva a la fibrosis pulmonar. Otras manifestaciones clínicas varían según la extensión y localización de la fibrosis:

- *Respiratorias:* disnea, tos (generalmente no productiva) y dolor subesternal, sibilancias, hipertensión y cardiopatía pulmonares (en la enfermedad pulmonar avanzada).
- *Cutáneas:* eritema nodoso, nódulos subcutáneos de la piel con erupciones maculopapulares y lesiones extensas de la mucosa nasal.
- *Oftálmicas:* uveítis anterior (frecuente) y glaucoma.
- *Linfáticas:* linfadenopatía hiliar bilateral y paratraqueal derecha, y esplenomegalia.
- *Músculoesqueléticas:* debilidad muscular, poliartralgias, dolor y lesiones de perforado en las falanges.
- *Hepáticas:* hepatitis granulomatosa (generalmente asintomática).
- *Genitourinarias:* hipercalciuria.
- *Cardiovasculares:* arritmias y, rara vez, miocardiopatía.
- *Del sistema nervioso central (SNC):* parálisis de nervios craneales o periféricos, meningitis basilar, convulsiones y lesiones hipofisarias e hipotalámicas que producen diabetes insípida.

Resultados de las pruebas diagnósticas

- El análisis de GA muestra una disminución de la presión parcial de oxígeno arterial.
- Las radiografías de tórax muestran adenopatía hiliar bilateral y paratraqueal derecha, con o sin infiltrados difusos intersticiales.
- La biopsia de ganglios linfáticos, piel o pulmón muestran granulomas no caseificados con cultivos negativos para micobacterias y hongos.
- Pruebas de función pulmonar: capacidad pulmonar total y de distensibilidad disminuidas, y menor capacidad de difusión.

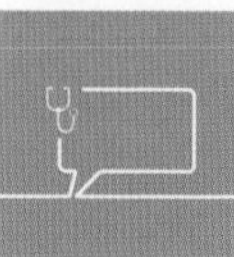

RECOMENDACIÓN CLÍNICA

Una prueba cutánea de Kveim-Siltzbach positiva apoya el diagnóstico. En esta prueba, el paciente recibe una inyección intradérmica de un antígeno preparado a partir del bazo o de ganglios linfáticos de pacientes con sarcoidosis. Si el paciente presenta sarcoidosis activa, se desarrolla un granuloma en el sitio de la inyección en 2-6 semanas.

Tratamiento

- Ningún tratamiento para la sarcoidosis asintomática.
- Ante los síntomas oftálmicos, respiratorios, del sistema nervioso central, cardiovasculares o sistémicos, o lesiones destructivas de la piel: esteroides sistémicos o tópicos, por lo general, durante 1-2 años, pero posiblemente por toda la vida.
- Con hipercalcemia: dieta baja en calcio y evitar la exposición directa a la luz solar.

CAMBIOS PULMONARES EN LA SARCOIDOSIS

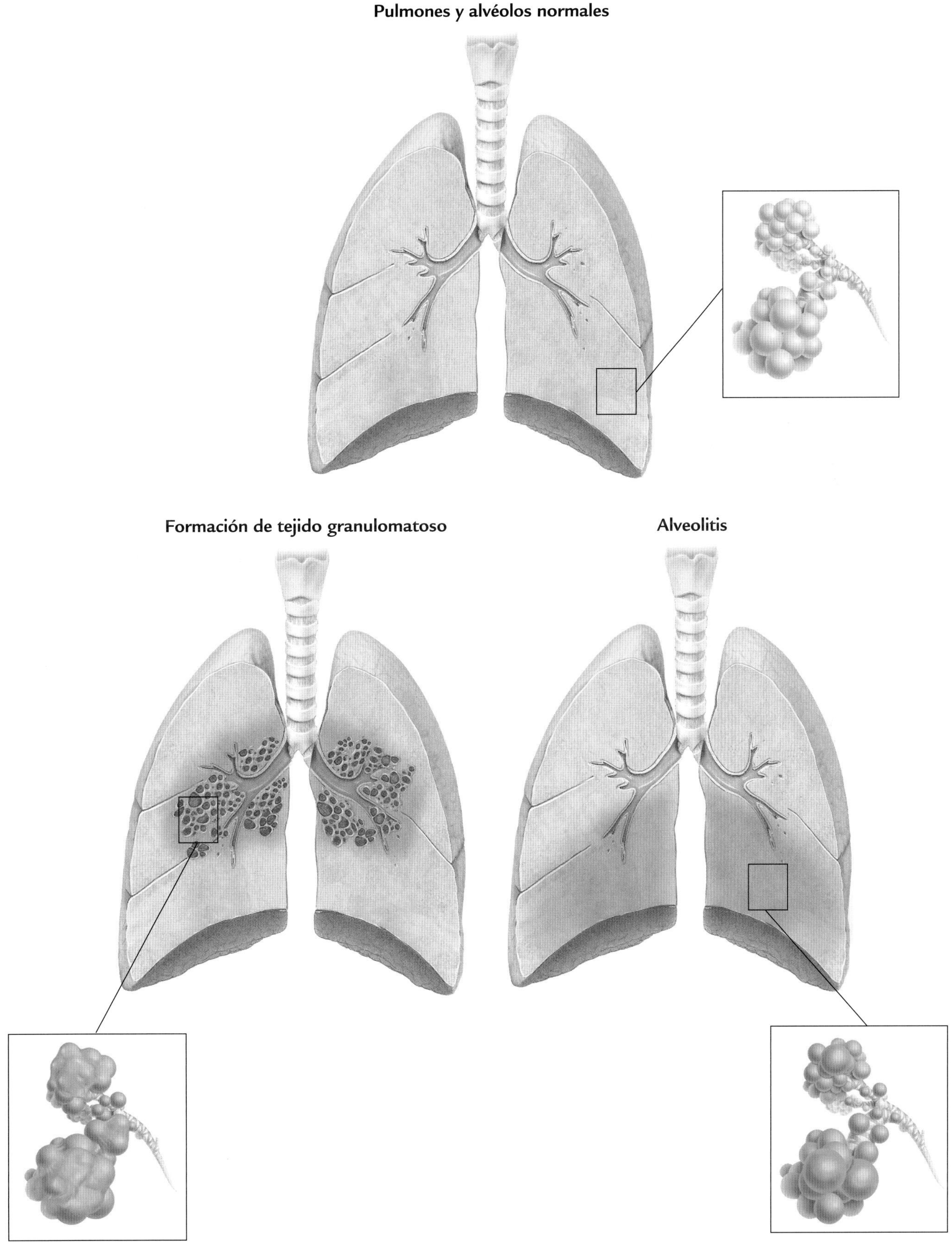

Pulmones y alvéolos normales

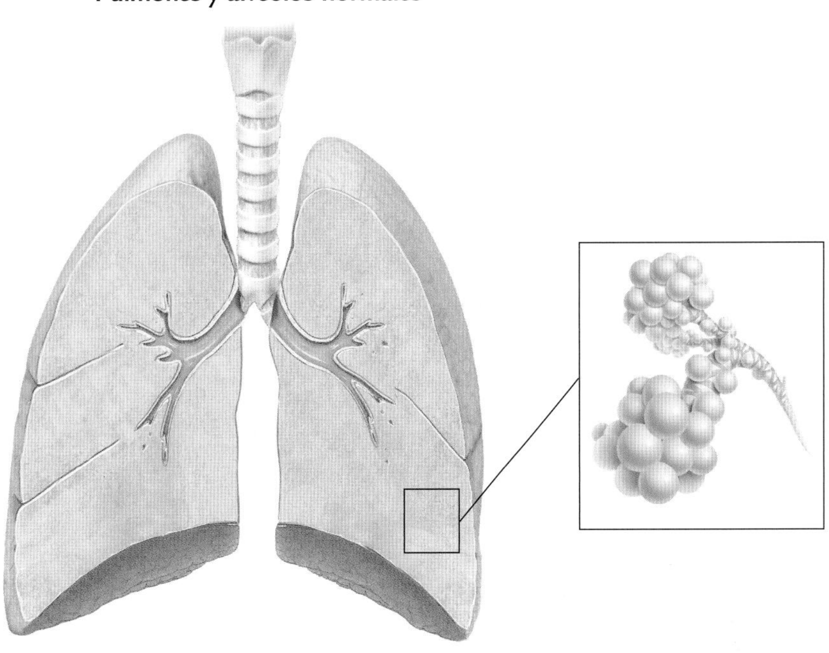

Formación de tejido granulomatoso

Alveolitis

SÍNDROME RESPIRATORIO AGUDO GRAVE

El síndrome respiratorio agudo grave (SRAG, o SARS por sus siglas en inglés) es una forma grave de neumonía que ocasiona dificultad respiratoria aguda y, en algunos casos, la muerte. En febrero de 2003, la Organización Mundial de la Salud (OMS) identificó al SRAG como una amenaza para la salud mundial y publicó una recomendación de viaje sin precedentes. En los meses siguientes, la enfermedad se extendió a más de dos docenas de países en Norteamérica, Sudamérica, Europa y Asia antes de que se contuviera el brote.

Etiología

- Un miembro de la familia Coronaviridae (la misma familia de los virus que causan el resfriado común).

Fisiopatología

El virus se disemina sobre todo por contacto humano cercano. Las gotículas que contienen coronavirus asociado al SRAG (SRAG-CoV) pueden salir al aire cuando una persona infectada tose o estornuda. Algunos procedimientos médicos específicos realizados en pacientes con SRAG también pueden enviar al aire gotículas con el virus. Tocar una superficie infectada por SRAG-CoV y posteriormente los ojos, la nariz o la boca también puede transmitir la infección.

En general, los coronavirus son un grupo de virus con aspecto de halo o corona cuando se observan por microscopia. Estos virus son una causa frecuente de enfermedad de vías respiratorias superiores de leve a moderada en los humanos y están asociados con enfermedades respiratorias, digestivas, hepáticas y neurológicas en los animales.

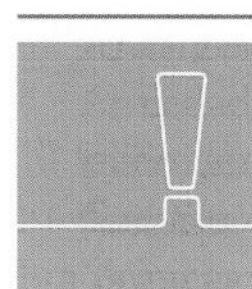

COMPLICACIONES

- Insuficiencia respiratoria
- Insuficiencia hepática
- Insuficiencia cardíaca
- Síndromes mielodisplásicos
- Muerte

Signos y síntomas

Etapa 1. Un síndrome similar al gripal comienza después de 2-7 días de incubación, dura 3-7 días y se caracteriza por:

- Fiebre (mayor de 38 °C)
- Fatiga
- Dolores de cabeza
- Escalofríos
- Mialgias
- Malestar general
- Anorexia
- Diarrea (en algunos casos)

Etapa 2. La fase respiratoria baja se inicia tres o más días después de la incubación y se caracteriza por:

- Tos seca
- Disnea
- Hipoxemia progresiva
- Insuficiencia respiratoria (que requiere ventilación mecánica)

Resultados de las pruebas diagnósticas

El virus del SRAG puede detectarse en las secreciones bucofaríngeas o nasofaríngeas, el suero sanguíneo o las heces de un paciente. En la OMS se han perfeccionado tres tipos de pruebas para el diagnóstico de SRAG:

- Una prueba de reacción en cadena de polimerasa de transcripción inversa para detectar el ácido ribonucleico de SRAG-CoV. Dos pruebas en dos muestras diferentes deben resultar positivas.
- Pruebas séricas para detectar anticuerpos de tipo inmunoglobulina (Ig) M y G.
- Una prueba de cultivo celular.

Las pruebas adicionales pueden incluir las siguientes:

- Análisis de GA que revela hipoxemia.
- Las radiografías o la tomografía computarizada de tórax, que permiten identificar la presencia de neumonía o síndrome de dificultad respiratoria aguda, tal vez no revelen anomalía alguna; las radiografías y la tomografía muestran con frecuencia infiltrados intersticiales localizados, que puede progresar a una distribución más bien en parches, generalizada.
- El hemograma completo, el cual revela cifras bajas de leucocitos, linfocitos y plaquetas.
- Análisis bioquímico de sangre, el cual, por lo general, muestra lactato deshidrogenasa, alanina-aminotransferasa y creatinacinasa elevadas. Las concentraciones de sodio y potasio pueden ser bajas.

Tratamiento

- Aislamiento respiratorio
- Antibióticos
- Corticoesteroides
- Oxígeno complementario
- Ventilación mecánica
- Fisioterapia torácica

PULMONES Y ALVÉOLOS EN EL SRAG

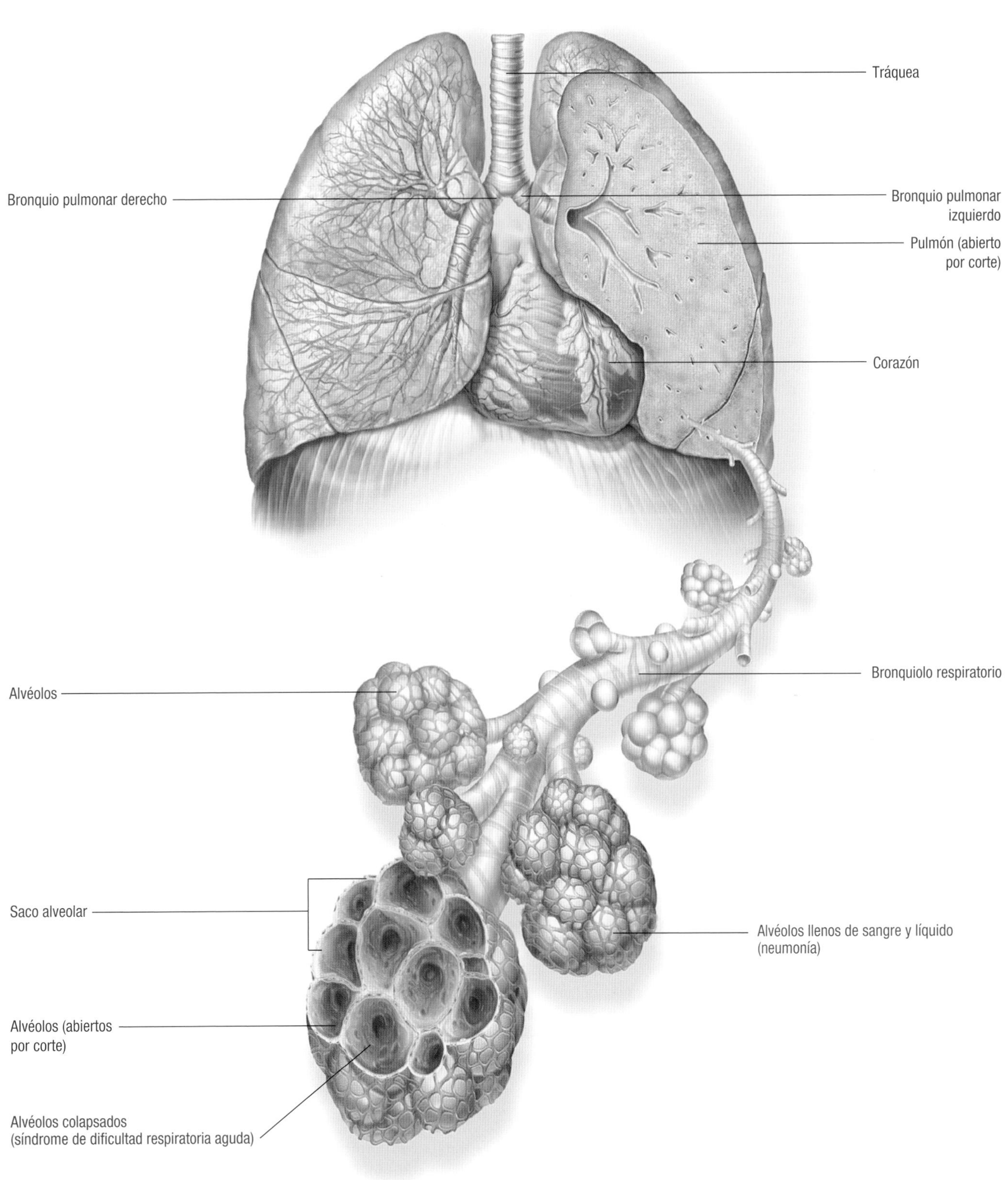
Tráquea
Bronquio pulmonar derecho
Bronquio pulmonar izquierdo
Pulmón (abierto por corte)
Corazón
Bronquiolo respiratorio
Alvéolos
Saco alveolar
Alvéolos llenos de sangre y líquido (neumonía)
Alvéolos (abiertos por corte)
Alvéolos colapsados (síndrome de dificultad respiratoria aguda)

TUBERCULOSIS

La tuberculosis (TB) es una enfermedad infecciosa causada por la micobacteria *Mycobacterium tuberculosis*. La TB se caracteriza por infiltrados pulmonares, formación de granulomas con necrosis caseosa, fibrosis y cavitación. Las etapas incluyen las de latencia, de enfermedad primaria, progresiva primaria y extrapulmonar. Después de la exposición a *M. tuberculosis*, aproximadamente el 5% de las personas infectadas presentan tuberculosis activa en el primer año; en el resto, los microorganismos causan una infección latente.

Las personas que viven en hacinamiento, condiciones de mala ventilación y aquellas con inmunodepresión son más propensas a infectarse. En los pacientes con cepas sensibles a los fármacos antituberculosos habituales, el pronóstico es excelente con el tratamiento correcto. Sin embargo, en aquellos con cepas resistentes a dos o más de los principales fármacos antituberculosos, la mortalidad es del 50%. La incidencia de tuberculosis ha aumentado en Estados Unidos de forma secundaria a la carencia de vivienda, el abuso de drogas y la infección por el virus de la inmunodeficiencia humana (VIH). Globalmente, la tuberculosis es la principal causa infecciosa de morbilidad y mortalidad, con 8-10 millones de nuevos casos cada año.

Etiología

Mycobacterium tuberculosis se disemina por gotículas aerotransportadas, producidas por la tos, el estornudo o el habla de una persona con TB pulmonar o laríngea. Aunque el sitio de infección primaria es el pulmón, las micobacterias pueden encontrarse con frecuencia en otras partes del cuerpo. Varios factores aumentan el riesgo de infección, e incluyen:

- Gastrectomía
- Diabetes mellitus no controlada
- Linfoma de Hodgkin
- Leucemia
- Silicosis
- Infección por VIH
- Tratamiento con corticoesteroides o inmunosupresores

Fisiopatología

La transmisión de la enfermedad activa es por gotículas producidas cuando las personas infectadas tosen o estornudan. Por lo general, el sistema inmunitario contiene al bacilo tuberculoso por eliminación o inclusión en un pequeño nódulo (tubérculo). Sin embargo, el bacilo puede permanecer latente en el tubérculo durante años y más tarde reactivarse y diseminarse. Las personas con una lesión cavitaria (lesión granulomatosa, grande) son particularmente infecciosas porque su esputo suele contener de 1 a 100 millones de bacilos por mililitro. Si un bacilo tuberculoso inhalado se instala en un alvéolo, se produce la infección, con dilatación alveolocapilar y edema de la célula endotelial. Se presenta alveolitis, con replicación de bacilos del tubérculo e ingreso de leucocitos polimorfonucleares. Estos microorganismos se transmiten a través del sistema linfático hacia el sistema circulatorio y después por todo el cuerpo.

La inmunidad celular frente a las micobacterias, que se desarrolla 3-6 semanas más tarde, generalmente contiene la infección y detiene la enfermedad. Si se reactiva la infección, la respuesta característica del cuerpo conduce a la caseificación (conversión del tejido necrótico en un material similar al queso). El material caseificado puede localizarse, presentar fibrosis o excavarse y formar cavidades, cuyas paredes son salpicadas por bacilos del tubérculo en proliferación. Si esto sucede, se pueden diseminar detritos caseosos infectados a los pulmones a través del árbol traqueobronquial. Los sitios de TB extrapulmonar incluyen la pleura, meninges, articulaciones, ganglios linfáticos, peritoneo, aparato genitourinario e intestino.

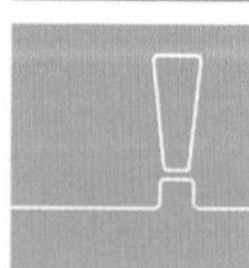

COMPLICACIONES

- Insuficiencia respiratoria
- Neumotórax
- Hemorragia
- Derrame pleural
- Neumonía
- Afección del hígado por fármacos

Signos y síntomas

Después de un período de incubación de 4-8 semanas, la TB no suele producir síntomas en la infección primaria, pero puede causar algunos cuadros inespecíficos, a saber:

- Fatiga y debilidad
- Anorexia, pérdida de peso
- Sudores nocturnos
- Fiebre leve
- Adenopatía
- Malestar general
- Ansiedad

La exploración física puede revelar estertores, ruidos respiratorios disminuidos y acropaquia de los dedos de manos y pies.

En la reactivación, los síntomas pueden incluir una tos que produce esputo mucopurulento, hemoptisis ocasional y dolor torácico.

Resultados de las pruebas diagnósticas

- La radiografía de tórax muestra lesiones nodulares, infiltrados en parches (principalmente en los lóbulos superiores del pulmón), formación de cavidades, tejido cicatricial y depósitos de calcio.
- La prueba cutánea de tuberculina revela infección en algún momento, pero no indica enfermedad activa.
- Tinciones y cultivos de esputo, líquido cefalorraquídeo, orina, material de drenaje de abscesos o líquido pleural que muestra bacilos sensibles al calor, inmóviles, aerobios y ácido alcohol resistentes.
- La tomografía computarizada o la resonancia magnética permiten la evaluación del daño pulmonar y pueden confirmar el diagnóstico.
- La broncoscopia muestra inflamación y alteración del tejido pulmonar. También puede realizarse para obtener esputo si el paciente no puede producir una muestra adecuada.

Tratamiento

El tratamiento principal es el antituberculoso. Las dosis diarias de medicamentos múltiples pueden incluir combinaciones de rifampicina, isoniazida, pirazinamida y etambutol. Después de 2-3 semanas de medicación continua, la enfermedad, en general, ya no es contagiosa y el paciente puede reanudar su vida normal mientras prosigue el tratamiento.

ASPECTO DE LA TUBERCULOSIS EN EL TEJIDO PULMONAR

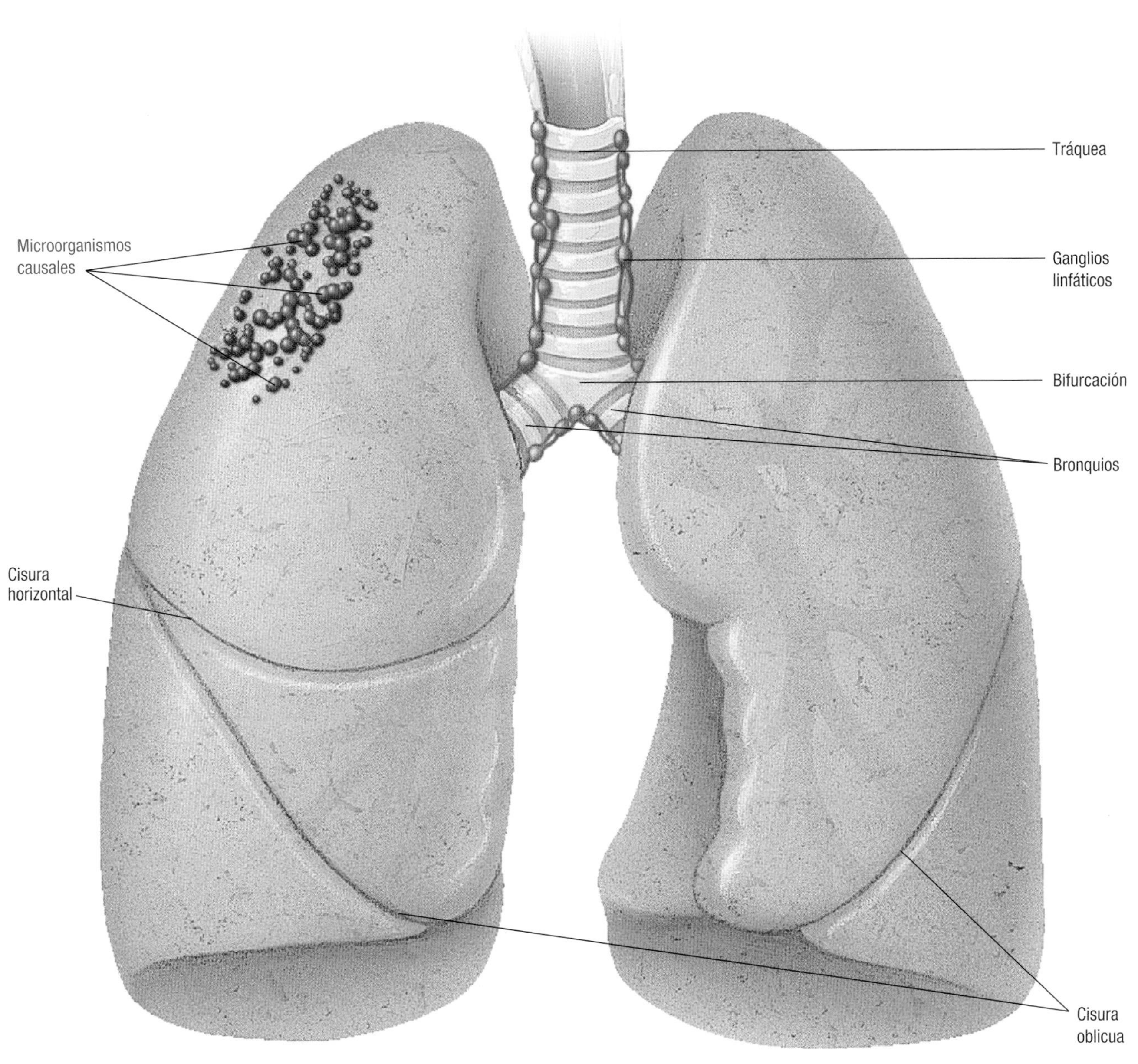

INFECCIÓN RESPIRATORIA ALTA

La infección respiratoria alta (IRA) (también conocida como *resfriado* o *catarro*), es una infección aguda de origen vírico, frecuentemente afebril, que causa inflamación de las vías respiratorias superiores. Aunque un resfriado es benigno y autolimitado, puede llevar a infecciones bacterianas secundarias. El resfriado es un síndrome autolimitado benigno que representa a un grupo de enfermedades causadas por miembros de varias familias de virus.

IRA es un término inespecífico utilizado para describir infecciones agudas de la nariz, senos paranasales, faringe, laringe, tráquea y bronquios. El prototipo es la enfermedad conocida como *resfriado*, descrito aquí, además de faringitis, sinusitis y traqueobronquitis. La *gripe* es una enfermedad sistémica que afecta a la parte superior del aparato respiratorio y debe diferenciarse de otras IRA.

Los virus causan la mayoría de las infecciones respiratorias altas. Los rinovirus, virus paragripales, coronavirus, adenovirus, virus sincitial respiratorio, coxsackievirus, metaneumovirus humano y el virus de la gripe causan la mayoría de los casos de enfermedad (CDC, 2017; Kistler, Avila y Rouskin, 2007).

Etiología

Más de 100 virus pueden ocasionar el resfriado, pero destacan:

- Rinovirus
- Coronavirus
- Mixovirus
- Adenovirus
- Virus coxsackie
- Echovirus

Fisiopatología

La infección ocurre cuando el microorganismo ingresa en las vías respiratorias superiores, prolifera y comienza una reacción inflamatoria. Se presenta inflamación aguda de las estructuras de las vías respiratorias superiores, incluyendo los senos paranasales, nasofaringe, faringe, laringe y tráquea. La presencia del microorganismo patógeno desencadena la infiltración de la mucosa por células inflamatorias y las de combate de infecciones. Se presenta inflamación de la mucosa y secreción de un exudado seroso o mucopurulento.

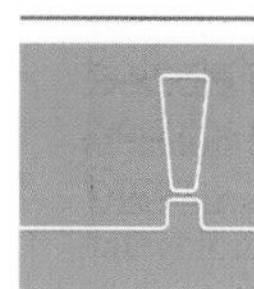

COMPLICACIONES

- Otitis media aguda
- Sinusitis
- Infecciones secundarias (neumonía, faringitis estreptocócica, bronquitis, laringotraqueobronquitis aguda)

Signos y síntomas

Después de un período de incubación de 1-4 días, el resfriado produce:

- Faringitis
- Congestión nasal
- Catarro
- Estornudos
- Dolor de cabeza
- Ojos llorosos con ardor

Puede haber efectos adicionales, como:

- Fiebre
- Escalofríos
- Mialgias
- Artralgias
- Malestar general
- Letargia
- Tos seca, no productiva o nocturna

A medida que avanza el resfriado, las manifestaciones clínicas son más plenas. Después de un día, los síntomas incluyen una sensación de plenitud con una copiosa secreción nasal que frecuentemente irrita la nariz y aumenta el malestar.

Resultados de las pruebas diagnósticas

No hay prueba de diagnóstico explícita para aislar el microorganismo específico que causa el resfriado. En consecuencia, el diagnóstico se basa en los síntomas respiratorios superiores, por lo general, leves, localizados y sin fiebre. En el diagnóstico se debe descartar rinitis alérgica, sarampión, rubéola y otras enfermedades que producen síntomas tempranos similares.

Tratamiento

Los principales tratamientos (ácido acetilsalicílico o paracetamol, líquidos y reposo) son puramente sintomáticos, ya que el resfriado no tiene cura específica.

Otros tratamientos pueden incluir:

- Descongestionantes
- Pastillas para el malestar de garganta
- Vaporizaciones

COMPLICACIONES DEL RESFRIADO

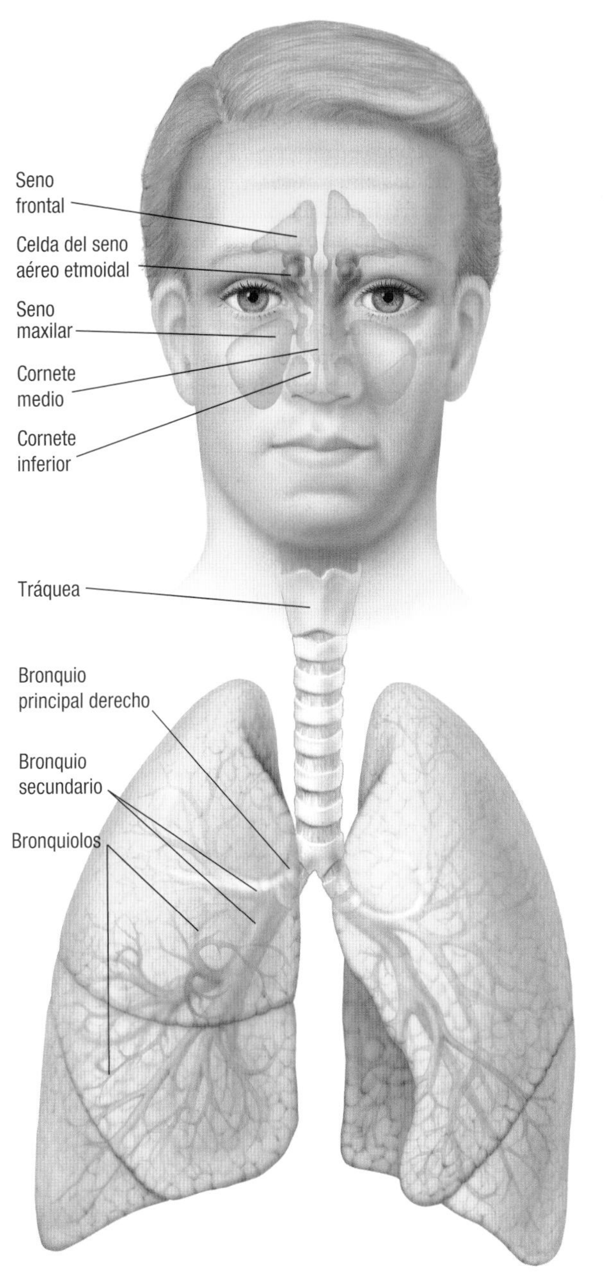

Sinusitis

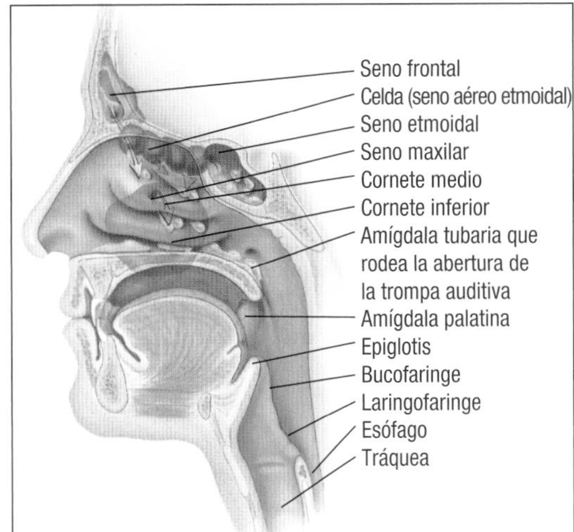

Rinitis

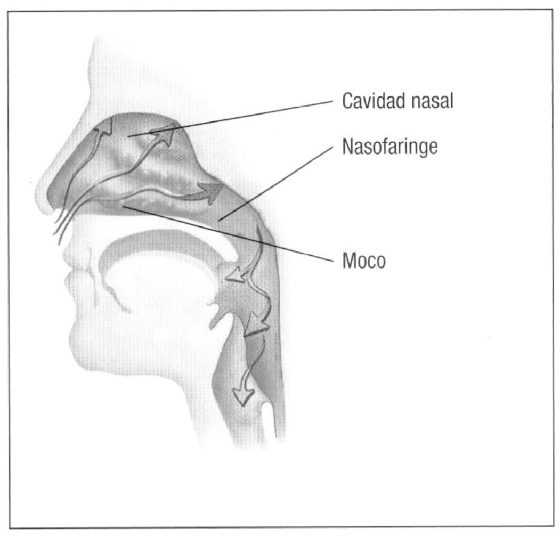

Otitis media con derrame

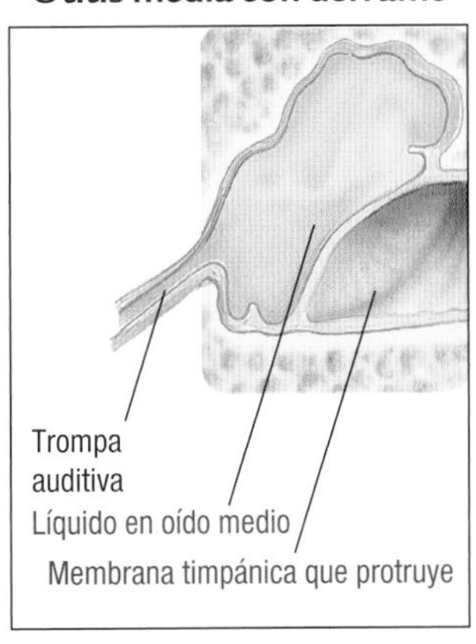

Otitis media aguda

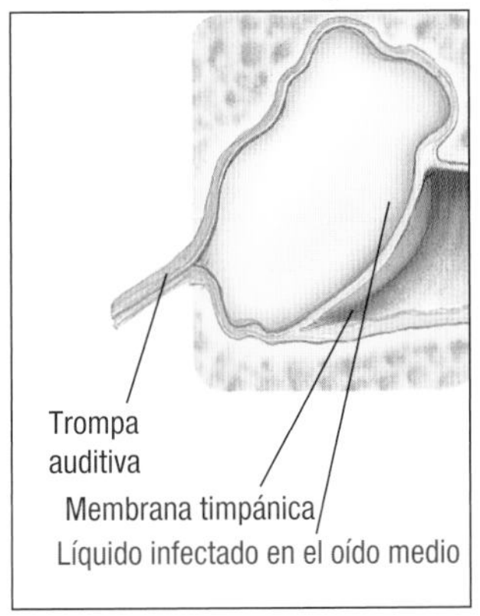

Bronquitis

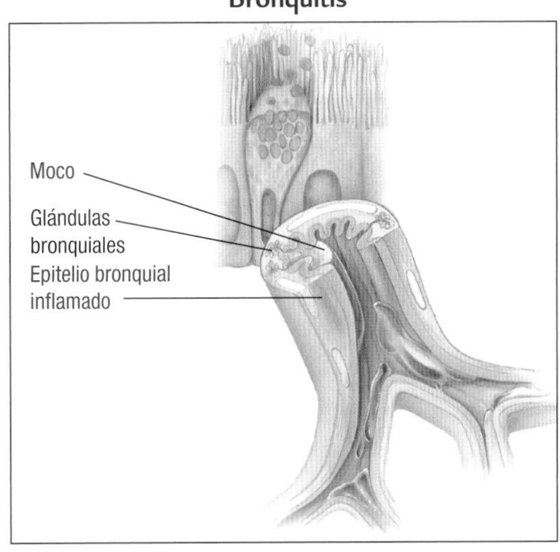

Referencias

Albert, R. H. (2010). Diagnosis and treatment of acute bronchitis. *American Family Physician*, 82(11), 1345–1350.

T Bahmer, Kirsten AM, Waschki B. et al. Prognosis and longitudinal changes of physical activity in idiopathic pulmonary fibrosis BMC Pulm Med. 2017; 17: 104. Publicado en línea 2017 Jul 25. doi: PMCID 10.1186/s12890-017-0444-0: PMC5526311

Cystic Fibrosis Foundation. (2017). *About cystic fibrosis*. Tomado de http://www.cff.org

Centers for Disease Control and Prevention. (2017). *Common cold*. Tomado de https://www.cdc.gov

Global Initiative for Chronic Obstructive Lung Disease (GOLD). (2017). *Global strategy for the diagnosis, management and prevention of COPD*. Disponible en http:// goldcopd.org

Hart, A.M. (2014). Evidence-based diagnosis and management of acute bronchitis. *The Nurse Practitioner*, 39(9), 32–39.

Kistler, A., Avila, P. C., Rouskin, S., Wang, D., Ward, T., Yagi, S.,... Boushey, H. A. (2007). Pan-viral screening of respiratory tract infections in adults with and without asthma reveals unexpected human coronavirus and human rhinovirus diversity. *The Journal of Infectious Diseases* 196:817–825.

National Cancer Institute. (2017). *Cancer statistics*. Tomado de https://www.cancer.gov/about-cancer/understanding/statistics

Oldham, J. M. & Noth, I. (2014). Idiopathic pulmonary fibrosis: Early detection and referral. *Respiratory Medicine*, 108(6):819–829.

Tackett, k. L. & Atkins, A. (2012). Evidence-based acute bronchitis therapy. *Journal of Pharmacy Practice*, 25(6), 586–590.

U.S. Department of Health and Human Services, National Institutes of Health, National Heart, Lung, and Blood Institute, National Asthma Education and Prevention Program. (2007). *Expert Panel Report 3 (EPR-3): Guidelines for the Diagnosis and Management of Asthma. NIH Publication No. 07-40511-440. Bethesda, MD: U.S. Department of Health and Human Services, National Institutes of Health, National Heart, Lung, and Blood Institute. https://www.nhlbi.nih.gov/files/docs/guidelines/asthgdln.pdf*

ALTERACIONES NEUROLÓGICAS

LESIONES POR ACELERACIÓN-DESACELERACIÓN

Las lesiones cervicales de aceleración-desaceleración (frecuentemente conocidas como por *latigazo cervical*) resultan de la hiperextensión y flexión bruscas del cuello que dañan los músculos, ligamentos, discos y tejido nervioso. Por lo general, el pronóstico para estas lesiones es excelente; los síntomas suelen desaparecer con el tratamiento.

Etiología

- Accidentes de tránsito y de otros transportes
- Caídas
- Accidentes deportivos
- Delitos y asaltos

Fisiopatología

El cerebro está protegido por la bóveda craneal (pelo, piel, hueso, meninges y líquido cefalorraquídeo [LCR]), la cual intercepta la fuerza de un golpe físico. Debajo de cierto grado de fuerza (la capacidad de absorción), la bóveda craneal impide que esa energía afecte al encéfalo. El grado de lesión traumática en la cabeza suele ser proporcional a la fuerza que alcanza a los tejidos craneales. Además, a menos que se descarten, debe asumirse la presencia de lesiones del cuello en los pacientes con traumatismo craneoencefálico.

En las lesiones cervicales de aceleración-desaceleración, se propulsa la cabeza en un movimiento hacia adelante y abajo en hiperflexión. Puede crearse una deformidad ósea cuneiforme por aplastamiento de las porciones anteriores de las vértebras. Se pueden dañar los discos intervertebrales, con protrusión o rotura, e irritar los nervios raquídeos. Entonces, el cráneo es forzado hacia atrás. Un desgarro en el ligamento anterior puede hacer tracción de fragmentos óseos de las vértebras cervicales. Se pueden fracturar las apófisis espinosas de las vértebras. Los discos intervertebrales se pueden comprimir en la parte posterior y desgarrarse en la anterior. Quizás se estiren, pinchen o desgarren las arterias vertebrales, disminuyendo el flujo sanguíneo del encéfalo. También pueden lesionarse los nervios de la cadena simpática cervical.

Un mecanismo complejo de ligamentos mantiene las vértebras en su lugar. Algunos de los ligamentos miden apenas 1 cm de largo y sólo unos pocos milímetros de grosor. En una lesión de latigazo cervical, los ligamentos pueden estirarse mucho y desgarrarse de manera parcial o total (*flechas*). Las lesiones de los músculos del cuello pueden variar, desde pequeñas distensiones y microhemorragias hasta desgarros graves. El ligamento longitudinal anterior, que se extiende verticalmente por la cara anterior de las vértebras, puede lesionarse durante la hiperextensión. El ligamento longitudinal posterior, que se extiende verticalmente por la cara posterior de los cuerpos vertebrales, puede lesionarse durante la hiperflexión. El ligamento ancho de la nuca también puede estirarse o desgarrarse.

Por lo general, un traumatismo cerrado es resultado de una lesión repentina por aceleración-desaceleración o *golpe/contragolpe*. En un traumatismo de golpe/contragolpe, el cráneo choca con un objeto relativamente estacionario, se dañan los tejidos cercanos al punto de impacto (golpe), después la fuerza restante impulsa al encéfalo contra el lado opuesto, causando impacto y lesiones secundarios (contragolpe). También pueden ocurrir contusiones y laceraciones durante el contragolpe, pues los tejidos blandos del encéfalo se deslizan sobre los huesos ásperos de la cavidad craneal. Además, las fuerzas de cizallamiento rotativo sobre el encéfalo pueden dañar la parte alta del mesencéfalo y zonas de los lóbulos frontales, temporales y occipitales.

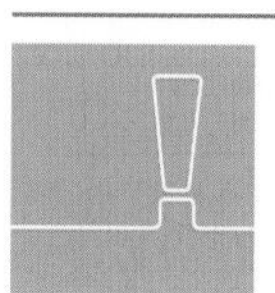

COMPLICACIONES

- Daño nervioso
- Entumecimiento, hormigueo o debilidad

Signos y síntomas

Aunque los síntomas son inmediatos, pueden retrasarse 12-24 h si la lesión es leve. El latigazo cervical produce dolor de moderado a intenso en las caras anterior y posterior del cuello. Pasados varios días, disminuye el dolor anterior, pero el posterior persiste o incluso se intensifica, causando que los pacientes busquen atención médica.

El latigazo cervical también puede causar:

- Alteraciones de la marcha y mareo
- Vómitos
- Dolor de cabeza, rigidez de nuca y asimetría muscular del cuello
- Rigidez o entumecimiento en los brazos

Resultados de las pruebas diagnósticas

- La radiografía de la columna cervical permite determinar que no se produjo lesión vertebral.

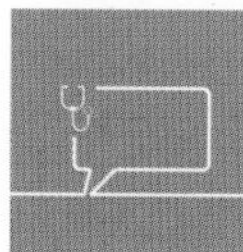

RECOMENDACIÓN CLÍNICA

Cuando existe sospecha de lesiones raquídeas, se asume que la columna vertebral está lesionada hasta que se demuestre lo contrario. Cualquier paciente con sospecha de lesión por latigazo u otras requiere un transporte cuidadoso desde el lugar del accidente. Para ello, se coloca al paciente en posición supina sobre un tablero rígido y se inmoviliza su cuello con una cinta y un collar duro o sacos de arena. Las publicaciones recientes sugieren que el tablero rígido no es necesario.

El paciente debe moverse lo menos posible hasta que una radiografía descarte una fractura cervical, antes de la cual se retira con cuidado cualquier joyería de oídos y cuello. No desnudar al paciente; cortar la ropa si es necesario. Advertir sobre los movimientos que pueden lesionar la columna vertebral. Es necesario que médicos entrenados evalúen al paciente antes de retirar el collar.

Tratamiento

- Inmovilización con collarín suave y acojinado por días o semanas
- Hielo o compresas frías en el cuello durante las primeras 24 h, seguidas por calor húmedo y caliente
- Analgésicos de venta libre, como paracetamol o ibuprofeno
- Relajantes musculares
- Posible derivación a fisioterapia si los espasmos musculares son graves

LESIONES POR LATIGAZO DE CABEZA Y CUELLO

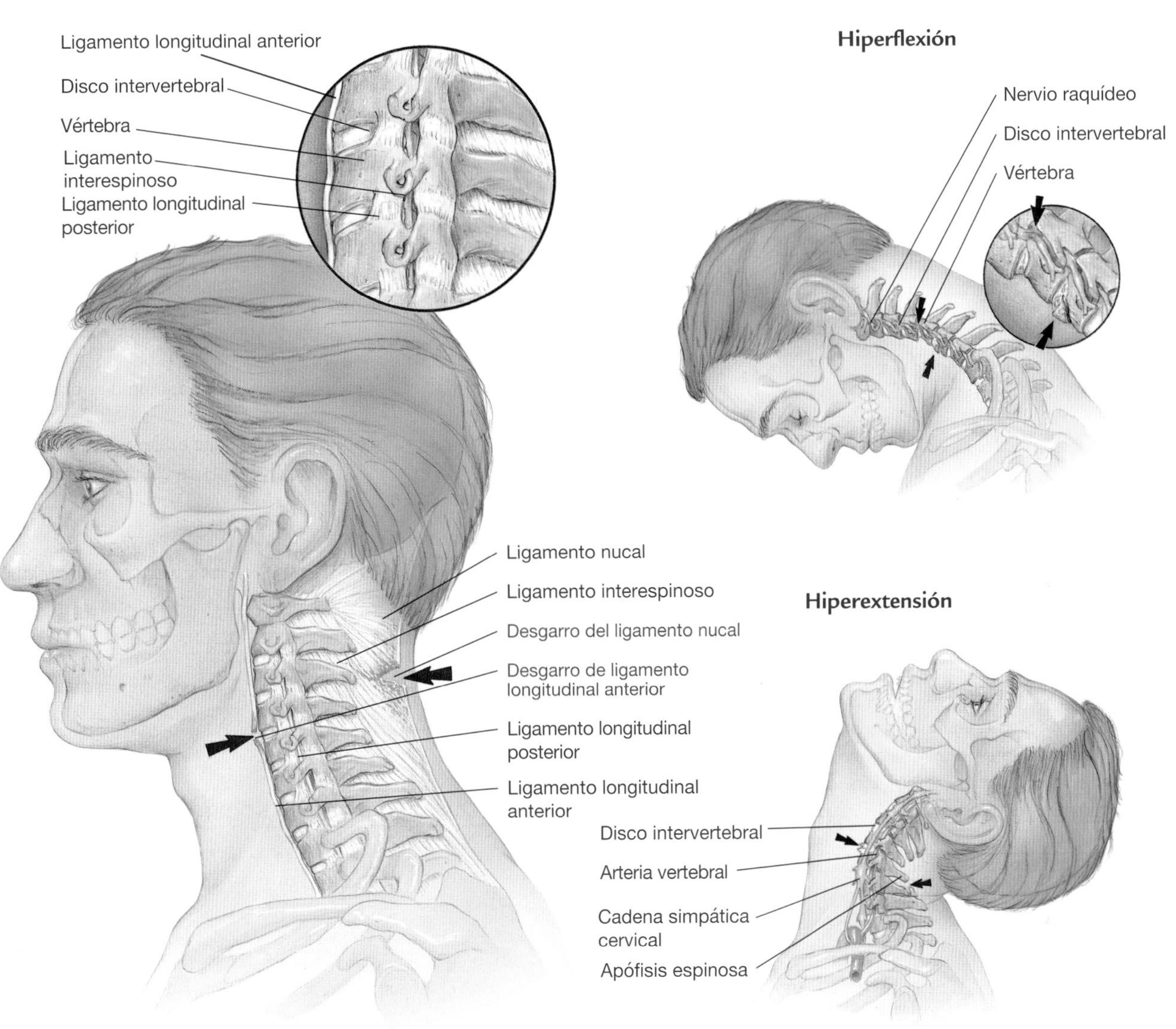

Desgarro muscular

Músculos escalenos
Músculo esplenio de la cabeza
Músculo esternocleidomastoideo
Desgarro muscular

ENFERMEDAD DE ALZHEIMER

La *enfermedad de Alzheimer* es un proceso patológico degenerativo y progresivo de la corteza cerebral, en especial del lóbulo frontal. Afecta a casi 5 millones de estadounidenses; en el 2030 esa cifra podría llegar a los 7.7 millones. Es la séptima causa de muerte en Estados Unidos.

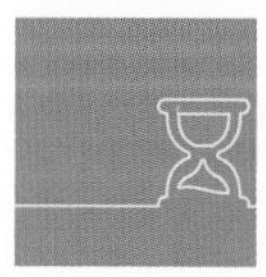

ALERTA POR EDAD

Por lo general, la enfermedad de Alzheimer afecta a ancianos mayores de 65 años de edad, pero se han presentado algunos casos en individuos tan jóvenes como a finales de la cuarta década de la vida.

La enfermedad tiene un mal pronóstico. Por lo general, su duración es de 8 años y los pacientes mueren 2-5 años después del inicio de los síntomas cerebrales debilitantes.

Etiología

- Se desconoce la causa exacta.

Posibles factores que contribuyen

- Patrones genéticos
- Desarrollo de la placa de β-amiloide
- Procesos inflamatorios y de estrés oxidativo
- Actividad de los estrógenos en el cerebro

Fisiopatología

El cerebro de un paciente con enfermedad de Alzheimer presenta tres características: *ovillos neurofibrilares* (proteínas fibrosas), *placas neuríticas* (compuestas por axones y dendritas en degeneración) y *pérdida neuronal* (degeneración).

Los *ovillos neurofibrilares* son haces de filamentos que están dentro de las neuronas y giran de forma anómala uno alrededor del otro. Las proteínas τ anormalmente fosforiladas se acumulan en las neuronas como ovillos característicos y, por último, causan su muerte. En un cerebro sano, las proteínas τ brindan sostén estructural a las neuronas, pero en la enfermedad de Alzheimer ese soporte se desploma.

Se forman placas neuríticas (placas seniles) fuera de las neuronas en el tejido encefálico adyacente. Las placas contienen un núcleo de proteína β-amiloide rodeado de terminaciones nerviosas o axones anómalos. La sobreproducción o el metabolismo disminuido del péptido β-amiloide conduce a un estado tóxico que causa degeneración de las prolongaciones neuronales, formación de placas neuríticas y, en un momento dado, pérdida neuronal y demencia clínica.

Los ovillos neurofibrilares y las placas causan que las neuronas del cerebro del paciente con enfermedad de Alzheimer se encojan y eventualmente mueran, primero en los centros de la memoria y el lenguaje, y finalmente en todo el cerebro. Esta degeneración neuronal generalizada deja espacios en la red de mensajería del cerebro, que pueden interferir con la comunicación entre las células y causar algunos de los síntomas de la enfermedad de Alzheimer.

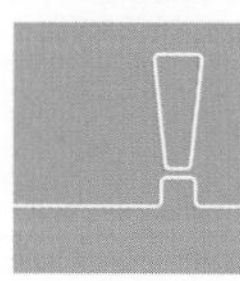

COMPLICACIONES

- Lesión por deambulación, comportamiento violento o actividad sin supervisión
- Neumonía
- Desnutrición y deshidratación
- Broncoaspiración

Signos y síntomas

Leves

- Desorientación en cuanto a la fecha
- Deterioro de la memoria
- Menor discernimiento
- Irritabilidad
- Apatía

Moderados

- Mayor desorientación (en tiempo y lugar)
- Afasia con fluidez
- Dificultades en la comprensión
- Deterioro del reconocimiento
- Deterioro del juicio
- Problemas para realizar las actividades de la vida diaria
- Agresividad
- Inquietud
- Psicosis
- Trastornos del sueño
- Disforia

Graves

- Incapacidad para utilizar de forma adecuada el lenguaje
- Memoria sólo del momento
- Necesidad de ayuda con las actividades de la vida diaria
- Incontinencia urinaria y fecal

Resultados de las pruebas diagnósticas

- La evaluación neuropsicológica muestra deficiencias en la memoria, el razonamiento, la coordinación visuomotora y la función del lenguaje.
- La resonancia magnética o la tomografía computarizada revelan atrofia del cerebro en las etapas finales de la enfermedad.
- La tomografía por emisión de positrones muestra disminución de la actividad cerebral.
- El electroencefalograma (EEG) muestra ondas cerebrales lentas en etapas finales de la enfermedad.

Tratamiento

- Inhibidores de la colinesterasa, como tacrina, donepezilo, rivastigmina y galantamina
- Memantina y antagonistas de los receptores del *N*-metil-D-aspartato
- Tratamiento conductual
- Antiinflamatorios no esteroideos
- Hipocolesteremiantes
- Estrógenos

CAMBIOS TISULARES EN LA ENFERMEDAD DE ALZHEIMER

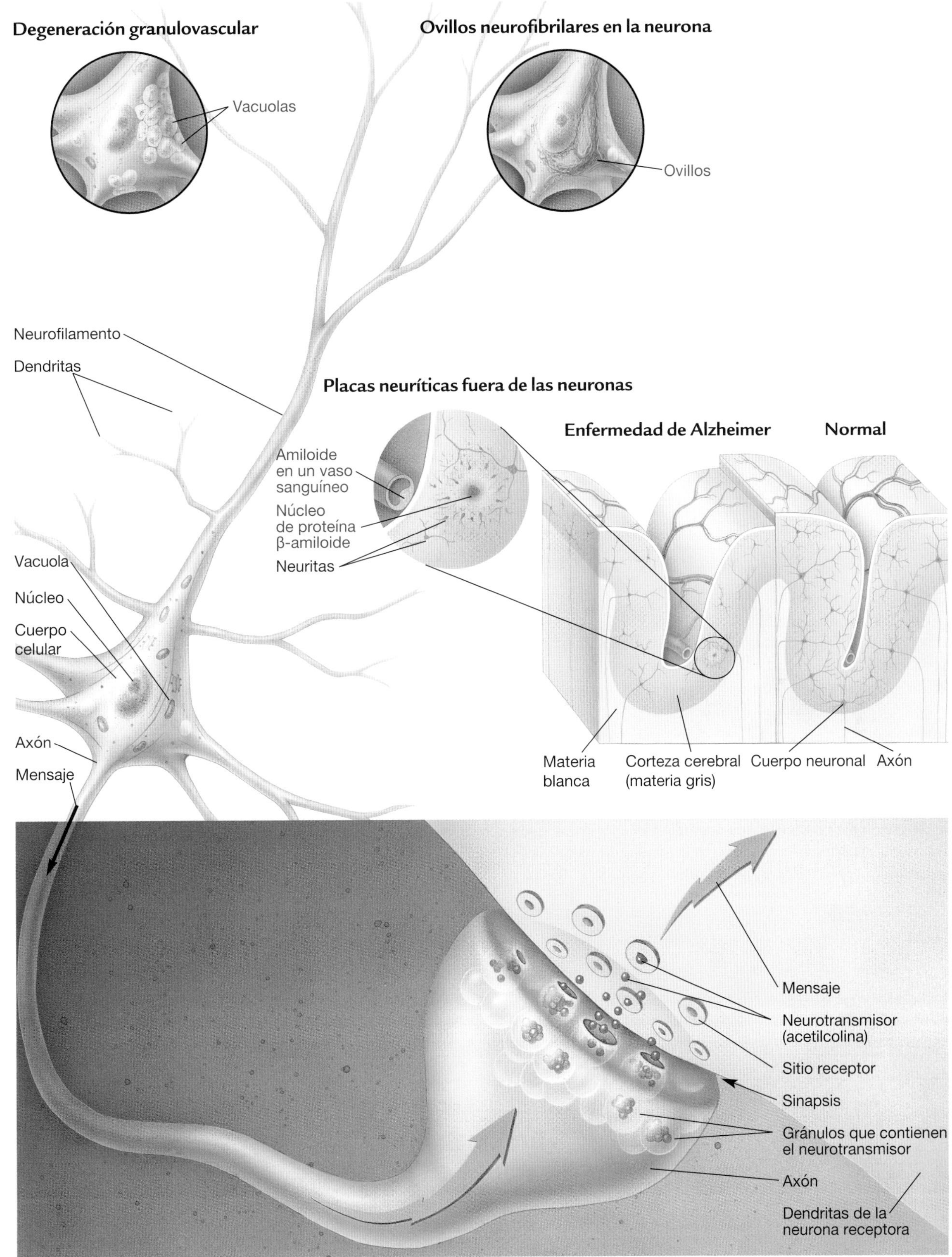
Degeneración granulovascular
Vacuolas
Ovillos neurofibrilares en la neurona
Ovillos
Neurofilamento
Dendritas
Placas neuríticas fuera de las neuronas
Enfermedad de Alzheimer
Normal
Amiloide en un vaso sanguíneo
Núcleo de proteína β-amiloide
Neuritas
Vacuola
Núcleo
Cuerpo celular
Axón
Mensaje
Materia blanca
Corteza cerebral (materia gris)
Cuerpo neuronal
Axón
Mensaje
Neurotransmisor (acetilcolina)
Sitio receptor
Sinapsis
Gránulos que contienen el neurotransmisor
Axón
Dendritas de la neurona receptora

ESCLEROSIS LATERAL AMIOTRÓFICA

Llamada con frecuencia *enfermedad de Lou Gehrig*, después de que el primera base de los Yanquis de Nueva York muriera por esta enfermedad, la esclerosis lateral amiotrófica (ELA) es la más frecuente de las alteraciones de la motoneurona que ocasionan atrofia muscular. Como enfermedad crónica, progresivamente debilitante, la ELA puede ser letal en menos de 1 año o continuar durante 10 años o más, según los músculos afectados. Más de 30 000 estadounidenses padecen esta enfermedad; afecta tres veces más a hombres que a mujeres.

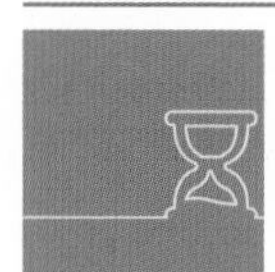

ALERTA POR EDAD

La edad promedio de inicio de la ELA es a mediados de la sexta década de la vida, pero puede ir desde la adolescencia tardía hasta la novena década de la vida.

Etiología

Se desconoce la causa exacta. Es evidente un vínculo genético (ELA familiar "ELAF") en el 10% de los casos de ELA. La mutación de un gen específico en una enzima conocida como *dismutasa 1 del superóxido* se identifica en casi el 20% de los casos de ELAF. Más del 90% de los casos de ELA se presentan de manera aleatoria sin ninguna causa identificable ni factores de riesgo, la cual se denomina *ELA esporádica*. Se han propuesto varias teorías que explican por qué mueren las motoneuronas, a saber:

- Excitotoxicidad del glutamato
- Lesión oxidativa
- Agregados de proteínas
- Estrangulamiento axónico
- Afluencia de calcio por inducción autoinmunitaria
- Infecciones víricas
- Deficiencia del factor de crecimiento nervioso
- Apoptosis (muerte celular programada)
- Traumatismos
- Tóxicos ambientales

Fisiopatología

La investigación actual sugiere una acumulación excesiva de glutamato (un neurotransmisor excitatorio) en la hendidura sináptica. Las unidades motoras afectadas ya no están inervadas, y la degeneración progresiva de los axones causa pérdida de la mielina. Algunos nervios motores cercanos pueden emitir axones en un intento por mantener la función, pero en última instancia un tejido cicatricial no funcional reemplaza al tejido neuronal normal.

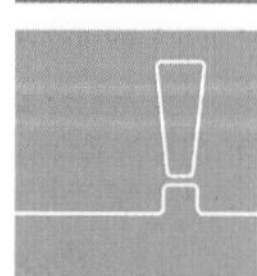

COMPLICACIONES

- Neumonía
- Úlceras por presión
- Pérdida de peso
- Síndrome de dificultad respiratoria aguda (SDRA)

Signos y síntomas

- Fasciculaciones, espasticidad, atrofia, debilidad y pérdida del funcionamiento de las unidades motoras (especialmente en antebrazos y manos)
- Deterioro del habla, masticación y deglución; asfixia; sialorrea
- Dificultad para respirar, especialmente si se afecta el tronco encefálico
- Atrofia muscular
- Depresión reactiva

Resultados de las pruebas diagnósticas

- La electromiografía muestra anomalías de la actividad eléctrica en los músculos afectados.
- La biopsia del músculo presenta fibras atróficas intercaladas entre las fibras normales.
- El análisis del LCR por punción lumbar revela concentraciones elevadas de proteínas.
- Los estudios de conducción nerviosa presentan resultados normales.

Tratamiento

- Riluzol
- Baclofeno o diazepam
- Trihexifenidil o amitriptilina
- Fisioterapia
- Tubos para alimentación percutánea
- Traqueostomía
- Logopedia

CAMBIOS DE LA MOTONEURONA EN LA ESCLEROSIS LATERAL AMIOTRÓFICA

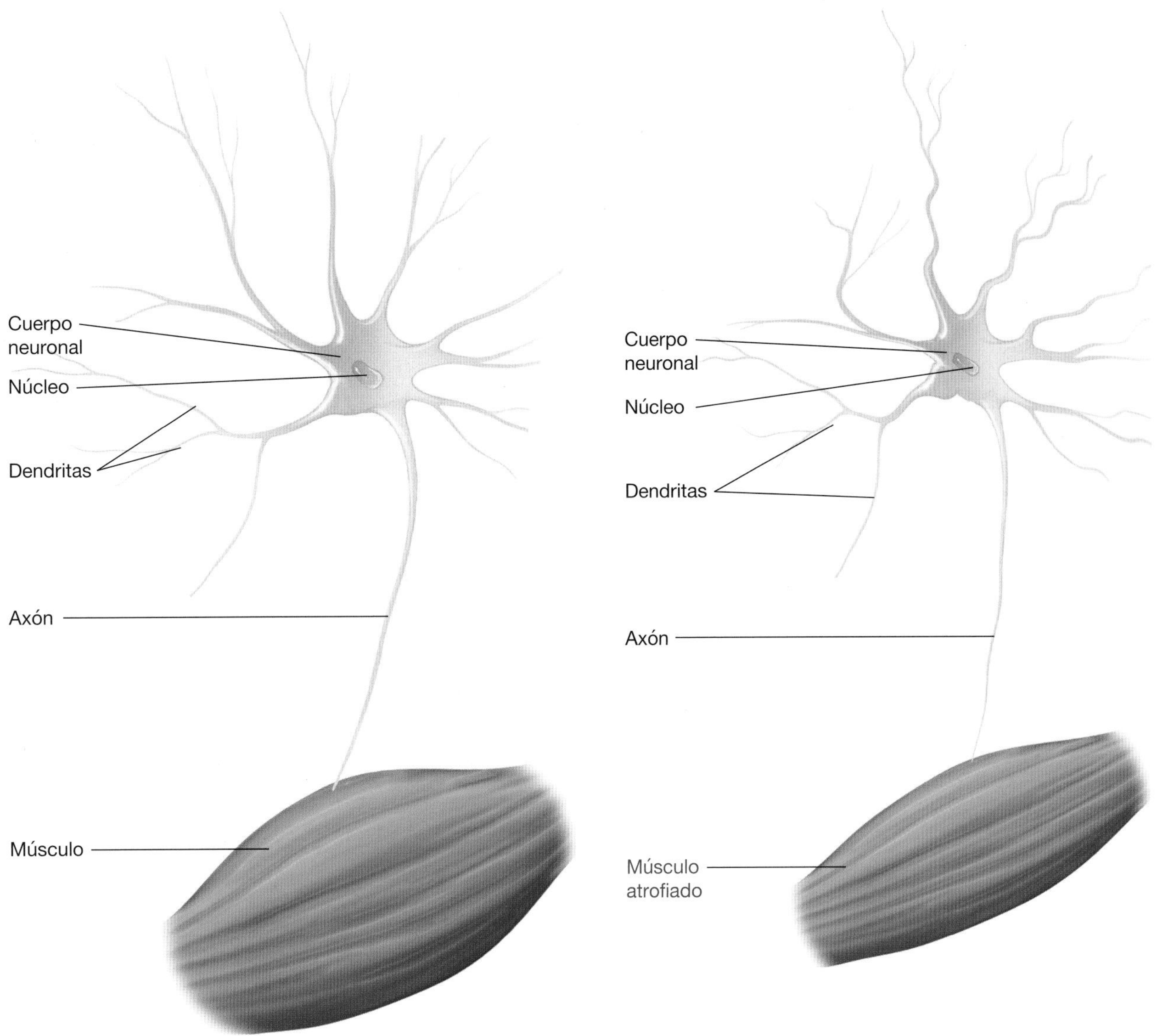

MALFORMACIÓN ARTERIOVENOSA

Las *malformaciones arteriovenosas* (MAV) son masas enmarañadas de vasos sanguíneos dilatados con paredes delgadas entre arterias y venas que no están conectadas por capilares. Las MAV son frecuentes en el encéfalo, sobre todo en la parte posterior de los hemisferios cerebrales. Los conductos anómalos entre los sistemas arterial y venoso mezclan sangre oxigenada y no oxigenada, evitando así la perfusión adecuada del tejido encefálico.

Las MAV varían en tamaño, de unos pocos milímetros a malformaciones grandes que se extienden desde la corteza cerebral hasta los ventrículos. Por lo general, se presenta más de una MAV. Hombres y mujeres son afectados por igual. Hay algunas evidencias de que las MAV se presentan en familias.

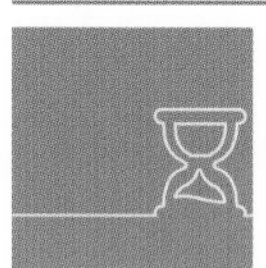

ALERTA POR EDAD

La mayoría de las MAV se presentan al nacer; sin embargo, los síntomas pueden aparecer en cualquier momento. Dos tercios de los casos ocurren antes de los 40 años de edad.

Etiología

- Congénitas: defecto hereditario.
- Adquiridas: traumatismos, como las lesiones penetrantes.

Fisiopatología

Las malformaciones arteriovenosas carecen de las características estructurales típicas de los vasos sanguíneos. Las paredes de los vasos en las MAV son muy delgadas; una o más arterias alimentan a una MAV, dándoles un aspecto dilatado y tortuoso. El flujo arterial, típicamente de presión alta, se desplaza en el sistema venoso a través de los conductos de conexión para aumentar la presión venosa e ingurgitar y dilatar las estructuras venosas. Puede desarrollarse un aneurisma. Si la MAV es bastante grande, la derivación puede privar a los tejidos circundantes de la irrigación sanguínea adecuada. Además, los vasos de paredes delgadas pueden rezumar pequeñas cantidades de sangre o realmente romperse, causando una hemorragia en el encéfalo o el espacio subaracnoideo.

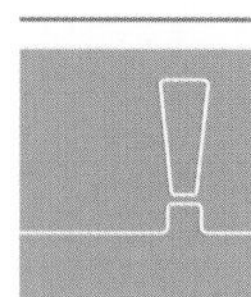

COMPLICACIONES

- Aneurisma y su rotura posterior
- Hemorragia (intracraneal, subaracnoidea o subdural)
- Hidrocefalia

Signos y síntomas

Por lo general, pocos o ninguno.

Si la MAV es grande o hay filtraciones o roturas

- Confusión y dolor de cabeza crónicos
- Crisis convulsivas
- Soplo sistólico sobre la arteria carótida, la apófisis mastoides o la órbita
- Deficiencias neurológicas focales (según la localización de la MAV)
- Hidrocefalia
- Parálisis
- Pérdida del habla, memoria o visión

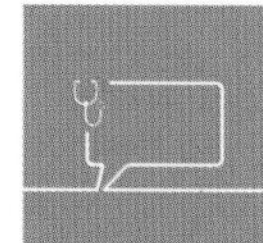

RECOMENDACIÓN CLÍNICA

Los síntomas de la hemorragia intracraneal, que indican rotura de la MAV, incluyen dolor de cabeza repentino e intenso, crisis convulsivas, confusión, letargia e irritación meníngea.

Resultados de las pruebas diagnósticas

- La arteriografía cerebral confirma la presencia de MAV y permite evaluar el flujo sanguíneo.
- La ecografía Doppler del sistema vascular cerebral indica un flujo sanguíneo anómalo, turbulento.

Tratamiento

- Medidas de sostén, incluyendo las precauciones para tratar aneurismas
- Intervención quirúrgica, incluyendo la disección en bloque, uso de láser o ligadura
- Embolismo o radioterapia
- Radiocirugía

Corteza cerebral (corte sagital)

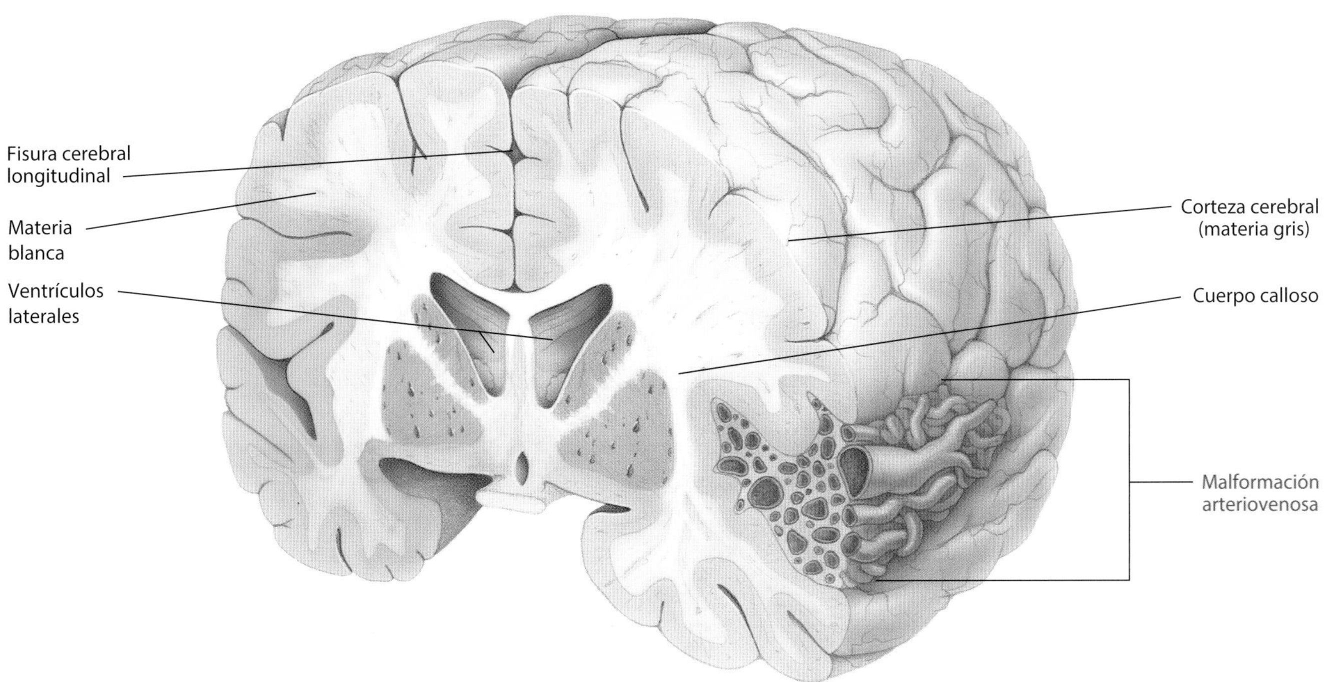

PARÁLISIS DE BELL

La *parálisis de Bell* es una enfermedad del nervio facial (nervio craneal VII) que produce debilidad facial unilateral o bilateral. El inicio es rápido. En el 80-90% de los pacientes, cede de manera espontánea, con recuperación completa en 1-8 semanas. Si la recuperación es parcial, pueden desarrollarse contracturas en el lado paralizado de la cara. La parálisis de Bell puede reaparecer en el mismo sitio o el opuesto de la cara.

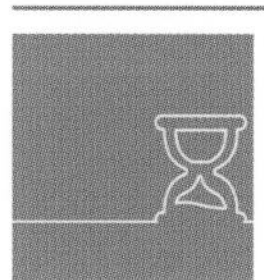

ALERTA POR EDAD

Aunque la parálisis de Bell afecta a todos los grupos de edad, se presenta con más frecuencia en personas entre 20 y 60 años de edad. La recuperación puede ser más lenta en los ancianos.

Etiología

- Infecciones, como la del virus del herpes simple
- Tumor
- Meningitis
- Traumatismo local
- Borreliosis de Lyme
- Hipertensión
- Sarcoidosis

Fisiopatología

La parálisis de Bell refleja una reacción inflamatoria alrededor del séptimo nervio craneal, casi siempre en el meato auditivo interno, donde el nervio abandona al tejido óseo. La debilidad facial unilateral o bilateral característica de esta alteración se debe a la falta de una estimulación adecuada de los músculos por las fibras motoras del nervio facial.

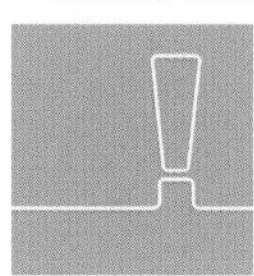

COMPLICACIONES

- Ulceración corneal y ceguera
- Alteración de la nutrición
- Problemas psicosociales debidos a una imagen corporal alterada

Signos y síntomas

- Debilidad facial unilateral
- Dolor en el ángulo de la mandíbula
- Caída de la boca
- Distorsión o pérdida del gusto
- Incapacidad para cerrar en su totalidad el ojo del lado afectado (lagoftalmos)
- Acúfenos
- Lagrimeo excesivo o insuficiente del ojo en el lado afectado
- Hipersensibilidad al ruido en el lado afectado
- Cefalea

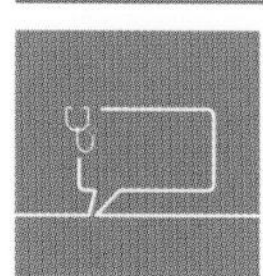

RECOMENDACIÓN CLÍNICA

Cuando el paciente intenta cerrar el ojo afectado, gira hacia arriba (fenómeno de Bell) y muestra un lagrimeo excesivo.

Resultados de las pruebas diagnósticas

El diagnóstico se basa en el cuadro clínico (*véase* Diagnóstico de la parálisis de Bell). Otras pruebas incluyen:

- Estudios de conducción nerviosa y electromiografía para determinar el grado de daño del nervio.
- Análisis de sangre para establecer la presencia de sarcoidosis o borreliosis de Lyme.

Tratamiento

- Corticoesteroides orales, como la prednisona
- Antivíricos
- Analgésicos
- Gotas o ungüentos lubricantes oculares
- Electroterapia
- Antibióticos
- Cirugía

DISFUNCIÓN NEUROLÓGICA EN LA PARÁLISIS DE BELL

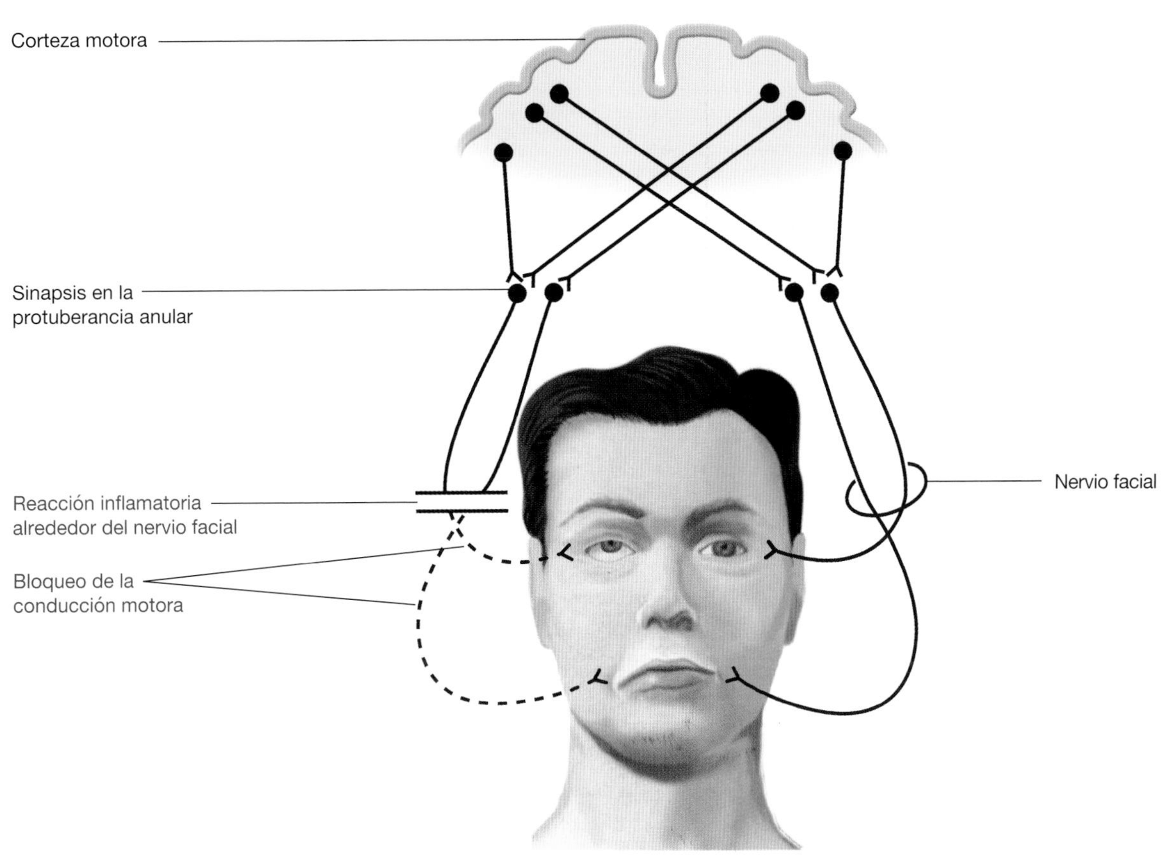

RECOMENDACIÓN CLÍNICA

DIAGNÓSTICO DE LA PARÁLISIS DE BELL

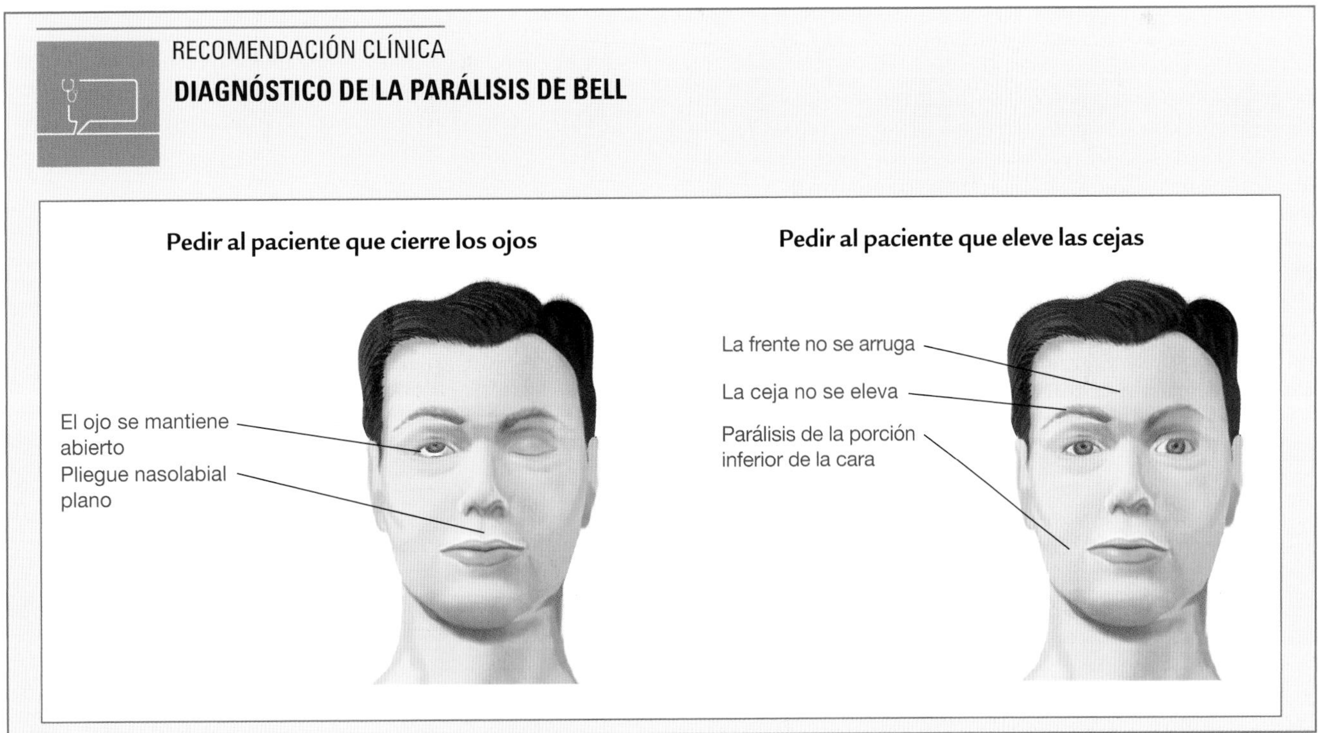

TUMORES CEREBRALES

Los *tumores cerebrales* son proliferaciones anómalas que se desarrollan después de la transformación de las células dentro del encéfalo, la vasculatura cerebral o las meninges. Por lo general, se conocen como *benignos* o *malignos*. Un tumor maligno en el encéfalo se clasifica por el grado de celularidad, proliferación endotelial, atipias nucleares y necrosis. Los tumores cerebrales malignos graves son agresivos y crecen y proliferan de manera rápida. La supervivencia y el pronóstico se relacionan directamente con el grado del tumor. Sin embargo, aunque los tumores benignos carecen de agresividad, pueden ser neurológicamente devastadores en función de su tamaño y ubicación. Los tipos más frecuentes de tumores encefálicos primarios son gliomas, meningiomas y adenomas hipofisarios.

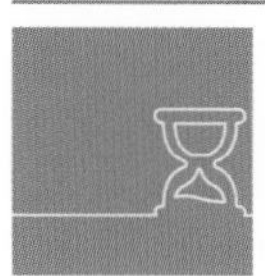

ALERTA POR EDAD

Los tumores cerebrales se presentan en todos los grupos de edad, con mayor incidencia en la primera infancia, así como en personas de 50-80 años de edad.

Etiología

- Desconocida en la mayoría de los casos
- Pérdida o mutación genética
- Exposición craneal previa a radiación

Fisiopatología

En el núcleo celular se requieren los reguladores positivos y negativos del crecimiento para mantener bajo control la proliferación celular. Los reguladores positivos, los protooncogenes, generan productos que funcionan como factores de crecimiento, receptores de factores de crecimiento y enzimas de señalización. Una producción excesiva puede convertir los protooncogenes en oncogenes, lo que conduce a una proliferación neoplásica significativa.

Los reguladores negativos de la proliferación celular se denominan *genes supresores de tumores*. Estos genes inhiben la proliferación celular en el núcleo. La pérdida de genes supresores de tumores por mutación, deleción o menor expresión ayuda a la conversión de las células normales a fenotipos malignos. La estimulación excesiva de los protooncogenes y la falta de inhibición de los genes supresores de tumor conducen en última instancia a la proliferación neoplásica. A medida que crece el tumor, se desarrolla edema en los tejidos circundantes y aumenta la presión intracraneal (PIC). Conforme el tumor continúa creciendo, puede interferir con el flujo y el drenaje normales del LCR, causando un aumento de la PIC.

El cerebro compensa los aumentos regulando el volumen de las tres sustancias de la siguiente manera: limita el flujo sanguíneo a la cabeza, desplaza el LCR hacia el conducto raquídeo, aumenta su absorción o disminuye su producción.

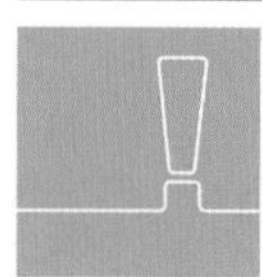

COMPLICACIONES

- Coma
- Paro respiratorio o cardíaco
- Herniación del cerebro

Signos y síntomas

- Cefalea
- Disminución de la coordinación y fuerza motoras
- Crisis convulsivas
- Signos vitales alterados
- Náuseas y vómitos
- Aumento de la PIC
- Deficiencias neurológicas
- Diplopia
- Edema de papila

Resultados de las pruebas diagnósticas

- La tomografía computarizada (TC) o gammagrafía ósea de cráneo confirman la presencia del tumor.
- La TC y la resonancia magnética (RM) muestran cambios en la densidad del tejido cerebral.
- La espectroscopia por resonancia magnética hace posible evaluar los cambios neuroquímicos en el lecho del tumor. Se presenta un incremento de la colina en los gliomas de alto grado, en comparación con la concentración elevada de lactato en el absceso intracraneal.
- La tomografía por emisión de positrones permite evaluar los patrones de flujo sanguíneo en el cerebro y el tumor, y distinguir el tejido cerebral normal del tumoral.
- La angiografía por TC o RM permiten evaluar las estructuras arteriales y venosas que rodean al tumor.
- La biopsia de tejido confirma la presencia del tumor.
- La punción lumbar muestra un aumento de presión del LCR, que refleja la PIC, un aumento de la concentración de proteínas, la disminución de la cantidad de glucosa y, ocasionalmente, células tumorales en el LCR.

Tratamiento

- Intervención quirúrgica
- Radiación
- Quimioterapia
- Corticoesteroides orales, como la dexametasona
- Anticonvulsivos, como la fenitoína
- Ranitidina o famotidina
- Analgésicos

CORTE CORONAL DEL CEREBRO

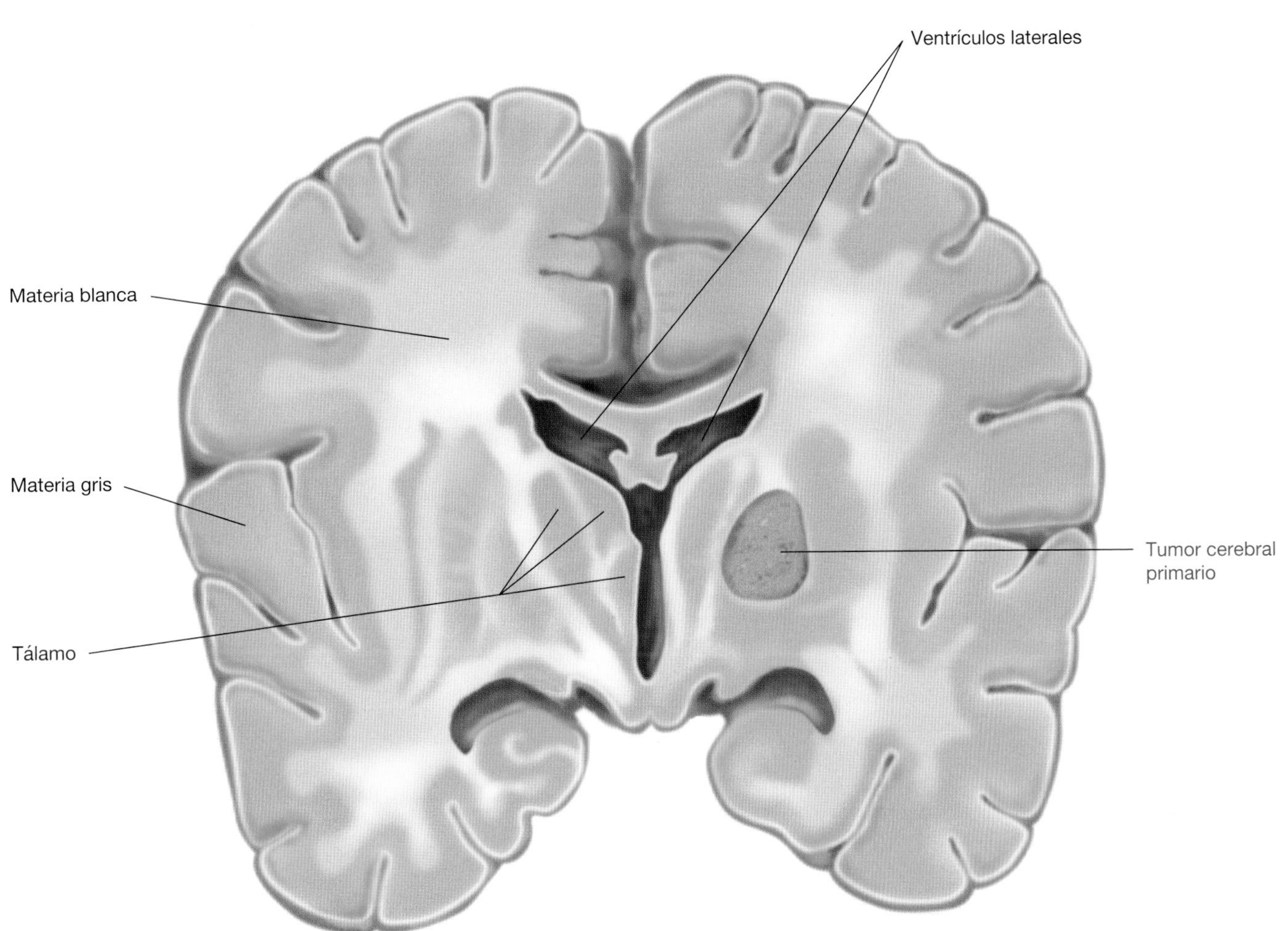

ANEURISMA CEREBRAL

En un aneurisma intracraneal o cerebral, la debilidad en la pared de una arteria cerebral causa su dilatación localizada. Por lo general, los aneurismas cerebrales se presentan en un cruce arterial del *círculo de Willis*, la anastomosis circular que conecta las principales arterias cerebrales en la base del cerebro. Muchos aneurismas cerebrales se rompen y causan una hemorragia subaracnoidea.

ALERTA POR EDAD

La incidencia es ligeramente mayor en las mujeres que en los hombres, sobre todo a finales de la quinta década de la vida o al inicio o mediados de la sexta, pero un aneurisma cerebral puede presentarse a cualquier edad en ambos sexos.

Etiología

- Defectos congénitos
- Proceso degenerativo, como la ateroesclerosis
- Hipertensión
- Traumatismos
- Infección

Fisiopatología

Se considera que el estrés hemodinámico prolongado y la degeneración arterial local en las bifurcaciones vasculares son factores que contribuyen al desarrollo y, finalmente, a la rotura de los aneurismas cerebrales. La hemorragia se extiende de manera rápida en el espacio subaracnoideo y, por lo general, en los espacios intraventriculares y el tejido cerebral, y produce cambios en la corteza cerebral e irritación focal de las arterias y nervios craneales. Se produce un aumento de la PIC que afecta la autorregulación, así como alteraciones del flujo sanguíneo cerebrales. La expansión de los hematomas intracraneales puede actuar como las lesiones ocupantes de espacio y comprimir o desplazar tejidos cerebrales. La obstrucción del sistema ventricular o la menor absorción del LCR pueden provocar hidrocefalia. Se presenta el vasoespasmo de la arteria cerebral en las arterias circundantes y puede comprometer aún más el riego sanguíneo cerebral, conduciendo a isquemia e infarto cerebrales.

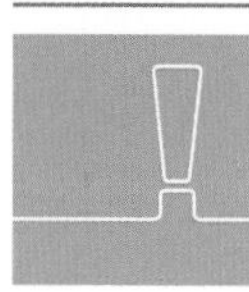

COMPLICACIONES

- Hemorragia subaracnoidea
- Infarto del tejido cerebral
- Vasoespasmo cerebral
- Hidrocefalia
- Nueva hemorragia
- Irritación meníngea por la presencia de sangre en el espacio subaracnoideo

Signos y síntomas

Los aneurismas cerebrales generalmente son asintomáticos hasta que se rompen. Son signos y síntomas de hemorragia subaracnoidea:

- Cambio del grado de consciencia
- Dolor de cabeza intenso de inicio repentino
- Fotofobia
- Rigidez de nuca
- Dolor dorsal bajo
- Náuseas y vómitos
- Fiebre
- Signo de Kernig positivo
- Signo de Brudzinski positivo
- Crisis convulsivas
- Deficiencias de nervios craneales
- Debilidad motora

Resultados de las pruebas diagnósticas

- La arteriografía cerebral indica la presencia de un aneurisma cerebral.
- La tomografía computarizada de la cabeza muestra hemorragia subaracnoidea.
- La ecografía Doppler transcraneal muestra aumento del flujo sanguíneo si se produce vasoespasmo.
- El análisis del LCR confirma la hemorragia.
- Los cambios electrocardiográficos revelan bradicardia, bloqueos auriculoventriculares y contracciones ventriculares prematuras.
- El hemograma muestra cifras normales o elevadas de leucocitos.

Tratamiento

- Reposo en cama en una habitación tranquila y oscura con estimulación mínima
- Reparación quirúrgica por engrapado, ligadura o enrollado
- Colocación de espirales (*coils*) endovasculares
- Tratamiento de la "triple H" (hipervolemia, hipertensión y hemodilución)
- Antagonistas de los canales del calcio, como el nimodipino
- Evitar la cafeína y otros estimulantes; evitar el ácido acetilsalicílico
- Codeína u otro analgésico, según la necesidad
- Antihipertensivos
- Anticonvulsivos
- Sedantes

ANEURISMA CEREBRAL

Círculo de Willis

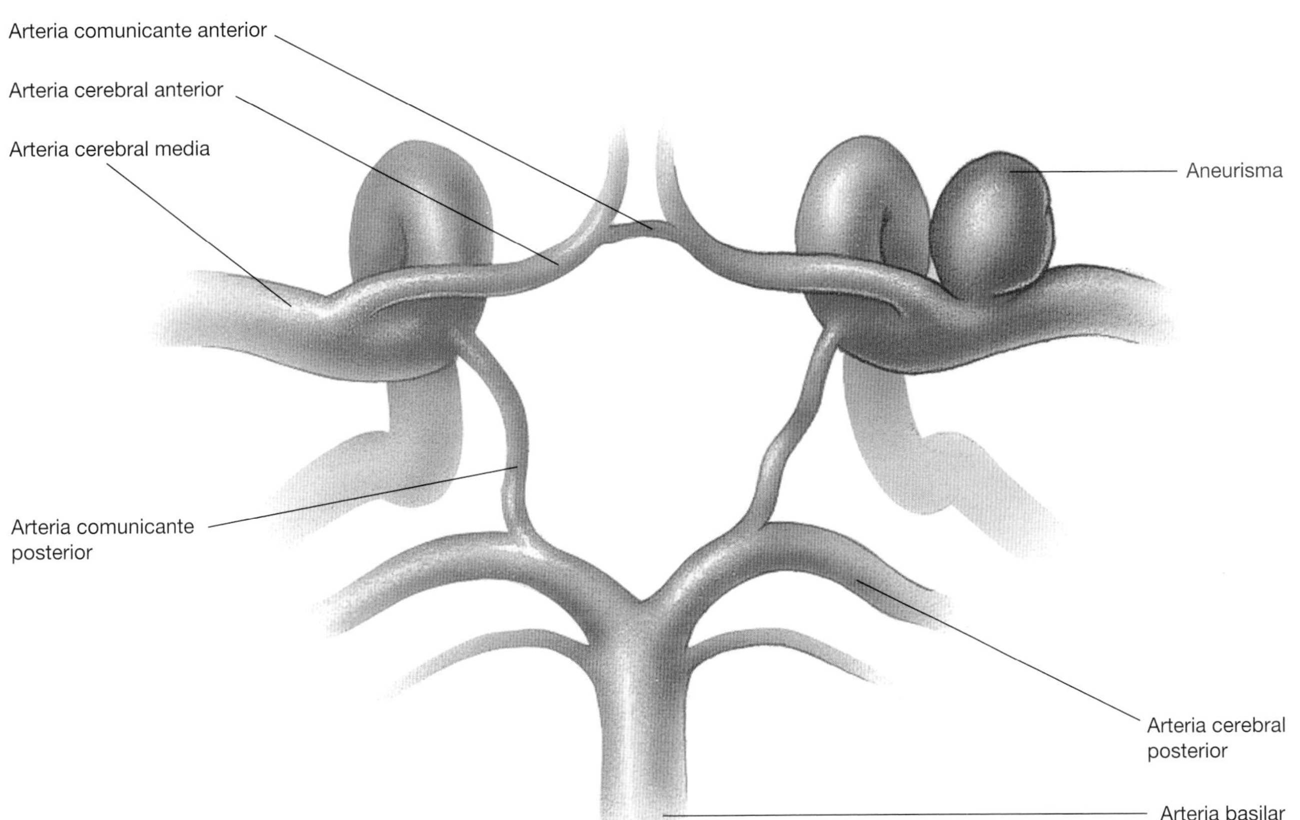

Vasos del cerebro: vista inferior

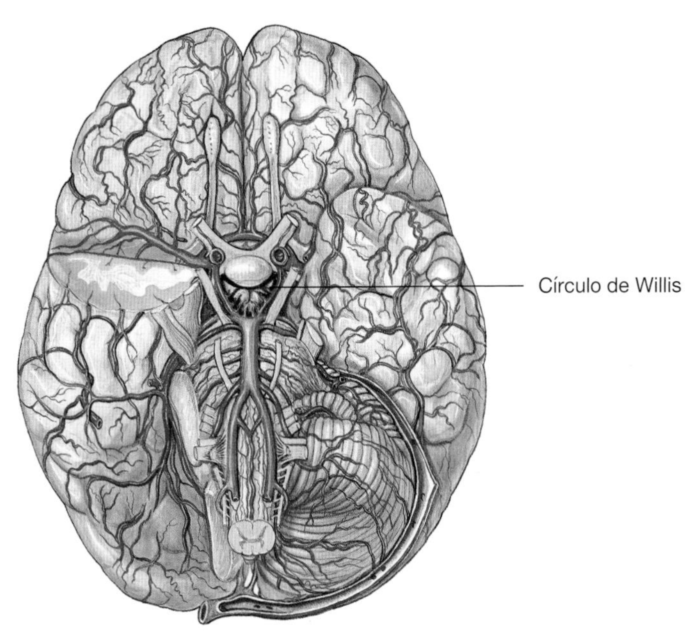

DEPRESIÓN

La *depresión* es un trastorno del estado de ánimo crónico y recurrente. Aunque mucha gente puede sentirse deprimida en algún momento, la depresión clínica se diagnostica cuando los síntomas interfieren con la vida cotidiana de una persona durante un período prolongado. Afecta dos veces más a las mujeres que a los hombres, y se ha informado que se subdiagnostica de manera significativa y suele tratarse de forma inadecuada.

Las formas de depresión incluyen la depresión mayor, distimia, depresión posparto, trastorno disfórico premenstrual y trastorno afectivo estacional.

ALERTA POR EDAD

La edad de inicio más frecuente de la depresión es entre los 20 y 40 años de edad.

Etiología

Algunas personas pueden tener una predisposición genética al desarrollo de depresión.

Posibles factores que contribuyen

- Desilusión en el hogar, el trabajo o la escuela
- Muerte de un amigo o familiar
- Dolor prolongado o sufrir una enfermedad importante
- Afecciones médicas, como hipotiroidismo, cáncer o hepatitis
- Fármacos, como sedantes y antihipertensivos
- Abuso de alcohol o drogas
- Estrés crónico
- Abuso o desatención
- Aislamiento social
- Carencias nutricionales (p. ej., ácido fólico, ácidos grasos omega 3)
- Problemas para dormir

Fisiopatología

Se cree que el mecanismo subyacente de la depresión es un desequilibrio de los neurotransmisores. En una persona con concentraciones normales de neurotransmisores, la serotonina y la noradrenalina son liberadas por una neurona y se desplazan hacia otra, activando sus receptores. Una vez activados, los neurotransmisores son captados por la neurona presináptica. Un paciente con depresión tiene concentraciones insuficientes de serotonina o noradrenalina que no permiten la transmisión normal de los impulsos.

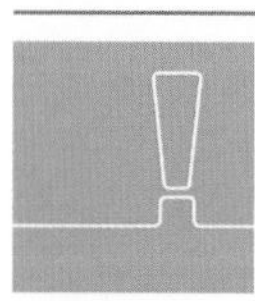

COMPLICACIONES

- Suicidio
- Funcionamiento social, familiar y laboral alterado

Signos y síntomas

- Estado de ánimo triste, ansioso o de "vacío" persistente
- Sentimientos de desesperanza y pesimismo
- Sentimientos de culpa, inutilidad y desamparo
- Pérdida de interés o placer en los pasatiempos y actividades que antes se disfrutaban
- Pérdida de energía o fatiga
- Dolor inexplicable
- Síntomas gastrointestinales
- Cefalea
- Insomnio
- Mareo
- Palpitaciones
- Pirosis
- Entumecimiento
- Pérdida del apetito
- Síndrome premenstrual

ALERTA POR EDAD

En los niños, los síntomas de depresión incluyen hiperactividad, rendimiento escolar deficiente, manifestaciones somáticas, alteraciones del sueño y alimentación, falta de disposición para el juego e ideas o acciones suicidas.

Resultados de las pruebas diagnósticas

Se utilizan varios cuestionarios para detectar síntomas depresivos, incluyendo:

- Inventario de depresión de Beck
- Escala para la depresión del Center for Epidemiological Studies
- Escala de autovaloración de la depresión de Zung

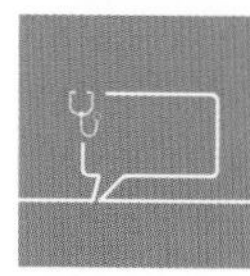

RECOMENDACIÓN CLÍNICA

Para detectar la depresión, formular al paciente estas dos preguntas:

- ¿Se ha sentido decaído, deprimido o desesperado en la mayor parte de las últimas 2 semanas?
- ¿Ha sentido poco interés o placer al realizar sus actividades en la mayor parte de las últimas 2 semanas? Si el paciente responde sí a cualquier pregunta, está justificada una mayor valoración.

Tratamiento

- Inhibidores de la recaptación de serotonina, como la fluoxetina y sertralina
- Antidepresivos tricíclicos, como la nortriptilina y desipramina
- Venlafaxina
- Nefazodona
- Bupropión
- Inhibidores de la monoaminooxidasa
- Psicoterapia
- Tratamiento electroconvulsivo
- Ejercicio
- Grupos de apoyo
- Literatura de autoayuda
- Luminoterapia

COMPRENDER LA DEPRESIÓN

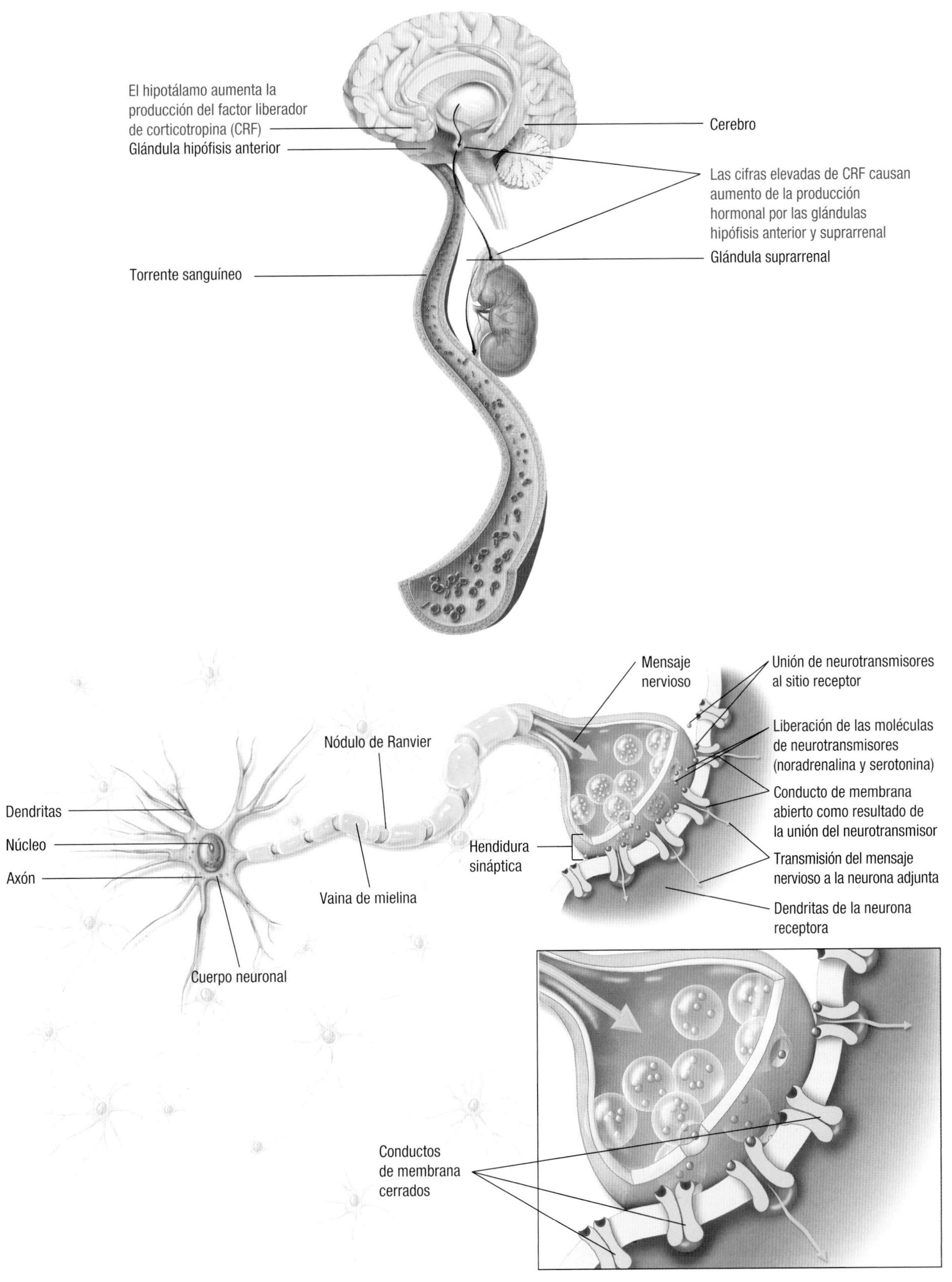
El hipotálamo aumenta la producción del factor liberador de corticotropina (CRF)
Glándula hipófisis anterior
Cerebro
Las cifras elevadas de CRF causan aumento de la producción hormonal por las glándulas hipófisis anterior y suprarrenal
Glándula suprarrenal
Torrente sanguíneo
Mensaje nervioso
Unión de neurotransmisores al sitio receptor
Nódulo de Ranvier
Liberación de las moléculas de neurotransmisores (noradrenalina y serotonina)
Conducto de membrana abierto como resultado de la unión del neurotransmisor
Dendritas
Núcleo
Axón
Hendidura sináptica
Transmisión del mensaje nervioso a la neurona adjunta
Vaina de mielina
Dendritas de la neurona receptora
Cuerpo neuronal
Conductos de membrana cerrados

EPILEPSIA

La *epilepsia* es una enfermedad del cerebro caracterizada por la susceptibilidad a convulsiones recurrentes (sucesos paroxísticos asociados con descargas eléctricas anómalas de las neuronas en el cerebro).

Las convulsiones generalizadas se originan de forma simultánea desde múltiples áreas del cerebro. Las convulsiones parciales se originan de un solo foco, pero pueden diseminarse o generalizarse.

Etiología

- Idiopática en la mitad de los casos
- Traumatismo obstétrico
- Anoxia
- Infección perinatal
- Anomalías genéticas (p. ej., esclerosis tuberosa y fenilcetonuria)
- Lesiones perinatales
- Anomalías metabólicas (p. ej., hipoglucemia, deficiencia de piridoxina o hipoparatiroidismo)
- Tumores cerebrales u otras lesiones que ocupan espacio
- Meningitis, encefalitis o absceso cerebral
- Lesión traumática
- Ingesta de sustancias tóxicas, como mercurio, plomo o monóxido de carbono
- Ictus
- Incidencia familiar aparente de algunos trastornos convulsivos

Fisiopatología

Algunas neuronas del cerebro pueden despolarizarse con facilidad o ser hiperexcitables; este *foco epileptógeno* descarga con más facilidad de la normal al estimularlo. En estas neuronas, el potencial de membrana en reposo es menos negativo o faltan conexiones inhibitorias, posiblemente por disminución de la actividad del ácido γ-aminobutírico o cambios localizados de electrólitos.

Con la estimulación, el foco epileptógeno se activa y transmite una corriente eléctrica hacia la sinapsis y las células circundantes. A su vez, estas células se activan y envían una serie de impulsos a un hemisferio cerebral (convulsión parcial), ambos hemisferios (convulsión generalizada) o a regiones corticales, subcorticales o del tronco encefálico.

La demanda metabólica de oxígeno en el cerebro aumenta de forma extraordinaria durante una convulsión, y si no se cubre, sobrevienen hipoxia y daño cerebrales. La activación de neuronas inhibitorias frena la acción de las excitatorias y eventualmente estas últimas se detienen.

Si no ocurre la acción inhibitoria, el resultado es una crisis epiléptica: una convulsión prolongada o una crisis que se presenta exactamente después de otra y otra. Sin tratamiento, puede ser letal.

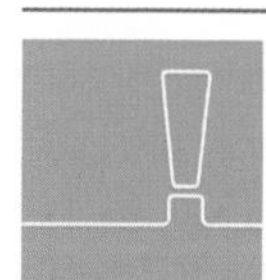

COMPLICACIONES

- Anoxia
- Lesión traumática
- Muerte por crisis epiléptica

Signos y síntomas

Convulsiones tonicoclónicas generalizadas

- Alteración de la consciencia
- Rigidez tónica seguida de contracciones musculares clónicas
- Mordedura de la lengua
- Incontinencia
- Disnea
- Apnea
- Cianosis

Crisis de ausencia

- Cambio en el grado de consciencia
- Mirada en blanco
- Automatismos (actividad motora sin propósito)

Crisis atónicas

- Pérdida súbita del tono postural
- Pérdida temporal de la lucidez mental

Crisis mioclónicas

- Breves contracciones musculares que se observan como espasmos o fasciculaciones

Resultados de las pruebas diagnósticas

- El EEG muestra anomalías paroxísticas que confirman el diagnóstico y dan evidencias de la tendencia continua a las convulsiones. En las convulsiones tonicoclónicas, se observan picos de voltaje altos y rápidos; en las crisis de ausencia, los complejos de onda con picos redondeados son diagnósticos. Un EEG negativo no descarta la epilepsia, ya que las anomalías se presentan de manera intermitente.
- La tomografía computarizada y la resonancia magnética muestran anomalías en las estructuras internas.
- La radiografía de cráneo exhibe datos de fracturas o desviaciones de la glándula pineal, erosión ósea o separación de suturas.
- La gammagrafía cerebral revela lesiones malignas cuando los resultados de las radiografías son normales o cuestionables.
- La angiografía cerebral muestra anomalías cerebrovasculares (p. ej., aneurisma, tumor).
- Los análisis bioquímicos de la sangre muestran hipoglucemia, desequilibrio electrolítico, enzimas hepáticas elevadas y alta concentración de alcohol, que dan pistas de las afecciones subyacentes que aumentan el riesgo de actividad convulsiva.

Tratamiento

- Tratamiento farmacológico específico para el tipo de convulsiones (fenitoína, carbamazepina, fenobarbital, gabapentina y primidona para las crisis tonicoclónicas generalizadas y las convulsiones parciales complejas)
- Ácido valproico, clonazepam y etosuximida para crisis de ausencia
- Gabapentina y felbamato y otros anticonvulsivos
- Extirpación quirúrgica de la lesión localizada demostrada si los fármacos son ineficaces
- Intervención quirúrgica para eliminar la causa subyacente, como un tumor, absceso o problema vascular
- Implante estimulador del nervio vago
- Diazepam, lorazepam, fenitoína o fenobarbital i.v. para las crisis epilépticas
- Administración de glucosa (cuando las crisis son secundarias a hipoglucemia) o tiamina (en el alcoholismo crónico o en casos de abstinencia)

TIPOS DE CONVULSIONES

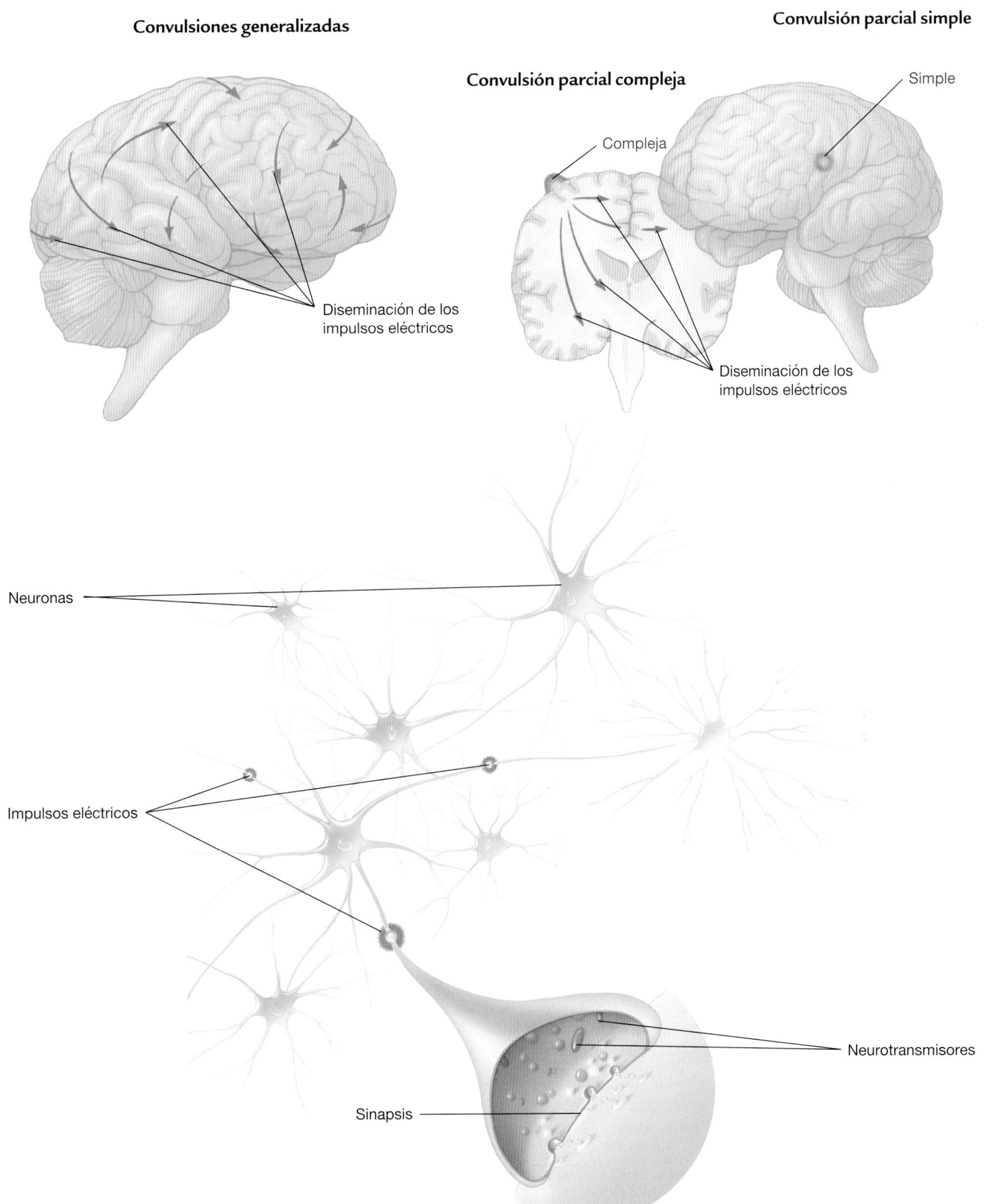
Convulsiones generalizadas
Diseminación de los impulsos eléctricos
Convulsión parcial compleja
Compleja
Diseminación de los impulsos eléctricos
Convulsión parcial simple
Simple
Neuronas
Impulsos eléctricos
Neurotransmisores
Sinapsis

SÍNDROME DE GUILLAIN-BARRÉ

También conocido como *polineuritis infecciosa, síndrome de Landry-Guillain-Barré* o *polineuritis idiopática aguda*, el síndrome de Guillain-Barré es una neuropatía motora rápidamente progresiva y potencialmente mortal de causa incierta. Por lo general, el síndrome alcanza su avance máximo en 7 días a 4 semanas. La recuperación ocurre en semanas o meses, con aproximadamente el 10-25% de los casos con discapacidad y debilidad permanentes.

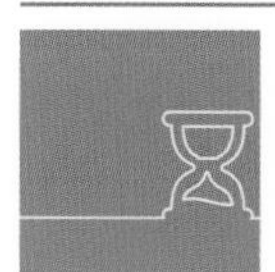

ALERTA POR EDAD

La edad promedio de aparición del síndrome de Guillain-Barré es de 40 años.

Etiología

Se desconoce la causa exacta; sin embargo, en muchos casos el síndrome es precedido por una infección vírica que produce una reacción inmunitaria mediada por células. La infección más habitual es causada por *Campylobacter jejuni*, que se presenta en casi el 30-40% de los casos. También se han señalado como causas de infección el virus de Epstein-Barr, citomegalovirus, VIH, Coxsackie, virus del herpes simple, de la hepatitis A y neumonía por micoplasma.

Otros factores precipitantes

- Cánceres hemáticos
- Hipertiroidismo
- Enfermedades vasculares del colágeno
- Sarcoidosis
- Embarazo
- Procedimientos quirúrgicos
- Trasplantes
- Vacunas (gripe porcina)
- Ciertas drogas (heroína)

Fisiopatología

El síndrome de Guillain-Barré se desencadena por una respuesta autoinmunitaria en la que el sistema inmunitario comienza a destruir la vaina de mielina que rodea los axones de muchos nervios periféricos o incluso a los axones mismos. Es posible que el virus cambie la naturaleza de las células en el sistema nervioso, de manera que el sistema inmunitario las trata como extrañas. También es posible que el virus haga al sistema inmunitario menos discriminativo en cuanto a las células que reconoce, permitiendo que algunas de las células inmunitarias, como ciertos tipos de linfocitos y macrófagos, ataquen a la mielina. Los linfocitos T sensibilizados cooperan con los linfocitos B para producir anticuerpos frente a los componentes de la vaina de mielina y también pueden contribuir a su destrucción.

La destrucción de la mielina causa desmielinización segmentaria de los nervios periféricos, que impide la transmisión normal de los impulsos eléctricos. La inflamación y los cambios degenerativos en las raíces nerviosas posteriores (sensoriales) y anteriores (motoras) producen signos de pérdida sensorial y motora simultánea. El sistema nervioso autónomo también puede deteriorarse.

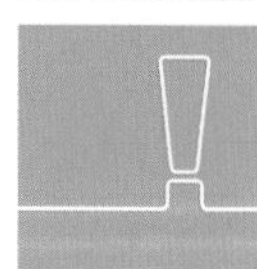

COMPLICACIONES

- Tromboflebitis
- Úlceras por presión
- Contracturas y atrofia muscular
- Broncoaspiración
- Infección de vías respiratorias
- Insuficiencia respiratoria y cardíaca que pone en riesgo la vida
- Parálisis

Signos y síntomas

- Se presenta debilidad muscular simétrica (principal signo neurológico), primero en las piernas (de tipo ascendente) y después se extiende a los brazos y nervios faciales en 24-72 h.
- La debilidad muscular se presenta primero en los brazos (de tipo descendente) o en éstos y las piernas al mismo tiempo.
- Ausencia de reflejos tendinosos profundos.
- Parestesias, a veces antes de la debilidad muscular, pero desaparecen rápidamente.
- Diplejía, posiblemente con oftalmoplejía.
- Disfagia y disartria.
- Hipotonía y arreflexia.

Resultados de las pruebas diagnósticas

- El análisis del LCR por punción lumbar revela concentraciones elevadas de proteínas, que alcanzan un máximo en 4-6 semanas, probablemente como resultado de la inflamación amplia de las raíces nerviosas; la cifra de leucocitos en el LCR se mantiene normal, pero en la forma grave de la enfermedad, la presión del LCR quizá aumente respecto de la normal.
- El hemograma muestra leucocitosis con formas inmaduras en etapas tempranas de la enfermedad y después retorna rápido a la cifra normal.
- La electromiografía quizá muestre descargas repetidas de la misma unidad motora, en lugar de una estimulación seccional amplia.
- Las velocidades de conducción nerviosa muestran disminución poco después de que se presenta la parálisis.
- Las cuantificaciones de inmunoglobulinas séricas muestran grados elevados de respuesta inflamatoria.

Tratamiento

- Intubación endotraqueal o traqueotomía según indicación para eliminar secreciones
- Plasmaféresis
- Vigilancia continua por electrocardiografía
- Inmunoglobulina i.v.
- Tratamiento del dolor con antiinflamatorios y opiáceos
- Rehabilitación

DESMIELINIZACIÓN DE NERVIOS PERIFÉRICOS

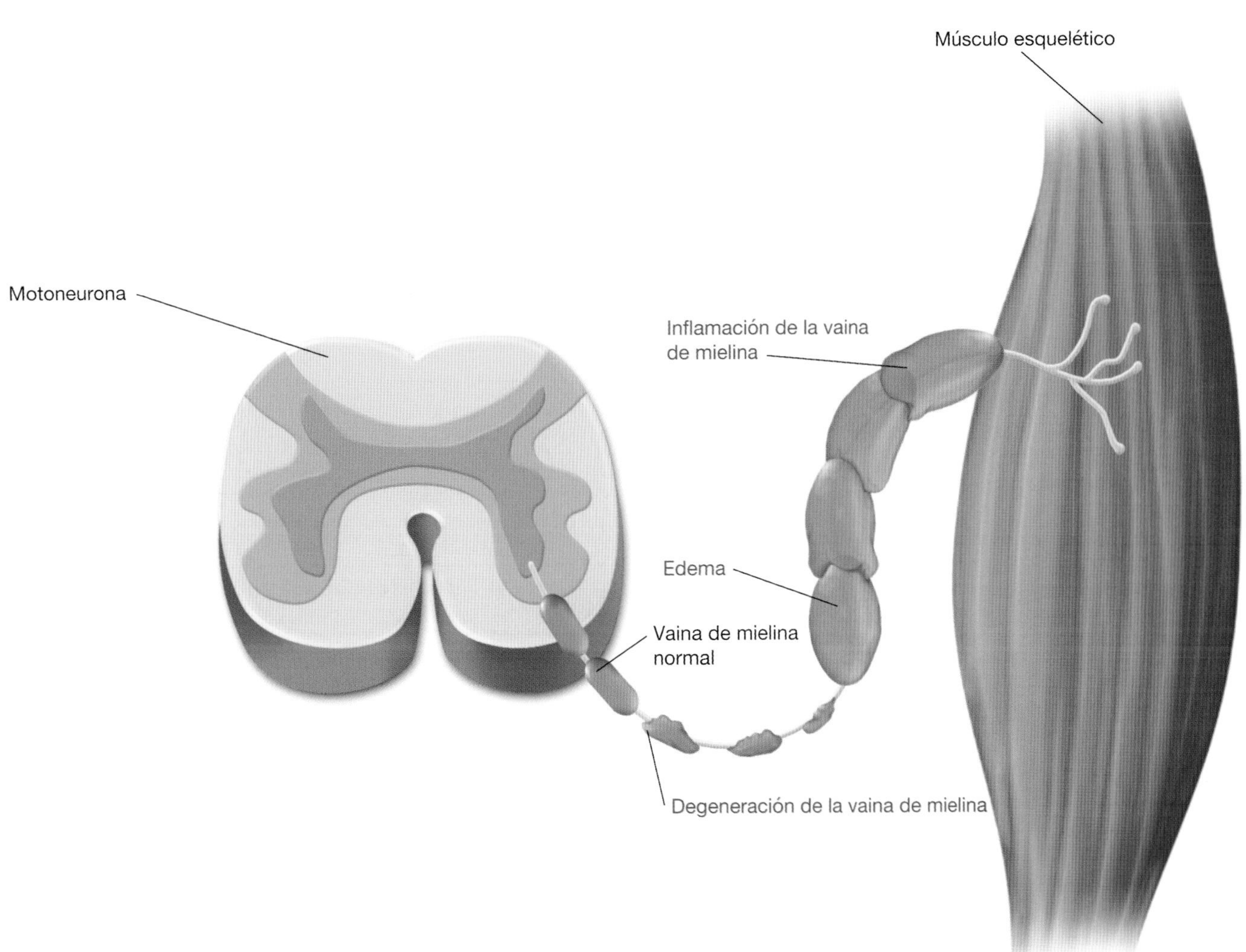

CEFALEA

El dolor de cabeza, aunque generalmente benigno, puede constituir un trastorno grave y frecuentemente incapacitante. La International Headache Society creó un sistema de clasificación exhaustivo que incluye más de 100 tipos de dolores de cabeza en 13 categorías. Diferentes procesos pueden causar una cefalea, y pueden ser desde benignos hasta potencialmente mortales.

Etiología

Las cefaleas primarias se clasifican según sus características. Constituyen el 90-98% de los dolores de cabeza y se dividen en migrañas, cefaleas de tipo tensional y en racimo.

Las cefaleas secundarias, agudas y progresivas, tienen una causa estructural o fisiológica identificable, por ejemplo:

- Traumatismo craneoencefálico
- Enfermedades vasculares
- Afecciones intracraneales no vasculares
- Abuso de sustancias y sus síndromes de abstinencia
- Infecciones víricas
- Alteraciones metabólicas
- Afecciones de la cara y el cuello
- Neuralgias craneales

Fisiopatología

Las cefaleas primarias se presentan cuando se irritan estructuras sensibles al dolor en la cabeza, incluyendo vasos cerebrales, músculos y nervios craneales o cervicales.

Los cambios vasculares se presentan como sigue:

- La estimulación del ganglio del trigémino en el mesencéfalo provoca la liberación de la sustancia P y el péptido relacionado con el gen de la calcitonina.
- La liberación de la sustancia P causa la desgranulación de los mastocitos. Estos últimos liberan histamina y las plaquetas, serotonina.
- La inflamación y liberación de la sustancia P causa distensión de las arterias craneales y cefalea.
- Se producen vasodilatación, extravasación de plasma e inflamación.
- Los desencadenantes actúan directamente sobre el tono vasomotor o median la liberación neuroquímica de sustancias vasoactivas.
- La vasoconstricción, los cambios plaquetarios y los mediadores neuroquímicos inician la isquemia cerebral y activan el sistema vascular trigémino.

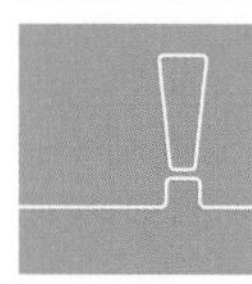

COMPLICACIONES
- Cefalea de rebote
- Síndrome serotoninérgico

Signos y síntomas

Migraña

- En general, precedida por signos neurológicos focales temporales llamados *auras* (casi siempre visuales: escotomas, luces destellantes, en zig-zag y de colores, figuras geométricas, líneas dentadas).
- Unilateral al inicio, pero puede generalizarse.
- Comienza como un dolor sordo que empeora de manera progresiva y se convierte en punzante, pulsátil.
- Asociada con fotofobia, náuseas y vómitos, fonofobia y parestesias.

De tipo tensional

- Inicio gradual de presión bilateral en banda u opresión de intensidad leve a moderada; por lo general, no impide las actividades cotidianas.
- No es agravada por la actividad física ni acompañada por síntomas asociados; puede incluir fonofobia o fotofobia.
- Puede ser provocada por estrés, fatiga, ruidos fuertes, calor o luces brillantes.
- La forma crónica posiblemente se asemeja a la depresión o el síndrome de fibromialgia.

En racimos

- Inicio agudo de dolor orbitario unilateral atroz de 15-180 min de duración.
- Se presenta de forma ocasional en brotes; uno cada tercer día a ocho diarios.
- Se acompaña de lagrimeo, inyección conjuntival, rinorrea, miosis, ptosis y congestión nasal homolaterales.

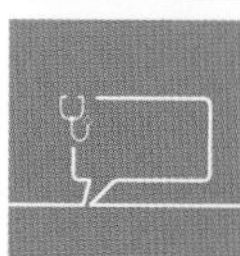

RECOMENDACIÓN CLÍNICA

La presencia de uno o más de estos factores es una indicación de evaluación adicional:

- Cefalea de inicio después de los 50 años de edad
- Dolor de cabeza de inicio súbito
- Patrón de aceleración de las cefaleas
- Dolor de cabeza de nuevo inicio en un paciente con cáncer o infección por VIH
- Cefalea con enfermedad sistémica (fiebre, rigidez de cuello o exantema)
- Presencia de síntomas neurológicos focales (aura atípica)
- Edema de papila

Resultados de las pruebas diagnósticas

- Las radiografías de cráneo permiten identificar fracturas.
- La TC muestra tumor o hemorragia subaracnoidea, u otra alteración patológica intracraneal; la TC de senos paranasales muestra las afecciones.
- La punción lumbar exhibe un aumento de la PIC que sugiere tumor, edema o hemorragia.
- El EEG muestra alteraciones en la actividad eléctrica del cerebro, que sugieren una lesión intracraneal, lesión de la cabeza, meningitis o encefalitis.
- Las radiografías de senos paranasales muestran sinusitis (no se solicitan de manera sistemática).

Tratamiento

Migraña

- Bloqueadores β-adrenérgicos y antagonistas de los canales de calcio para disminuir su frecuencia y gravedad
- Analgésicos solos o combinados
- Tartrato de ergotamina, dihidroergotamina, combinaciones de butalbital y opiáceos

- Agonistas de la serotonina, como sumatriptán, naratriptán, rizatriptán y zolmitriptán
- Antieméticos
- Antidepresivos tricíclicos (migraña)
- Anticonvulsivos (divalproex y topiramato) para la migraña

Cefaleas tensionales

- Analgésicos
- Reposo
- Disminución del estrés

CAMBIOS VASCULARES EN LAS CEFALEAS

Normal

Arteria parenquimatosa
Arteria cerebral
Arteria temporal
Arteria extracraneal
Luz
Íntima
Músculo
Túnica externa
Nervio autonómico

Fase de vasoconstricción (aura)

Vasoconstricción de las arterias cerebrales
Arteria temporal
Agregación de plaquetas y liberación de gránulos de serotonina

Dilatación de arteria parenquimatosa

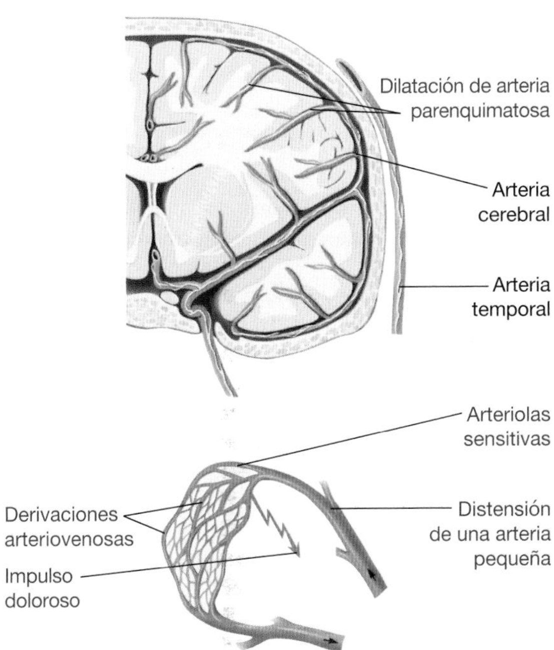

Fase de vasodilatación (cefalea)

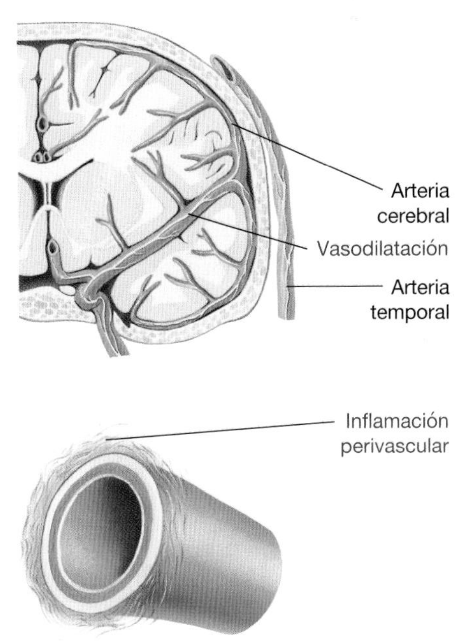

HERNIA DE DISCO INTERVERTEBRAL

Un disco herniado, también llamado *rotura*, *hernia discal* o *hernia de núcleo pulposo*, se produce cuando todo o parte del *núcleo pulposo* (la porción central, gelatinosa y blanda de un disco intervertebral) sobresale a través del disco externo debilitado o roto (*anillo fibroso*).

Las hernias de disco se presentan generalmente en adultos (la mayoría hombres) mayores de 45 años de edad. Casi el 90% de los discos herniados son lumbares o lumbosacros; el 8%, cervicales y el 1-2%, torácicos. Los pacientes con un conducto raquídeo lumbar congénitamente pequeño o con formación de osteofitos a lo largo de las vértebras pueden ser más susceptibles a la compresión de la raíz nerviosa y a presentar síntomas neurológicos.

ALERTA POR EDAD

La hernia discal se presenta con mayor frecuencia en hombres de edad madura y ancianos.

Etiología

- Traumatismo o distensión grave
- Degeneración de la articulación intervertebral

ALERTA POR EDAD

En los pacientes mayores cuyos discos vertebrales han comenzado a degenerar, incluso un traumatismo menor puede causar una hernia.

Fisiopatología

Un disco intervertebral consta de dos partes: el centro suave llamado *núcleo pulposo* y el aro resistente, fibroso, circundante, llamado *anillo fibroso*. El núcleo pulposo actúa como un amortiguador de impactos, que dispersa la tensión mecánica aplicada a la columna vertebral cuando el cuerpo se mueve.

El estrés físico, generalmente por un movimiento de giro, puede desgarrar o romper el anillo fibroso, por lo que el núcleo pulposo se hernia hacia el conducto raquídeo. Las vértebras se acercan entre sí y, a su vez, ejercen presión sobre las raíces nerviosas cuando éstas salen de entre las vértebras.

La hernia se produce en tres pasos:

- *Protrusión*: el núcleo pulposo se proyecta contra el anillo fibroso.
- *Extrusión*: el núcleo pulposo sobresale de manera forzada del anillo fibroso, con compresión de la raíz nerviosa.
- *Secuestro*: el anillo cede conforme el núcleo del disco se revienta y comprime la raíz de nervio.

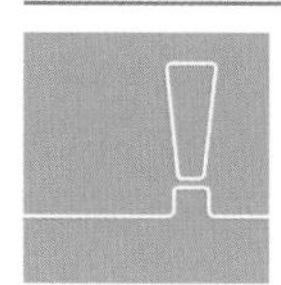

COMPLICACIONES

- Deficiencias neurológicas
- Pérdida de la función intestinal y vesical

Signos y síntomas

- Dolor dorsal bajo intenso hacia las nalgas, piernas y pies; puede ser unilateral o bilateral.
- Dolor repentino después de un traumatismo: remite en unos cuantos días y recurre a intervalos más cortos y con intensidad progresiva.
- Dolor ciático después de un traumatismo: inicia en las nalgas, de tipo sordo (se intensifica con la maniobra de Valsalva, al toser, estornudar y flexionarse, y se acompaña de espasmos musculares).
- Pérdida sensorial y motora en la zona inervada por la raíz nerviosa raquídea comprimida y, en etapas posteriores, debilidad y atrofia de los músculos del miembro inferior.

Resultados de las pruebas diagnósticas

- La prueba de elevación recta del miembro inferior se considera positiva sólo si el paciente presenta dolor posterior (ciática) en el miembro inferior, no dorsal.
- La prueba de levantamiento cruzado del miembro inferior estirado es positiva cuando la elevación de la extremidad no afectada causa dolor.
- Prueba de Lasègue: resistencia, dolor y pérdida del reflejo calcáneo o rotuliano, que indica compresión de una raíz raquídea.
- Tacto rectal para verificar la debilidad o pérdida de tono del esfínter.
- La mielografía, la tomografía computarizada y la resonancia magnética muestran compresión del conducto raquídeo, según lo demuestra el material del disco herniado.

Tratamiento

- Aplicaciones de calor
- Fisioterapia
- Programa de ejercicios
- Antiinflamatorios no esteroideos, como ibuprofeno, naproxeno o ácido acetilsalicílico
- Corticoesteroides orales, como dexametasona
- Relajantes musculares, por ejemplo, diazepam, metocarbamol o ciclobenzaprina
- Intervención quirúrgica, incluyendo laminectomía para retirar el disco protruyente, fusión raquídea para superar la inestabilidad segmentaria o ambas para estabilizar la columna vertebral

HERNIACIÓN Y DOLOR EN LAS LESIONES DISCALES

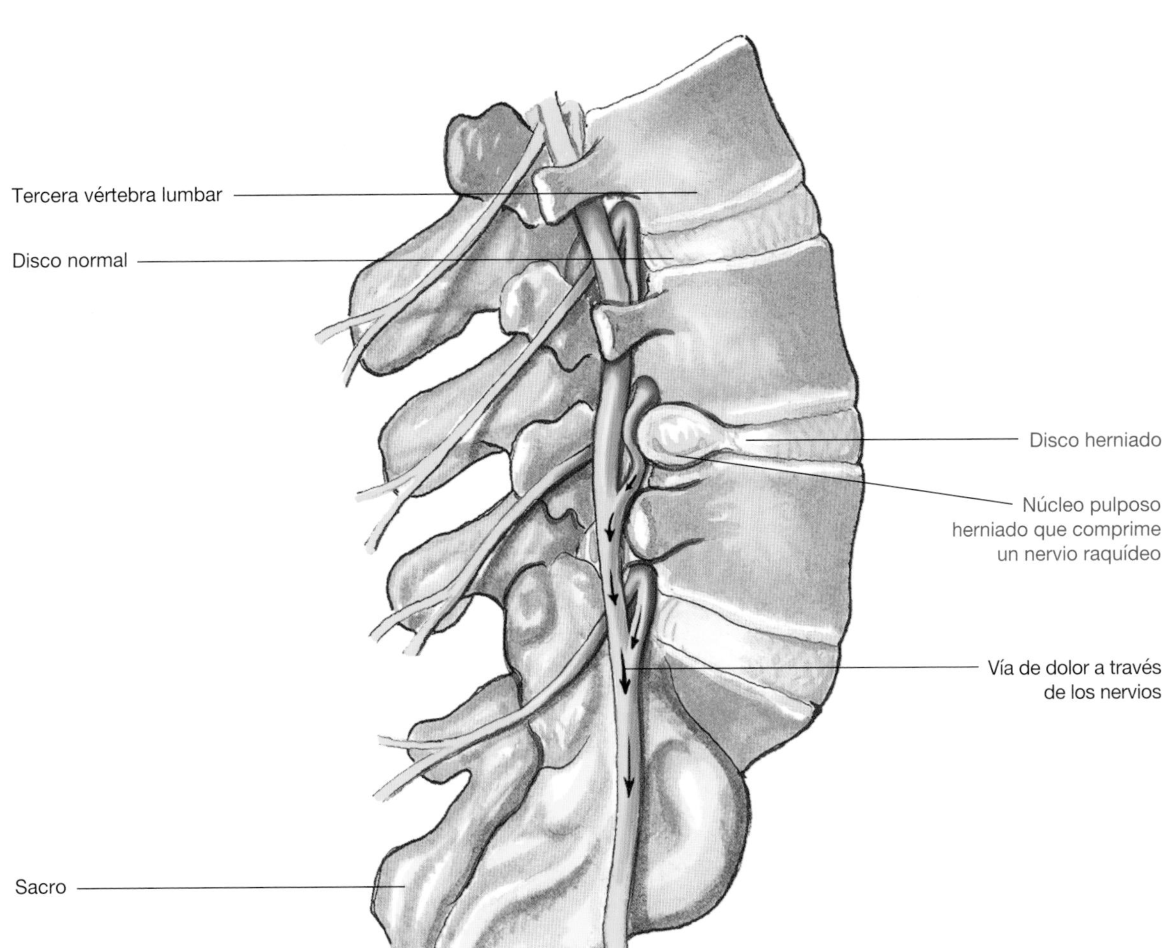

HIDROCEFALIA

La *hidrocefalia* es una afección que resulta de la acumulación excesiva de LCR en el encéfalo. Causa un aumento en la PIC con la correspondiente ampliación del sistema ventricular. La afección es congénita o adquirida, comunicante o no (obstructiva).

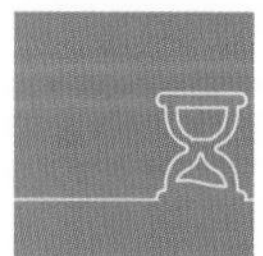

ALERTA POR EDAD

La hidrocefalia se presenta con mayor frecuencia en niños, pero también puede aparecer en adultos y ancianos.

Etiología

- Herencia (estenosis del acueducto).
- Trastornos del desarrollo, como los asociados con defectos del tubo neural (DTN), incluyendo espina bífida y encefalocele.
- Complicaciones de la prematuridad, como la hemorragia intraventricular.
- Enfermedades (como meningitis), tumores, traumatismo craneoencefálico o hemorragia subaracnoidea, que bloquea la salida de los ventrículos a las cisternas, eliminándolas.

Fisiopatología

La dilatación ventricular produce un aumento de la presión y volumen del LCR, con incremento de la PIC resultante. La compresión de estructuras y vasos sanguíneos cerebrales adyacentes puede conducir a isquemia y, en determinado momento, a la muerte celular.

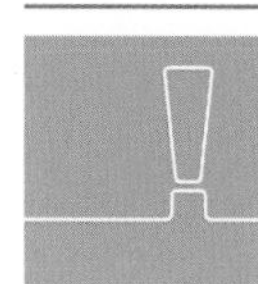

COMPLICACIONES

- Retraso mental
- Función motora deteriorada
- Pérdida de la visión
- Muerte por PIC aumentada
- Muerte por infección y desnutrición (niños)

Signos y síntomas

En lactantes

- Rápido aumento de la circunferencia de la cabeza o un tamaño inusualmente grande
- Vómitos
- Somnolencia
- Irritabilidad
- Desviación hacia abajo de los ojos (signo de la *puesta del sol*)
- Crisis convulsivas

En niños mayores y adultos

- Cefalea
- Vómitos
- Náuseas
- Papiledema (aumento de volumen del disco óptico, parte del nervio óptico)
- Visión borrosa
- Diplopia (visión doble)
- Signo de la puesta del sol
- Problemas de equilibrio
- Mala coordinación
- Alteración de la marcha
- Incontinencia urinaria
- Retraso o pérdida de desarrollo
- Letargia
- Somnolencia
- Irritabilidad
- Otros cambios en la personalidad o la cognición, incluyendo pérdida de la memoria

Resultados de las pruebas diagnósticas

- Las radiografías muestran adelgazamiento del cráneo con separación de las suturas y ampliación de las fontanelas.
- La angiografía muestra anomalías vasculares por estiramiento.
- La tomografía computarizada y la resonancia magnética revelan variaciones en la densidad de los tejidos y el líquido en el sistema ventricular.
- La punción lumbar revela un aumento de la presión del líquido por hidrocefalia comunicante.
- La ventriculografía muestra dilatación ventricular con exceso de líquido.

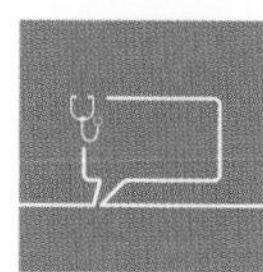

RECOMENDACIÓN CLÍNICA

En lactantes, una cabeza de dimensiones grandes para la edad sugiere fuertemente hidrocefalia. La medición del perímetro cefálico es la técnica de diagnóstico más importante.

Tratamiento

- Corrección quirúrgica mediante inserción de una derivación ventriculoperitoneal o auriculoventricular
- Antibióticos
- Punción lumbar seriada
- Ostomía endoscópica del tercer ventrículo

VENTRÍCULOS CEREBRALES

Cerebro normal: vista lateral

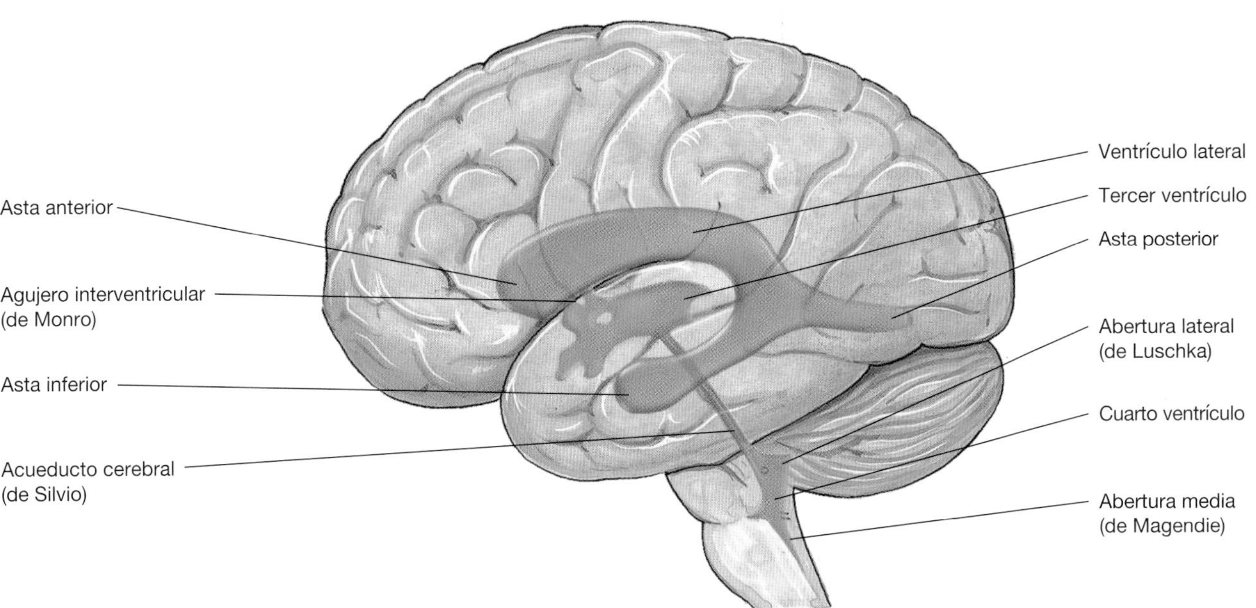

Crecimiento ventricular

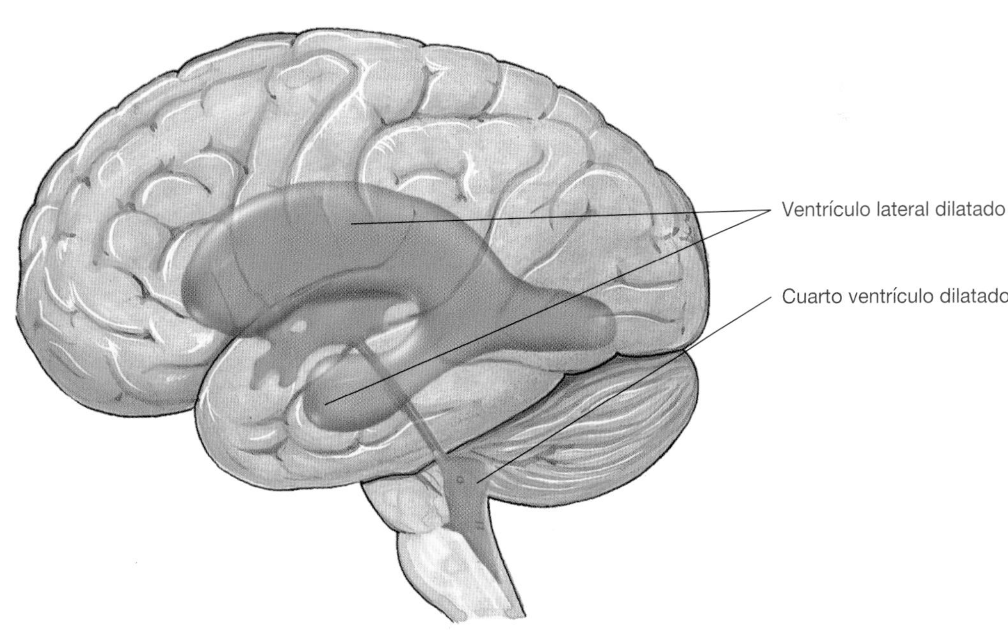

MENINGITIS

En la meningitis se inflaman las meninges del cerebro y la médula espinal, por lo general, a causa de una infección bacteriana. Esta inflamación puede afectar a las tres membranas meníngeas: duramadre, aracnoides y piamadre.

Etiología

Por lo general, la meningitis es una complicación de la bacteriemia, especialmente debida a:

- Neumonía
- Empiema
- Osteomielitis
- Endocarditis

Otras infecciones asociadas con la presentación de meningitis incluyen:

- Sinusitis
- Otitis media
- Encefalitis
- Mielitis
- Absceso cerebral, en general, causado por *Neisseria meningitidis*, *Haemophilus influenzae*, *Streptococcus pneumoniae* y *Escherichia coli*

La meningitis puede ser posterior a traumatismos o procedimientos invasivos, a saber:

- Fractura de cráneo
- Herida penetrante en la cabeza
- Punción lumbar
- Derivación ventricular

La meningitis aséptica puede deberse a un virus u otro microorganismo. A veces no se encuentra ningún microorganismo causal.

Fisiopatología

En general, la meningitis inicia como una inflamación de la piamadre-aracnoides que puede progresar a congestión de los tejidos adyacentes y destruir algunas células nerviosas. Típicamente, el microorganismo ingresa al sistema nervioso central a través de la sangre. Otras fuentes incluyen comunicación directa entre el LCR y el medio ambiente (traumatismo) a lo largo de los nervios craneales o periféricos, o a través de la boca o la nariz. Los microorganismos pueden llegar a un feto a través del ambiente intrauterino.

El microorganismo invasor desencadena una respuesta inflamatoria en las meninges. En un intento de protegerse de la invasión, los neutrófilos se reúnen en la zona y producen un exudado en el espacio subaracnoideo, lo que espesa al LCR. El LCR espesado fluye con menos facilidad alrededor del cerebro y la médula espinal, y puede bloquear las vellosidades aracnoideas, causando hidrocefalia.

El exudado también:

- Exacerba la respuesta inflamatoria, aumentando la presión en el cerebro.
- Se puede extender a los nervios craneales y periféricos, causando inflamación adicional.
- Irrita las meninges, altera sus membranas celulares y causa edema.

Las consecuencias son PIC elevada, congestión de los vasos sanguíneos, alteración de la irrigación sanguínea cerebral, posible trombosis o rotura y, si la PIC no disminuye, infarto cerebral. La encefalitis también puede sobrevenir como una infección secundaria del tejido.

En la meningitis aséptica, los linfocitos infiltran las capas de piamadre-aracnoides, pero no tan intensamente como en la meningitis bacteriana, sin formar exudado. Por lo tanto, la meningitis aséptica es autolimitante.

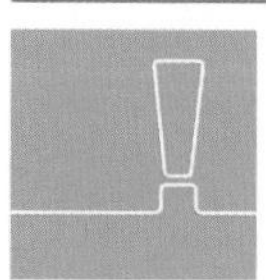

COMPLICACIONES

- Ceguera
- Pérdida del habla
- Daño cerebral
- Sordera
- Parálisis

Signos y síntomas

- Fiebre, escalofríos y malestar general
- Dolor de cabeza, vómitos y, rara vez, papiledema
- Signos de irritación meníngea, como rigidez de nuca, signos de Brudzinski y Kernig positivos, reflejos tendinosos profundos exagerados y simétricos, y opistótonos (espasmo del cuello)
- Irritabilidad, delirio, estupor profundo, coma y fotofobia, diplopía u otros problemas de la visión

Resultados de las pruebas diagnósticas

- La punción lumbar muestra una presión elevada del LCR (por obstrucción de su salida en las vellosidades aracnoideas), LCR turbio o blanco lechoso, alta concentración de proteínas, tinción de Gram y cultivo positivos (a menos que la causa sea un virus) y disminución de la concentración de glucosa.
- Los hemocultivos, urocultivos y cultivos de secreciones de nariz y garganta revelan el microorganismo causal.
- La radiografía de tórax muestra un absceso pulmonar o neumonitis, lesiones tuberculosas o granulomas secundarios a una infección micótica.
- Las radiografías de senos paranasales y del cráneo permiten identificar osteomielitis craneal o sinusitis como un proceso infeccioso subyacente, o una fractura de cráneo como mecanismo de entrada del microorganismo.
- El recuento hemático revela leucocitosis.
- La tomografía computarizada muestra hidrocefalia, hematoma cerebral, hemorragia o tumor.
- El electrocardiograma presenta una arritmia sinusal.

Tratamiento

- Antibióticos i.v. durante al menos 2 semanas, seguidos por antibióticos orales seleccionados por cultivo y pruebas de sensibilidad
- Soluciones i.v.
- Fármacos para el control de arritmias
- Manitol
- Anticonvulsivo (generalmente i.v.) o un sedante
- Ácido acetilsalicílico o paracetamol

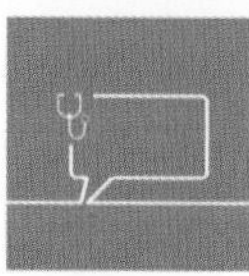

RECOMENDACIÓN CLÍNICA

Los profesionales de salud deben tomar precauciones en cuanto a las gotículas (además de las estándar) para la meningitis por *H. influenzae* o *N. meningitidis* hasta 24 h después de comenzar un tratamiento eficaz.

MENINGES Y FLUJO DEL LÍQUIDO CEFALORRAQUÍDEO

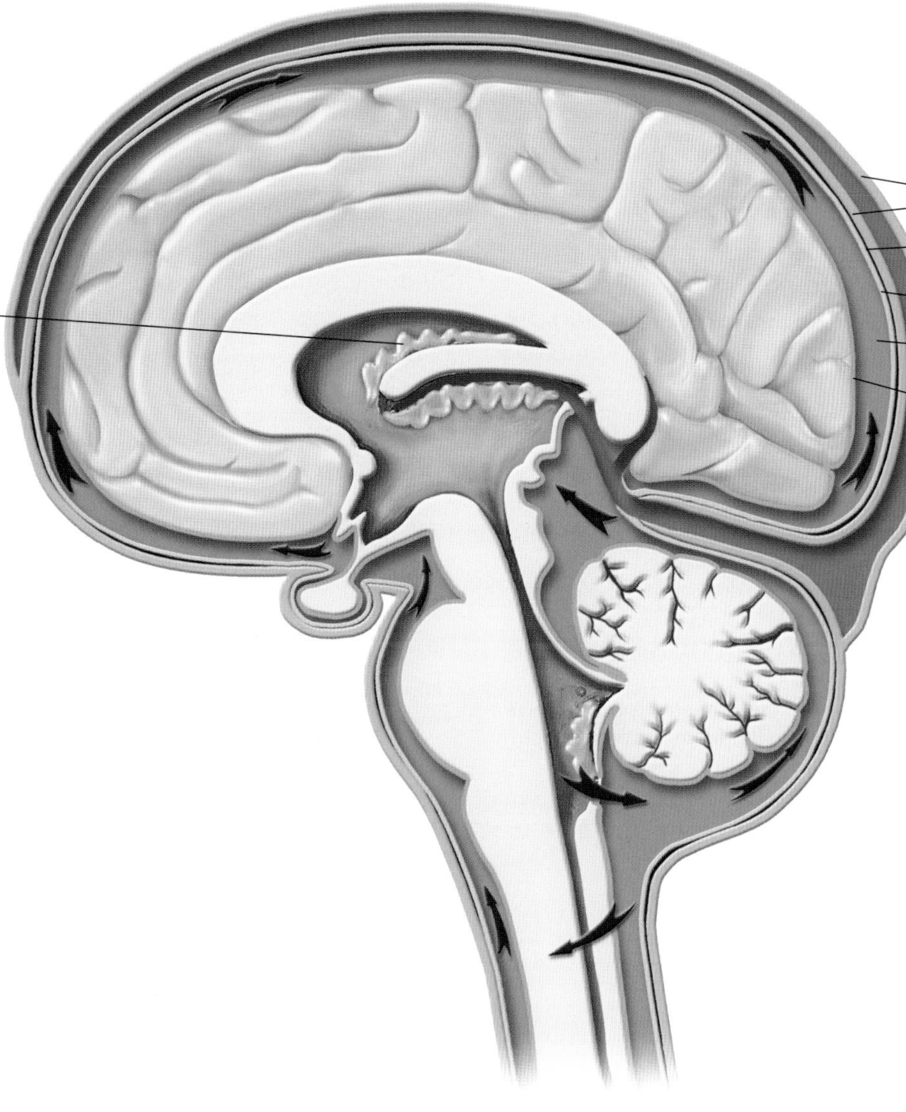

Plexo coroideo
Duramadre
Espacio subdural
Aracnoides
Espacio subaracnoideo
Piamadre

MENINGES NORMALES

Duramadre
Aracnoides
Piamadre

INFLAMACIÓN EN LA MENINGITIS

Edema de las meninges que interfiere con el funcionamiento cerebral normal

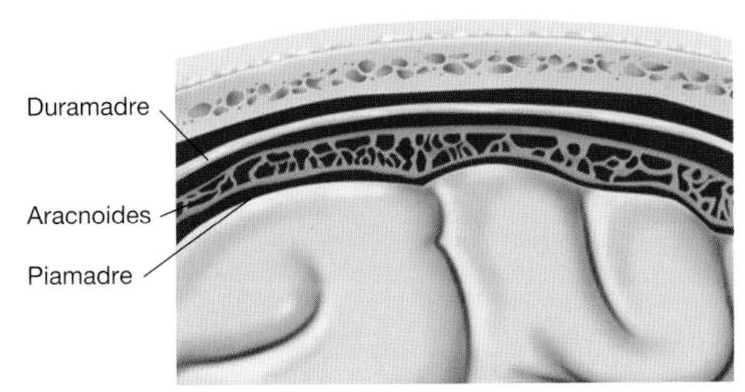

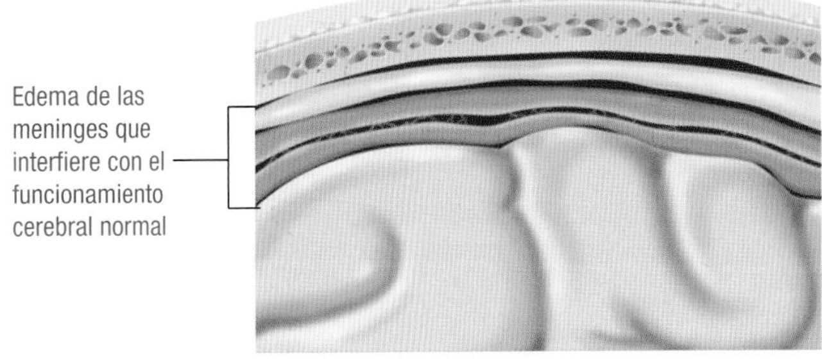

ESCLEROSIS MÚLTIPLE

La esclerosis múltiple (EM) causa desmielinización de la materia blanca del cerebro y la médula espinal, así como daño a las fibras nerviosas y sus objetivos. Caracterizada por exacerbaciones y remisiones, la EM es una causa importante de discapacidad crónica en adultos jóvenes y su pronóstico varía. La EM puede progresar de manera rápida, inhabilitar al paciente en la edad adulta temprana o causar su muerte unos meses después del inicio. Sin embargo, el 70% de los pacientes llevan una vida activa y productiva con remisiones prolongadas.

ALERTA POR EDAD

Por lo general, la EM produce síntomas entre los 20 y 40 años de edad (la edad promedio de aparición es de 27 años).

Los tipos de EM incluyen:

- *Remitente-recurrente.* Recaídas claras (ataques o exacerbaciones agudos) con recuperación completa o parcial y discapacidad duradera (la enfermedad no empeora entre los ataques).
- *Primaria progresiva.* Progresión constante desde el inicio, con menos recuperaciones o estabilizaciones (esta forma es poco frecuente y puede incluir lesiones del cerebro y la médula espinal diferentes a las otras variantes).
- *Secundaria progresiva.* Comienza con un patrón de recaídas y recuperación bien definidas (esta forma se torna constantemente progresiva y empeora entre los ataques agudos).
- *Progresiva recidivante.* Con evolución constante desde el inicio, pero también incluye crisis agudas bien definidas (esta forma es rara).

Etiología

- Se desconoce su causa exacta.

Posibles causas

- Respuesta autoinmunitaria a una infección vírica latente o de acción lenta
- Factores ambientales o genéticos

Fisiopatología

Las pruebas sugieren que la activación de los linfocitos T frente a los antígenos de la mielina, axones y oligodendrocitos desencadena una cascada inmunitaria. El reclutamiento de células inflamatorias y la liberación local de linfocinas y citocinas causan daño a la mielina y el axón subyacente. Se presenta pérdida de fibras nerviosas y desmielinización del axón en parches a lo largo del sistema nervioso central. La vaina de mielina dañada no puede actuar de forma normal y la pérdida parcial o dispersión del potencial de acción causa disfunción neurológica.

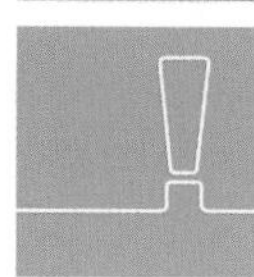

COMPLICACIONES

- Lesiones por caídas
- Infecciones de vías urinarias
- Estreñimiento
- Contracturas de las articulaciones
- Úlceras por presión
- Distensión rectal
- Neumonía

Signos y síntomas

- Neuritis óptica, diplopia, oftalmoplejía, visión borrosa y nistagmo
- Daño sensitivo, como ardor, punzadas y descargas eléctricas
- Fatiga (generalmente el síntoma más debilitante)
- Debilidad, parálisis que va de monoplejía a tetraplejía, espasticidad, hiperreflexia, temblor por intención y ataxia
- Incontinencia, polaquiuria, urgencia e infecciones frecuentes de vías urinarias
- Evacuación involuntaria o estreñimiento
- Discurso mal articulado o barrido (sílabas separadas por pausas)
- Disfagia

Resultados de las pruebas diagnósticas

El diagnóstico de la EM requiere pruebas de dos o más ataques neurológicos. Las siguientes pruebas también pueden ser útiles:

- La resonancia magnética revela placas o cicatrización de EM.
- La punción lumbar muestra elevación de ciertas proteínas del sistema inmunitario (inmunoglobulinas [Ig] e IgG) y presencia de bandas oligoclonales vistas en el 90-95% de las personas con EM.
- Los estudios de potenciales evocados (visual, del tronco encefálico, auditivo y somatosensorial) revelan conducción lenta de los impulsos nerviosos en la mayoría de los pacientes.
- Los análisis sanguíneos descartan otras afecciones.

Tratamiento

El objetivo del tratamiento es triple: alivio de la exacerbación aguda, regulación del proceso patológico y resolución de los signos y síntomas relacionados.

- Metilprednisolona i.v. seguida por su variante oral
- Interferones β-1b y β-1a, o glatirámero
- Ejercicios de estiramiento y de amplitud de movimiento, acoplados con el correcto posicionamiento, dispositivos de adaptación y fisioterapia
- Relajantes musculares, como el baclofeno y la tizanidina
- Períodos de reposo frecuentes
- Natalizumab
- Logopedia y visuoterapia
- Mitoxantrona

COMPRENDER LA ESCLEROSIS MÚLTIPLE

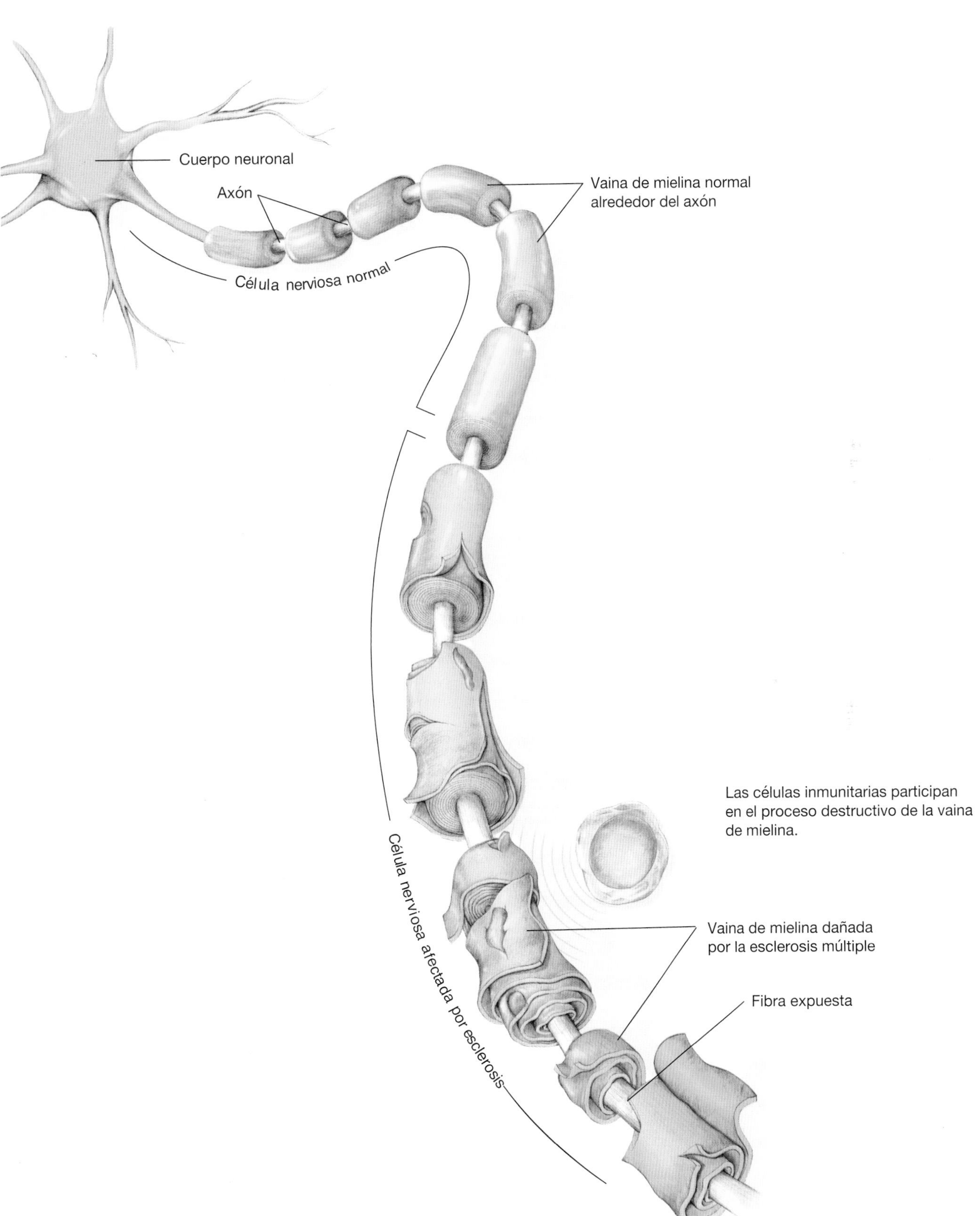

MIASTENIA GRAVE

La *miastenia grave* es un trastorno autoinmunitario que causa debilidad esporádica pero progresiva y fatigabilidad anómala de los músculos estriados (esqueléticos). La debilidad muscular se agrava con la actividad continua y el movimiento repetido, y se alivia con el reposo.

La miastenia grave sigue un curso impredecible de exacerbaciones y remisiones periódicas. No existe cura conocida. El tratamiento farmacológico ha mejorado el pronóstico y permite a los pacientes llevar una vida relativamente normal, excepto durante las exacerbaciones. Cuando la enfermedad afecta al aparato respiratorio, puede poner en riesgo la vida.

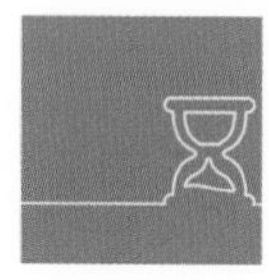

ALERTA POR EDAD

Las mujeres son afectadas con mayor frecuencia en la tercera y cuarta décadas de la vida, mientras que los hombres, por lo general, son afectados en la séptima y octava.

Etiología

- Se desconoce la causa exacta.

Posibles causas

- Respuesta autoinmunitaria
- Liberación ineficaz de acetilcolina
- Respuesta inadecuada de la fibra muscular a la acetilcolina

Fisiopatología

La miastenia grave es una enfermedad autoinmunitaria de la unión neuromuscular, que resulta de la producción de anticuerpos contra la proteína receptora de acetilcolina en los músculos esqueléticos. Las células parecidas a las musculares (mioides) en el timo tienen receptores superficiales de acetilcolina; una brecha en la regulación inmunitaria interfiere con la tolerancia e inicia la producción de anticuerpos. El sitio de acción es la membrana postsináptica. Los anticuerpos reducen el número de receptores de acetilcolina disponibles en cada unión neuromuscular y así deterioran la despolarización muscular necesaria para el movimiento.

Los investigadores consideran que el timo puede brindar instrucciones incorrectas a células inmunitarias en desarrollo, que en última instancia dan como resultado la autoinmunidad y la producción de anticuerpos contra los receptores de acetilcolina, lo que permite el ataque a la transmisión neuromuscular.

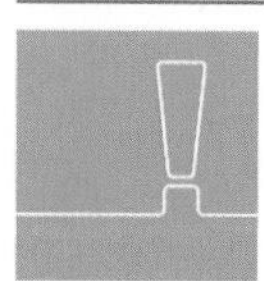

COMPLICACIONES

- Dificultad respiratoria
- Neumonía
- Dificultades para masticar y deglutir que conducen a la asfixia y broncoaspiración de alimentos

Signos y síntomas

- Diplopia, ptosis y cierre débil de los párpados.
- Debilidad y fatiga del músculo esquelético que aumenta durante el día pero disminuye con el reposo (en las primeras etapas, ciertos músculos pueden fatigarse fácilmente sin ninguna otra manifestación; más tarde, quizás sea tan grave como para causar parálisis).
- Debilidad muscular progresiva que acompaña a la pérdida de la función según el grupo muscular afectado; se torna más intensa durante la menstruación y después del estrés emocional, la exposición prolongada a la luz solar o el frío, o por infecciones.
- Cara inexpresiva, en blanco, y tonos vocales nasales.
- Regurgitación nasal de líquidos frecuente; dificultad para masticar y deglutir.
- Músculos cervicales débiles (pueden tornarse demasiado débiles para sostener la cabeza sin balanceo); el paciente necesita inclinar la cabeza hacia atrás para ver.
- Debilidad de los músculos respiratorios; volumen de ventilación pulmonar y capacidad vital bajos.

RECOMENDACIÓN CLÍNICA

La debilidad de los músculos respiratorios en la crisis miasténica puede ser lo suficientemente grave para requerir intubación urgente y ventilación mecánica.

Resultados de las pruebas diagnósticas

- La prueba del edrofonio (Tensilon) confirma el diagnóstico: mejoría temporal de la función muscular dentro de los 30-60 s que siguen a la inyección i.v. de edrofonio o neostigmina, con duración de hasta 30 min.
- La electromiografía con estimulación nerviosa repetida muestra una reducción progresiva de la contracción de las fibras musculares.
- Los estudios de bioquímica sanguínea revelan un elevado título sérico de anticuerpos antiacetilcolina.
- La radiografía de tórax muestra un timoma (en alrededor del 15% de los pacientes).

Tratamiento

- Fármacos anticolinesterasa, como neostigmina y piridostigmina
- Tratamiento inmunosupresor progresivo con corticoesteroides, azatioprina, ciclosporina y ciclofosfamida
- Inmunoglobulina G durante las recaídas agudas o plasmaféresis en las exacerbaciones graves
- Plasmaféresis
- Timectomía
- Traqueotomía, ventilación con presión positiva y aspiración vigorosa de las secreciones
- Discontinuación de fármacos anticolinesterasa en las crisis miasténicas hasta que mejore la función respiratoria

FRACASO DE LA TRANSMISIÓN DEL IMPULSO NERVIOSO

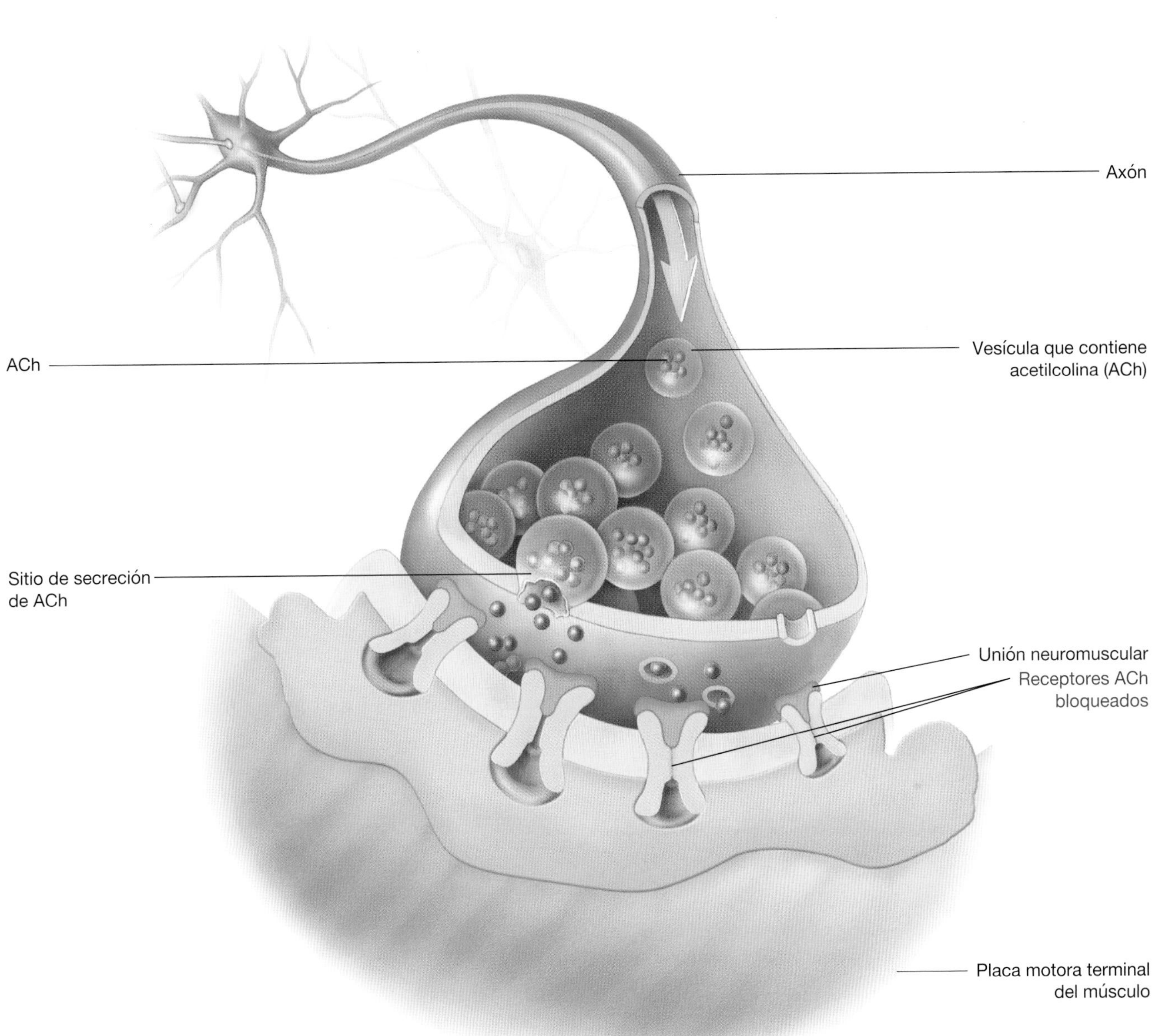

ENFERMEDAD DE PARKINSON

La *enfermedad de Parkinson* es un trastorno neurodegenerativo del sistema extrapiramidal. De manera característica, produce rigidez muscular progresiva, acinesia y temblor involuntario. La muerte puede ocurrir debido a las complicaciones, como la neumonía por broncoaspiración u otra infección.

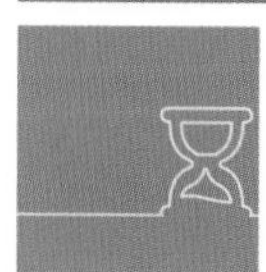

ALERTA POR EDAD

La enfermedad de Parkinson es una de las discapacidades más frecuentes en Estados Unidos. Afecta a 1 de cada 100 personas mayores de 60 años de edad y a los hombres con más frecuencia que a las mujeres.

Etiología

Se desconoce su causa exacta.

Posibles factores contribuyentes

- Edad avanzada
- Genética
- Medio ambiente (residencia rural con exposición a agua de pozo, herbicidas y pesticidas)
- Productos químicos industriales (metales, como manganeso, hierro y aleaciones de acero)

Fisiopatología

La enfermedad de Parkinson es un proceso degenerativo de las neuronas dopaminérgicas en la sustancia negra (la zona de los ganglios basales que produce y almacena el neurotransmisor dopamina). Esta región tiene una actividad importante en el sistema extrapiramidal, el cual controla la postura y coordinación de los movimientos voluntarios.

Por lo general, la estimulación de los ganglios basales origina la actividad motora fina porque se liberan acetilcolina (excitatoria) y dopamina (inhibitoria) de forma equilibrada. La degeneración de las neuronas dopaminérgicas y la pérdida de dopamina disponible conducen a un exceso de acetilcolina excitatoria en las sinapsis, así como la rigidez, temblores y bradicinesia resultantes. Otras neuronas no dopaminérgicas pueden verse afectadas, lo que posiblemente contribuya a la depresión y otros síntomas no motores asociados con esta enfermedad. Además, los ganglios basales están interconectados con el hipotálamo, con posible afección de las funciones autonómica y endocrina.

Las investigaciones actuales sobre la patogenia de la enfermedad de Parkinson se centran en el daño de la sustancia negra por el estrés oxidativo. Se considera que el estrés oxidativo disminuye el contenido de hierro del cerebro, altera la función mitocondrial, inhibe los sistemas antioxidantes y de protección, reduce la secreción de glutatión y daña a los lípidos, las proteínas y el ácido desoxirribonucleico. Las células del cerebro son menos capaces de reparar el daño oxidativo que las de otros tejidos.

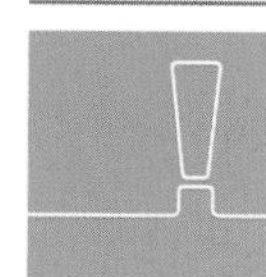

COMPLICACIONES

- Lesiones por caídas
- Broncoaspiración
- Infecciones de vías urinarias
- Roturas de la piel

Signos y síntomas

- Rigidez muscular, acinesia y un principio insidioso de temblor en los dedos (temblor unilateral como de rodamiento de píldoras), que aumenta durante el estrés o la ansiedad y disminuye con el sueño y los movimientos intencionales
- Resistencia al estiramiento muscular pasivo, ya sea uniforme (rigidez de tubo de plomo) o entrecortado (rigidez de rueda dentada)
- Acinesia que causa dificultad para caminar (la marcha carece del movimiento paralelo normal y puede ser retropropulsiva o propulsiva)
- Pérdida del control de la postura
- Sialorrea y sudoración excesivos
- Expresión facial de máscara
- Disartria, disfagia o ambos
- Crisis oculogírica o blefaroespasmo
- Disminución de la movilidad gastrointestinal y del músculo liso genitourinario
- Hipotensión ortostática
- Piel grasa

Resultados de las pruebas diagnósticas

En general, las pruebas de diagnóstico son de poco valor para la detección de la enfermedad de Parkinson. El diagnóstico se basa en la edad, los antecedentes del paciente y el cuadro clínico característico. Sin embargo, un análisis de orina puede darle sustento al revelar una concentración disminuida de dopamina.

Sólo es posible lograr un diagnóstico concluyente después de descartar otras causas de temblor, depresión involutiva, arterioesclerosis cerebral, tumores intracraneales, enfermedad de Wilson o toxicidad de la fenotiazina u otros fármacos.

Tratamiento

- La levodopa, un sustituto de la dopamina, tiene máxima eficacia durante las primeras etapas y administrada en dosis crecientes hasta que se alivien los síntomas o aparezcan efectos adversos.
- Fármacos que potencian el efecto terapéutico de la levodopa: anticolinérgicos, como el trihexifenidilo; antihistamínicos, como la difenhidramina; amantadina, un agente antivírico; selegilina, un inhibidor enzimático.
- Intervención quirúrgica de estimulación cerebral profunda.
- Fisioterapia, incluyendo ejercicios activos y pasivos de amplitud de movimiento, actividades de la vida diaria, caminar, baños y masajes.

ACCIÓN DE LOS NEUROTRANSMISORES EN LA ENFERMEDAD DE PARKINSON

Cerebro (corte coronal)

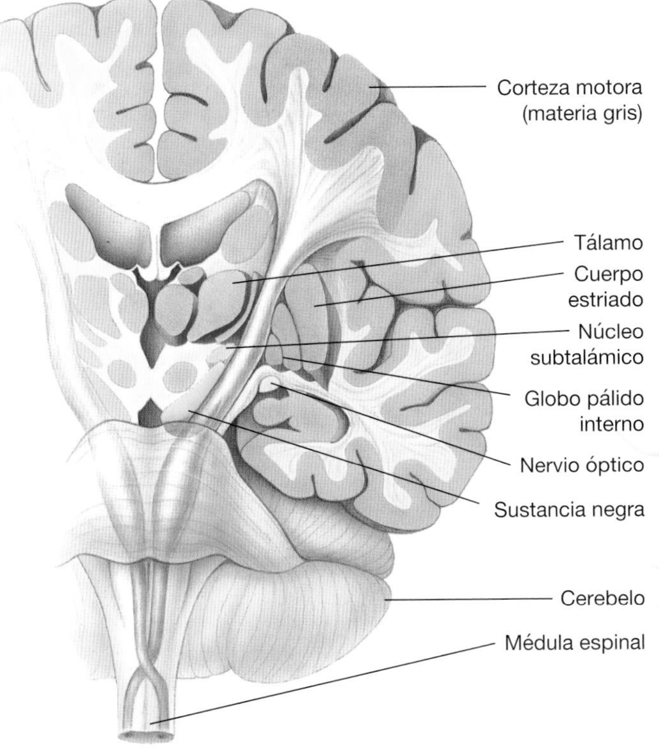

Cerebro (vista lateral)

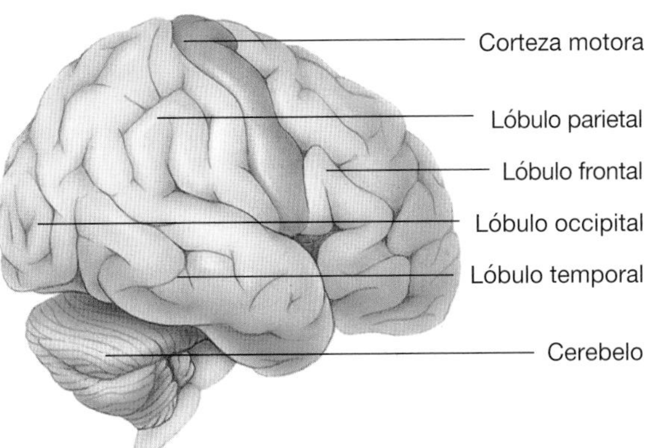

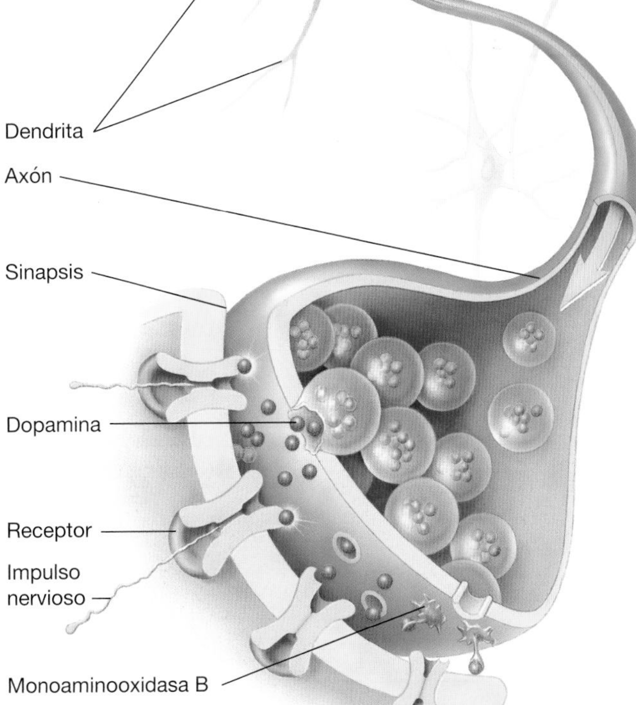

Concentraciones de dopamina

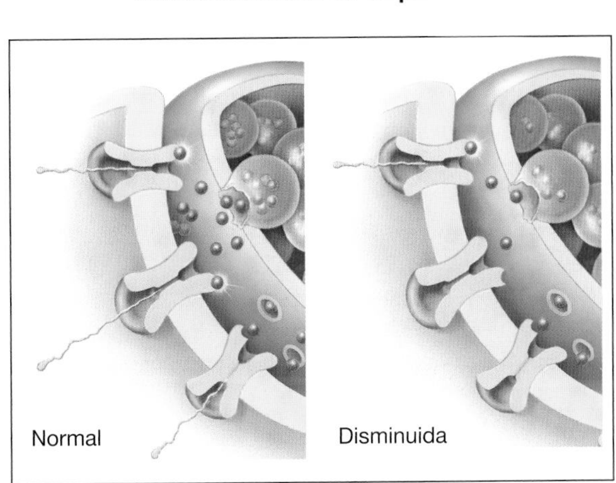

ESPINA BÍFIDA

La *espina bífida* y otros defectos del tubo neural (DTN) son procesos patológicos congénitos graves que afectan a la columna vertebral y la médula espinal. En la espina bífida, el tubo neural no logra cerrarse hasta casi 28 días después de la concepción.

Etiología

Se desconoce la causa exacta y la mayoría de los desencadenantes ambientales específicos.

Posibles causas

- Deficiencia materna de ácido fólico.
- Exposición fetal a un teratógeno, como el ácido valproico.
- Síndrome de malformaciones múltiples (p. ej., las anomalías cromosómicas, como los síndromes de trisomía 18 o 13).
- Se considera que los DTN aislados (no debidos a un teratógeno específico o asociados con otras malformaciones) son causados por una combinación de factores genéticos y ambientales.

Fisiopatología

La *espina bífida oculta* es el defecto más frecuente y menos grave de la médula espinal. Se caracteriza por el cierre incompleto de una o más vértebras sin protrusión de las meninges o la médula espinal.

Sin embargo, en las formas más graves de espina bífida, el cierre incompleto de una o más vértebras causa protrusión del contenido raquídeo dentro de un saco externo o una lesión quística (espina bífida quística). La *espina bífida quística* se presenta de dos formas: *mielomeningocele (meningomielocele)* y *meningocele*. En el primero, el saco externo contiene meninges, LCR y una porción de la médula espinal o raíces nerviosas distales al cono medular. Cuando las raíces nerviosas raquídeas terminan en el saco, se pierden las funciones motoras y sensoriales distales. El síndrome de Arnold-Chiari es una forma de mielomeningocele en la que parte del cerebro sobresale hacia el conducto raquídeo. El meningocele, cuyo saco contiene sólo meninges y LCR, es menos grave y puede no producir síntomas.

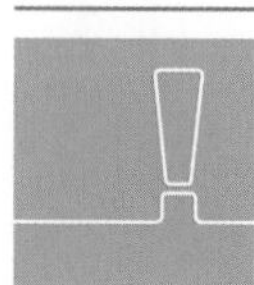

COMPLICACIONES

- Hidrocefalia
- Infección
- Parálisis
- Discapacidades físicas y mentales

Signos y síntomas

Espina bífida oculta

- Presencia de una depresión o concavidad, un mechón de pelo, depósitos blandos de grasa, nevos en vino de Oporto, o su combinación, en la piel que cubre el defecto raquídeo.
- En ocasiones asociado con debilidad de un pie o afecciones del intestino y la vejiga.

Meningocele

- Estructura sacciforme que sobresale de la columna vertebral.
- Rara vez causa deficiencias neurológicas.

Mielomeningocele (meningomielocele)

- Protrusión sacciforme que contiene tejido nervioso.
- Dependiendo del nivel del defecto, causa disfunción neurológica permanente.

Trastornos asociados

- Alteraciones tróficas de la piel (ulceraciones, cianosis), contracturas de la rodilla, pie equinovaro, curvatura de la columna vertebral, hidrocefalia (en casi el 90% de los pacientes) y, posiblemente, retraso mental.

Resultados de las pruebas diagnósticas

- La amniocentesis detecta cifras elevadas de α-fetoproteína en el líquido amniótico, las cuales indican la presencia de un DTN abierto.
- El cariotipo fetal permite detectar anomalías cromosómicas.
- Se utiliza la detección de α-fetoproteína en el suero materno en combinación con otros marcadores séricos, como la gonadotropina coriónica humana (hCG), la fracción β libre de hCG y el estriol no conjugado (en pacientes con un riesgo menor de defectos del tubo neural y menores de 34.5 semanas de edad gestacional en el momento del nacimiento) para calcular el riesgo de un feto de presentar un DTN y un posible aumento del riesgo de complicaciones perinatales, como rotura prematura de membranas, desprendimiento prematuro de placenta normoinserta o la muerte.
- Se realiza ecografía cuando existe mayor riesgo de DTN abiertos en función de los antecedentes familiares o resultados anómalos de las pruebas séricas (no concluyentes para defectos abiertos del tubo neural o de la pared ventral).

Si el DTN no se diagnostica antes del nacimiento, se utilizan otras pruebas para realizar el diagnóstico, a saber:

- Palpación y radiografía de la columna vertebral para la espina bífida oculta
- Mielografía para diferenciar la espina bífida oculta de otras anomalías raquídeas, en especial, tumores de la médula espinal
- Transiluminación del saco que sobresale para distinguir entre mielomeningocele (típicamente no se transilumina) y meningocele (por lo general, se transilumina)
- Examen del pinchamiento de los miembros inferiores y el tronco para mostrar el nivel de afección sensorial y motora en el mielomeningocele
- Radiografías de cráneo, mediciones cefálicas y tomografía computarizada para demostrar una hidrocefalia asociada

Tratamiento

- *Espina bífida oculta:* por lo general, sin tratamiento.
- *Meningocele:* cierre quirúrgico del saco.
- *Mielomeningocele:* reparación del saco (no revierte los defectos neurológicos); derivación, si es necesaria, para aliviar la hidrocefalia; medidas de apoyo para promover la independencia y prevenir más complicaciones.

TIPOS DE ESPINA BÍFIDA

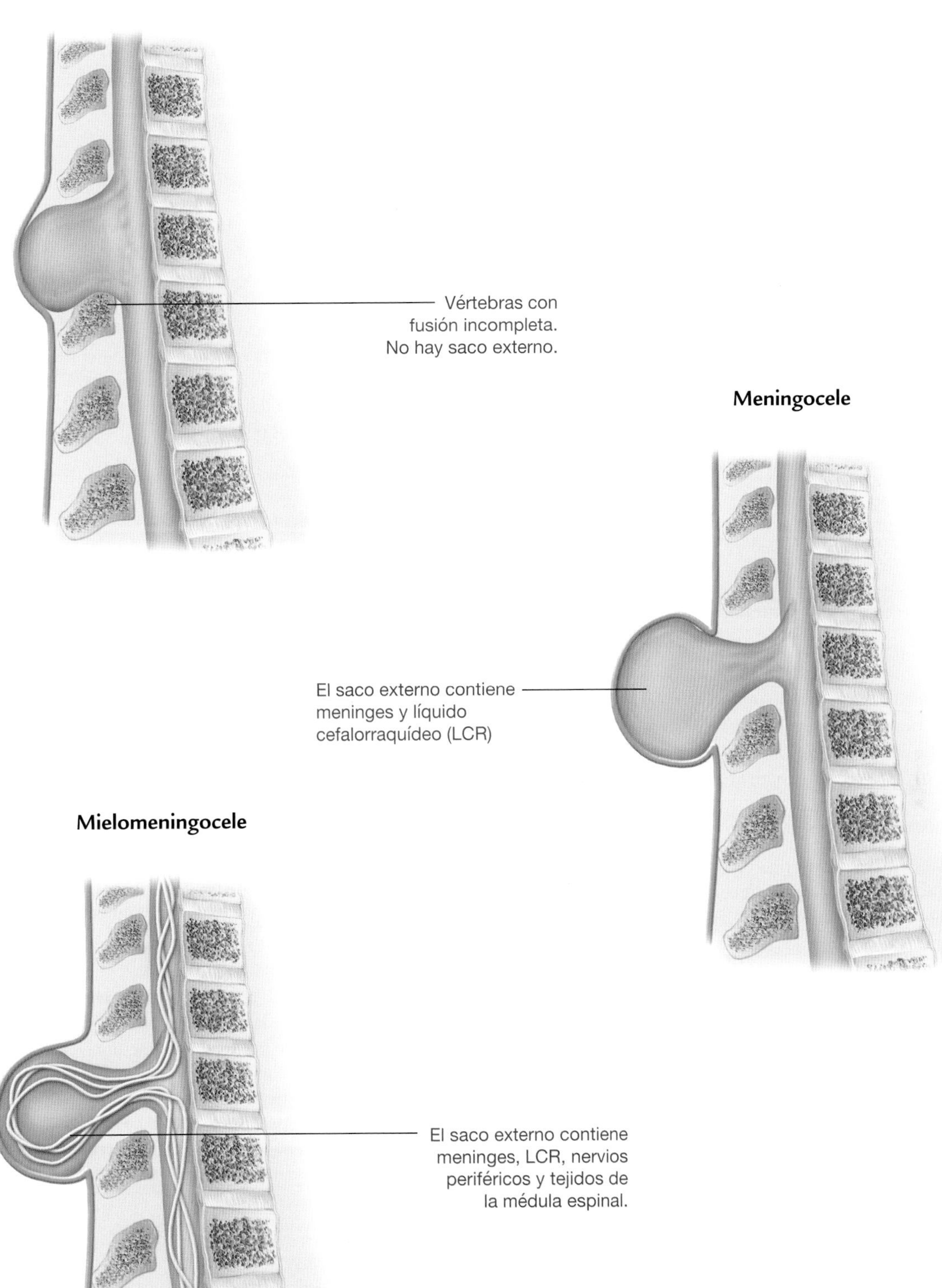
Espina bífida oculta
Vértebras con fusión incompleta. No hay saco externo.
Meningocele
El saco externo contiene meninges y líquido cefalorraquídeo (LCR)
Mielomeningocele
El saco externo contiene meninges, LCR, nervios periféricos y tejidos de la médula espinal.

LESIÓN DE LA MÉDULA ESPINAL

Las lesiones raquídeas incluyen fracturas, contusiones y compresiones de la columna vertebral, por lo general, como resultado de traumatismos de la cabeza o el cuello. El verdadero peligro es la lesión de la médula espinal (por corte, tracción, torsión o compresión). El daño puede afectar a la médula espinal entera o restringirse a la mitad, y puede presentarse en cualquier nivel. Las fracturas de las vértebras C5, C6, C7, T12 y L1 son las más frecuentes.

Etiología

Traumática

- Accidentes de tránsito
- Caídas
- Lesiones deportivas o buceo en aguas poco profundas
- Heridas de bala o de puñalada
- Levantar objetos pesados

No traumática

- Hiperparatiroidismo
- Lesiones neoplásicas

Fisiopatología

Como el traumatismo cefálico, el de médula espinal resulta de la aceleración, desaceleración u otras fuerzas deformantes aplicadas, por lo general, a distancia.

Los mecanismos accionados por traumatismos de la médula espinal incluyen:

- *Hiperextensión.* Fuerzas de aceleración-desaceleración y disminución brusca del diámetro anteroposterior de la médula espinal.
- *Hiperflexión.* Fuerza repentina y excesiva que impulsa el cuello hacia adelante o causa un movimiento exagerado hacia un lado.
- *Compresión vertical.* Fuerza ascendente o descendente en el eje vertical.
- *Rotación y cizallamiento.* Torsión.

La lesión causa hemorragias microscópicas en la materia gris y la piamadre-aracnoides. Las hemorragias aumentan gradualmente de tamaño hasta que toda la materia gris se llena de sangre, causando necrosis. Desde la materia gris, la sangre entra en la sustancia blanca, donde impide la circulación dentro de la médula espinal. El edema consiguiente causa compresión y disminuye el suministro de sangre. El edema y la hemorragia son máximos en el sitio de lesión y aproximadamente dos segmentos vertebrales por encima y por debajo. El edema empeora temporalmente la disfunción del paciente, por aumento de la presión y compresión de los nervios. El edema cerca de las vértebras C3 a C5 puede interferir con la transmisión del impulso del nervio frénico al diafragma e inhibir la función respiratoria.

En la materia blanca, la circulación generalmente retorna a la normalidad en cerca de 24 h. Sin embargo, en la materia gris, una reacción inflamatoria impide el restablecimiento de la circulación. Los fagocitos aparecen en el sitio 36-48 h después de la lesión, los macrófagos engullen axones en degeneración y el colágeno reemplaza el tejido normal. La cicatrización y el engrosamiento meníngeos dejan bloqueados o enredados los nervios en el área.

COMPLICACIONES

- Úlceras por presión
- Embolia pulmonar
- Disreflexia vegetativa
- Choque medular
- Choque neurógeno
- Disfunción motora
- Trombosis venosa profunda

Signos y síntomas

- Espasmo muscular y dolor dorsal que empeoran con el movimiento:
  - En las fracturas cervicales, el dolor puede causar puntos de hipersensibilidad.
  - En las fracturas dorsales y lumbares, el dolor puede irradiarse a otras áreas del cuerpo, como los miembros inferiores.
- De parestesia leve a cuadriplejía y choque si la lesión daña la médula espinal (en lesiones más leves, estos síntomas pueden retrasarse varios días o semanas).

Específico para el tipo o grado de lesión

- Pérdida de la función motora; flacidez muscular
- Pérdida de reflejos y de la función sensorial por debajo del nivel de lesión
- Atonía de la vejiga y el intestino
- Pérdida de la sudoración por debajo del nivel de la lesión
- Deterioro respiratorio

Resultados de las pruebas diagnósticas

- Las radiografías de la columna vertebral, el recurso más importante de diagnóstico, permiten detectar la fractura.
- Una evaluación neurológica completa permite ubicar el nivel de la lesión y detectar daños en la médula espinal.
- La punción lumbar muestra presión creciente del LCR por una lesión o traumatismo, o compresión raquídea.
- La TC o RM revelan la compresión y el edema de la médula espinal y pueden mostrar una masa raquídea.

Tratamiento

- Inmovilización inmediata para estabilizar la columna vertebral y prevenir daños en la médula espinal (tratamiento primario), incluyendo el uso de sacos de arena a ambos lados de la cabeza del paciente, un collarín duro, o tracción esquelética del cráneo con tenazas o un halo para las lesiones de la columna cervical
- Dosis altas de metilprednisolona
- Reposo en cama con soporte firme (como una tabla para cama), analgésicos y relajantes musculares
- Molde de yeso o estructura móvil
- Laminectomía y artrodesis vertebral
- Neurocirugía
- Rehabilitación
- Medicamentos: analgésicos, anticoagulantes, fármacos antiulcerosos, antidepresivos, anticolinérgicos, antiespasmódicos y laxantes

EFECTOS DE LA LESIÓN DE LA MÉDULA ESPINAL

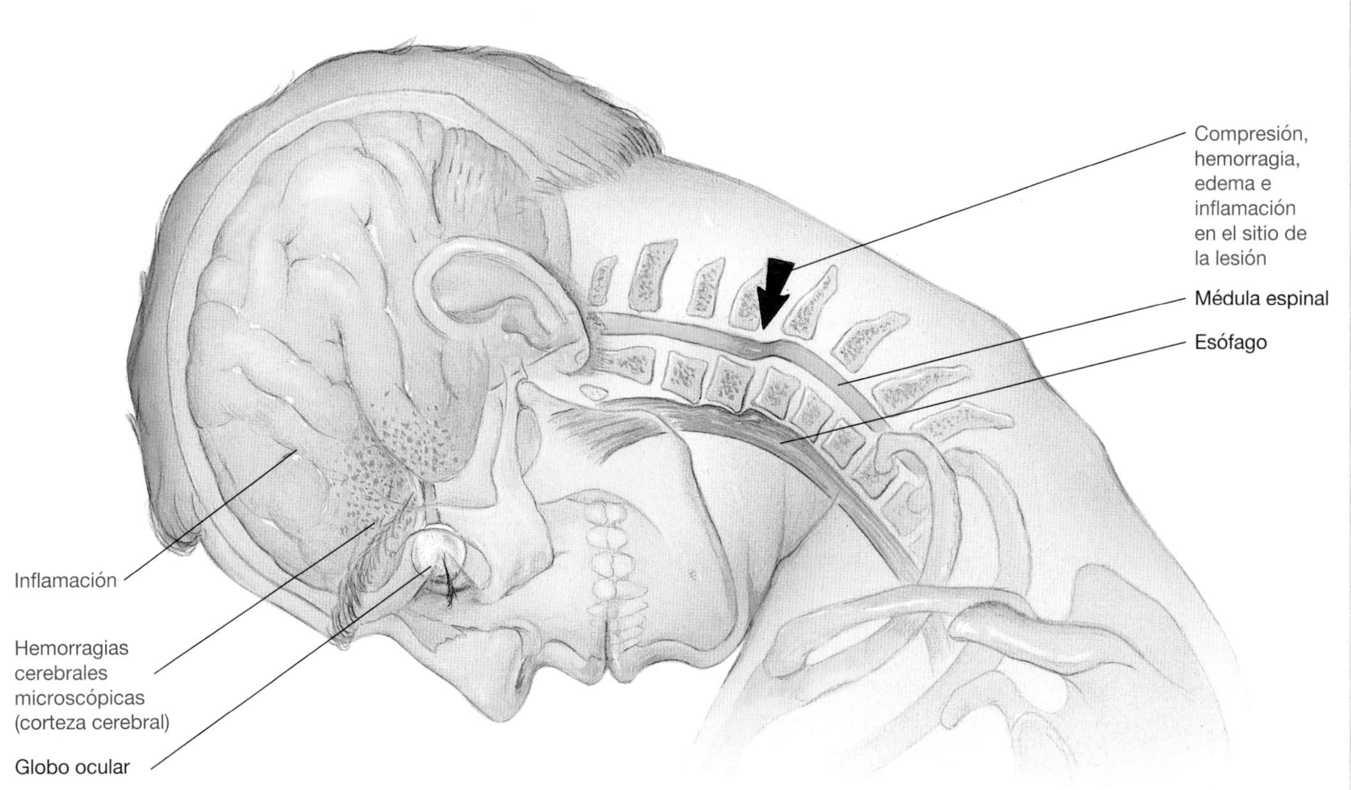

ICTUS

Un *ictus* o *accidente cerebrovascular* es una alteración súbita de la circulación cerebral en uno o más vasos sanguíneos. El ictus interrumpe o disminuye el suministro de oxígeno y, por lo general, causa graves daños o necrosis a los tejidos del encéfalo.

Etiología

- Trombosis de las arterias cerebrales o de los vasos intracraneales que ocluye el flujo sanguíneo.
- Embolias desde un trombo fuera del cerebro, como los del corazón, la aorta o la arteria carótida común.
- Hemorragia intracraneal de una arteria o vena, como por hipertensión, rotura de aneurisma, traumatismo de MAV, trastorno hemorrágico o embolia séptica (el 80-85% de los ictus se deben a sucesos trombóticos; el 15-20%, a hemorragia).

Fisiopatología

Independientemente de la causa, el efecto subyacente es la privación de oxígeno y nutrientes. Por lo general, si se obstruyen las arterias, los mecanismos autorreguladores ayudan a mantener la circulación cerebral hasta que se desarrolla la circulación colateral para proporcionar sangre al área afectada. Si los mecanismos compensatorios se agotan o si el flujo sanguíneo cerebral permanece alterado durante más de unos minutos, la privación de oxígeno conduce al infarto del tejido cerebral.

El ictus trombótico o embólico produce isquemia. Algunas de las neuronas irrigadas por el vaso ocluido mueren por falta de oxígeno y nutrientes, con un infarto cerebral resultante. Las lesiones de las células circundantes alteran el metabolismo y conducen a modificaciones en el transporte iónico, acidosis localizada y formación de radicales libres. El agua, el sodio y el calcio se acumulan en las células dañadas y se liberan neurotransmisores excitatorios. Además, la inflamación y el daño celular continuos subsiguientes pueden causar mayor lesión.

Cuando el ictus es causado por una hemorragia, la alteración de la perfusión cerebral produce infarto, y la sangre misma actúa como una masa que ocupa espacio. Los mecanismos reguladores del cerebro intentan conservar el equilibrio aumentando la presión arterial para mantener la presión de perfusión cerebral. La PIC aumentada fuerza al LCR al exterior, restableciendo así el equilibrio. Si la hemorragia es pequeña, esto puede ser suficiente para mantener al paciente vivo, con sólo una mínima deficiencia neurológica. Sin embargo, si la hemorragia es cuantiosa, la PIC aumenta rápidamente y se detiene la perfusión. Incluso si la presión vuelve a la normalidad, muchas células del cerebro mueren.

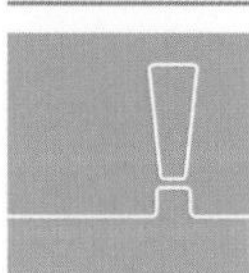

COMPLICACIONES

- Parálisis o pérdida del movimiento muscular
- Dificultad para deglutir o hablar
- Pérdida de la memoria/problemas para comprender
- Dolor
- Úlceras por presión
- Infección

Signos y síntomas

Las manifestaciones clínicas del ictus varían según la arteria afectada y la región del cerebro que irriga, la gravedad del daño y el grado de desarrollo de circulación colateral. Un accidente cerebrovascular en un hemisferio causa signos y síntomas en el lado opuesto del cuerpo. Un ictus que daña los nervios craneales afecta a las estructuras del mismo lado. Los síntomas incluyen:

- Hemiparesia
- Pérdida hemisensorial
- Grado de consciencia alterado
- Dolor de cabeza, mareos y ansiedad
- Defectos de los campos visuales
- Ataxia, vértigo e incoordinación
- Disfasia (expresiva y receptiva)
- Disartria
- Amaurosis fugaz
- Disfagia

Resultados de las pruebas diagnósticas

- La tomografía computarizada permite identificar un foco de ictus isquémico en las primeras 72 h que siguen al inicio de los síntomas y la aparición de evidencia de un ictus hemorrágico (lesiones mayores de 1 cm) de inmediato.
- La resonancia magnética ayuda a identificar las áreas de isquemia o infarto y edema cerebral.
- La arteriografía revela la interrupción de la circulación cerebral por obstrucción, como estenosis, trombosis aguda o por hemorragia.
- La ecografía Doppler transcraneal y la gammagrafía carotídea permiten identificar el grado de estenosis.
- La ecocardiografía revela trombos auriculares o ventriculares.

Tratamiento

Ictus isquémico

- Tratamiento trombolítico con activador del plasminógeno tisular en las 3 h siguientes al inicio de los síntomas
- Ácido acetilsalicílico, warfarina, heparina
- Endarterectomía carotídea
- Angioplastia y colocación de endoprótesis

Ictus hemorrágico

- Engrapado del aneurisma
- Empleo de asa (embolización de aneurisma)

ICTUS ISQUÉMICO

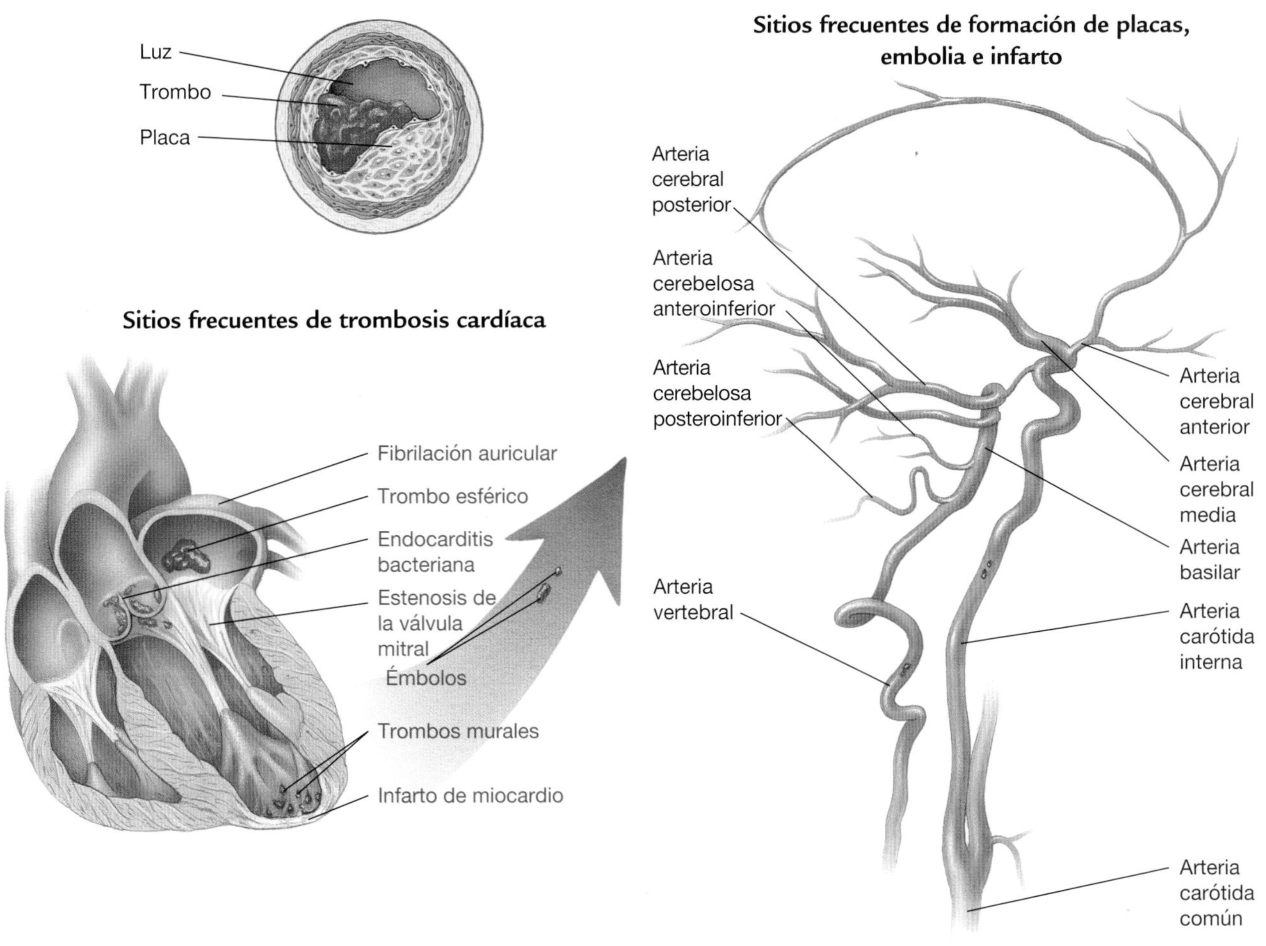

ICTUS HEMORRÁGICO

Sitios frecuentes de hemorragia cerebral

Hemorragia intracerebral

Infartos lacunares

Microaneurisma

Arteriolas

Hemorragia subaracnoidea

VIROSIS DEL OESTE DEL NILO

La virosis del oeste del Nilo es causada por un virus transmitido por mosquitos, y puede ser de leve a grave. La enfermedad leve es parecida a la gripe, con frecuencia llamada *fiebre del oeste del Nilo*. En su forma más grave, este virus puede infectar al sistema nervioso central y causar meningitis, encefalitis y muerte.

Etiología

Se disemina cuando un mosquito pica a un ave infectada y luego a una persona.

Factores de riesgo para el desarrollo de la forma grave

- Condiciones que inhiben el sistema inmunitario, como quimioterapia o trasplante de órganos reciente, o la infección por VIH
- Embarazo
- Edad avanzada

La enfermedad puede transmitirse a través de transfusiones de sangre y trasplante de órganos. También es posible que una paciente infectada transmita el virus a su hijo por la leche materna.

Fisiopatología

El virus del oeste del Nilo es un tipo de microorganismo llamado *flavivirus*, similar a muchos otros virus transmitidos por mosquitos. Después de la infección, si ocurre encefalitis, se produce una inflamación grave del cerebro. La intensa infiltración linfocítica de los tejidos cerebrales y las leptomeninges causa edema cerebral, degeneración de las células ganglionares del cerebro y destrucción difusa de células nerviosas.

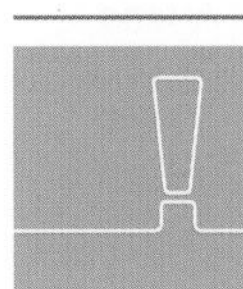

COMPLICACIONES

- Coma
- Temblores
- Crisis convulsivas
- Parálisis
- Muerte (rara)

Signos y síntomas

Virosis del oeste del Nilo

- Fiebre
- Cefalea
- Lumbalgia
- Dolores musculares
- Pérdida del apetito
- Faringitis
- Náuseas y vómitos
- Exantema maculopapular o morbiliforme en el cuello
- Dolor abdominal
- Diarrea

Infección grave

- Fiebre
- Debilidad
- Rigidez de cuello
- Cambio en el estado mental
- Alteración de la consciencia

Además, un paciente con encefalitis puede presentar paresia o parálisis, deficiencias de nervios craneales, deficiencias sensoriales, reflejos anómalos, crisis convulsivas y sacudidas involuntarias.

Resultados de las pruebas diagnósticas

- La serología revela la presencia de anticuerpos contra el virus del oeste del Nilo en LCR o suero.
- El hemograma completo muestra cifras normales o elevadas de leucocitos.
- La punción lumbar y las pruebas del LCR muestran una cifra elevada de leucocitos (especialmente linfocitos) y aumento de la concentración de proteínas.
- La resonancia magnética de la cabeza presenta evidencias de inflamación.

Tratamiento

No hay tratamiento específico.

Tratamiento de sostén

- Soluciones i.v.
- Manejo de la vía aérea
- Asistencia respiratoria
- Prevención de infecciones secundarias
- Analgésicos

EDEMA CEREBRAL EN LA VIROSIS DEL OESTE DEL NILO

Cerebro normal

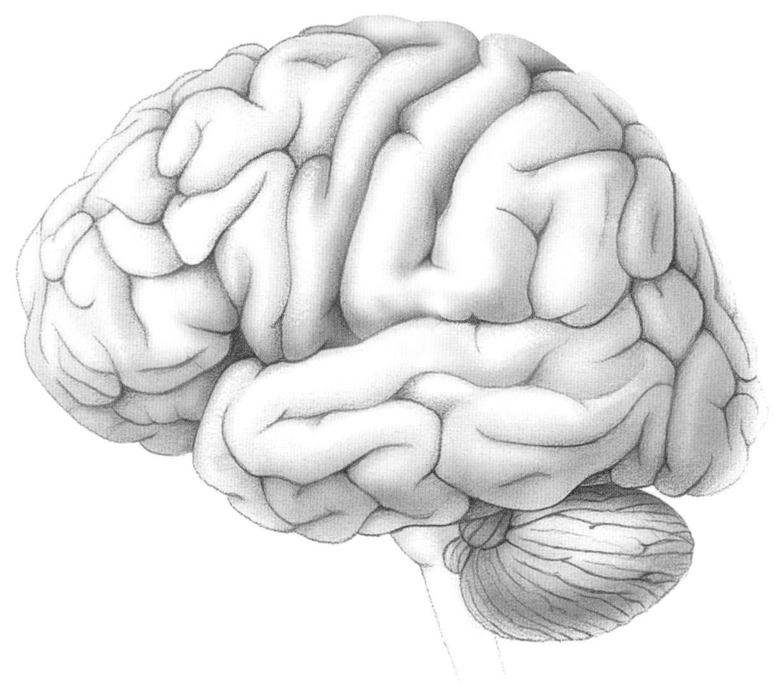

Cerebro edematoso

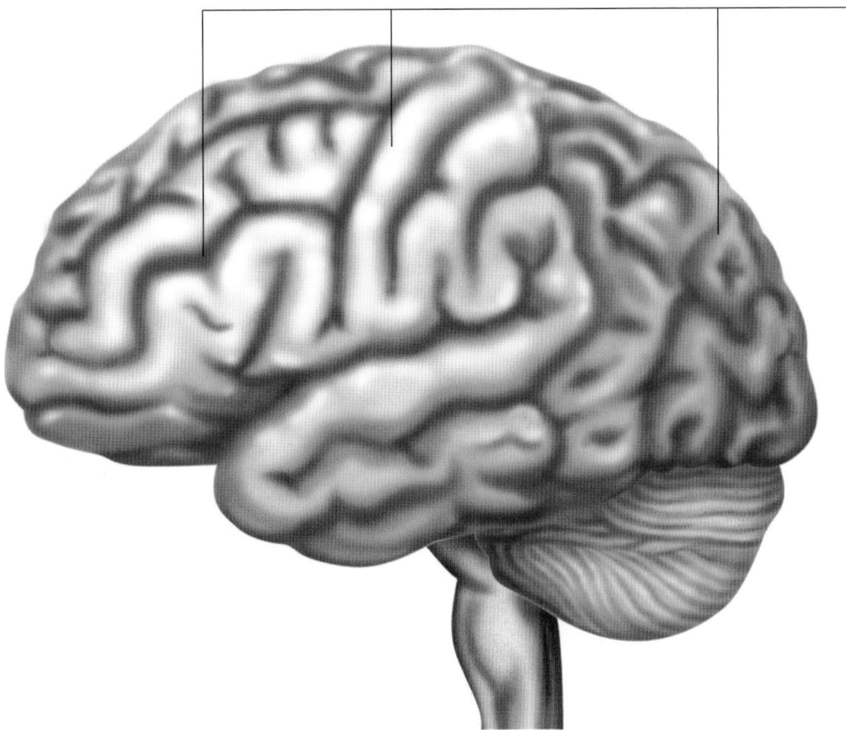

ENFERMEDADES DEL APARATO DIGESTIVO

ACALASIA

La *acalasia* es una enfermedad del músculo esofágico. En esta enfermedad, el esfínter esofágico inferior (EEI) no se "relaja" y abre para permitir que el alimento pase al estómago. Como resultado, los pacientes con acalasia tienen dificultad para deglutir los alimentos.

Etiología

Se desconoce la causa exacta, pero las teorías incluyen:

- Herencia
- Infección
- Enfermedad autoinmunitaria

Fisiopatología

En la acalasia, el EEI no se abre de manera correcta para permitir que el alimento pase al estómago y, en al menos la mitad de los pacientes afectados, la menor presión en reposo del esfínter también es inusuamente alta. El músculo de la parte inferior del esófago no se contrae de forma normal y no se presentan ondas peristálticas. Lo anterior hace que los alimentos y la saliva no se propulsen por el esófago hacia el estómago.

Algunos pacientes con acalasia tienen ondas de alta presión en la parte inferior del cuerpo del esófago después de deglutir, pero no son eficaces para impulsar el alimento hacia el estómago. Este tipo de acalasia se llama *vigorosa*. Estas anomalías del cuerpo y del esfínter inferior del esófago son la causa del atasco de alimentos en este órgano.

Desde el inicio de la enfermedad se produce inflamación en el músculo de la porción baja del esófago, sobre todo alrededor de los nervios. A medida que la enfermedad progresa, los nervios (especialmente los que causan la relajación del EEI) empiezan a degenerarse y finalmente desaparecen. Este daño a los nervios puede causar que las células musculares también empiecen a degenerarse. Estos cambios provocan que el esfínter inferior no se relaje y el músculo en la parte inferior del cuerpo del esófago no soporte las ondas peristálticas. Con el transcurso del tiempo, el cuerpo del esófago se distiende y se dilata.

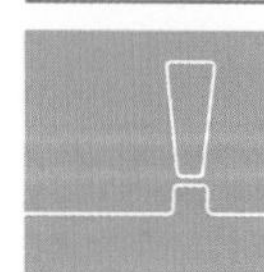

COMPLICACIONES
- Broncoaspiración
- Neumonía
- Esofagitis
- Cáncer de esófago

Signos y síntomas

- Disfagia persistente (que se presenta con cada comida, tanto sólidos como líquidos)
- Sensación de pesadez en el tórax después de comer
- Dolor torácico
- Regurgitación
- Pérdida de peso

Resultados de las pruebas diagnósticas

- La videoesofagografía muestra la dilatación del esófago con un estrechamiento cónico característico del extremo inferior, a veces comparado con un "pico de pájaro". Asimismo, el bario se mantiene en el esófago más tiempo de lo normal antes de pasar al estómago.
- La manometría esofágica muestra ausencia de contracción del músculo del cuerpo del esófago para la deglución y la no relajación del EEI.
- La endoscopia revela presión alta en el EEI, esófago dilatado y ausencia de ondas peristálticas. Con la endoscopia también se descarta el cáncer de esófago.

Tratamiento

- Con nitratos, como el dinitrato de isosorbida, y antagonistas de los canales de calcio, como el nifedipino y verapamilo, para relajar el EEI
- Dilatación del EEI
- Esofagomiotomía
- Inyección de toxina botulínica por endoscopia

COMPRENDER LA ACALASIA

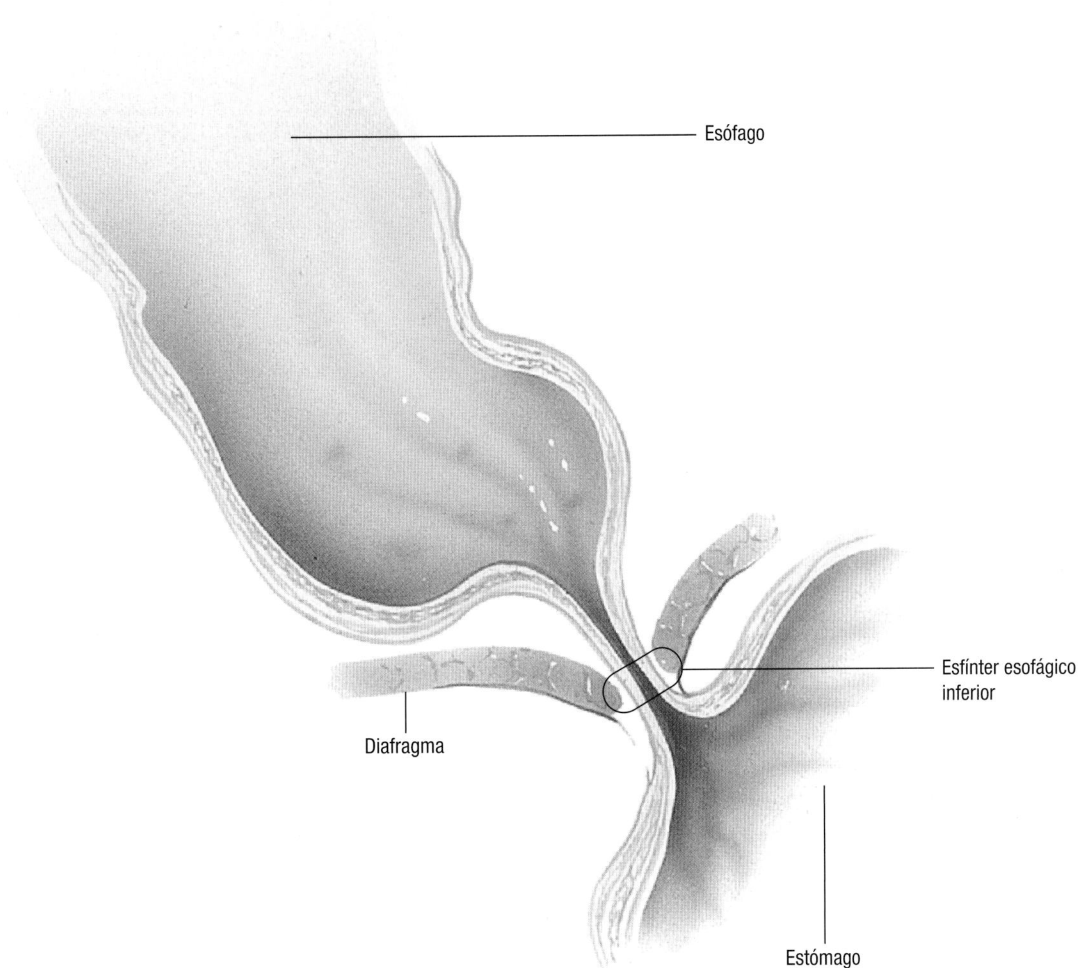

APENDICITIS

La *apendicitis*, la enfermedad quirúrgica más frecuente, es la inflamación y obstrucción del apéndice vermiforme. Desde el advenimiento de los antibióticos, han disminuido la incidencia y mortalidad de la apendicitis; sin tratamiento, es invariablemente mortal.

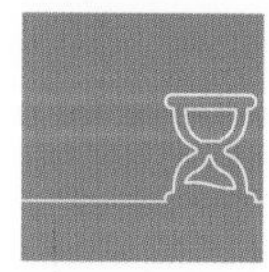

ALERTA POR EDAD

La apendicitis puede presentarse a cualquier edad, pero la mayoría de los casos ocurren entre los 11 y 20 años. Afecta de igual manera a ambos sexos; sin embargo, es más frecuente en los hombres desde la pubertad hasta los 25 años de edad.

Etiología

- Ulceración de la mucosa
- Masa fecal (fecalito)
- Estenosis
- Ingesta de bario
- Infecciones víricas
- Neoplasias
- Cuerpos extraños

Fisiopatología

La ulceración de la mucosa causa inflamación, que obstruye de forma temporal el apéndice. La obstrucción impide la salida de moco. La presión aumenta en el ahora dilatado apéndice y se contrae. Las bacterias se multiplican y la inflamación y la presión continúan aumentando, con restricción del flujo sanguíneo al órgano, y se produce dolor abdominal intenso.

La inflamación puede llevar a una infección, coagulación y lisis del tejido.

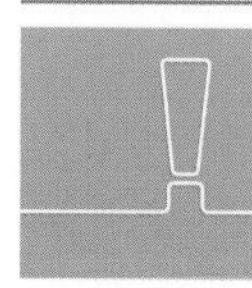

COMPLICACIONES

- Rotura o perforación del apéndice
- Peritonitis
- Absceso apendicular
- Pieloflebitis

Signos y síntomas

Apendicitis

- Dolor abdominal que se localiza en el cuadrante inferior derecho (punto de McBurney)

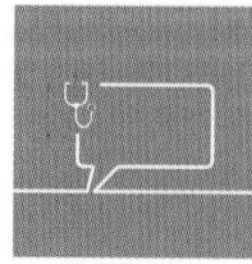

RECOMENDACIÓN CLÍNICA

Si se traza una línea desde el ombligo hasta la cresta ilíaca anterosuperior derecha y se divide en tercios, el punto de McBurney corresponde a la unión del segundo y tercero a partir del ombligo.

- Dolor a la descompresión
- Anorexia después de la aparición del dolor
- Náuseas o vómitos
- Fiebre leve

Rotura

- Dolor
- Hipersensibilidad
- Espasmo, seguido de un breve cese del dolor abdominal

Resultados de las pruebas diagnósticas

- Recuento de leucocitos moderadamente elevado con incremento de formas inmaduras.
- La ecografía abdominal o transvaginal muestra inflamación del apéndice.
- El enema de bario muestra un apéndice que no se rellena.
- La tomografía computarizada abdominal muestra la perforación o el absceso.

Tratamiento

- Nada por vía oral; electrólitos y líquidos parenterales
- Posición de Fowler alta
- Sonda nasogástrica
- Apendicectomía
- Antibióticos

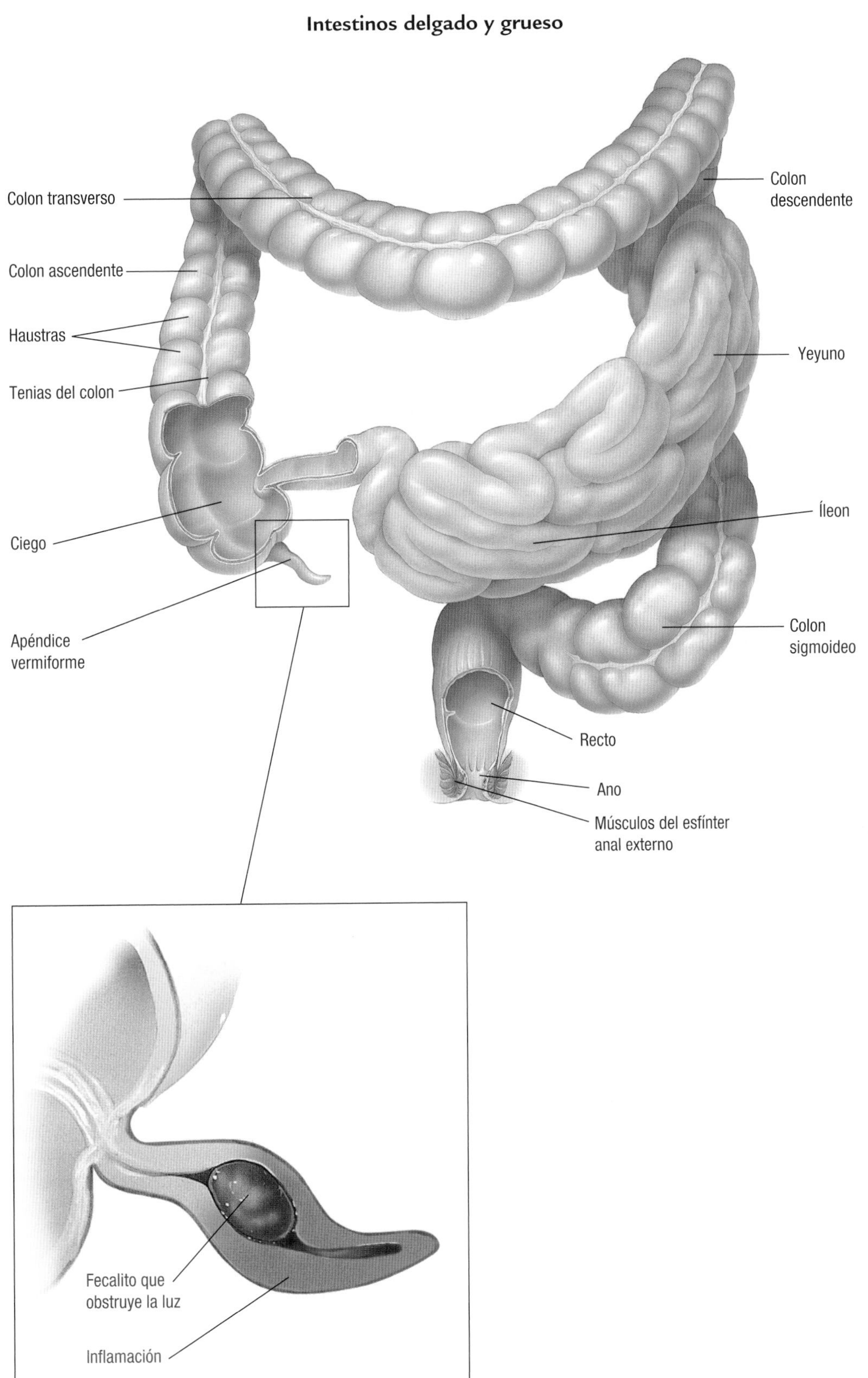
Intestinos delgado y grueso
Colon transverso
Colon descendente
Colon ascendente
Haustras
Yeyuno
Tenias del colon
Íleon
Ciego
Apéndice vermiforme
Colon sigmoideo
Recto
Ano
Músculos del esfínter anal externo
Fecalito que obstruye la luz
Inflamación

COLECISTITIS

La *colecistitis*, una inflamación aguda o crónica que causa la distensión dolorosa de la vesícula biliar, se asocia generalmente con un cálculo biliar que obstruye el conducto cístico. La colecistitis contribuye con el 10-25% de todas las cirugías de la vesícula biliar. La forma aguda es más frecuente entre las mujeres de edad madura; la crónica, entre las personas de edad avanzada. El pronóstico es bueno con el tratamiento.

Etiología

- Cálculos biliares (la causa más frecuente)
- Disminución o ausencia de irrigación sanguínea en la vesícula biliar
- Metabolismo anómalo del colesterol y las sales biliares

Fisiopatología

Por lo general, en la colecistitis aguda se presenta inflamación de la pared de la vesícula biliar después de que se aloja un cálculo en el conducto cístico. Los cálculos biliares suelen formarse cuando el metabolismo del colesterol y las sales biliares es anómalo. El hígado produce bilis de manera continua y la vesícula biliar la almacena hasta que se necesite para ayudar a digerir las grasas. Los cambios en la composición de la bilis pueden causar la formación de cálculos.

Cuando los cálculos bloquean el flujo de la bilis, la vesícula biliar se inflama y distiende. La proliferación de bacterias, generalmente *Escherichia coli*, puede contribuir a la inflamación y formación de un absceso o empiema.

El edema de la vesícula biliar (y a veces del conducto cístico) obstruye el flujo de la bilis y la irrita químicamente. Las células en la pared de la vesícula biliar pueden verse desprovistas de oxígeno y morir conforme el órgano distendido comprime los vasos y altera la irrigación sanguínea. Las células muertas se descaman y un exudado cubre las áreas ulceradas, causando que la vesícula biliar se adhiera a las estructuras circundantes.

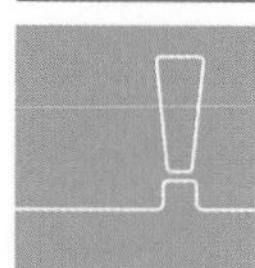

COMPLICACIONES
- Gangrena
- Perforación
- Peritonitis
- Formación de fístulas
- Pancreatitis

Signos y síntomas

- Dolor abdominal agudo en el cuadrante superior derecho abdominal que puede irradiarse al dorso, entre los hombros o a la pared anterior del tórax; por lo general, se presenta después de una comida grasosa.
- Cólico.
- Náuseas y vómitos.
- Escalofríos y fiebre leve.
- Ictericia.

Resultados de las pruebas diagnósticas

- La radiografía revela cálculos biliares si contienen suficiente calcio para ser radiopacos; también ayuda a revelar una vesícula en porcelana (dura y frágil debido al calcio que se deposita en su pared), bilis caliza y un íleo biliar.
- La tomografía computarizada o la resonancia magnética muestran una vesícula biliar calcificada y la presencia de cálculos.
- La ecografía detecta cálculos tan pequeños como de 2 mm y distingue entre ictericia obstructiva y no obstructiva.
- La gammagrafía con tecnecio revela obstrucción del conducto cístico y colecistitis aguda o crónica cuando la ecografía no permite visualizar la vesícula biliar.
- La colangiografía percutánea transhepática apoya el diagnóstico de ictericia obstructiva y revela la presencia de cálculos en los conductos.
- La química sanguínea muestra concentraciones elevadas de fosfatasa alcalina, lactato deshidrogenasa, aspartato aminotransferasa y bilirrubina total séricas, concentración de amilasa sérica ligeramente elevada y un índice ictérico alto.
- Los estudios sanguíneos revelan cifras ligeramente elevadas de leucocitos durante la crisis de colecistitis.

Tratamiento

- Colecistectomía
- Coledocostomía
- Colecistostomía percutánea transhepática
- Colangiopancreatografía retrógrada endoscópica
- Litotricia
- Ácidos quenodesoxicólico o ursodesoxicólico orales
- Dieta baja en grasas
- Vitamina K
- Antibióticos
- Sonda nasogástrica

PRESENCIA DE CÁLCULOS BILIARES

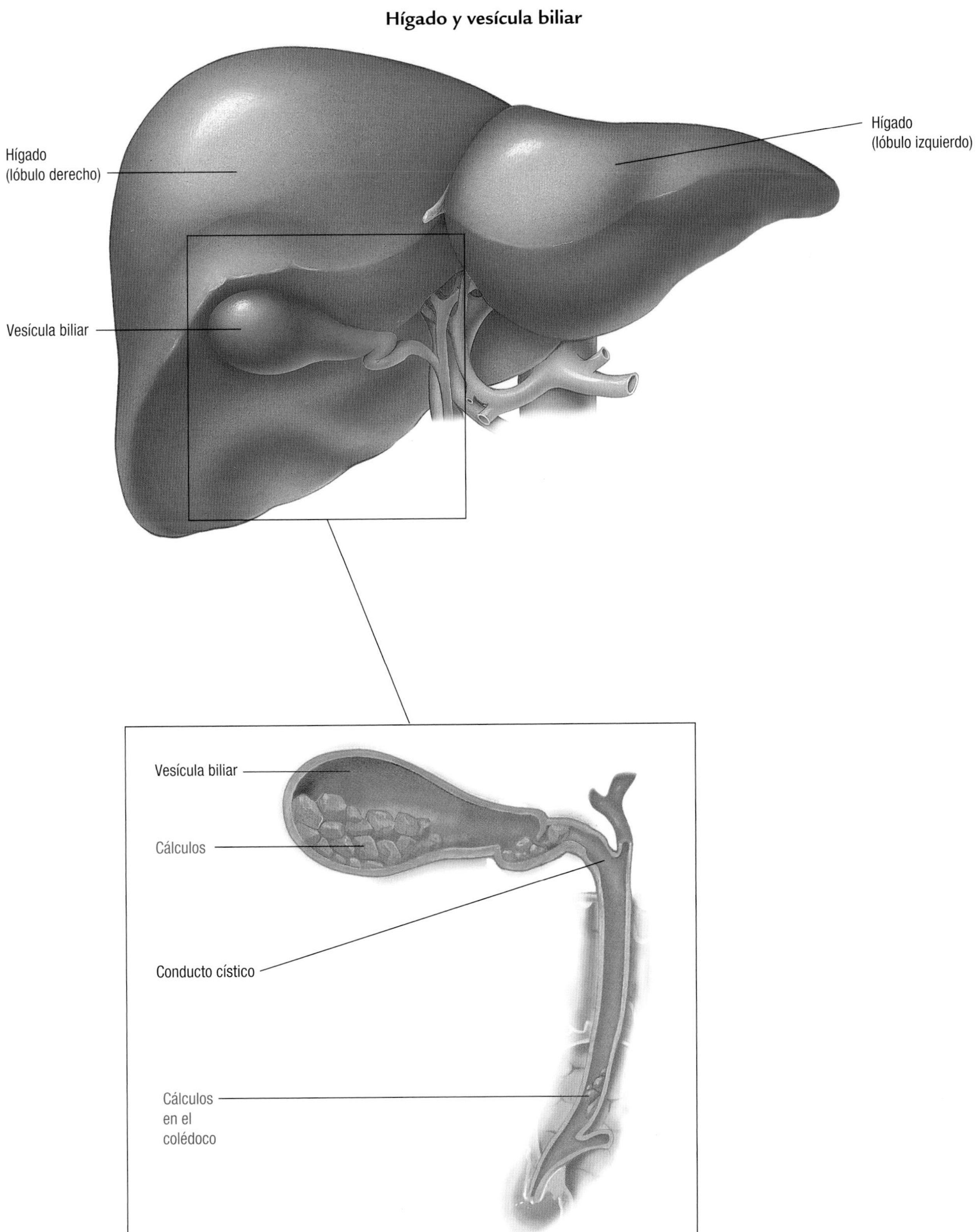

CIRROSIS

La *cirrosis* es una enfermedad crónica caracterizada por la destrucción difusa y regeneración fibrótica de las células hepáticas. La mortalidad es alta; muchos pacientes mueren dentro de los 5 años que siguen al inicio. A medida que la cirrosis progresa, pueden presentarse complicaciones, incluyendo ascitis, hipertensión portal, ictericia, coagulopatías, encefalopatía hepática, hemorragia de varices esofágicas, hemorragia gastrointestinal aguda e insuficiencia hepática y renal.

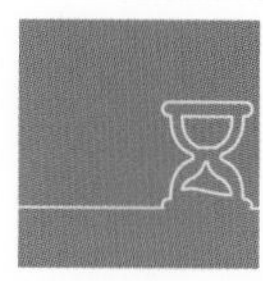

ALERTA POR EDAD

La cirrosis es especialmente frecuente en personas desnutridas mayores de 50 años con alcoholismo crónico; también es dos veces más frecuente en hombres que en mujeres.

Etiología

- Hepatitis
- Alcoholismo
- Desnutrición
- Enfermedad autoinmunitaria, como la enfermedad intestinal inflamatoria crónica o la sarcoidosis
- Enfermedades del árbol biliar
- Colangitis esclerosante
- Enfermedad de Wilson
- Deficiencia de antitripsina α_1
- Hemocromatosis
- Obstrucción de la vena hepática
- Insuficiencia cardíaca derecha

Fisiopatología

El acontecimiento inicial en la cirrosis es la cicatrización o fibrosis hepática. La cicatrización comienza como un aumento en los componentes de la matriz extracelular, como fibrina para la formación de colágeno, proteoglucanos, fibronectina y ácido hialurónico. En algún momento, la función del hepatocito se altera debido a los cambios en la matriz. Se considera que las células de almacenamiento de grasas son la fuente de los cambios extracelulares. La contracción de estas células también puede contribuir a la desorganización de la arquitectura lobulillar y a la obstrucción del flujo de sangre o bilis. Los cambios celulares que producen las bandas de tejido cicatricial también desorganizan la estructura lobulillar.

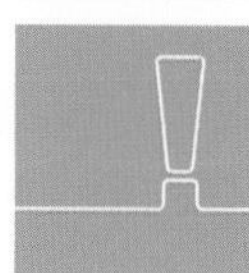

COMPLICACIONES

- Hipertensión portal
- Varices esofágicas
- Ascitis
- Encefalopatía
- Insuficiencia hepática
- Muerte

Signos y síntomas

Etapa temprana

- Anorexia, náuseas y vómitos, diarrea
- Dolor abdominal sordo

Etapa tardía

- Respiratorios: derrame pleural, limitación de la expansión torácica y deterioro del intercambio de gases.
- Sistema nervioso central: signos o síntomas progresivos de encefalopatía hepática, incluyendo letargia extrema, obnubilación y coma.
- Hemáticos: tendencia hemorrágica, anemia, esplenomegalia e hipertensión portal.
- Endocrinos: atrofia testicular, irregularidades menstruales, ginecomastia y pérdida de vello del tórax y axilas.
- Cutáneos: prurito intenso, sequedad extrema y mala turgencia de tejidos, angiomas en araña y eritema palmar.
- Hepáticos: ictericia, hepatomegalia, ascitis y edema de extremidades inferiores y síndrome hepatorrenal.
- Diversos: aliento con olor a moho, aumento de tamaño de las venas abdominales superficiales, dolor en el cuadrante superior derecho abdominal que empeora cuando el paciente se levanta de la posición sentada o se inclina hacia adelante, temperatura de 38-39 °C.
- Hemorragia de varices esofágicas.

Resultados de las pruebas diagnósticas

- La biopsia hepática revela destrucción tisular y fibrosis.
- La radiografía abdominal muestra aumento de volumen del hígado, presencia de quistes o gas en las vías biliares o el órgano, calcificación hepática y acumulación masiva de líquido (ascitis).
- La tomografía computarizada y la gammagrafía hepática muestran las dimensiones del órgano, masas anómalas e irrigación sanguínea y su obstrucción.
- La esofagogastroduodenoscopia muestra hemorragia de varices esofágicas, irritación o ulceración gástricas, o hemorragia e irritación duodenales.
- Los análisis de sangre muestran concentraciones altas de enzimas hepáticas y bilirrubina (total e indirecta) séricas, disminución de la concentración de albúmina y proteínas totales séricas, tiempo de protrombina prolongado, reducción de la concentración de hemoglobina, el hematócrito y los electrólitos séricos, y deficiencia de vitaminas A, C y K.
- Los análsis de orina muestran aumento de la concentración de bilirrubina y urobilinógeno.
- Análisis fecal: concentración disminuida de urobilinógeno fecal.

Tratamiento

- Vitaminas y suplementos nutricionales
- Lactulosa
- Bloqueadores β-adrenérgicos para el tratamiento de la hipertensión portal
- Octreotida y otros vasoconstrictores
- Ligadura endoscópica de las venas varicosas
- Colocación de una derivación quirúrgica
- Agentes esclerosantes
- Inserción de derivaciones portosistémicas
- Trasplante de hígado
- Taponamiento con balón esofágico

CAMBIOS CIRRÓTICOS

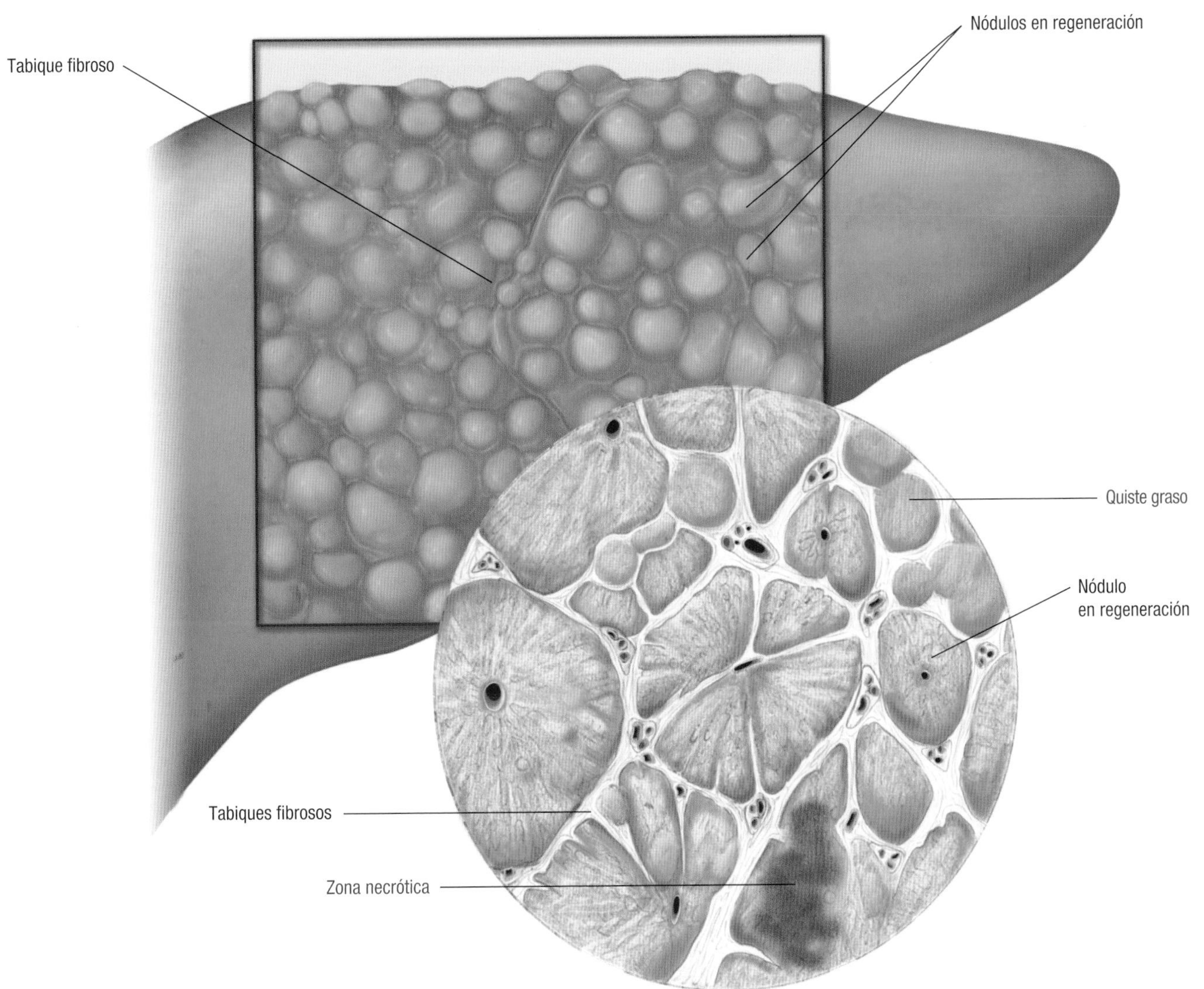

PÓLIPOS EN EL COLON

Un *pólipo* es un pequeño crecimiento tumoral que se proyecta desde una superficie mucosa. Son tipos de pólipos los adenomas polipoides comunes, adenomas vellosos, poliposis hereditaria, hiperplasia polipoide localizada y pólipos juveniles (hamartomas). La mayoría de los pólipos rectales son benignos; sin embargo, los pólipos vellosos y hereditarios tienden a malignizarse. De hecho, una característica llamativa de la poliposis es su fuerte asociación con el adenocarcinoma rectosigmoideo.

ALERTA POR EDAD

Los pólipos juveniles, que suelen presentarse en los niños menores de 10 años de edad, se caracterizan por hemorragia rectal. Los adenomas vellosos son más prevalentes en los hombres mayores de 55 años; los adenomas polipoides comunes, en las mujeres blancas de 45-60 años. La incidencia de pólipos no juveniles aumenta después de los 70 años en ambos sexos.

Etiología

Desconocida.

Factores predisponentes

- Herencia
- Edad
- Infección
- Dieta rica en grasas
- Estrés y sedentarismo

Fisiopatología

Los *pólipos del colon* son masas de tejido debidas a la proliferación celular desenfrenada en la parte superior del epitelio, que aparecen encima de la membrana mucosa y protruyen hacia el tubo digestivo.

Los pólipos pueden describirse por su apariencia como pedunculados (unidos por un tallo a la pared intestinal) o sésiles (con una base ancha que los une a la pared y sin tallo).

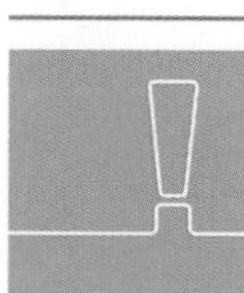

COMPLICACIONES

- Hemorragia lenta (puede causar anemia)
- Obstrucción intestinal
- Hemorragia rectal grave
- Invaginación intestinal
- Cáncer colorrectal

Signos y síntomas

- Por lo general, asintomáticos (se descubren de manera incidental durante un tacto o por rectosigmoidoscopia)
- Hemorragia rectal (los pólipos rectales altos dejan una banda de sangre sobre las heces, mientras que los pólipos rectales bajos sangran libremente)
- Defecación dolorosa
- Diarrea

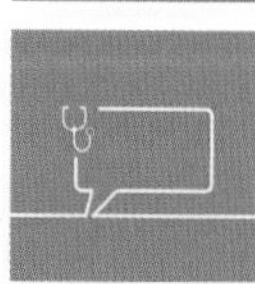

RECOMENDACIÓN CLÍNICA

Aunque la mayoría son asintomáticos, los pólipos pueden causar síntomas en virtud de su protrusión hacia la luz del intestino. Pueden sangrar, causar dolor abdominal o realmente obstruir el intestino.

Resultados de las pruebas diagnósticas

- El enema de bario permite identificar los pólipos en el colon.
- La prueba de sangre oculta en heces es positiva.
- Los análisis de sangre revelan disminución de las cifras de hemoglobina y hematócrito.
- La proctosigmoidoscopia o colonoscopia y la biopsia rectal confirman la presencia de pólipos.
- El análisis del suero revela los desequilibrios electrolíticos (adenomas vellosos).

Tratamiento

Adenomas polipoides frecuentes

- De menos de 1 cm de diámetro: polipectomía, por lo general mediante fulguración durante la endoscopia.
- De más de 4 cm: resección abdominoperineal o anterior baja.

Adenomas vellosos invasores

- Resección abdominoperineal
- Resección anterior baja

Hiperplasia polipoide localizada

- Obliterados por biopsia

Pólipos hereditarios

- Resección abdominoperineal total con ileostomía permanente
- Colectomía subtotal con ileoproctostomía
- Anastomosis ileoanal

Pólipos juveniles

- Con frecuencia se autoamputan
- Extirpación con asa durante la colonoscopia

PÓLIPOS EN EL COLON

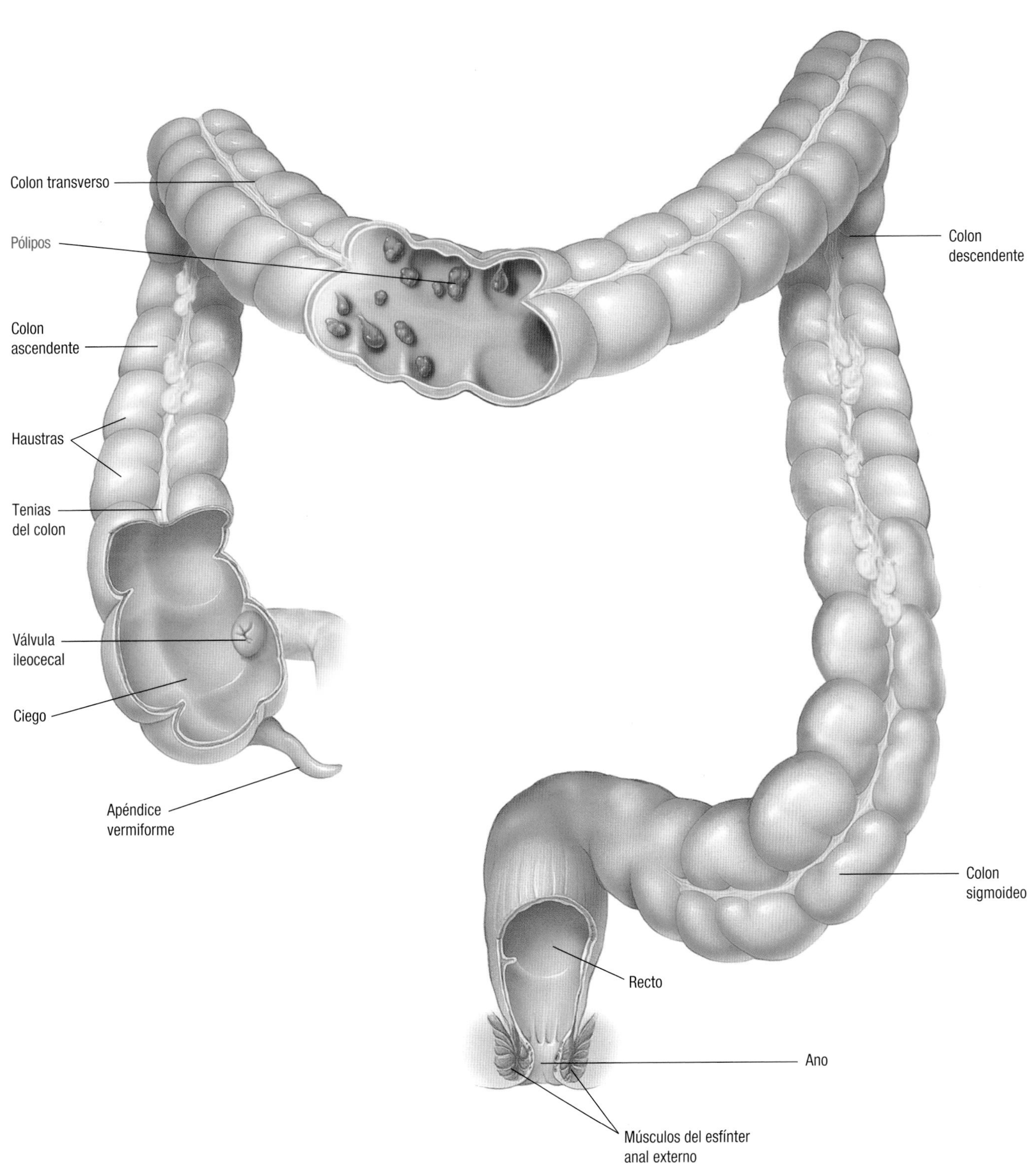
Colon transverso
Pólipos
Colon ascendente
Haustras
Tenias del colon
Válvula ileocecal
Ciego
Apéndice vermiforme
Colon descendente
Colon sigmoideo
Recto
Ano
Músculos del esfínter anal externo

CÁNCER COLORRECTAL

El cáncer colorrectal es la segunda neoplasia maligna visceral más frecuente en Estados Unidos y Europa. Tiende a progresar lentamente y permanece localizado por mucho tiempo. Su incidencia es igual en hombres y mujeres. Es potencialmente curable en cerca del 90% de los pacientes si el diagnóstico temprano permite la resección antes de la afección ganglionar.

Etiología

Desconocida.

Factores de riesgo

- Dieta baja en fibra, alta en grasas, hipercalórica
- Otras enfermedades del aparato digestivo
- Antecedente de colitis ulcerosa (intervalo promedio de 11-17 años antes del inicio del cáncer) y enfermedad de Crohn
- Poliposis hereditaria (por lo general, el cáncer se presenta cerca de los 50 años de edad)
- Estrés y obesidad
- Tabaquismo
- Abuso de alcohol
- Diabetes
- Alteración de la hormona de crecimiento
- Radioterapia o antecedente de cáncer o pólipos colorrectales
- Antecedentes familiares de cáncer colorrectal

ALERTA POR EDAD

La edad mayor de 40 años es un factor de riesgo para el cáncer colorrectal.

Fisiopatología

La mayoría de las lesiones del intestino grueso corresponden a adenocarcinomas moderadamente diferenciados. Estos tumores tienden a crecer de manera lenta y permanecen asintomáticos durante largos periodos. Los tumores en el colon sigmoideo y el descendente crecen de manera circular y constriñen la luz intestinal. En el momento del diagnóstico, los tumores en el colon ascendente son generalmente grandes y palpables en la exploración física.

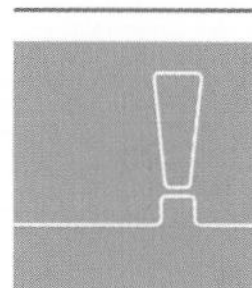

COMPLICACIONES

- Distensión abdominal y obstrucción intestinal
- Anemia
- Complicaciones resultantes de la quimioterapia o la radioterapia

Signos y síntomas

- Cambios en los hábitos intestinales, como hemorragia, dolor, anemia y anorexia
- Síntomas de obstrucción local
- Síntomas de la extensión directa a órganos adyacentes (vejiga, próstata, uréteres, vagina, sacro)
- Síntomas de metástasis a distancia (por lo general, al hígado)

Signos específicos del sitio de la obstrucción

- Colon ascendente:
  - Heces negras alquitranadas, anemia
  - Dolor u opresión abdominal, cólicos sordos
  - Debilidad, fatiga y disnea de esfuerzo
  - Vómitos
- Colon descendente:
  - Rectorragia; presencia de sangre oscura o rojo brillante o moco en las heces
  - Plenitud abdominal o cólicos
  - Opresión rectal
  - Estreñimiento
  - Diarrea
  - Heces en forma de cinta o lápiz
  - Dolor que se alivia con la expulsión de flatos o la evacuación intestinal

Resultados de las pruebas diagnósticas

- Por tacto rectal se detecta casi el 15% de los cánceres colorrectales, específicamente, lesiones sospechosas de recto y perianales.
- La prueba de sangre oculta en heces puede resultar positiva.
- Los estudios con enema de bario pueden determinar la ubicación de las lesiones, que no suelen detectarse de forma visual o manual.

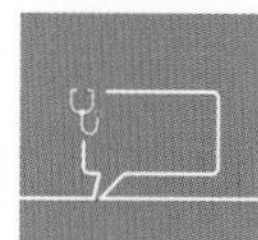

RECOMENDACIÓN CLÍNICA

El estudio con sulfato de bario no debe preceder a la colonoscopia o urografía excretora, porque interfiere con éstas.

- La tomografía computarizada permite una mejor visualización si el enema de bario aporta resultados no concluyentes o hay sospecha de metástasis a los ganglios linfáticos pélvicos.
- La proctoscopia o sigmoidoscopia permiten observar la porción inferior del tubo digestivo, lo cual permite detectar hasta el 66% de los cánceres colorrectales. La colonoscopia permite la inspección visual y la fotografía del colon hasta la válvula ileocecal, y proporciona acceso para la polipectomía y las biopsias de lesiones que levantan sospecha.
- El antígeno carcinoembrionario permite la vigilancia del paciente antes y después del tratamiento para detectar metástasis o recidivas.
- La urografía excretora permite verificar la función renal bilateral y la inspección respecto del desplazamiento de los riñones, uréteres o vejiga por un tumor que ejerce presión contra estas estructuras.

Tratamiento

- Intervención quirúrgica a fin de extirpar el tumor y los tejidos adyacentes, y cualquier ganglio linfático que pudiese contener células cancerosas.
- Quimioterapia para los pacientes con metástasis, enfermedad residual o un tumor recurrente inoperable.
- Radioterapia para reducción de la masa tumoral, antes o después de la cirugía, o en combinación con quimioterapia.
- Dieta rica en fibra.

TIPOS DE CÁNCER COLORRECTAL

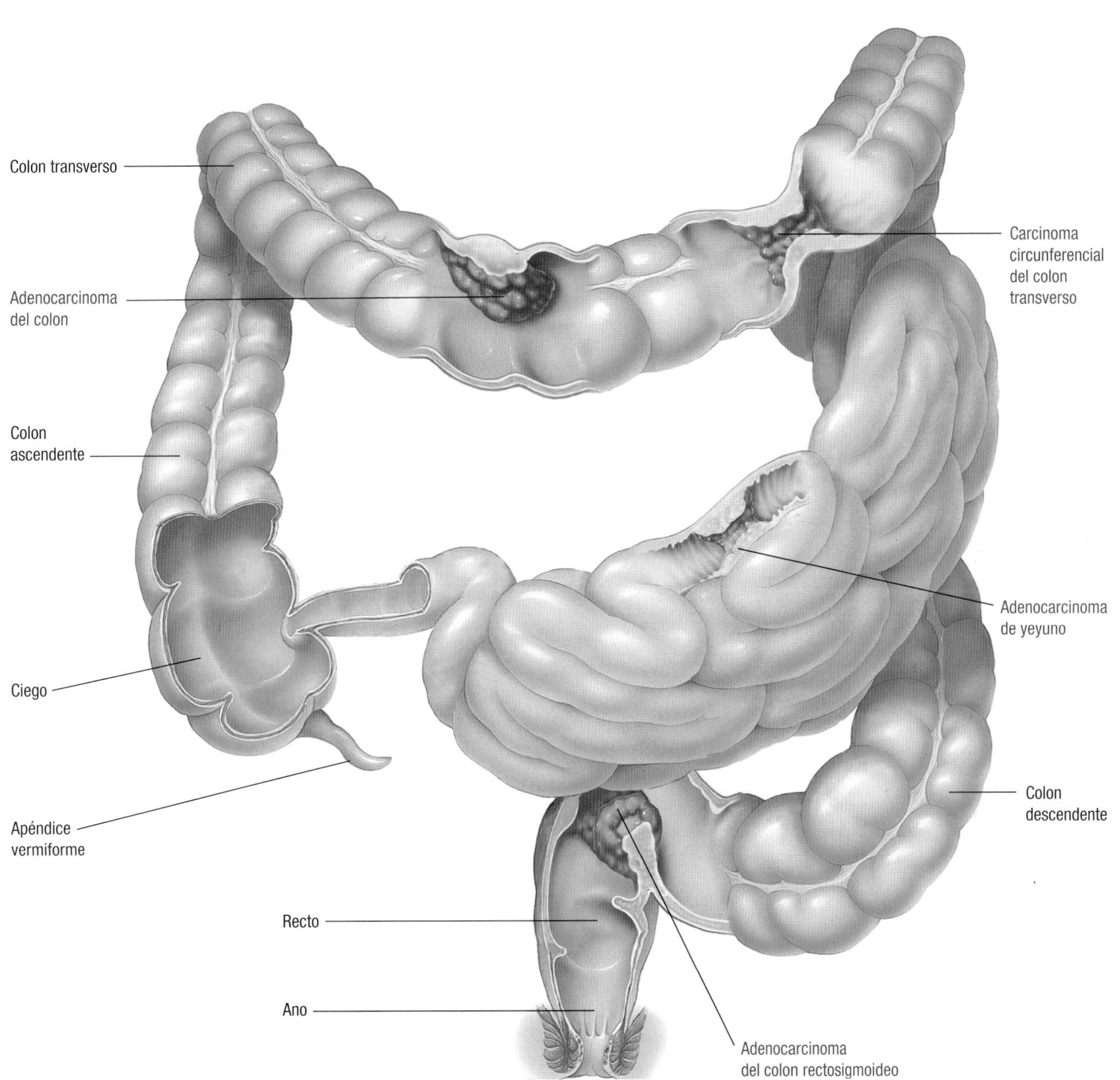

ENFERMEDAD DE CROHN

La *enfermedad de Crohn*, también denominada *enteritis regional* o *colitis granulomatosa*, es la inflamación de cualquier parte del tubo digestivo (por lo general, el íleon terminal) que se extiende a través de todas las capas de la pared intestinal. También puede involucrar los ganglios linfáticos regionales y el mesenterio.

ALERTA POR EDAD

La enfermedad de Crohn es más frecuente en adultos de 20-40 años de edad.

Etiología

Desconocida.

Posibles factores que contribuyen

- Obstrucción linfática
- Alergias y trastornos inmunitarios
- Infección
- Predisposición genética

Fisiopatología

Sea cual sea la causa de la enfermedad de Crohn, la inflamación se extiende de manera lenta y progresiva. Los ganglios linfáticos crecidos bloquean el flujo de linfa en la submucosa. La obstrucción linfática da lugar a edema, ulceración de la mucosa, fisuras, abscesos y, a veces, granulomas. Las ulceraciones de la mucosa se llaman *lesiones salteadas* porque no son continuas, como en la colitis ulcerosa.

Se desarrollan parches ovalados y elevados de folículos linfáticos estrechamente empacados, llamados *placas de Peyer*, en el revestimiento del intestino delgado. La fibrosis subsiguiente engrosa la pared del intestino y causa estenosis (o estrechamiento de la luz). La membrana serosa se inflama (serositis), las asas intestinales inflamadas se adhieren a otras enfermas o normales, y los segmentos de intestino afectados se entremezclan con los sanos. Por último, las partes afectadas del intestino se hacen más gruesas, estrechas y cortas.

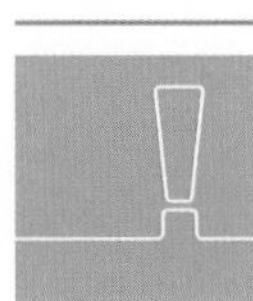

COMPLICACIONES

- Fístula anal
- Absceso perineal
- Fístulas a la vejiga, vagina o piel
- Obstrucción intestinal
- Deficiencias nutricionales
- Peritonitis

Signos y síntomas

- Dolor de tipo cólico constante en el cuadrante inferior derecho abdominal
- Cólicos, hipersensibilidad
- Pérdida de peso
- Diarrea, esteatorrea, heces sanguinolentas
- Fiebre leve
- Fístula anal
- Absceso perineal

Resultados de las pruebas diagnósticas

- La prueba de sangre oculta en heces revela su presencia en cantidades diminutas.
- La radiografía del intestino delgado muestra una mucosa irregular, con ulceración y rigidez.
- El enema de bario revela el signo de la cadena (segmentos de estenosis separados por intestino normal) y posiblemente fisuras y estrechamiento del intestino.
- La sigmoidoscopia y colonoscopia revelan áreas de inflamación en parches (que ayudan a descartar colitis ulcerosa), con una superficie en empedrado de la mucosa. Con la afección del colon, pueden verse úlceras.
- La biopsia puede presentar granulomas hasta en la mitad de las muestras.
- Las pruebas en sangre revelan un aumento de los leucocitos y de la velocidad de sedimentación globular, así como una disminución de las concentraciones de potasio, calcio, magnesio y hemoglobina.

Tratamiento

- Corticoesteroides e inmunosupresores
- Aminosalicilatos, como la sulfasalazina
- Antidiarréicos (contraindicados en los pacientes con obstrucción intestinal significativa)
- Antibióticos, como metronidazol y ampicilina
- Tratamientos biológicos, como el infliximab
- Disminución del estrés y de la actividad física
- Suplementos vitamínicos (y de hierro)
- Evitar frutas y verduras, productos con alto contenido de fibra, picantes o alimentos grasosos, lácteos, bebidas carbonatadas o con cafeína, alimentos o líquidos que estimulen la actividad intestinal
- Intervención quirúrgica si es necesario

CAMBIOS DEL INTESTINO EN LA ENFERMEDAD DE CROHN

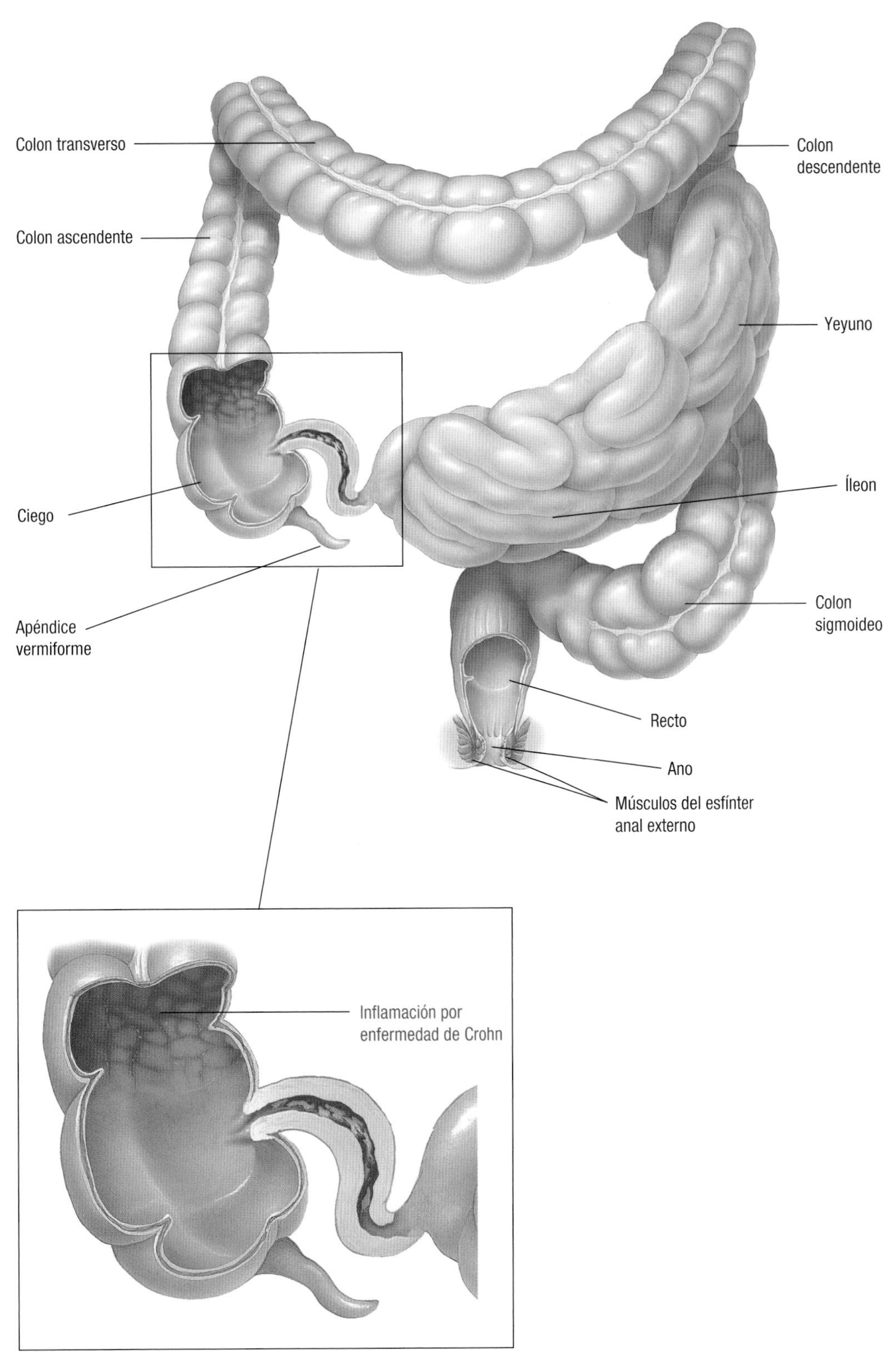

ENFERMEDAD DIVERTICULAR

En la enfermedad diverticular, las bolsas que protruyen (divertículos) en la pared del tubo digestivo impulsan el revestimiento de mucosa a través del músculo circundante. Aunque el sitio más habitual para los divertículos es el colon sigmoideo, pueden desarrollarse en cualquier lugar, desde el extremo proximal de la faringe hasta el ano. Los sitios más frecuentes incluyen el duodeno, cerca del borde pancreático o de la ampolla de Vater, y el yeyuno.

La diverticulosis del estómago es rara y, por lo general, es precursora de la enfermedad péptica o neoplásica. La enfermedad diverticular del íleon (divertículo de Meckel) es la anomalía congénita más frecuente del tubo digestivo.

La enfermedad diverticular tiene dos formas clínicas:

- Diverticulosis: divertículos presentes pero asintomáticos.
- Diverticulitis: divertículos inflamados; puede causar una obstrucción potencialmente mortal, infección o hemorragia.

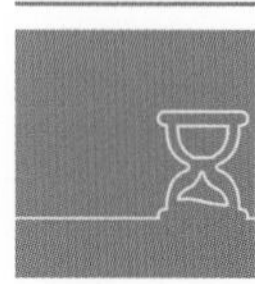

ALERTA POR EDAD

La enfermedad diverticular es más frecuente en hombres mayores de 40 años y en las personas que consumen una dieta baja en fibra. Más de la mitad de los pacientes mayores de 60 años presentan divertículos de colon.

Etiología

- Se desconoce su causa exacta.
- Disminución de la motilidad del colon y aumento de la presión intraluminal.
- Dieta baja en fibra.
- Defectos en la fortaleza de la pared del colon.

Fisiopatología

Los divertículos probablemente son el resultado de la presión intraluminal alta sobre un área de debilidad en la pared del tubo digestivo donde ingresan los vasos sanguíneos. La dieta puede ser un factor contribuyente porque la fibra en cantidades insuficientes disminuye el residuo fecal, estrecha la luz del intestino y conduce a la presión intraabdominal alta durante la defecación.

En la *diverticulitis*, las bacterias y alimentos no digeridos se acumulan en el saco diverticular. Esta masa dura corta el suministro de sangre a las paredes delgadas del saco, haciéndolas más susceptibles a un ataque por las bacterias del colon.

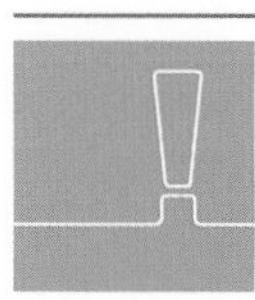

COMPLICACIONES

- Hemorragia rectal
- Piemia portal desde la erosión de la arteria o vena
- Fístula
- Obstrucción intestinal
- Perforación
- Absceso
- Peritonitis

Signos y síntomas

Diverticulosis

- Asintomática

Diverticulitis leve

- Dolor abdominal inferior izquierdo moderado
- Fiebre leve
- Leucocitosis
- Náuseas y vómitos

Diverticulitis grave

- Náuseas y vómitos
- Dolor del cuadrante inferior izquierdo y rigidez abdominales
- Fiebre alta, escalofríos, hipotensión y estado de choque
- Hemorragia de microscópica a masiva

Diverticulitis crónica

- Estreñimiento, heces de tipo cinta, diarrea intermitente y distensión abdominal
- Rigidez y dolor abdominales, disminución o ausencia de ruidos intestinales, náuseas y vómitos

Resultados de las pruebas diagnósticas

- El estudio de tránsito esofagogastroduodenal revela diverticulosis del esófago y el duodeno.
- El enema de bario revela el llenado de los divertículos, lo cual confirma el diagnóstico.
- La biopsia revela datos de enfermedad benigna, descartando el cáncer.
- Los estudios sanguíneos muestran leucocitosis y aumento de la velocidad de sedimentación globular en la diverticulitis.

Tratamiento

- Dieta líquida o blanda, ablandadores de heces y ocasionalmente dosis de aceite mineral
- Analgésicos, como la meperidina o morfina
- Antiespasmódicos
- Antibióticos
- Ejercicio
- Resección de colon con extirpación del segmento afectado
- Colostomía temporal si es necesario
- Transfusiones de sangre si es necesario
- Dieta alta en residuos después de que cede el dolor

DIVERTICULOSIS

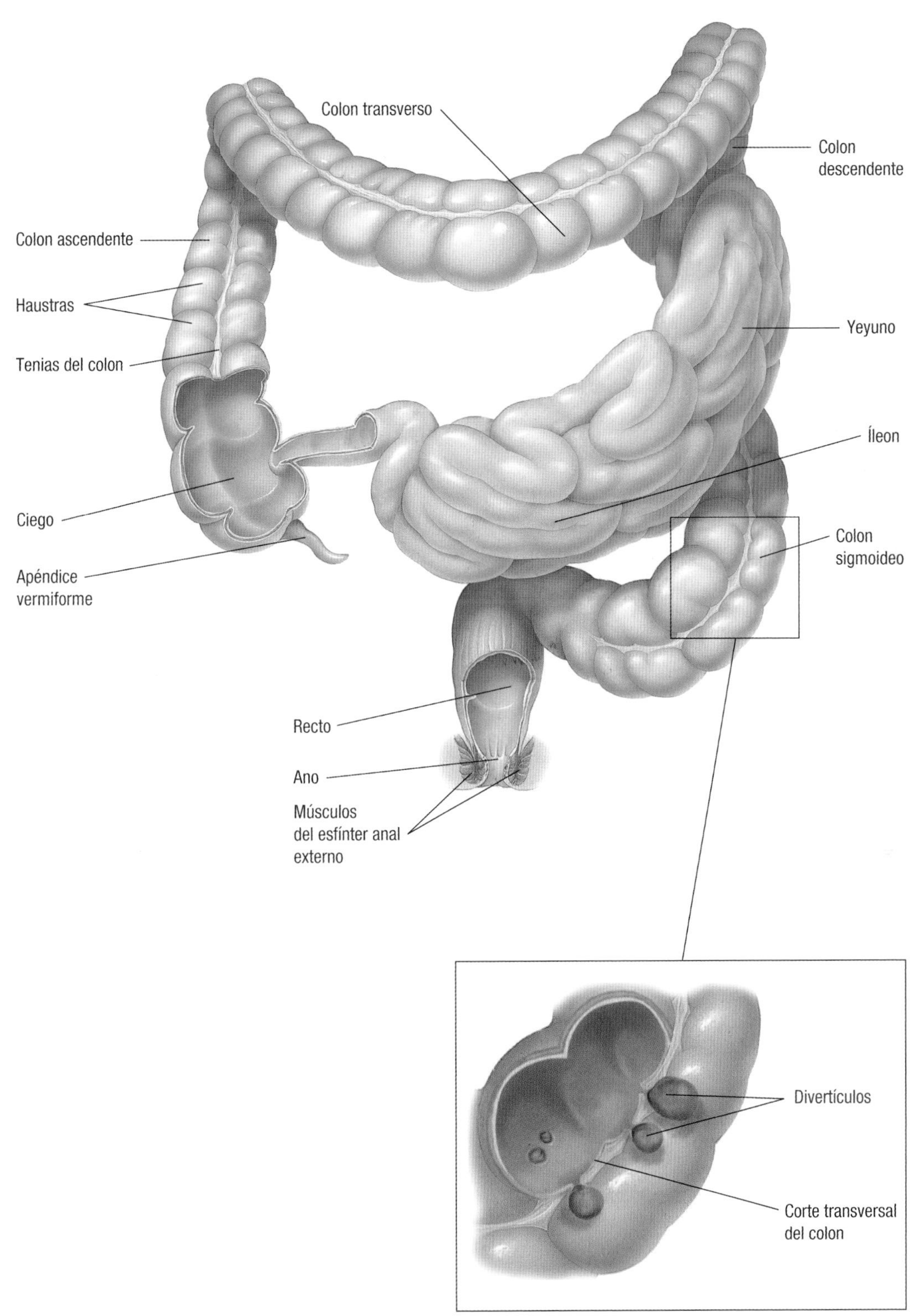
Colon transverso
Colon descendente
Colon ascendente
Haustras
Tenias del colon
Yeyuno
Íleon
Ciego
Colon sigmoideo
Apéndice vermiforme
Recto
Ano
Músculos del esfínter anal externo
Divertículos
Corte transversal del colon

CÁNCER DE ESÓFAGO

El cáncer de esófago es, por lo general, mortal. Esta enfermedad se presenta en todo el mundo, pero la incidencia varía geográficamente. Es más frecuente en Japón, China, Oriente Medio y partes de África del sur. Los pulmones e hígado son sitios frecuentes de metástasis.

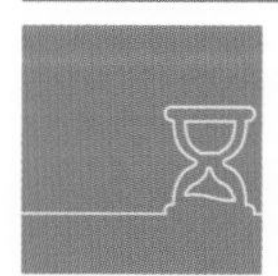

ALERTA POR EDAD

El cáncer de esófago se desarrolla con más frecuencia en hombres mayores de 60 años de edad.

Etiología

Desconocida.

Factores predisponentes

- Irritación crónica por fumar en grandes cantidades y consumo excesivo de alcohol
- Inflamación inducida por la estasis, como en la acalasia o estenosis
- Deficiencia nutricional
- Dietas ricas en nitrosaminas
- Antecedente de tumores de cabeza y cuello

Fisiopatología

El cáncer de esófago incluye dos tipos: carcinoma espinocelular y adenocarcinoma. La mayoría de los cánceres de esófago corresponden a carcinomas espinocelulares mal diferenciados. Los adenocarcinomas son menos frecuentes y se ubican en el tercio inferior del esófago. Por lo general, los tumores del esófago son lesiones fungiformes e infiltrativas, y constriñen de forma parcial la luz del esófago.

Las metástasis regionales se presentan de manera temprana a través del sistema linfático submucoso, y con frecuencia invaden letalmente los órganos primarios vitales adyacentes.

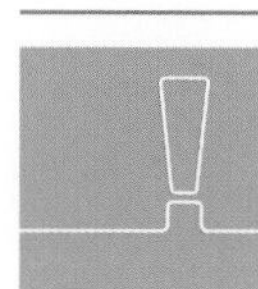

COMPLICACIONES

- Incapacidad para controlar las secreciones
- Obstrucción del esófago
- Pérdida de control del esfínter esofágico inferior
- Neumonía por broncoaspiración
- Mediastinitis
- Fístula traqueoesofágica o broncoesofágica
- Perforación

Signos y síntomas

- Anorexia
- Vómitos
- Deshidratación
- Regurgitación
- Disfagia y pérdida de peso (lo más frecuente)
- Obstrucción esofágica
- Dolor
- Ronquera y tos
- Caquexia

Complicaciones de las metástasis

- Fístulas traqueoesofágicas
- Mediastinitis
- Perforación
- Neumonía por broncoaspiración
- Incapacidad para controlar las secreciones

Resultados de las pruebas diagnósticas

- Las radiografías del esófago, con trago de bario (esofagografía) y los estudios de motilidad, permiten delinear defectos estructurales y de rellenado, y el peristaltismo disminuido.
- La tomografía computarizada muestra el tamaño y localización de las lesiones del esófago.
- La resonancia magnética permite evaluar el esófago y las estructuras adyacentes.
- La esofagoscopia, las biopsias en sacabocado y por cepillado, y las pruebas de citología exfoliativa confirman los tumores del esófago.
- La broncoscopia, que por lo general se realiza después de una esofagoscopia, revela la proliferación del tumor en el árbol traqueobronquial.
- La ecografía endoscópica del esófago combina la tecnología de endoscopia y ultrasonográfica para revelar la profundidad de penetración del tumor.

Tratamiento

- Por lo general, multimodal
- Resección para mantener una vía de paso para el alimento
- Tratamientos paliativos:
  - Quimioterapia y alimentación por gastrostomía
  - Inserción de tubo protésico y quimioterapia
  - Dilatación del esófago
- Analgésicos

CÁNCERES DE ESÓFAGO FRECUENTES

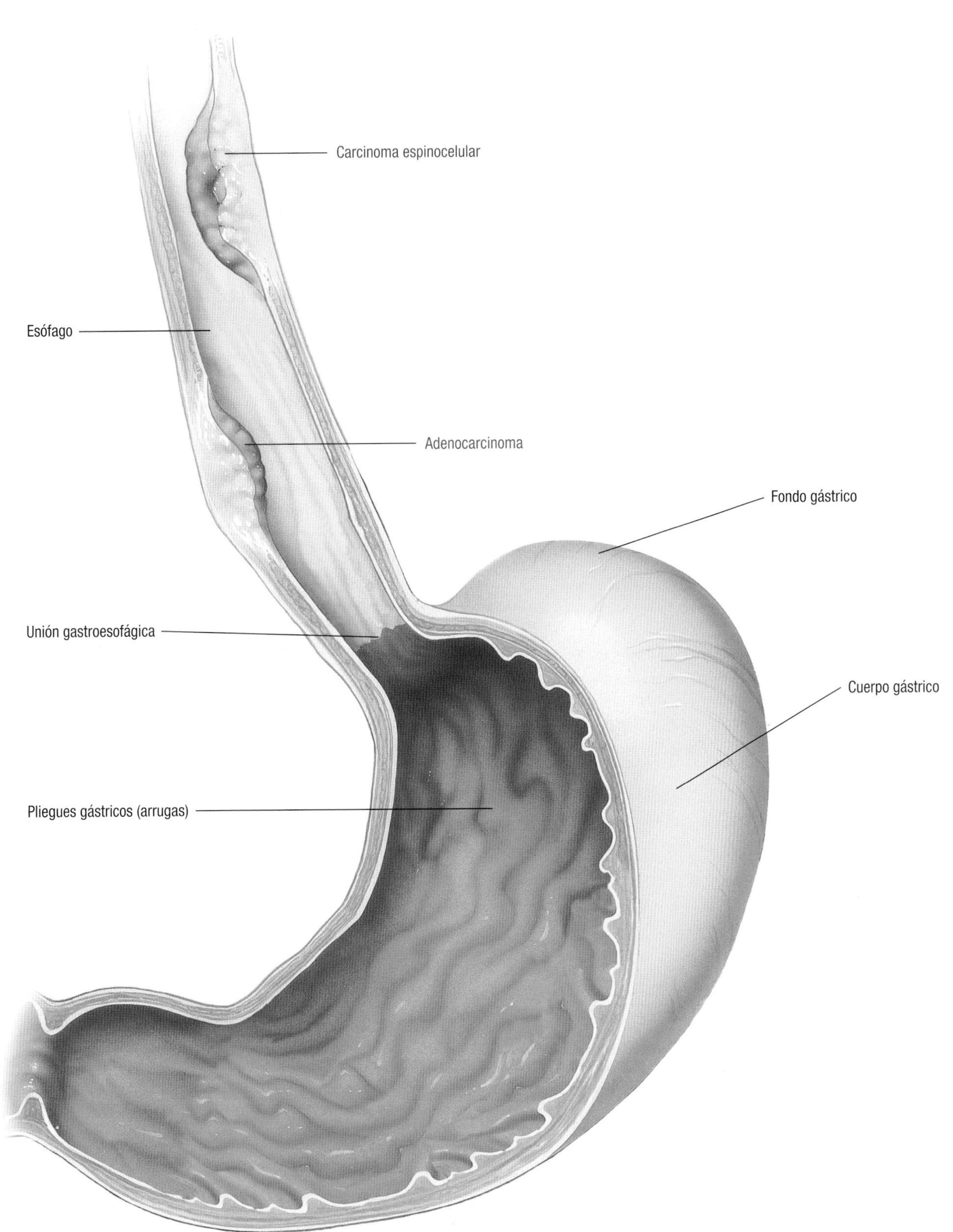

CÁNCER DE ESTÓMAGO

El carcinoma gástrico es frecuente en todo el mundo y afecta a todas las razas; sin embargo, la mortalidad es más alta en Japón, Islandia, Chile y Austria. En Estados Unidos, la incidencia ha disminuido en un 50% durante los últimos 25 años y la tasa de mortalidad resultante es del 33% con respecto a la de hace 30 años.

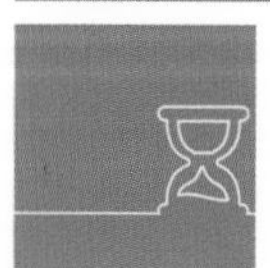

ALERTA POR EDAD
La incidencia del carcinoma gástrico es máxima en los hombres mayores de 40 años de edad.

Etiología

Desconocida; se asocia con la gastritis atrófica.

Factores predisponentes

- Humo de tabaco
- Exposición al asbesto
- Alto consumo de alcohol
- Consumo de productos ahumados, en escabeche o alimentos conservados en sal, nitratos y la carne roja
- Sangre de tipo A
- Infección por *Helicobacter pylori* (carcinoma gástrico distal)
- Antecedente familiar de cáncer de estómago
- Anemia perniciosa

Fisiopatología

Según el aspecto macroscópico, el carcinoma gástrico puede clasificarse como polipoide, ulcerativo, ulcerativo e infiltrante, o difuso. Las partes del estómago afectadas por el carcinoma, presentadas en orden decreciente de frecuencia, son el píloro y antro, la curvatura menor, el cardias, el cuerpo y la curvatura mayor. El carcinoma gástrico se infiltra con rapidez a los ganglios linfáticos regionales, epiplón, hígado, pulmones y hueso.

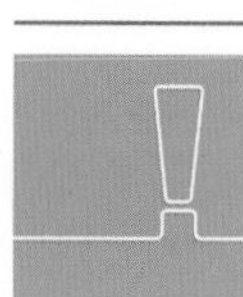

COMPLICACIONES
- Desnutrición
- Obstrucción intestinal
- Anemia ferropénica

Signos y síntomas

Primeras claves

- Dispepsia y malestar epigástrico crónicos

Claves posteriores

- Disminución de peso y anorexia
- Disfagia, sensación de plenitud después de comer
- Anemia, fatiga
- Vómito en posos de café
- Heces sanguinolentas

Resultados de las pruebas diagnósticas

- Radiografías con bario del tubo digestivo con fluoroscopia: cambios que sugieren cáncer gástrico como tumor o defecto de llenado en el contorno del estómago y pérdida de flexibilidad y distensibilidad, así como mucosa gástrica anómala, con o sin ulceración.
- Gastroscopia con endoscopio fibroóptico: permite visualizar lesiones de la mucosa y lesiones gástricas para la toma de biopsias.
- La biopsia por gastroscopia permite la evaluación de lesiones de la mucosa gástrica.
- La prueba de estimulación del ácido gástrico revela si el estómago lo segrega correctamente.
- El hemograma completo muestra anemia.
- Los estudios de función hepática posiblemente resulten elevados con la diseminación metastásica del tumor al hígado.
- Radioinmunoanálisis: antígeno carcinoembrionario elevado.

Tratamiento

- Resección de la lesión con márgenes adecuados (posible en más de un tercio de los pacientes) por gastrectomía subtotal o total, o gastroyeyunostomía
- Cirugía paliativa
- Radioterapia con quimioterapia para los pacientes con afección irresecable o parcialmente resecable
- Antiespasmódicos, antiácidos para el malestar digestivo
- Antieméticos
- Analgésicos opiáceos
- Inhibidores de la bomba de protones o antagonistas de receptores de histamina 2

ADENOCARCINOMA GÁSTRICO

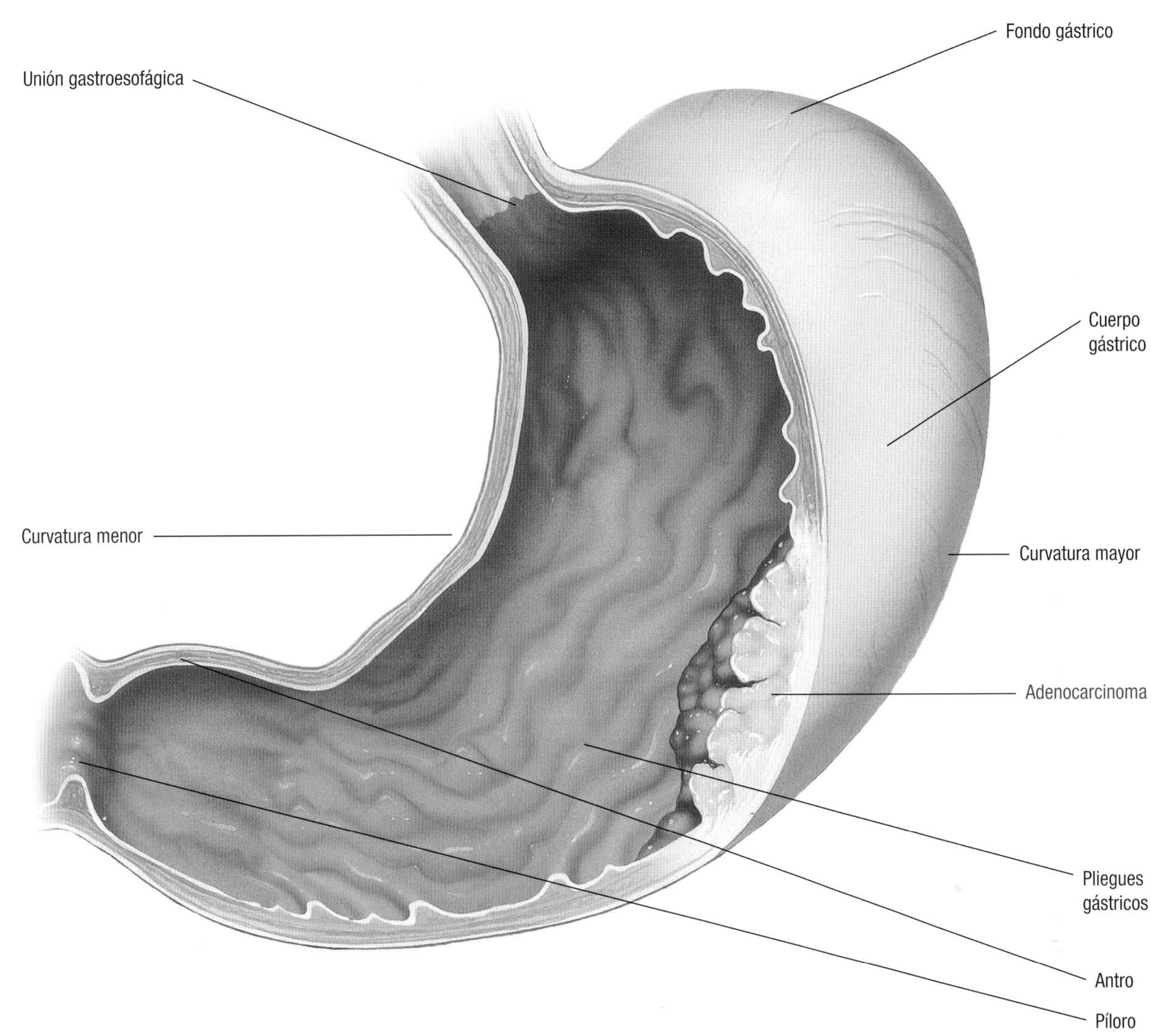

GASTRITIS

La *gastritis*, una inflamación de la mucosa gástrica, puede ser aguda o crónica. La gastritis *aguda* produce eritema, edema, hemorragia y erosión de la mucosa; esta afección benigna, autolimitada, suele ser una respuesta a los irritantes locales. La gastritis *crónica* es frecuente entre las personas mayores y aquellos con anemia perniciosa. Se caracteriza por atrofia celular progresiva y suele presentarse como gastritis atrófica crónica (inflamación de todas las capas mucosas del estómago y disminución del número de células principales y parietales). Puede ser aguda o crónica y presentarse a cualquier edad.

Etiología

Gastritis

- Por lo general, los irritantes, como chiles (ajíes), alcohol
- Medicamentos, como el ácido acetilsalicílico, otros antiinflamatorios no esteroideos, agentes citotóxicos, cafeína, corticoesteroides, antimetabolitos, fenilbutazona
- Sustancias tóxicas, como DDT, amoníaco, mercurio y tetracloruro de carbono, y sustancias corrosivas
- Endotoxinas bacterianas, como las de estafilococos, *Escherichia coli*, especies de *Salmonella*
- Estrés fisiológico (p. ej., por cirugía, traumatismo craneoencefálico e insuficiencias renal, hepática o respiratoria)

Gastritis crónica

- Infección por *Helicobacter pylori*
- Anemia perniciosa
- Enfermedad ulceropéptica
- Enfermedad renal
- Diabetes mellitus

Fisiopatología

La *gastritis* es una inflamación de la mucosa del estómago. En la gastritis *aguda*, se altera la capa de moco protectora. La secreción ácida produce eritema, edema y erosión superficial de la mucosa. En la gastritis *crónica* hay adelgazamiento progresivo y degeneración de la mucosa del estómago. De cualquier modo, conforme las membranas mucosas se erosionan más, los jugos gástricos que contienen pepsina y ácido entran en contacto con la erosión y se forma una úlcera.

La anemia perniciosa se asocia frecuentemente con la *gastritis atrófica*, una inflamación crónica del estómago resultado de la degeneración de la mucosa gástrica. En la anemia perniciosa, el estómago ya no puede secretar el factor intrínseco, necesario para la absorción de vitamina B_{12}.

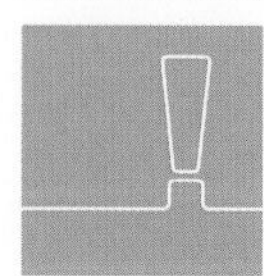

COMPLICACIONES

- Hemorragia
- Choque
- Obstrucción intestinal
- Perforación
- Peritonitis
- Cáncer gástrico

Signos y síntomas

- Malestar epigástrico
- Indigestión, cólicos
- Anorexia
- Náuseas, hematemesis, vómitos
- Vómitos en posos de café o melena si se presenta hemorragia gastrointestinal
- Gesticulaciones
- Inquietud
- Palidez
- Taquicardia
- Hipotensión
- Distensión abdominal, hipersensibilidad y defensa de los músculos abdominales
- Ruidos intestinales de normales a hiperactivos

Resultados de las pruebas diagnósticas

- Las pruebas de sangre oculta revelan su presencia en vómitos o heces (o ambos) si el paciente sufre hemorragia gástrica.
- El hemograma completo muestra disminución del hematócrito y de la cantidad de hemoglobina.
- La prueba del aliento con urea marcada es positiva para *H. pylori*.
- La endoscopia gastrointestinal alta revela gastritis cuando se realiza dentro de las 24 h siguientes a la hemorragia.
- La biopsia revela un proceso inflamatorio.

Tratamiento

- Eliminación de la causa
- Dieta blanda
- Antiácidos, antagonistas de la histamina, inhibidores de la bomba de protones
- Prostaglandinas
- Vitamina B_{12}
- Antibióticos
- Restitución de la sangre
- Lavado gástrico con solución salina helada, posiblemente con norepinefrina
- Angiografía con vasopresina
- Cirugía, vagotomía, piloroplastia, gastrectomía parcial o total

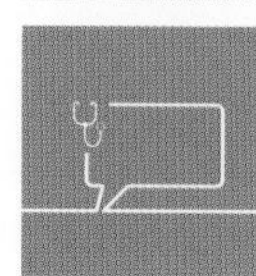

RECOMENDACIÓN CLÍNICA

Simplemente evitar el ácido acetilsalicílico y los alimentos condimentados puede aliviar la gastritis.

GASTRITIS AGUDA

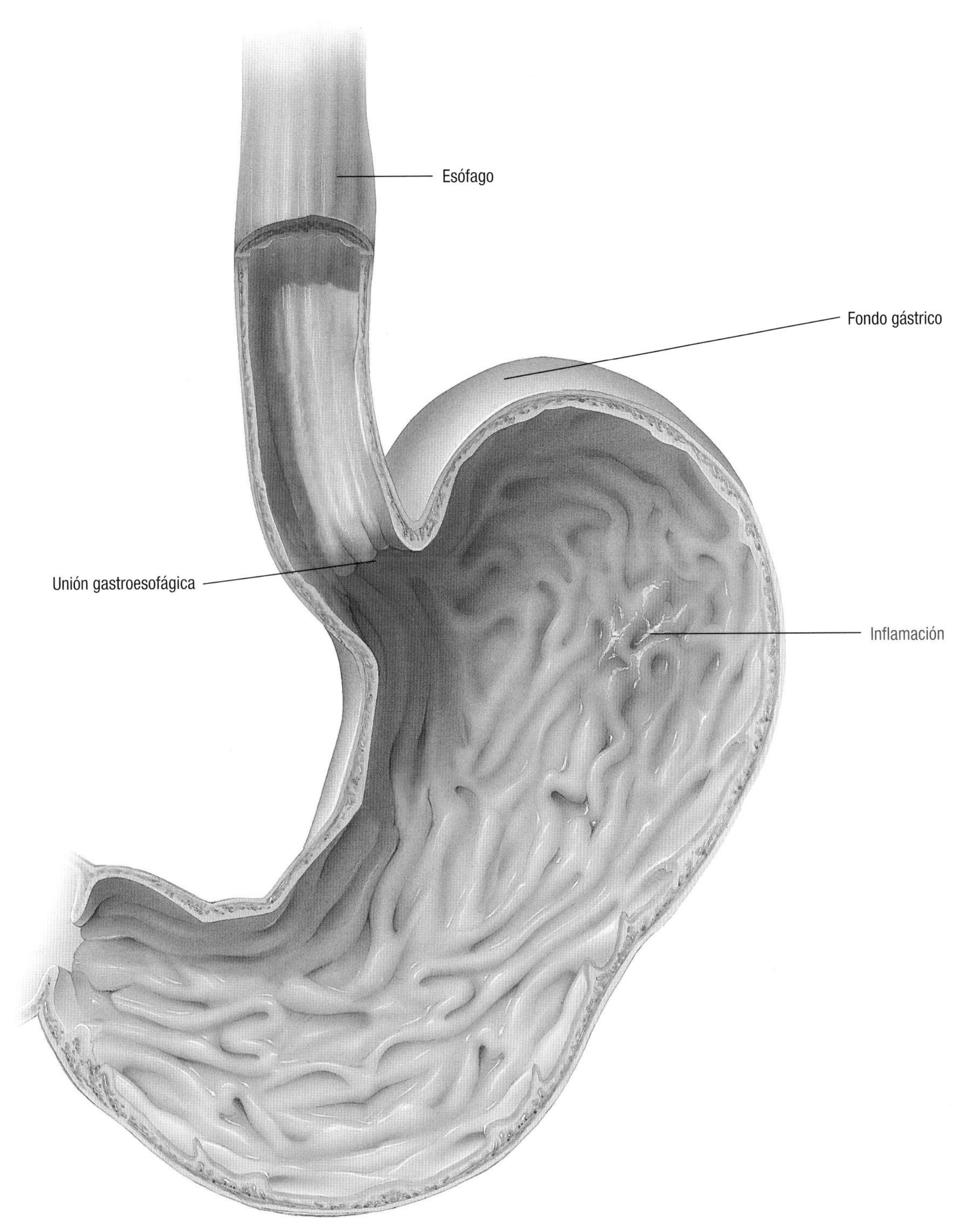

ENFERMEDAD POR REFLUJO GASTROESOFÁGICO

Popularmente conocida como *acidez estomacal*, la *enfermedad por reflujo gastroesofágico* (ERGE) se refiere al reflujo de contenido gástrico o duodenal tanto hacia el esófago como más allá del EEI, sin asociarse con eructos o vómitos. El reflujo del contenido gástrico causa dolor epigástrico agudo, generalmente después de una comida. El dolor puede irradiarse al tórax o los brazos. Ocurre con frecuencia en embarazadas o personas con obesidad. Acostarse después de una comida también puede contribuir al reflujo.

Etiología

- Debilidad del esfínter esofágico
- Aumento de la presión abdominal, como en la obesidad o el embarazo
- Hernia del hiato
- Medicamentos, como morfina, meperidina, antagonistas de los canales de calcio, diazepam, anticolinérgicos
- Alcohol, humo de cigarrillo
- Sonda nasogástrica durante más de 4 días
- Cirugías pilóricas

Fisiopatología

En condiciones normales, el EEI mantiene suficiente presión en el extremo inferior del esófago para cerrarlo y prevenir el reflujo. Por lo general, el esfínter se relaja después de cada deglución para que la comida ingrese en el estómago. En la ERGE, el esfínter no permanece cerrado (en general debido a la presión deficiente del EEI o su rebase por la presión intragástrica) y el contenido gástrico pasa hacia el esófago. La elevada acidez del contenido gástrico causa dolor e irritación en el esófago, el cual puede presentar estenosis o ulceración.

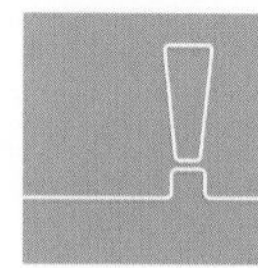

COMPLICACIONES

- Esofagitis por reflujo
- Estenosis esofágica
- Úlcera esofágica
- Reemplazo del epitelio plano normal con epitelio cilíndrico (síndrome de Barrett)
- Anemia
- Complicaciones pulmonares y aspiración por reflujo

Signos y síntomas

- Pirosis epigástrica, con posible irradiación a los brazos y el tórax, por lo general, después de una comida o al acostarse
- Sensación de acumulación de líquido en la garganta con un sabor agrio o amargo
- Dispepsia
- Tos crónica
- Ronquera y laringitis matutinas
- Sibilancias
- Náuseas y vómitos

Resultados de las pruebas diagnósticas

- En la prueba de acidez esofágica se evalúa la competencia del EEI y se proporciona una medida objetiva del reflujo.
- En la prueba de perfusión ácida se confirma la esofagitis y se distingue de los trastornos cardíacos.
- La esofagoscopia permite el examen visual de la mucosa del esófago para revelar la magnitud de la enfermedad y confirmar cambios patológicos en la mucosa.
- El trago de bario identifica a la hernia hiatal como causa.
- El estudio de tránsito esofagogastroduodenal detecta la hernia del hiato o problemas de motilidad.
- La manometría esofágica permite valorar la presión en reposo del EEI y determinar la competencia del esfínter.

Tratamiento

- Comidas pequeñas frecuentes; evitar la ingesta de alimentos justo antes de irse a la cama.
- Levantarse de la posición sentada durante y después de las comidas; dormir con la cabecera de la cama elevada.
- Mayor ingesta de líquidos.
- Antiácidos, antagonistas de los receptores de histamina 2.
- Inhibidores de la bomba de protones.
- Dejar de fumar; reducción o cese del consumo de alcohol.
- Reparación de la hernia del hiato.
- Vagotomía o piloroplastia.

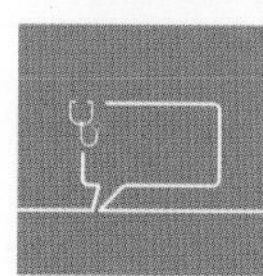

RECOMENDACIÓN CLÍNICA

Recomendar a los pacientes con ERGE evitar alimentos que irriten el EEI, como la cafeína, la menta y el chocolate.

REFLUJO GASTROESOFÁGICO

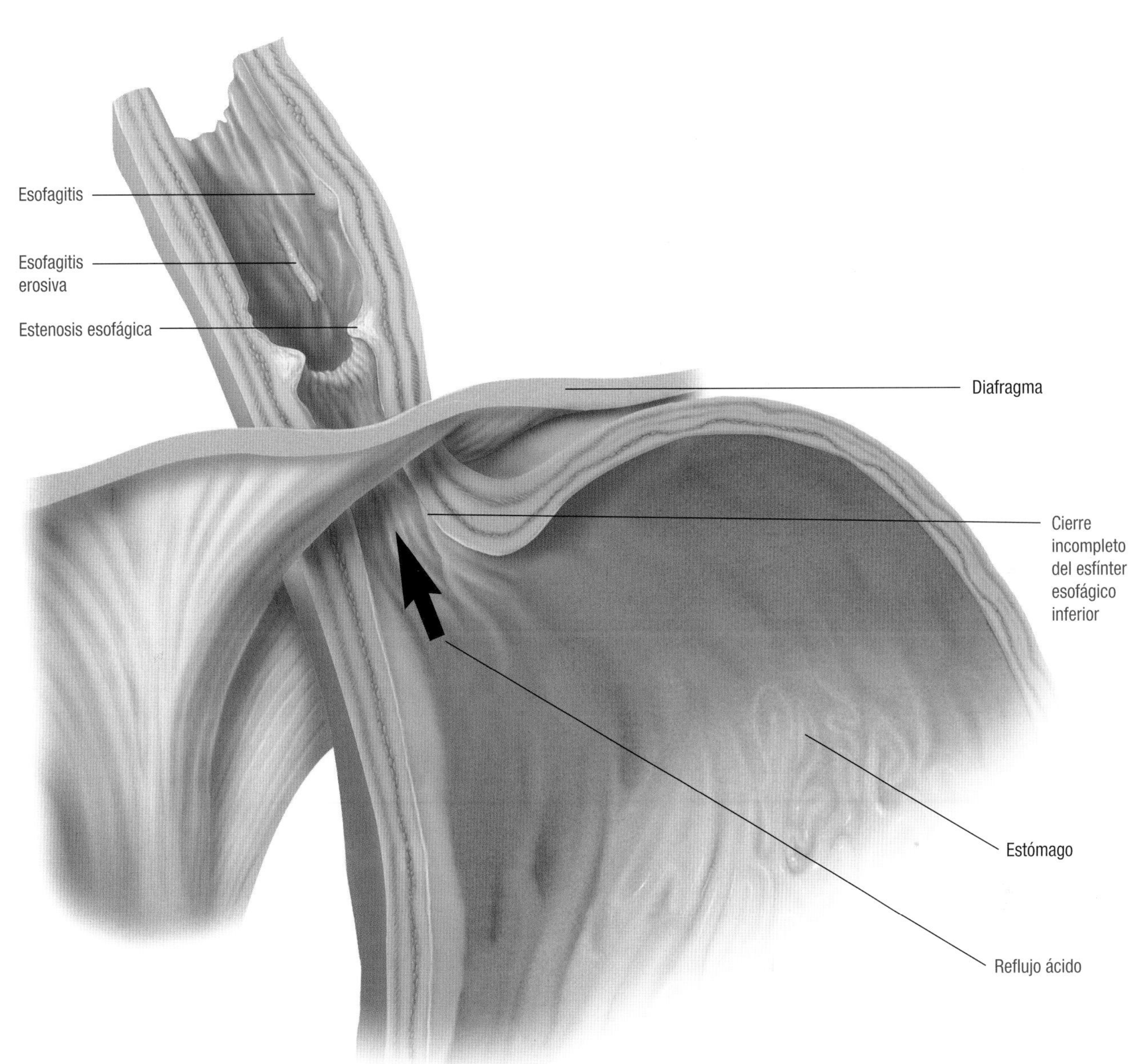

HEMORROIDES

Las *hemorroides* son venas hinchadas y dolorosas en la porción inferior del recto o del ano. Son muy frecuentes, especialmente durante el embarazo y después del parto. Resultan del aumento de la presión en las venas del ano, que hace que protruyan y se expandan, con dolor sobre todo en posición sentada.

ALERTA POR EDAD

La incidencia de las hemorroides es, por lo general, más alta entre los 20 y 50 años de edad.

Etiología

- Esfuerzo al defecar, estreñimiento, alimentación baja en fibra
- Embarazo
- Obesidad
- Permanecer sentado por largo tiempo

Factores predisponentes

- Enfermedades hepáticas, como abscesos amebianos o hepatitis
- Alcoholismo
- Infecciones víricas

Fisiopatología

Las hemorroides son venas varicosas en el plexo venoso hemorroidal superior o inferior. La dilatación y el aumento de volumen del plexo de las venas hemorroidales superiores sobre la línea dentada causan hemorroides internas. El aumento de volumen del plexo de las venas hemorroidales inferiores por debajo de la línea dentada causa las hemorroides externas, que pueden sobresalir del recto.

Las hemorroides resultan de las actividades que aumentan la presión intravenosa, con distensión y congestión como resultado. Las hemorroides se clasifican según su gravedad:

- *Primer grado:* confinadas al conducto anal.
- *Segundo grado:* con prolapso durante el pujo, pero con reducción espontánea.
- *Tercer grado:* con prolapso que requiere reducción manual después de cada deposición.
- *Cuarto grado:* irreductibles.

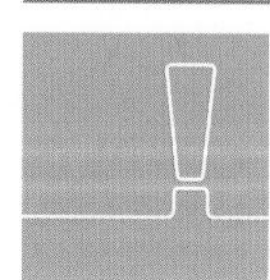

COMPLICACIONES

- Infecciones víricas
- Hemorragia
- Anemia

Signos y síntomas

- Sangre roja brillante por fuera de las heces o en el papel higiénico
- Hemorragia indolora e intermitente durante la defecación (hemorroides internas)
- Prurito anal, malestar anal difuso
- Prolapso de la mucosa rectal
- Dolor
- Protrusiones duras hipersensibles cerca del ano

Resultados de las pruebas diagnósticas

- La exploración física confirma las hemorroides externas.
- La anoscopia muestra hemorroides internas.
- La sigmoidoscopia flexible revela las hemorroides internas.
- El hemograma completo muestra disminución del hematócrito y de la cantidad de hemoglobina.
- La prueba de sangre oculta en heces resulta positiva.

Tratamiento

- Dieta con mayor contenido de fibra, ingesta más alta de líquidos, laxantes de volumen
- Evitar permanecer en posición sentada en el inodoro; evitar el pujo
- Anestésicos locales, crema o supositorios con hidrocortisona
- Baños de asiento tibios
- Escleroterapia por inyección o ligadura con banda de goma
- Hemorroidectomía

HEMORROIDES INTERNAS Y EXTERNAS

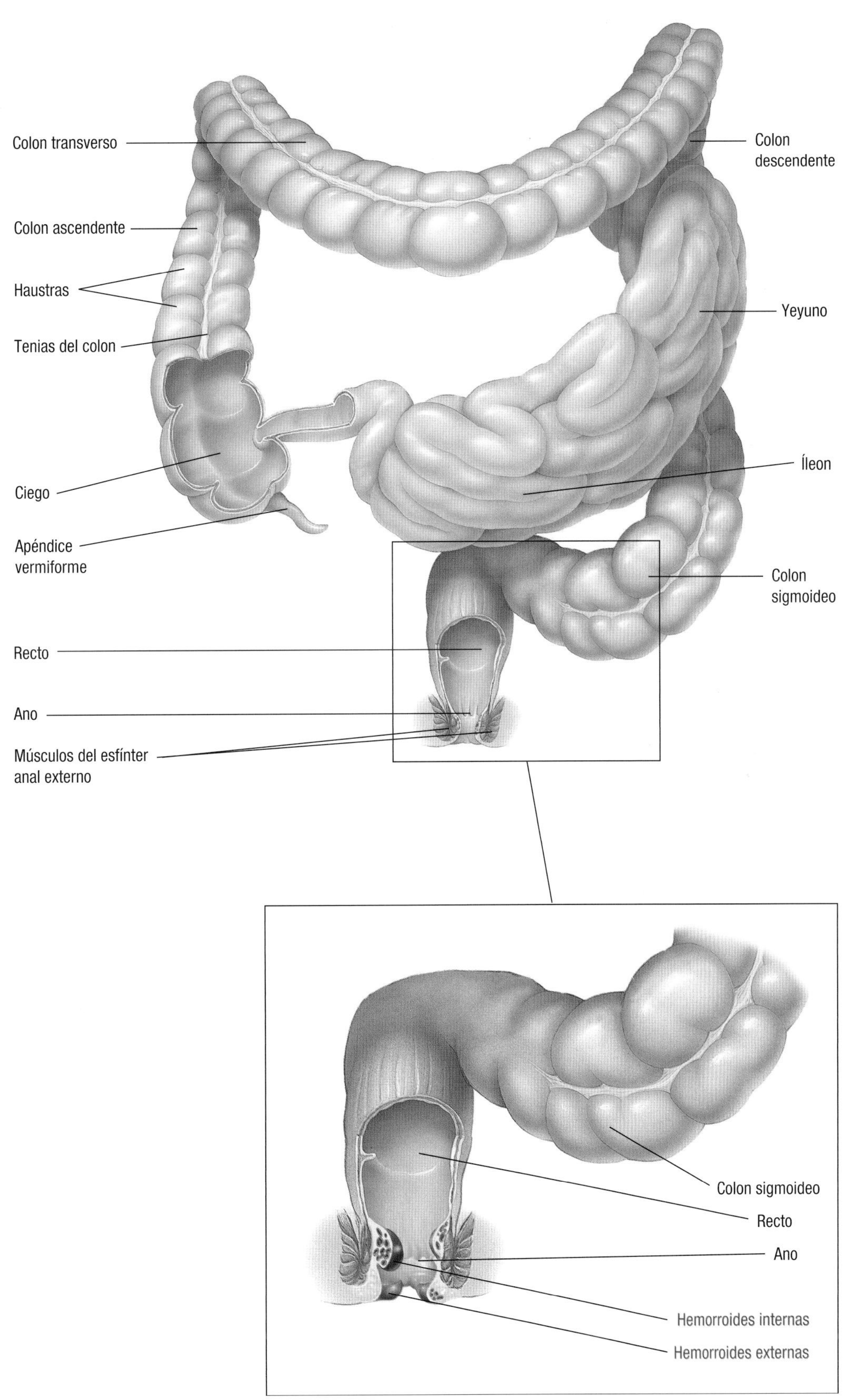

HEPATITIS

La *hepatitis no vírica* es una inflamación del hígado que generalmente resulta de la exposición a ciertas sustancias químicas o fármacos. La mayoría de los pacientes se recuperan de esta enfermedad, aunque algunos presentan hepatitis fulminante, insuficiencia hepática o cirrosis.

La *hepatitis vírica* es una infección frecuente, con autólisis, necrosis y destrucción resultantes de las células hepáticas. En la mayoría de los pacientes, las células hepáticas finalmente se regeneran con poco o ningún daño residual. Sin embargo, la edad avanzada y las afecciones subyacentes graves hacen más probables las complicaciones. El pronóstico es malo si se presentan edema y encefalopatía hepática.

Etiología

Hepatitis no vírica

- Productos químicos hepatotóxicos, como tetracloruro de carbono, tricloretileno, cloruro de vinilo
- Fármacos hepatotóxicos, como el paracetamol
- Hongos venenosos
- Cloruro de vinilo

Hepatitis vírica

- Infección por los virus de las hepatitis A, B, C, D, E y G o por virus transmisibles mediante transfusión

Fisiopatología

Hepatitis no vírica

Después de la exposición a una sustancia hepatotóxica, se presentan necrosis celular hepática, cicatrización patológica, hiperplasia de células de Kupffer e infiltración por fagocitos mononucleares con intensidad diversa. El uso de alcohol, la anoxia y una enfermedad previa del hígado exacerban los efectos de algunas sustancias tóxicas.

La hepatitis por fármacos puede comenzar con una reacción de hipersensibilidad única para el individuo, a diferencia de la hepatitis tóxica, que parece afectar a todos los expuestos de manera indiscriminada. Por lo general, los síntomas se manifiestan después de 2-5 semanas de tratamiento.

Hepatitis vírica

El daño hepático generalmente es similar en todos los tipos de hepatitis por virus, pero el grado de lesión celular o necrosis varía.

El virus causa lesión y muerte de los hepatocitos, de forma directa o por activación de las reacciones inflamatorias e inmunitarias. Estas últimas dañan o destruyen los hepatocitos infectados o sus células vecinas por lisis. Más tarde, el ataque directo de anticuerpos contra antígenos víricos causa destrucción adicional de células infectadas. El edema y la inflamación del intersticio conducen al colapso de los capilares, disminuyen el flujo sanguíneo y causan hipoxia tisular, cicatrización patológica y fibrosis.

COMPLICACIONES

- Hepatitis crónica persistente
- Hepatitis crónica activa
- Cirrosis
- Insuficiencia hepática y muerte
- Carcinoma hepatocelular primario

Signos y síntomas

Hepatitis no vírica

- Anorexia, náuseas y vómitos
- Ictericia, orina oscura, heces de color arcilla
- Hepatomegalia
- Dolor abdominal
- Prurito

Fase prodrómica vírica

- Fatiga fácil, malestar general, anorexia, pérdida de peso leve
- Artralgias, mialgias
- Náuseas, vómitos, cambios en los sentidos del gusto y olfato
- Fiebre
- Hipersensibilidad en el cuadrante superior derecho abdominal
- Ictericia, orina oscura, heces de color arcilla

Fase ictérica vírica

- Ictericia
- Empeoramiento de los síntomas prodrómicos
- Prurito
- Dolor o hipersensibilidad

Fase vírica de recuperación

- Desaparición de los síntomas y regreso del apetito

Resultados de las pruebas diagnósticas

- Los estudios de hepatitis identifican los anticuerpos específicos del virus causal, lo cual establece el tipo de hepatitis.
- La química sanguínea revela cifras elevadas de la aspartato y alanina aminotransferasas séricas en la etapa prodrómica.
- La concentración de fosfatasa alcalina sérica se incrementa ligeramente.
- La concentración de bilirrubina sérica puede permanecer alta en la fase tardía de la enfermedad, especialmente en los casos graves.
- El tiempo de protrombina es prolongado (más de 3 s por arriba de lo normal indican daño grave al hígado).
- El recuento de leucocitos revela neutropenia y linfopenia transitorias, seguidas de linfocitosis.
- La biopsia hepática identifica la enfermedad subyacente.

Tratamiento

Hepatitis no vírica

- Lavado, catarsis o hiperventilación (en función de la vía de exposición) tan pronto como sea posible después de la exposición
- Acetilcisteína a manera de antídoto para la intoxicación por paracetamol
- Corticoesteroides

Hepatitis vírica

- Reposo para hacer mínima la demanda energética
- Evitar el alcohol u otros fármacos hepatotóxicos
- Comidas pequeñas e hipercalóricas
- Nutrición parenteral si el paciente no puede comer
- Inmunoglobulina intravenosa estándar

- Antieméticos
- Interferón α-2B
- Colestiramina
- Trasplante de hígado

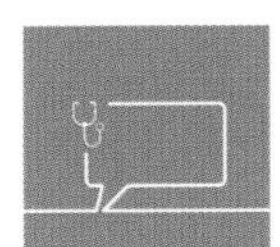

RECOMENDACIÓN CLÍNICA

La vacunación contra la hepatitis A y B proporciona inmunidad a estos virus antes de que pueda transmitirse.

HEPATITIS VÍRICA Y NO VÍRICA

Hepatitis no vírica

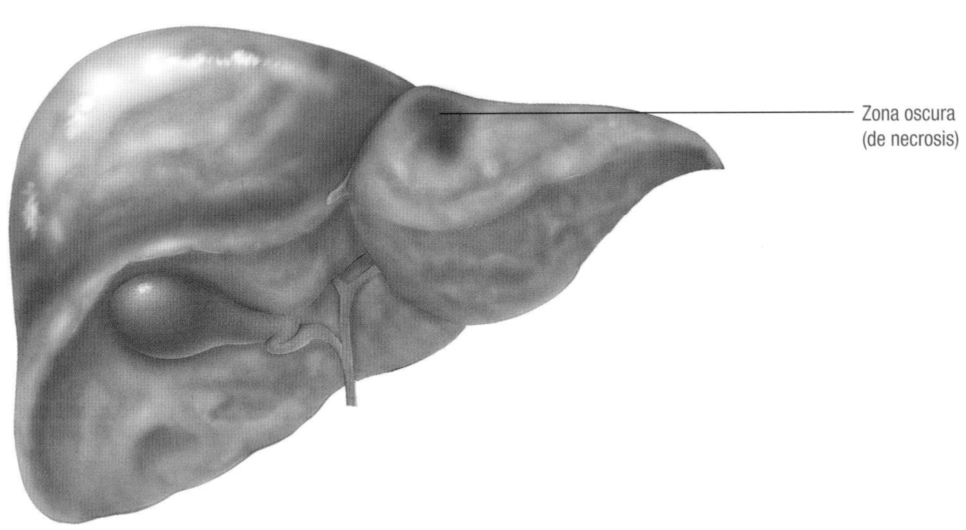

Hepatitis vírica

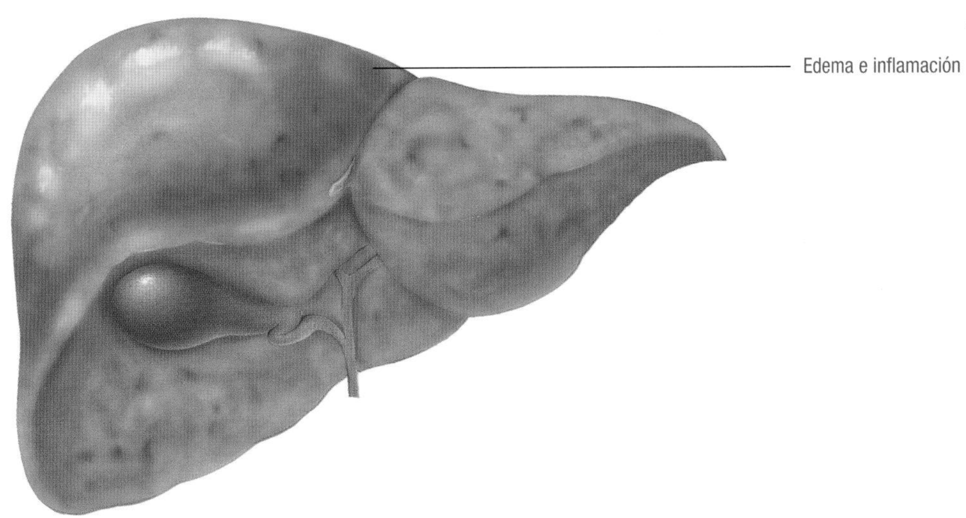

HERNIA DEL HIATO

La *hernia hiatal* es un defecto en el diafragma que permite que una porción del estómago pase a través del hiato hacia el tórax. La hernia de hiato es el problema más frecuente del diafragma que afecta al tubo digestivo. El tratamiento puede prevenir complicaciones, como la estrangulación de la porción herniada intratorácica del estómago.

ALERTA POR EDAD

Las hernias del hiato son frecuentes, especialmente en las personas mayores de 50 años de edad.

Etiología

- Cáncer de esófago
- Cifoescoliosis
- Traumatismos
- Malformaciones congénitas del diafragma

Posibles factores que contribuyen

- Envejecimiento, obesidad, traumatismos

Fisiopatología

Las hernias suelen presentarse cuando un órgano sobresale a través de una abertura anómala en la pared muscular de la cavidad que la rodea. En las hernias del hiato, una porción del estómago sobresale a través del diafragma.

Pueden presentarse tres tipos de hernia hiatal: paraesofágica (de enrollado), por deslizamiento o mixta, la cual incluye las características de ambas. En una hernia por deslizamiento, el estómago y la unión gastroesofágica se desplazan de forma ascendente al interior del tórax, de modo que la unión gastroesofágica se ubica por encima del hiato diafragmático. En la hernia paraesofágica, una parte de la curvatura mayor del estómago se enrolla a través del defecto diafragmático.

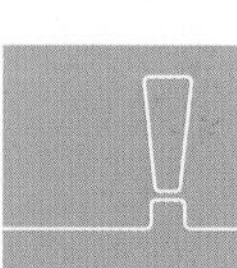

COMPLICACIONES

- Enfermedad por reflujo gastroesofágico
- Esofagitis y úlceras esofágicas
- Hemorragia
- Dificultad respiratoria
- Neumonía por aspiración
- Estenosis esofágica
- Encarcelamiento del esófago
- Úlcera gástrica
- Peritonitis

Signos y síntomas

- Acidez 1-4 h después de comer, agravada por el decúbito, eructos o estados que aumentan la presión intraabdominal
- Regurgitación o vómitos
- Dolor retroesternal o subesternal (tras las comidas o al acostarse)
- Disfagia, sensación de plenitud después de comer
- Sensación de ahogo o asfixia
- Dolor torácico parecido a la angina de pecho
- Disfagia

Resultados de las pruebas diagnósticas

- La radiografía de tórax revela una sombra de aire detrás del corazón en una hernia grande; el lóbulo inferior se infiltra con la aspiración.
- El trago de bario con fluoroscopia permite detectar anomalías diafragmáticas y una hernia hiatal.
- Los resultados de la endoscopia y la biopsia identifican la unión de la mucosa y el borde del diafragma que indenta al esófago, diferencian entre hernia hiatal, venas varicosas y otras lesiones gastroesofágicas pequeñas, y descartan tumores malignos.
- Los estudios de motilidad esofágica revelan anomalías motoras o de presión de la porción esofágica inferior antes de la reparación quirúrgica de la hernia.
- Los estudios de pH identifican el reflujo del contenido gástrico.
- La prueba de perfusión ácida (de Bernstein) permite identificar el reflujo esofágico.
- La química sanguínea revela cifras disminuidas de hemoglobina y hematócrito en los pacientes con hernia paraesofágica si hay hemorragia por ulceración del esófago.
- La prueba de sangre oculta en heces resulta positiva.
- El análisis del contenido gástrico posiblemente muestre la presencia de sangre.

Tratamiento

- Restringir las actividades que aumentan la presión intraabdominal (tos, esfuerzo, flexión corporal).
- Tratamiento farmacológico: antieméticos, ablandadores de heces, supresores de la tos, antiácidos y colinérgicos.
- Inhibidores de la bomba de protones.
- Modificaciones de la dieta: comidas pequeñas, frecuentes y blandas; no comer 2 h antes de acostarse; programas de disminución del peso corporal.
- Evitar alimentos que relajan el esfínter esofágico inferior, como cafeína, menta y chocolate.
- Cese del hábito tabáquico.
- Reparación quirúrgica.

HERNIA DEL ESTÓMAGO

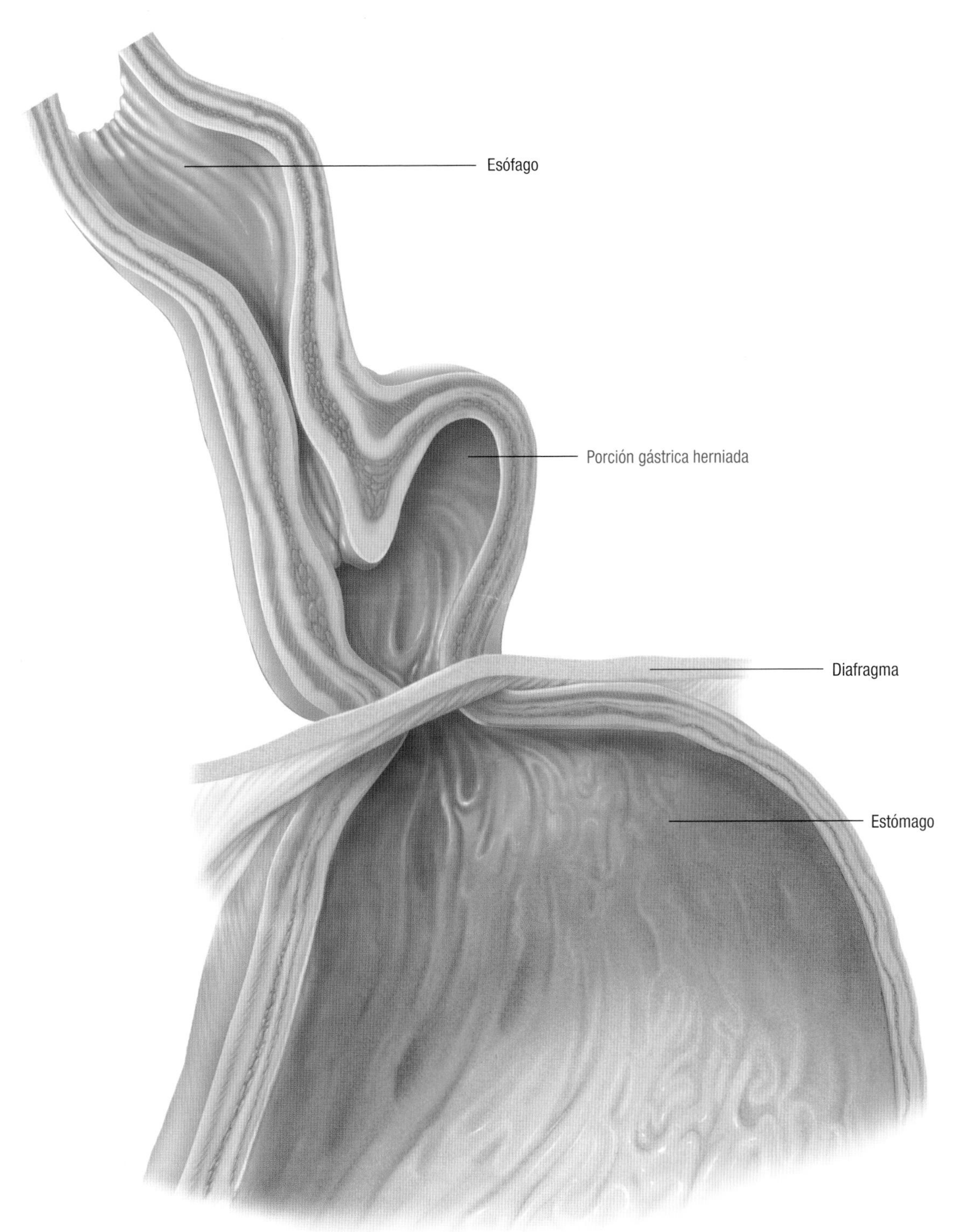

ENFERMEDAD DE HIRSCHSPRUNG

La enfermedad de Hirschsprung, también llamada *megacolon congénito* o *megacolon agangliónico congénito*, es un proceso patológico congénito del intestino grueso caracterizado por la ausencia o notoria disminución de células ganglionares parasimpáticas en la pared colorrectal. La enfermedad de Hirschsprung parece ser un defecto congénito, hereditario, que se presenta en 1 de cada 5 000 a 8 000 nacidos vivos. Es hasta siete veces más frecuente en hombres que en mujeres (aunque el segmento agangliónico es generalmente más corto en ellos) y resulta más frecuente en sujetos de la población blanca. La aganglionosis total afecta a ambos sexos por igual. Las mujeres con enfermedad de Hirschsprung corren un mayor riesgo de tener hijos afectados. Por lo general, esta enfermedad coexiste con otras anomalías congénitas, en particular la trisomía 21 y anomalías de las vías urinarias, como el megauréter.

RECOMENDACIÓN CLÍNICA

Sin tratamiento rápido, un lactante con obstrucción de colon puede morir en 24 h por enterocolitis, la cual conduce a diarrea grave y choque hipovolémico. Con tratamiento rápido, el pronóstico es bueno.

Etiología

Defecto congénito familiar.

Fisiopatología

En la enfermedad de Hirschsprung, las células ganglionares parasimpáticas están ausentes o notoriamente en menor cantidad en la pared colorrectal. El segmento de intestino agangliónico se contrae sin la relajación recíproca necesaria para propulsar las heces. La alteración de la motilidad intestinal causa estreñimiento intenso e incoercible. Puede presentarse obstrucción del colon, con dilatación del intestino y oclusión de los vasos sanguíneos y linfáticos circundantes. Los consiguientes edema, isquemia e infarto de la mucosa atraen grandes cantidades de líquido al intestino, lo que causa heces líquidas en cantidades copiosas. El infarto y la destrucción continuas de la mucosa llevan a la infección y septicemia.

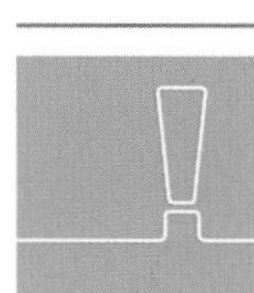

COMPLICACIONES

- Deficiencias nutricionales
- Enterocolitis
- Choque hipovolémico

Signos y síntomas

En recién nacidos

- Ausencia de expulsión de meconio en 24-48 h
- Vómito fecal o teñido de bilis
- Estreñimiento, diarrea por rebosamiento
- Distensión abdominal
- Deshidratación, dificultades en la alimentación, retraso del crecimiento

En los niños

- Estreñimiento incoercible
- Gran abdomen protuberante, masas fecales fácilmente palpables
- Consunción de extremidades (en casos graves)
- Pérdida de tejido subcutáneo (en casos graves)

En adultos (rara vez)

- Distensión abdominal
- Estreñimiento crónico intermitente

Las complicaciones de la enfermedad de Hirschsprung incluyen perforación intestinal, desequilibrios electrolíticos, deficiencias nutricionales, enterocolitis, choque hipovolémico y septicemia.

Resultados de las pruebas diagnósticas

- La biopsia rectal permite confirmar el diagnóstico al mostrar la ausencia de células ganglionares.
- El enema de bario, utilizado en lactantes, revela un segmento estrecho del colon distal con aspecto dentado y uno cónico encima, lo que confirma el diagnóstico y permite evaluar el grado de afección intestinal.
- La manometría rectal detecta relajación y contracción deficientes del esfínter anal interno.
- Las radiografías abdominales en bipedestación muestran marcada distensión del colon.

Tratamiento

- Lavado diario del colon antes de la cirugía
- Colostomía o ileostomía temporal si es necesario
- Cirugía correctiva
- Antibióticos
- Asesoría genética

DILATACIÓN DEL INTESTINO EN LA ENFERMEDAD DE HIRSCHSPRUNG

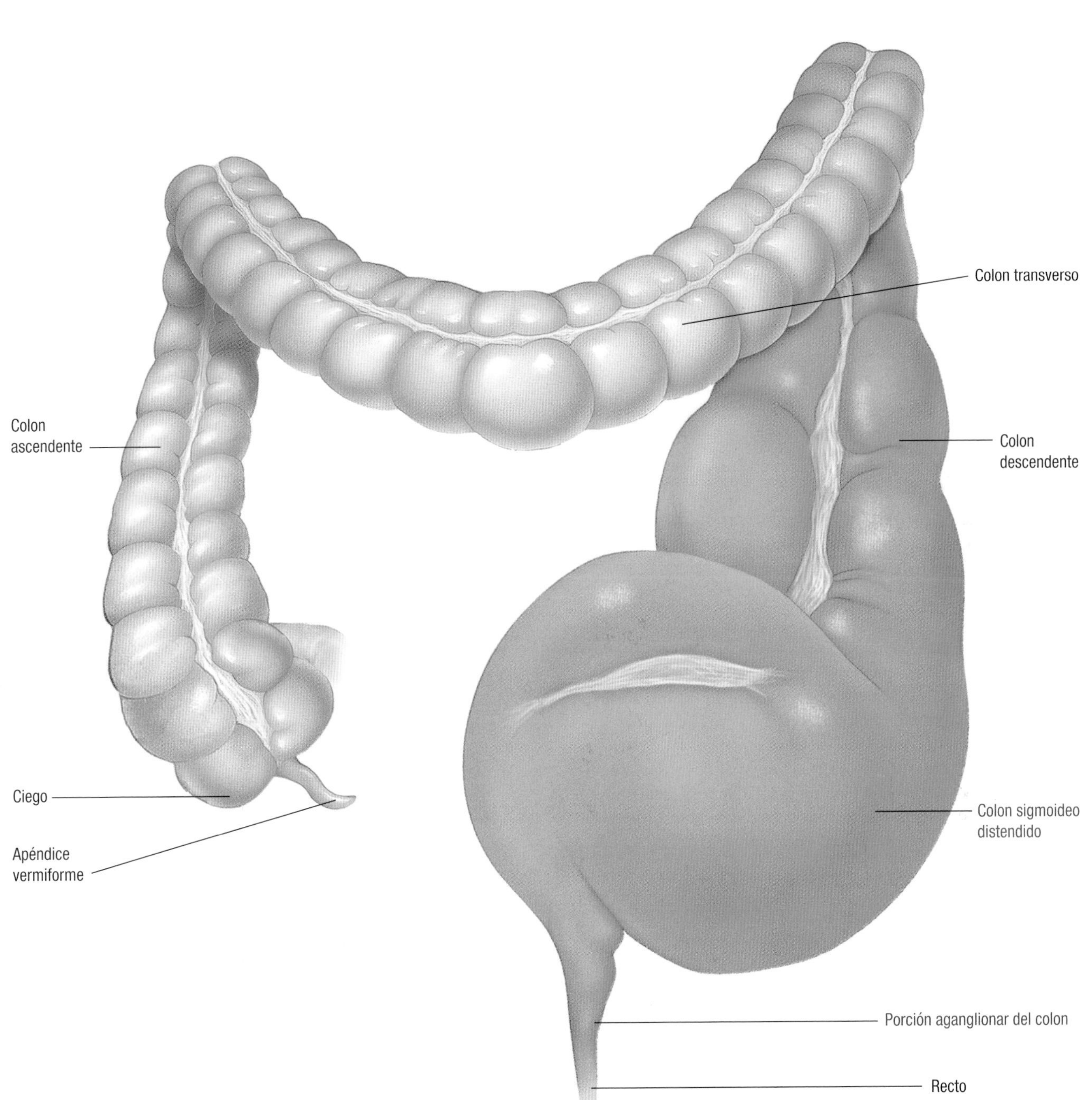

HIPERLIPIDEMIA

La hiperlipidemia, también llamada *hiperlipoproteinemia* o *alteración de los lípidos*, se produce cuando hay un exceso de colesterol, triglicéridos y lipoproteínas en la sangre. La forma primaria incluye por lo menos cinco alteraciones metabólicas distintas y heredadas. También puede ocurrir hiperlipidemia de forma secundaria a otras afecciones, como la diabetes mellitus. Es un factor de riesgo importante para el desarrollo de ateroesclerosis y cardiopatía.

Etiología

Hiperlipoproteinemia primaria

- Los tipos I y III se transmiten como rasgos autosómicos recesivos.
- Los tipos II, IV y V se transmiten como rasgos autosómicos dominantes.

Hiperlipoproteinemia secundaria

- Diabetes mellitus
- Pancreatitis
- Hipotiroidismo
- Enfermedad renal
- Ingestión de grasa mayor al 40% y de grasas saturadas superior al 10% de las calorías totales, y de colesterol superior a 300 mg/día
- Consumo excesivo habitual de alcohol
- Obesidad

Fisiopatología

Los lípidos ayudan a la obtención de energía, el mantenimiento de la temperatura corporal, la síntesis y reparación de las membranas celulares y la producción de hormonas esteroideas. Cuando las concentraciones de lípidos rebasan los requerimientos del cuerpo, el exceso forma placas ateroescleróticas oclusivas en los vasos sanguíneos. Estas placas obstruyen el flujo sanguíneo normal, contribuyen a la hipertensión y hacen más lento o disminuyen el transporte de oxígeno al corazón y otros órganos corporales.

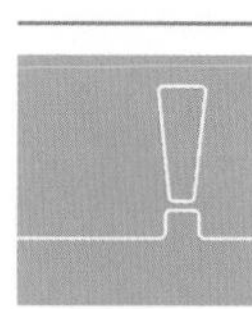

COMPLICACIONES
- Arteriopatía coronaria
- Pancreatitis
- Ictus
- Infarto de miocardio (IM)
- Ateroesclerosis

Signos y síntomas

Tipo I

- Crisis recurrentes de dolor abdominal intenso, generalmente precedidos por la ingesta de grasas
- Malestar general y anorexia
- Xantomas eruptivos o papulares sobre puntos de presión y superficies extensoras
- Exploración oftalmoscópica que revela lipemia retiniana (vasos retinianos de color blanco rojizo)
- Espasmo, rigidez o dolor a la descompresión abdominales
- Hepatoesplenomegalia, con hipersensibilidad del hígado o el bazo
- Posible fiebre

Tipo II

- Antecedente de ateroesclerosis coronaria prematura y acelerada
- Xantomas en el tendón del calcáneo y de tendones de manos y pies
- Xantomas tuberosos, xantelasma
- Arco corneal juvenil

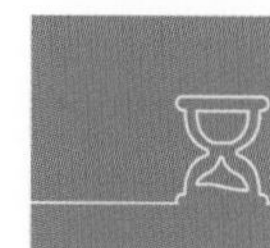

ALERTA POR EDAD
Los síntomas de hiperlipidemia se presentan típicamente en personas de 20-30 años de edad.

Tipo III

- Xantomas tuberoeruptivos sobre los codos y las rodillas
- Xantomas palmares en las manos, en particular en las yemas de los dedos

Tipo IV

- Obesidad
- Xantomas que se pueden notar durante las exacerbaciones

Tipo V

- Dolor abdominal asociado con pancreatitis
- Manifestaciones relacionadas con la neuropatía periférica
- Xantomas eruptivos en superficies extensoras de brazos y piernas
- Exploración oftalmoscópica que muestra lipemia retiniana
- Hepatoesplenomegalia

Resultados de las pruebas diagnósticas

- Los estudios de lípidos séricos muestran concentraciones elevadas de colesterol total, triglicéridos y lipoproteínas de muy baja densidad, de baja densidad o de alta densidad.

Tratamiento

- Reducción de peso
- Dejar de fumar
- Tratamiento de la hipertensión arterial, diabetes mellitus y otras afecciones secundarias
- Evitar el empleo de los anticonceptivos hormonales que contienen estrógenos
- Restricción de la ingesta de colesterol y grasas animales saturadas
- Evitar el alcohol
- Dieta rica en grasas poliinsaturadas
- Programa de ejercicio y acondicionamiento físico
- Estatinas, resinas para la captación de ácidos biliares, inhibidores de la absorción del colesterol, fibratos o ácido nicotínico
- Creación quirúrgica de una derivación ileal
- Derivación portocava

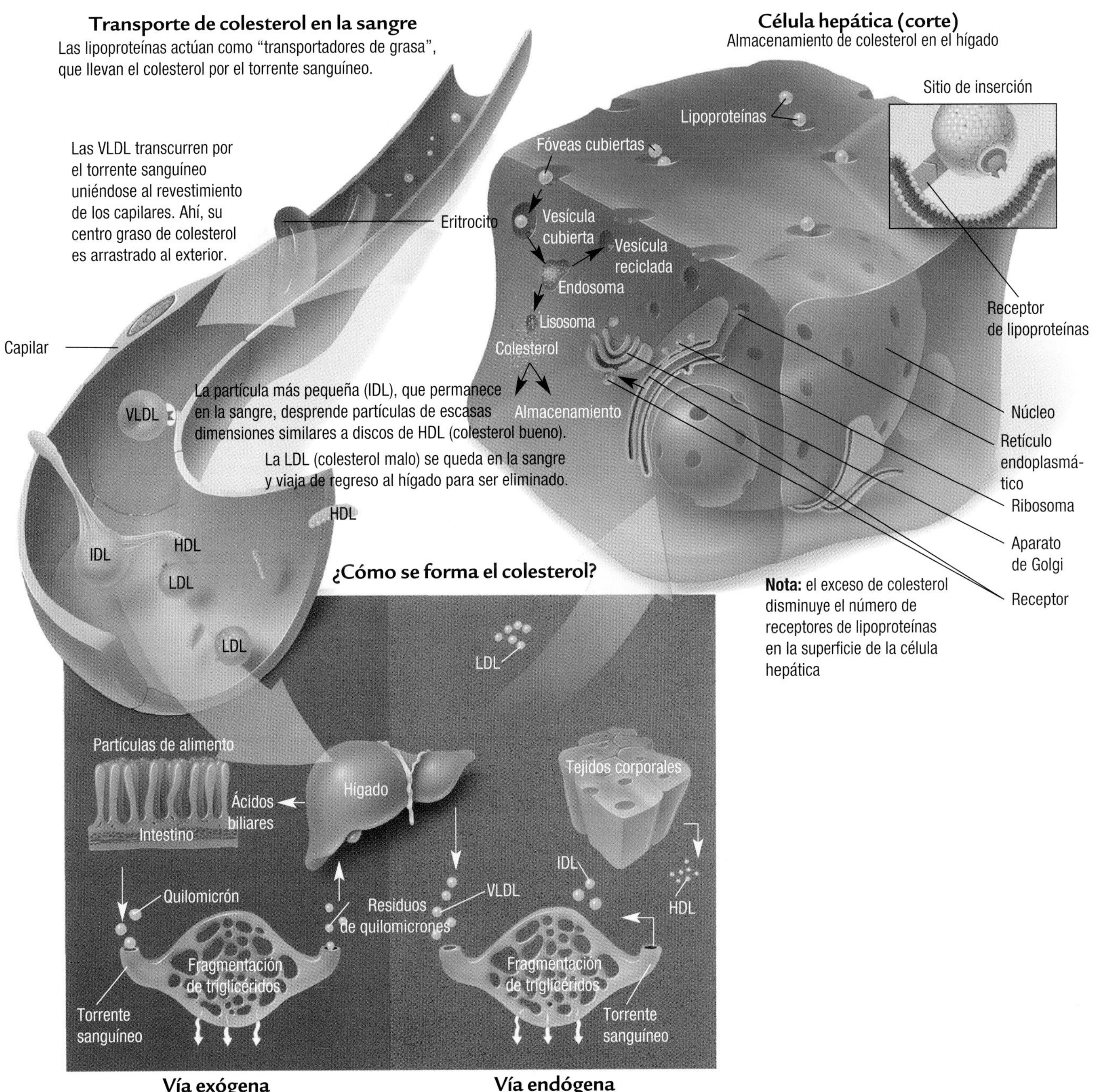

Transporte de colesterol en la sangre

Las lipoproteínas actúan como "transportadores de grasa", que llevan el colesterol por el torrente sanguíneo.

Las VLDL transcurren por el torrente sanguíneo uniéndose al revestimiento de los capilares. Ahí, su centro graso de colesterol es arrastrado al exterior.

Eritrocito

Capilar

VLDL

La partícula más pequeña (IDL), que permanece en la sangre, desprende partículas de escasas dimensiones similares a discos de HDL (colesterol bueno).

La LDL (colesterol malo) se queda en la sangre y viaja de regreso al hígado para ser eliminado.

IDL

HDL

LDL

LDL

HDL

Célula hepática (corte)
Almacenamiento de colesterol en el hígado

Lipoproteínas

Fóveas cubiertas

Vesícula cubierta

Vesícula reciclada

Endosoma

Lisosoma

Colesterol

Almacenamiento

Sitio de inserción

Receptor de lipoproteínas

Núcleo

Retículo endoplasmático

Ribosoma

Aparato de Golgi

Receptor

Nota: el exceso de colesterol disminuye el número de receptores de lipoproteínas en la superficie de la célula hepática

¿Cómo se forma el colesterol?

Partículas de alimento

Hígado

Ácidos biliares

Intestino

Quilomicrón

Residuos de quilomicrones

VLDL

Fragmentación de triglicéridos

Torrente sanguíneo

Tejidos corporales

IDL

HDL

Fragmentación de triglicéridos

Torrente sanguíneo

LDL

Vía exógena
(colesterol consumido en los alimentos)

Vía endógena
(colesterol producido por el cuerpo)

HDL, lipoproteínas de alta densidad (*high-density lipoproteins*); IDL, lipoproteínas de densidad intermedia (*intermediate-density lipoproteins*); LDL, lipoproteínas de baja densidad (*low-density lipoproteins*); VLDL, lipoproteínas de muy baja densidad (*very low-density lipoproteins*).

HERNIA INGUINAL

Una *hernia* se presenta cuando un órgano protruye a través de una abertura anómala en la pared muscular de la cavidad que lo contiene. La mayoría de las hernias se presentan en la cavidad abdominal. Aunque puede haber muchos tipos de hernias abdominales, las inguinales son las más frecuentes. Las hernias inguinales pueden ser directas o indirectas. Las indirectas son más habituales, pueden desarrollarse a cualquier edad y son tres veces más frecuentes en los varones y, en especial, en los lactantes.

Etiología

- Débil borde fascial del anillo inguinal interno
- Piso fascial débil del conducto inguinal
- Debilidad de los músculos abdominales (causada por malformaciones congénitas, traumatismos o envejecimiento)
- Aumento de la presión intraabdominal (por levantar objetos pesados, embarazo, obesidad o pujo)

Fisiopatología

En una hernia inguinal, el intestino grueso o delgado, el epiplón o la vejiga protruyen hacia el conducto inguinal. En una *hernia indirecta,* las vísceras abdominales abandonan la cavidad a través del anillo inguinal y siguen al cordón espermático (en los hombres) o el ligamento redondo (en las mujeres), emergen en el anillo externo y se extienden hacia abajo en dirección del conducto inguinal, con frecuencia al interior del escroto o los labios mayores.

En una *hernia inguinal directa,* en lugar de entrar en el conducto a través del anillo interno, el contenido de la hernia pasa a través de la pared inguinal posterior, sobresale directamente a través de la fascia transversal del conducto (en un área conocida como *triángulo de Hesselbach*) y sale por el anillo externo.

En los niños, la hernia inguinal frecuentemente coexiste con un testículo no descendido o hidrocele. En los varones, el testículo normalmente desciende durante el 7.º mes de la gestación hacia el escroto, precedido por el saco peritoneal. Si el saco se cierra de forma incorrecta, deja una abertura a través de la cual puede deslizarse el intestino.

Las hernias pueden reducirse (si se pueden manipular en su sitio con relativa facilidad), encarcelarse (si no pueden reducirse porque se han formado adherencias, obstrucción del flujo intestinal) o estrangularse (parte del intestino herniado se tuerce o edematiza, interfiriendo gravemente con el peristaltismo y el flujo sanguíneo normal).

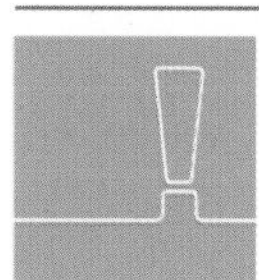

COMPLICACIONES

- Estrangulamiento de la hernia
- Obstrucción intestinal
- Necrosis

Signos y síntomas

Hernia reducida o encarcelada

- Protuberancia sobre la zona de la hernia; presente cuando el paciente está parado o puja; ausente cuando adopta la posición supina.
- Dolor agudo constante en la ingle cuando se aplica tensión al contenido de la hernia; se desvanece cuando la hernia se reduce.

Hernia estrangulada

- Dolor intenso

Obstrucción intestinal

- Anorexia
- Vómitos
- Dolor e hipersensibilidad en la ingle
- Masa irreductible
- Ruidos intestinales disminuidos

Obstrucción intestinal

- Choque
- Fiebre alta
- Ausencia de ruidos intestinales
- Heces sanguinolentas

Resultados de las pruebas diagnósticas

- La radiografía confirma la obstrucción intestinal sospechada.
- El hemograma completo revela leucocitosis cuando hay obstrucción intestinal.

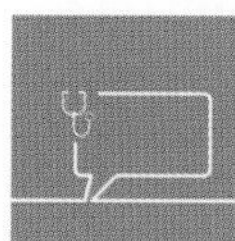

RECOMENDACIÓN CLÍNICA

Para detectar una hernia en un paciente masculino:

- Pedirle que se ponga de pie con la extremidad inferior homolateral ligeramente flexionada y su peso descansando sobre la otra.
- Insertar un dedo índice en la parte inferior del escroto e invaginar la piel de modo que el dedo pueda avanzar a través del anillo inguinal externo hacia el interno.
- Pedir que tosa. Si se siente presión contra la yema del dedo, existe una hernia indirecta; si se percibe contra el lado del dedo, indica una hernia directa.

Tratamiento

Medidas temporales

- Reducción y un braguero

En lactantes y adultos sanos desde otros puntos de vista

- Herniorrafia o hernioplastia

De la hernia encarcelada o necrótica

- Posiblemente la resección del intestino
- Antibióticos
- Soluciones parenterales
- Restitución de electrólitos
- Analgésicos

HERNIA INGUINAL INDIRECTA

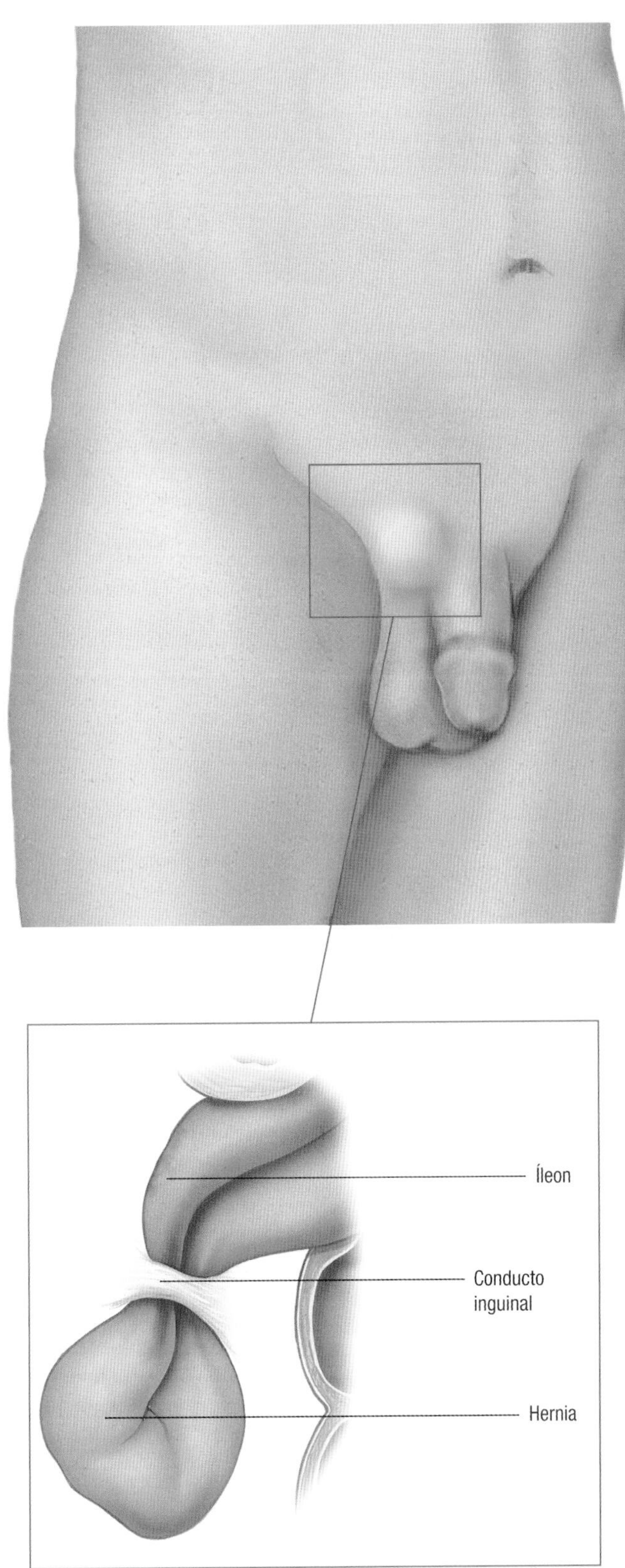

OBSTRUCCIÓN INTESTINAL

La *obstrucción intestinal* es la oclusión parcial o completa de la luz del intestino delgado o grueso. La obstrucción de intestino delgado es bastante más frecuente (90% de los pacientes) y, por lo general, más grave. La obstrucción completa de cualquier parte del intestino delgado o grueso, si no se trata, puede causar la muerte en horas debido al choque y colapso vascular. Es más probable que la obstrucción intestinal ocurra después de una cirugía abdominal o en las personas con deformidades congénitas del intestino.

Etiología

- Las adherencias y las hernias estranguladas causan con frecuencia obstrucción del intestino delgado; la del intestino grueso suele deberse a un carcinoma.
- La obstrucción intestinal mecánica se debe a cuerpos extraños (semillas de frutas, cálculos biliares o lombrices) o a la compresión del intestino por invaginación, vólvulos del sigmoides o ciego, tumores o atresia.
- La obstrucción no mecánica es resultado de alteraciones fisiológicas, como íleo paralítico, desequilibrios electrolíticos, toxicidad (uremia o infección generalizada), anomalías neurógenas (lesiones de la médula espinal) y trombosis o embolia de los vasos mesentéricos.

Fisiopatología

La obstrucción intestinal se produce en tres formas:

- *Simple.* Oclusión que impide el paso del contenido intestinal, sin otras complicaciones.
- *Estrangulada.* Se corta el suministro de sangre a una parte o la totalidad de la sección obstruida, además de la oclusión de la luz.
- *De asa cerrada.* Se ocluyen ambos extremos de un tramo de intestino, aislándolo del resto.

Los efectos fisiológicos son similares en las tres formas de obstrucción. Cuando se produce la obstrucción intestinal, se colectan líquido, gas y aire cerca de la obstrucción. El peristaltismo aumenta temporalmente porque el intestino intenta forzar el contenido a través de la obstrucción, daña la mucosa y causa distensión en y sobre el sitio de la obstrucción. La distensión bloquea el flujo de sangre venosa y detiene los procesos de absorción normales; como resultado, la pared del intestino se torna edematosa y comienza a secretar agua, sodio y potasio hacia el líquido que se acumuló.

La obstrucción del intestino delgado causa alcalosis metabólica por deshidratación y pérdida del ácido clorhídrico gástrico; la obstrucción intestinal baja causa deshidratación y pérdida de líquidos alcalinos más lenta, con acidosis metabólica resultante. Por último, la obstrucción intestinal puede llevar a isquemia, necrosis y la muerte.

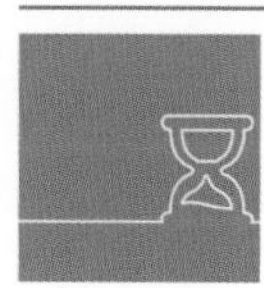

ALERTA POR EDAD

Estar alerta respecto del síndrome de detención del tránsito intestinal con niveles hidroaéreos en los adultos mayores que permanecen en decúbito por un tiempo prolongado. En este síndrome, el líquido se acumula en las asas intestinales bajas. Luego, el peristaltismo es demasiado débil para impulsar líquidos "cuesta arriba". La obstrucción resultante se produce principalmente en el intestino grueso.

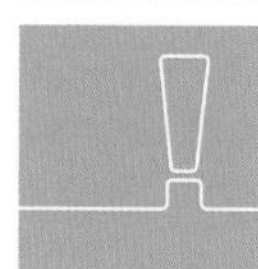

COMPLICACIONES

- Perforación
- Peritonitis
- Septicemia
- Infección secundaria
- Acidosis o alcalosis metabólica
- Hipovolemia o choque séptico

Signos y síntomas

Obstrucción parcial del intestino delgado

- Dolor tipo cólico
- Náuseas
- Vómitos
- Estreñimiento
- Distensión abdominal
- Somnolencia
- Sed intensa
- Malestar general
- Hipersensibilidad abdominal
- Borborigmos
- Hipersensibilidad de rebote (estrangulamiento con isquemia)

Obstrucción completa del intestino delgado

- Espasmos cada 3-5 min con duración de casi 1 h
- Dolor epigástrico o periumbilical
- Paso de pequeñas cantidades de moco y sangre desde el sitio de la obstrucción
- Vómitos (puede primero contener jugos gástricos, bilis y finalmente material intestinal)

Obstrucción intestinal

- Estreñimiento
- Dolor abdominal
- Dolor hipogástrico continuo
- Náuseas
- Distensión abdominal notoria con asas intestinales visibles sobre el abdomen
- Vómito fecal

Resultados de las pruebas diagnósticas

- La radiografía confirma el diagnóstico y muestra la presencia y ubicación del gas o líquido intestinal. La obstrucción del intestino delgado exhibe un patrón característico de "escalera de tijera".
- El enema de bario muestra un colon dilatado, lleno de aire o un asa del segmento sigmoideo cerrada con distensión extrema (en un vólvulo sigmoideo) en la obstrucción del intestino grueso.
- Disminuye la concentración de sodio, cloro y potasio debido a los vómitos.
- Ligera leucocitosis en presencia de estrangulación o necrosis intestinal o peritonitis
- Aumenta la concentración de amilasa sérica, tal vez por irritación del páncreas por un asa intestinal.

Tratamiento

- Corrección de los desequilibrios de líquidos y electrólitos.
- Descompresión del intestino para prevenir los vómitos.
- Tratamiento del choque y la peritonitis.
- Introducción de una sonda nasogástrica, seguida de un tubo de Miller-Abbott o Cantor ponderado para lograr la descompresión, en especial frente a la obstrucción del intestino delgado.
- Resección quirúrgica con anastomosis, colostomía o ileostomía, en la obstrucción del intestino grueso.
- Nutrición parenteral total.

TRES CAUSAS DE OBSTRUCCIÓN INTESTINAL

Intususcepción con invaginación

El intestino se acorta por invaginación de un segmento del órgano dentro de otro.

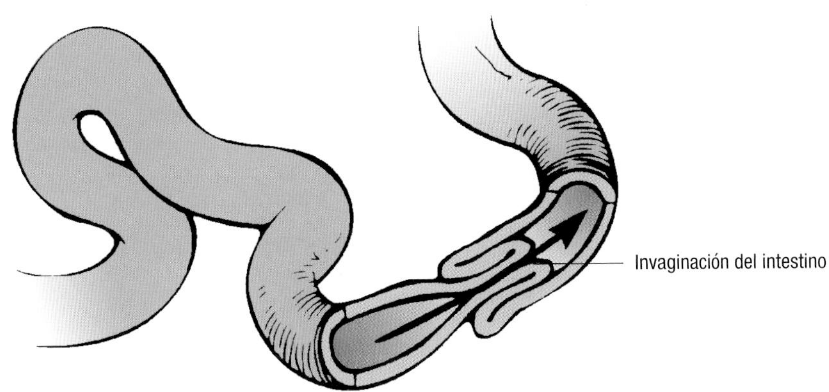

Vólvulo

En la mayoría de los casos el intestino gira en el sentido opuesto a las manecillas del reloj.

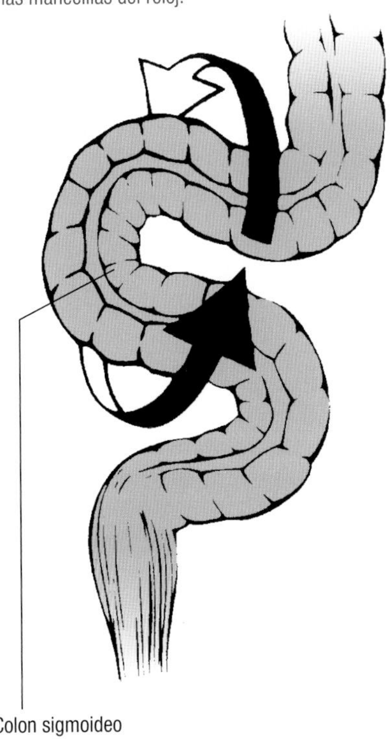

Hernia inguinal

El intestino, el epiplón y otros contenidos abdominales pasan a través de la abertura de la hernia.

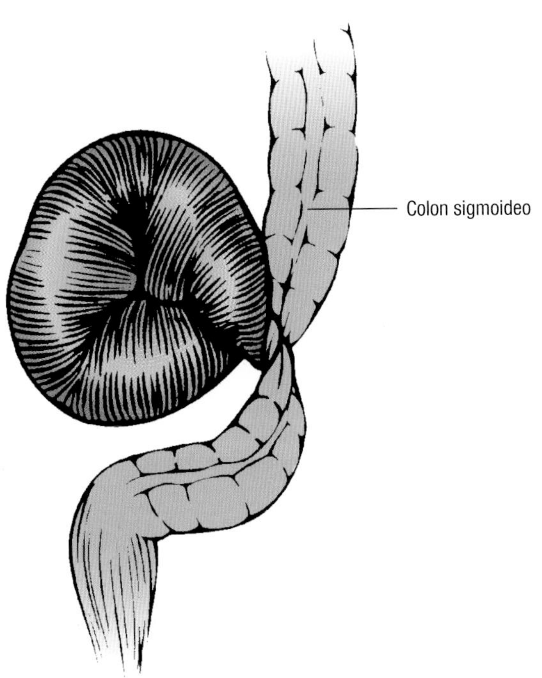

SÍNDROME DE INTESTINO IRRITABLE

También conocido como *colon espástico* o *colitis espástica*, el síndrome de intestino irritable (SII) se caracteriza por un grupo de síntomas gastrointestinales asociados frecuentemente con el estrés. Casi el 20% de los pacientes nunca buscan atención médica para esta afección benigna que no incluye anomalía anatómica o componente inflamatorio alguno. Es dos veces más frecuente en las mujeres que en los hombres.

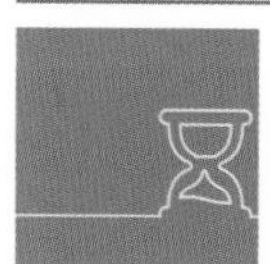

ALERTA POR EDAD

Por lo general, el SII comienza entre los 20 y 30 años de edad.

Etiología

- Estrés psicológico (el más frecuente)
- Ingesta de irritantes (café, frutas o vegetales crudos)
- Intolerancia a la lactosa
- Abuso de laxantes
- Cambios hormonales (menstruación)
- Alergia a ciertos alimentos o medicamentos

Fisiopatología

El SII parece reflejar alteraciones motoras de todo el colon en respuesta a estímulos. Algunos músculos del intestino son particularmente sensibles a las anomalías motoras y la distensión; otros lo son a ciertos alimentos y medicamentos. El paciente puede ser sensible en extremo a las hormonas gastrina y colecistocinina. El dolor del SII parece ser causado por contracciones del músculo liso intestinal inusualmente fuertes, como la reacción a la distensión, los irritantes o el estrés.

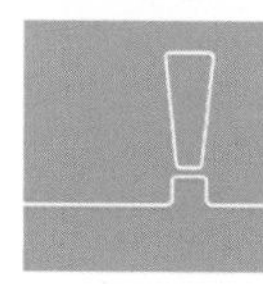

COMPLICACIONES

- Diverticulitis leve
- Cáncer de colon
- Desnutrición

Signos y síntomas

- Náuseas y vómitos
- Dolor abdominal bajo de tipo cólico que se presenta durante el día y se alivia con la defecación o la expulsión de flatos
- Dolor que se intensifica 1-2 h después de una comida
- Estreñimiento que alterna con diarrea, con predominio de uno
- Expulsión de moco por el recto
- Distensión abdominal

Resultados de las pruebas diagnósticas

- El enema de bario muestra un espasmo de colon y aspecto tubular de su segmento descendente, sin evidencia de cáncer o diverticulosis.
- Sigmoidoscopia o colonoscopia: contracciones espásticas sin datos de cáncer de colon o enfermedad intestinal inflamatoria.

Tratamiento

- Medidas de tratamiento del estrés, incluyendo asesoría o ansiolíticos leves
- Identificar y evitar alimentos irritantes
- Calor en el abdomen
- Productos de aumento de volumen, por ejemplo, los suplementos de fibra
- Antiespasmódicos
- Posiblemente, loperamida o alosetrón
- Entrenamiento intestinal (si la causa es el abuso crónico de laxantes) para recuperar el control muscular
- Antidepresivos, como inhibidores de la recaptación de serotonina y antidepresivos tricíclicos

EFECTOS DEL SÍNDROME DE INTESTINO IRRITABLE

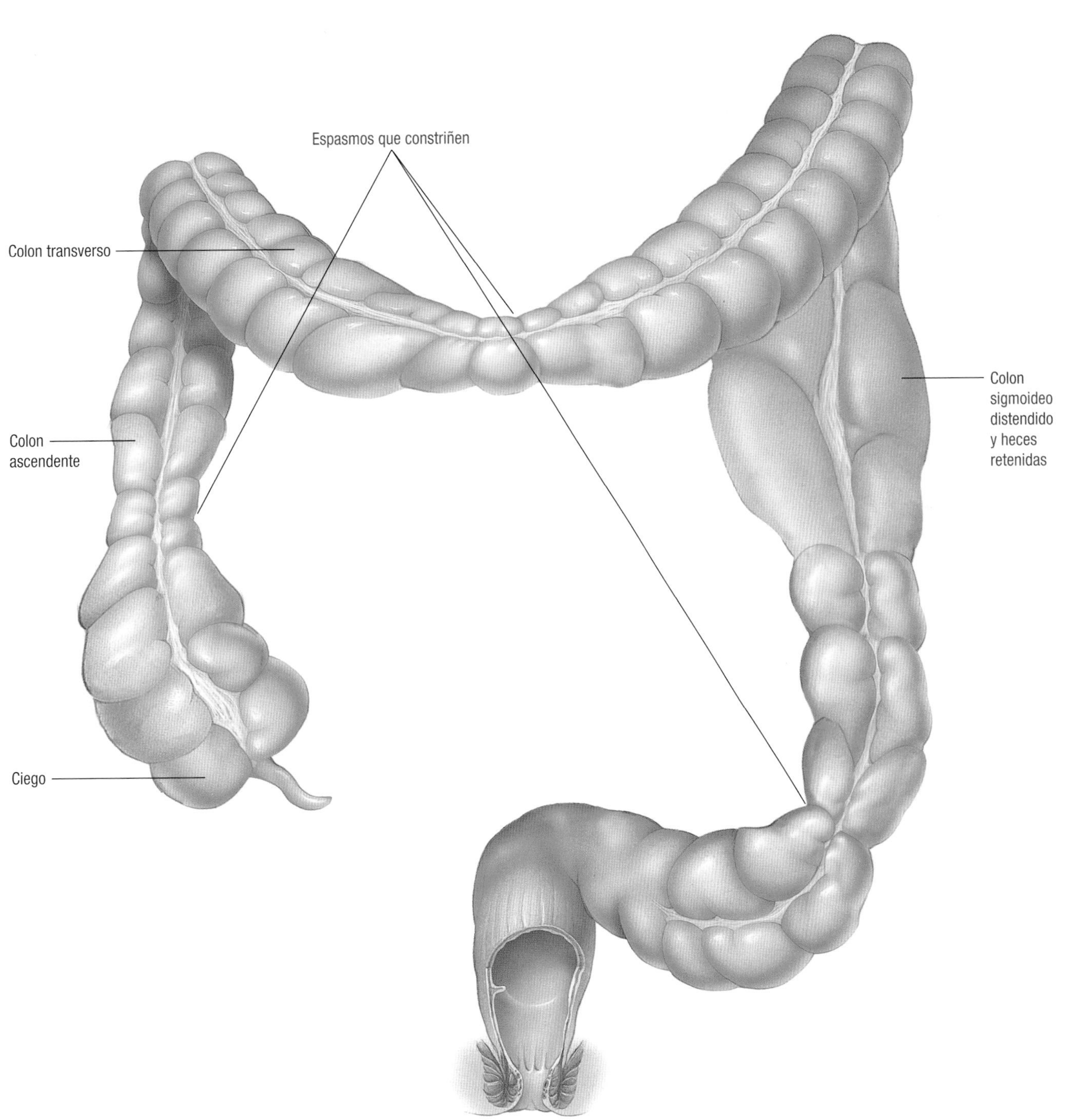

CÁNCER DE HÍGADO

El cáncer de hígado, también conocido como *carcinoma hepático primario* o *metastásico*, es una forma rara de cáncer en Estados Unidos. Es rápidamente letal, por lo general en 6 meses, a partir de hemorragias gastointestinales, caquexia progresiva, insuficiencia hepática o metástasis.

ALERTA POR EDAD

El cáncer de hígado es más frecuente en los hombres (especialmente en los mayores de 60 años de edad) y su incidencia aumenta con la edad.

Es frecuente que los pacientes con hepatomas también presenten cirrosis (los hepatomas tienen 40 veces más probabilidades de desarrollarse en un hígado cirrótico que en uno normal). Todavía no se define si la cirrosis es un estado premaligno o si el consumo de alcohol y la desnutrición predisponen al hígado a desarrollar hepatomas. Otro factor de riesgo es la exposición a los virus de hepatitis C o B.

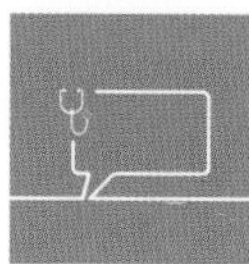

RECOMENDACIÓN CLÍNICA

El hígado es uno de los sitios más frecuentes de metástasis de otros cánceres primarios, en particular, los de colon, recto, estómago, páncreas, esófago, pulmón, mama o melanoma. En Estados Unidos, el carcinoma metastásico es más de 20 veces más frecuente que el carcinoma primario y, después de la cirrosis, es la principal causa de muerte relacionada con enfermedad hepática. Las metástasis hepáticas pueden parecer una lesión solitaria, el primer signo de recidiva después de una remisión.

Etiología

- Causa inmediata desconocida
- Posiblemente congénito en los niños
- Exposición ambiental a agentes cancerígenos
- Andrógenos
- Estrógenos orales
- Cirrosis

Fisiopatología

La mayoría de los tumores primarios del hígado (90%) se originan en las células del parénquima y son *hepatomas* (carcinoma hepatocelular, carcinoma primario de células menores). Los tumores primarios que se originan en los conductos biliares intrahepáticos se conocen como *colangiomas* (colangiocarcinoma, carcinoma colangiocelular). Los tumores más raros incluyen un tipo de células mixtas, el sarcoma de células de Kupffer y los hepatoblastomas (que ocurren casi exclusivamente en niños y suelen ser resecables y curables).

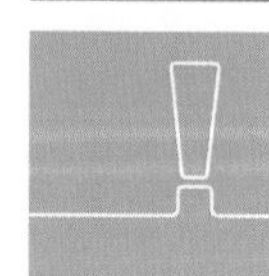

COMPLICACIONES

- Hemorragia gastrointestinal
- Caquexia
- Insuficiencia hepática

Signos y síntomas

- Masa o aumento de volumen en el cuadrante superior derecho abdominal
- Hígado hipersensible, nodular a la palpación
- Dolor intenso del cuadrante superior derecho abdominal o epigástrico
- Soplo, zumbido o ruido de frote si el tumor es grande
- Fiebre, pérdida de peso, debilidad y anorexia
- Edema de partes bajas
- Ascitis
- Ictericia

Resultados de las pruebas diagnósticas

- La biopsia abierta o con aguja del hígado confirma el tipo celular.
- La química sanguínea revela aumentos de las transaminasas glutámico oxaloacética y glutámico pirúvica, de la fosfatasa alcalina, la lactacto deshidrogenasa y la bilirrubina séricas, que indican una función hepática anómala.
- La concentración de α-fetoproteína está aumentada.
- La radiografía de tórax revela posibles metástasis.
- La gammagrafía del hígado muestra defectos de llenado.
- Los estudios de electrólitos séricos revelan hipernatremia e hipercalcemia; los de laboratorio revelan hipoglucemia, leucocitosis o hipocolesterolemia séricas.

Tratamiento

- Resección si el cáncer está en etapa temprana; pocos tumores hepáticos son resecables.
- Trasplante del hígado para un pequeño subgrupo de pacientes.
- Medidas paliativas:
  - Radioterapia, quimioterapia
  - Corregir los signos y síntomas de la encefalopatía
  - Cuidados de los catéteres transhepáticos
  - Cuidados paliativos

SITIOS FRECUENTES DE CÁNCER DE HÍGADO

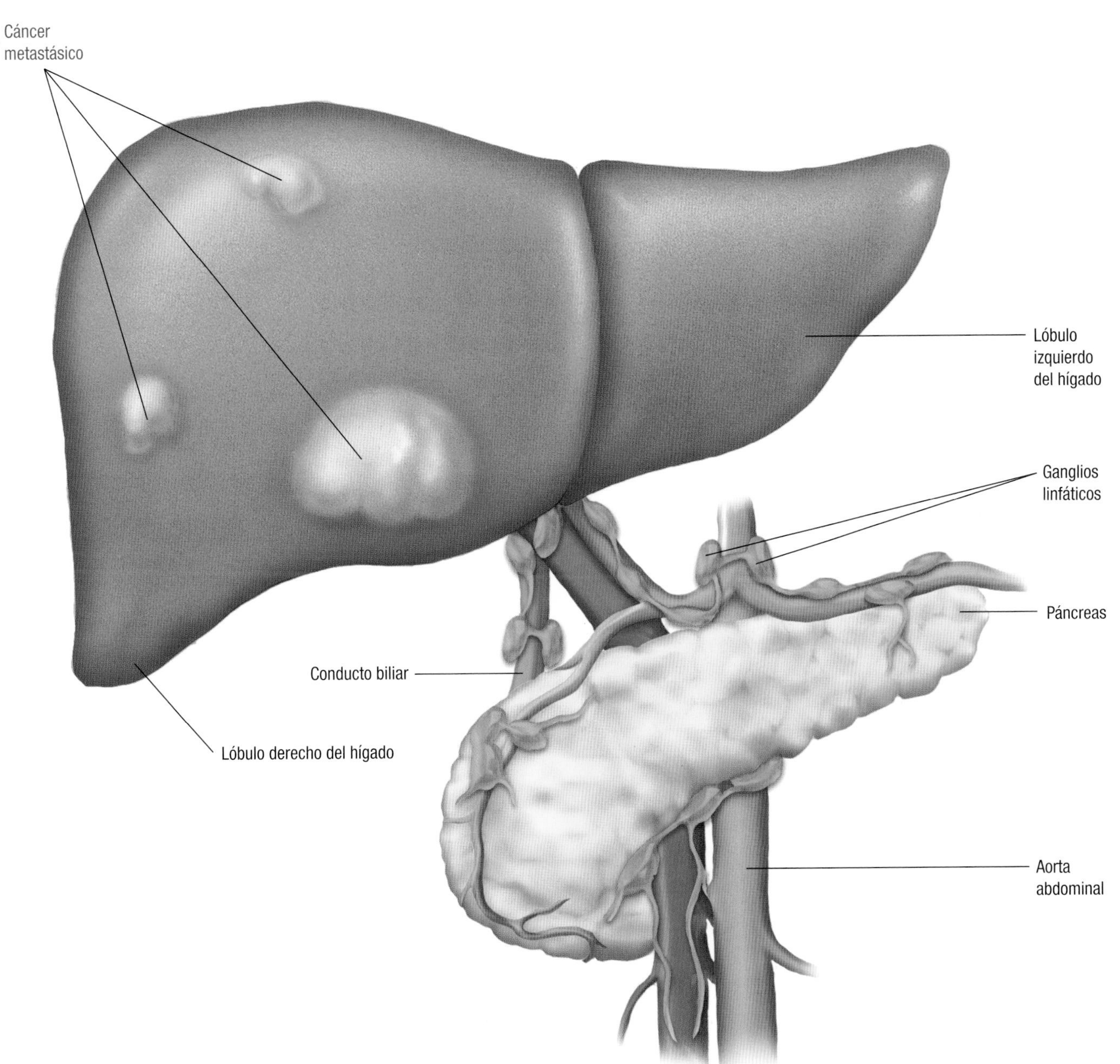

INSUFICIENCIA HEPÁTICA

Cualquier enfermedad del hígado puede terminar en insuficiencia multiorgánica. El hígado realiza más de 100 funciones diferentes en el cuerpo. Cuando hay insuficiencia, sobreviene un síndrome complejo que implica el deterioro de muchas funciones corporales y de órganos diferentes. La única cura para la insuficiencia hepática es el trasplante de hígado.

Etiología

- Hepatitis vírica o no vírica
- Cirrosis
- Cáncer de hígado

Fisiopatología

Las manifestaciones de insuficiencia hepática incluyen la encefalopatía hepática y el síndrome hepatorrenal.

La *encefalopatía hepática*, un conjunto de trastornos del sistema nervioso central, ocurre cuando el hígado ya no puede desintoxicar la sangre. La disfunción hepática y los vasos colaterales que desvían la sangre alrededor del hígado hacia la circulación sistémica permiten que las sustancias tóxicas absorbidas desde el tubo digestivo circulen libremente hacia el cerebro. El amoníaco, un subproducto del metabolismo de las proteínas, es una de las principales sustancias tóxicas que causan la encefalopatía hepática. El hígado normal transforma el amoníaco en urea, que excretan los riñones. Cuando el hígado falla, el amoníaco se transporta al cerebro. También pueden acumularse en la sangre ácidos grasos de cadena corta, serotonina, triptófano y falsos neurotransmisores, lo cual contribuye a la encefalopatía hepática.

El *síndrome hepatorrenal* se refiere a la insuficiencia renal concomitante con la enfermedad hepática. Los riñones parecen normales, pero dejan de funcionar de forma abrupta. Se expande el volumen sanguíneo, se acumulan los hidrogeniones y sobrevienen alteraciones electrolíticas. Ocurre con más frecuencia en pacientes con cirrosis alcohólica o hepatitis fulminante. La causa puede ser la acumulación de sustancias vasoactivas que producen una constricción inadecuada de las arteriolas renales, que lleva a la disminución de la filtración glomerular y oliguria. La vasoconstricción también puede ser una respuesta compensatoria a la hipertensión portal y a la acumulación de sangre en la circulación esplénica.

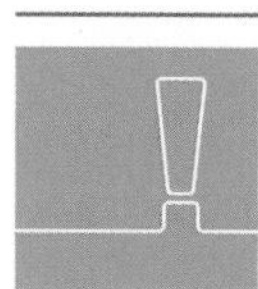

COMPLICACIONES
- Coma
- Muerte

Signos y síntomas

- Ictericia
- Dolor o hipersensibilidad abdominal
- Náuseas, anorexia, pérdida de peso
- Hedor hepático
- Fatiga
- Prurito
- Oliguria
- Esplenomegalia
- Ascitis, edema periférico
- Varices de esófago, recto y pared abdominal
- Tendencias hemorrágicas por trombocitopenia (secundaria a la acumulación de sangre en el bazo), tiempo de protrombina prolongado (por la producción alterada de factores de coagulación), petequias
- Amenorrea, ginecomastia

Las complicaciones de la insuficiencia hepática incluyen hemorragia de varices y gastrointestinal, coma y muerte.

Resultados de las pruebas diagnósticas

- Las pruebas de función hepática revelan concentraciones elevadas de aspartato y alanina aminotransferasas, fosfatasa alcalina y bilirrubina.
- Los estudios sanguíneos revelan anemia, deterioro de la producción de eritrocitos, tiempos de hemorragia y coagulación elevados, concentración baja de glucosa en sangre y aumento de la concentración de amoníaco sérico.
- El análisis de orina revela osmolaridad creciente.

Tratamiento

- Trasplante de hígado
- Dieta baja en proteínas, alta en hidratos de carbono
- Lactulosa

Para la ascitis

- Restricción de sal, diuréticos ahorradores de potasio, suplementos de potasio
- Eliminar el consumo de alcohol
- Paracentesis, colocación de una derivación

Para la hipertensión portal

- Colocación de la derivación entre la vena porta y alguna otra vena sistémica

Para la hemorragia de venas varicosas

- Fármacos vasoconstrictores
- Taponamiento con balón esofágico
- Intervención quirúrgica
- Vitamina K

SIGNOS DE INSUFICIENCIA HEPÁTICA

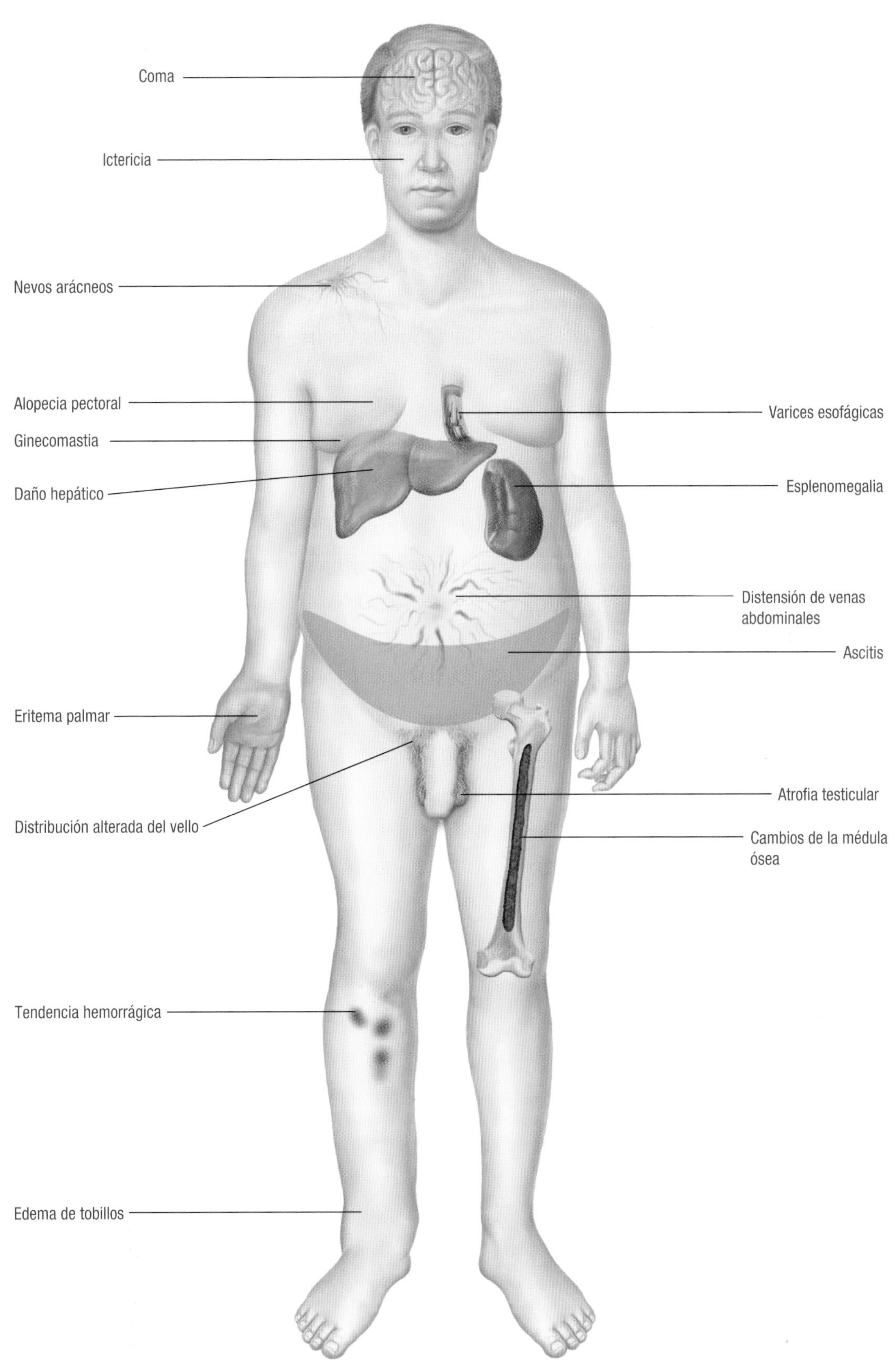

CÁNCER BUCAL

El cáncer bucal puede presentarse en cualquier lugar de la boca o la faringe, pero es más probable que inicie en el suelo de la boca. Esto incluye los dos tercios anteriores de la lengua, encías superior e inferior, revestimiento de los carrillos y labios, la parte inferior de la boca, debajo de la lengua, el paladar y la pequeña zona detrás de las muelas del juicio.

Se diagnostica cáncer bucal o faríngeo a más de 34 000 estadounidenses por año. La tasa de mortalidad por cáncer bucal es más alta que la de otros tipos de cáncer porque es difícil de descubrir o diagnosticar. Por lo general, se descubre sólo cuando ha enviado metástasis a otra ubicación, con toda probabilidad a los ganglios linfáticos del cuello. Los hombres resultan afectados dos veces más que las mujeres, particularmente los mayores de 40 años de edad.

Etiología

- Consumo de tabaco (con y sin humo)
- Consumo de alcohol
- Higiene bucal y dental deficiente
- Irritación crónica por dientes o empastes y prótesis dentales ásperos
- Infección por el virus del papiloma humano

Fisiopatología

La mayoría de los cánceres bucales corresponden al carcinoma espinocelular. Las células planas normalmente forman el revestimiento de la boca y la faringe. El carcinoma espinocelular comienza como una colección de células planas anómalas.

El tabaco y otros agentes causales dañan el revestimiento de la cavidad bucal. Las células de esta capa deben proliferar más rápidamente para reparar el daño causado por el tabaco y otros agentes. Mientras más necesiten dividirse las células, más posibilidades hay de que surjan errores al copiar su ácido desoxirribonucleico (ADN); ello puede aumentar sus probabilidades de convertirse en cancerosas.

Muchas de las sustancias químicas que se encuentran en el tabaco pueden dañar directamente el ADN. Este daño directo puede causar que ciertos genes (como los encargados de iniciar o detener la proliferación celular) funcionen mal. Conforme las células anómalas comienzan a acumularse, se forma un tumor.

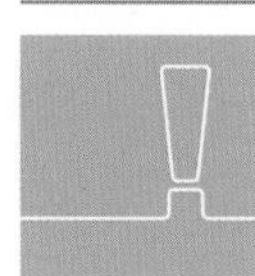

COMPLICACIONES
- Desfiguración
- Metástasis

Signos y síntomas

- Lesión cutánea indolora, generalmente pequeña y pálida, tumor o úlcera en la lengua, el labio o la zona de la boca (pero puede ser oscura o de otro color)
- Posible grieta profunda, de bordes duros en el tejido
- Sensación ardorosa o dolor cuando el tumor está avanzado
- Dificultad para deglutir
- Disgeusia

Resultados de las pruebas diagnósticas

- La biopsia de lengua o encías confirma la presencia del cáncer.

Tratamiento

- Extirpación quirúrgica del tumor
- Radioterapia
- Quimioterapia

CÁNCER DE LENGUA

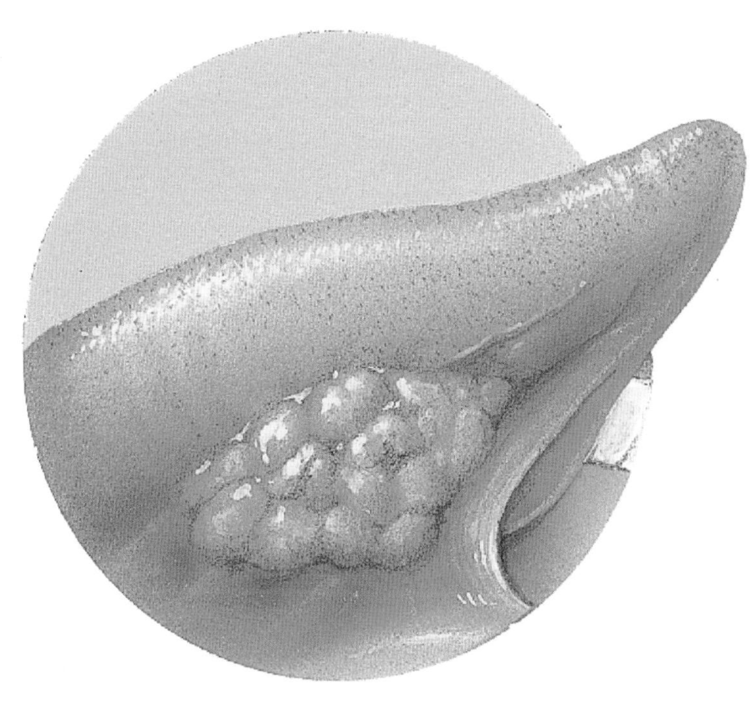

CÁNCER DE PÁNCREAS

El cáncer de páncreas es la cuarta causa de muerte por cáncer en Estados Unidos. Se presenta con más frecuencia en individuos de raza negra que blanca. Ocurre principalmente en la cabeza del órgano y progresa hasta la muerte en el año que sigue al diagnóstico. Los tumores más raros son los del cuerpo y la cola del páncreas, y los de células de los islotes.

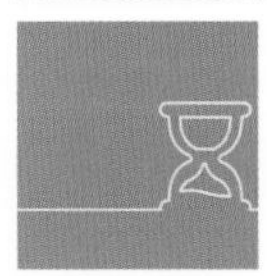

ALERTA POR EDAD

La incidencia de cáncer de páncreas aumenta con la edad, alcanzando un máximo entre los 60 y 70 años.

Etiología

- Inhalación o absorción de carcinógenos excretados por el páncreas:
  - Consumo de cigarrillos
  - Aditivos de alimentos
  - Productos químicos industriales, como naftaleno β, bencidina y urea

Factores predisponentes

- Antecedentes familiares o personales de pancreatitis crónica (puede ser una manifestación temprana de la neoplasia)
- Diabetes mellitus (puede ser una manifestación temprana de la neoplasia)
- Alcoholismo crónico
- Antecedente familiar de cáncer pancreático
- Obesidad
- Dieta rica en grasas y proteínas

Fisiopatología

La mayoría de los tumores pancreáticos corresponden a adenocarcinomas que surgen en la cabeza del páncreas. Los dos tipos tisulares principales son tumores de células cilíndricas, grasas y granulares grandes. Los cánceres de páncreas progresan de manera insidiosa y la mayoría ya envió metástasis antes del diagnóstico. Las células cancerosas pueden invadir estómago, duodeno, vasos sanguíneos importantes, conductos biliares, colon, bazo y riñones, así como ganglios linfáticos.

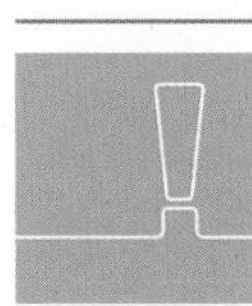

COMPLICACIONES

- Absorción deficiente de nutrientes
- Diabetes mellitus de tipo 1
- Manifestaciones hepáticas y gastrointestinales
- Cambios del estado mental
- Metástasis

Signos y síntomas

- Disminución de peso y anorexia
- Prurito, lesiones cutáneas (por lo general, en los miembros inferiores)
- Dolor abdominal o lumbar
- Ictericia
- Diarrea
- Fiebre
- Hiperglucemia, intolerancia a la glucosa
- Tromboflebitis
- Heces de color arcilla

Resultados de las pruebas diagnósticas

- La laparotomía con biopsia confirma el tipo celular.
- La ecografía identifica la ubicación de la masa.
- La angiografía revela la fuente vascular del tumor.
- La colangiopancreatografía retrógrada endoscópica permite visualizar la zona del tumor.
- La tomografía computarizada y la resonancia magnética hacen posible identificar el tamaño y localización del tumor.
- Las pruebas séricas de laboratorio revelan concentraciones aumentadas de bilirrubina, amilasa y lipasa séricas.
- Tiempo de protrombina prolongado.
- Las elevaciones de las aspartato y alanina aminotransferasas indican necrosis de células hepáticas.
- El aumento marcado de la fosfatasa alcalina indica una obstrucción biliar.
- El inmunoanálisis de insulina plasmática muestra insulina sérica mensurable en presencia de tumores de células de los islotes pancreáticos.
- Las cifras de hemoglobina y hematócrito pueden mostrar la presencia de anemia leve.
- La glucemia en ayuno revela hipoglucemia o hiperglucemia.

Tratamiento

- Pocas probabilidades de éxito (la enfermedad generalmente es metastásica al momento del diagnóstico)
- Intervención quirúrgica, incluyendo la pancreatectomía total, colecistoyeyunostomía, coledocoduodenostomía, coledocoyeyunostomía, pancreatoduodenectomía o técnica de Whipple, gastroyeyunostomía
- Colocación de una endoprótesis biliar
- Posiblemente radioterapia y quimioterapia
- Analgésicos
- Antibióticos
- Anticolinérgicos
- Antiácidos
- Diuréticos
- Insulina
- Enzimas pancreáticas

ADENOCARCINOMA PANCREÁTICO

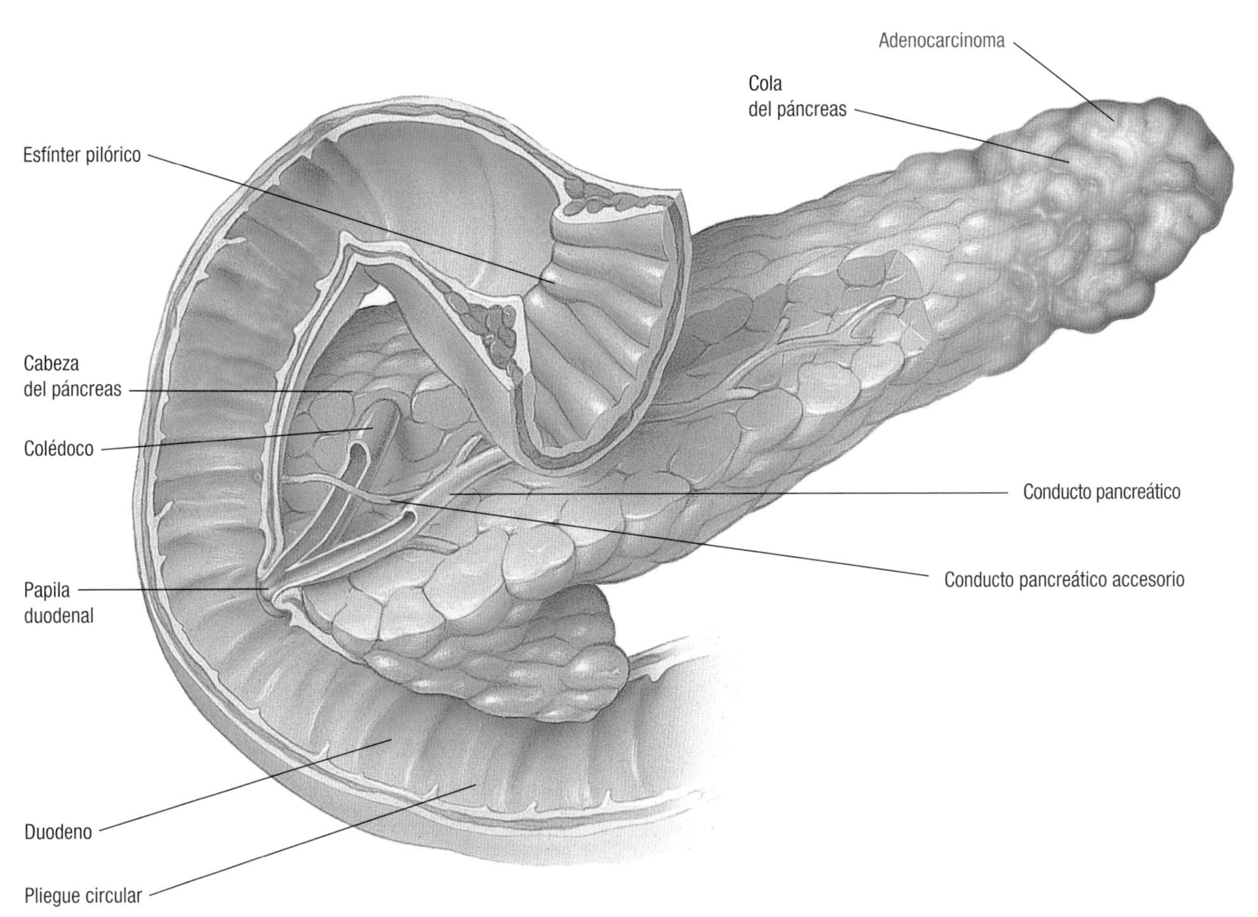

PANCREATITIS

La *pancreatitis* es una inflamación del páncreas que se presenta en dos formas: aguda y crónica, y puede deberse a edema, necrosis o hemorragia. En los hombres, esta enfermedad se asocia frecuentemente con el alcoholismo, los traumatismos o una úlcera péptica, y conlleva un mal pronóstico. En las mujeres, se relaciona con enfermedad de las vías biliares y tiene un buen pronóstico. La mortalidad en la pancreatitis con necrosis y hemorragia es tan alta como del 60%.

Etiología

- Enfermedad de las vías biliares
- Alcoholismo
- Estructura anómala del órgano
- Trastornos metabólicos o endocrinos, como concentraciones altas de colesterol o tiroides hiperactiva
- Quistes o tumores pancreáticos
- Úlceras pépticas penetrantes
- Traumatismo contundente o quirúrgico
- Fármacos, como glucocorticoides, sulfonamidas, tiazidas, anticonceptivos hormonales, antiinflamatorios no esteroideos
- Insuficiencia o trasplante renal
- Estudio endoscópico de conductos biliares y páncreas
- Infección

Fisiopatología

La pancreatitis aguda se presenta en dos formas: edematosa (intersticial) y necrosante. La pancreatitis *edematosa* ocasiona acumulación de líquido y edema. La pancreatitis *necrosante* causa muerte celular y daño tisular. En ambos tipos, la activación inadecuada de las enzimas causa daño a los tejidos.

Por lo general, los ácinos del páncreas secretan enzimas de forma inactiva. Dos teorías sugieren por qué las enzimas se activan de manera prematura:

- Un producto tóxico, como el alcohol, puede alterar la manera en que el páncreas secreta las enzimas. Probablemente el alcohol aumenta la secreción pancreática, altera el metabolismo de las células acinares y favorece la obstrucción del conducto, causando que las proteínas secretoras pancreáticas se precipiten.
- Puede ocurrir la *autodigestión* cuando el contenido duodenal con enzimas activadas refluye hacia el conducto pancreático, activando otras enzimas y estableciendo un ciclo de mayor daño pancreático.

En la pancreatitis crónica, la inflamación persistente produce cambios irreversibles en la estructura y función del páncreas. A veces sigue a un episodio de pancreatitis aguda. Los precipitados de proteínas bloquean el conducto pancreático y eventualmente se endurecen o calcifican. Los cambios estructurales conducen a fibrosis y atrofia de las glándulas. Las proliferaciones llamadas *seudoquistes* contienen enzimas pancreáticas y detritos de tejidos. Si se infectan los seudoquistes, se forma un absceso.

La pancreatitis daña los islotes de Langerhans y puede presentarse la diabetes mellitus. La pancreatitis grave repentina causa hemorragia masiva y destrucción total del páncreas, que se manifiesta como acidosis diabética, choque o coma.

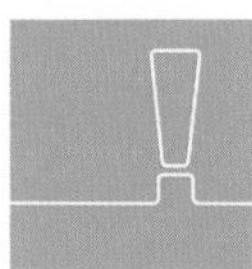

COMPLICACIONES
- Diabetes mellitus
- Insuficiencia respiratoria
- Derrame pleural
- Hemorragia gastrointestinal
- Absceso pancreático
- Cáncer de páncreas

Signos y síntomas

- Dolor epigástrico
- Piel marmórea
- Hipotensión
- Taquicardia
- Derrame pleural izquierdo
- Estertores basales
- Distensión abdominal
- Náuseas y vómitos
- Signo de Cullen
- Signo de Turner
- Esteatorrea
- En crisis grave: vómitos persistentes, distensión abdominal, actividad intestinal disminuida, estertores en las bases pulmonares, derrame pleural izquierdo

Resultados de las pruebas diagnósticas

- Concentraciones de amilasa y lipasa séricas elevadas.
- Pruebas de glucosa en sangre y orina: glucosuria e hiperglucemia transitorias. En pancreatitis crónica: concentraciones de glucosa sérica elevadas de forma transitoria.
- Leucocitosis.
- Bilirrubina sérica: elevada en pancreatitis aguda y crónica.
- Puede disminuir la concentración de calcio de la sangre.
- Los análisis de heces muestran concentraciones altas de lípidos y tripsina en la pancreatitis crónica.
- Las radiografías de abdomen y tórax permiten detectar derrames pleurales y diferenciar de afecciones que causan síntomas similares; se pueden detectar cálculos pancreáticos.
- La ecografía y la tomografía computarizada muestran un páncreas aumentado de volumen con quistes y seudoquistes.
- La colangiopancreatografía retrógrada endoscópica identifica anomalías del sistema de conductos (calcificación o estenosis) y ayuda a diferenciar de otros trastornos, como el cáncer pancreático.

Tratamiento

- Nada por vía oral; soluciones, proteínas y electrólitos intravenosos
- Transfusiones sanguíneas
- Aspiración nasogástrica
- Analgésicos, como morfina intravenosa
- Antiácidos, antagonistas de histamina
- Antibióticos
- Anticolinérgicos
- Insulina
- Drenaje quirúrgico
- Oxígeno complementario, ventilación mecánica
- Laparotomía, cuando hay pancreatitis aguda por obstrucción de vías biliares

PANCREATITIS NECROSANTE

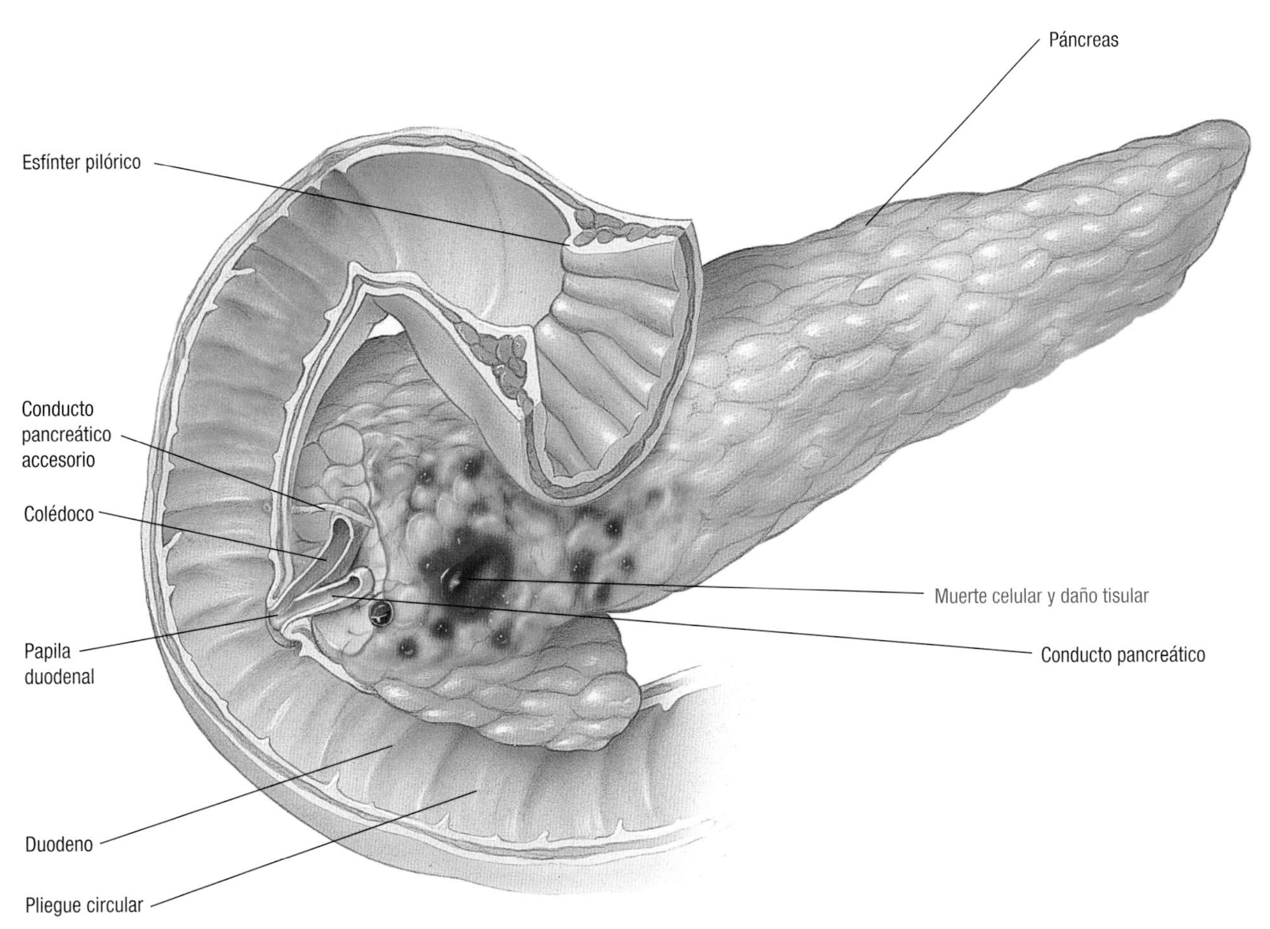

PERITONITIS

La *peritonitis* es una inflamación aguda o crónica del peritoneo, la membrana que reviste la cavidad abdominal y cubre a los órganos viscerales. La inflamación puede extenderse a través del peritoneo o tornarse localizada, como un absceso. La peritonitis con frecuencia disminuye la motilidad del intestino y causa su distensión con gas. Hoy en día, con el uso de antibióticos, la mortalidad es del 10% y en general se debe a la obstrucción intestinal.

Etiología

- Enfermedad hepática crónica
- Insuficiencia renal
- Apendicitis, diverticulitis
- Enfermedad hepática crónica
- Insuficiencia renal
- Úlcera péptica, colitis ulcerosa
- Vólvulo, obstrucción con estrangulamiento
- Neoplasia abdominal
- Traumatismo penetrante, como una puñalada
- Rotura de una tuba uterina o la vejiga
- Perforación de una úlcera gástrica
- Enzimas pancreáticas secretadas

Fisiopatología

Aunque el tubo digestivo normalmente contiene bacterias, el peritoneo es estéril. Cuando las bacterias o irritantes químicos invaden el peritoneo por inflamación y perforación del tubo digestivo, el resultado es una peritonitis. Los líquidos acumulados, que contienen proteínas y electrólitos, hacen al peritoneo transparente opaco, rojo, inflamado y edematoso. Debido a que la cavidad peritoneal es tan resistente a la contaminación, la infección suele localizarse como un absceso.

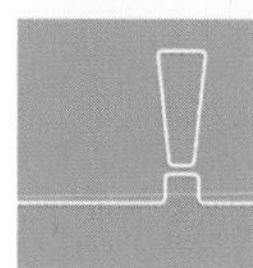

COMPLICACIONES

- Absceso
- Septicemia
- Dificultad respiratoria
- Obstrucción intestinal
- Choque

Signos y síntomas

- Dolor abdominal súbito, intenso y difuso que tiende a intensificarse y localizarse en la zona del trastorno subyacente, como el cuadrante inferior derecho abdominal en la apendicitis
- Abdomen agudamente hipersensible, distendido, rígido; dolor a la descompresión
- Palidez, sudoración excesiva, piel fría
- Ruidos intestinales disminuidos
- Náuseas, vómitos y rigidez abdominal
- Signos y síntomas de deshidratación (oliguria, sed, lengua seca hinchada y piel que se mantiene plegada)
- Temperatura de 39.4 °C o superior
- Dolor de hombros
- Hipotensión
- Taquicardia
- Líquido de diálisis peritoneal turbio

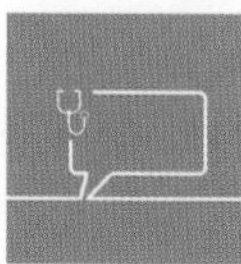

RECOMENDACIÓN CLÍNICA

La distensión abdominal y el resultante desplazamiento hacia arriba del diafragma pueden disminuir la capacidad respiratoria. Por lo general, el paciente con peritonitis tiende a respirar de forma superficial y moverse lo menos posible para disminuir el dolor. Puede yacer sobre su espalda con las rodillas flexionadas para relajar los músculos abdominales.

Resultados de las pruebas diagnósticas

- La radiografía abdominal muestra distensión gaseosa y edematosa del intestino delgado y grueso, o en el caso de la perforación de una víscera, aire debajo del diafragma.
- La radiografía de tórax muestra elevación del diafragma.
- Los estudios sanguíneos presentan leucocitosis.
- Paracentesis: presencia de bacterias, exudado, sangre, pus u orina.
- La laparotomía permite identificar la causa subyacente.

Tratamiento

Tratamiento de urgencia

- Nada por vía oral para disminuir el peristaltismo y evitar la perforación
- Sonda nasogástrica
- Antibióticos según el microorganismo infectante
- Analgésicos
- Soluciones y electrólitos parenterales

Cuando la peritonitis resulta de una perforación, la cirugía debe realizarse tan pronto como sea posible para eliminar la fuente de infección por drenaje del contenido derramado al exterior.

PERITONITIS GENERALIZADA

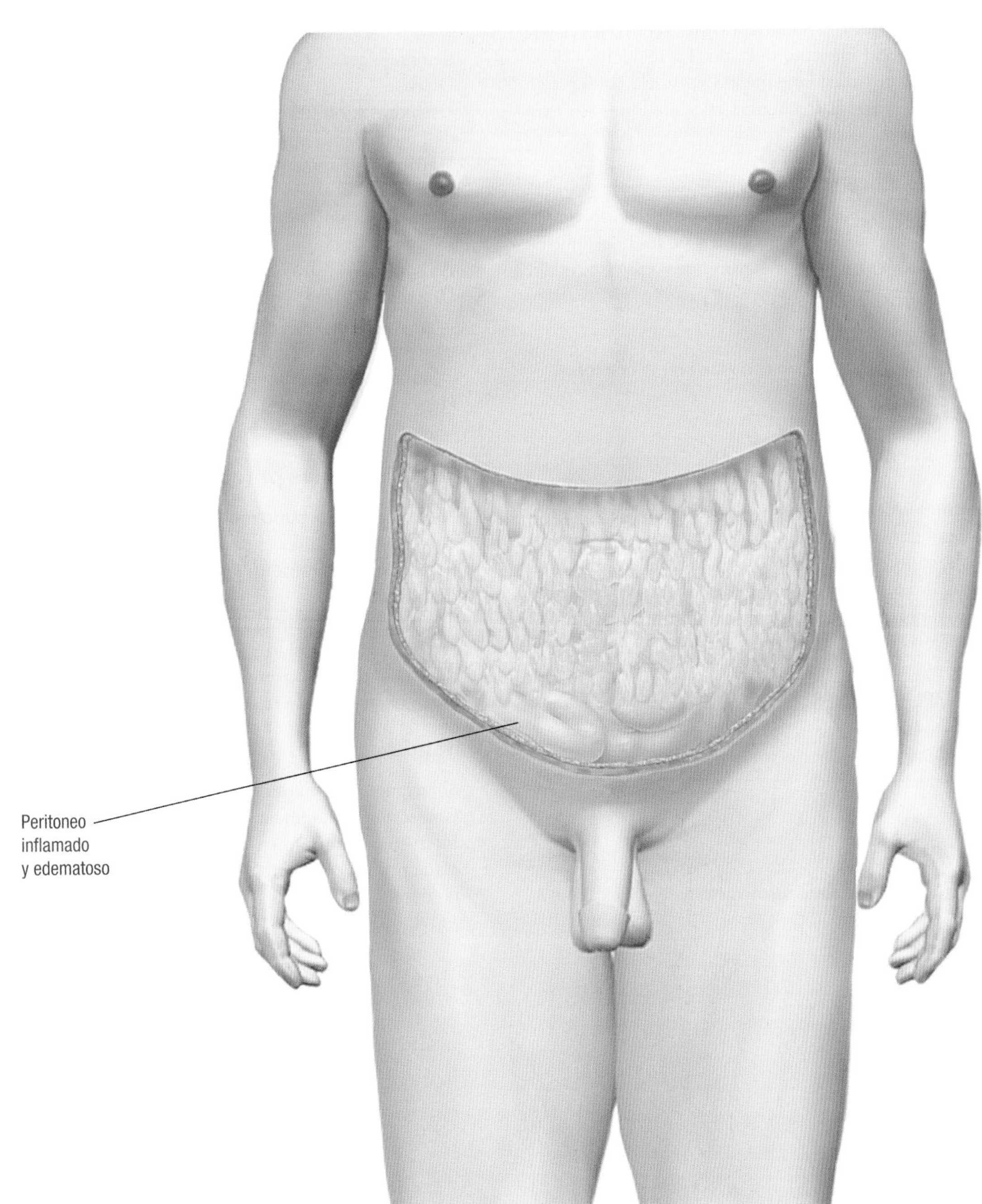

ESTENOSIS PILÓRICA

La *estenosis pilórica* es un estrechamiento del píloro, la vía de salida del estómago al intestino delgado. La incidencia de la estenosis pilórica es de aproximadamente 2-3 por cada 1000 recién nacidos. Se presenta con más frecuencia en individuos de raza negra que blanca.

ALERTA POR EDAD

La estenosis pilórica ocurre sobre todo en lactantes. Se presenta con mayor frecuencia en los niños que en las niñas y es rara en los mayores de 6 meses de edad.

Etiología

Desconocida, posiblemente relacionada con factores genéticos.

Fisiopatología

La estenosis pilórica es causada por hipertrofia e hiperplasia de las capas de músculo circular y longitudinal del píloro. Cuando el músculo del esfínter se engrosa, llega a perder su elasticidad y causa un estrechamiento de la abertura. Se convierte en un conducto pilórico alargado y todo el píloro aumenta de volumen. La mucosa suele estar edematosa y engrosada. El esfuerzo peristáltico adicional para vaciar el contenido gástrico al intestino conduce a la hipertrofia de las capas de músculo del estómago.

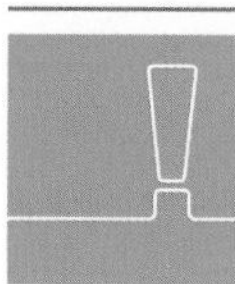

COMPLICACIONES

- Deshidratación
- Desequilibrio de electrólitos
- Ictericia

Signos y síntomas

- Al inicio, vómitos leves que posteriormente se vuelven explosivos.
- En los lactantes: parecen tener hambre la mayor parte del tiempo.
- Diarrea.
- Deshidratación (turgencia cutánea deficiente, fontanelas hundidas, membranas mucosas secas, lagrimeo disminuido).
- Fracaso en el aumento o pérdida de peso.
- Dispepsia.
- Dolor abdominal.
- Distensión abdominal.
- Peristaltismo gástrico visible.
- Una masa firme, no hipersensible y móvil, de 1-2 cm, dura, conocida como *oliva*, presente a la derecha de la línea media epigástrica; más fácil de palpar después de que el niño ha vomitado y cuando se ha calmado.
- Heces disminuidas.
- Letargia.

Resultados de las pruebas diagnósticas

- La radiografía de bario muestra un estómago dilatado y un píloro estrecho y alargado.
- La ecografía muestra un engrosamiento de las capas musculares del píloro.
- Las pruebas de bioquímica sanguínea revelan con frecuencia la presencia de hipocloremia, hipocalemia y alcalosis metabólica. También pueden presentarse otras alteraciones electrolíticas como hipernatremia o hiponatremia.

Tratamiento

- Soluciones intravenosas
- Corrección de anomalías electrolíticas
- Intervención quirúrgica
- Nada por vía oral antes de la cirugía; pequeñas comidas frecuentes después

COMPRENDER LA ESTENOSIS PILÓRICA

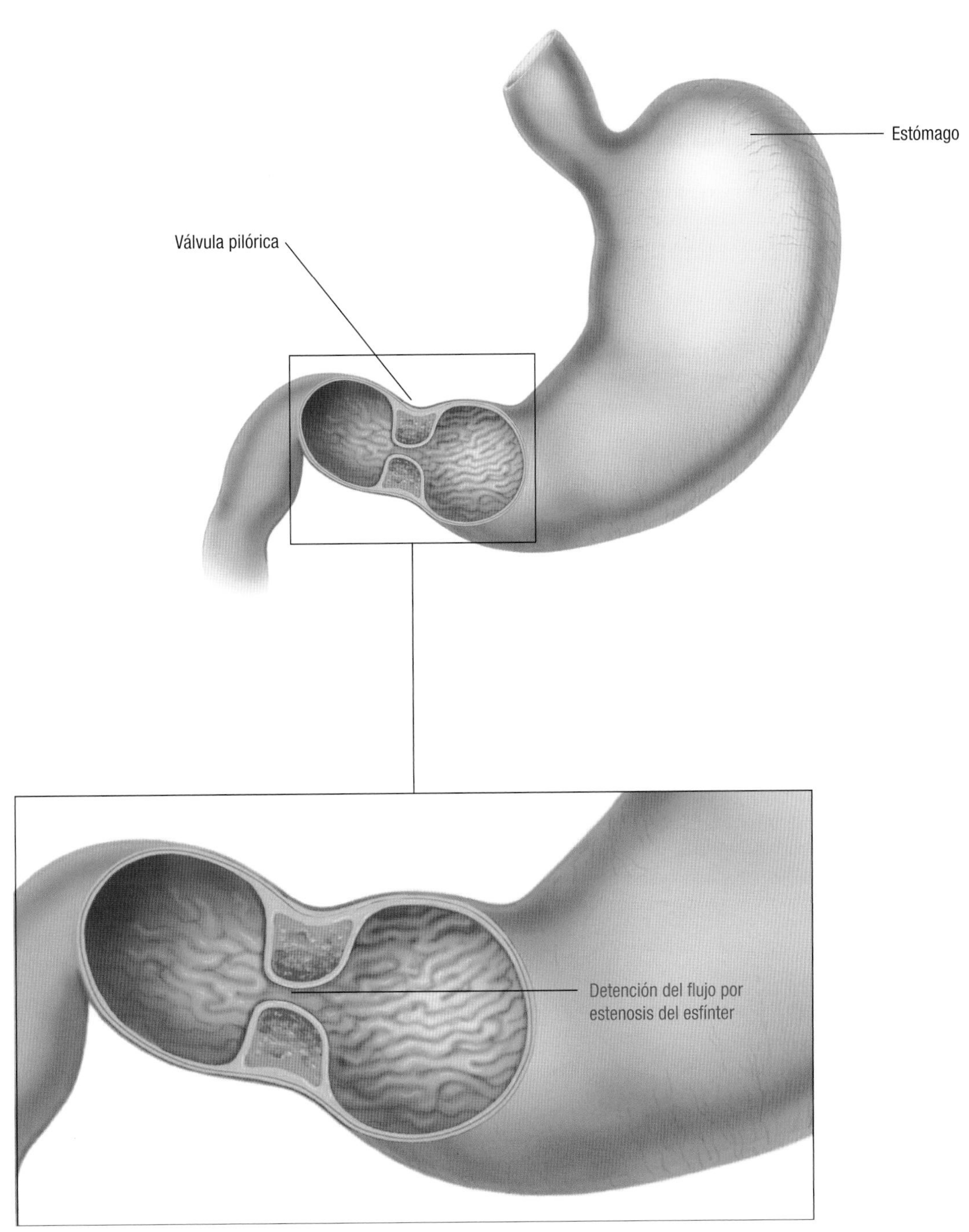

COLITIS ULCEROSA

La *colitis ulcerosa* es una enfermedad inflamatoria continua que afecta a la mucosa del colon y el recto. Invariablemente se inicia en el recto y el colon sigmoideo, se extiende, por lo general, hacia arriba en todo el colon, y rara vez afecta al intestino delgado, excepto el íleon terminal. La colitis ulcerosa produce edema (que conduce a la friabilidad de la mucosa) y ulceraciones. La gravedad varía de un trastorno leve, localizado, a una enfermedad fulminante que puede causar perforación del colon, con progreso a peritonitis y toxicidad potencialmente mortal. La enfermedad presenta ciclos de exacerbación y remisión.

ALERTA POR EDAD

La colitis ulcerosa se presenta principalmente en adultos jóvenes, en especial, mujeres. El inicio de los síntomas parece máximo entre los 15 y 30 años de edad, y entre los 55 y 65 años de edad.

Etiología

- Desconocida
- Posiblemente relacionada con la respuesta inmunitaria anómala a alimentos o bacterias, como *Escherichia coli*
- Herencia

Fisiopatología

La colitis ulcerosa comienza generalmente como una inflamación en la base de la capa mucosa del intestino grueso. La superficie de la mucosa del colon se vuelve oscura, roja y aterciopelada. La inflamación lleva a erosiones que coalescen y forman úlceras. La mucosa se ulcera de manera difusa, con hemorragia, congestión, edema e inflamación exudativa. Los abscesos en la mucosa drenan material purulento, presentan necrosis y se ulceran. La descamación causa heces sanguinolentas, llenas de moco. Conforme se curan los abscesos, puede aparecer cicatrización patológica y engrosamiento en la capa muscular interna del intestino. A medida que el tejido de granulación sustituye a la capa muscular, el colon se estenosa, se acorta y pierde sus bolsas características (haustras).

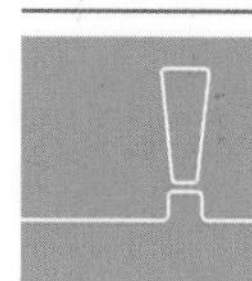

COMPLICACIONES

- Deficiencias nutricionales
- Fístula, absceso y fisura anales
- Colon perforado
- Cáncer de colon
- Hemorragia y megacolon tóxico
- Enfermedad hepática
- Artritis
- Defectos de la coagulación
- Eritema nodoso de la cara y los brazos
- Uveítis
- Pericolangitis, colangitis esclerosante
- Cirrosis
- Colangiocarcinoma
- Espondilitis anquilosante
- Pérdida de masa muscular

Signos y síntomas

- Pérdida de peso
- Heces fétidas
- Diarrea sanguinolenta recurrente, que con frecuencia contiene pus y moco (signo distintivo)
- Cólicos abdominales, urgencia defecatoria
- Debilidad

Resultados de las pruebas diagnósticas

- La sigmoidoscopia confirma la afección rectal, específicamente friabilidad y aplanamiento de la mucosa, y un exudado inflamatorio espeso.
- La colonoscopia revela la extensión de la enfermedad, zonas de estenosis y seudopólipos (no se realiza cuando el paciente presenta síntomas y signos activos).
- La colonoscopia con biopsia muestra zonas de inflamación.
- El enema de bario revela la extensión de la enfermedad; permite detectar complicaciones e identificar el cáncer (no se realiza cuando el paciente presenta síntomas y signos activos).
- El análisis de muestras fecales revela sangre, pus y moco, pero ningún microorganismo patógeno.
- Están disminuidos el potasio, magnesio y albúmina séricos.
- Leucocitosis.
- La concentración de hemoglobina desciende.
- Tiempo de protrombina prolongado.
- La velocidad de sedimentación globular elevada se correlaciona con la gravedad de la crisis.
- Las radiografías abdominales pueden revelar pérdida de haustras, edema de la mucosa y ausencia de heces formes en el intestino enfermo.

Tratamiento

- Corticotropina y corticoesteroides suprarrenales
- Sulfasalazina
- Antidiarreicos
- Suplementos de hierro
- Vitaminas y suplementos nutricionales

Para la forma grave de la enfermedad

- Nutrición parenteral total y nada por vía oral
- Soluciones intravenosas
- Proctocolectomía con ileostomía

CAMBIOS DE LA MUCOSA EN LA COLITIS ULCEROSA

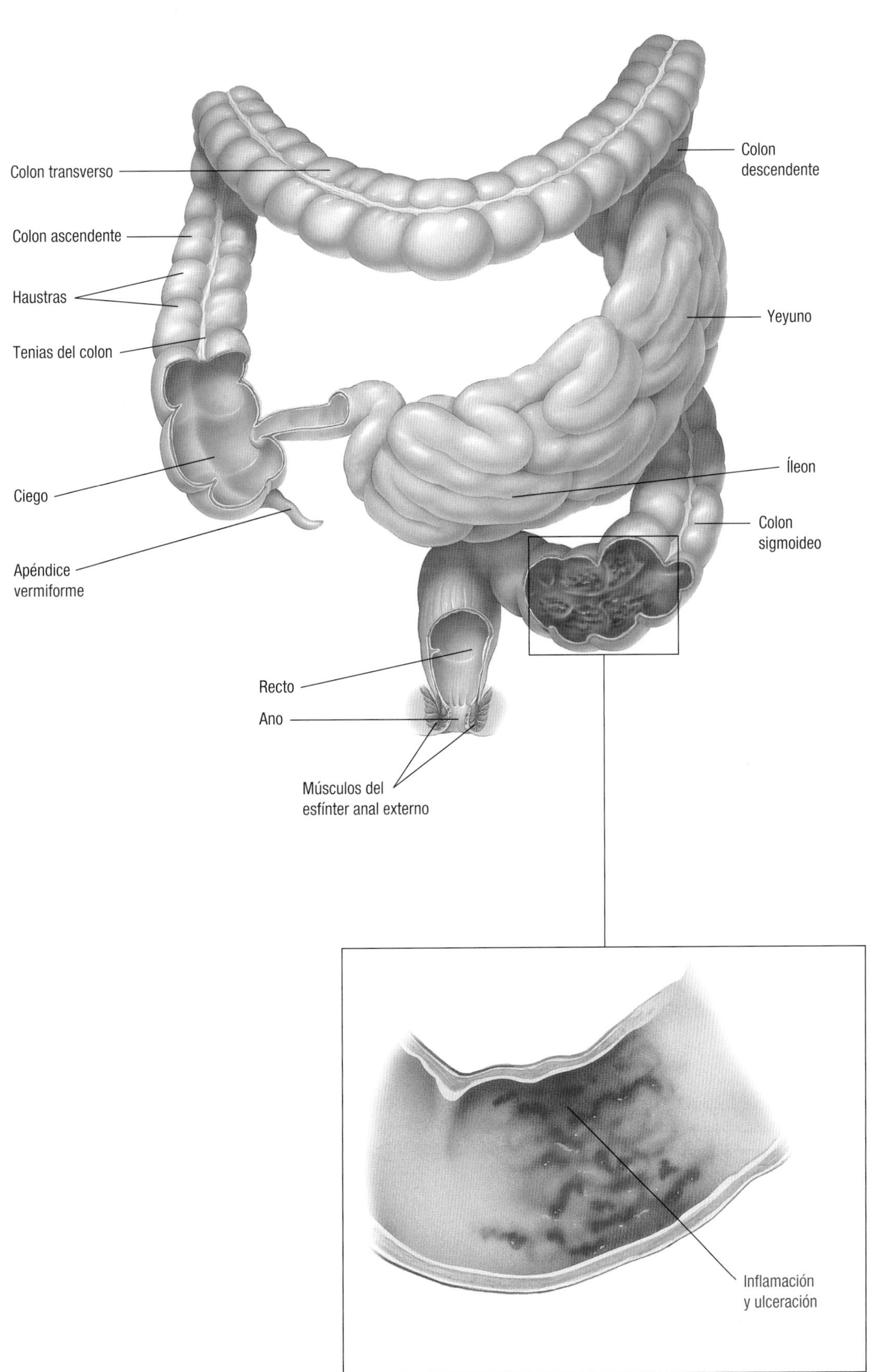

ÚLCERAS

Las *úlceras*, lesiones circunscritas en la membrana mucosa que se extienden por debajo del epitelio, pueden aparecer en la porción baja del esófago, en el estómago, píloro, duodeno o yeyuno. Aunque con frecuencia se hace referencia a las *erosiones* como úlceras, las primeras son roturas en las membranas mucosas que no se extienden por debajo del epitelio. Las úlceras pueden ser de naturaleza aguda o crónica. Las úlceras agudas suelen ser múltiples y superficiales, mientras que las crónicas se identifican por el tejido cicatricial en su base.

ALERTA POR EDAD

Las úlceras gástricas son más frecuentes en los hombres de edad madura y ancianos, especialmente en usuarios crónicos de fármacos antiinflamatorios no esteroideos (AINE), alcohol o tabaco.

Etiología

- Infección por *Helicobacter pylori*
- AINE
- Protección inadecuada de las membranas mucosas
- Enfermedades de hipersecreción patológica

Factores predisponentes

- Tipo de sangre (úlceras gástricas y tipo A; úlceras duodenales y tipo O)
- Factores genéticos
- Exposición a sustancias irritantes, como alcohol, café, tabaco
- Estrés emocional
- Traumatismo físico y envejecimiento normal

Fisiopatología

La ulceración se deriva de la inhibición de la síntesis de prostaglandinas, el aumento de la secreción gástrica de ácido y pepsina, y la disminución de la irrigación sanguínea de la mucosa gástrica o de la producción de moco citoprotector.

Aunque el estómago contiene secreciones ácidas que pueden digerir sustancias, las defensas intrínsecas protegen a la membrana mucosa gástrica de lesiones. Una capa gruesa y viscosa de moco gástrico protege el estómago frente a la autodigestión y el traumatismo mecánico y químico. Las prostaglandinas proporcionan otra línea de defensa. Las úlceras gástricas pueden ser el resultado de la destrucción de la barrera mucosa.

El duodeno está protegido de la ulceración por la función de las glándulas de Brunner, las cuales producen una secreción mucoide, viscosa y alcalina que neutraliza el quimo ácido. Las úlceras duodenales parecen resultar de la producción excesiva de ácido en el duodeno.

La bacteria *H. pylori* libera una toxina que destruye la mucosa gástrica y duodenal, disminuye la resistencia del epitelio a la digestión ácida y causa gastritis y enfermedad ulcerosa.

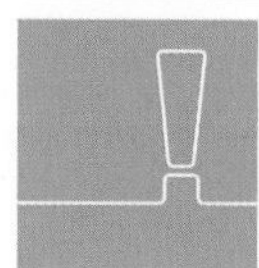

COMPLICACIONES

- Hemorragia gastrointestinal
- Choque hipovolémico
- Perforación
- Penetración a las estructuras adyacentes

Signos y síntomas

Úlcera gástrica

- Reciente pérdida de peso o del apetito
- Dolor que empeora con la comida
- Malestar general y anorexia
- Palidez
- Hipersensibilidad epigástrica
- Ruidos intestinales hiperactivos

Úlcera duodenal

- Dolor epigástrico punzante, agudo y ardoroso o sordo, similar al del hambre
- Dolor que se alivia con alimentos o antiácidos (sin embargo, por lo general recurre 2-4 h después de la ingesta)
- Aumento de peso
- Palidez
- Hipersensibilidad epigástrica
- Ruidos intestinales hiperactivos

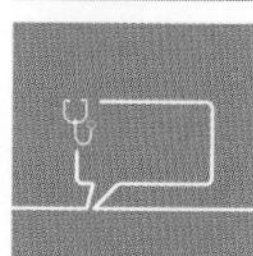

RECOMENDACIÓN CLÍNICA

Pueden presentarse complicaciones como hemorragia, choque, perforación gástrica y obstrucción de la salida gástrica.

Resultados de las pruebas diagnósticas

- El estudio del tubo digestivo alto con bario o la serie esofagogastroduodenal revelan la presencia de la úlcera.
- La esofagogastroduodenoscopia confirma la presencia de una úlcera y permite realizar estudios citológicos y biopsia para descartar cáncer o infección por *H. pylori*.
- Las radiografías de tubo digestivo alto revelan anomalías de la mucosa.
- El análisis de heces detecta la sangre oculta.
- Leucocitosis.
- Los estudios de secreción gástrica muestran hiperclorhidria.
- Los resultados de la prueba de aliento con urea reflejan la actividad de *H. pylori*.

Tratamiento

- Descanso físico y emocional
- Para la infección por *H. pylori*: tetraciclina, metronidazol o claritromicina; ranitidina, citrato o salicilato de bismuto, o un inhibidor de la bomba de protones
- Misoprostol (un análogo de prostaglandinas)
- Antiácidos
- Evitar la cafeína, el tabaco y el alcohol
- Fármacos anticolinérgicos
- Antagonistas de histamina 2
- Sucralfato
- Análogos de prostaglandinas
- Dieta con comidas en raciones pequeñas y frecuentes, y evitar comer antes de acostarse

SITIOS Y TIPOS FRECUENTES DE ÚLCERAS

Erosión: penetración sólo de la capa superficial

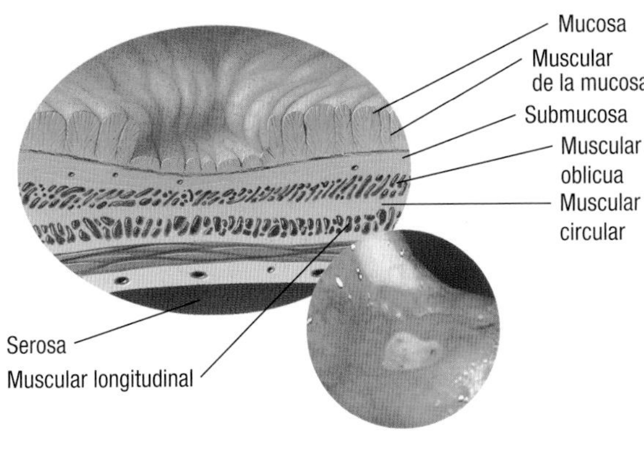

Úlcera aguda: penetración de la capa muscular

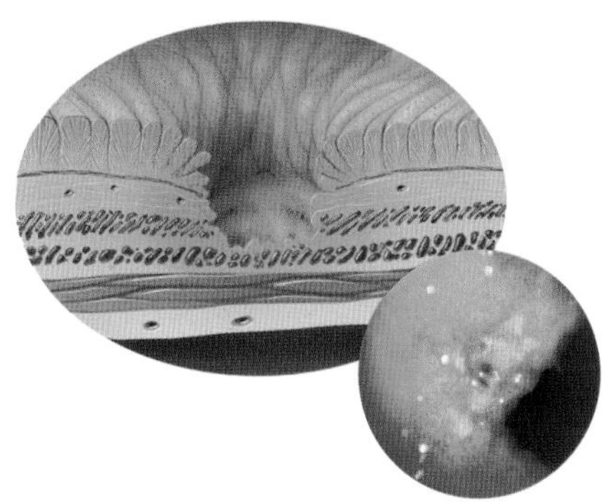

Úlcera perforante: penetración de la pared

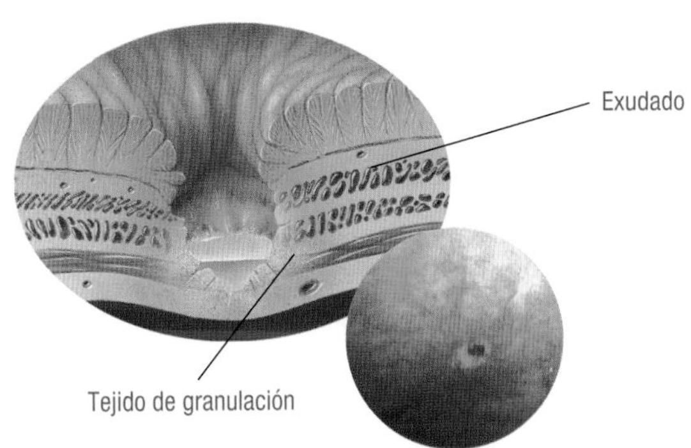

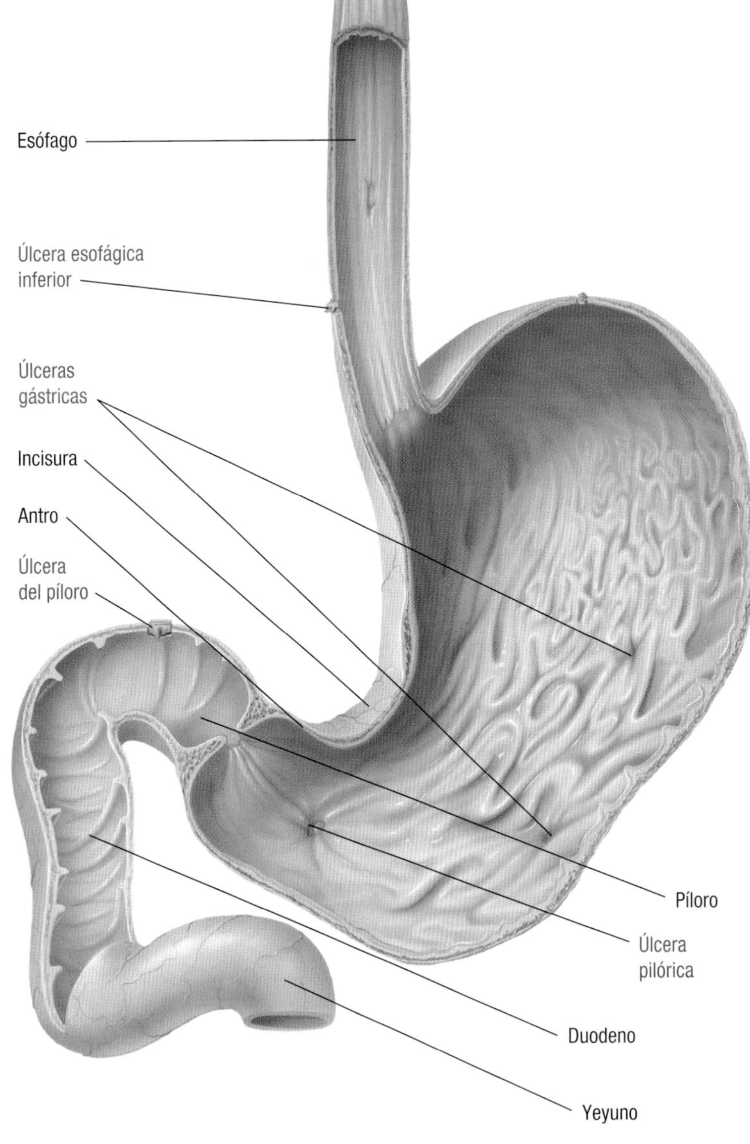

ALTERACIONES MUSCULOESQUELÉTICAS

DISPLASIA CONGÉNITA DE LA CADERA

La *displasia congénita de la cadera* (DCC) corresponde al desarrollo anómalo o luxación de la articulación de la cadera presente desde el nacimiento.

La DCC puede ser unilateral o bilateral. Afecta la cadera izquierda con más frecuencia (67%) que a la derecha. La anomalía es de grados:

- Dislocable: cadera en posición normal, pero que puede luxarse con la manipulación.
- Subluxable: la cabeza femoral cabalga sobre el borde del acetábulo.
- Desplazada: cabeza femoral completamente fuera del acetábulo.

Etiología

Se desconoce, pero los factores genéticos pueden participar.

Factores de riesgo

- Presentación pélvica (posición intrauterina anómala; la DCC es 10 veces más frecuente con esta presentación que con la cefálica)
- Relaxina materna elevada
- Recién nacidos grandes y gemelos (más frecuente)

Fisiopatología

La DCC puede estar relacionada con un traumatismo obstétrico, mala posición intrauterina o factores hormonales maternos. Por ejemplo, la hormona relaxina, secretada por el cuerpo lúteo durante el embarazo, causa relajación de la sínfisis púbica y dilatación cervical; una concentración excesiva puede promover la relajación de los ligamentos articulares, predisponiendo al feto a la DCC. Además, el movimiento anómalo o excesivo de la articulación durante un parto traumático puede causar su luxación. El desplazamiento de los huesos dentro de la articulación puede dañar sus estructuras, incluyendo las superficies articulares, vasos sanguíneos, tendones, ligamentos y nervios. Esto puede llevar a la necrosis isquémica debido a la alteración de la irrigación sanguínea de la articulación.

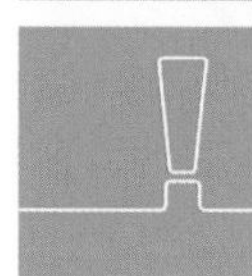

COMPLICACIONES

- La DCC es la causa más frecuente de artrosis secundaria (Uchida y cols., 2016):
  - Cambios degenerativos de la cadera
  - Inestabilidad de la cadera
- Lordosis
- Malformación articular
- Daño de tejidos blandos y desgarros del rodete glenoideo
- Cojera progresiva

Signos y síntomas

- En recién nacidos: no hay deformidad franca o dolor.
  - Por lo general, los pacientes jóvenes se quejan de dolor en la ingle asociado con alteraciones patológicas intraarticulares (Uchida y cols., 2016).
  - Muchos pacientes jóvenes también presentan dolor lateral de la cadera por la fatiga de estructuras como el ligamento o banda iliotibial (Poultsides y cols., 2012).
- Displasia completa: la cadera cabalga sobre el acetábulo y causa disparidad de la altura de las rodillas.
- Abducción limitada en el lado dislocado conforme el niño en crecimiento comienza a caminar.
- Balanceo de un lado a otro ("marcha de pato").
- Claudicación.
- Asimetría de los pliegues adiposos del muslo.
- Signo de Ortolani positivo.
- Signo de Trendelenburg positivo.

Provocación del signo de Ortolani

- Colocar al lactante en decúbito dorsal, con la cadera flexionada y en abducción. Aducción de la cadera mientras se comprime hacia abajo el fémur. Esto dislocará la cadera.
- Luego, abducir la cadera mientras se hace ascender el fémur. Un chasquido o espasmo (producido por el movimiento de la cabeza femoral sobre el borde acetabular) indica una subluxación en un recién nacido. En el lactante de mayor edad, el signo indica subluxación o luxación completa.

Provocación del signo de Trendelenburg

- Cuando el niño se para sobre el miembro afectado y levanta su otra rodilla, la pelvis desciende en el lado sano porque los músculos abductores son débiles en la cadera afectada.
- Sin embargo, cuando el niño se encuentra con su peso sobre el lado sano y levanta la otra rodilla, la pelvis permanece horizontal.

Resultados de las pruebas diagnósticas

- Las radiografías muestran la ubicación de la cabeza femoral y un acetábulo poco profundo (también utilizado para vigilar el progreso de la enfermedad o el tratamiento).
- La ecografía y la resonancia magnética (RM) permiten evaluar la reducción.

Tratamiento

Lactantes menores de 3 meses de edad

- Reducir la luxación mediante la manipulación suave.
- Mantener la reducción: utilizar una abrazadera o arnés durante 2-3 meses para mantener las caderas en flexión y abducción.
- Ajuste y estabilización de la cápsula articular en la alineación correcta, férula por la noche durante otro mes.

A partir de 3 meses hasta 2 años de edad

- Intentar reducir la luxación: abducción progresiva de la cadera con tracción cutánea bilateral (en el lactante) o tracción esquelética (en el niño que ya camina).
- Mantener la inmovilización, tracción de divaricación o de Bryant durante 2-3 semanas (con ambas extremidades bajo tracción, inclusive si sólo una está afectada) para niños con peso menor de 16 kg.

- Si la tracción fracasa: reducción cerrada suave bajo anestesia general para mayor abducción de las caderas, seguida por yeso (escayola) en espiga durante 4-6 meses.
- Si el tratamiento cerrado fracasa o las caderas muestran mal remodelado acetabular después de la reducción cerrada, está indicada una cirugía, con reducción abierta e inmovilización en yeso de espiga durante un promedio de 6 meses, o escisión quirúrgica y realineación del hueso (osteotomía) (Shin y cols., 2016).

De los 2 a los 5 años de edad

- Tracción esquelética y tenotomía subcutánea de los aductores (corte quirúrgico del tendón)
- Osteotomía

Diferida hasta pasados los 5 años de edad

- Es rara la restauración satisfactoria de la función de la cadera.

DESPLAZAMIENTO DE LA CADERA

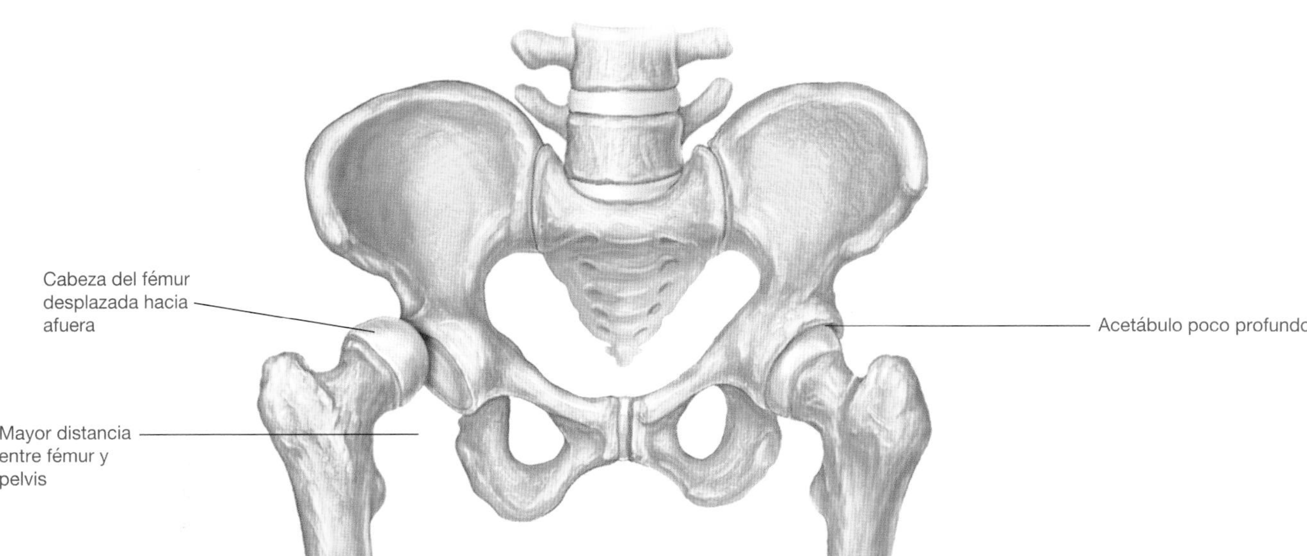

SIGNOS DE LA DISPLASIA CONGÉNITA DE LA CADERA

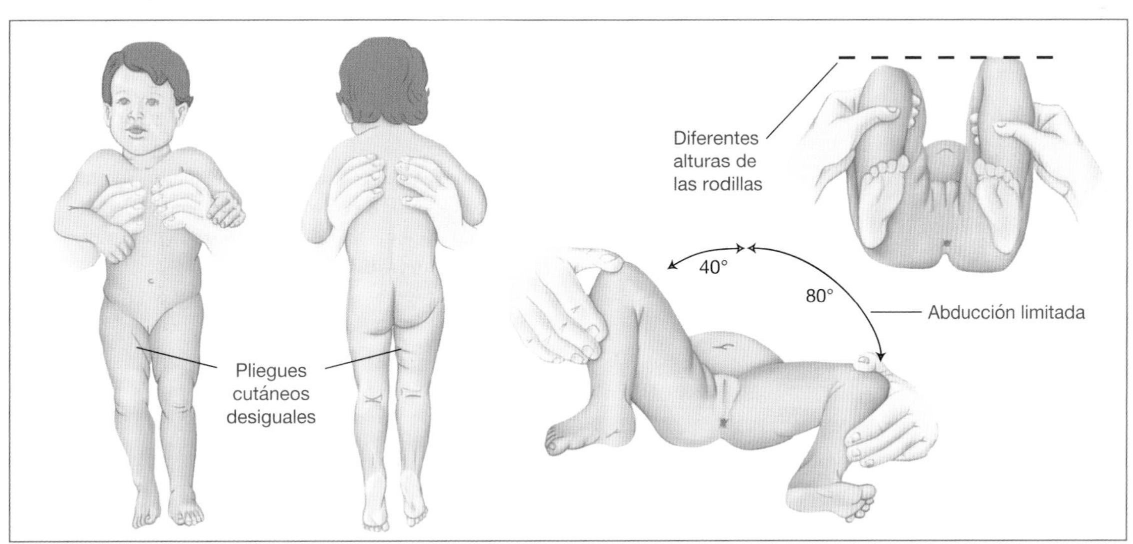

DISTROFIA MUSCULAR

La *distrofia muscular* es un grupo de alteraciones congénitas caracterizadas por atrofia simétrica progresiva de los músculos esqueléticos sin defectos sensitivos o neurales. Paradójicamente, algunos músculos atrofiados tienden a aumentar de volumen (seudohipertrofia) debido a que el tejido conjuntivo y la grasa reemplazan al tejido muscular, dando una impresión falsa de mayor masa muscular. El pronóstico varía con la forma de la enfermedad. Los cuatro principales tipos de distrofia muscular incluyen:

- La distrofia de *Duchenne* o *seudohipertrófica* (50% de los casos) se presenta durante la primera infancia, suele ser letal durante la segunda década de la vida y afecta a 13-33 personas por cada 100 000, en su mayoría varones.
- La distrofia de *Becker* o *seudohipertrófica benigna* (forma más leve que la de Duchenne) se hace evidente entre los 5 y 15 años de edad, suele ser letal a los 50 años y afecta a 1-3 personas por cada 100 000, en su mayoría varones.
- *Facioescapulohumeral (de Landouzy-Dejerine)* y *de cintura ósea*: generalmente se manifiestan durante la segunda a cuarta década de la vida, no acortan la esperanza de vida y afectan por igual a ambos sexos.

Etiología

Mecanismos genéticos, por lo general un defecto metabólico o enzimático

- Distrofias de Duchenne o Becker: trastornos recesivos ligados a X; localizado en el locus Xp21 para la proteína muscular distrofina, que es esencial para mantener la membrana de la célula muscular, sin la cual se deteriora o muere.
- Distrofia muscular de cinturas óseas: afección autosómica recesiva.
- Distrofia muscular facioescapulohumeral: afección autosómica dominante.

Fisiopatología

Las membranas celulares inusualmente permeables permiten la salida de una variedad de enzimas musculares, en especial la creatina cinasa. El defecto metabólico que causa que las células musculares mueran está presente desde la vida fetal. La ausencia de desgaste muscular progresivo al nacer sugiere que otros factores agravan el efecto de la deficiencia de distrofina. Se desconoce el desencadenante específico, pero la fagocitosis de las células musculares por células inflamatorias causa cicatrización patológica y pérdida de la función muscular.

Conforme la enfermedad avanza, el músculo esquelético es reemplazado por completo por grasa y tejido conjuntivo. El esqueleto se deforma con el tiempo, causando inmovilidad progresiva. Por lo general, el miocardio y el músculo liso del tubo digestivo se tornan fibróticos. El cerebro no presenta ninguna anomalía estructural de forma constante.

COMPLICACIONES

- Escoliosis
- Contracturas de las articulaciones
- Disminución de la movilidad
- Miocardiopatía
- Insuficiencia respiratoria

Signos y síntomas

Distrofia muscular de Duchenne (seudohipertrófica)

- Inicio insidioso entre los 3 y 5 años de edad
- Efectos iniciales en piernas, pelvis y hombros:
  - Músculos de la pantorrilla firmes y de mayor volumen
  - Retraso del desarrollo motor y debilidad del músculo esquelético
  - Marcha de pato, ambulación sobre los dedos y lordosis lumbar
  - Dificultad para subir las escaleras
  - Caídas frecuentes
  - Signo de Gowers positivo (el paciente se para desde la posición sentada con "ascenso" de las manos sobre las piernas para compensar la debilidad de pelvis y tronco)

Distrofia de Becker (seudohipertrófica benigna)

- Similar a la de tipo Duchenne, pero con una progresión más lenta

Distrofia facioescapulohumeral (de Landouzy-Dejerine)

- Músculos faciales, de hombros y brazos débiles (signo inicial):
  - Labio péndulo y ausencia de surco nasolabial
  - Movimientos faciales anómalos; ausencia de movimientos faciales al reír o llorar
  - Expresión de máscara
- Incapacidad para levantar los brazos por encima de la cabeza

Distrofia muscular de cintura

- Debilidad en brazos y pelvis (signo inicial)
- Lordosis lumbar, abdomen protruyente
- Escápulas aladas
- Marcha de pato, mal equilibrio
- Incapacidad para levantar los brazos

Resultados de las pruebas diagnósticas

- La electromiografía muestra ráfagas cortas y débiles de actividad eléctrica en los músculos afectados.
- La biopsia del músculo muestra una combinación de degeneración y regeneración de las células musculares (en etapas avanzadas, se visualizan depósitos de grasa y tejido conjuntivo).
- Las técnicas inmunitarias y de biología molecular facilitan el diagnóstico prenatal y posnatal preciso de las distrofias musculares de Duchenne y Becker.

Tratamiento

Sólo de sostén

- Ejercicios de tos y respiración profunda
- Respiración diafragmática
- Instrucción a los padres para reconocer los signos precoces de complicaciones respiratorias
- Aparatos ortopédicos, fisioterapia, posible prescripción de silla de ruedas
- Cirugías para corregir contracturas
- Ingesta adecuada de líquidos, mayor volumen de los alimentos, ablandadores de heces
- Dieta baja en calorías, rica en proteínas y fibra
- Asesoría genética

MÚSCULOS AFECTADOS EN LOS DIFERENTES TIPOS DE DISTROFIA MUSCULAR

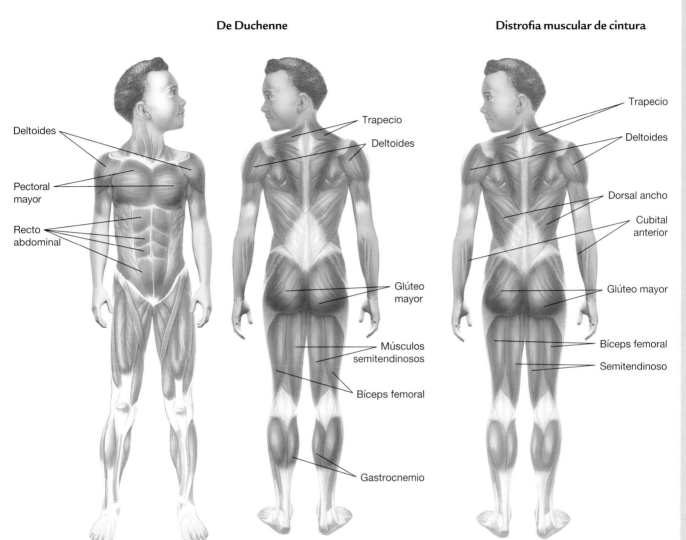

De Duchenne

Deltoides
Pectoral mayor
Recto abdominal
Trapecio
Deltoides
Glúteo mayor
Músculos semitendinosos
Bíceps femoral
Gastrocnemio

Distrofia muscular de cintura

Trapecio
Deltoides
Dorsal ancho
Cubital anterior
Glúteo mayor
Bíceps femoral
Semitendinoso

Facioescapulohumeral

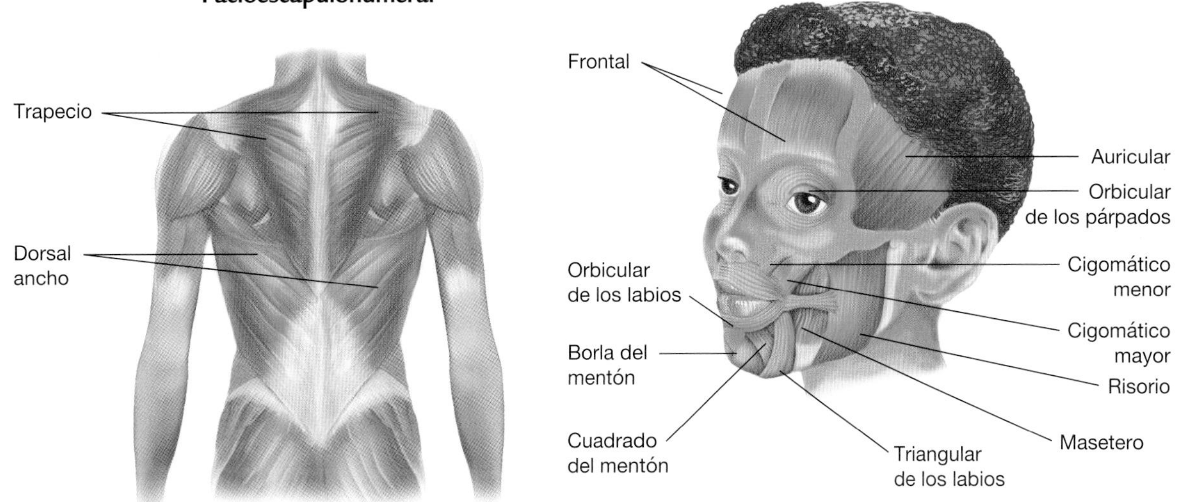

OSTEOMIELITIS

La *osteomielitis* es una infección ósea caracterizada por la destrucción inflamatoria progresiva después de la formación de hueso nuevo. Suele ser el resultado de la combinación de un traumatismo local, generalmente trivial pero que causa un hematoma, y de una infección aguda proveniente de otras partes del cuerpo. Aunque en general la osteomielitis se mantiene localizada, puede propagarse a través del hueso hacia la médula, corteza y periostio.

La osteomielitis se clasifica como aguda si los síntomas han estado presentes durante menos de 2 semanas; subaguda, entre 2 semanas y 3 meses; y crónica, por más de 3 meses (Chiappini y cols., 2016).

Por lo general, la osteomielitis aguda es una enfermedad transmitida en la sangre y afecta con más frecuencia a los niños en crecimiento, con una incidencia calculada de 8 por cada 100 000 niños/año y un cociente hombre a mujer de 2:1. Los huesos largos, como el fémur, están implicados con mayor frecuencia y los miembros inferiores se afectan más que los superiores (Yeo y Ramachandran, 2014). Aunque es raro, en la osteomielitis crónica puede requerirse el drenaje de los trayectos sinuosos y tal vez haya lesiones extensas. Las posibles consecuencias pueden incluir la amputación de un brazo o una pierna cuando la osteomielitis crónica resistente causa dolor intenso y persistente y disminución de la función debido a la corteza ósea debilitada.

ALERTA POR EDAD

La osteomielitis es más frecuente en niños (especialmente varones) que en adultos, por lo general, como complicación de una infección aguda localizada. Los sitios más habituales en los niños son la porción distal del fémur y las proximales de la tibia, el húmero y el radio. Los sitios más frecuentes en los adultos son la pelvis y las vértebras de la columna, por lo general, después de una cirugía o un traumatismo.

La incidencia de la osteomielitis está disminuyendo, excepto en los farmacodependientes. El pronóstico para la osteomielitis aguda es bueno con un tratamiento rápido, pero sigue siendo malo en la crónica.

Etiología

- Lesión traumática menor
- Infección aguda que se origina en otras partes del cuerpo
- *Staphylococcus aureus* (el más frecuente)
- *Streptococcus pyogenes*
- Especies de neumococos
- *Pseudomonas aeruginosa*
- *Escherichia coli*
- *Proteus vulgaris*
- *Pasteurella multocida* (parte de la flora normal de la cavidad bucal de perros y gatos)

Fisiopatología

Por lo general, un microorganismo patógeno encuentra un sitio de cultivo en un hematoma después de un traumatismo reciente o en un área debilitada, como el sitio de una infección local (p. ej., furunculosis). Entonces, se traslada por el torrente sanguíneo a la *metáfisis*, la sección de un hueso largo que se continúa con las placas epifisarias, donde la sangre fluye en sinusoides. Se produce pus y aumenta la presión en la cavidad medular rígida. Posteriormente, se forma un absceso y el hueso queda privado de su suministro de sangre. Se presenta necrosis y se estimula la formación de hueso nuevo. El hueso muerto se desprende y sale a través de un absceso de los senos, ocasionando osteomielitis crónica.

COMPLICACIONES

- Artritis infecciosa:
  - Absceso subperióstico
  - Trombosis venosa profunda (TVP)
  - Falla multiorgánica y septicemia (Chiappini y cols., 2016)
  - Infecciones crónicas
- Deformidad esquelética y articular
- Alteraciones del crecimiento óseo
- Discrepancia de longitud de los miembros inferiores
- Alteración de la movilidad

Signos y síntomas

- Dolor e hipersensibilidad repentinos del hueso afectado en casi el 81% de los casos (Dartnell y cols., 2012).
- Inflamación y eritema en cerca del 70% de los casos (Dartnell y cols., 2012):
  - Reducción de la capacidad para soportar peso del hueso afectado
  - Restricción del movimiento de los tejidos blandos circundantes
- La infección crónica puede presentarse de manera intermitente durante años, con recrudecimiento después de traumatismos menores o como drenaje persistente de pus desde un saco en un trayecto fistuloso.
- Taquicardia.
- Hay fiebre en casi el 61% de los casos (Dartnell y cols., 2012).
- Escalofríos, náuseas y malestar general.
- Drenaje de pus.

Resultados de las pruebas diagnósticas

- Aumento de leucocitos y velocidad de sedimentación globular.
- Los hemocultivos muestran el microorganismo causal.
- Las radiografías tal vez no muestren afección ósea hasta que la enfermedad ha estado activa durante 2-3 semanas.
- La RM permite discernir entre médula ósea y tejidos blandos.
- La gammagrafía ósea permite detectar la infección temprana.

Tratamiento

- Inmovilización de la parte del cuerpo afectada mediante yeso (escayola), tracción o reposo en cama.
- Medidas de sostén, como analgésicos para el dolor y soluciones i.v. para mantener la hidratación.
- Incisión, drenaje y cultivo del material de un absceso o trayecto fistuloso.

Infección grave

- Antibióticos sistémicos
- Instilación intracavitaria mediante irrigación continua en un sistema cerrado con aspiración intermitente baja
- Irrigación limitada; sistema de drenaje de sangre por aspiración
- Apósitos húmedos, impregnados de antibiótico

Osteomielitis crónica

- Cirugía para retirar el hueso inanimado y promover el drenaje (el pronóstico sigue siendo malo después)
- Oxígeno hiperbárico
- Injertos de piel, hueso y músculo

ETAPAS DE LA OSTEOMIELITIS

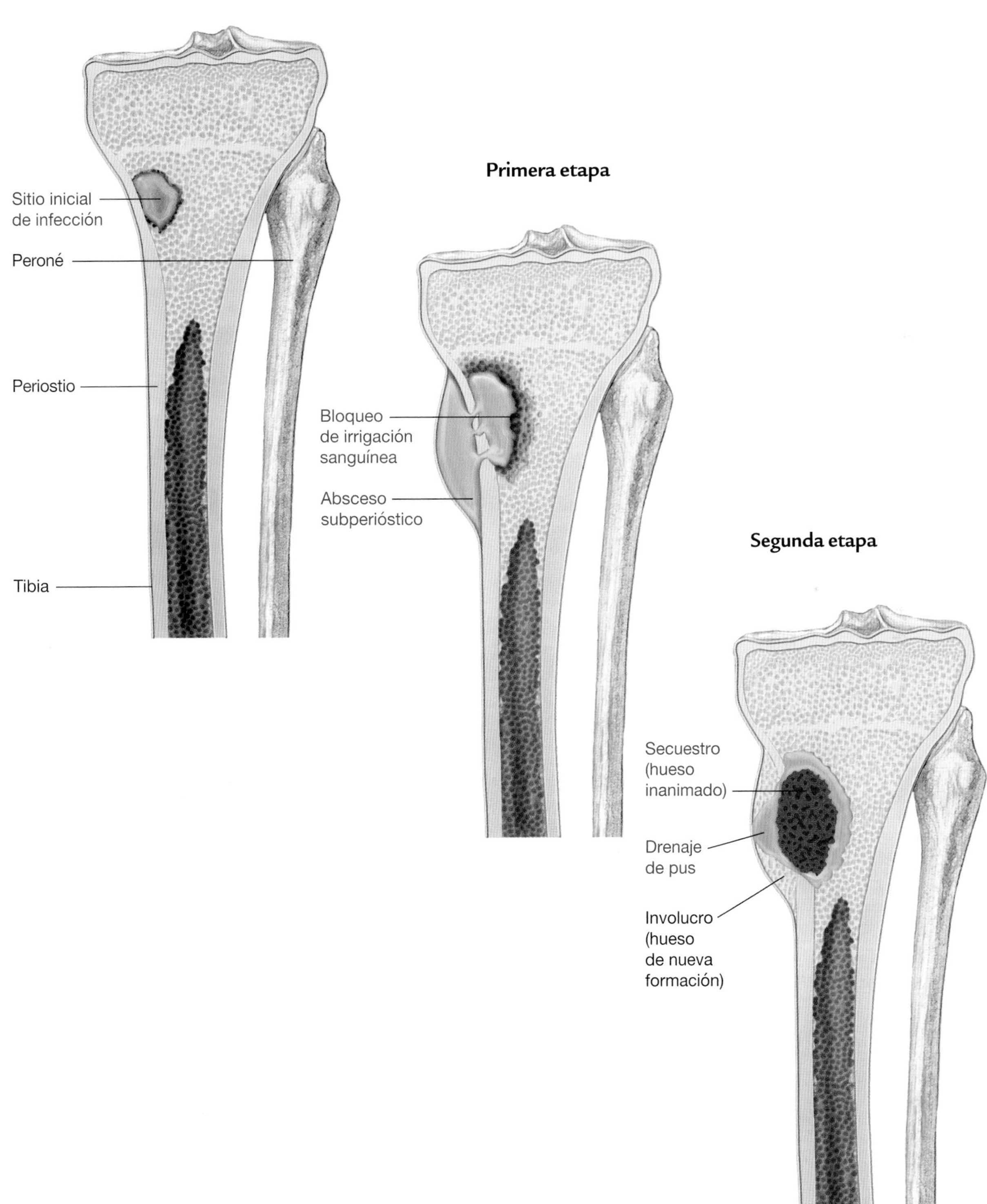

TUMORES ÓSEOS

Los tumores óseos malignos primarios (también llamados *sarcomas óseos* y *cáncer de hueso*) son raros, y aunque constituyen sólo el 1% de los nuevos diagnósticos de cáncer, contribuyen con el 2% de las muertes por éste (Zhang y cols., 2016). La incidencia es de aproximadamente 8 casos por millón al año (Aggerholm Pedersen y cols., 2014). La mayoría de los tumores óseos son secundarios, causados por metástasis desde un sitio primario.

ALERTA POR EDAD

Aunque se presentan en todas las edades, tienen una distribución bimodal característica, con incidencias máximas en adolescentes y ancianos (Maretty-Nielsen y cols., 2014).

Etiología

Desconocida.

Mecanismos sugeridos

- Crecimiento rápido del hueso (niños y adultos jóvenes con tumores óseos primarios mucho más altos que el promedio)
- Herencia
- Traumatismos
- Radioterapia excesiva

Fisiopatología

Los tumores óseos son masas de células anómalas en los huesos. Estas células se dividen de manera incontrolable y reemplazan a los tejidos sanos. Estos tumores pueden originarse en el tejido óseo o de cualquier otro tipo. Los tumores *óseos* surgen de la propia estructura del hueso e incluyen el sarcoma osteogénico (el más frecuente), el sarcoma osteogénico perióstico, el condrosarcoma y el tumor maligno de células gigantes. Los tumores *no óseos* surgen de los tejidos hematopoyéticos, vasculares o neurales, e incluyen el sarcoma de Ewing, el fibrosarcoma y el cordoma.

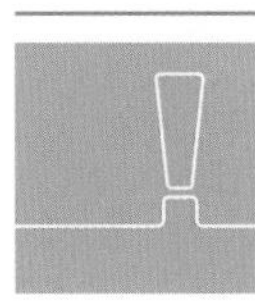

COMPLICACIONES

- Hipercalcemia
- Función disminuida de una extremidad

Signos y síntomas

- Dolor óseo (el índice más frecuente de los tumores óseos malignos primarios). Sus características incluyen las siguientes:
  - Mayor intensidad por la noche
  - Generalmente asociado con el movimiento
  - Por lo general, sordo y localizado
  - Puede ser referido desde la cadera o la columna vertebral y causar debilidad o cojera
- Masa hipersensible, inflamada, posiblemente palpable
- Fracturas patológicas
- Caquexia, fiebre y disminución de movilidad en etapas posteriores

Resultados de las pruebas diagnósticas

- La biopsia incisional o por aspiración confirma el tipo celular.
- Las radiografías óseas, la gammagrafía con radioisótopos y la tomografía computarizada (TC) revelan el tamaño del tumor.
  - La tomografía por emisión de positrones (PET, *positron emission tomography*) con 18-fluorodesoxiglucosa (PET F-FDG) y PET/TC pueden utilizarse para diferenciar sarcomas primarios óseos de lesiones benignas (Liu y cols., 2015).
  - La PET/TC es útil para el diagnóstico, estadificación, reestadificación y vigilancia de las recurrencias de los sarcomas óseos (Liu y cols., 2015).
- Los estudios sanguíneos revelan hipercalcemia y aumento de la fosfatasa alcalina.

Pronóstico:

- Los factores de pronóstico adverso independientes para la supervivencia incluyen aumento de la edad, tamaño del tumor, metástasis, afección de tejidos blandos, lesión de alto grado y resección intralesional/marginal, o no ser intervenido quirúrgicamente (Aggerholm Pedersen y cols., 2014).

Tratamiento

- Extirpación del tumor con un margen de 7.6 cm
- Radioterapia antes o después de la intervención quirúrgica
- Quimioterapia preoperatoria
- Quimioterapia postoperatoria
- Operaciones radicales, como la hemipelvectomía o la amputación interescapulotóracica, si se requiere (rara vez)
- Quimioterapia intensiva

TIPOS DE TUMORES ÓSEOS

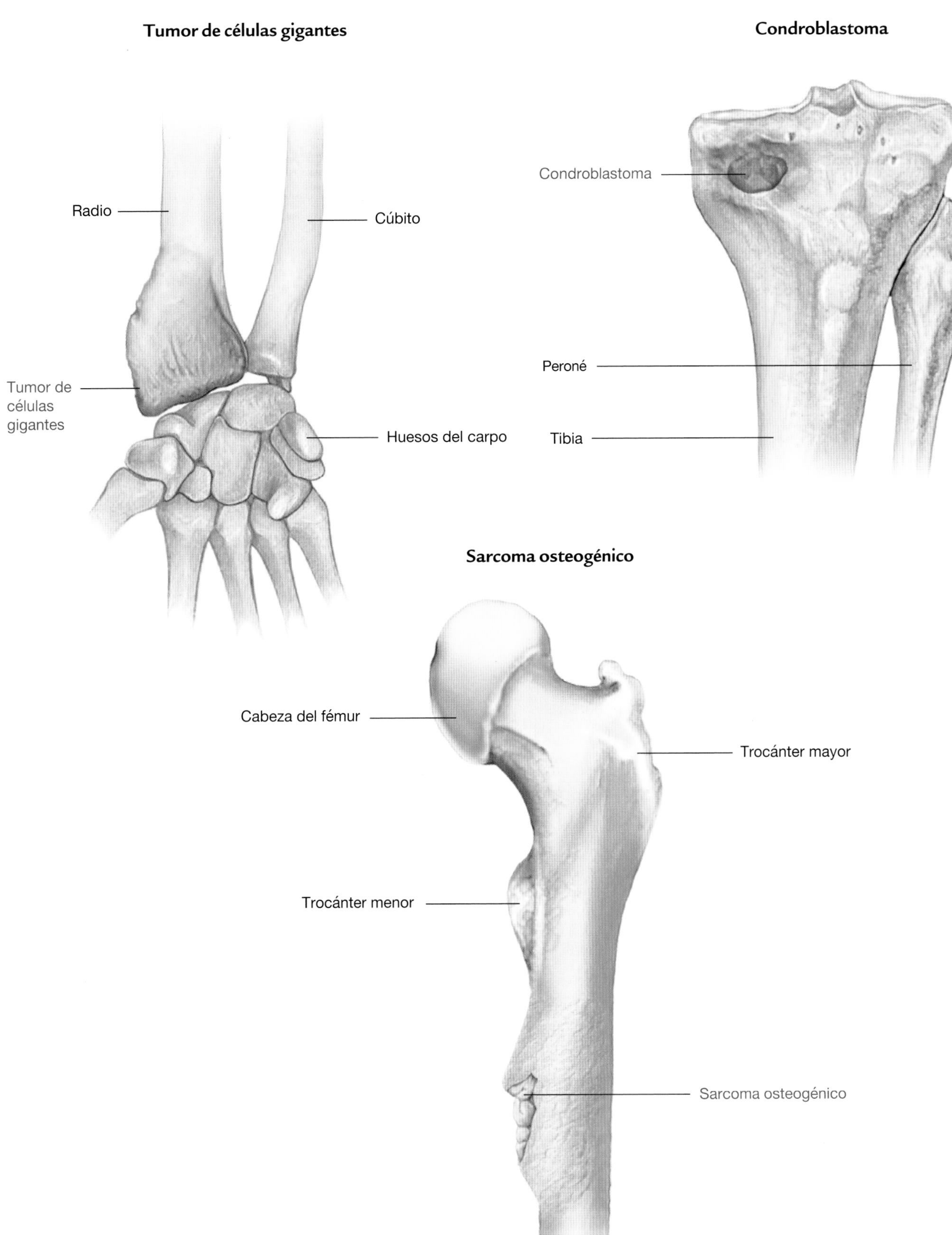

Tumor de células gigantes
Radio
Cúbito
Tumor de células gigantes
Huesos del carpo
Condroblastoma
Condroblastoma
Peroné
Tibia
Sarcoma osteogénico
Cabeza del fémur
Trocánter mayor
Trocánter menor
Sarcoma osteogénico

ESCOLIOSIS

La *escoliosis* es una curvatura lateral de la columna vertebral torácica, lumbar o toracolumbar. La curva puede ser convexa a la derecha (más frecuente en la escoliosis torácica) o a la izquierda (más frecuente en la escoliosis lumbar). La rotación de la columna vertebral sobre su eje puede causar deformidad de la caja costal. La escoliosis puede asociarse con cifosis (joroba) y lordosis (lomo hundido).

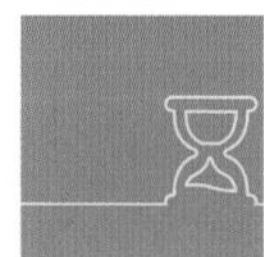

ALERTA POR EDAD

Cerca del 2-3% de los adolescentes presentan escoliosis. En general, cuanto mayor sea la magnitud de la curva y más joven el niño en el momento del diagnóstico, más alto será el riesgo para la progresión de la anomalía raquídea. El tratamiento óptimo generalmente logra resultados favorables.

La escoliosis puede ser funcional (deformidad reversible) o estructural (deformidad fija de la columna vertebral). La curva más habitual de la escoliosis estructural o funcional se presenta en el segmento torácico, con convexidad a la derecha. Conforme la columna vertebral se encorva hacia un lado, se forman curvas compensatorias (curvas en "S") con convexidad a la izquierda en los segmentos cervicales y lumbares para mantener el equilibrio del cuerpo.

La escoliosis idiopática, el tipo estructural más frecuente, varía según la edad de inicio, como sigue:

- Infantil: afecta sobre todo a los lactantes entre el nacimiento y los 3 años de edad; constituye menos del 1% de los casos de escoliosis idiopática en Estados Unidos. La mayoría de las curvas tienden al lado izquierdo y pueden asociarse con otras anomalías congénitas (Riseborough y Wynne-Davies, 1973).
- Juvenil: afecta a ambos sexos entre los 4 y 10 años de edad; sin curvatura típica.
- De la adolescencia: por lo general, afecta a las niñas entre 10 años y la edad de madurez esquelética; sin curvatura típica.

Etiología

Funcional

- Mala postura
- Longitud desigual de los miembros inferiores

Estructural

- Congénita, vértebras en cuña, costillas o vértebras y hemivértebras fusionadas.
- Paralítica o musculoesquelética, parálisis asimétrica de músculos del tronco por poliomielitis, parálisis cerebral o distrofia muscular.
- Idiopática, la más frecuente; aparece en una columna previamente recta durante los años de crecimiento; puede transmitirse como un rasgo autosómico dominante o multifactorial.

Fisiopatología

La tensión diferencial sobre el hueso vertebral causa un desequilibrio de la actividad osteoblástica. Las vértebras giran, formando la parte convexa de la curva. La rotación causa prominencia costal a lo largo de la columna torácica y asimetría de la cintura en la columna lumbar.

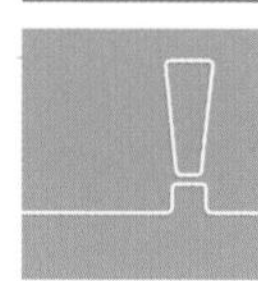

COMPLICACIONES

- Deformidad grave (si no se trata).
- La deformidad torácica importante antes de los 5 años se asocia con una tasa de mortalidad dos veces más alta por afección del sistema cardiopulmonar (Alsiddiky, 2015).
- Cardiopatía pulmonar (curvatura mayor de 80°).

Signos y síntomas

- Dolor dorsal
- Lumbalgia
- Fatiga
- Disnea
- Dobladillos o piernas del pantalón con longitud desigual
- Discrepancia aparente en la altura de la cadera
- Alturas desiguales de hombros, codos y crestas ilíacas
- Caja torácica asimétrica y mala alineación de las vértebras de la columna cuando el paciente se inclina hacia delante (conocido frecuentemente como *joroba costal*)
- Músculos paravertebrales asimétricos, redondeados sobre el lado convexo de la curva y aplanados en la cóncava
- Marcha asimétrica

Resultados de las pruebas diagnósticas

- Las radiografías anteriores, posteriores y laterales raquídeas, tomadas con el paciente de pie tanto recto como en flexión, confirman la escoliosis y permiten determinar el grado de curvatura y flexibilidad de la columna vertebral.
- La TC proporciona información tridimensional que permite la evaluación de la curvatura, la caja torácica y los volúmenes pulmonares (Gollogly y cols., 2004).
- Puede realizarse una resonancia magnética para investigar anomalías raquídeas subyacentes (Pahys 2009).
- El ángulo de rotación del tronco se mide por escoliosimetría.

Tratamiento

Escoliosis leve (menos de 25°)

- Vigilancia, radiografías y revisión cada 3 meses
- Fisioterapia y ejercicios para fortalecer los músculos del torso y evitar la progresión de la curva

Escoliosis moderada (30-50°)

- Ejercicios de columna y una abrazadera (puede detener la progresión, pero no corrige la curvatura establecida); se puede ajustar la abrazadera a medida que el paciente crece y se usa hasta que concluya el crecimiento óseo.
- Tratamiento alternativo para el dolor mediante estimulación nerviosa eléctrica transcutánea.
- Fisioterapia.

Escoliosis grave (50° o más)

- Intervención quirúrgica, instrumentación de apoyo; fusión raquídea en los casos de mayor gravedad.
- Con frecuencia se indica fisioterapia física después de la operación para recuperar el movimiento y mejorar la fuerza del tronco.

CURVATURAS NORMALES Y ANÓMALAS DE LA COLUMNA VERTEBRAL

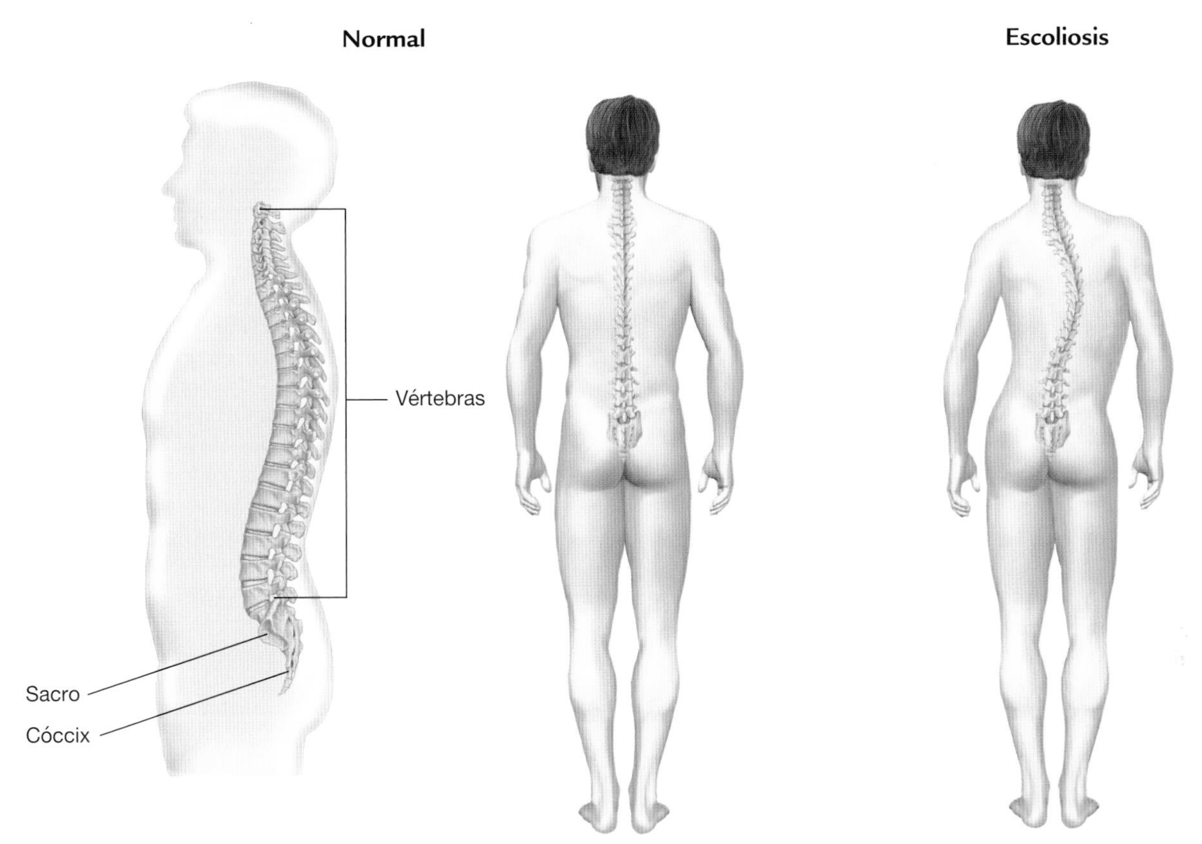

LORDOSIS

CAUSAS DE LA CIFOSIS

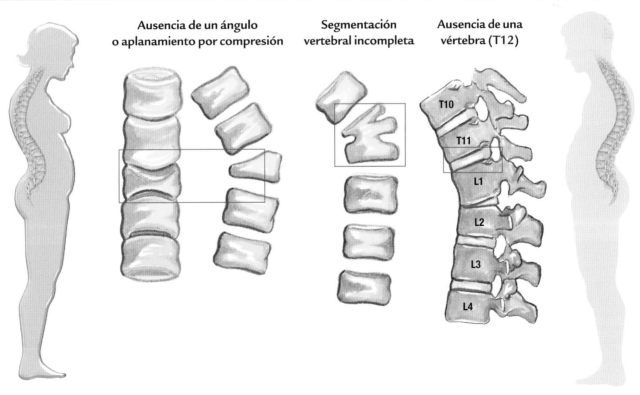

Ausencia de un ángulo o aplanamiento por compresión

Segmentación vertebral incompleta

Ausencia de una vértebra (T12)

T10
T11
L1
L2
L3
L4

FRACTURAS

Cuando una fuerza supera la fuerza tensil o de compresión del hueso, se produce una fractura. Cerca del 25% de la población presenta una lesión por traumatismo musculoesquelético cada año, y un número significativo involucra fracturas. El pronóstico varía según el grado de discapacidad o deformidad, daño vascular y tisular, lo adecuado de la reducción e inmovilización y la edad, salud y estado nutricional del paciente.

ALERTA POR EDAD

Los huesos de los niños suelen sanar con rapidez y sin deformidad. Sin embargo, las fracturas de la placa epifisaria en los niños son probables causas de deformidad, porque interfieren con el crecimiento normal del hueso. En las personas mayores, las enfermedades sistémicas subyacentes, la alteración de la circulación o una mala nutrición pueden causar una consolidación lenta o deficiente.

Etiología

- Caídas, accidentes de tránsito y deportes
- Fármacos que afectan el juicio o la movilidad
- Edad joven (inmadurez del hueso)
- Tumores óseos
- Enfermedades metabólicas (p. ej., hiperparatiroidismo o hipoparatiroidismo)
- Medicamentos que causan osteoporosis iatrógena, como los corticoesteroides

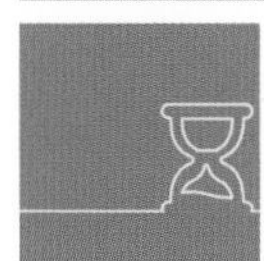

ALERTA POR EDAD

La mayor incidencia de las fracturas se presenta en varones jóvenes entre los 15 y 24 años (tibia, clavícula y de la porción distal del húmero); por lo general, como resultado de traumatismos. En los adultos mayores y en proceso de envejecimiento, las fracturas proximales del fémur o húmero, vertebrales, distales del radio o de la pelvis con frecuencia se relacionan con osteoporosis.

Fisiopatología

En una fractura se fragmenta el periostio y los vasos sanguíneos en la corteza, la médula y los tejidos blandos circundantes del hueso. Se forma un hematoma entre los extremos rotos del hueso y debajo del periostio, y en un momento dado el tejido de granulación sustituye al hematoma.

El daño al tejido óseo desencadena una respuesta inflamatoria intensa, donde las células de los tejidos blandos circundantes y la cavidad de la médula invaden la zona de fractura, y aumenta la irrigación sanguínea de todo el hueso. Los osteoblastos en el periostio, endostio y médula ósea producen osteoide (hueso joven colagenoso, que aún no se ha calcificado, también llamado *callo*). El osteoide se endurece a lo largo de la superficie externa del cuerpo y sobre los extremos rotos del hueso. Los osteoclastos reabsorben material de huesos previamente formados y los osteoblastos reconstruyen el hueso. Los osteoblastos se transforman después en osteocitos (células óseas maduras).

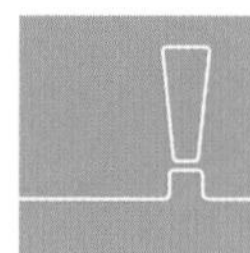

COMPLICACIONES

- Daño arterial
- No unión
- Embolia grasa
- Infección
- Choque
- Necrosis avascular
- Daño de nervios periféricos
- La *osificación heterotópica* (OH) es una formación anómala de hueso maduro en sitios extraesqueléticos que puede conducir a dolor, rigidez, disminución del movimiento y deterioros funcionales (Robinson y cols., 2010). La OH puede desarrollarse en cualquier hueso después de una fractura, pero es especialmente frecuente en fracturas mayores del codo (hasta un tercio de los pacientes afectados, Hong y cols., 2015), artroplastia de la cadera (24%, Pavlou y cols., 2012) y fracturas de la cabeza femoral (16.8%, Giannoudis y cols., 2009).

Signos y síntomas

- Dolor
- Piel rota con protrusión del hueso (fractura expuesta)
- Deformidad
- Inflamación, espasmo e hipersensibilidad musculares
- Equimosis
- Alteración de la sensibilidad distal al sitio de la fractura
- Limitación de la amplitud de movimiento
- Crepitación o chasquidos con el movimiento
- Alteración funcional

Resultados de las pruebas diagnósticas

- Radiografías: confirman el diagnóstico y, después del tratamiento, la alineación.

Tratamiento

Tratamiento de urgencia de las fracturas de extremidades

- Entablillar el miembro por encima y debajo de la posible fractura
- Aplicación de compresas frías y elevación del miembro

Para las fracturas graves que causan pérdida de sangre

- Compresión directa para controlar la hemorragia
- Reposición de líquidos tan pronto como sea posible

Reducción cerrada

- Anestesia local, analgésicos, relajantes musculares o sedante
- Manipulación

Reducción abierta (si la cerrada es imposible o no tiene éxito)

- Antibióticos e inmunización antitetánica profiláctica
- Intervención quirúrgica:
  - Desbridamiento exhaustivo de la herida
  - Inmovilización mediante barras, placas, tornillos o dispositivos externos de fijación

FRACTURAS DEL CODO

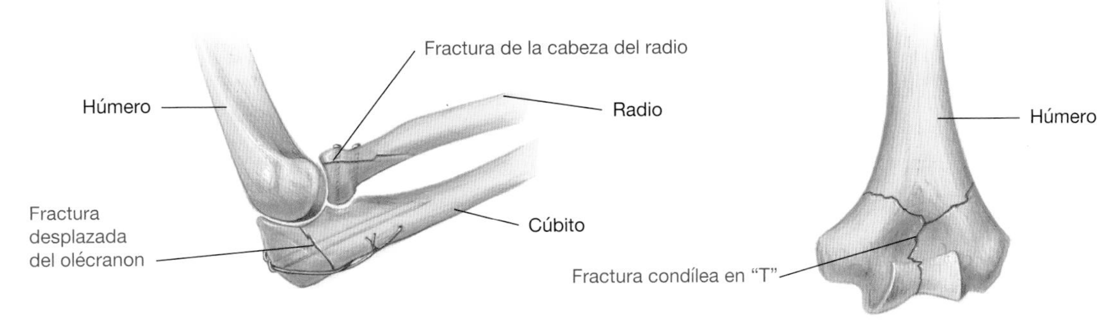

FRACTURAS DE LA MANO Y DE LA MUÑECA

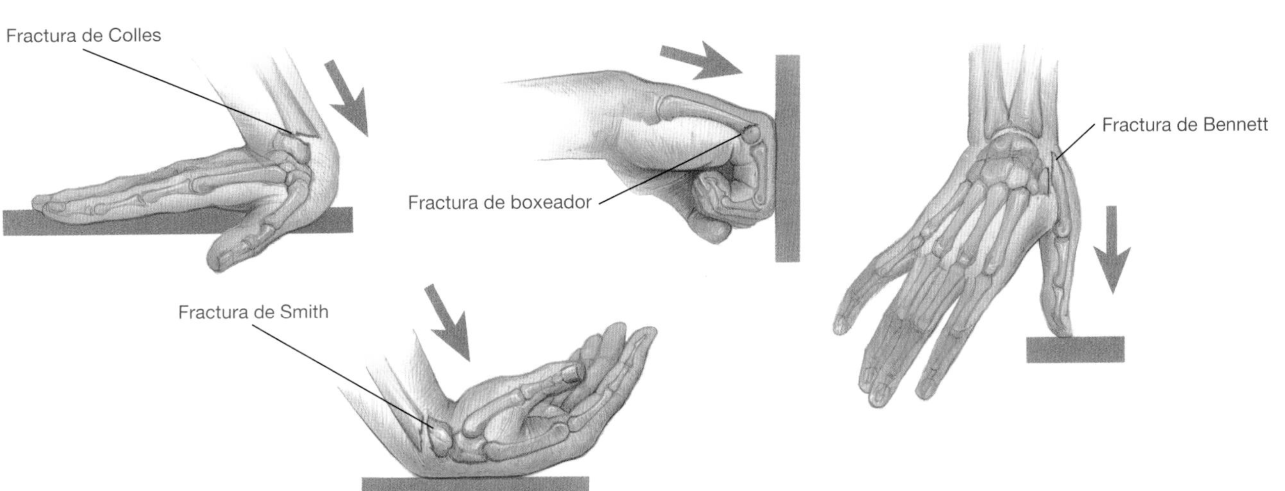

FRACTURAS DE LA CADERA

FRACTURAS DEL PIE Y DEL TOBILLO

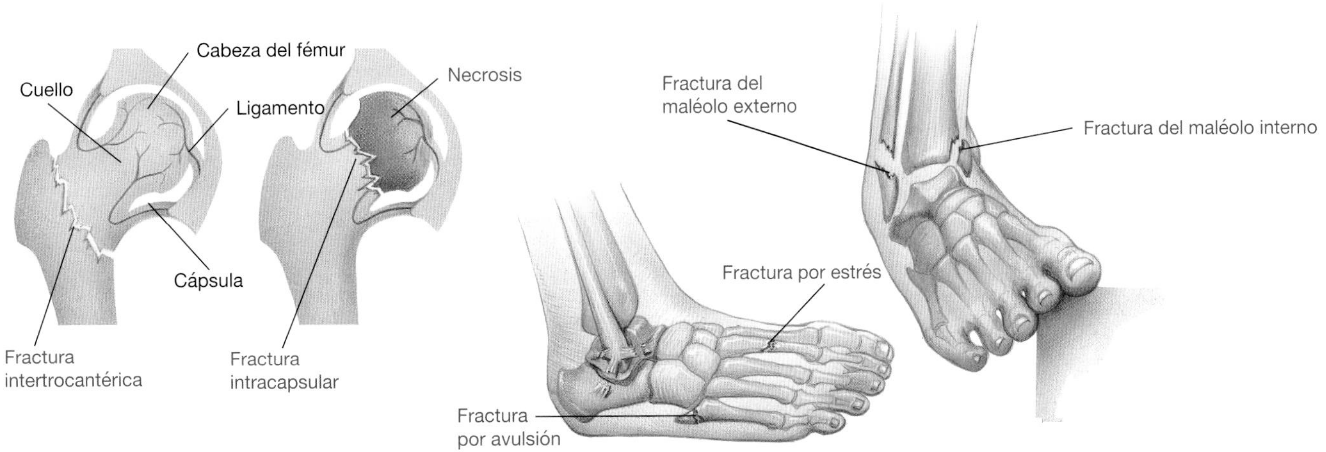

OSTEOPOROSIS

La *osteoporosis* es un trastorno metabólico del hueso en el que la velocidad de resorción ósea aumenta mientras que la formación ósea disminuye, causando una pérdida neta de masa ósea. Los huesos afectados pierden sales de calcio y fosfato, y se vuelven porosos, frágiles y muy vulnerables a fracturas. La Organización Mundial de la salud (OMS) define esta alteración como una calificación T de densidad mineral ósea (DMO) menor o igual a −2.5 desviaciones estándar (DE) por debajo del valor promedio para mujeres en la premenopausia calculado por radioabsorciometría de energía doble (Kanis, 2002). El término *osteopenia* se refiere a una densidad ósea más baja de lo normal, pero sin alcanzar el umbral para clasificarse como osteoporosis. Según los cálculos, 200 millones de personas presentan osteoporosis en todo el mundo, 44 millones en Estados Unidos (Reginster y Burlet, 2006).

La osteoporosis puede ser primaria o secundaria a una enfermedad subyacente, como el síndrome de Cushing o el hipertiroidismo. Afecta principalmente a los huesos que soportan peso, como vértebras de la columna, cabezas femorales y acetábulos pélvicos. Sólo cuando la afección es avanzada o grave, como ante una enfermedad secundaria, ocurren cambios similares en el cráneo, las costillas y los huesos largos.

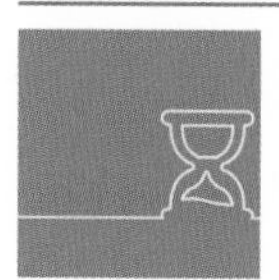

ALERTA POR EDAD

La osteoporosis es más evidente con el envejecimiento, y aunque históricamente aqueja a las mujeres más que a los hombres, ahora es un grave problema de salud que afecta a ambos sexos (Kanis, 2002).

Etiología

Osteoporosis primaria

- Desconocida
- Posibles factores que contribuyen:
  - Equilibrio del calcio negativo leve pero prolongado
  - Disminución de la función gonadal y suprarrenal
  - Deficiencia relativa o progresiva de estrógenos
  - Sedentarismo
- Tabaquismo

Osteoporosis secundaria

- Tratamiento prolongado con corticoesteroides, heparina y anticonvulsivos
- Inmovilización total o desuso de un hueso (como en la hemiplejía)
- Alcoholismo, desnutrición, absorción deficiente y escorbuto
- Intolerancia a la lactosa
- Trastornos endocrinos, como hipertiroidismo, hiperparatiroidismo, síndrome de Cushing y diabetes mellitus
- Osteogénesis imperfecta
- Atrofia de Sudeck (localizada en manos y pies)

Fisiopatología

En el hueso normal, las tasas de formación y resorción son constantes; el reemplazo sigue a la resorción casi de inmediato y la cantidad de hueso restituido es igual a la cantidad resorbida. El sistema endocrino mantiene el equilibrio de calcio y fosfato en el plasma y el hueso. Los estrógenos también ayudan al metabolismo óseo normal, por estimulación de la actividad osteoblástica y limitación de los efectos de estimulación osteoclástica de las hormonas paratiroideas. La osteoporosis se desarrolla cuando la formación de hueso nueva no alcanza a compensar la resorción. Por ejemplo, la heparina promueve la resorción ósea al inhibir la síntesis de colágeno o favorecer su degradación. Las concentraciones elevadas de cortisona, ya sea endógena o exógena, inhiben la absorción gastrointestinal de calcio.

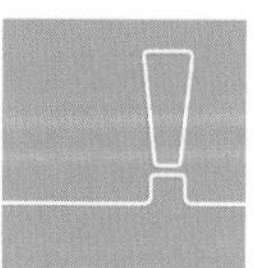

COMPLICACIONES

- La principal complicación de la osteoporosis es la fractura por fragilidad. Los sitios de fractura habituales incluyen columna vertebral, cadera y muñeca.
- Pérdida de la movilidad

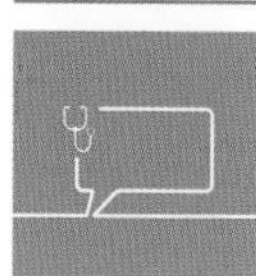

RECOMENDACIÓN CLÍNICA

Cuando la tasa de resorción ósea excede la de formación de hueso, éste se vuelve menos denso. Los hombres tienen una masa ósea cerca del 30% mayor que las mujeres, lo que puede explicar por qué la osteoporosis se desarrolla más tarde en ellos.

Signos y síntomas

- Por lo general, asintomática hasta que ocurre una fractura
- Fracturas espontáneas o que involucran un traumatismo mínimo en las vértebras de la columna, extremidad distal del radio o cuello femoral
- Deformidad progresiva, cifosis y pérdida de estatura
- Menor tolerancia al ejercicio
- Lumbalgia
- Dolor cervical

Resultados de las pruebas diagnósticas

- La radioabsorciometría de energía doble mide la masa ósea de las extremidades, caderas y columna vertebral.
- Las radiografías muestran degeneración típica en las vértebras torácicas inferiores y lumbares (los cuerpos vertebrales parecen aplanados y pueden verse más densos de lo normal; la pérdida mineral ósea es evidente sólo en etapas posteriores); también revelan fracturas.
- La TC permite detectar la pérdida ósea en la columna vertebral.
- Los estudios analíticos revelan elevación de la paratohormona.
- La biopsia ósea muestra un hueso delgado, poroso, pero de aspecto normal desde otros puntos de vista.

Tratamiento

Prevención temprana para estabilizar la pérdida ósea, prevenir fracturas y aliviar el dolor. En la U.S. Preventive Services Task Force se recomienda la detección de osteoporosis en todas las mujeres de 65 años o mayores y aquellas con riesgo de fractura (Nelson y cols., 2010). Las directrices de la National Osteoporosis Foundation recomiendan la prueba de DMO en mujeres de 65 años y mayores, y los hombres de 70 años y mayores (Cosman y cols., 2014).

- Uso limitado de alcohol y tabaco
- Dieta rica en calcio
- Prevención de caídas
- Movilización temprana después de intervenciones quirúrgicas, traumatismos o enfermedades
- Identificación y tratamiento de los factores de riesgo
- Fisioterapia (énfasis en ejercicio regular) de soporte de peso moderado, que incluya caminar y subir escaleras
- Dispositivos de apoyo, como una faja lumbar
- Tratamiento rápido y eficaz de las alteraciones subyacentes para prevenir la osteoporosis secundaria

Tratamiento farmacológico

- Estrógenos; reguladores selectivos del receptor de estrógenos, como raloxifeno; bisfosfonatos, como alendronato y risedronato
- Analgésicos y calor local para aliviar el dolor
- Calcio y suplementos de vitamina D
- Calcitonina

METABOLISMO DEL CALCIO EN LA OSTEOPOROSIS

Por lo general, la sangre absorbe el calcio del tubo digestivo y lo deposita en los huesos. En la osteoporosis, la concentración sanguínea de calcio disminuye. Para mantener la cifra de calcio tan normal como sea posible, aumenta la resorción ósea.

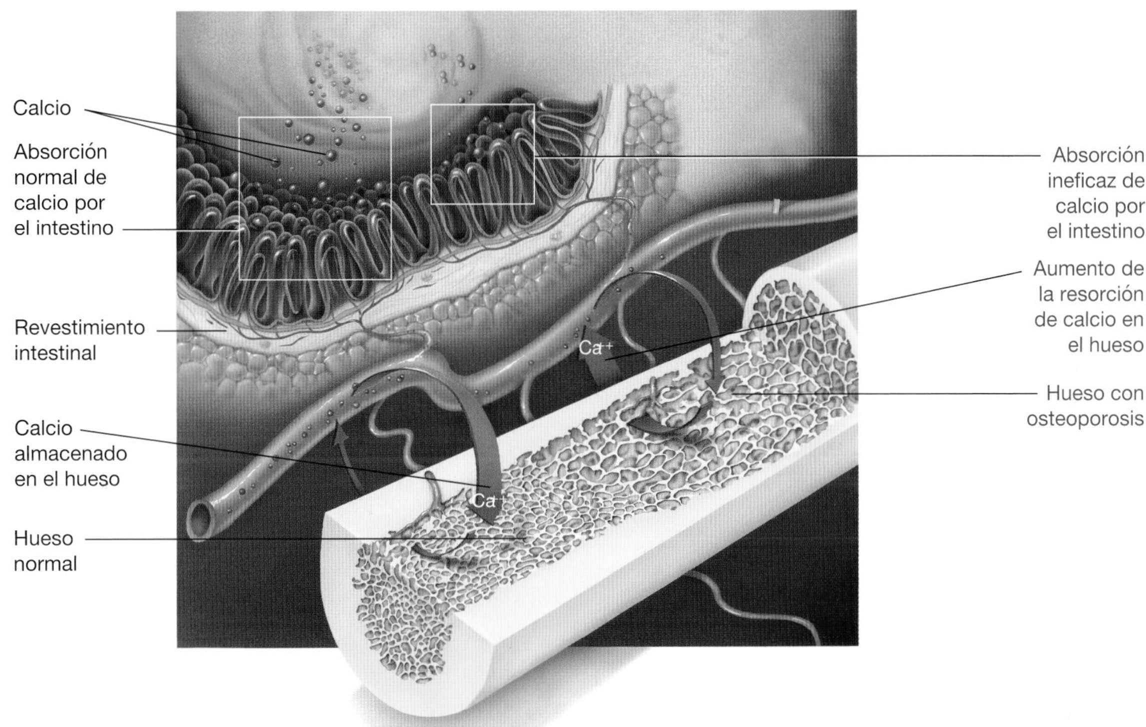

Formación y resorción de hueso

La porción orgánica del hueso, llamada *osteoide*, actúa como matriz o armazón para la porción mineral.

Las células óseas, llamadas *osteoblastos*, producen la matriz osteoide. La porción mineral, que consta de calcio y otros minerales, endurece la matriz osteoide.

Las células de los huesos largos llamadas *osteoclastos* remodelan al hueso maduro, por resorción de sus componentes minerales y orgánicos. En la osteoporosis, los osteoblastos continúan produciendo hueso, pero la resorción por los osteoclastos rebasa la formación.

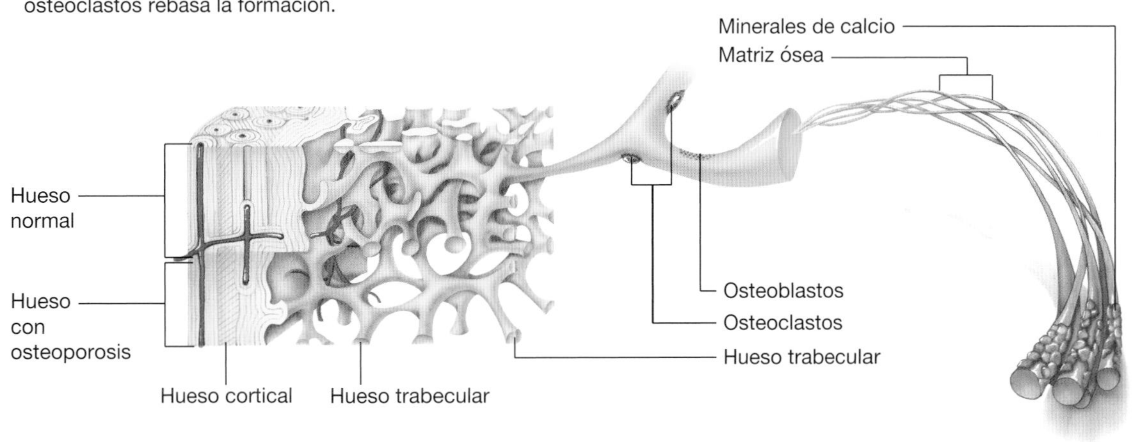

ARTROSIS

La *artrosis* es la forma más frecuente de artritis y la causa de discapacidad de más rápido aumento en todo el mundo (Kalunian, 2016). Representa casi el 25% de las consultas de atención primaria al año. Es una afección crónica causada por el deterioro del cartílago articular (Leahy, 2012). La artrosis afecta, por lo general, a las articulaciones de carga, está muy extendida (afecta a más de 20 millones de personas en Estados Unidos) y es más habitual en las mujeres. Por lo general, los primeros síntomas se manifiestan en la edad madura. Es más frecuente en los ancianos, en quienes la rodilla es la articulación que resulta más afectada (Smith y cols., 2014). La artrosis puede ser secundaria al desgaste del envejecimiento (idiopática) o a algún acontecimiento anómalo de inicio. La tasa de progresión varía y las articulaciones pueden permanecer estables durante años en una etapa temprana del deterioro.

Etiología

Primaria (factores asociados)

- Metabólicos, trastornos endocrinos, como el hiperparatiroidismo
- Genéticos, disminución de la síntesis de colágeno
- Químicos, fármacos que estimulan a las enzimas que digieren el colágeno en las membranas sinoviales, como los corticoesteroides
- Factores mecánicos: estrés repetido

Secundaria (un factor predisponente identificable)

- Traumatismo (el más frecuente)
- Deformidad congénita
- Obesidad y mala postura
- Estrés laboral

Fisiopatología

La artrosis se presenta en las articulaciones sinoviales. El cartílago articular se deteriora como resultado del daño a los condrocitos y se forma nuevo hueso reactivo en los márgenes y áreas subcondrales de las articulaciones. El cartílago se reblandece con la edad, estrechando el espacio articular. La lesión mecánica erosiona el cartílago articular y deja el hueso subyacente desprotegido. Ello causa la esclerosis o engrosamiento y endurecimiento del hueso debajo del cartílago.

Las partículas de cartílago irritan el revestimiento sinovial, que se hace fibrótico y limita el movimiento articular. El líquido sinovial puede verse forzado al interior de defectos en el hueso, causando quistes. Se forma hueso nuevo, llamado *osteofito* (espolón óseo), en los márgenes articulares conforme el cartílago articular se erosiona, lo que causa notoria alteración del contorno óseo y aumento de volumen de la articulación.

COMPLICACIONES

- Contracciones en flexión y pérdida de movimiento
- Subluxación y deformidad
- Anquilosis
- Quistes óseos
- Sobrecrecimiento óseo notorio
- Síndrome de contusión centromedular (con la artrosis de la columna vertebral cervical)
- Compresión de raíz nerviosa
- Síndrome de cauda equina

Signos y síntomas

- Dolor profundo, malestar en las articulaciones
- Rigidez en la mañana y después del ejercicio (se alivia con el descanso)
- Crepitación o chirriar de la articulación durante el movimiento
- Nódulos de Heberden (aumentos de volumen óseos en las articulaciones interfalángicas distales)
- Marcha alterada por contracturas
- Limitación de la amplitud de movimiento
- Aumento de volumen articular
- Dolores de cabeza localizados (pueden ser el resultado directo de la artritis de la columna cervical)
- Nódulos de Bouchard (aumentos de volumen óseos en las articulaciones interfalángicas proximales)

Resultados de las pruebas diagnósticas

- Velocidad de sedimentación globular elevada.
- Las radiografías muestran:
  - Estrechamiento del espacio articular o sus márgenes
  - Depósitos óseos a manera de quistes en el espacio articular y los márgenes, y esclerosis del espacio subcondral
  - Deformidad articular
  - Crecimientos óseos
  - Fusión articular
- La artroscopia revela espolones óseos y estrechamiento del espacio articular.

Tratamiento

- Disminución de peso con el fin de reducir el estrés sobre la articulación.
- Fisioterapia.
- Ejercicio y reposo equilibrados.
- Medicamentos, incluyendo el ácido acetilsalicílico y otros antiinflamatorios no esteroideos (AINE); propoxifeno, paracetamol, glucosamina y celecoxib. También se ha encontrado evidencia de que el metotrexato puede resultar de beneficio para el paciente (Kalunian, 2016).
- Sostén, descarga y estabilización de la articulación involucrada con muletas, abrazaderas, bastón, andadera (caminadora), collarín o tracción.
- Inyecciones intraarticulares de corticoesteroides (cada 4-6 meses) para intentar retrasar la formación de nudos en los dedos.

Tratamiento quirúrgico (para el dolor incontrolable o la discapacidad grave)

- Artroplastia, reemplazo parcial o total de la articulación con un aparato protésico
- Artrodesis o laminectomía, fusión ósea, sobre todo en la columna vertebral
- Osteoplastia, raspado y lavado del hueso deteriorado
- Osteotomía (cambio de la alineación del hueso para aliviar la tensión en la articulación)

ARTROSIS DE MANO, RODILLA Y CADERA

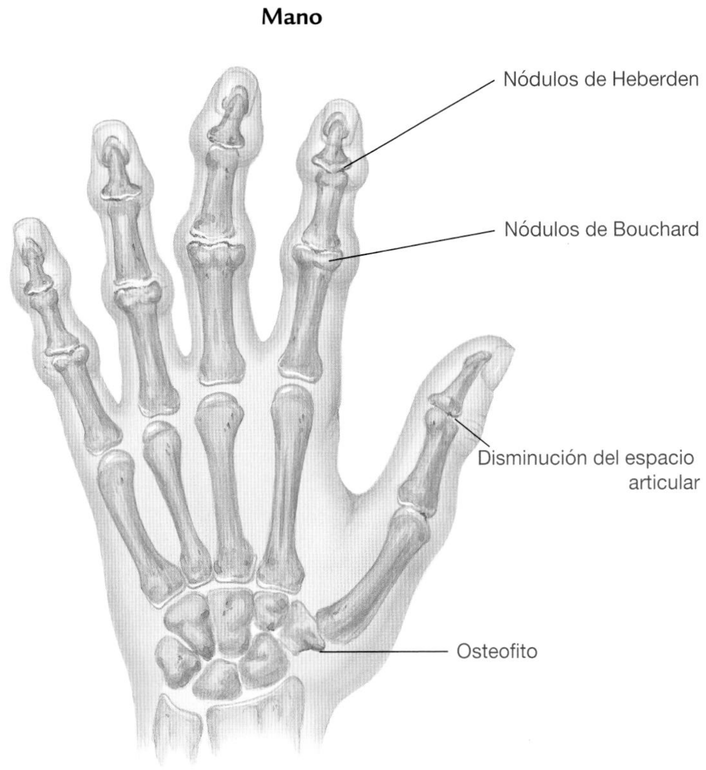

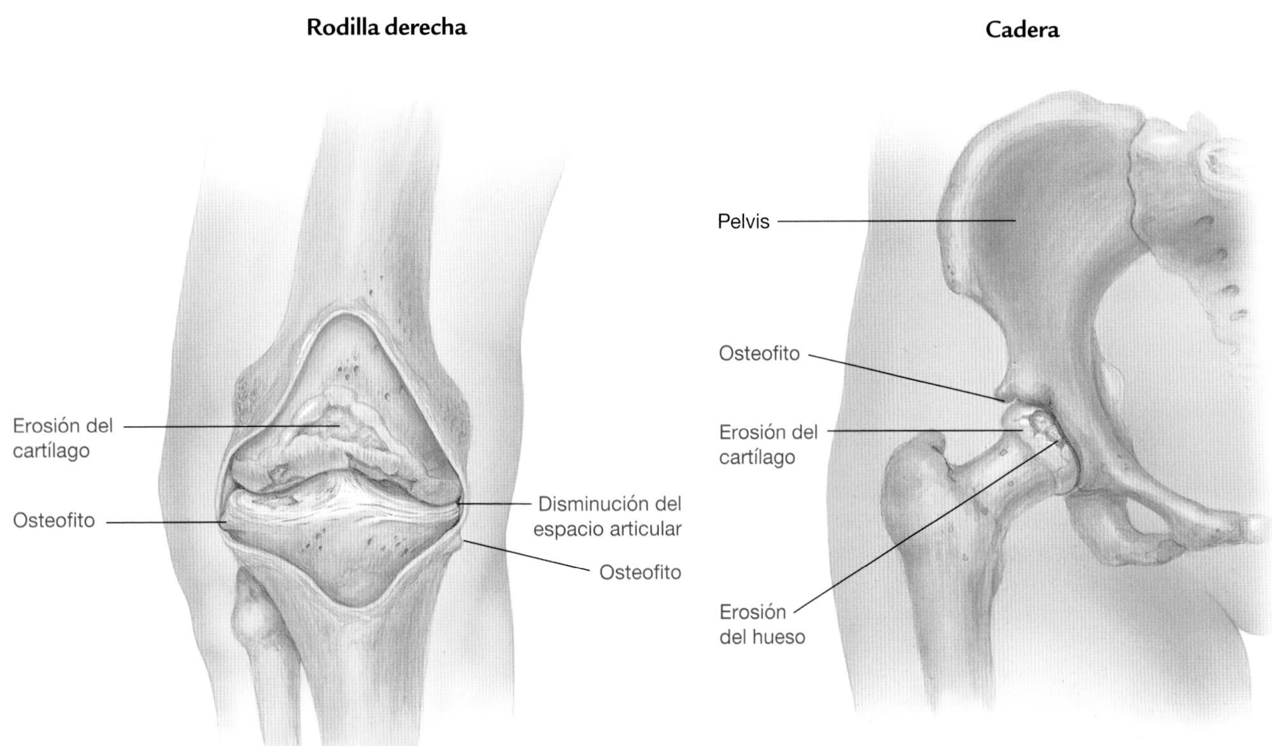

GOTA

La *gota* es la artropatía inflamatoria más frecuente, la cual afecta a más de 8 millones de estadounidenses (Zhu y cols., 2011). La gota *primaria* es una enfermedad metabólica caracterizada por el depósito de cristales de urato monosódico en el espacio articular. Esto desencadena una respuesta inmunitaria e inflamatoria que, con el tiempo, puede dañar la articulación y llevar a dolor crónico y discapacidad (Hainer y cols., 2014). La gota *secundaria* se desarrolla durante el curso de otra enfermedad. Esta alteración afecta con mayor frecuencia los pies, sobre todo el dedo gordo, tobillo, parte media del pie, rodillas, dedos, muñecas y codos, pero puede afectar cualquier articulación. La gota sigue un curso intermitente y los pacientes pueden estar sin síntomas durante años entre los ataques. El pronóstico es bueno con el tratamiento. Sin embargo, el daño tubular renal por agregados de cristales de urato monosódico puede causar una excreción de ácido úrico cada vez más baja y disfunción renal crónica.

ALERTA POR EDAD

Por lo general, la gota primaria aparece después de los 30 años de edad (95% de los casos) en los hombres y durante la posmenopausia en las mujeres; la gota secundaria se presenta en ancianos y con el envejecimiento.

Etiología

Gota primaria

- Posiblemente debida a un defecto genético en el metabolismo de las purinas, que causa sobreproducción de ácido úrico (hiperuricemia), retención de ácido úrico, o ambas.

Gota secundaria

- Obesidad, diabetes mellitus, hipertensión, anemia de células falciformes y enfermedad renal.
- Tratamientos farmacológicos, especialmente con hidroclorotiazida o pirazinamida, que disminuyen la excreción de urato (forma iónica del ácido úrico).

Fisiopatología

Cuando el ácido úrico presenta sobresaturación en la sangre y otros líquidos corporales, se cristaliza y forma tofos (acumulaciones de sales de urato en el tejido conjuntivo de todo el cuerpo). Estos cristales producen una respuesta inflamatoria aguda en la que los neutrófilos comienzan a ingerirlos. El daño tisular y la inflamación se perpetúan debido a la liberación de lisosomas por los neutrófilos. La prevalencia de la gota aumenta con la edad y alcanza a más del 12% de los mayores de 80 años (Zhu y cols., 2011).

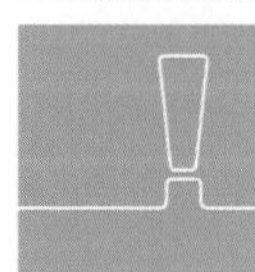

COMPLICACIONES

- Cálculos renales
- Enfermedad ateroesclerótica
- Lesiones cardiovasculares
- Ictus
- Trombosis coronaria
- Hipertensión
- Infección con rotura de tofos y nervios atrapados

Signos y síntomas

- Edema, enrojecimiento y dolor en las articulaciones
- Tofos en el dedo gordo del pie, tobillo y pabellón auricular
- Temperatura elevada de la piel
- Hipertensión
- Escalofríos
- Fiebre
- Cuando se presenta en el miembro inferior, puede producirse dificultad para soportar peso y caminar

Resultados de las pruebas diagnósticas

- La aspiración con aguja del líquido sinovial muestra cristales intracelulares aciculares.
- Las radiografías del cartílago articular y el hueso subcondral muestran datos de gota crónica.
- El análisis sérico revela una concentración elevada de ácido úrico y leucocitosis.
- El análisis de orina muestra concentraciones elevadas de ácido úrico.

Tratamiento

Gota aguda

- Inmovilización y protección de las articulaciones inflamadas y dolorosas; aplicación local de calor o frío.
- Mayor ingestión de líquidos para evitar la formación de cálculos renales.
- Lo óptimo es iniciar corticoesteroides orales, i.v. o AINE, en las 24 h que siguen al inicio (Hainer y cols., 2014).
- Se utiliza colchicina (oral o i.v.) para inhibir la fagocitosis de los cristales de ácido úrico por los neutrófilos (no modifica la concentración de ácido úrico) (Hainer y cols., 2014).

Gota crónica

- El alopurinol es un agente ideal que actúa por supresión de la síntesis de ácido úrico o estabilización de su concentración, evitando ataques adicionales (debe emplearse con precaución en presencia de insuficiencia renal).
- Se utiliza colchicina para evitar los ataques agudos recurrentes hasta que la concentración de ácido úrico disminuya (no modifica la concentración de ácido úrico).
- Se emplean los uricosúricos (probenecida o sulfinpirazona) con el fin de promover la excreción e inhibir la acumulación del ácido úrico (de utilidad limitada en pacientes con insuficiencia renal).
- También suelen prescribirse pegloticasa, xantina y febuxostat (Hainer y cols., 2014).
- El aumento de peso es un factor de riesgo significativo para la gota en los hombres; la disminución de peso lo reduce (Choi y cols., 2005).
- Modificaciones alimentarias, incluyendo restricción del jarabe de maíz alto en fructosa, proteínas animales ricas en purinas (mariscos, hígado, sardinas, anchoas) y alcohol. Deben recomendarse verduras y productos lácteos bajos en grasa o sin ella (Khanna y cols., 2012).

GOTA DE LA RODILLA

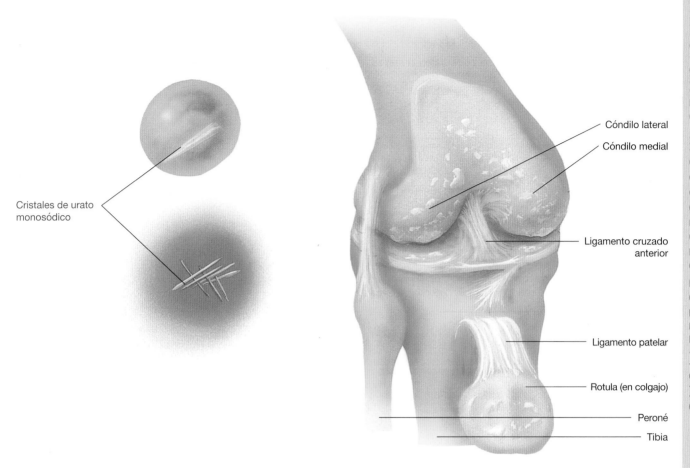

Cristales de urato monosódico

Cóndilo lateral

Cóndilo medial

Ligamento cruzado anterior

Ligamento patelar

Rotula (en colgajo)

Peroné

Tibia

GOTA DEL PIE

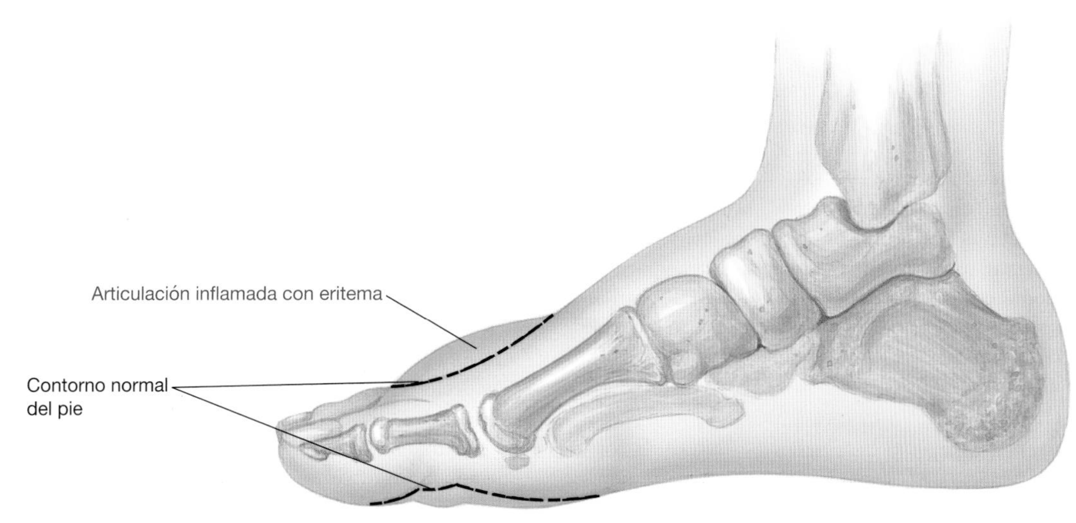

SÍNDROME DEL TÚNEL CARPIANO

El *túnel carpiano* es un canal para el nervio mediano y nueve tendones flexores, que se dirigen a la mano. El síndrome del túnel carpiano, una forma de lesión por esfuerzo repetitivo que implica al nervio mediano, es el más frecuente de los síndromes de atrapamiento de un nervio. La incidencia de este síndrome es de entre 2.7 y 5.8% (Bardak y cols., 2009).

ALERTA POR EDAD

Por lo general, la lesión del túnel carpiano se produce en mujeres entre los 30 y 60 años de edad, y plantea un problema de salud ocupacional grave.

Los grupos en riesgo incluyen a quienes utilizan repetidamente sus manos y miembros superiores, en especial los trabajadores de líneas de montaje y quienes de manera repetida emplean herramientas mal diseñadas. Los usuarios de teclado y ratón de dispositivos electrónicos con frecuencia también se ven afectados. Cualquier uso intenso de las manos, el agarre sostenido, la torsión o flexión, agrava esta afección.

Etiología

La mayoría de los casos son idiopáticos o quizás el resultado de:

- Lesión por esfuerzo repetitivo
- Artritis reumatoide
- Tenosinovitis de flexores (frecuentemente asociada con una enfermedad reumática)
- Compresión del nervio
- Embarazo
- Mieloma múltiple
- Diabetes mellitus
- Acromegalia
- Hipotiroidismo
- Amiloidosis
- Obesidad
- Tumor benigno
- Otras afecciones que incrementan la presión de los líquidos en la muñeca, incluyendo alteraciones en el sistema inmunitario o endocrino
- Luxación o esguince de la muñeca, incluyendo la fractura de Colles, seguidos por edema

Fisiopatología

Los huesos del carpo y el ligamento transversal del carpo forman el túnel carpiano. La inflamación o fibrosis de las vainas tendinosas que pasan a través del túnel carpiano con frecuencia causan edema y compresión del nervio mediano. Esta neuropatía de la compresión causa dolor, así como cambios sensitivos y motores en la distribución del nervio mediano de la mano. Habitualmente ocurre un deterioro inicial de la transmisión sensitiva al pulgar, el dedo índice, el medio y la cara interna del cuarto dedo.

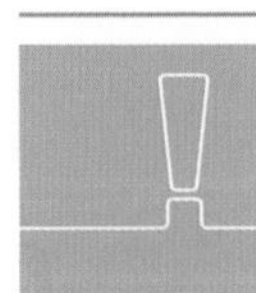

COMPLICACIONES

- Disminución de la función de la muñeca y la mano.
- En casos más crónicos, puede presentarse atrofia de la eminencia tenar.
- Daño permanente del nervio con pérdida de movimiento y sensibilidad.
- Este síndrome puede tener un efecto negativo sobre la calidad de vida (Horng y cols., 2011).

Signos y síntomas

- Debilidad, dolor, ardor, entumecimiento u hormigueo en una o ambas manos.
- Parestesias en el dedo pulgar, índice, medio y mitad del cuarto dedo.
- Incapacidad para apretar el puño.
- Dolor que se extiende al antebrazo y, en casos graves, al hombro.
- Dolor que generalmente se alivia por agitación o frote vigoroso de las manos, o con los brazos colgando.
- Los síntomas suelen ser peores por la noche y por la mañana (la vasodilatación, estasis y flexión prolongada de la muñeca durante el sueño pueden contribuir a la compresión del túnel carpiano).
- Posiblemente uñas atróficas.
- Piel seca, brillante.

Resultados de las pruebas diagnósticas

- La electromiografía muestra un retardo de más de 5 ms en la conducción motora del nervio mediano.
- La estimulación eléctrica digital muestra compresión del nervio mediano por medición de la duración e intensidad de la estimulación desde los dedos hasta el nervio mediano en la muñeca.

RECOMENDACIÓN CLÍNICA

Estas pruebas proporcionan un diagnóstico rápido del síndrome del túnel carpiano:

- Signo de Tinel: hormigueo sobre el nervio mediano con la percusión leve del túnel carpiano.
- Prueba de flexión de la muñeca de Phalen: sosteniendo los antebrazos verticalmente y permitiendo que ambas manos desciendan en flexión completa en las muñecas durante 1 min, se reproducen los síntomas del síndrome del túnel carpiano.
- Prueba de compresión: la presión del manguito inflado por arriba de la presión sistólica en el antebrazo durante 1-2 min produce dolor y parestesias en la distribución del nervio mediano.

Tratamiento

- Conservador (reposo de las manos mediante entablillado de las muñecas en extensión neutra, en especial por las noches durante 1-2 semanas, junto con ejercicios suaves diarios de amplitud de movimiento)
- Fisioterapia, incluyendo ejercicios de deslizamiento del nervio (Kim, 2015)
- Antiinflamatorios no esteroideos para el alivio sintomático
- Inyección de hidrocortisona y lidocaína en el túnel carpiano
- Tratamiento de cualquier trastorno subyacente
- Descompresión quirúrgica del nervio por resección completa del ligamento transverso del carpo o mediante técnicas quirúrgicas endoscópicas
- Posiblemente neurólisis (liberación de las fibras nerviosas)
- Modificación del entorno de trabajo

COMPRESIÓN DEL NERVIO EN EL SÍNDROME DEL TÚNEL CARPIANO

Corte transversal de una muñeca normal

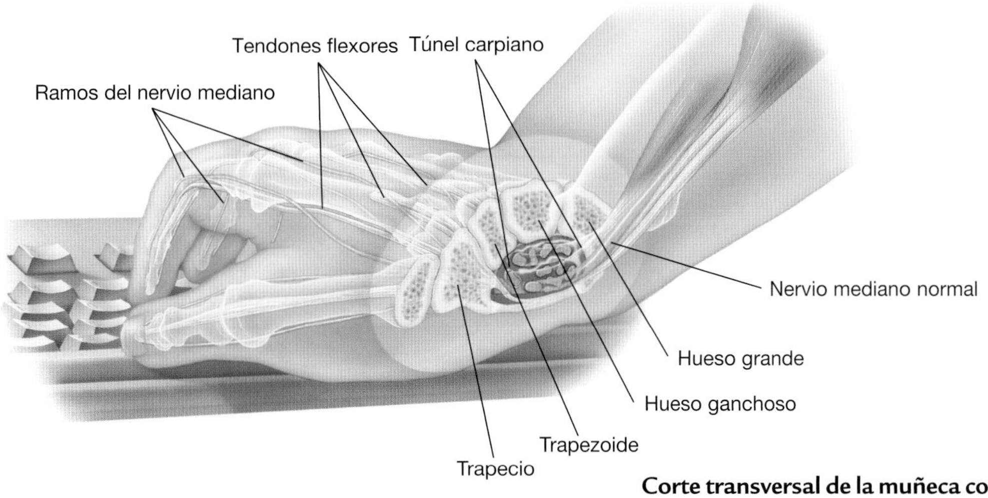

Corte transversal de la muñeca con síndrome del túnel carpiano

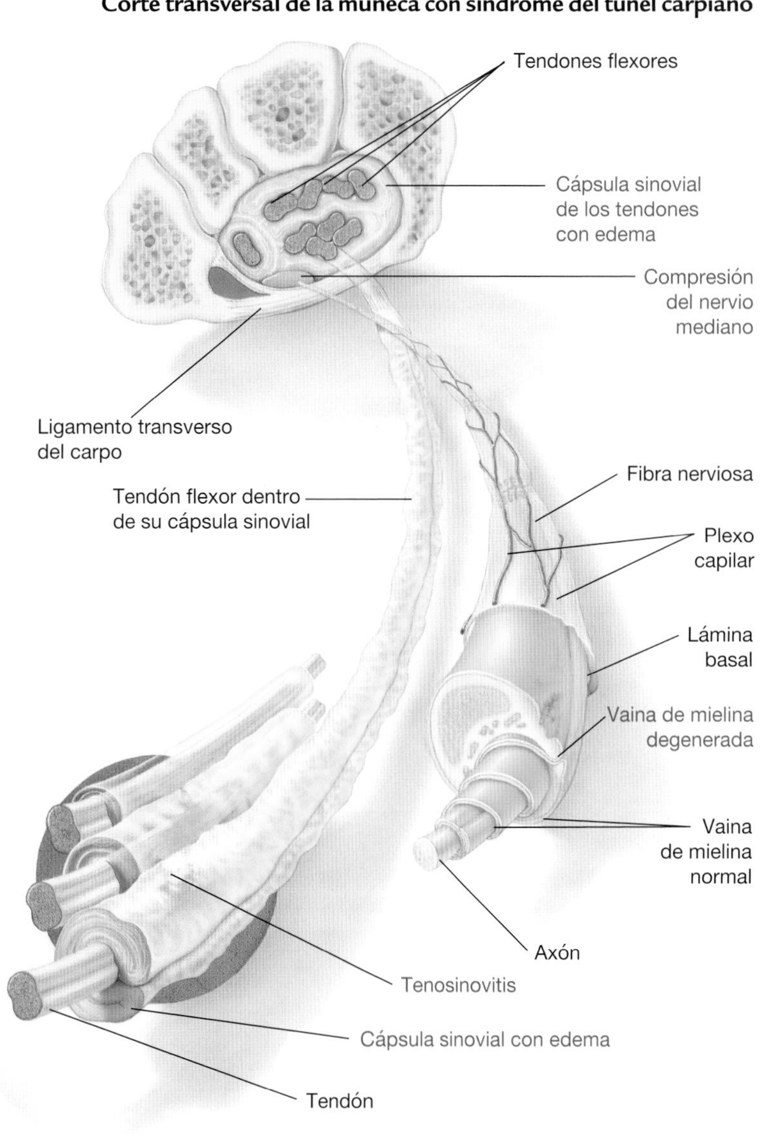

CÓMO OCURRE EL SÍNDROME DEL TÚNEL CARPIANO

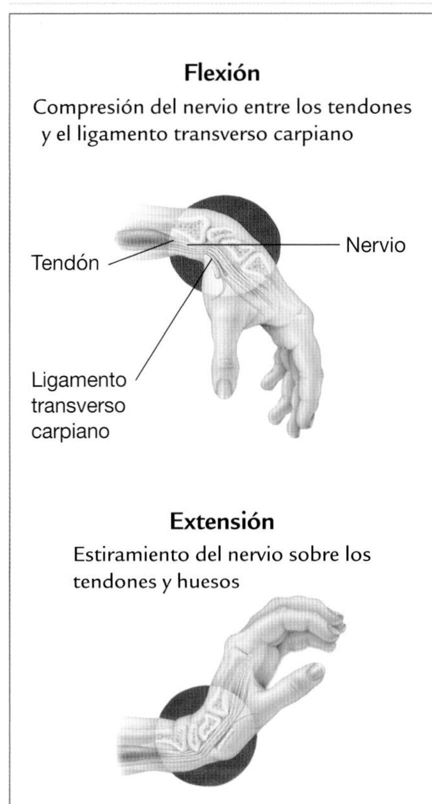

ESGUINCES

Un *ligamento* es una banda de tejido conjuntivo que une dos huesos, e incluye y da sostén a las articulaciones. Un *esguince* se produce cuando una articulación se fuerza más allá de su amplitud normal de movimiento, dando lugar a un desgarro completo o incompleto de los ligamentos de sostén. Las fracturas y luxaciones articulares pueden acompañar a un esguince grave. El tobillo es la articulación que presenta esguinces con más frecuencia. También son habituales los esguinces de dedos, muñecas, rodillas y hombros.

Etiología

- Traumatismos, incluyendo caídas
- Accidentes de tránsito
- Lesiones deportivas

Fisiopatología

Un ligamento puede romperse en cualquier lugar a lo largo de su longitud o en su unión al hueso (con o sin avulsión ósea). La hemorragia y formación de un hematoma son seguidos por la acumulación de un exudado inflamatorio y el desarrollo de tejido de granulación. La formación de colágeno se inicia 4-5 días después de la lesión, con organización, en un momento dado, de fibras paralelas a las líneas de tensión. Sin embargo, el edema, estiramiento o pinzamiento de los nervios o vasos alrededor de la articulación pueden causar afección neurovascular. La reorganización adicional da lugar al eventual fortalecimiento del ligamento dañado, aunque su laxitud persistente puede dar como resultado la inestabilidad crónica de la articulación.

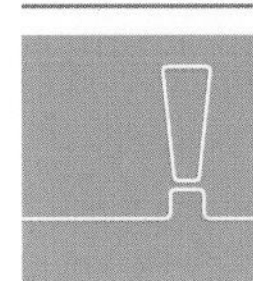

COMPLICACIONES

- Fractura con avulsión
- Inestabilidad crónica

Signos y síntomas

- Hipersensibilidad y dolor localizados (sobre todo durante el movimiento articular)
- Edema y calor
- Pérdida progresiva del movimiento
- Equimosis
- Función afectada en distintos grados de acuerdo con la localización y extensión de la lesión

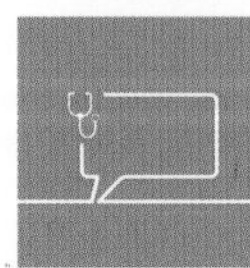

RECOMENDACIÓN CLÍNICA

Los esguinces se clasifican según el grado de edema e inestabilidad:
Grado I: estable y con edema mínimo.
Grado II: con inestabilidad y edema moderados.
Grado III: con inestabilidad intensa, edema extenso y equimosis.

Resultados de las pruebas diagnósticas

- Radiografía de esfuerzo: visualiza la lesión en movimiento.
- La radiografía confirma el daño de los ligamentos.
- Aunque no es el estándar para la mayoría de los esguinces, se puede utilizar una RM si se sospecha más daño de tejidos o si hay indicación quirúrgica, como en el caso de los desgarros del ligamento cruzado anterior.

Tratamiento

- *PRICE* (PRECIO): *p*rotección, *r*eposo, h*i*elo (*ice*), *c*ompresión, *e*levación.
- Elevar la articulación por encima del nivel del corazón durante 48-72 h (inmediatamente después de la lesión).
- Compresas de hielo aplicadas de forma intermitente por 12-48 h.
- Inmovilizador o férula durante la fase aguda (hasta 1 semana).
- Antiinflamatorios no esteroideos (AINE) y corticoesteroides.
- Ejercicios tempranos de amplitud de movimiento según la tolerancia.
- La fisioterapia puede estar indicada según la gravedad de la lesión.
- Reparación quirúrgica aguda, si está indicada, en particular para el ligamento colateral cubital del pulgar y múltiples lesiones ligamentosas de la rodilla o codo por luxación.
- Puede estar indicada la reconstrucción quirúrgica tardía ante la inestabilidad crónica de hombros, rodillas y tobillos.

ESGUINCE DE TRES LIGAMENTOS

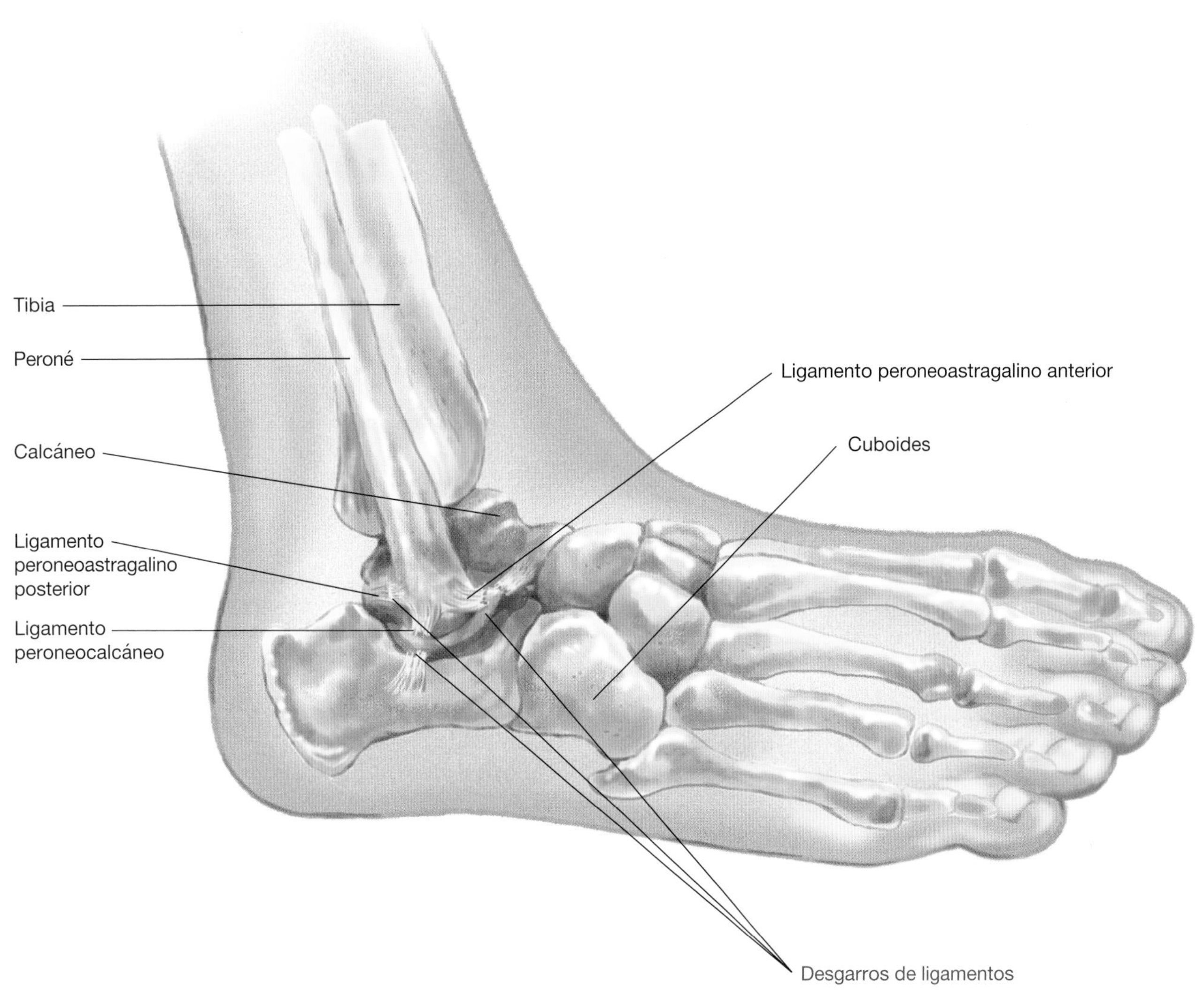

DISTENSIONES

Una *distensión* es una lesión de la unión musculotendinosa. El mecanismo se describe como una contracción enérgica repentina de un músculo en estiramiento que sobrecarga su fuerza tensil, con falla en la unión musculotendinosa resultante. Los músculos que cruzan dos articulaciones son los más susceptibles a la distensión, los cuales incluyen los tendones de la corva, el músculo recto femoral, los gemelos de la pantorrilla y el bíceps braquial.

Etiología

- Contracción muscular repentina o imprevista por caídas, al iniciar la carrera, lanzar o hacer otra actividad forzada
- Acondicionamiento y calentamiento inadecuado
- Cambios degenerativos en las unidades musculotendinosas secundarios a envejecimiento o empleo de esteroides anabolizantes

Fisiopatología

Cuando un tendón o un músculo se desgarra, se produce hemorragia en su interior y se desarrolla un exudado inflamatorio entre los extremos rotos. El tejido de granulación prolifera hacia el interior desde los tejidos blandos y el cartílago circundantes. La formación de colágeno se inicia 4-5 días después de la lesión, con organización, en un momento dado, de fibras paralelas a las líneas de tensión. Con la ayuda del tejido fibroso vascular, el nuevo tejido se fusiona en un momento dado con los tejidos circundantes. Conforme se presenta más reorganización, el nuevo tendón o músculo se separa del tejido circundante y, de forma eventual, se torna lo suficientemente fuerte para soportar la tensión normal del músculo.

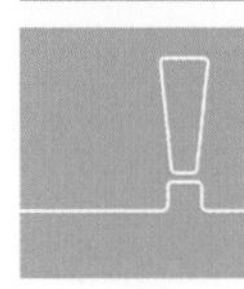

COMPLICACIONES

- Depósitos de calcio en el músculo (ante lesiones repetidas)
- Rigidez y limitación del movimiento
- Fatiga muscular

Signos y síntomas

- Dolor
- Inflamación
- Eritema
- Equimosis
- Temperatura elevada de la piel
- Función afectada en diversos grados según la gravedad y localización de la lesión

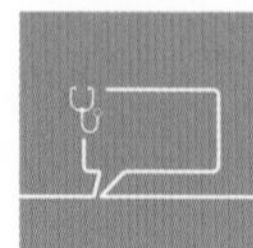

RECOMENDACIÓN CLÍNICA

Por lo general, las distensiones se clasifican en una escala de I a III:

- Las distensiones de grado I se caracterizan por pequeños desgarros con dolor leve y edema de mínimo a nulo. Con frecuencia, no es necesario el tratamiento.
- Un grado II de distensión resulta moderado y, aunque con desgarro parcial, el músculo y el tendón se encuentran intactos. Hay dolor y edema notorios.
- Las distensiones de grado III son más graves y se presentan cuando la mayoría de las fibras se desgarran o hay un desgarro completo.
- Debe consultarse a un profesional de salud en las distensiones de grados II y III.

Resultados de las pruebas diagnósticas

- La radiografía de esfuerzo hace posible visualizar la lesión en movimiento.
- La radiografía hace posible detectar la presencia de fracturas.
- La biopsia del músculo, que rara vez se realiza, muestra regeneración y reparación por tejido conjuntivo.
- Puede emplearse una RM dependiendo de la gravedad de la lesión y el estado clínico del paciente.

Tratamiento

- *PRICE* (PRECIO): *p*rotección, *r*eposo, h*i*elo (*ice*), *c*ompresión, *e*levación.
- Fisioterapia según la gravedad de la lesión y el deterioro funcional del paciente.
- Analgésicos.
- Aplicación de hielo hasta por 48 h. Se puede aplicar calor después de que la inflamación ha cedido.
- Cirugía para suturar el tendón o los extremos musculares en estrecha aproximación.

Distensión crónica

- No suele requerirse tratamiento, pero la fisioterapia puede ayudar a la recuperación.
- Calor, antiinflamatorios no esteroideos y miorrelajantes analgésicos para aliviar el malestar.

DISTENSIÓN MUSCULAR

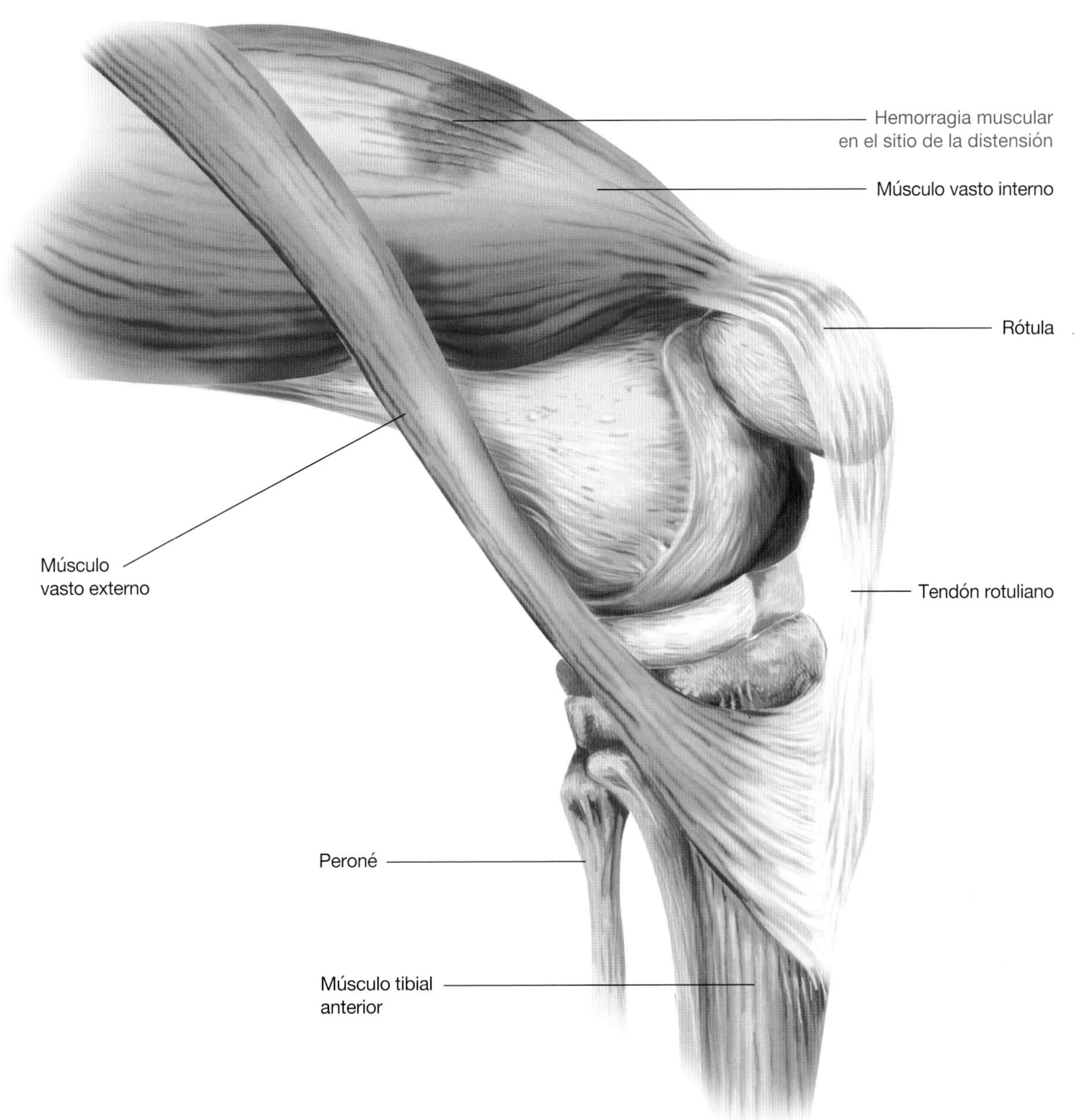

TENDINOPATÍA

Un *tendón* es una estructura de tejido conjuntivo que transfiere la fuerza muscular al esqueleto (Ryan y cols., 2015). La *tendinopatía* se refiere a una afección caracterizada por dolor localizado sobre un tendón lesionado que está asociado con su carga (Vicenzino, 2015). Cuando se lesiona, un tendón muestra desorganización de las fibras de colágeno, aumento en el número de vasos sanguíneos y nervios, y lisis del tejido (Scott y cols., 2015).

La tendinopatía progresa por etapas. La *tendinopatía reactiva* es la forma más leve y reversible, y se caracteriza por cambios mínimos de la integridad del colágeno. Si no se trata de forma adecuada, puede progresar a una reparación defectuosa del tendón, en la que se observan cambios estructurales más importantes. La etapa final es la *tendinopatía degenerativa*, caracterizada por la degeneración de los fibroblastos y una mayor desorganización de las fibras de colágeno.

Se calcula que las lesiones tendinosas tienen frecuencias tan altas como del 50% de todas las lesiones relacionadas con los deportes y carreras (Couppe y cols., 2015; Lopes y cols., 2012).

Etiología

- Incremento excesivo o rápido de la carga del tendón
- Otros trastornos musculoesqueléticos, como los defectos congénitos y las enfermedades reumáticas
- Mala alineación postural
- Desarrollo corporal anómalo
- Hipermovilidad

Fisiopatología

Un *tendón* es una banda de tejido conjuntivo fibroso denso que fija el músculo al hueso. Los tendones son extremadamente fuertes, flexibles e inelásticos. La tendinopatía describe una lesión en el tendón caracterizada por dolor y disfunción con la mayor carga.

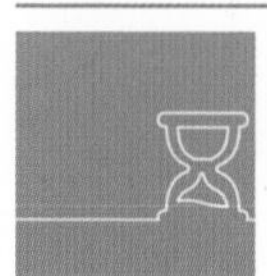

ALERTA POR EDAD

Las formas frecuentes de tendinopatía en adolescentes (hombres y mujeres) incluyen la patelar (tendón del cuádriceps) y aquiliana.

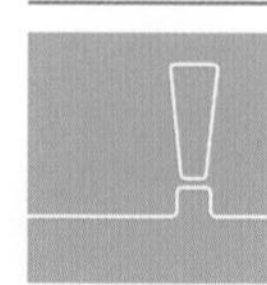

COMPLICACIONES

- Tejido cicatricial
- Discapacidad y pérdida de la función

Signos y síntomas

- Limitación de la amplitud de movimiento
- Dolor localizado, sobre todo cuando el tendón se carga
- Edema
- Crepitación
- Tendinitis calcificada
- Debilidad proximal (debida a depósitos de calcio en el tendón)
- Erosión de las bolsas adyacentes debido al calcio (bursitis calcificada aguda)

Resultados de las pruebas diagnósticas

- Las radiografías pueden ser normales al principio, pero más adelante muestran fragmentos óseos, esclerosis de osteofitos o depósitos de calcio.
- Artrografía: muestra irregularidades en la cara inferior del tendón.
- La TC y RM permiten identificar desgarros parciales e inflamación.

Tratamiento

El tratamiento varía en función de la etapa de la tendinopatía, pero puede incluir:

- Fisioterapia con énfasis en la carga y remodelación del tendón.
- Inmovilización con cabestrillo, férula o yeso (escayola).
- Analgésicos sistémicos.
- Aplicación de frío o calor.
- Inyección de un corticoesteroide y un anestésico, como la lidocaína, en la vaina del tendón.
- Administración de AINE hasta que el paciente pueda realizar ejercicios de amplitud de movimiento sin dificultad o dolor.
- Puede requerirse el desbridamiento quirúrgico del tendón en degeneración o la extirpación de los depósitos calcificados.

EPICONDILALGIA LATERAL DEL CODO

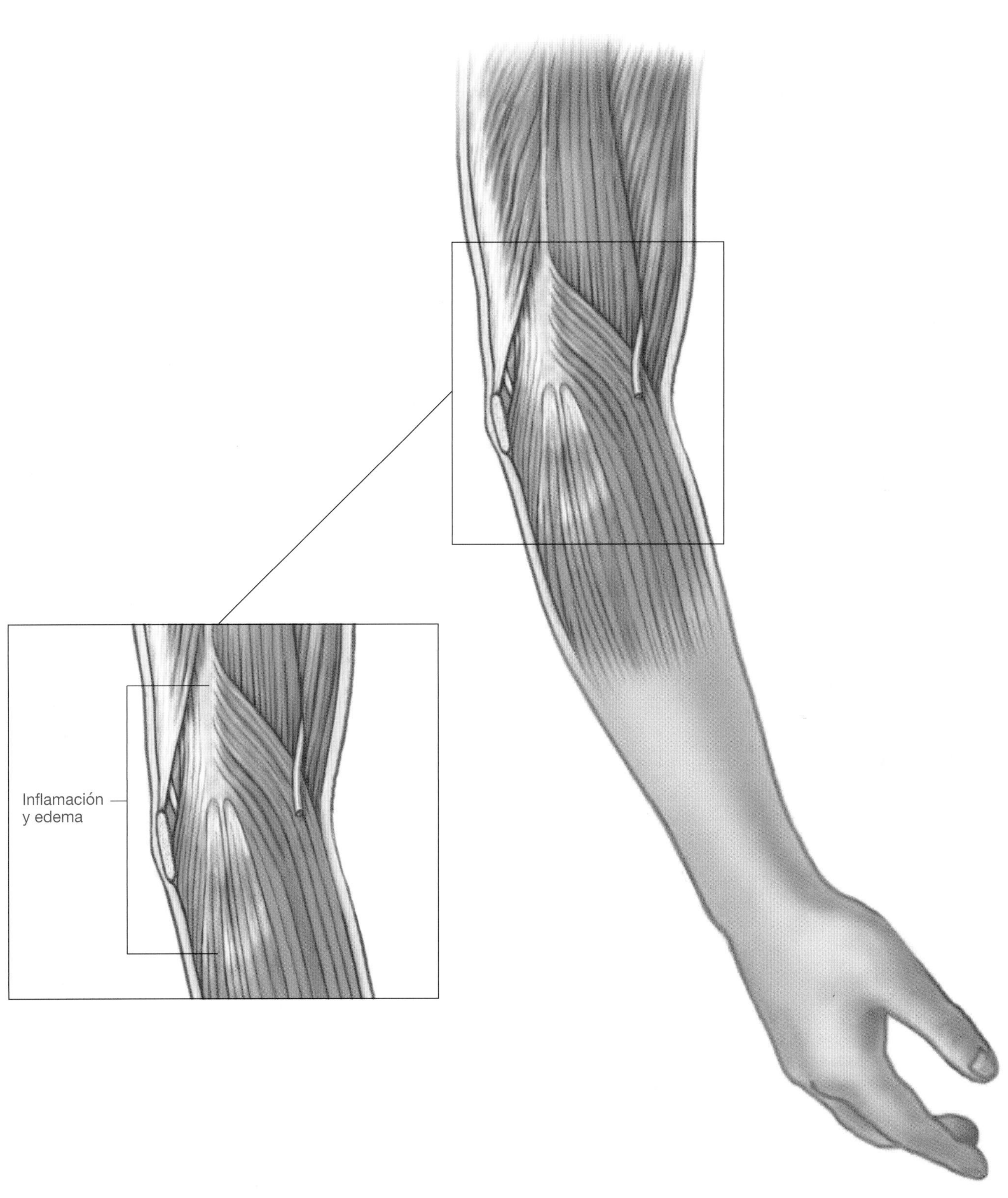

BURSITIS

La *bursitis* es una inflamación dolorosa de una o más bolsas o bursas (sacos cerrados lubricados con pequeñas cantidades de líquido sinovial) que facilitan el desplazamiento de los músculos y tendones sobre las prominencias óseas. La bursitis puede presentarse donde se localizan estas estructuras; sin embargo, se visualizan con frecuencia en las regiones subdeltoidea, trocantérica, olecraneana, calcánea y prerrotuliana, o del tendón aquiliano.

Etiología

- Traumatismo recurrente o directo sobre una articulación o los tejidos blandos que la rodean
- Enfermedad articular inflamatoria, como la artritis reumatoide o gota
- Bursitis crónica, crisis repetidas de bursitis aguda, traumatismos o infecciones
- Bursitis infecciosa, infección de herida quirúrgica; invasión bacteriana de la piel suprayacente

Fisiopatología

La función de la bolsa es actuar como amortiguador y suprimir la fricción, permitiendo que el tendón se desplace sobre el hueso a medida que el músculo se contrae y se relaja. Es un saco fibroso que contiene líquido sinovial. La *bursitis* es una inflamación de la bolsa (*bursa*). La inflamación conduce a la producción excesiva de líquido en el saco, el cual llega a dilatarse y comprimir las terminaciones nerviosas sensitivas, causando dolor.

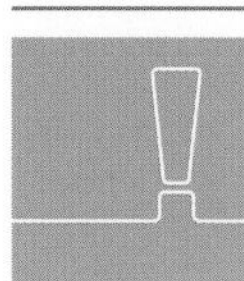

COMPLICACIONES

- Dolor extremo
- Movimiento articular limitado

Signos y síntomas

- Hipersensibilidad e irritación
- Inflamación
- Edema
- Calor sobre la articulación afectada
- Inicio súbito o gradual de dolor y movimiento limitado

Específico de sitio

- Bolsa subdeltoidea: abducción limitada del brazo.
- Bolsa prepatelar, la llamada *rodilla de ama de casa*: dolor al subir escaleras y arrodillarse.
- Bolsa trocantérica (bolsa de la cadera): dolor al subir, ponerse en cuclillas y cruzar las piernas.

Resultados de las pruebas diagnósticas

Con frecuencia, la bursitis se presenta de forma simultánea con la tendinitis y puede ser difícil de distinguir de ésta. Por lo general, las radiografías son normales en las primeras etapas. En la bursitis calcificada pueden estar presentes depósitos de calcio. La resonancia magnética y la ecografía pueden utilizarse para ver bolsas profundas o diferenciar otras causas de dolor en casos recalcitrantes.

Tratamiento

- Reposo, que puede incluir inmovilización con un cabestrillo, férula o yeso (escayola).
- Fisioterapia.
- Aplicación de frío o calor.
- Ecografía terapéutica.
- Inyección de una mezcla de un corticoesteroide y un anestésico, como la lidocaína, en la bolsa para el alivio inmediato del dolor. Puede utilizarse ecografía diagnóstica para guiar la inyección a fin de asegurar la colocación correcta del medicamento (Hsieh y cols., 2013).
- Administración de AINE hasta que el paciente pueda realizar ejercicios de amplitud de movimiento sin dificultad o dolor.
- Analgésicos a corto plazo, como propoxifeno, codeína, paracetamol con codeína y, ocasionalmente, oxicodona.
- Para la bursitis crónica, cambios del estilo de vida a fin de evitar la irritación recurrente de la articulación.
- Antibióticos.
- Drenaje quirúrgico de la bolsa.

BURSITIS DE CADERA Y RODILLA

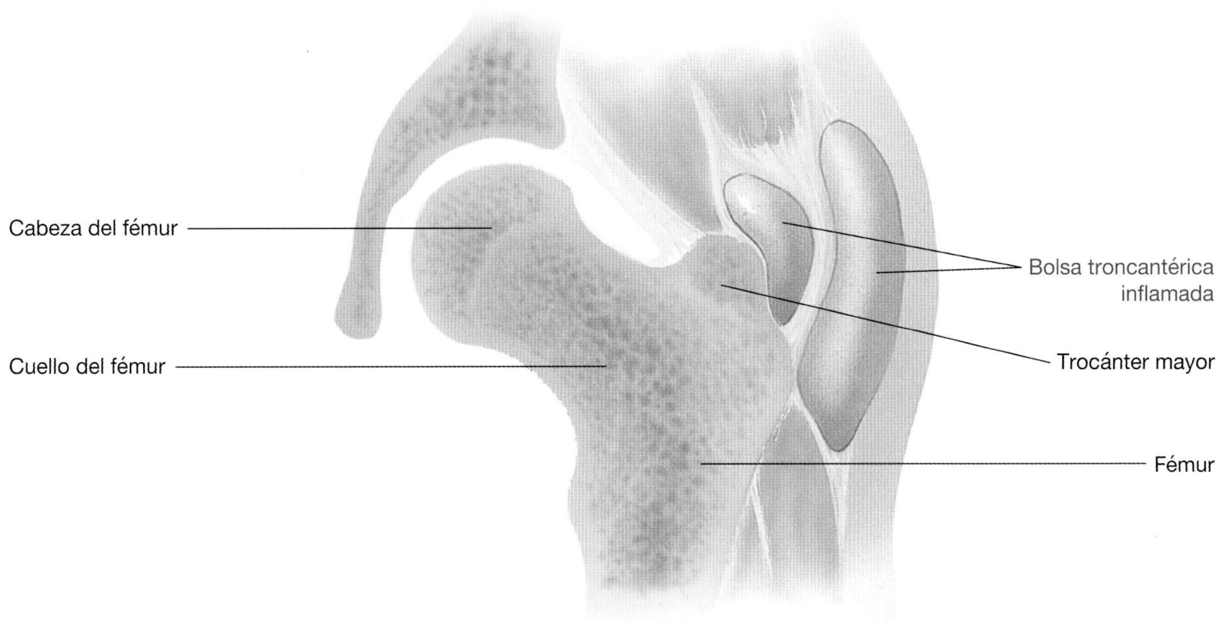
Cadera
Cabeza del fémur
Bolsa troncantérica inflamada
Trocánter mayor
Cuello del fémur
Fémur

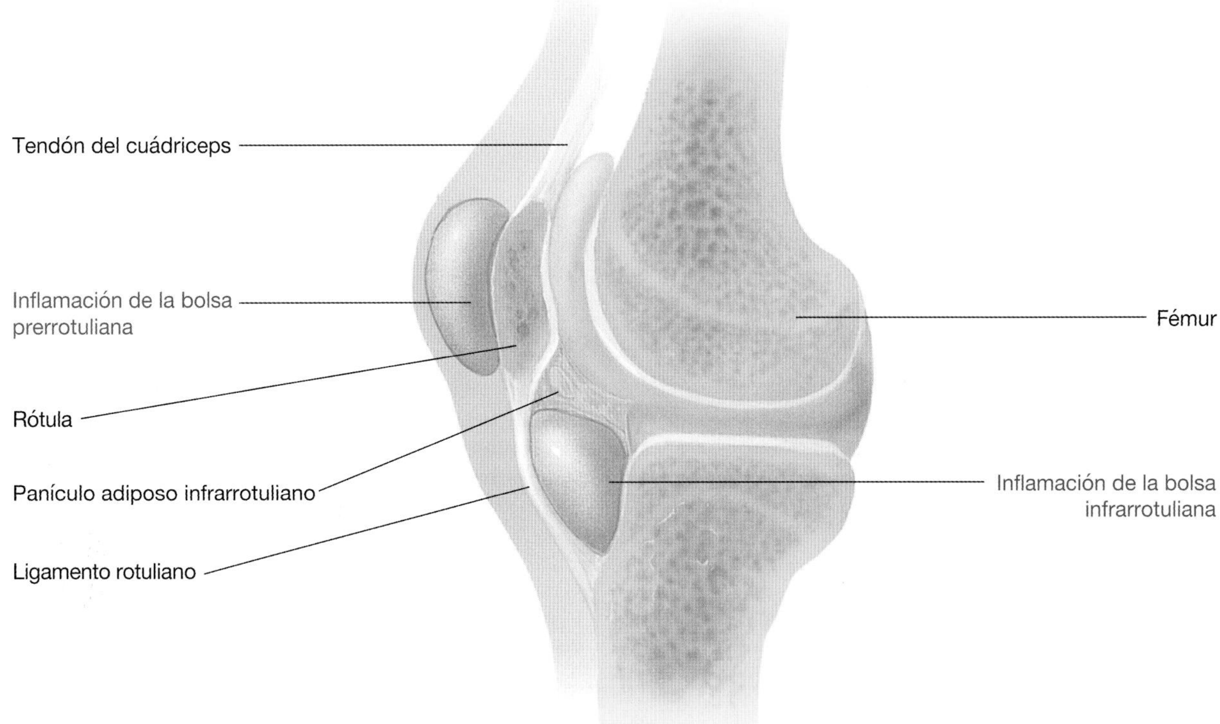
Rodilla
Tendón del cuádriceps
Inflamación de la bolsa prerrotuliana
Fémur
Rótula
Panículo adiposo infrarrotuliano
Inflamación de la bolsa infrarrotuliana
Ligamento rotuliano

Referencias

Aggerholm-Pedersen, N., Maretty-Nielsen, K., Keller, J., Baerentzen, S. & Safwat, A. (2014). Comorbilidad en pacientes adultos con sarcoma óseo : Un estudio de cohortes con base en la población. *Sarcoma, 2014*, 690316. doi:10.1155/2014/690316

Alsiddiky, M A.. (2015). An insight into early onset of scoliosis: New update information—a review. *European Review for Medical and Pharmacological Sciences, 19*(15), 2750–2765.

Bardak, A. N., Alp, M., Erhan, B., Paker, N., Kaya, B. & Onal, A. E. (2009). Evaluation of the clinical efficacy of conservative treatment in the management of carpal tunnel syndrome. *Advances in Therapy, 26*(1), 107–116. doi:10.1007/s12325-008-0134-7

Chiappini, E., Mastrangelo, G. y Lazzeri, S. (2016). A case of acute osteomyelitis: An update on diagnosis and treatment. *International Journal of Environmental Research and Public Health, 13*(6). doi:10.3390/ijerph13060539

Choi, K. H., Atkinson, K., Karlson, W. E. y Curhan, G. (2005). Obesity, weight change, hypertension, diuretic use, and risk of gout in men: The health professionals follow-up study. *Archives of Internal Medicine, 165*(7), 742–748. doi:10.1001/archinte.165.7.742

Cosman, F., de Beur, S. J., LeBoff, M. S., Lewiecki, E. M., Tanner, B., Randall, S., …, National Osteoporosis. (2014). Clinician's guide to prevention and treatment of osteoporosis. *Osteoporosis International, 25*(10), 2359–2381. doi:10.1007/s00198-014-2794-2

Couppe, C., Svensson, R. B., Silbernagel, K. G., Langberg, H. & Magnusson, S. P. (2015). Eccentric or concentric exercises for the treatment of tendinopathies? *Journal of Orthopaedic and Sports Physical Therapy, 45*(11), 853–863. doi:10.2519/jospt.2015.5910

Dartnell, J., Ramachandran, M. & Katchburian, M. (2012). Haematogenous acute and subacute paediatric osteomyelitis: A systematic review of the literature. *Journal of Bone and Joint Surgery. British Volume, 94*(5), 584–595. doi:10.1302/0301-620X.94B5.28523

Giannoudis, P. V. Kontakis, G., Christoforakis, Z., Akula, M., Tosounidis, T. & Koutras, C. (2009). Management, complications and clinical results of femoral head fractures. *Injury, 40*(12), 1245–1251. doi:10.1016/j.injury.2009.10.024

Gollogly, S., m. r. Smith, J. T. & Campbell,. (2004). Determining lung volume with three-dimensional reconstructions of CT scan data: A pilot study to evaluate the effects of expansion thoracoplasty on children with severe spinal deformities. *Journal of Pediatric Orthopedics, 24*(3), 323–328.

Hainer, B. L., Matheson, E. y Wilkes, R. T. (2014). Diagnosis, treatment, and prevention of gout. *American Family Physician, 90*(12), 831–836.

Hong, C. C., Nashi, N., Hey, W. H., Chee, H. Y. & Murphy, D. (2015). Clinically relevant heterotopic ossification after elbow fracture surgery: A risk factors study. *Orthopaedics and Traumatology: Surgery and Research, 101*(2), 209–213. doi:10.1016/j.otsr.2014.10.021

Horng, S. Y., Hsieh, S. F., Tu, K. Y., Lin, M. C., Horng, S. Y. y Wang, J. D. (2011). The comparative effectiveness of tendon and nerve gliding exercises in patients with carpal tunnel syndrome: A randomized trial. *American Journal of Physical Medicine and Rehabilitation, 90*(6), 435–442. doi:10.1097/PHM.0b013e318214eaaf

Hsieh, F. L., Hsu, C. W., Lin, Y. J., Wu, H. S., Chang, K. C., & Chang, L. H. (2013). Is ultrasound-guided injection more effective in chronic subacromial bursitis? *Medicine and Science in Sports and Exercise, 45*(12), 2205–2213. doi:10.1249/MSS.0b013e31829b183c

Kalunian, K. C. (2016). Current advances in therapies for osteoarthritis. *Current Opinion in Rheumatology, 28*(3), 246–250. doi:10.1097/BOR.0000000000000273

Kanis, j. A. (2002). Diagnosis of osteoporosis and assessment of fracture risk. *Lancet, 359*(9321), 1929–1936. doi:10.1016/S0140-6736(02)08761-5

Khanna, D. Fitzgerald, J. D., Khanna, P. P., Bae, S., Singh, K. M., Neogi, T.,..., Terkeltaub, R. (2012). 2012 American College of Rheumatology guidelines for management of gout. Part 1: Systematic nonpharmacologic and pharmacologic therapeutic approaches to hyperuricemia. *Arthritis Care and Research, 64*(10), 1431–1446. doi:10.1002/acr.21772

Kim, S. D. (2015). Efficacy of tendon and nerve gliding exercises for carpal tunnel syndrome: A systematic review of randomized controlled trials. *Journal of Physical Therapy Science, 27*(8), 2645–2648. doi:10.1589/jpts.27.2645

Liu, f el., Zhang, Q., Zhu, D., Li, Z., Li, J., Wang, B...., Dong, J. (2015). Performance of positron emission tomography and positron emission tomography/computed tomography using fluorine-18-fluorodeoxyglucose for the diagnosis, staging, and recurrence assessment of bone sarcoma: A systematic review and meta-analysis. *Medicine (Baltimore), 94*(36), e1462. doi:10.1097/MD.0000000000001462

Lopes, A. D., Hespanhol Junior, C. L., Yeung, S. S. & la Costa, O. L. (2012). What are the main running-related musculoskeletal injuries? A systematic review. *Sports Medicine, 42*(10), 891–905. doi:10.2165/11631170-000000000-00000

Maretty-Nielsen, K., Aggerholm-Pedersen, N., Keller, J., Safwat, A., Baerentzen, S., & Pedersen, A. B. (2013). Populationbased Aarhus Sarcoma Registry: Validity, completeness of registration, and incidence of bone and soft tissue sarcomas in western Denmark. Clinical Epidemiology, 5, 45–56. doi:10.2147/CLEP.S41835

Nelson, D. H., Haney, E. M., Dana, T., Bougatsos, C. & Chou, R. (2010). Screening for osteoporosis: An update for the U.S. Preventive Services Task Force. *Annals of Internal Medicine, 153*(2), 99–111. doi:10.7326/0003-4819-153-2-201007200-00262

Pahys, J. M., Samdani, A. F. & Betz, r. R. (2009). Intraspinal anomalies in infantile idiopathic scoliosis: Prevalence and role of magnetic resonance imaging. *Spine (Phila Pa 1976), 34(12), E434–E438. doi:10.1097/BRS.0b013e3181a2b49f*

Pavlou, G., Salhab, M., Murugesan, L., Jallad, S., Petsatodis, G., West, R. y Tsiridis, E. (2012). Risk factors for heterotopic ossification in primary total hip arthroplasty. *Hip International*, 22(1), 50–55. doi:10.5301/HIP.2012.9057

Poultsides, l. A., Bedi, A. & Kelly, B. T. (2012). An algorithmic approach to mechanical hip pain. *HSS Journal*, 8(3), 213–224. doi:10.1007/s11420-012-9304-x

Reginster, J. Y. y Burlet, N. (2006). Osteoporosis A still increasing prevalence. *Bone*, 38(2 Suppl 1), S4–S9. doi:10.1016/j.bone.2005.11.024

Riseborough, J. E. y Wynne-Davies, R. (1973). A genetic survey of idiopathic scoliosis in Boston, Massachusetts. *Journal of Bone and Joint Surgery (American Volume), 55*(5), 974–982.

Robinson, G. C., Polster, J. M., Reddy, C. A., Lyons, j. A., Evans, p. J., Lawton, J. N.,..., Suh, J. H. (2010). Postoperative single-fraction radiation for prevention of heterotopic ossification of the elbow. *International Journal of Radiation Oncology, Biology, Physics, 77(5), 1493–1499. doi:10.1016/j.ijrobp.2009.06.072*

Ryan, M., Bisset, L. & Newsham-West, r. (2015). Should we care about tendon structure? The disconnect between structure and symptoms in tendinopathy. *Journal of Orthopaedic and Sports Physical Therapy*, 45(11), 823–825. doi:10.2519/jospt.2015.0112

Scott, A., Backman, L. J., & Speed, C. (2015). Tendinopathy: Update on pathophysiology. *Journal of Orthopaedic and Sports Physical Therapy*, 45(11), 833–841. doi:10.2519/jospt.2015.5884

Shin, C. H., Yoo, W. J., parque, M. S., Kim, H. J., Choi, H. I. & Cho, J. T. (2016). Acetabular remodeling and role of osteotomy after closed reduction of developmental dysplasia of the hip. *Journal of Bone and Joint Surgery (American Volume)*, 98(11), 952–957. doi:10.2106/JBJS.15.00992

Smith, T., Kirby, L. E. y Davies, (2014). A systematic review to determine the optimal type and dosage of land-based exercises for treating knee osteoarthritis. *Physical Therapy Reviews*, 19(2), 105–113.

The Pediatric Orthopedic Society of North America (POSNA). (2013). *Acute Osteomyelitis*. Retrieved from: www.posna.org/education/StudyGuide/acuteOsteomyelitis.asp

Uchida, S., Utsunomiya, H., Mori, T., Taketa, T., Nishikino, S., Nakamura, T. y Sakai, A. (2016). Clinical and radiographic predictors for worsened clinical outcomes after hip arthroscopic labral preservation and capsular closure in developmental dysplasia of the hip. *American Journal of Sports Medicine*, 44(1), 28–38. doi:10.1177/0363546515604667

Vicenzino, B. (2015). Tendinopathy: Evidence-informed physical therapy clinical reasoning. *Journal of Orthopaedic and Sports Physical Therapy*, 45(11), 816–818. doi:10.2519/jospt.2015.0110

Yeo, A. y Ramachandran, M. (2014). Acute haematogenous osteomyelitis in children. *British Medical Journal*, 348, g66. doi:10.1136/bmj.g66

Zhang, x., Du, G., Xu, Y., Li, x., ventilador, w., Chen, J.,..., Liu, P. (2016). Inhibition of notch signaling pathway prevents cholestatic liver fibrosis by decreasing the differentiation of hepatic progenitor cells into cholangiocytes. *Laboratory Investigation*, 96(3), 350–360. doi:10.1038/labinvest.2015.149

Zhu, Y., Pandya, B. J. y Choi, K. H. (2011). Prevalence of gout and hyperuricemia in the US general population: The National Health and Nutrition Examination Survey 2007–2008. *Arthritis and Rheumatism*, 63(10), 3136–3141. doi:10.1002/art.30520

ENFERMEDADES HEMÁTICAS

ANEMIA

La *anemia* es una afección asociada con una concentración de eritrocitos en sangre menor que la normal. Existen varios tipos de anemia, incluyendo la ferropénica, aplásica y perniciosa.

Etiología

Anemia aplásica

- Congénita o adquirida
- A causa de reacciones autoinmunitarias u otra enfermedad grave (hepatitis)
- Fármacos, radiación y agentes tóxicos

Anemia por deficiencia de hierro (ferropénica)

- Ingestión inadecuada o absorción deficiente de hierro
- Pérdida de sangre
- Embarazo, que deriva hierro materno al feto
- Hemólisis intravascular, hemoglobinuria inducida o paroxística nocturna
- Traumatismo por válvula cardíaca protésica o filtros de vena cava

Anemia perniciosa

- Deficiencia de vitamina B_{12} debido a la carencia de factor intrínseco en el revestimiento del estómago
- Predisposición genética
- Alteración inmunitaria relacionada
- Gastrectomía parcial

Fisiopatología

La anemia aplásica se presenta, por lo general, cuando los hemocitoblastos dañados o destruidos inhiben la producción de células sanguíneas. Con menos frecuencia, un daño a la microvasculatura de la médula ósea crea un ambiente desfavorable para la proliferación y maduración celulares.

La anemia por deficiencia de hierro se presenta cuando el suministro de este metal es insuficiente para la formación óptima de eritrocitos; el resultado son microcitos (células pequeñas) pálidos (hipocrómicos) en su tinción. Se agotan las reservas corporales de hierro, incluyendo el plasmático, y disminuye la concentración de transferrina sérica, que se une con el hierro y lo transporta. Las reservas insuficientes de hierro llevan al descenso de la masa eritrocítica, con baja concentración de hemoglobina (Hb) y deterioro de la capacidad de transporte de oxígeno.

La anemia perniciosa se caracteriza por una menor producción de ácido clorhídrico en el estómago y la deficiencia del factor intrínseco. La deficiencia de vitamina B_{12} inhibe la proliferación celular y resulta en la producción de eritrocitos escasos, deformados, de mayor tamaño (macrocíticos) y con pobre capacidad de acarreo de oxígeno.

COMPLICACIONES

Anemia aplásica
- Hemorragia que pone en riesgo la vida
- Infección grave

Anemia por deficiencia de hierro
- Infección y neumonía
- Pica e intoxicación por plomo en los niños
- Hemorragia
- Hemocromatosis (por la restitución excesiva de hierro)

Anemia perniciosa
- Comportamiento psicótico
- Discapacidad neurológica

Signos y síntomas

Aunque los individuos con cualquier tipo de anemia pueden presentar fatiga, debilidad, palidez y taquicardia, dolor torácico y disnea, los siguientes signos y síntomas se han asociado más estrechamente con cada uno de ellos:

Anemia aplásica

- Debilidad progresiva, fatiga y alteración del grado de consciencia
- Equimosis, palidez, petequias y hemorragia de las membranas mucosas o la retina (puede causar alteraciones visuales)
- Fiebre, úlceras orales y rectales y faringitis
- Taquicardia y estertores crepitantes en ambas bases pulmonares

Anemia por deficiencia de hierro

- Coiloniquia, fragilidad ungular
- Tendencia poco habitual a ingerir sustancias no nutritivas (p. ej., tierra, hielo o tiza)
- Hormigueo incómodo o sensación de arrastre de las piernas
- Lengua ardorosa o lisa, con llagas en las comisuras bucales

Anemia perniciosa

- Debilidad, entumecimiento y hormigueo de las extremidades en las áreas cubiertas por calcetines o guantes
- Hemorragia gingival e inflamación lingual
- Modificación del sentido de posición, falta de coordinación, afección del movimiento fino de los dedos y alteraciones de la vista, el gusto y el oído
- Irritabilidad, mala memoria, dolor de cabeza, depresión, delirio y ataxia; cambios que pueden haber ocurrido antes del tratamiento

Resultados de las pruebas diagnósticas

Anemia aplásica

- Los estudios de laboratorio muestran 1 millón de eritrocitos/mm^3 o menos, de color y tamaño normales, recuento absoluto de reticulocitos muy bajo, concentración alta de hierro sérico, capacidad total de unión de hierro normal o ligeramente baja, y recuentos de plaquetas, neutrófilos y linfocitos disminuidos.
- La biopsia de médula ósea puede mostrar una médula notoriamente hipocelular o aplásica, y disminución de los eritrocitos y sus precursores.

FROTIS DE SANGRE PERIFÉRICA EN LA ANEMIA APLÁSICA

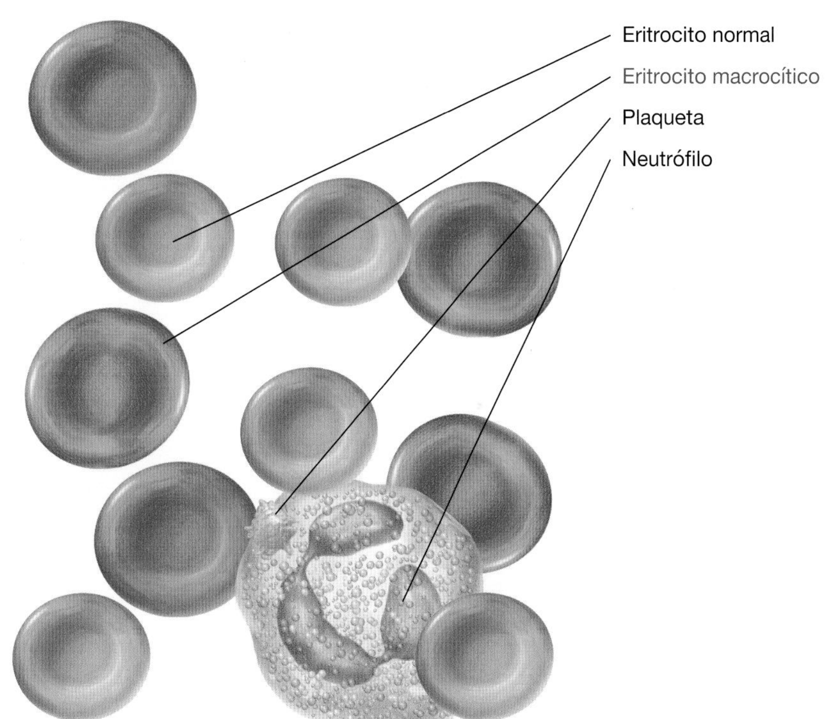

FROTIS DE SANGRE PERIFÉRICA EN LA ANEMIA POR DEFICIENCIA DE HIERRO

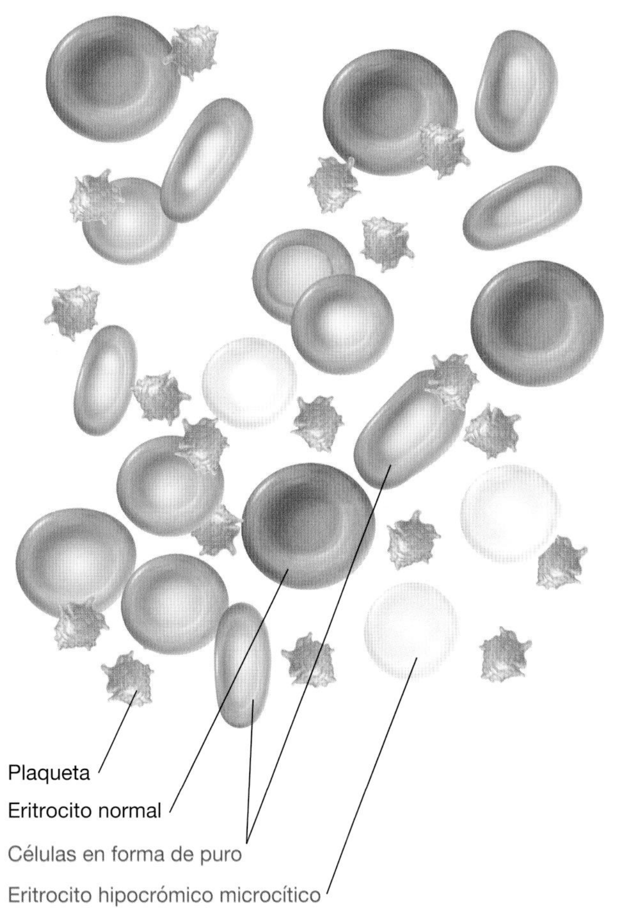

Anemia por deficiencia de hierro

- Pruebas analíticas: hematócrito, hemoglobina y ferritina sérica bajos; hierro sérico con alta capacidad de unión, número disminuido de eritrocitos con células microcíticas (bajo volumen corpuscular medio [VCM]) e hipocrómicas (bajo VCM de células hipocrómicas) debido a la disminución de hemoglobina corpuscular media, y reservas de hierro disminuidas o ausentes.
- Estudios de médula ósea: hiperplasia de las células precursoras.

Anemia perniciosa

- Las pruebas analíticas muestran hematócrito, hemoglobina y recuento de eritrocitos bajos, VCM mayor de 120 mm^3 y vitamina B_{12} sérica menor de 0.1 µg/mL.
- Prueba de Schilling: excreción de la vitamina B_{12} radiomarcada.
- Análisis gástrico: ausencia de ácido clorhídrico libre después de la inyección de histamina o pentagastrina.
- Aspiración de la médula ósea: hiperplasia eritroide con aumento de megaloblastos, pero pocos eritrocitos con desarrollo normal.
- Presencia de anticuerpos contra factor intrínseco y células parietales.

Tratamiento

Anemia aplásica

- Transfusión de sangre o plaquetas
- Trasplante de médula ósea
- Medidas para prevenir infecciones y antibióticos
- Asistencia respiratoria con oxígeno
- Corticoesteroides, estimulantes de la médula ósea, inmunosupresores y factores estimulantes de colonias

Anemia por deficiencia de hierro

- Hierro oral o parenteral
- Transfusiones de sangre en casos de anemia grave

Anemia perniciosa

- Restitución parenteral temprana de la vitamina B_{12}
- Después de la respuesta inicial, una dosis mensual de por vida de vitamina B_{12}
- Transfusiones de sangre en casos de anemia grave

FROTIS DE SANGRE PERIFÉRICA EN LA ANEMIA PERNICIOSA

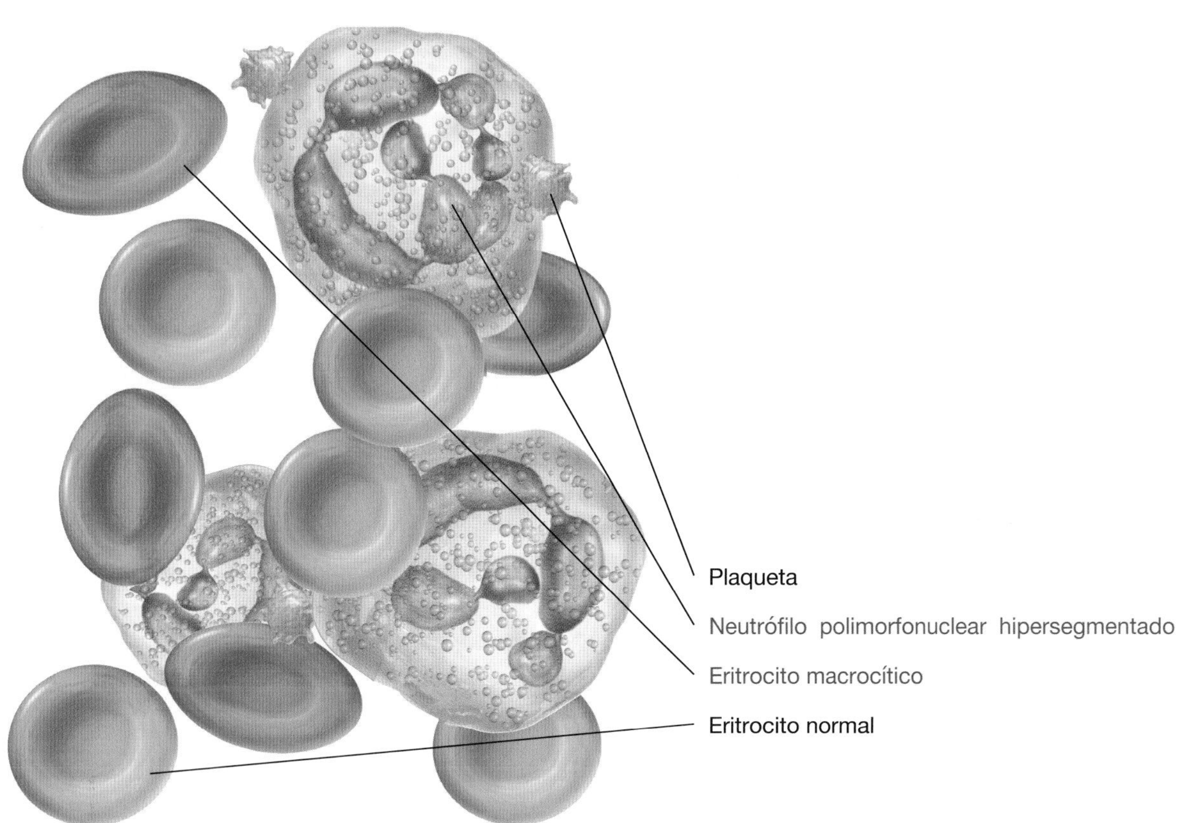

ANEMIA DREPANOCÍTICA

La *anemia drepanocítica, drepanocitemia* o *anemia de células falciformes*, un tipo de anemia hemolítica congénita que se presenta sobre todo, pero no de manera exclusiva, en sujetos de la población negra, resulta de una molécula de hemoglobina defectuosa (Hb S) que causa que los eritrocitos adopten un forma de hoz. Estas células obstruyen los capilares y limitan la circulación, dando lugar a una enfermedad crónica (fatiga, disnea de esfuerzo, articulaciones inflamadas) con crisis periódicas, complicaciones a largo plazo y una muerte temprana.

Si ambos padres son portadores del rasgo drepanocítico (u otra hemoglobinopatía), cada hijo tiene un 25% de probabilidades de desarrollar drepanocitemia. Aproximadamente 1 de cada 500 individuos de raza negra presenta este padecimiento. El gen defectuoso productor de Hb S puede haber persistido porque, en zonas donde el paludismo es endémico, el rasgo de drepanocitemia heterocigótico proporciona resistencia al paludismo y es en realidad beneficioso.

ALERTA POR EDAD

Antes, la mitad de los pacientes con drepanocitemia morían a principios de la tercera década de vida; pocos alcanzaban la edad madura. El diagnóstico precoz y un tratamiento más eficaz han mejorado el pronóstico de estos pacientes. Hoy en día, la mayoría sobrevive hasta la edad adulta.

Etiología

- Herencia homocigótica del gen que produce la Hb S.
- La herencia heterocigótica de este gen da lugar al rasgo de drepanocitemia, que por lo general es asintomático.

Fisiopatología

La HB S se hace insoluble cuando hay hipoxia. Como resultado, los eritrocitos se tornan rígidos y alargados, con forma de media luna u hoz. Este cambio puede producir hemólisis (destrucción eritrocítica). Además, los eritrocitos alterados hacen más viscosa la sangre y tienden a acumularse en los vasos sanguíneos más pequeños y capilares. El resultado es la pérdida de la circulación normal, edema, infartos de los tejidos y dolor. Los bloqueos causan entonces cambios anóxicos que conducen a mayor drepanocitosis y obstrucción. Cada paciente con drepanocitemia tiene un umbral de hipoxia diferente y porta diversos factores que desencadenan una crisis. Las enfermedades, exposición al frío, estrés, estados de acidosis o un proceso fisiopatológico que extraiga agua de los drepanocitos precipitan una crisis en la mayoría de los pacientes. Entonces, los bloqueos causan cambios anóxicos que conducen a una mayor drepanocitosis y obstrucción.

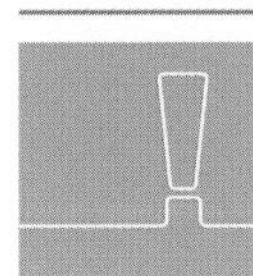

COMPLICACIONES

- Enfermedad pulmonar obstructiva crónica (EPOC)
- Insuficiencia y soplos cardíacos
- Infarto esplénico y esplenomegalia (secuestro esplénico)
- Retinopatía
- Nefropatía
- Infarto de órgano importante
- Ictus
- Síndrome de tórax agudo
- Infartos pulmonares, que pueden causar cardiopatía pulmonar
- Úlceras isquémicas de las piernas (especialmente alrededor de los tobillos)
- Aumento de la susceptibilidad a la infección
- Sobrecarga de hierro por transfusiones sanguíneas recurrentes

Signos y síntomas

- Taquicardia, cardiomegalia y soplos sistólicos y diastólicos
- Fatiga crónica y disnea inexplicada o disnea de esfuerzo
- Dolor en las articulaciones
- Retraso del crecimiento
- Irritabilidad en los niños

Crisis oclusivas o de infarto

- Dolor abdominal, torácico, muscular u óseo intenso
- Ictericia creciente, orina oscura

Crisis aplásica

- Palidez
- Letargia, somnolencia y coma
- Disnea
- Actividad notoriamente disminuida de la médula ósea y hemólisis

Resultados de las pruebas diagnósticas

- La electroforesis muestra Hb S.
- El frotis de sangre periférica teñido muestra la presencia de drepanocitos.
- Las pruebas analíticas muestran recuentos bajos de eritrocitos y altos de leucocitos y plaquetas, disminución de la velocidad de sedimentación globular, aumento de la concentración de hierro sérica, reducción de la supervivencia de eritrocitos y reticulocitosis.
- La radiografía lateral de tórax muestra la deformidad de "vértebras en H" en muchos adultos y algunos adolescentes.

Tratamiento

- Profilaxis con penicilina antes de los 4 meses
- Hidroxiurea oral para disminuir el número de crisis dolorosas
- Transfusiones de paquetes de eritrocitos para la anemia grave
- Sedación
- Analgésicos
- Oxígeno
- Líquidos orales o intravenosos (i.v.)
- Complementos de ácido fólico
- Antibióticos
- Prevención de las enfermedades infecciosas mediante vacunas, preparación adecuada de alimentos y frecuente lavado de manos
- Trasplante de citoblastos de médula ósea

FROTIS DE SANGRE PERIFÉRICA EN LA ANEMIA DREPANOCÍTICA

CRISIS DREPANOCÍTICA

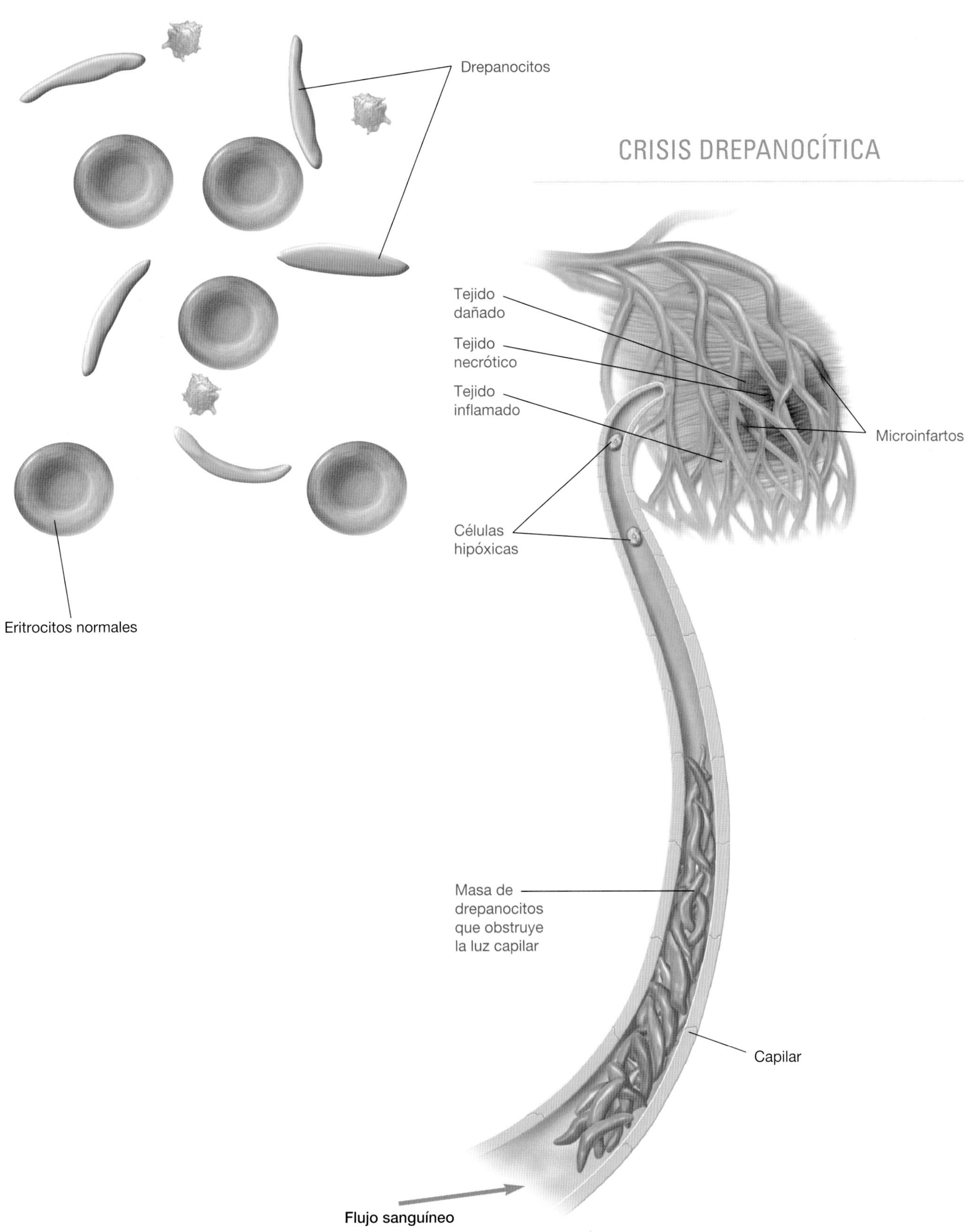

TALASEMIAS

Las *talasemias* son un grupo de anemias hemolíticas hereditarias que se caracterizan por la síntesis defectuosa de las cadenas polipeptídicas del componente proteínico de la Hb. También se altera la síntesis de eritrocitos.

Las talasemias son más frecuentes en personas de ascendencia mediterránea (sobre todo italiana y griega, quienes desarrollan la forma denominada *β-talasemia*). Las personas con ancestros de África, sur de China, sudeste asiático y la India desarrollan la forma denominada *α-talasemia,* que refleja la deleción de uno o más de los cuatro genes de la Hb. El pronóstico varía con el número de genes perdidos.

En la β-talasemia, la forma más frecuente de esta afección, la síntesis de la cadena polipeptídica β es defectuosa. Se presenta en tres formas clínicas: *mayor*, *intermedia* y *menor*. La gravedad de la anemia resultante depende de que el paciente sea homocigoto o heterocigoto para el rasgo de talasemia. El pronóstico varía:

- Talasemia mayor: los pacientes rara vez sobreviven hasta la edad adulta.
- Talasemia intermedia: los niños se desarrollan de manera normal hasta que alcanzan la edad adulta; la pubertad, por lo general, se retrasa.
- Talasemia menor: con un período de vida normal.

Etiología

β-talasemia

- Talasemia mayor o intermedia: herencia homocigótica de un gen autosómico parcialmente dominante.
- Talasemia menor: herencia heterocigótica del mismo gen.

α-talasemia

- Presenta deleción de uno o más de cuatro genes.

Fisiopatología

En la β-talasemia, la deficiencia total o parcial de la producción de la cadena polipeptídica β deteriora la síntesis de hemoglobina y da lugar a la producción continua de hemoglobina fetal más allá del período neonatal. Por lo general, la síntesis de inmunoglobulinas cambia de polipéptidos γ a β en el momento del nacimiento. Esta conversión no se presenta en los niños con talasemia. Sus eritrocitos son hipocrómicos y microcíticos. En la talasemia α se produce una cantidad muy reducida de cadenas de α-globina.

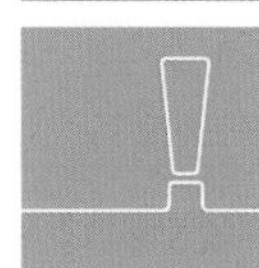

COMPLICACIONES

- Fracturas patológicas y deformidades óseas
- Arritmias e insuficiencia cardíacas
- Sobrecarga de hierro por transfusiones sanguíneas múltiples
- Retraso del crecimiento y desarrollo en los niños
- Infecciones
- Esplenomegalia

Signos y síntomas

Talasemia mayor

- Al nacer: sin síntomas.
- Niños de 3-6 meses: palidez; escleróticas y piel amarillas.
- Niños de 6-12 meses: anemia grave, anomalías óseas, retraso del crecimiento y complicaciones que ponen en riesgo la vida.
- Esplenomegalia o hepatomegalia, con aumento de volumen abdominal; infecciones frecuentes; tendencias hemorrágicas (especialmente epistaxis); anorexia.
- Cuerpo pequeño, cabeza grande (característicos); posible retraso mental.
- Rasgos faciales similares a los del síndrome de Down en niños, debido al engrosamiento del hueso en la base de la nariz por hiperactividad de la médula ósea.

Talasemia intermedia

- Algún grado de anemia, ictericia y esplenomegalia.
- Signos de hemosiderosis, como hemoptisis, anemia ferropénica o hemoglobinemia paroxística nocturna, debido al aumento de la absorción intestinal de hierro.

Talasemia menor

- Por lo general, no hay síntoma alguno.
- Anemia leve, con frecuencia pasada por alto.

Síndromes de α-talasemia

- Reflejan el número de deleciones genéticas presentes.
- Van desde asintomáticos hasta incompatibles con la vida.

Resultados de las pruebas diagnósticas

- Pruebas analíticas: concentraciones bajas de eritrocitos y Hb, microcitosis y cifra alta de reticulocitos; concentraciones altas de bilirrubina y urobilinógeno urinario y fecal, y bajas de folato sérico.
- El frotis de sangre periférica muestra dianocitos, microcitos, eritrocitos nucleados y pálidos, y una marcada anisocitosis.
- Las radiografías de cráneo y huesos largos muestran reducción y ampliación del espacio de la médula ósea debido a su hiperactividad, un aspecto granular de los huesos del cráneo y las vértebras, zonas de osteoporosis en los huesos largos y deformidad de las falanges (rectangulares o biconvexas).
- Los estudios cuantitativos de la Hb (electroforesis) revelan un aumento significativo de la concentración de hemoglobina fetal y ligero aumento de la de hemoglobina A_2.
- Pueden realizarse estudios familiares de análisis de ADN para evaluar el estado de portador y confirmar las mutaciones en los genes productores de α-globina o β-globina.

Talasemia intermedia

- El frotis de sangre periférica muestra hematíes hipocrómicos, microcíticos (menos numerosos que en la talasemia mayor).

Talasemia menor

- El frotis de sangre periférica muestra hematíes hipocrómicos, microcíticos.
- Los estudios cuantitativos de la Hb (electroforesis) revelan un aumento significativo de Hb A_2 y uno moderado de Hb fetal.

Tratamiento

- Los complementos de hierro están contraindicados en todas las formas de talasemia.

β-talasemia mayor: esencialmente de sostén

- Requiere tratamiento oportuno con antibióticos apropiados para las infecciones.
- Complementos de ácido fólico.
- Transfusiones de paquetes eritrocíticos para aumentar la concentración de Hb (utilizados juiciosamente para hacer mínima la sobrecarga de hierro).
- Trasplante de médula ósea y esplenectomía (su eficacia no se ha confirmado).

β-talasemia intermedia y talasemia menor

- Sin tratamiento

α-talasemia

- Transfusiones sanguíneas
- Transfusión intrauterina para la hidropesía fetal

FROTIS DE SANGRE PERIFÉRICA EN LA TALASEMIA MAYOR

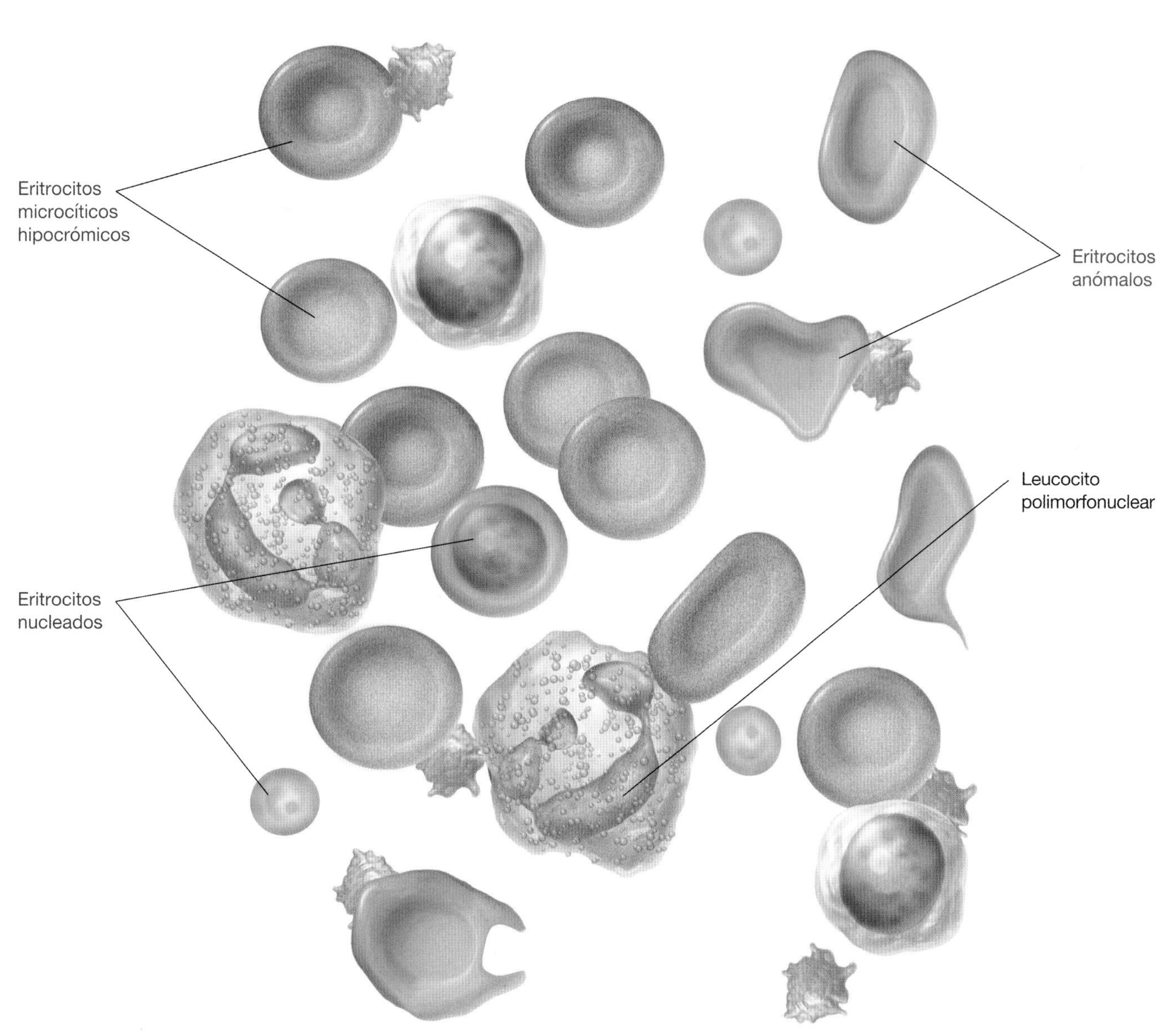

POLICITEMIA VERA

La *policitemia vera* es un trastorno crónico caracterizado por la masa aumentada de eritrocitos, eritrocitosis, leucocitosis, trombocitosis, concentración alta de hemoglobina y volumen plasmático normal o bajo. Esta enfermedad también es conocida como *policitemia primaria*, *eritremia* o *policitemia rubra vera*. Se presenta con más frecuencia entre los hombres judíos de ascendencia europea.

ALERTA POR EDAD

La policitemia vera se produce generalmente entre los 40 y 60 años de edad; rara vez afecta a los niños.

El pronóstico depende de la edad en el momento del diagnóstico, el tratamiento y las complicaciones. En la policitemia sin tratamiento, la mortalidad es alta y se asocia con trombosis, hiperviscosidad o expansión del volumen sanguíneo. Además, puede presentarse metaplasia mieloide (hematopoyesis ectópica en el hígado y el bazo) con mielofibrosis (tejido fibroso en la médula ósea) y leucemia aguda.

Etiología

Se desconocen las causas, pero probablemente está asociada con un defecto clonal de los citoblastos. Casi todos los pacientes presentan una mutación en el gen *JAK2*, que se traduce en una señal alterada dentro de la vía de la cinasa de Jano.

Fisiopatología

En la policitemia vera, la reproducción y maduración celular rápidas e incontroladas causan proliferación o hiperplasia de todas las células de la médula ósea (panmielosis). Una mayor masa eritrocítica causa que la sangre sea inusualmente viscosa e inhibe el flujo sanguíneo a través de la microcirculación. El flujo sanguíneo disminuido y la trombocitosis preparan el escenario para la trombosis intravascular.

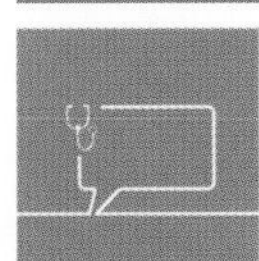

RECOMENDACIÓN CLÍNICA

La *policitemia secundaria* es la producción excesiva de eritrocitos circulantes por hipoxia, tumor o enfermedad. Se presenta en casi 2 de cada 100 000 personas que viven en o cerca del nivel del mar; la incidencia aumenta entre los que viven a grandes altitudes.

La *policitemia espuria* se caracteriza por un mayor hematócrito, pero con reducción del volumen plasmático. En general, afecta a la población de edad madura y es más frecuente en hombres que en mujeres. Las causas incluyen deshidratación, hipertensión, enfermedad tromboembólica y colesterol o ácido úrico elevados.

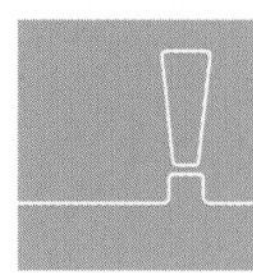

COMPLICACIONES

- Cálculos renales
- Trombosis abdominal
- Hemorragia
- Ictus o infarto miocárdico
- Enfermedad ulceropéptica
- Leucemia mielógena aguda
- Mielofibrosis (cicatrización patológica de la médula ósea, hepatomegalia y esplenomegalia, y anemia grave)

Signos y síntomas

- Sensación de plenitud en la cabeza, mareos y cefalea
- Cianosis rojiza (plétora) nasal
- Acropaquia
- Prurito doloroso
- Equimosis
- Hepatoesplenomegalia
- Alteraciones de la vista
- Plenitud abdominal o cólicos
- Calambres en las piernas al caminar (también conocida como *claudicación intermitente*)
- Dolor torácico (angina de pecho)

Resultados de las pruebas diagnósticas

- Los estudios de laboratorio revelan:
  - Aumento de la masa eritrocítica
  - Hemoglobina aumentada (mayor de 18.5 g/dL en los hombres o mayor de 16.5 g/dL en las mujeres)
  - Saturación de oxígeno arterial normal
  - Mayor concentración de ácido úrico
  - Concentración sanguínea de histamina aumentada
  - Concentración de hierro sérico disminuida
  - Disminución o ausencia de eritropoyetina urinaria
- La biopsia de médula ósea muestra producción excesiva de hemocitoblastos.

Tratamiento

- Flebotomía para disminuir la masa eritrocítica y mantener el hematócrito por debajo del 45% en los hombres y 42% en las mujeres.
- Dosis bajas de ácido acetilsalicílico.
- Tratamiento de la mielosupresión con hidroxiurea o un inhibidor de la cinasa de Jano. Se ha utilizado interferón α como indicación no aprobada.

FROTIS DE SANGRE PERIFÉRICA EN LA POLICITEMIA

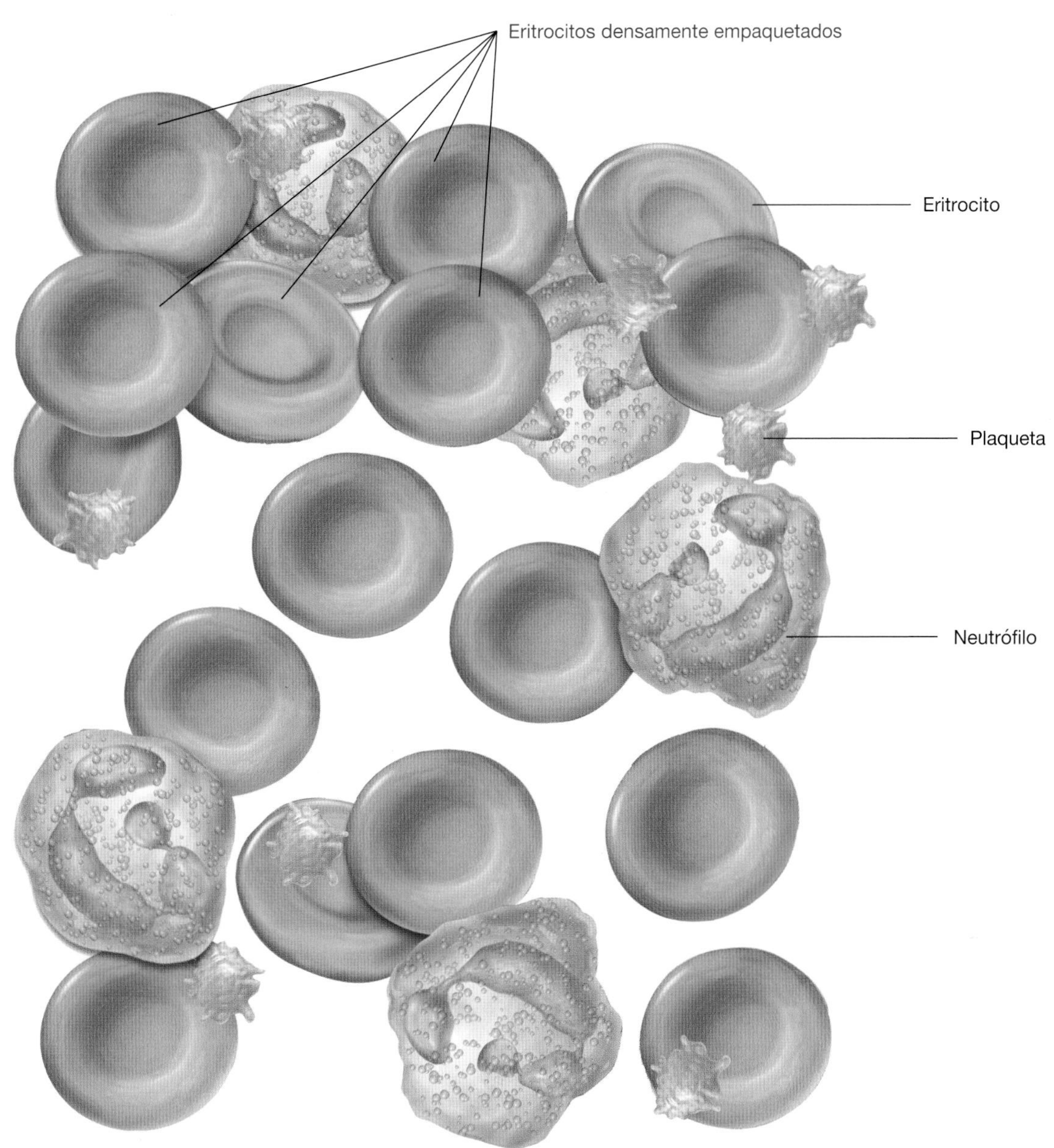

COAGULACIÓN INTRAVASCULAR DISEMINADA

La *coagulación intravascular diseminada* (CID) aparece como una complicación de enfermedades y circunstancias que aceleran la coagulación. La CID causa oclusión de vasos sanguíneos, necrosis de órganos, agotamiento de los factores de coagulación y plaquetas circulantes, activación del sistema fibrinolítico y la consiguiente hemorragia grave. Por lo general, la coagulación en la microcirculación afecta a los riñones y las extremidades, pero puede presentarse en cerebro, pulmones, hipófisis, glándulas suprarrenales y mucosa gastrointestinal. La CID, también llamada *coagulopatía de consumo* o *síndrome de desfibrinación*, suele ser una afección aguda, pero puede ser crónica en los pacientes con cáncer (síndrome de Trousseau). El pronóstico depende de la detección y tratamiento tempranos, la gravedad de la hemorragia y la terapéutica de la enfermedad subyacente.

Etiología

Su etiología es poco clara (sin embargo, en muchos pacientes los mecanismos desencadenantes pueden ser por entrada de proteínas extrañas a la circulación y lesión endotelial vascular). Varias etiologías subyacentes pueden conducir al desarrollo de la CID, pero el desarreglo de la coagulación se inicia, por lo general, a través de (a) una respuesta inflamatoria sistémica que conduce a la activación de mediadores inflamatorios (p. ej., citocinas) y la posterior activación de las vías de la coagulación, o (b) liberación de o exposición a materiales que promueven la coagulación en el sistema circulatorio.

La CID puede resultar de:

- Infecciones: septicemia por microorganismos gramnegativos o grampositivos; infección por virus, hongos, rickettsias y protozoarios (paludismo).
- Complicaciones obstétricas: desprendimiento prematuro de placenta normoinserta, embolia de líquido amniótico, feto muerto y retenido, aborto infeccioso y preeclampsia.
- Neoplasias: leucemia, carcinoma metastático y, en especial, adenocarcinoma.
- Necrosis: quemaduras o traumatismos extensos, destrucción del tejido cerebral, rechazo de trasplantes y necrosis hepática.
- Otras causas: choque térmico, estado de choque, mordedura de serpiente venenosa, cirrosis, embolia grasa, transfusión de sangre incompatible, paro cardíaco, cirugía que requiere derivación cardiopulmonar, hemangioma gigante, trombosis venosa grave y púrpura fulminante.

Fisiopatología

Independientemente de cómo comience la CID, la coagulación acelerada típica produce activación generalizada de la protrombina y un exceso subsiguiente de trombina. La trombina convierte el fibrinógeno en fibrina y produce coágulos de fibrina en la microcirculación. Este proceso utiliza gran cantidad de factores de la coagulación (fibrinógeno, protrombina, plaquetas y factores V y VIII), lo que causa hipofibrinogenemia, hipoprotrombinemia, trombocitopenia y deficiencia de los factores V y VIII. La trombina circulante también activa el sistema fibrinolítico, que disuelve los coágulos de fibrina hasta sus productos de degradación. La hemorragia puede ser principalmente resultado de la actividad anticoagulante de los productos de degradación de la fibrina, así como del consumo de los factores de coagulación del plasma.

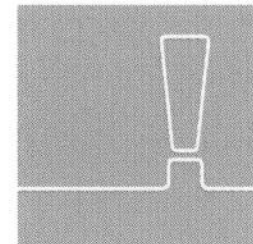

COMPLICACIONES

- Insuficiencia renal
- Daño hepático
- Ictus o hemorragia intracerebral
- Isquemia intestinal
- Disfunción o insuficiencia respiratoria
- Gangrena y pérdida de dedos
- Estado de choque y coma
- Muerte

Signos y síntomas

- Hemorragia anómala:
  - Hemorragia cutánea en capa, hemorragia de heridas quirúrgicas o sitios de punción i.v. y hemorragia de tubo digestivo
  - Petequias o ampollas sanguíneas (púrpura), epistaxis y hemoptisis
- Cianosis; dedos de pies y manos fríos, moteados
- Dolores musculares, dorsal, abdominal y torácico
- Náuseas y vómitos (pueden ser manifestaciones de hemorragia del tubo digestivo)
- Cambios de constantes vitales compatibles con el estado de choque
- Confusión
- Disnea
- Oliguria
- Hematuria

Resultados de las pruebas diagnósticas

Las pruebas analíticas revelan:

- El hemograma completo muestra disminución de la concentración de hemoglobina (menos de 10 g/dL) y del recuento de plaquetas (menos de 100 000/mm^3).
- Tiempo de protrombina (TP) prolongado (más de 15 s).
- Tiempo parcial de tromboplastina activada (TPTa): más de 80 s.
- Disminución de la concentración sérica de fibrinógeno (menos de 150 mg/dL).
- Prueba de dímero D positiva (específica del fibrinógeno para CID) en dilución menor de 1:8.
- Productos de degradación de fibrina aumentados (por lo general, más de 45 µg/mL o positivos a una dilución menor de 1:100).
- Factores de coagulación V y VIII disminuidos (y también el factor VII en algunos estudios).
- Nitrógeno ureico en sangre elevado (mayor de 25 mg/dL) y concentración de creatinina sérica elevada (mayor de 1.3 mg/dL).

Tratamiento

- Detección y tratamiento rápidos del trastorno subyacente.
- Transfusiones de sangre: plasma fresco congelado, plaquetas, paquete eritrocítico o crioprecipitados para apoyar la hemostasia en la hemorragia activa.
- Soluciones i.v.
- Vasopresores, como la dopamina.
- Inhibidores de la fibrinólisis, como el ácido ε-aminocaproico.
- Heparina no fraccionada o de bajo peso molecular en etapas tempranas para prevenir microcoágulos y como último recurso en la hemorragia (controvertida en la CID aguda después de septicemia).

PROCESO DE COAGULACIÓN NORMAL

Paredes de los vasos sanguíneos

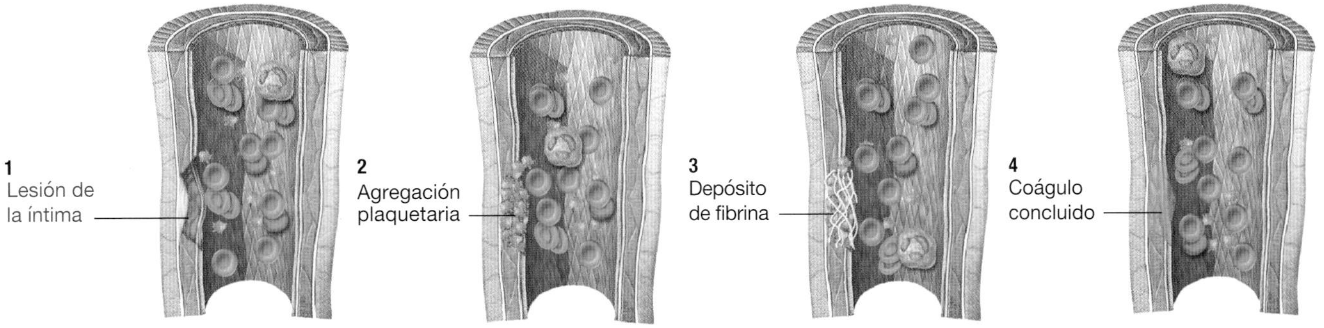

1
Lesión de
la íntima
2
Agregación
plaquetaria
3
Depósito
de fibrina
4
Coágulo
concluido

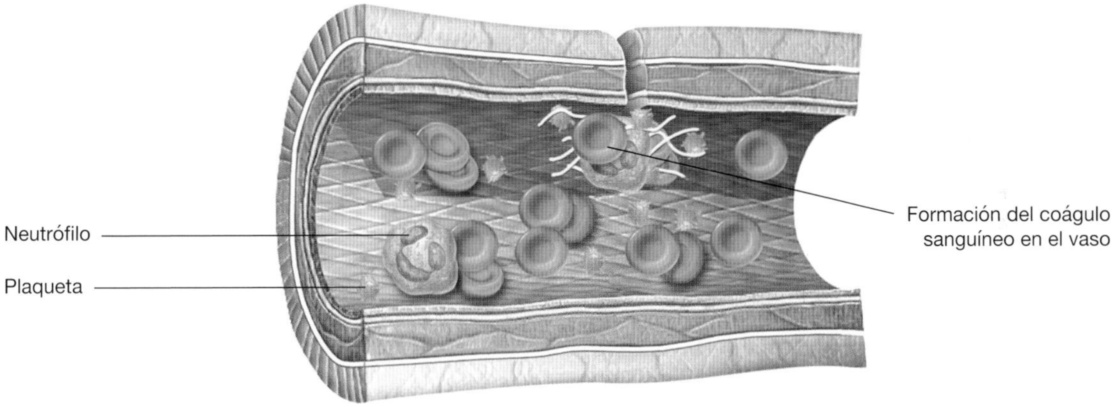

Neutrófilo
Plaqueta
Formación del coágulo
sanguíneo en el vaso

COMPRENDER LA COAGULACIÓN INTRAVASCULAR DISEMINADA

Activación de la coagulación
Retroalimentación positiva
Exceso de trombina circulante
Bloqueo del vaso sanguíneo
por coágulos de fibrina
Insuficiencia de órganos
Consumo de plaquetas
y factores
Destrucción del coágulo
por fibrinólisis
Hemorragia

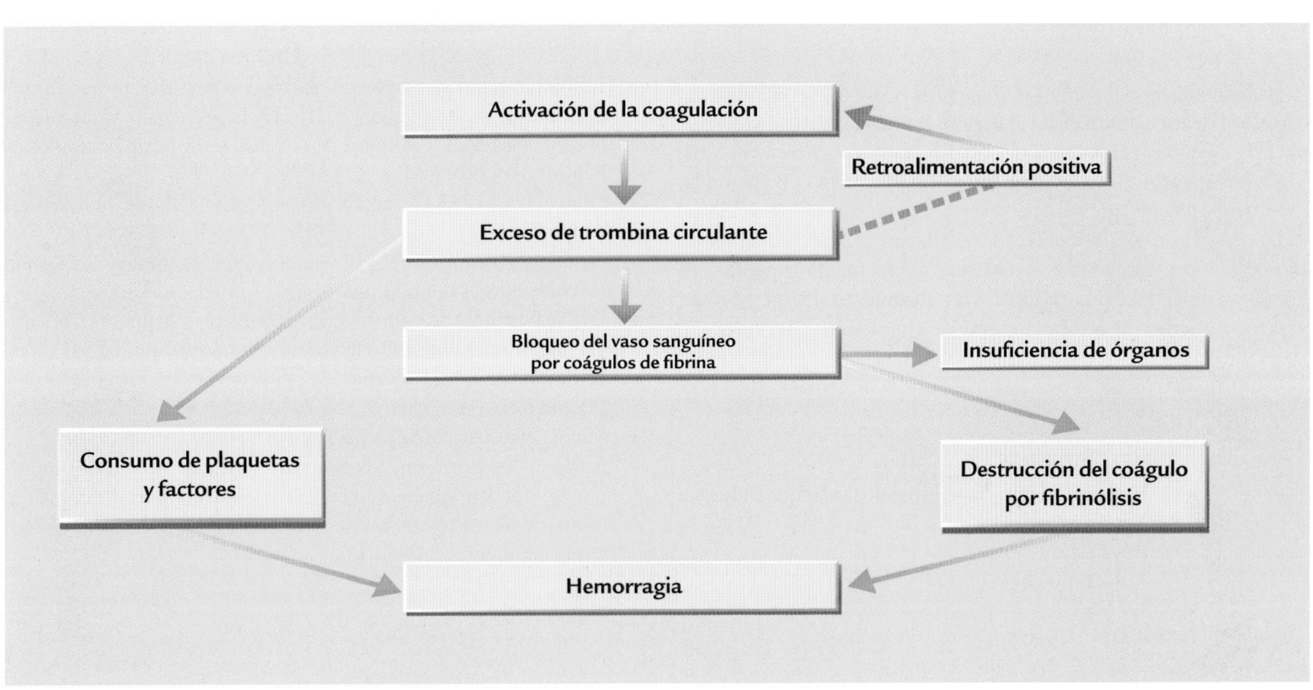

HEMOFILIA

La hemofilia, una afección hemorrágica hereditaria, es el resultado de una deficiencia de factores de coagulación específicos. La gravedad y pronóstico varían según el grado de deficiencia o ausencia de función y el sitio de la extravasación sanguínea. La hemofilia se presenta en 20 de cada 100 000 nacimientos de varones.

Hay varios tipos de hemofilia, pero los dos más frecuentes son las hemofilias A y B. La *hemofilia A* (clásica) resulta de una deficiencia del factor VIII. Es más frecuente que la de tipo B, que afecta a más del 80% de los pacientes y es la enfermedad genética más habitual ligada a X. La *hemofilia B*, o enfermedad de Christmas, afecta al 15% de los pacientes y es resultado de una deficiencia de factor IX. La *hemofilia C* resulta de una deficiencia del factor X.

Los avances en el tratamiento han mejorado notablemente el pronóstico de los pacientes con hemofilia, muchos de los cuales tienen una longevidad normal. Pueden realizarse procedimientos quirúrgicos con seguridad en centros hospitalarios de tratamiento especial bajo la supervisión de un hematólogo.

Etiología

Hemofilia de tipos A y B: rasgos genéticos recesivos ligados al cromosoma X. Las hemofilias A y B casi siempre se presentan en niños y se transmiten por mujeres que son portadoras de la hemofilia a sus hijos varones. La hemofilia C se transmite a la descendencia de cualquiera de los padres, y aunque es mucho menos frecuente, puede presentarse en niños y niñas.

Fisiopatología

La hemofilia es una enfermedad genética recesiva ligada a X que causa hemorragia anómala por disfunción específica de un factor de la coagulación. Los factores VIII y IX son componentes de la vía intrínseca de la coagulación, el factor IX es esencial y el VIII es un cofactor crítico que acelera la activación del factor X varios miles de veces. Cuando estos factores de coagulación disminuyen más del 75%, se produce hemorragia excesiva. Una deficiencia o ausencia de función del factor VIII causa hemofilia A y las correspondientes del factor IX, hemofilia B.

La hemofilia puede ser grave, moderada o leve según el grado de activación de los factores de coagulación. Los pacientes con la forma grave de hemofilia no tienen actividad detectable de los factores VIII o IX. Los pacientes moderadamente afectados tienen 1-4% de la actividad de coagulación normal y los levemente afectados, 5-25%.

Una persona con hemofilia forma un tapón plaquetario en el sitio de hemorragia, pero la deficiencia del factor de coagulación deteriora su capacidad para formar un coágulo estable de fibrina. Se presenta hemorragia sobre todo en las grandes articulaciones, en especial después de un traumatismo o una intervención quirúrgica. La hemorragia diferida es más frecuente que la inmediata.

COMPLICACIONES

- Hemorragia intracraneal, estado de choque y muerte
- Neuropatías
- Parestesias
- Atrofia muscular
- Isquemia y gangrena de los grandes vasos
- Reacciones adversas al tratamiento con factores de coagulación
- Hepatitis u otras enfermedades infecciosas relacionadas con la infusión de productos sanguíneos

Signos y síntomas

- La hemorragia espontánea en la hemofilia grave (prolongada o excesiva después de la circuncisión) con frecuencia es el primer signo.
- Hemorragia excesiva, continua o equimosis después de cirugías o traumatismos menores.
- Hematomas grandes subcutáneos e intramusculares profundos por un traumatismo leve.
- Hemorragia prolongada en la hemofilia leve después de un traumatismo importante o una cirugía mayor, pero no espontánea después de traumatismos de menor importancia.
- Dolor, edema e hipersensibilidad por hemorragia en las articulaciones (en especial las de carga).
- Hemorragia interna, que por lo general se manifiesta con dolor abdominal, de tórax o en un flanco.
- Hematuria.
- Hematemesis o heces alquitranadas.
- Epistaxis sin una causa conocida.

Resultados de las pruebas diagnósticas

- El análisis del factor de coagulación específico muestra el tipo y gravedad de la hemofilia; la mayoría de los niños se diagnostican cerca de los 2 años de edad.
- El análisis de laboratorio revela actividad baja del factor VIII sérico y TPTa normal y prolongado (hemofilia A).
- Las pruebas analíticas revelan deficiencia del factor IX y concentraciones normales del factor VIII (hemofilia B).

Tratamiento

- Infusiones regulares o administración intranasal de desmopresina (DDAVP) o de los factores VIII o IX liofilizados para aumentar la concentración de factores de coagulación y permitir grados de hemostasia normales.
- Concentrado del factor IX durante las crisis de hemorragia (hemofilia B).
- Ácido aminocaproico para la hemorragia oral (inhibe las sustancias activadoras del plasminógeno).
- DDAVP profiláctica antes de procedimientos dentales o de cirugía menor para liberar los factores de von Willebrand y VIII (a fin de disminuir la hemorragia).
- Plasma fresco congelado.
- Vacunación para la hepatitis A y B.
- Acelerar los primeros auxilios para cortadas de menor importancia; pueden aplicarse selladores de fibrina para promover la cicatrización (estos selladores son útiles en pacientes sometidos a procedimientos odontológicos).

COAGULACIÓN NORMAL Y EN LA HEMOFILIA

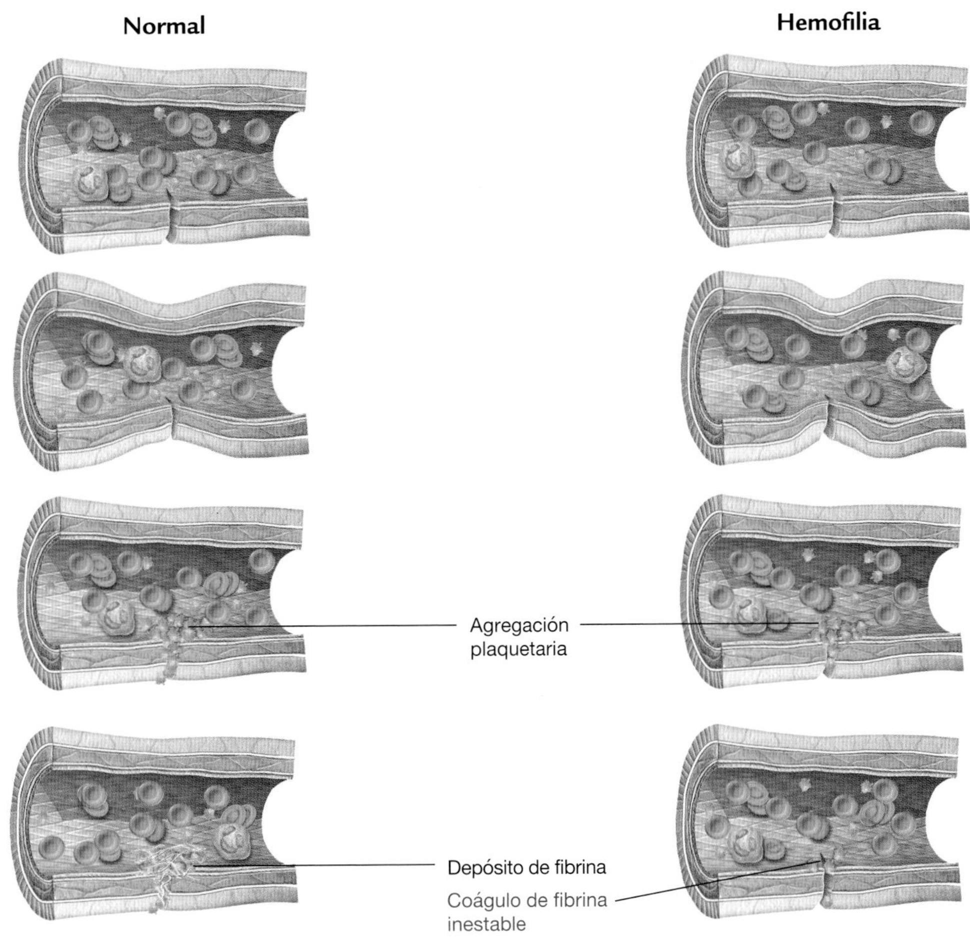

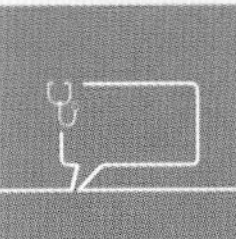

RECOMENDACIÓN CLÍNICA

ALTERACIONES AUTOSÓMICAS RECESIVAS LIGADAS A X

El diagrama muestra a los hijos de un padre normal y los de un padre con un gen recesivo en el cromosoma X (se indica mediante un círculo mitad negro y mitad blanco). Todas las hijas de un varón afectado serán portadoras. El hijo de una portadora puede heredar un gen recesivo en el cromosoma X y ser afectado por la enfermedad. Los hijos no afectados no pueden transmitir el trastorno.

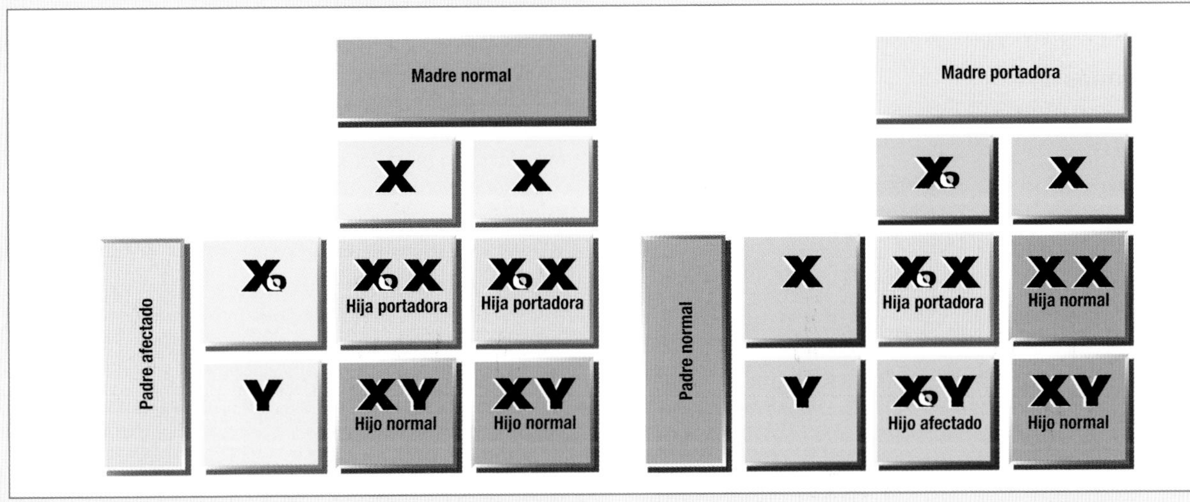

LINFOMA DE HODGKIN

El *linfoma de Hodgkin* es una neoplasia caracterizada por el aumento de volumen indoloro y progresivo de los ganglios linfáticos, bazo y otros tejidos linfáticos como resultado de la proliferación de linfocitos, histiocitos, eosinófilos y células gigantes de Reed-Sternberg. Sin tratamiento, el linfoma de Hodgkin sigue un curso variable, pero implacablemente progresivo y, por último, letal. Con el tratamiento apropiado, la tasa de supervivencia a 5 años para las etapas I y II es de aproximadamente el 90% y para la etapa III del 80%.

Etiología

Se desconocen las causas; sin embargo, se sospecha una etiología vírica (el candidato principal es el virus de Epstein-Barr).

ALERTA POR EDAD

El linfoma de Hodgkin se presenta con mayor frecuencia en adultos jóvenes y afecta más a los hombres que a las mujeres. Los valores máximos de incidencia se presentan en dos grupos de edad: 15-38 años y después de los 50 años (en Japón se presenta exclusivamente en este último).

Fisiopatología

El linfoma de Hodgkin se caracteriza por la proliferación de un tumor en el que sólo una pequeña proporción de las células es maligna y la mayoría corresponde a linfocitos normales. Las células malignas características (llamadas *células de Reed-Sternberg*) son con mucha probabilidad mutaciones de linfocitos T gigantes multinucleados. La infiltración de los ganglios linfáticos con eosinófilos y células plasmáticas se asocia con su necrosis y fibrosis.

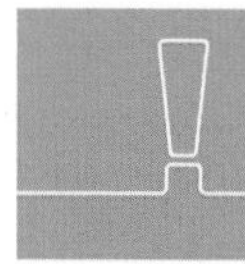

COMPLICACIONES

- Cánceres secundarios
- Cardiopatía
- Insuficiencia hepática
- Enfermedad pulmonar
- Infertilidad
- Afecciones de la tiroides

A largo plazo, estas complicaciones a menudo se asocian con el tratamiento de la enfermedad (radiación y quimioterapia), en lugar de la afección misma.

Signos y síntomas

- Edema indoloro en uno de los ganglios linfáticos del cuello, axilas o ingles
- Fiebre persistente
- Sudores nocturnos
- Fatiga
- Pérdida de peso
- Malestar general
- Prurito
- Dolor de extremidades
- Irritación de nervios
- Ausencia de pulso debido al rápido crecimiento de los ganglios linfáticos
- Frote de fricción pericárdica
- Derrame pericárdico
- Ingurgitación de las venas del cuello
- Crecimiento de ganglios retroperitoneales, bazo e hígado, con sensación de plenitud abdominal resultante

Resultados de las pruebas diagnósticas

- La biopsia de ganglio linfático confirma la presencia de células de Reed-Sternberg (linfocitos B anómalos), fibrosis nodular y necrosis.
- Las biopsias de médula ósea, hígado, mediastino, ganglios linfáticos y bazo revelan la presencia histopatológica de las células de Reed-Sternberg.
- La radiografía de tórax, la tomografía computarizada (TC) abdominal, la gammagrafía pulmonar y ósea, y la linfangiografía permiten detectar la afección linfática y de órganos.
- La tomografía de emisión de positrones (PET, *positron emission tomography*) ha sustituido a algunas de las pruebas antes mencionadas.
- Las pruebas hematológicas muestran:
  - Anemia normocítica de leve a grave
  - Anemia normocrómica
  - Cifra baja, normal o alta de leucocitos
  - Recuento diferencial con cualquier combinación de neutrofilia, linfocitopenia, monocitosis y eosinofilia
- La fosfatasa alcalina sérica alta indica afección ósea o del hígado.

Pueden ordenarse pruebas iniciales de función cardíaca y pulmonar antes de iniciar la quimioterapia (ventriculografía nuclear [MUGA, *multiple gated acquisition scan*] y pruebas de función pulmonar).

Tratamiento

- La quimioterapia, radioterapia o ambas (adecuadas para la etapa de la enfermedad en función de la interpretación histopatológica y la estadificación clínica) se consideran el esquema estándar.
- Antieméticos, sedantes o antidiarreicos concomitantes para combatir los efectos gastrointestinales adversos.
- Trasplante autólogo de la médula (hemocitoblastos) combinado con quimioterapia de dosis alta.
- Inmunoterapia (para los pacientes que recaen o no responden a la quimioterapia y radioterapia tradicionales).
- Transfusiones autólogas esternales de sangre periférica como alternativa al trasplante autólogo de hemocitoblastos.

Modificación de Cotswold del sistema de estadificación de Ann Arbor

ETAPA	ZONA DE AFECCIÓN
I	Grupo único de ganglios linfáticos
II	Varios grupos de múltiples ganglios linfáticos en el mismo lado del diafragma
III	Varios grupos de múltiples ganglios linfáticos en ambos lados del diafragma
IV	Múltiples sitios extraganglionares o ganglios linfáticos y afección extraganglionar
X	Masa > 10 cm
E	Extensión extraganglionar o sitio único aislado de afección extraganglionar
A/B	Síntomas B: pérdida de peso > 10%, fiebre, sudores nocturnos que empapan

LINFOMAS NO HODGKINIANOS

Como el de Hodgkin, los linfomas no hodgkinianos forman un grupo heterogéneo de enfermedades malignas que se originan en los ganglios y otros tejidos linfáticos. Son tres veces más frecuentes que el linfoma de Hodgkin. La incidencia está aumentando, en especial en pacientes con trastornos autoinmunitarios y en quienes reciben tratamiento inmunosupresor. La tasa de supervivencia a 10 años de linfoma no hodgkiniano es del 59%.

Etiología

- Se desconoce la causa exacta.
- Posible etiología vírica.
- Exposición a sustancias químicas tóxicas, benceno, pesticidas y herbicidas.
- Exposición a la radiación.
- Deficiencias o anomalías del sistema inmunitario (VIH, tratamientos inmunosupresores y enfermedades autoinmunitarias).

ALERTA POR EDAD

Los linfomas malignos se presentan en todos los grupos de edad, pero su incidencia aumenta con la edad (media de 50 años). En la American Cancer Society se señala que el 95% de los casos se presentan en adultos y casi la mitad de todos los afectados son mayores de 66 años de edad.

Fisiopatología

El linfoma no hodgkiniano es, desde el punto de vista fisiopatológico, similar al linfoma de Hodgkin, pero sin células de Reed-Sternberg, y el mecanismo específico de destrucción de los ganglios linfáticos es diferente. Los linfocitos B y T pueden convertirse en células de linfoma y surgir diferentes tipos de éste de cada tipo de linfocito, dependiendo de qué tan maduros estaban cuando se hicieron cancerosos. Los linfomas no hodgkinianos se clasificaron en fechas más recientes mediante un sistema que incluye las características microscópicas de la arquitectura y los patrones de infiltración de los tejidos, las características cromosómicas de las células y la presencia de proteínas específicas en su superficie.

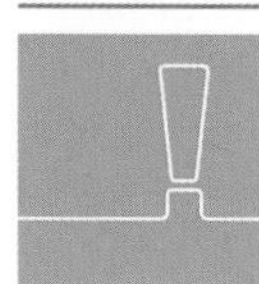

COMPLICACIONES

- Hipercalcemia
- Hiperuricemia
- Linfomatosis
- Meningitis
- Anemia
- Aumento de la presión intracraneal
- Problemas respiratorios
- Problemas de hígado y riñón
- Mayor riesgo de infección
- Infecundidad relacionada con la quimioterapia y la radioterapia
- Segundos cánceres relacionados con la quimioterapia y la radioterapia

Signos y síntomas

Varían en función de la localización del cáncer, pero los signos y síntomas frecuentes incluyen:

- Crecimiento indoloro gomoso del tejido linfático (linfadenopatía), generalmente en ganglios cervicales o supraclaviculares
- Plenitud o edema abdominal
- Dolor u opresión del tórax, o disnea
- Fiebre
- Sudores nocturnos
- Fatiga
- Pérdida de peso
- Anemia

En los niños

- Por lo general, ganglios cervicales afectados en primer término
- Disnea y tos

Conforme avanza la enfermedad

- Síntomas específicos de la estructura involucrada
- Manifestaciones sistémicas: fatiga, malestar general, pérdida de peso, fiebre y sudores nocturnos

Resultados de las pruebas diagnósticas

- La biopsia de ganglio linfático (aspiración con aguja fina o excisional) revela el tipo celular.
- La biopsia de amígdalas, médula ósea, hígado, intestino o piel revela células malignas.
- Las muestras de líquido pleural o peritoneal revelan células malignas.
- El hemograma completo muestra anemia.
- La concentración de ácido úrico está elevada o normal.
- La lactato deshidrogenasa (LDH) con frecuencia se incrementa en los pacientes con linfomas.
- La bioquímica sanguínea muestra una concentración elevada de calcio sérico si hay lesiones óseas.
- Las radiografías óseas y de tórax, linfangiografía, gammagrafías de hígado y bazo, TC abdominal o de **tórax**, PET, gammagrafías con galio y urografía excretora muestran datos de metástasis.
- Pueden ordenarse pruebas de función cardíaca y pulmonar de referencia antes de iniciar la quimioterapia (angiocardiogammagrafía de puntos múltiples con radionúclido [MUGA, *multigated acquisition radionuclide angiography*] y pruebas de función pulmonar).

Tratamiento

- Radioterapia, principalmente en la etapa temprana y localizada de la enfermedad
- Irradiación ganglionar total
- Quimioterapia con combinaciones de agentes antineoplásicos
- Trasplante autólogo o alogénico de hemocitoblastos

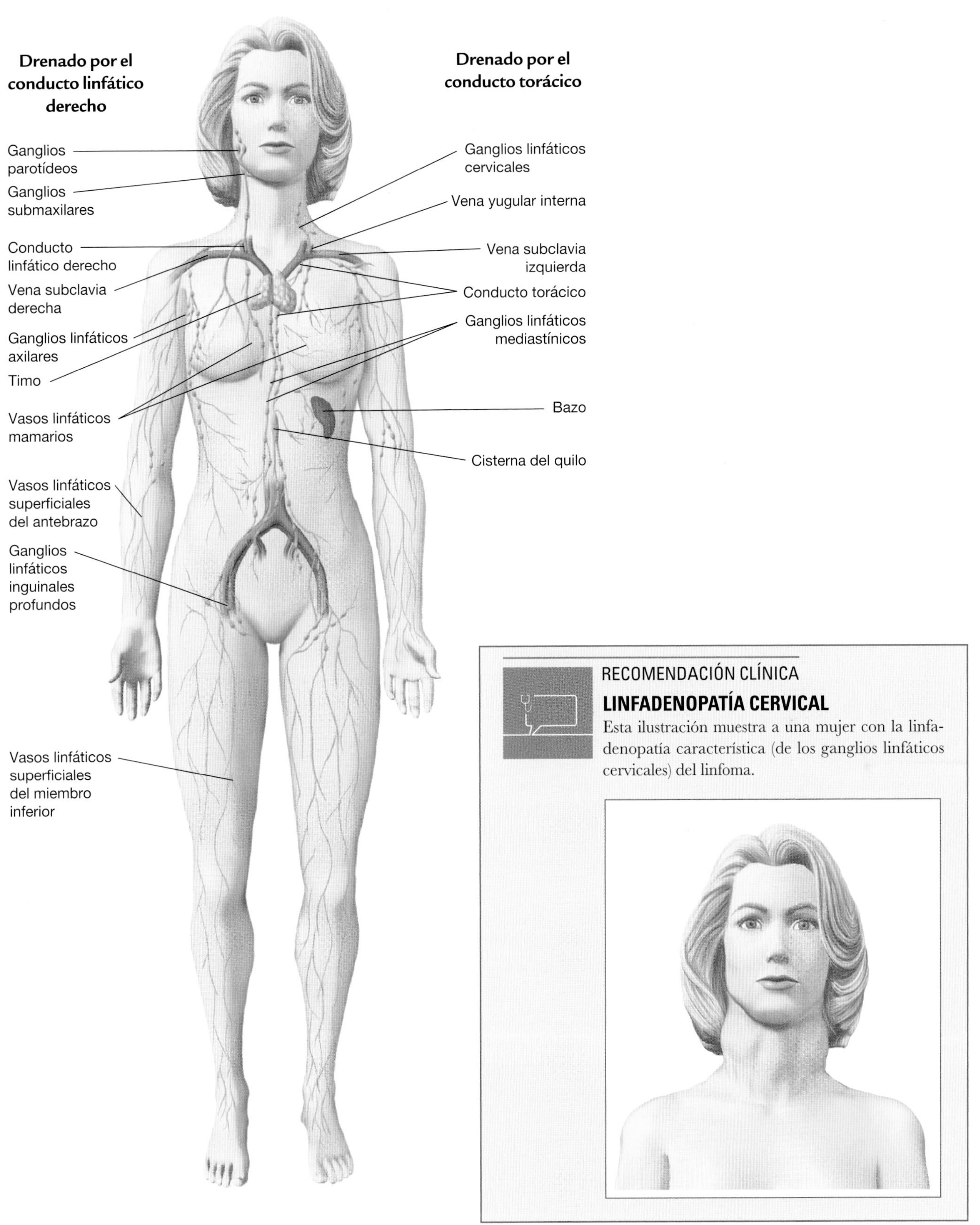

RECOMENDACIÓN CLÍNICA

LINFADENOPATÍA CERVICAL

Esta ilustración muestra a una mujer con la linfadenopatía característica (de los ganglios linfáticos cervicales) del linfoma.

LEUCEMIA

La *leucemia* es un grupo de enfermedades causadas por la proliferación maligna de los leucocitos; cada una se clasifica por el tipo celular predominante. Por su evolución, una leucemia puede ser aguda o crónica.

- Aguda: gran número de leucocitos inmaduros; progresión e inicio rápidos.
- Crónica: exceso de leucocitos maduros en la periferia y la médula ósea; de inicio y progresión más lentos.

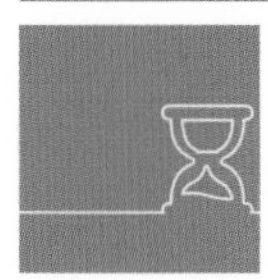

ALERTA POR EDAD

Las leucemias son las enfermedades malignas más frecuentes en los niños. Cada tipo específico tiene su propio pronóstico, pero en general es mejor en los niños que en los adultos.

Etiología

No hay causa definitiva identificada.

Factores de riesgo

- Predisposición genética
- Factores inmunitarios
- Exposición ambiental a productos químicos y radiación
- Enfermedades predisponentes

Leucemia mieloide crónica (LMC)

- En casi el 90% de los pacientes, el cromosoma Filadelfia (Ph^1); translocación del brazo largo del cromosoma 22, por lo general al cromosoma 9.

Fisiopatología

La leucemia aguda se caracteriza por la proliferación maligna de precursores de leucocitos (blastos) en la médula ósea o tejido linfático, y su acumulación en sangre periférica, médula ósea y tejidos corporales. Las células de la leucemia inhiben la producción normal de eritrocitos y plaquetas, así como la función inmunitaria de la médula ósea. Sus formas y células características más frecuentes incluyen:

- *Leucemia linfoblástica (o linfocítica) aguda (LLA):* de precursores de linfocitos (linfoblastos).
- *Leucemia mieloide aguda (LMA),* conocida colectivamente como *leucemia no linfocítica aguda:*
  - Leucemia mieloblástica (o mielógena) aguda: de precursores mieloides (mieloblastos).
  - Leucemia monoblástica (monocítica) aguda: de precursores de monocitos (monoblastos).
  - Otros tipos: leucemia mielomonocítica aguda y eritroleucemia aguda.
- *Leucemia mieloide crónica (LMC),* que se desarrolla en dos fases:
  - Fase crónica insidiosa: anemia y trastornos hemorrágicos.
  - Fase aguda o crisis blástica: rápida proliferación de mieloblastos, los precursores más primitivos de granulocitos.
- *Leucemia linfocítica crónica (LLC),* linfocitos pequeños anómalos en el tejido linfático, sangre y médula ósea.

Leucemia mielomonocítica crónica (LMMC), previamente reconocida como un tipo de síndrome mielodisplásico. Las personas con LMMC presentan monocitos elevados de manera significativa en la sangre, lo cual aumenta la cifra total de leucocitos.

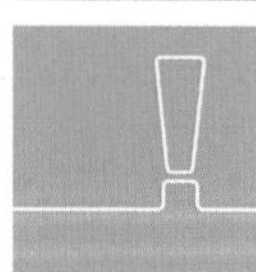

COMPLICACIONES

- Infección
- Funcionamiento deficiente de un órgano
- Pérdida de peso
- Anemia
- Efectos adversos del tratamiento
- Síndrome de lisis tumoral

Signos y síntomas

Los signos y síntomas varían según el tipo de leucemia, pero por lo común incluyen:

LMA y LLA

- Fiebre alta repentina, trombocitopenia y hemorragia anómala
- Signos y síntomas inespecíficos, como debilidad, palidez y escalofríos
- En la leucemia monoblástica aguda, posible disnea, anemia, fatiga, malestar general, taquicardia, palpitaciones, soplo sistólico y dolor abdominal y óseo

LMC

- Hepatoesplenomegalia, anemia y trombocitopenia
- Hipersensibilidad esternal y costal
- Fiebre leve
- Anorexia y pérdida de peso
- Cálculos renales o artritis gotosa
- Infección prolongada
- Edema de tobillos

LLC

- Etapas tempranas: fatiga, malestar general, fiebre y aumento de volumen ganglionar.
- Etapas tardías: cansancio intenso, aumento de volumen del bazo o hígado, e hipersensibilidad ósea.
- Con la afección de la médula ósea y progresión de la enfermedad: anemia, palidez, debilidad, disnea, taquicardia, palpitaciones, hemorragias e infecciones oportunistas micóticas, víricas y bacterianas.

Resultados de las pruebas diagnósticas

LMA y LLA

- Los estudios de laboratorio (hemograma y frotis periférico) muestran trombocitopenia y neutropenia. El diferencial de leucocitos muestra el tipo de célula (aumento de mieloblastos en la LMA y de linfoblastos en la LLA).
- La TC, resonancia magnética (RM), PET o ecografía pueden mostrar los órganos afectados.
- Biopsia de médula ósea: proliferación de leucocitos inmaduros.

Las pruebas cromosómicas de aspirados de médula ósea en la LMA y LLA pueden identificar translocaciones que pueden ser objeto de tratamientos específicos.

LMC

- El estudio cromosómico de sangre periférica o médula ósea muestra el cromosoma Filadelfia.
- Los estudios de laboratorio revelan fosfatasa alcalina leucocítica baja, leucocitosis, leucopenia, neutropenia, disminución de hemoglobina y hematócrito, aumento de mieloblastos circulantes, trombocitosis y mayor concentración sérica de ácido úrico.
- TC, RM, PET o ecografía: muestran los órganos afectados.
- La biopsia de médula ósea resulta hipercelular, con infiltración por un número aumentado de elementos mieloides.

LLC

- Los estudios de laboratorio muestran un aumento de leucocitos, granulocitopenia, disminución de hemoglobina, neutropenia, linfocitosis y trombocitopenia.
- La TC muestra los órganos afectados.
- La biopsia de médula ósea muestra invasión linfocítica.
- Electroforesis de proteínas séricas: hipogammaglobulinemia.

Tratamiento

El tratamiento de la leucemia es muy variable y depende del tipo de células, etapa de la enfermedad y edad y salud general del paciente. Algunos adultos con LLC se benefician de la espera vigilante. Los principios de tratamiento generales para personas con leucemia incluyen:

- Quimioterapia sistémica (para la LLA, incluye la de inducción, de consolidación y de mantenimiento).
- Tratamiento biológico para ayudar al sistema inmunitario a reconocer y atacar las células de la leucemia.
- Tratamiento dirigido (fármacos específicos que eliminan las células de leucemia que contienen el cromosoma Filadelfia u otras anomalías de translocación cromosómica).
- Radioterapia.
- Interferón.
- Cuidados de sostén para compensar los efectos secundarios del tratamiento: inyecciones de granulocitos y transfusión de sangre y hemoderivados.
- Trasplante de citoblastos.

DATOS HISTOPATOLÓGICOS DE LAS LEUCEMIAS

Leucemia linfocítica aguda

Linfoblasto
Citoplasma mínimo
Nucléolo (por lo general, 1 o 2)

Leucemia mielógena aguda

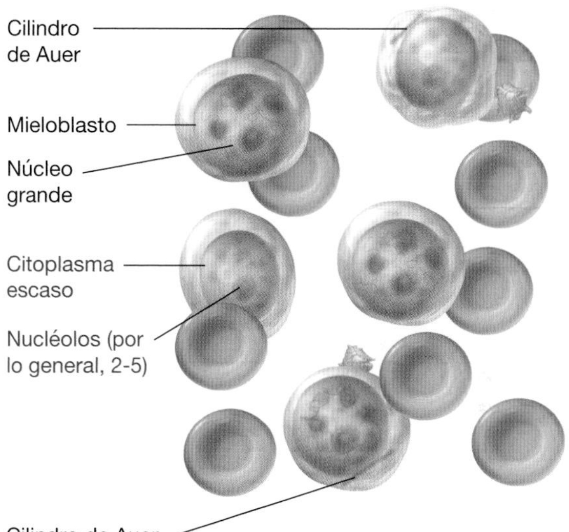

Leucemia linfocítica crónica

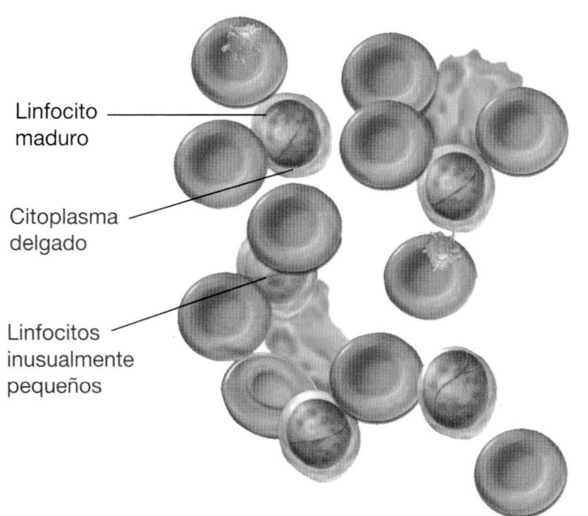

Leucemia mieloide crónica

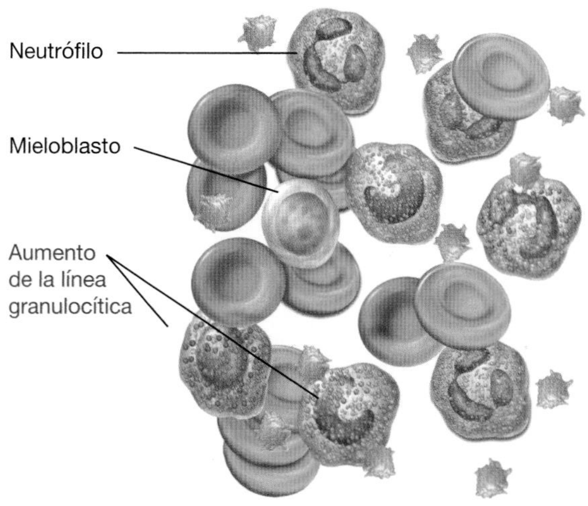

MIELOMA MÚLTIPLE

El mieloma múltiple, también conocido como *plasmacitoma maligno* o *mieloma de células plasmáticas*, es una neoplasia maligna diseminada de células plasmáticas medulares que infiltra el hueso y produce lesiones osteolíticas en el esqueleto (huesos planos, vértebras, cráneo, pelvis y costillas). Es una enfermedad rara, con sólo tres nuevos casos por cada 100 000 habitantes al año.

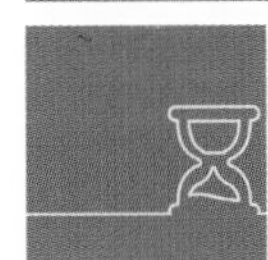

ALERTA POR EDAD

Los hombres tienen una probabilidad ligeramente mayor de diagnóstico de mieloma múltiple que las mujeres. La mayoría de las personas diagnosticadas tienen por lo menos 65 años de edad. Menos del 1% de los casos se diagnostican en personas menores de 35 años. El pronóstico suele ser malo porque el diagnóstico se realiza, por lo general, después de que la enfermedad ya infiltró las vértebras, pelvis, cráneo, costillas, clavículas y esternón. Para entonces, la destrucción esquelética está muy extendida y el colapso vertebral es inminente. Sin tratamiento, casi la mitad de los pacientes mueren en los 6 meses siguientes al diagnóstico. El diagnóstico y tratamiento tempranos prolongan la vida de muchos pacientes por 3-5 años. En general, la muerte es consecutiva a las complicaciones, como infección, insuficiencia renal, desequilibrio hemático, fracturas, hipercalcemia, hiperuricemia o deshidratación.

Etiología

Se desconoce la causa principal, pero está ligada a las mutaciones del ADN que activan a los oncogenes o desactivan a los genes supresores.

Posibles vínculos

- Factores genéticos (los afroamericanos tienen el doble de probabilidad de padecer mieloma múltiple que los blancos; las personas con un hermano no gemelo o progenitor con mieloma múltiple tienen cuatro veces más probabilidades desarrollar la enfermedad)
- Alergias o enfermedades autoinmunitarias
- Exposición a la radiación
- Productos tóxicos ambientales
- Sustancias químicas en productos agrícolas o agregadas durante el procesamiento de los alimentos

Fisiopatología

Las *células plasmáticas* son leucocitos normales que secretan inmunoglobulinas. Cuando las células plasmáticas se tornan malignas, se reproducen de manera incontrolable y sintetizan muchas inmunoglobulinas anómalas. Durante este proceso, invaden la médula ósea y después la matriz ósea, ocasionando lesiones osteolíticas. Después, las células del mieloma proliferan fuera de la médula ósea en todos los tejidos linfáticos, donde normalmente están presentes células plasmáticas. Como las células plasmáticas están en prácticamente todos los órganos corporales, pueden afectarse todos los órganos, aparatos y sistemas del cuerpo por la proliferación y producción de inmunoglobulinas anómalas. La gravedad de la insuficiencia renal se correlaciona con la cantidad de inmunoglobulinas presentes en la orina. La infiltración y precipitación de las cadenas ligeras de las inmunoglobulinas (proteínas de Bence Jones) en los túbulos distales causan la nefrosis del mieloma.

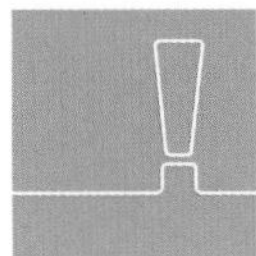

COMPLICACIONES

- Infecciones
- Pielonefritis
- Desequilibrio hemático
- Fracturas
- Hipercalcemia
- Hiperuricemia
- Deshidratación
- Cálculos renales
- Insuficiencia renal
- Compresión de la médula espinal

Signos y síntomas

- Dolor dorsal y costal intenso y constante, que aumenta con el ejercicio y puede empeorar durante la noche
- Síntomas de artritis, dolorimiento; articulaciones hipersensibles con edema
- Fiebre y malestar general
- Datos de neuropatía periférica (como las parestesias)
- Datos de osteoporosis difusa y fracturas patológicas

En la forma avanzada de la enfermedad

- Síntomas agudos de compresión vertebral; pérdida de estatura (12.5 cm o más)
- Deformidades torácicas (en globo)
- Anemia
- Hemorragia
- Pérdida de peso
- Infección grave, recurrente, como la neumonía que puede ser consecutiva al daño de los nervios asociados con la función respiratoria

Resultados de las pruebas diagnósticas

- El hemograma muestra anemia de moderada a grave; la fórmula diferencial puede mostrar linfocitos de 40-50%, pero rara vez más de 3% de células plasmáticas.
- La fórmula diferencial del frotis revela eritrocitos en *pilas de monedas* debido a una velocidad de sedimentación globular aumentada.
- Estudios de orina: hipercalciuria y proteínas de Bence Jones.
- Biopsia por aspiración de médula ósea: permite detectar células mielomatosas (número anómalo de células plasmáticas inmaduras; 60% o más de células plasmáticas en la médula ósea constituyen un criterio diagnóstico).
- La electroforesis sérica muestra aumento en picos de globulinas electroforética e inmunitariamente anómalas.
- La cuantificación de anticuerpos permite detectar concentraciones alteradas de inmunoglobulinas.
- Radiografías óseas: en etapas tempranas, osteoporosis difusa; en las más avanzadas, múltiples lesiones osteolíticas bien circunscritas, en particular en cráneo, pelvis y columna vertebral.
- La RM o PET son útiles para identificar la afección de la médula ósea cuando las radiografías simples resultan negativas.

Tratamiento

- Quimioterapia para suprimir la proliferación de células plasmáticas y aliviar el dolor

- Corticoesteroides
- Inmunoterapia/tratamiento biológico para estimular el sistema inmunitario y destruir las células de mieloma
- Tratamiento dirigido para promover la eliminación de células de mieloma
- Transfusión de células hematopoyéticas autólogas
- Trasplante de citoblastos autólogos
- Radiación local adyuvante para disminuir el dolor óseo
- Plasmaféresis para eliminar proteínas del mieloma y reducir la viscosidad
- Tratamiento de las complicaciones con bisfosfonatos, diálisis y analgésicos

BIOPSIA DE MÉDULA ÓSEA POR ASPIRACIÓN EN EL MIELOMA MÚLTIPLE

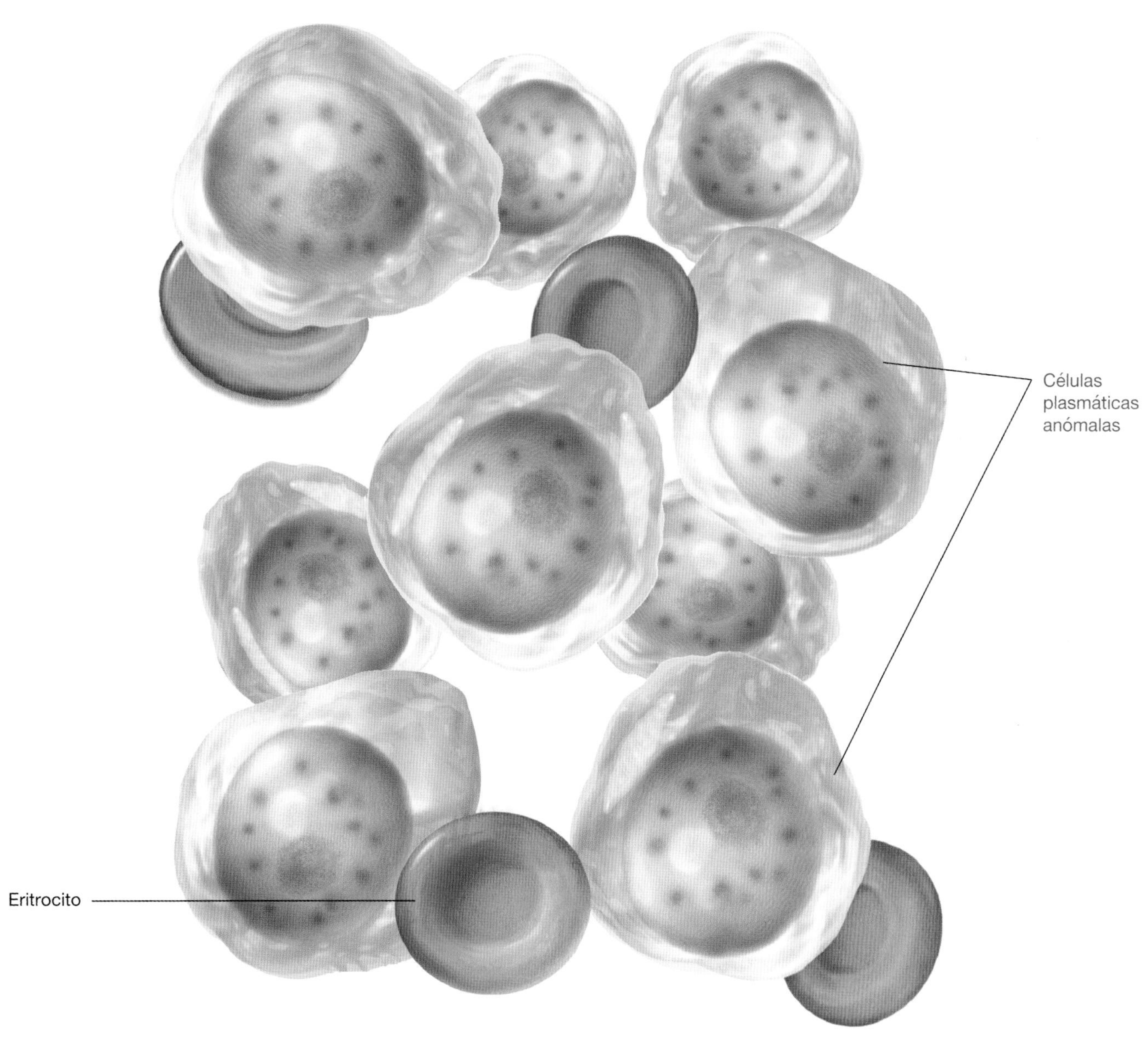

Lecturas recomendadas

Bartlett, N. (2016). Fine-tuning the treatment of Hodgkin's lymphoma. *New England Journal of Medicine*, 374(25), 2490–2492.

Geyer, H., Scherber, R., Kosiorek, Dueck, A. C., H., Kiladjian, j. j., Xiao, Z.,... Mesa, r. A. (2016). Symptomatic profiles of patients with polycythemia vera: Implications of inadequately controlled disease. *Journal of Clinical Oncology*, 34(2), 151–159.

L. Koch, j. A. y Munden, (2016). Hematology. En J. G. Stewart y N. L. Dennert (Eds.), *Family nurse practitioner certification review*. Burlington, MA: Jones & Bartlett Learning.

Minard-Colin, V. Brugières, L., Reiter, A., el Cairo, S. M., bruto, T. G., Woessmann, w el.,... Patte, C. (2015). Non-Hodgkin lymphoma in children and adolescents: Progress through effective collaboration, current knowledge, and challenges ahead. *Journal of Clinical Oncology*, 33(27), 2963–2974.

Muncie, H. & Campbell, J. (2009). Alpha and beta thalassemia. *American Family Physician*, 80(4), 339–344.

National Heart Lung and Blood Institute. (2013). *What is hemophilia?* Disponible en http://www.nhlbi.nih.gov/health/health-topics/topics/hemophilia

National Hemophilia Foundation. (n.d.). *Types of bleeding disorders*. Disponible en www.hemophilia.org/Bleeding-Disorders/Types-of-Bleeding-Disorders

Patnaik, M. M. & Tefferi, A. (2016). Chronic myelomonocytic leukemia: Focus on clinical practice. *Mayo Clinic Proceedings*, 91(2), 259–272.

Peyvandi, R., Garagiola, I. & Young, G. (2016). The past and future of haemophilia: Diagnosis, treatments, and its complications. *Lancet*, 388(10040), 187–197.

Rajkumar, de V. S. & Kumar, S. (2016). Multiple myeloma: Diagnosis and treatment. *Mayo Clinic Proceedings*, 91(1), 101–119.

Rees, C. D., Williams, T. N. & Gladwin, M. T. (2010). Sickle-cell disease. *Lancet*, 376, 2018–2031.

Solheim, J. (2009). DIC: When the coagulation cascade goes horribly wrong. *Nursing Spectrum*, 21(10), 20–25.

Tefferi, A. & Barbuie, T. (2015). Essential thrombocythemia and polycythemia vera: Focus on clinical practice. *Mayo Clinic Proceedings*, 90(9), 1283–1293.

Vieth, J. T. y Lane, R. D. (2014). Anemia *Emergency Medicine Clinics of North America*, 32, 613–628.

ENFERMEDADES INMUNITARIAS

SÍNDROME DE INMUNODEFICIENCIA ADQUIRIDA

La infección por el virus de la inmunodeficiencia humana (VIH) es causa del síndrome de inmunodeficiencia adquirida (sida). Aunque se caracteriza por la destrucción gradual de la inmunidad mediada por células (linfocitos T), el sida también afecta la inmunidad humoral y la autoinmunidad mediante la actividad principal de los linfocitos T $CD4^+$ (auxiliares) en todas las reacciones inmunitarias. La inmunodeficiencia resultante hace al paciente susceptible a infecciones oportunistas, cánceres y otras anomalías que definen al sida.

Etiología

- Hay dos especies de VIH: VIH-1 y VIH-2. El VIH-1 es el más frecuente. Los retrovirus VIH-1 y VIH-2 se transmiten por contacto con sangre o líquidos corporales (semen, leche materna, líquidos rectales o vaginales) infectados, aunque el VIH-2 tiene un riesgo algo menor de transmisión y, en general, progresa de forma más lenta.

Poblaciones de alto riesgo

- Hombres homosexuales o bisexuales
- Usuarios de drogas i.v.
- Recién nacidos de mujeres infectadas
- Receptores de sangre o productos sanguíneos contaminados
- Compañeros heterosexuales de personas en grupos de alto riesgo

Fisiopatología

La historia natural del sida inicia con la infección por el retrovirus VIH, que se detecta mediante pruebas de laboratorio y culmina con la muerte. El VIH puede entrar al cuerpo por varias rutas que implican la transmisión de sangre o líquidos corporales, por ejemplo:

- Inoculación directa durante el contacto sexual íntimo sin protección
- Transfusión de sangre o sus productos contaminados
- Uso de agujas contaminadas
- Transmisión transplacentaria o posparto

El VIH ataca a los linfocitos T que portan el antígeno $CD4^+$, que normalmente es un receptor de moléculas del complejo mayor de histocompatibilidad. El antígeno sirve como receptor para el retrovirus y le permite entrar en la célula. La unión del virus también requiere la presencia de un correceptor en la superficie celular (CCR5, CXCR4 o ambos).

Como otros retrovirus, el VIH copia su material genético de forma inversa, al contrario de otros virus y células. Mediante la acción de la transcriptasa inversa, el VIH produce ácido desoxirribonucleico (ADN) a partir de su ácido ribonucleico (ARN). Con frecuencia, la transcripción es deficiente con mutaciones, algunas de las cuales hacen al VIH resistente a los fármacos antivirales. El ADN vírico entra en el núcleo de la célula hospedera y se incorpora a su ADN, donde se transcribe en más ARN vírico. Si la célula hospedera se reproduce, duplica el ADN del VIH junto con el propio y lo pasa a sus células hijas. Así, la célula hospedera porta esta información y, si se activa, replica el virus. Las enzimas víricas y proteasas ordenan los componentes estructurales y el ARN en partículas víricas que se desplazan a la periferia de la célula hospedera, de donde brotan y emergen libres para infectar otras células. Los reservorios del VIH incluyen tejidos linfáticos asociados con el intestino y periféricos. El aparato reproductor, médula ósea, sistema reticuloendotelial, células dendríticas de la sangre periférica y células de microglia del sistema nervioso central son sitios considerados reservorios del VIH.

La replicación del VIH puede conducir a la muerte de la célula o puede hacerse latente. La infección por VIH produce alteraciones patológicas notorias, ya sea de forma directa a través de la destrucción de los linfocitos $CD4^+$, otras células inmunitarias y las de neuroglia, o indirectamente a través de los efectos secundarios de la disfunción de linfocitos T $CD4^+$ y la inmunosupresión resultante.

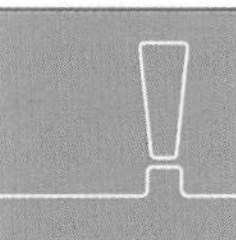

COMPLICACIONES

- Infecciones oportunistas
- Síndrome de emaciación
- Sarcoma de Kaposi y linfoma no hodgkiniano
- Neumonía intersticial linfática
- Artritis
- Hipergammaglobulinemia
- Complejo de demencia del sida
- Encefalopatía por VIH
- Neuropatía periférica
- Nefropatía asociada con el VIH

Manifestaciones clínicas

Síndrome retrovírico agudo

- Más del 50% de los individuos infectados por VIH desarrollan un síndrome similar al de la mononucleosis infecciosa, que puede atribuirse a la gripe u otra virosis y que se produce 1-6 semanas postexposición; pueden permanecer asintomáticos durante años.

Latencia

Durante este período, que puede durar una década o más, el virus se está replicando en grados bajos, pero con frecuencia las personas cursan asintomáticas. Quienes toman tratamiento antirretroviral pueden permanecer en esta fase durante décadas.

Fase sintomática

- Linfadenopatía generalizada persistente
- Síntomas inespecíficos, como pérdida de peso, fatiga y sudores nocturnos
- Fiebres relacionadas con alteración funcional de los linfocitos $CD4^+$, inmunodeficiencia e infección de otras células portadoras del antígeno $CD4^+$
- Síntomas neurológicos

Resultados de las pruebas diagnósticas

- Los estudios de laboratorio revelan cifras menores de 200 linfocitos T $CD4^+/\mu L$ y presencia de anticuerpos anti-VIH.

Tratamiento

Antirretrovirales

- Inhibidores de proteasa
- Inhibidores nucleósidos de la transcriptasa inversa
- Inhibidores no nucleósidos de la transcriptasa inversa

- Inhibidores de la entrada
- Inhibidores de la fusión
- Inhibidores de la integrasa

Tratamiento adicional

- Fármacos inmunorreguladores
- Factor estimulante de colonias de granulocitos humano
- Antineoplásicos y antiinfecciosos
- Tratamiento de sostén, lo cual incluye apoyo nutricional, restitución de líquidos y electrólitos, alivio del dolor y apoyo psicológico
- Prevención y tratamiento de las infecciones oportunistas
- Profilaxis preexposición
- Profilaxis postexposición

MANIFESTACIONES DE LA INFECCIÓN POR VIH Y EL SIDA

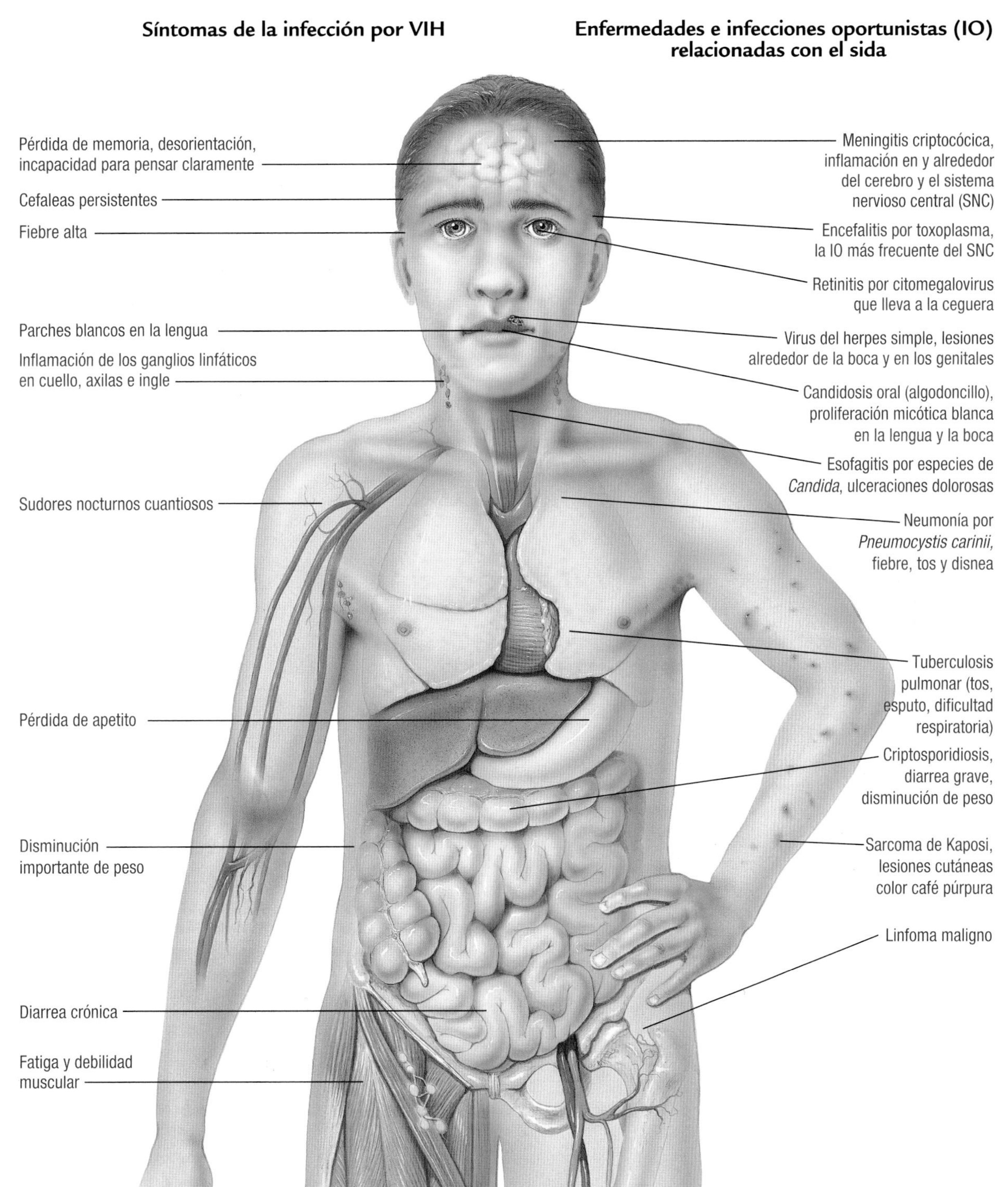

RINITIS ALÉRGICA

La *rinitis alérgica* es una reacción ante los alérgenos aéreos (inhalados). En función del alérgeno, pueden presentarse rinitis y conjuntivitis estacionales (fiebre del heno) o durante todo el año (rinitis alérgica perenne). La rinitis alérgica es la reacción atópica más frecuente y afecta a más 20 millones de residentes de Estados Unidos.

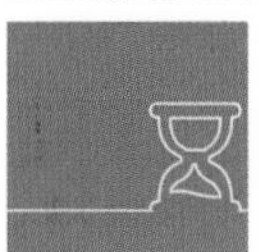

ALERTA POR EDAD

La rinitis alérgica es más frecuente en niños y adolescentes, pero se presenta en todos los grupos de edad.

Etiología

- Respuesta de hipersensibilidad mediada por la inmunoglobulina (Ig) E de tipo I ante un antígeno ambiental (alérgeno) en una persona genéticamente susceptible.

Factores desencadenantes frecuentes

- Pólenes transportados por el viento:
  - Primavera: roble, olmo, arce, aliso, abedul y álamo.
  - Verano: pastos, acederilla y llantén menor.
  - Otoño: ambrosía y otras hierbas.
- Alérgenos e irritantes perennes:
  - Excrementos de ácaros del polvo, esporas de hongos y mohos
  - Almohadas de plumas
  - Humo de cigarrillo
  - Caspa animal

Fisiopatología

Durante la exposición primaria a un alérgeno, los linfocitos T los reconocen y liberan productos químicos que instruyen a los linfocitos B para producir anticuerpos específicos llamados *IgE.* Los anticuerpos IgE se adhieren a las células cebadas. Las células cebadas con IgE unida pueden permanecer en el cuerpo durante años, listas para reaccionar cuando se encuentren otra vez con el mismo alérgeno.

La segunda vez que el alérgeno entra en el cuerpo, tiene contacto directo con los anticuerpos IgE unidos a las células cebadas. Ello estimula a las células cebadas para liberar sustancias químicas, como la histamina, que inician una respuesta que causa contracción de los músculos lisos de las vías respiratorias, dilatación de pequeños vasos sanguíneos, aumento de la secreción de moco en la cavidad nasal y las vías respiratorias, y prurito.

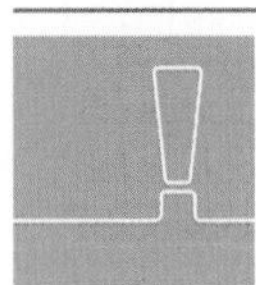

COMPLICACIONES

- Infecciones secundarias de senos paranasales y oído medio
- Pólipos nasales

Signos y síntomas

Rinitis alérgica estacional

- Estornudo paroxístico
- Rinorrea acuosa profusa; obstrucción o congestión nasales
- Prurito de ojos y nariz
- Mucosa nasal pálida, cianótica, edematosa
- Párpados y conjuntiva rojos, edematosos
- Lagrimeo excesivo
- Dolor de cabeza o de senos paranasales
- Prurito faríngeo
- Malestar general

Rinitis alérgica perenne

- Obstrucción nasal crónica, que se extiende con frecuencia a la trompa auditiva.
- La conjuntivitis y otros efectos extranasales son raros.

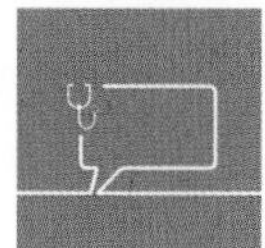

RECOMENDACIÓN CLÍNICA

En ambos tipos de rinitis alérgica pueden aparecer círculos oscuros bajo los ojos del paciente ("ojeras alérgicas") debido a la congestión venosa en los senos maxilares.

Resultados de las pruebas diagnósticas

El diagnóstico definitivo se fundamenta en los antecedentes personales y familiares de alergias, y en los datos físicos durante la fase sintomática.

- El examen del esputo y las secreciones nasales al microscopio revela gran cantidad de eosinófilos.
- El análisis bioquímico de la sangre muestra IgE normal o elevada.
- Las pruebas cutáneas pareadas con respuestas conocidas ante estímulos ambientales permiten identificar a los alérgenos causales, dados los antecedentes del paciente.

Tratamiento

- Antihistamínicos, como la fexofenadina
- Esteroides intranasales inhalados, como beclometasona, flunisolida, fluticasona
- Inmunoterapia o desensibilización con inyecciones de extractos de alérgenos
- Descongestionantes

REACCIÓN ANTE LA EXPOSICIÓN A ALÉRGENOS

Exposición primaria

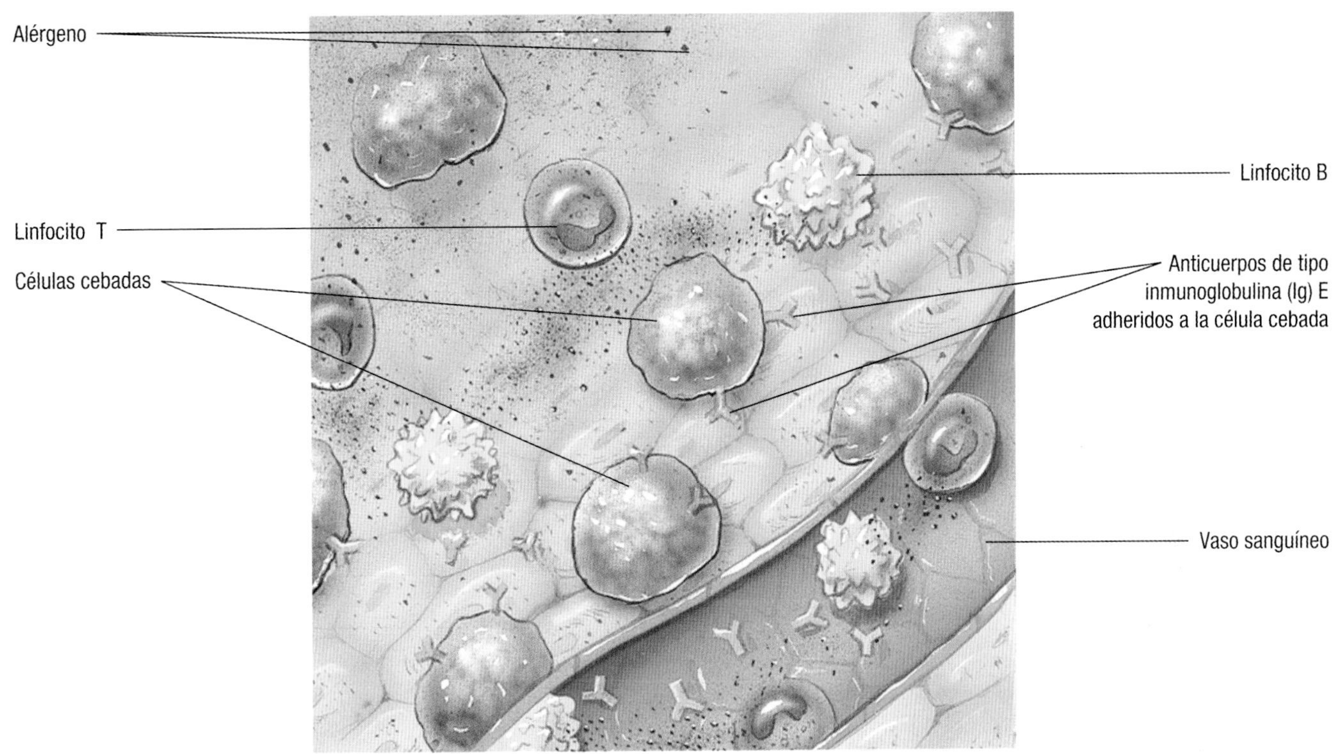

Reexposición

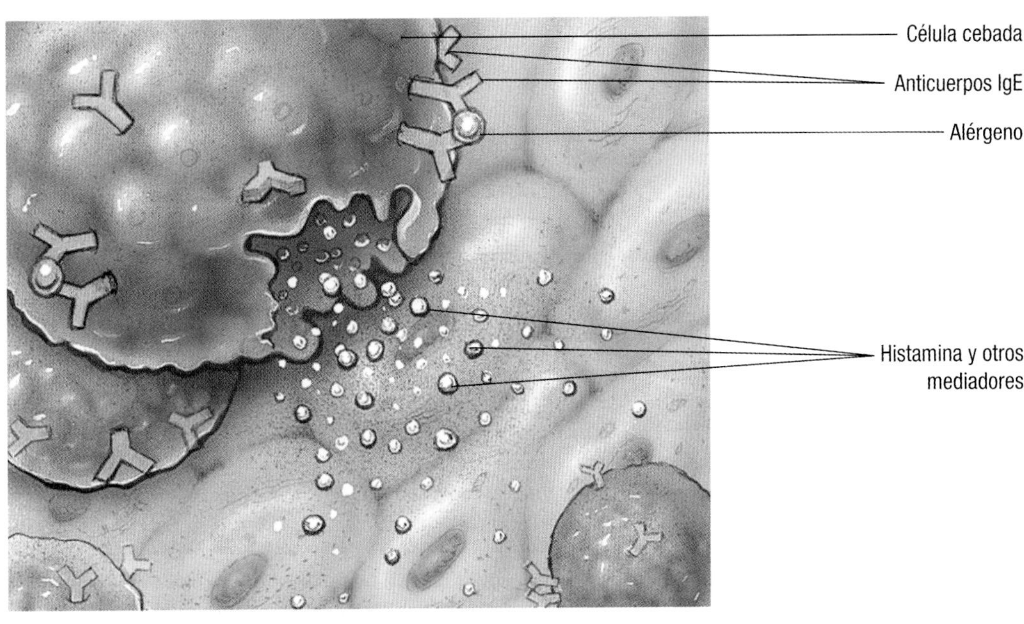

ANAFILAXIA

La *anafilaxia* es una reacción de hipersensibilidad de tipo I aguda (inmediata), potencialmente mortal, marcada por el inicio repentino de urticaria de avance rápido (edema vascular en la piel, con prurito) y dificultad respiratoria. Con detección y tratamiento rápidos, el pronóstico es bueno. Suele ocurrir en minutos; la reacción puede suceder hasta una hora después de la nueva exposición a un antígeno.

Etiología

Ingesta u otro tipo de exposición sistémica a fármacos u otras sustancias sensibilizantes, a saber:

- Sueros (generalmente, de caballo), vacunas y extractos de alérgenos
- Productos químicos para el diagnóstico, como bromosulftaleína, dehidrocolato de sodio y medios de contraste radiográfico
- Enzimas, como L-asparaginasa, en esquemas quimioterápicos
- Hormonas, como la insulina
- Penicilina u otros antibióticos y sulfonamidas
- Salicilatos
- Proteínas de alimentos, como en legumbres, frutos secos, bayas, mariscos y albúmina de huevo
- Aditivos alimentarios con sulfito, frecuentes en los frutos secos y verduras, y barras de ensaladas
- Venenos de insectos
- Desencadenantes no inmunitarios, como aire o agua fríos, calor, ejercicio y etanol

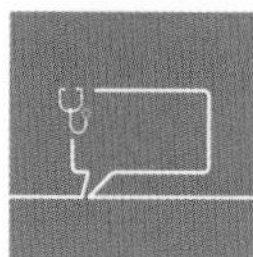

RECOMENDACIÓN CLÍNICA

La alergia al látex es una reacción de hipersensibilidad a los productos que contienen la forma natural, derivada de la savia de un árbol de caucho, no el sintético. Cada vez es más frecuente encontrar látex natural en productos del hogar y el trabajo. Las reacciones de hipersensibilidad pueden ir desde dermatitis local hasta una reacción anafiláctica potencialmente mortal.

Fisiopatología

La anafilaxia requiere sensibilización o exposición previa al antígeno específico, con producción resultante de inmunoglobulina (Ig) E por las células plasmáticas en los ganglios linfáticos y su reforzamiento por linfocitos T auxiliares. Entonces, los anticuerpos IgE se unen a los receptores de membrana en las células cebadas del tejido conjuntivo y a los basófilos sanguíneos.

Con la reexposición, las IgM e IgG reconocen el antígeno como extraño y se unen a él. Inicia la destrucción del antígeno mediante la cascada del complemento. La presencia continua del antígeno activa la IgE en los basófilos, que promueve la secreción de mediadores, como histamina, serotonina, factor quimiotáctico de eosinófilos de la anafilaxia (ECF-A, *eosinophil chemotactic factor of anaphylaxis*) y factor activador de plaquetas. La secreción súbita de histamina produce vasodilatación y aumenta la permeabilidad capilar.

La IgE activada también estimula a las células cebadas del tejido conjuntivo en las paredes de las vénulas para secretar más histamina y ECF-A, que producen lesiones perjudiciales y debilitan las vénulas.

En los pulmones, la histamina causa que las células endoteliales estallen y que el tejido endotelial se separe del tejido circundante. Se dirigen líquidos al interior de los alvéolos y los leucotrienos impiden que éstos se dilaten, reduciendo la distensibilidad pulmonar.

Al mismo tiempo, los basófilos y las células cebadas comienzan a secretar prostaglandinas y bradicinina, junto con histamina y serotonina. Estos mediadores químicos se difunden a través del cuerpo por la circulación y desencadenan respuestas sistémicas: vasodilatación, contracción del músculo liso y mayor producción de moco. Los mediadores también inducen el colapso vascular por aumento de la permeabilidad de los vasos sanguíneos, que conduce a la disminución de la resistencia periférica y filtración de plasma desde los vasos hacia los tejidos extravasculares.

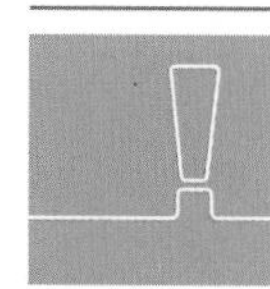

COMPLICACIONES

- Choque hipovolémico
- Disfunción cardíaca
- Muerte

Signos y síntomas

- Dificultad física repentina segundos o minutos después de la exposición a un alérgeno.
- Puede haber una reacción retardada o persistente hasta 24 h más tarde (la gravedad de la reacción se relaciona inversamente con el intervalo entre la exposición al alérgeno y el inicio de síntomas).

Síntomas iniciales habituales

- Sensación de catástrofe o sobresalto inminente
- Sudoración
- Estornudos, disnea, prurito nasal, urticaria y angioedema

Manifestaciones sistémicas

- Hipotensión, choque y arritmias cardíacas
- Edema de las vías respiratorias superiores, con obstrucción de hipofaringe y laringe resultante
- Ronquera, estridor, sibilancias y empleo de músculos accesorios de la respiración
- Cólicos gástricos intensos, náuseas, diarrea y urgencia miccional e incontinencia urinaria

Resultados de las pruebas diagnósticas

Ninguna prueba diagnóstica aislada puede identificar la anafilaxia. Las siguientes pruebas ofrecen pistas sobre el riesgo de anafilaxia del paciente:

- Pruebas cutáneas: hipersensibilidad a cierto alérgeno.
- Los estudios de laboratorio revelan elevación de las IgE séricas.
- Los recursos de diagnóstico subsecuentes incluyen oximetría de pulso, electrocardiograma (ECG), gasometría arterial, histamina plasmática, triptasa sérica y radiografía de tórax.

Tratamiento

- Administración inmediata de epinefrina para revertir la broncoconstricción y vasoconstricción.
- Es de vital importancia asegurar la permeabilidad de la vía aérea. Preparación para traqueostomía o intubación endotraqueal y ventilación mecánica.
- Oxigenoterapia.
- Acceso i.v. y solución salina isotónica. Pueden requerirse vasopresores, como norepinefrina y dopamina.
- Epinefrina, corticoesteroides, antihistamínicos y un bloqueador de receptores de histamina 2 de acción más prolongada.
- Tratamiento con mininebulizador de albuterol.
- Expansores de volumen.
- Reanimación cardiopulmonar.

DESARROLLO DE LA ANAFILAXIA

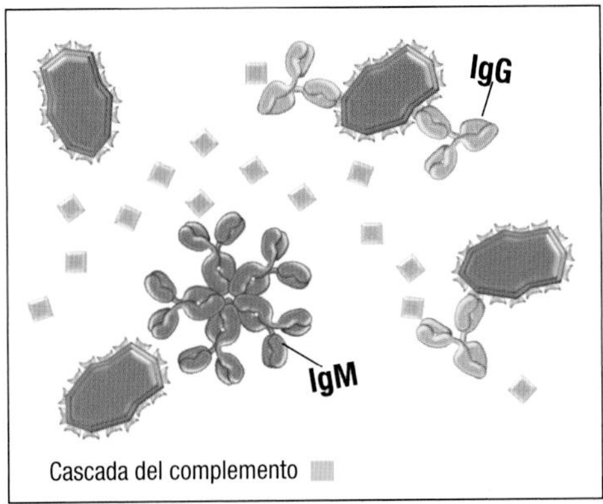

1. Respuesta al antígeno
Las inmunoglobulinas (Ig) M y G reconocen al antígeno y se unen a él. El paciente no presenta signos ni síntomas.

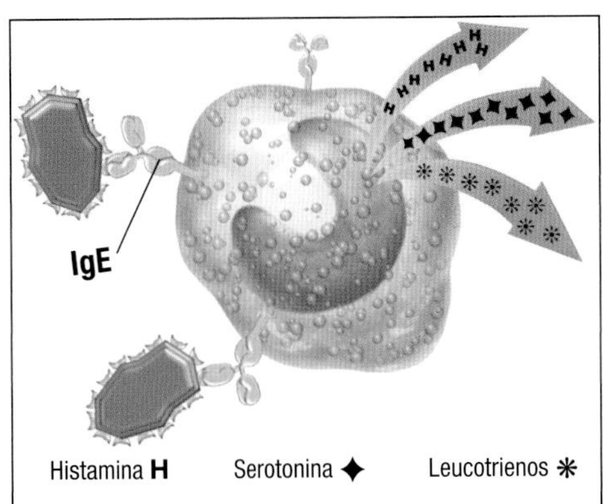

2. Secreción de mediadores químicos
La IgE activada en los basófilos promueve la liberación de mediadores: histamina, serotonina y leucotrienos. El paciente desarrolla congestión nasal, prurito ocular y lagrimeo, rubor, debilidad y ansiedad.

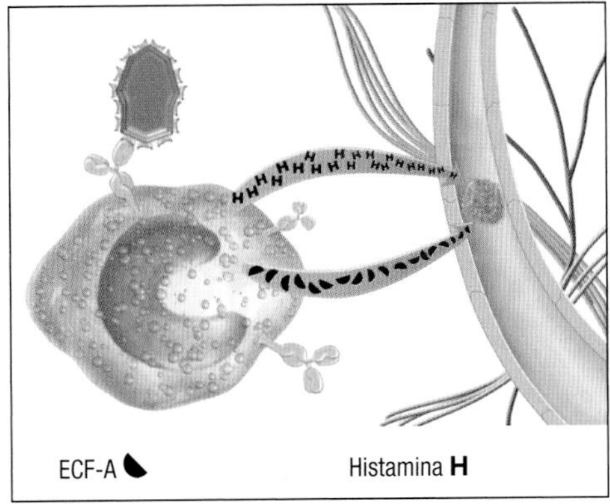

3. Respuesta intensificada
Las células cebadas liberan más histamina y factor quimiotáctico de eosinófilos de la anafilaxia (ECF-A), causando lesiones debilitantes en las vénulas. Los signos y síntomas empeoran con edema y ampollas.

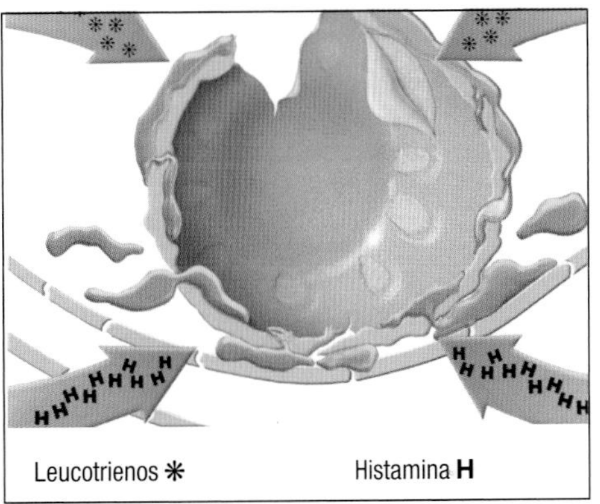

4. Dificultad respiratoria
En el pulmón, la histamina causa destrucción de las células endoteliales y salida de líquido a los alvéolos. El paciente desarrolla cambios en el grado de consciencia, dificultad respiratoria y, posiblemente, crisis convulsivas.

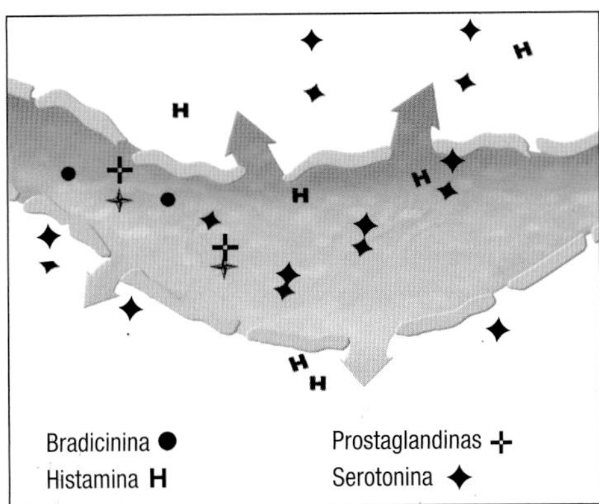

5. Deterioro
Mientras tanto, los mediadores aumentan la permeabilidad vascular y causan salida de líquido desde los vasos. El estado de choque, confusión, taquicardia e hipotensión indica colapso vascular.

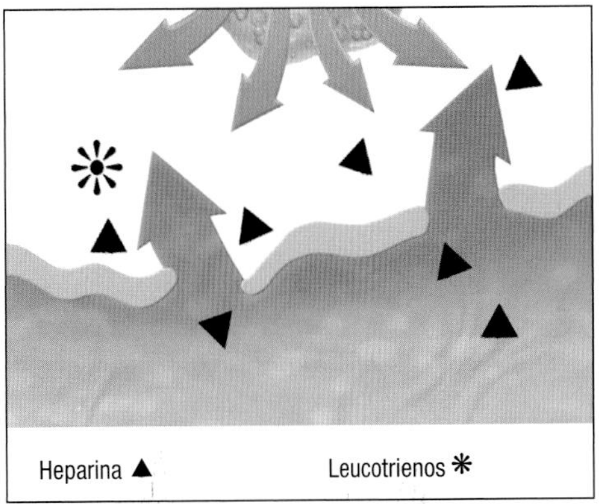

6. Fracaso de los mecanismos compensatorios
El daño a las células endoteliales causa la liberación de heparina y sustancias neutralizantes de mediadores por los basófilos y células cebadas, pero la anafilaxia es irreversible. Puede ocurrir hemorragia, coagulación intravascular diseminada y paro cardíaco.

ESPONDILITIS ANQUILOSANTE

La *espondilitis anquilosante* es una enfermedad inflamatoria crónica ósea, habitualmente progresiva, que afecta sobre todo a las articulaciones sacroilíacas, apofisarias y costovertebrales, junto con los tejidos blandos adyacentes. La enfermedad (también conocida como *espondilitis reumatoide* y *de Marie-Strümpell*) suele comenzar en las articulaciones sacroilíacas y progresa de manera gradual a las regiones lumbares, torácicas y cervicales de la columna vertebral. El deterioro del hueso y el cartílago puede conducir a la formación de tejido fibroso y la eventual fusión de las articulaciones de la columna vertebral o periféricas.

La espondilitis anquilosante afecta a los hombres dos a tres veces más que a las mujeres. La enfermedad progresiva es bien conocida en los hombres, pero el diagnóstico, por lo general, se pasa por alto o se soslaya en las mujeres, quienes tienden a sufrir una mayor afección de articulaciones periféricas.

Etiología

- Se desconoce la causa exacta.
- Tiene una tendencia familiar. Más del 90% de los pacientes resultan positivos para el antígeno leucocítico humano (HLA, *human leukocyte antigen*) B27.
- La presencia de complejos inmunitarios circulantes sugiere actividad inmunitaria.

Fisiopatología

La *espondilitis* es la inflamación de una o más vértebras. La espondilitis anquilosante es una enfermedad inflamatoria crónica que afecta de forma predominante a las articulaciones entre las vértebras de la columna vertebral y aquellas entre la columna vertebral y la pelvis. El tejido fibroso de la cápsula articular es infiltrado por células inflamatorias que erosionan el hueso y el fibrocartílago. La reparación de las estructuras cartilaginosas comienza con la proliferación de fibroblastos, que sintetizan y secretan colágeno. El colágeno forma un tejido cicatricial fibroso que finalmente presenta calcificación y osificación, causando la fusión o pérdida de flexibilidad.

La alteración de las articulaciones o los tejidos blandos periféricos es un suceso raro. La enfermedad aparece y desaparece; puede entrar en remisión, exacerbación o detenerse en cualquier etapa.

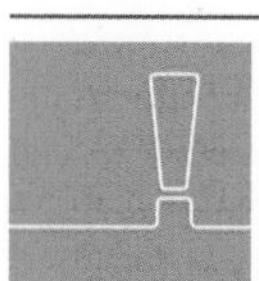

COMPLICACIONES

- Restricciones físicas importantes
- Enfermedad intestinal inflamatoria
- Iritis
- Osteopenia

Signos y síntomas

- Lumbalgia intermitente (más intensa por la mañana o después de la inactividad y que se alivia con el ejercicio)
- Fatiga leve, fiebre, anorexia y pérdida de peso
- Dolor en hombros, caderas, rodillas y tobillos
- Dolor sobre la sínfisis del pubis
- Rigidez o limitación del movimiento de la columna lumbar
- Dolor y expansión limitada del tórax
- Cifosis
- Iritis
- Calor, edema o hipersensibilidad de las articulaciones afectadas
- Articulaciones pequeñas, como las de los dedos del pie, en ocasiones con forma de salchicha
- Soplo aórtico causado por insuficiencia
- Cardiomegalia
- Fibrosis pulmonar del lóbulo superior (que imita a la tuberculosis, y puede reducir la capacidad vital al 70% o menos del volumen predicho)

Resultados de las pruebas diagnósticas

Los criterios de Nueva York modificados para la espondilitis anquilosante (1984) definieron como afectado al paciente con al menos un criterio clínico y un grado de sacroilitis mayor o igual a dos a ambos lados, o mayor o igual al grado tres unilateral. Los criterios clínicos incluyen dolor lumbar con rigidez de más de 3 meses que no se alivia descansando, pero mejora con ejercicio, limitación del movimiento de la columna lumbar en los planos sagital y frontal, y limitación de la expansión del tórax en relación con sexo y edad.

Los criterios de clasificación de la SpondyloArthritis International Society (ASAS) para la espondiloartritits axial (SpA) en pacientes con dolor dorsal durante 3 meses o más y edad de inicio menor de 45 años de edad incluyen HLA-B27 y dos características o más de SpA o sacroilitis en las radiografías y una o más características de SpA.

- Las pruebas de tipificación de HLA muestran resultados séricos que incluyen HLA-B27 en el 95% de los pacientes con espondilitis anquilosante primaria y hasta en el 80% de aquellos con la forma secundaria.
- Las pruebas de laboratorio muestran una velocidad de sedimentación globular ligeramente elevada y concentraciones aumentadas de fosfatasa alcalina y creatinina cinasa séricas en la fase activa de la enfermedad.
- Las inmunoglobulinas séricas muestran un aumento de la concentración de IgA.
- Las radiografías determinan cambios característicos, como afección sacroilíaca bilateral (el sello distintivo de la enfermedad), pérdida de los bordes óseos de las articulaciones en etapas tempranas, esclerosis en parches con erosiones óseas superficiales, eventual forma cuadrada de los cuerpos vertebrales y "columna vertebral de bambú" con la anquilosis completa.

Tratamiento

- Ningún tratamiento detiene de manera confiable la progresión.
- Fisioterapia para retrasar aún más la deformidad, buena postura, ejercicios de estiramiento y respiración profunda y, en algunos pacientes, abrazaderas y soportes ligeros.
- Calor, duchas calientes, baños y hielo.
- Estimulación nerviosa.
- Analgésicos antiinflamatorios no esteroideos, como ácido acetilsalicílico, indometacina y sulfasalazina.
- Corticoesteroides.
- Inhibidores del factor de necrosis tumoral.
- Restitución de la articulación de la cadera.
- Osteotomía raquídea en cuña.

FUSIÓN RAQUÍDEA EN LA ESPONDILITIS ANQUILOSANTE

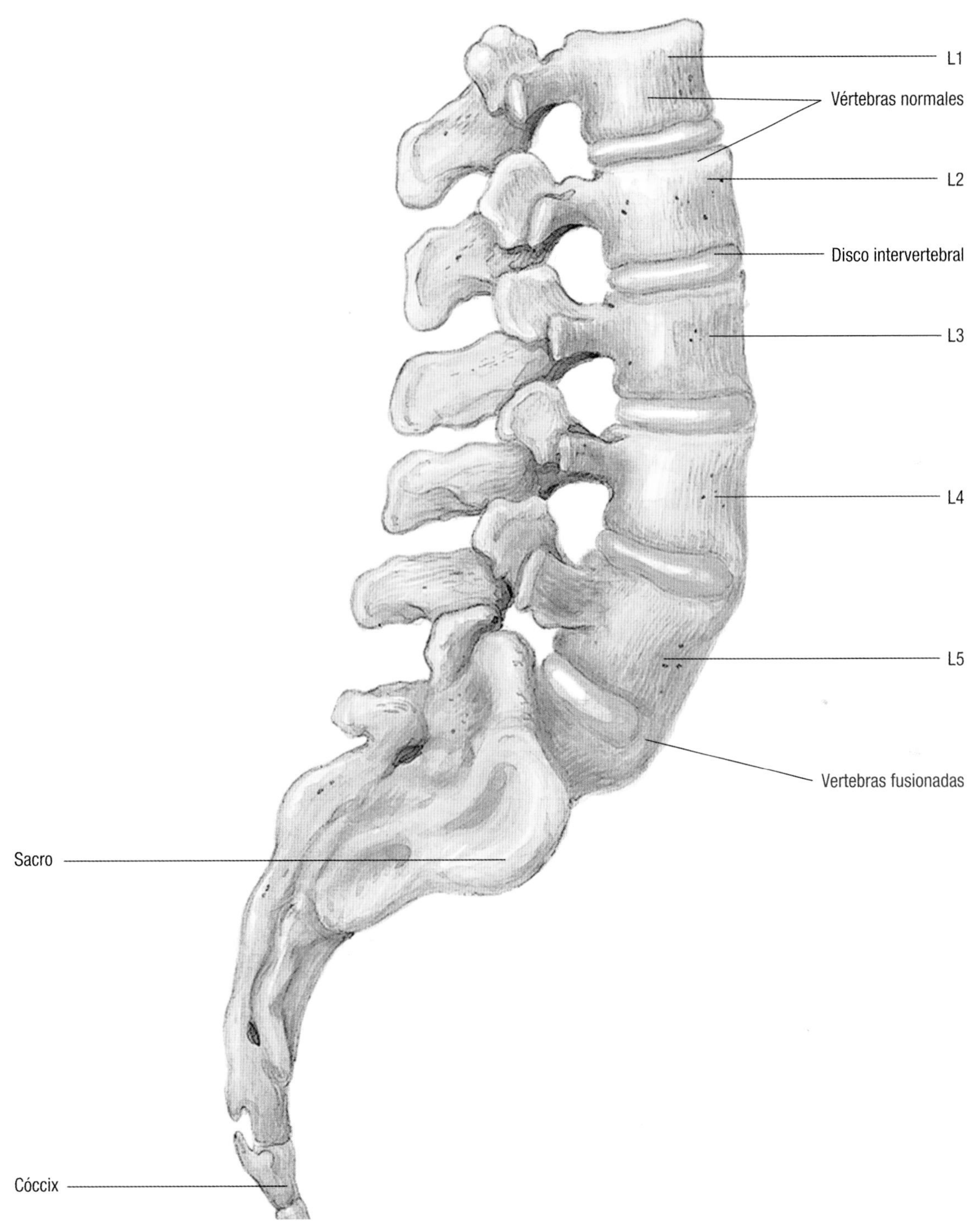

ARTRITIS REUMATOIDE

La *artritis reumatoide* (AR) es una enfermedad inflamatoria crónica sistémica, que ataca principalmente a las articulaciones periféricas y los músculos, tendones, ligamentos y vasos sanguíneos circundantes. Las remisiones parciales y exacerbaciones impredecibles marcan la evolución de esta enfermedad potencialmente discapacitante. La AR afecta a las mujeres tres veces más que a los hombres.

ALERTA POR EDAD

La artritis reumatoide puede presentarse a cualquier edad, pero comienza con más frecuencia entre los 25 y 55 años de edad.

Etiología

Se desconoce la causa exacta.

Mecanismos sugeridos

- Activación inmunitaria anómala (en una persona genéticamente susceptible) de la inflamación, activación del complemento y proliferación celular en las articulaciones y las vainas de los tendones.
- Infección (vírica o bacteriana), acción hormonal o factores del estilo de vida.

Fisiopatología

El cuerpo sintetiza anticuerpos de tipo inmunoglobulina (Ig) M frente a IgG propias del cuerpo (también llamado *factor reumatoide*). El factor reumatoide se agrega en complejos y genera inflamación, que en determinado momento causa daño del cartílago y activación de otras respuestas autoinmunitarias.

Si no se detiene, el proceso inflamatorio de las articulaciones se presenta en cuatro etapas:

- La congestión y el edema de la membrana sinovial y la cápsula articular causan sinovitis. La infiltración por linfocitos, macrófagos y neutrófilos continúa la respuesta inflamatoria local. Estas células, así como las sinoviales similares a fibroblastos, producen enzimas que ayudan a degradar el hueso y el cartílago.
- Paño: capas de tejido de granulación engrosadas que cubren e invaden el cartílago y, en determinado momento, destruyen la cápsula de la articulación y el hueso.
- Anquilosis fibrosa: invasión fibrosa de la formación del paño y formación de escara, que ocluye el espacio articular. Atrofia ósea y pérdida de la alineación que causa deformidades visibles y perjudica la articulación de huesos opuestos, ocasionando atrofia muscular y desequilibrio, y posiblemente dislocaciones parciales (subluxaciones).
- El tejido fibroso se calcifica, con anquilosis ósea e inmovilidad total resultantes.

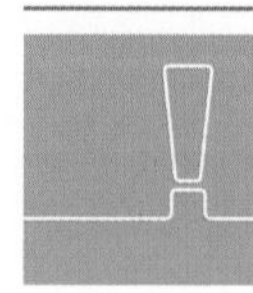

COMPLICACIONES

- Deformidades articulares
- Vasculitis
- Pericarditis
- Neuropatía periférica

Signos y síntomas

- Hay síntomas inespecíficos (probablemente relacionados con las reacciones inflamatorias iniciales) que preceden a la inflamación de la membrana sinovial, por ejemplo, fiebre, pérdida de peso, malestar general, fatiga y linfadenopatía.

Conforme avanza la enfermedad

- Síntomas articulares específicos, localizados, bilaterales y simétricos, con frecuencia en las articulaciones interfalángicas, metacarpofalángicas y metatarsofalángicas proximales de los dedos, que se extienden a las muñecas, rodillas, codos y tobillos por inflamación de la membrana sinovial.
- Rigidez de las articulaciones afectadas después de la inactividad, sobre todo durante la mañana, al levantarse.
- Dolor e hipersensibilidad en las articulaciones, al principio sólo con el movimiento, pero, en un momento dado, incluso en reposo.
- Aparición gradual de nódulos reumatoides: masas subcutáneas, redondas u ovales, no hipersensibles (el 20% de los casos con factor reumatoide positivo), por lo general, en codos, manos o el tendón aquíleo.

Resultados de las pruebas diagnósticas

- Radiografías: desmineralización ósea y edema de tejidos blandos (primeras etapas), pérdida de cartílago y reducción de los espacios articulares, y destrucción y erosión de cartílago y hueso, subluxaciones y deformidades (estadios avanzados).
- El título de factor reumatoide es positivo en el 75-80% de los pacientes (título de 1:160 o mayor).
- El análisis del líquido sinovial muestra aumento de volumen y turbidez, pero disminución de viscosidad y cifras elevadas de leucocitos (por lo general, mayores de 10 000/μL).
- Electroforesis de proteínas séricas: cifras altas de globulinas.
- La velocidad de sedimentación globular y la proteína C reactiva están aumentadas en el 85-90% de los pacientes (pueden ser útiles para vigilar la respuesta al tratamiento, porque su incremento con frecuencia se corresponde con la actividad de la enfermedad).
- Hemograma: anemia moderada, leucocitosis y trombocitosis leves.

Tratamiento

- Antiinflamatorios no esteroideos
- Inmunosupresores
- Corticoesteroides
- Antirreumáticos modificadores de la enfermedad
- Anakinra
- Inhibidores del factor de necrosis tumoral
- Abatacept
- Medidas de sostén, incluyendo reposo, férulas para descansar las articulaciones inflamadas, ejercicios dentro del rango de movimiento, fisioterapia, aplicaciones de calor para la enfermedad crónica y de hielo para episodios agudos
- Rituximab
- Sinovectomía, osteotomía y reparación de tendones
- Reconstrucción de la articulación o restitución total

EFECTOS DE LA ARTRITIS REUMATOIDE EN ALGUNAS ARTICULACIONES

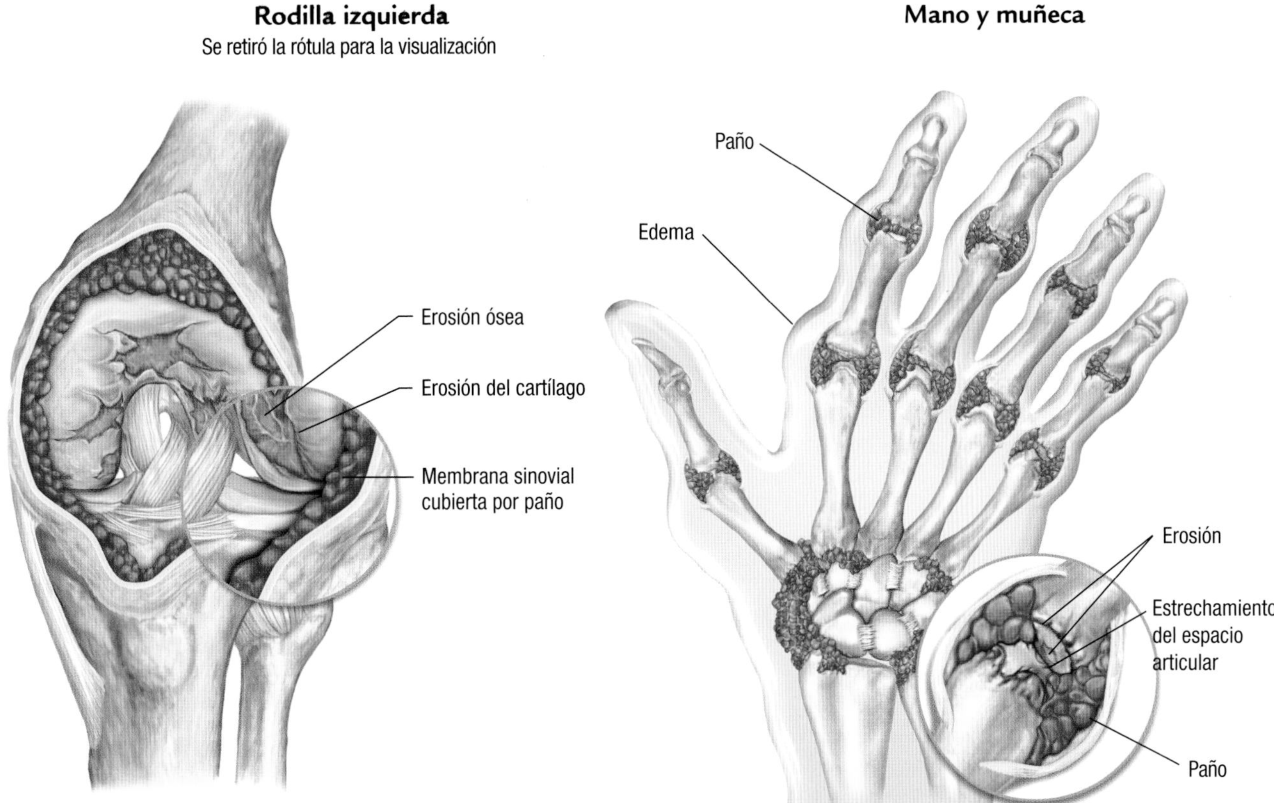

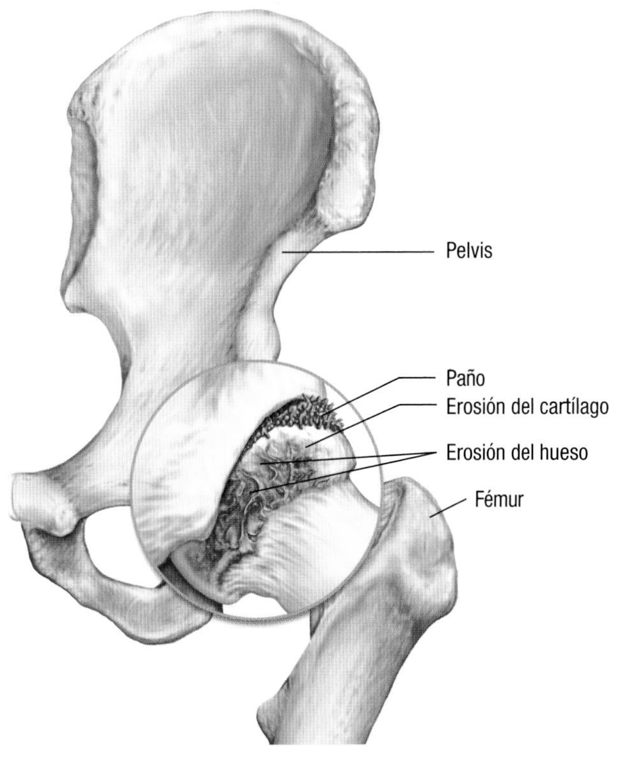

ESCLERODERMIA

La esclerodermia (también conocida como *esclerosis sistémica*) es una enfermedad difusa poco frecuente del tejido conjuntivo. Hay cambios degenerativos y fibróticos en la piel, los vasos sanguíneos, las membranas sinoviales, los músculos esqueléticos y los órganos internos (en especial esófago, tubo digestivo, tiroides, corazón, pulmones y riñones) después de la inflamación inicial. Las siete formas de esclerodermia son: sistémica difusa, localizada, lineal, químicamente inducida localizada, síndrome de eosinofilia y mialgia, síndrome de aceite tóxico y enfermedad de injerto contra hospedero.

ALERTA POR EDAD

La esclerodermia afecta a las mujeres tres o cuatro veces más que a los hombres, especialmente entre los 30 y 50 años de edad. La incidencia máxima es en personas de 50-60 años de edad.

Etiología

Desconocida.

Posibles causas

- Exposición sistémica a polvo de silicio o cloruro de polivinilo
- Anticancerígenos, como bleomicina; analgésicos no opiáceos, como el clorhidrato de pentazocina
- Respuesta inmunitaria anómala
- Causa vascular subyacente con cambios tisulares iniciados por un defecto de perfusión persistente

Fisiopatología

La esclerodermia suele iniciar en los dedos y se extiende en dirección proximal a los brazos, hombros, cuello y cara. La piel se atrofia, hay edema e infiltrados que contienen linfocitos T CD4$^+$ y rodean a los vasos sanguíneos, y las fibras colágenas inflamadas se tornan edematosas y degeneran, con pérdida de fortaleza y elasticidad. La dermis se une firmemente a las estructuras subyacentes, dando lugar a atrofia de los apéndices afectados y destrucción de las falanges distales por osteoporosis. Conforme progresa la enfermedad, la fibrosis y la atrofia pueden afectar otras áreas, incluyendo músculos y articulaciones.

Signos y síntomas

- Engrosamiento de la piel, por lo general, limitado a las partes distales de las extremidades y la cara, pero que posiblemente involucra a órganos internos.
- Síndrome CREST: **c**alcinosis, fenómeno de **R**aynaud, disfunción **e**sofágica, e**s**clerodactilia y **t**elangiectasia (un subtipo benigno de esclerosis sistémica limitada).
- Cambios en parches de la piel con un aspecto de lagrimeo conocido como *morfea* (esclerodermia localizada o circunscrita).
- Banda de piel gruesa en la cara o los miembros que daña gravemente los tejidos subyacentes, causando atrofia y deformidad (esclerodermia lineal).
- Fenómeno de Raynaud (palidez, cianosis y eritema de los dedos de manos y pies); resorción progresiva de las falanges que puede acortar los dedos (primeros síntomas).
- Piel tensa y brillante sobre la mano y el antebrazo completos por engrosamiento.
- Piel facial tensa e inelástica, que causa un aspecto de máscara y "pellizcado" de la boca.
- Piel engrosada en partes proximales de las extremidades y el tronco (esclerosis sistémica difusa).
- Distensión abdominal.
- Dolor, rigidez y edema de los dedos y las articulaciones (síntomas posteriores).
- Reflujo, pirosis, disfagia y distensión abdominal frecuentes después de las comidas por disfunción gastrointestinal.
- Diarrea, estreñimiento y heces flotantes malolientes.

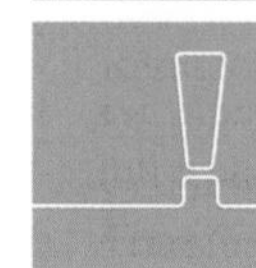

COMPLICACIONES

- Arritmias
- Disnea
- Hipertensión maligna
- Insuficiencia renal
- Obstrucción intestinal
- Neumonía por aspiración
- Hipertensión pulmonar
- Insuficiencia respiratoria
- Cardiopatía pulmonar
- Insuficiencia cardíaca
- Miocardiopatía

Resultados de las pruebas diagnósticas

- El análisis de laboratorio revela una velocidad de sedimentación globular algo elevada, factor reumatoide positivo en el 25-35% de los pacientes y anticuerpos antinucleares (AAN) positivos.
- Uroanálisis: proteinuria y hematuria microscópicas y cilindros.
- Las radiografías de manos muestran resorción en penacho de falanges terminales, calcificación subcutánea, estrechamiento y erosión del espacio articular.
- Radiografías de tórax: fibrosis pulmonar basal bilateral.
- Radiografías gastrointestinales: hipomotilidad y estenosis esofágicas distales, dilatación de asas de duodeno, un patrón de absorción deficiente del intestino delgado y grandes divertículos.
- Los estudios de función pulmonar muestran difusión y capacidad vital disminuidas.
- El electrocardiograma revela anomalías inespecíficas relacionadas con la fibrosis miocárdica y posibles arritmias.
- La biopsia de piel muestra cambios compatibles con progresión de la enfermedad, como engrosamiento notorio de la dermis y cambios de vasooclusión.

Tratamiento

No tiene cura.

Para preservar las funciones normales del cuerpo y disminuir al mínimo las complicaciones

- Inmunosupresores, vasodilatadores y antihipertensivos
- Simpatectomía digital y bloqueo simpático cervical
- Posible desbridamiento quirúrgico
- Antiácidos y dieta blanda
- Inhibidores de la enzima convertidora de angiotensina
- Fisioterapia y termoterapia
- Antibióticos de amplio espectro

ESCLERODACTILIA

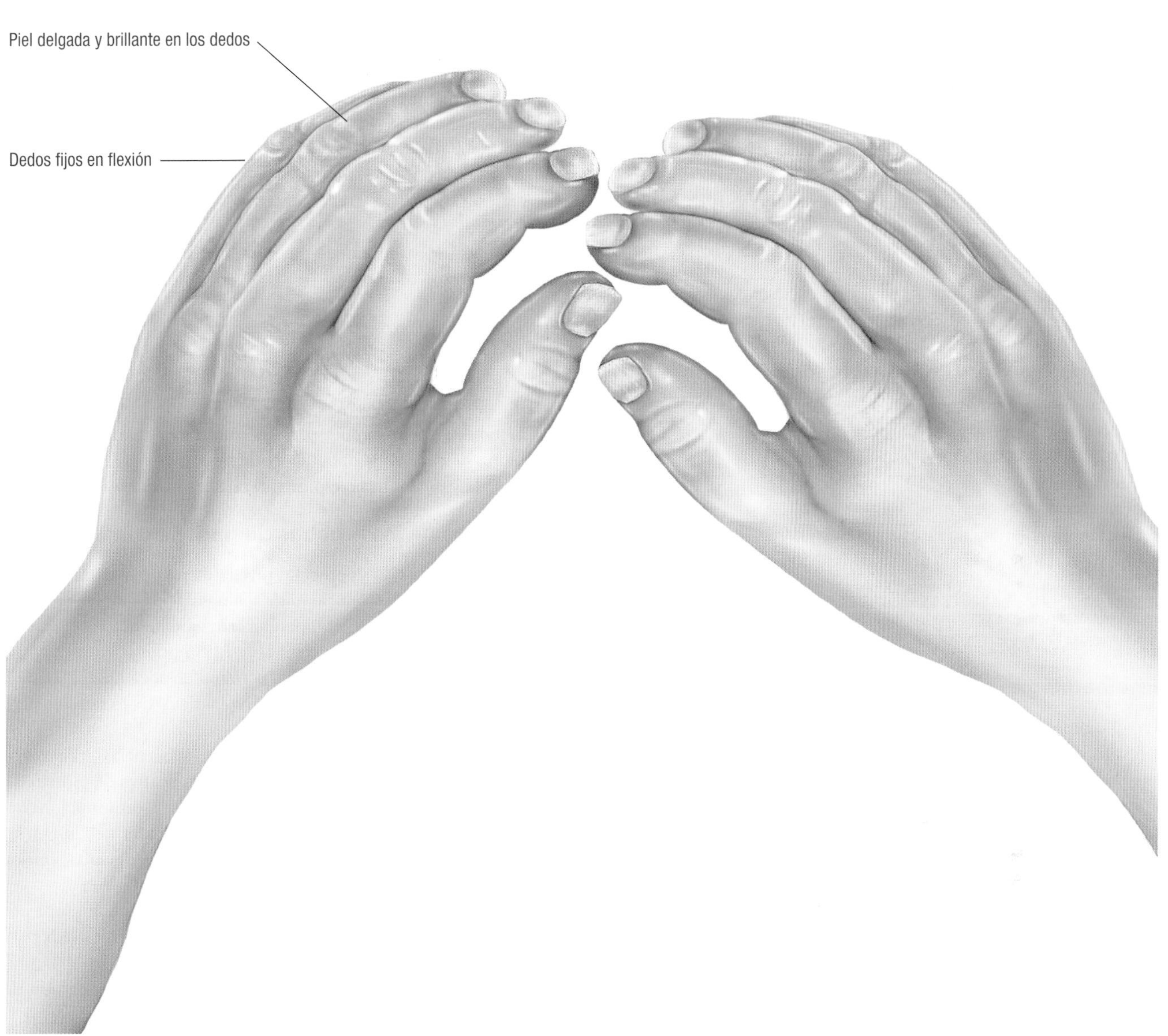

LUPUS ERITEMATOSO SISTÉMICO

El *lupus eritematoso sistémico* (LES) es una enfermedad autoinmunitaria inflamatoria crónica que afecta a los tejidos conjuntivos.

El LES se caracteriza por remisiones y exacerbaciones recurrentes, que resultan especialmente frecuentes durante la primavera y el verano. Afecta a las mujeres 10 veces más que a los hombres y aumenta hasta 15 veces durante la edad fértil. El pronóstico mejora con la detección y el tratamiento tempranos, pero sigue siendo malo para los pacientes que desarrollan complicaciones cardiovasculares, renales o neurológicas, e infecciones bacterianas graves.

Etiología

Se desconoce la causa exacta.

Factores predisponentes

- Estrés físico o mental
- Infecciones estreptocócicas o víricas
- Exposición a la luz solar o ultravioleta
- Inmunización
- Embarazo
- Metabolismo anómalo de estrógenos y andrógenos
- Fármacos, incluyendo la procainamida, hidralazina y anticonvulsivos; con menos frecuencia, penicilinas, sulfamidas y los anticonceptivos orales
- Asociado con ciertos haplotipos de HLA

Fisiopatología

La autoinmunidad se considera como el principal mecanismo en el LES. El cuerpo produce anticuerpos frente a los componentes de sus propias células, como los AAN, y se presenta enfermedad por complejos inmunitarios. Los pacientes con LES pueden formar anticuerpos frente a muchos componentes diferentes de sus tejidos, como eritrocitos, neutrófilos, plaquetas, linfocitos o casi cualquier órgano o tejido en el cuerpo. La enfermedad se presenta con varios síntomas clínicos y se caracteriza por remisiones y recaídas.

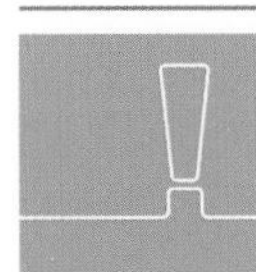

COMPLICACIONES

- Pleuritis, derrame pleural, neumonitis, hipertensión e infección pulmonares
- Pericarditis, miocarditis, endocarditis y ateroesclerosis coronaria
- Insuficiencia renal
- Convulsiones y disfunción mental
- Infección
- Cáncer
- Necrosis avascular
- Trombosis venosa profunda, embolia pulmonar e ictus

Signos y síntomas

- Dolor en las articulaciones
- Fenómeno de Raynaud
- Fotosensibilidad
- Hipotensión, taquicardia y cianosis central
- Alteración del grado de consciencia, debilidad de las extremidades y alteraciones del habla
- Lesiones cutáneas
- Exantema malar
- Úlceras en la boca o la nariz
- Alopecia en parches (frecuente)
- Vasculitis
- Aumento de volumen de ganglios linfáticos (difuso o local, y no doloroso)
- Fiebre
- Frote pericárdico
- Menstruación irregular o amenorrea, particularmente durante las exacerbaciones
- Disnea y dolor torácico
- Inestabilidad emocional, psicosis, síndrome orgánico cerebral, dolores de cabeza, irritabilidad y depresión
- Oliguria y polaquiuria, espasmos vesicales y disuria

Resultados de las pruebas diagnósticas

- El hemograma con diferencial revela anemia y leucopenia, plaquetas disminuidas, velocidad de sedimentación globular elevada y electroforesis sérica con hipergammaglobulinemia.
- Pruebas de AAN, ADN y células de LES positivas en la mayoría de los pacientes con LES activo, pero son de poca utilidad para el diagnóstico de la enfermedad (la prueba de AAN es sensible pero no específica para LES).
- Los estudios de orina muestran eritrocitos, leucocitos, cilindros y sedimento urinarios, así como pérdida significativa de proteínas.
- Los análisis sanguíneos permiten detectar disminución del complemento sérico (C3 y C4), que indica enfermedad activa, aumento de la proteína C reactiva durante las exacerbaciones y factor reumatoide positivo.
- Las radiografías de tórax revelan pleuresía o neumonitis lúpica.
- El electrocardiograma exhibe un defecto de conducción con afección cardíaca o pericarditis.
- La biopsia renal muestra la progresión del LES y el grado de afección de los riñones.
- Biopsia de piel: depósito de inmunoglobulinas y complemento en la unión dermoepidérmica en el 90% de los pacientes.

Tratamiento

- Antiinflamatorios no esteroideos
- Cremas de corticoesteroides tópicos
- Corticoesteroides o antipalúdicos intralesionales
- Corticoesteroides sistémicos
- Dosis altas de esteroides y citotóxicos
- Diálisis o trasplante renal
- Antihipertensivos
- Cambios en la dieta
- Uso de protector solar

ÓRGANOS AFECTADOS POR EL LUPUS ERITEMATOSO SISTÉMICO

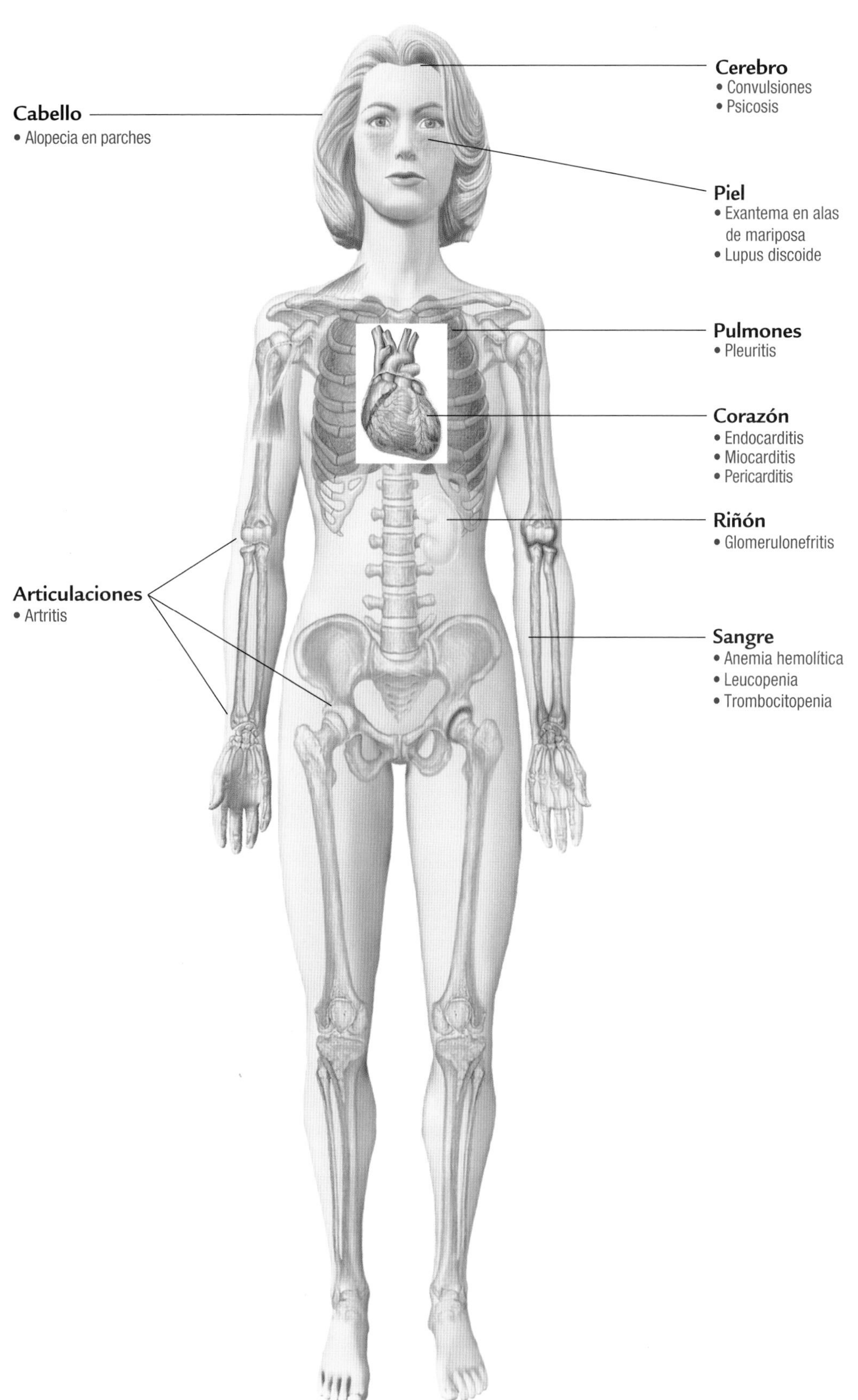

Lecturas recomendadas

Buttaro, T. M., Trybulski, J., Bailey, P. P., & Sandberg-Cook, J. (2017). *Primary care: A collaborative approach* (5th ed.). St. Louis, MO: Elsevier.

Centers for Disease Control and Prevention (CDC).

Mandell, J., Dolin, R. y Blaser, M. (2015). *Mandell, Douglas, and Bennett's principles and practice of infectious diseases* (8th ed.). St. Louis, MO: Elsevier.

Wallace, D. (Agosto de 2015). Patient education: Systemic lupus erythematosus (beyond the basics). *UpToDate.* Obtenido de http://www.uptodate.com/contents/systemic-lupus-erythematosus-sle-beyond-the-basics

ENFERMEDADES ENDOCRINAS

HIPOFUNCIÓN SUPRARRENAL

La hipofunción suprarrenal se clasifica como primaria o secundaria. La hipofunción *primaria* o insuficiencia suprarrenal (enfermedad de Addison) se caracteriza por una menor secreción de mineralocorticoides, glucocorticoides y andrógenos por la glándula. Se define como la destrucción de más del 90% de ambas glándulas suprarrenales y, por lo general, se debe a un proceso autoinmunitario. La enfermedad de Addison es relativamente infrecuente y puede ocurrir a cualquier edad y en individuos de ambos sexos. La hipofunción suprarrenal *secundaria* se presenta por la alteración de la secreción hipofisaria de adrenocorticotropina (ACTH, *adrenocorticotropic hormone*) y se caracteriza por una menor secreción de glucocorticoides.

Con un diagnóstico precoz y el tratamiento de restitución adecuado, el pronóstico de la hipofunción suprarrenal es bueno.

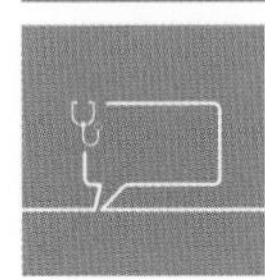

RECOMENDACIÓN CLÍNICA

Una *crisis suprarrenal* (addisoniana) es una deficiencia crítica de mineralocorticoides y glucocorticoides que suele ser consecutiva a una infección, traumatismo, intervención quirúrgica, omisión de esteroidoterapia u otro estrés fisiológico agudo. Esta urgencia médica exige tratamiento inmediato y vigoroso.

Etiología

Hipofunción primaria (enfermedad de Addison)

- Suprarrenalectomía bilateral
- Hemorragia al interior de las glándulas suprarrenales
- Neoplasias
- Tuberculosis, histoplasmosis y citomegalovirosis
- Antecedente familiar de enfermedad autoinmunitaria

Hipofunción secundaria (deficiencia de glucocorticoides)

- Hipopituitarismo (que causa secreción disminuida de ACTH)
- Retiro brusco del tratamiento con corticoesteroides a largo plazo
- Resección de un tumor secretor de ACTH
- Lesión hipofisaria por tumor o proceso infiltrativo/autoinmunitario

Fisiopatología

La *enfermedad de Addison* es una alteración crónica debida a la destrucción suprarrenal parcial o completa. En la mayoría de los casos, la atrofia celular se limita a la corteza, aunque puede presentarse afección medular, con la deficiencia de catecolaminas resultante.

La ACTH actúa en principio para regular la secreción suprarrenal de glucocorticoides (sobre todo de cortisol), mineralocorticoides, incluyendo aldosterona, y esteroides sexuales, que complementan los producidos por las gónadas. La secreción de ACTH es regulada por la hormona liberadora de corticotropina del hipotálamo y mediante la retroalimentación negativa de los glucocorticoides.

La deficiencia de cortisol causa la disminución de la gluconeogénesis hepática. La glucemia de pacientes tratados con insulina puede ser peligrosamente baja.

La deficiencia de aldosterona causa una mayor pérdida de sodio renal y aumenta la reabsorción de potasio. La excreción de sodio causa una disminución del volumen de agua, que lleva a la hipotensión.

La deficiencia de andrógenos puede causar disminución del vello en las regiones axilar y púbica, pérdida de la función eréctil o disminución de la libido.

Signos y síntomas

Hipofunción primaria

- Debilidad, fatiga
- Náuseas, vómitos, anorexia, pérdida de peso
- Un llamativo bronceado de la piel, en especial en las manos, codos y rodillas; oscurecimiento de las cicatrices
- Anomalías cardiovasculares, como hipotensión ortostática, disminución de las dimensiones del corazón y del gasto cardíaco, así como pulso débil e irregular
- Tolerancia disminuida al estrés, incluso de baja intensidad
- Hipoglucemia en ayuno
- Deseo compulsivo de alimentos salados

Hipofunción secundaria

- Similar a la primaria. Las diferencias incluyen:
  - Ausencia de hiperpigmentación debido a una baja concentración de ACTH y hormona estimulante de los melanocitos
  - Presión arterial y equilibrio electrolítico normales (porque la secreción de aldosterona casi es normal)
  - Secreción de andrógenos posiblemente normal

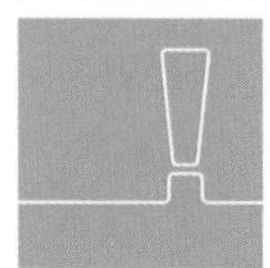

COMPLICACIONES

- Crisis suprarrenal (debilidad y fatiga intensas, náuseas, vómitos, deshidratación, hipotensión y confusión)

Resultados de las pruebas diagnósticas

- La cuantificación del cortisol en plasma confirma la insuficiencia suprarrenal.
- Se utiliza la prueba con metirapona para detectar la hipofunción suprarrenal secundaria.
- La prueba de estimulación rápida por administración intravenosa (i.v.) o intramuscular (i.m.) de un análogo sintético de corticotropina, después de obtener las concentraciones basales de cortisol y corticotropina (cuantificándolas nuevamente entre 30 y 60 min después de la inyección), permite distinguir entre las hipofunciones suprarrenales primaria y secundaria. Una concentración baja de corticotropina indica una afección secundaria. Una concentración elevada es un índice de una afección primaria.
- Los estudios de laboratorio muestran disminución de la concentración de cortisol en plasma (menos de 10 μg/dL por la mañana; menor en la noche) y del sodio sérico, y la glucemia en ayuno.
- La bioquímica sérica revela aumento de potasio, calcio y nitrógeno ureico en sangre.
- El hemograma muestra hematócrito elevado y aumento de linfocitos y eosinófilos.
- Las radiografías muestran calcificación suprarrenal cuando la causa es infecciosa.

Tratamiento

Hipofunción suprarrenal primaria o secundaria

- Restitución de corticoesteroides de por vida, por lo general con cortisona o hidrocortisona, que tienen un efecto mineralocorticoide.
- Hidrocortisona i.v.

Hipofunción suprarrenal primaria

- Fludrocortisona, un mineralocorticoide sintético, oral, para evitar la deshidratación peligrosa, hipotensión, hiponatremia e hipercalemia.

SECRECIÓN DE HORMONAS SUPRARRENALES

Hormonas suprarrenales

Glándula suprarrenal

Corte transversal de la glándula suprarrenal

Corteza
- Mineralocorticoides
- Glucocorticoides
- Andrógenos
- Estrógenos

Médula
- Noradrenalina
- Adrenalina

Bloqueo de la secreción del cortisol en la hipofunción suprarrenal primaria

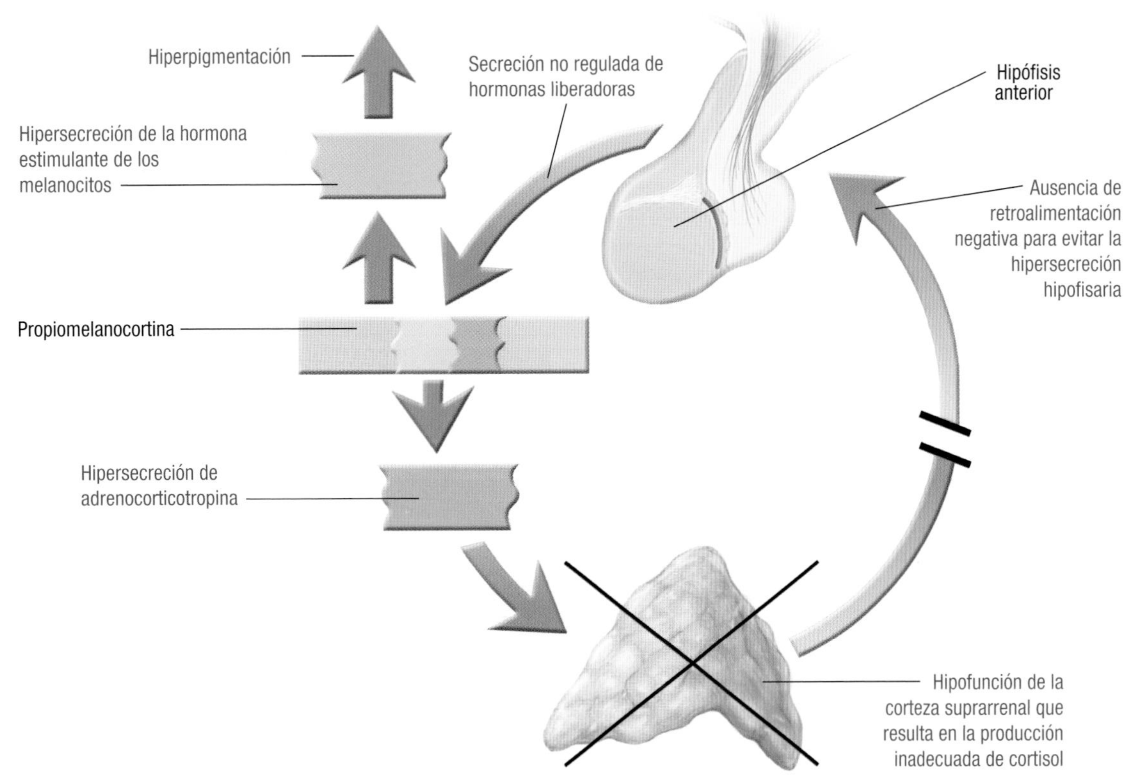

SÍNDROME DE CUSHING

El síndrome de Cushing es un grupo de anomalías clínicas debidas al exceso de hormonas suprarrenocorticales (en particular, cortisol) o de corticoesteroides relacionados y, en menor grado, andrógenos y aldosterona. La enfermedad de Cushing (exceso de ACTH) corresponde a casi el 70% de los casos de síndrome de Cushing.

ALERTA POR EDAD

El síndrome de Cushing por secreción ectópica de corticotropina es más frecuente en hombres adultos, con incidencia máxima entre los 40 y 60 años de edad. En el 30% de los pacientes, el síndrome de Cushing se presenta por un tumor secretor de cortisol. Los tumores suprarrenales, más bien los hipofisarios, son más frecuentes en la infancia, sobre todo en las niñas.

Etiología

- Hipersecreción hipofisaria de ACTH
- Secreción ectópica autónoma de ACTH por un tumor fuera de la hipófisis (frecuentemente maligno, pancreático o un carcinoma microcítico del pulmón)
- Administración de glucocorticoides u otros esteroides sintéticos
- Adenoma o tumor canceroso suprarrenal

Fisiopatología

El exceso de cortisol tiene efectos antiinflamatorios y causa el catabolismo excesivo de proteínas y grasa periférica para sostener la producción de glucosa hepática. El mecanismo puede ser dependiente de ACTH, en el cual las concentraciones plasmáticas altas de esta hormona estimulan la corteza suprarrenal y producen un exceso de cortisol, o independiente de ACTH, cuando el exceso se debe a la corteza suprarrenal o por su administración exógena. Ello suprime al eje hipotalámico-hipofisario-suprarrenal, al igual que en los tumores secretores de ACTH ectópica.

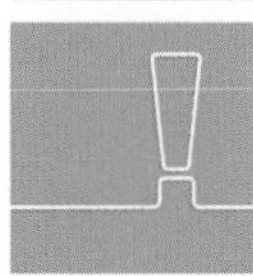

COMPLICACIONES

- Osteoporosis
- Úlcera péptica
- Diabetes mellitus o alteración de la tolerancia de la glucosa
- Cardiopatía isquémica e insuficiencia cardíaca

Signos y síntomas

- Panículo adiposo por encima de las clavículas, sobre la parte alta del dorso (giba de bisonte), en la cara (de luna llena) y a lo largo del tronco (obesidad troncal); miembos superiores e inferiores delgados.
- Aumento de la susceptibilidad a las infecciones; disminución de la resistencia al estrés.
- Hipertensión, hipertrofia ventricular izquierda, hemorragia, equimosis y dislipidemia.
- Aumento de la producción de andrógenos, hipertrofia del clítoris, virilidad leve, hirsutismo y amenorrea u oligomenorrea en las mujeres; disfunción sexual.
- Retención de sodio y de líquidos (secundaria), excreción creciente de potasio y cálculos ureterales.
- Irritabilidad y labilidad emocional.
- Poca o ninguna formación de cicatrices; mala cicatrización de las heridas.
- Estrías púrpuras, plétora facial y acné.
- Debilidad muscular.
- Fracturas patológicas; retraso del crecimiento esquelético en los niños.

Resultados de las pruebas diagnósticas

- Las pruebas analíticas muestran hiperglucemia, hipernatremia, glucosuria, hipocalemia y acidosis metabólica; concentraciones elevadas de cortisol libre urinario y salival; así como cortisol sérico elevado.
- La prueba de supresión con dexametasona confirma el diagnóstico y determina la causa, posiblemente un tumor suprarrenal o uno secretor de corticotropina no endocrino.
- La ecografía, tomografía computarizada (TC) y resonancia magnética (RM) permiten detectar la presencia de un tumor suprarrenal o hipofisario.

Tratamiento

- Específico para la causa de hipercortisolismo (hipofisario, suprarrenal o ectópico)
- Cirugía para los tumores de la glándula suprarrenal o hipófisis, o de otros tejidos, como los de pulmón
- Radioterapia
- Tratamiento de restitución de cortisol después de la intervención quirúrgica
- Antihipertensivos
- Suplementos de potasio
- Diuréticos
- Agentes antineoplásicos y antihormonales
- Para un tumor inoperable, fármacos como el mitotano o la aminoglutetimida, para bloquear la síntesis de esteroides

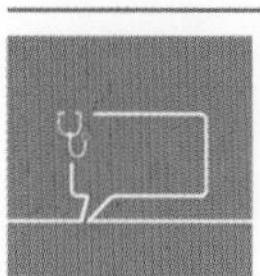

RECOMENDACIÓN CLÍNICA

La mayoría de los pacientes con síndrome de Cushing se tratan por intervención quirúrgica transesfenoidal, que conlleva una alta tasa de curación (80%). Los fármacos se utilizan, por lo general, como tratamiento adyuvante más que primario.

MANIFESTACIONES DEL SÍNDROME DE CUSHING

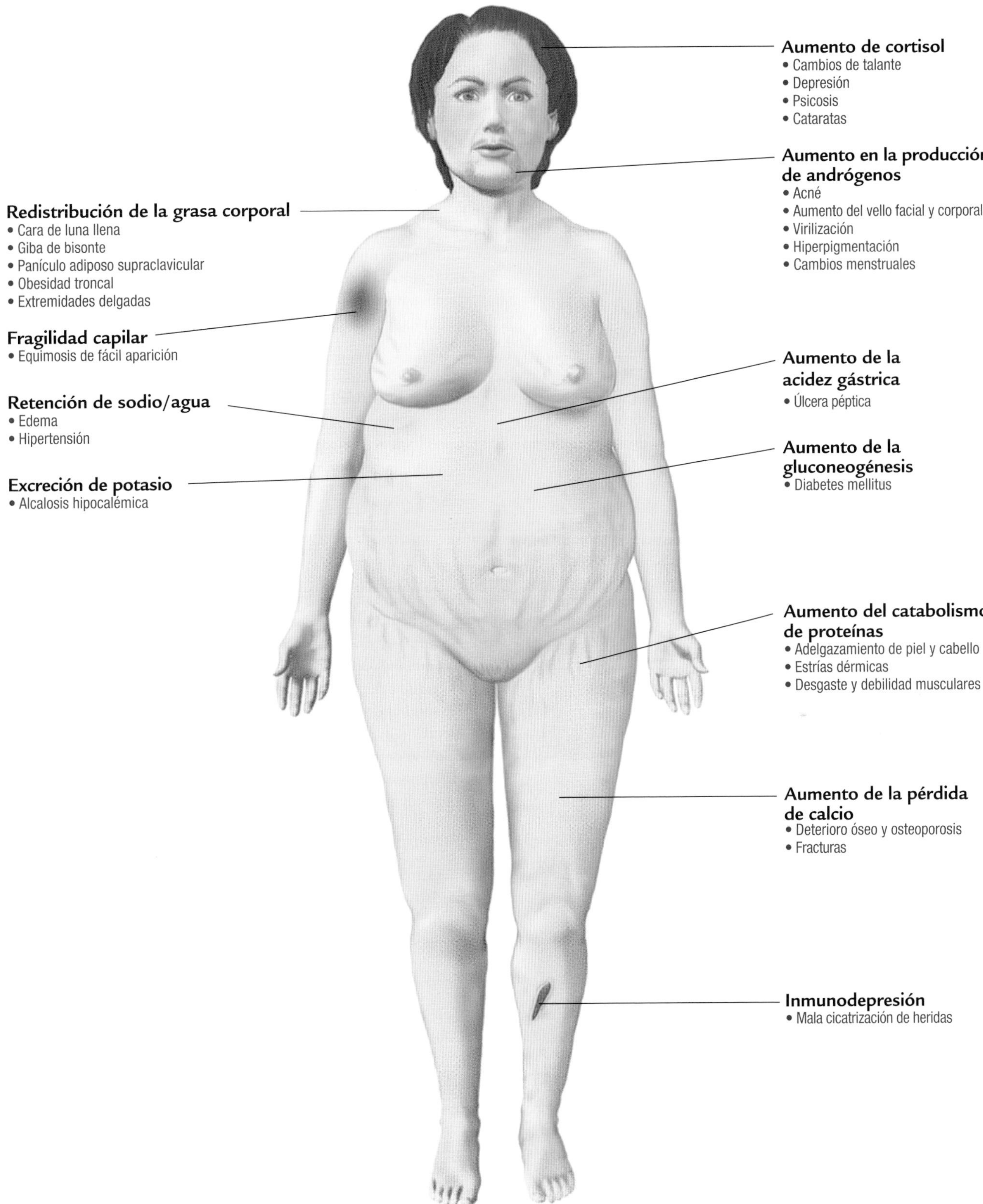
Aumento de cortisol
• Cambios de talante
• Depresión
• Psicosis
• Cataratas
Aumento en la producción de andrógenos
• Acné
• Aumento del vello facial y corporal
• Virilización
• Hiperpigmentación
• Cambios menstruales
Redistribución de la grasa corporal
• Cara de luna llena
• Giba de bisonte
• Panículo adiposo supraclavicular
• Obesidad troncal
• Extremidades delgadas
Fragilidad capilar
• Equimosis de fácil aparición
Aumento de la acidez gástrica
• Úlcera péptica
Retención de sodio/agua
• Edema
• Hipertensión
Aumento de la gluconeogénesis
• Diabetes mellitus
Excreción de potasio
• Alcalosis hipocalémica
Aumento del catabolismo de proteínas
• Adelgazamiento de piel y cabello
• Estrías dérmicas
• Desgaste y debilidad musculares
Aumento de la pérdida de calcio
• Deterioro óseo y osteoporosis
• Fracturas
Inmunodepresión
• Mala cicatrización de heridas

DIABETES INSÍPIDA

La *diabetes insípida*, una alteración del metabolismo del agua, es el resultado de una deficiencia de la vasopresina u hormona antidiurética (ADH, *antidiuretic hormone*) circulante, o de la resistencia renal a esta hormona. Las tres formas de diabetes insípida son neurógena, nefrógena y psicógena. La diabetes insípida *neurógena* es causada por una deficiencia de ADH; la *nefrógena*, por la resistencia de los túbulos renales a esta hormona. La diabetes insípida se caracteriza por la ingesta excesiva de líquidos y poliuria hipotónica. La disminución de la concentración de ADH altera la regulación del líquido intracelular y extracelular, que da lugar a la excreción renal de una gran cantidad de orina.

ALERTA POR EDAD

La diabetes insípida puede iniciar a cualquier edad. Es ligeramente más frecuente en los hombres que en las mujeres.

En la diabetes insípida sin complicaciones, el pronóstico es bueno siempre que se restituya el agua de forma adecuada. Los pacientes, por lo general, llevan una vida normal.

Etiología

- Neurógena: ictus, tumor hipotalámico o hipofisario, traumatismo craneal o intervención quirúrgica.
- Nefrógena: rasgo recesivo ligado a X, enfermedad renal en etapa terminal.
- Psicógena: polidipsia primaria o sarcoidosis.
- Diabetes insípida transitoria: ciertos fármacos, como litio, fenitoína o alcohol.

Fisiopatología

La diabetes insípida está relacionada con una insuficiencia de ADH que lleva a polidipsia y poliuria.

La diabetes insípida *neurógena* o *central* es una respuesta inadecuada de la ADH a los cambios en la osmolaridad del plasma. Una lesión del hipotálamo, tallo infundibular o hipófisis posterior bloquea de manera parcial o total la síntesis, transporte o secreción de ADH.

La diabetes insípida neurógena tiene un inicio agudo; puede presentarse un síndrome en tres fases, que implica:

- Pérdida progresiva de tejido nervioso y aumento de la diuresis
- Diuresis normal
- Poliuria y polidipsia, que reflejan la pérdida permanente de la capacidad para secretar ADH de forma adecuada

La diabetes insípida *nefrógena* es ocasionada por una respuesta renal inadecuada a la ADH. La permeabilidad del conducto colector al agua no aumenta en respuesta a esta hormona. Por lo general, la diabetes insípida nefrógena se relaciona con trastornos y fármacos que dañan los túbulos renales o inhiben la generación del monofosfato de adenosina cíclico. Además, la hipocalemia o la hipercalemia deterioran la respuesta renal a la ADH. Una forma genética rara de la diabetes insípida nefrógena es un rasgo recesivo ligado a X.

La diabetes insípida *psicógena* es causada por una gran ingesta de líquidos. Esta polidipsia primaria puede ser idiopática o reflejar una psicosis o sarcoidosis. La polidipsia y la poliuria resultante eliminan la ADH más rápido de lo que puede restituirse. La poliuria crónica puede sobrecargar al gradiente de concentración medular renal, que hace a los riñones parcial o totalmente incapaces de concentrar la orina.

Independientemente de la causa, la ADH insuficiente ocasiona la excreción inmediata de grandes volúmenes de orina diluida y la consiguiente hiperosmolaridad del plasma. En los individuos conscientes, se estimula el mecanismo de la sed, generalmente de líquidos fríos.

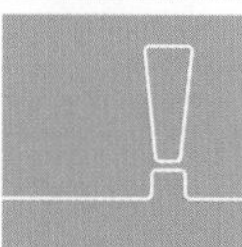

COMPLICACIONES

- Deshidratación
- Choque
- Insuficiencia renal
- Daño del sistema nervioso central (SNC)
- Distensión vesical
- Hidronefrosis

Signos y síntomas

- Polidipsia y poliuria hasta de 20 L/día (síntomas cardinales)
- Nicturia
- Alteraciones del sueño y fatiga
- Dolor de cabeza y alteraciones visuales
- Plenitud abdominal, anorexia y pérdida de peso
- Fiebre
- Cambio del grado de consciencia
- Hipotensión
- Taquicardia

Resultados de las pruebas diagnósticas

- En el análisis de orina la muestra es casi incolora, con baja osmolaridad y densidad.
- La prueba de privación de agua identifica la deficiencia de vasopresina, que causa incapacidad renal para concentrar la orina.

Tratamiento

- Vasopresina para regular el equilibrio de líquidos y evitar la deshidratación hasta que se pueda identificar y eliminar la causa de la diabetes insípida.
- Hidroclorotiazida con suplemento de potasio.
- Acetato de desmopresina.
- Cloropropamida.
- Ingesta de líquidos que corresponda con su excreción.

MECANISMO DE LA DEFICIENCIA DE ADH

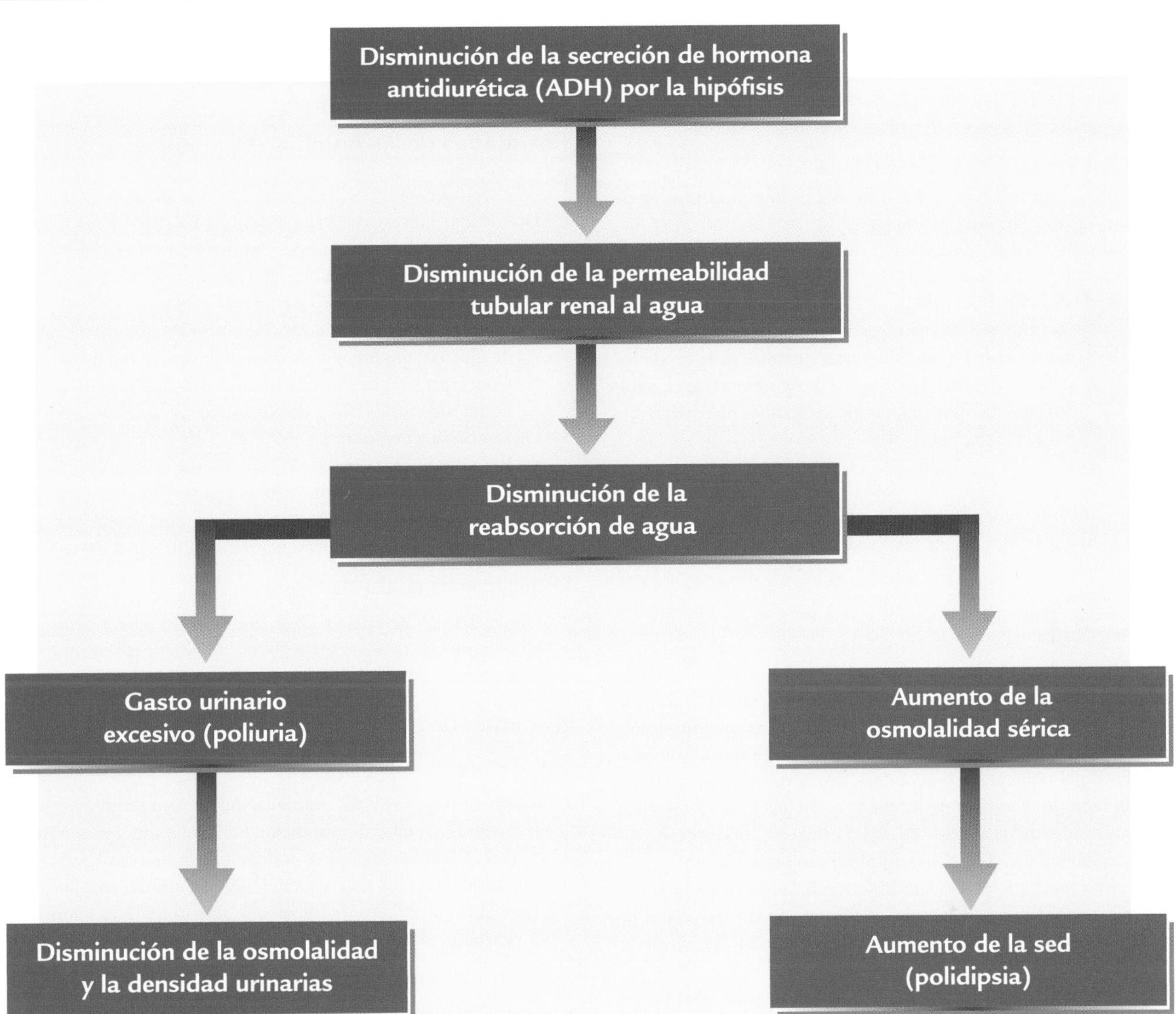

RECOMENDACIÓN CLÍNICA

VALORES DE LABORATORIO PARA LOS PACIENTES CON DIABETES INSÍPIDA

Valor	Normal	Diabetes insípida (DI)
ADH sérica	< 2.5 pg/mL	Disminuida en la DI central; puede ser normal en la DI nefrógena o psicógena
Osmolalidad sérica	285-300 mOsm/kg	> 300 mOsm/kg
Sodio sérico	136-145 mEq/L	> 145 mEq/L
Osmolalidad urinaria	300-900 mOsm/kg	< 300 mOsm/kg
Densidad urinaria	1.005-1.030	< 1.005
Gasto urinario	1-1.5 L/24 h	30-40 L/24 h
Ingesta de líquidos	1-1.5 L/24 h	> 50 L/24 h

DIABETES MELLITUS

La *diabetes mellitus* es una enfermedad metabólica caracterizada por hiperglucemia debida a la carencia o falta de efecto de la insulina o ambas. Se reconocen tres clasificaciones generales:

- De tipo 1: con carencia absoluta de insulina.
- De tipo 2: con resistencia a la insulina y diferentes grados de defectos en la secreción de insulina.
- Diabetes gestacional: manifiesta durante el embarazo.

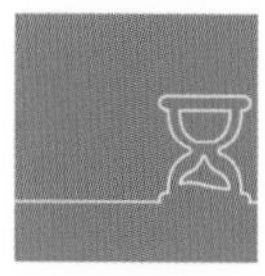

ALERTA POR EDAD

Aunque puede aparecer a cualquier edad, la diabetes de tipo 1 generalmente se manifiesta antes de los 30 años de edad. La de tipo 2 suele presentarse en adultos con obesidad después de los 40 años de edad.

Etiología

- Herencia
- Medio ambiente (infección, productos tóxicos)
- Estrés, dieta y falta de ejercicio en personas genéticamente predispuestas
- Embarazo

Fisiopatología

Las diabetes mellitus de tipos 1 y 2 son dos entidades fisiopatológicas separadas y distintas. En personas genéticamente susceptibles a la *diabetes de tipo 1*, un hecho desencadenante, posiblemente una infección vírica, causa la producción de autoanticuerpos que eliminan a las células β del páncreas. Ello conduce a una disminución y, finalmente, la falta de secreción de insulina. La deficiencia de insulina, cuando ya se destruyó más del 90% de las células β, conduce a hiperglucemia, aumento de la lipólisis y catabolismo proteico.

La *diabetes mellitus de tipo 2* es una enfermedad crónica causada por uno o más de los siguientes factores: deterioro de la producción de insulina, producción hepática inadecuada de glucosa o insensibilidad del receptor periférico de insulina.

La *diabetes mellitus gestacional* se refiere a la intolerancia a la glucosa durante el embarazo en una mujer sin diagnóstico previo de diabetes. Esto puede ocurrir si las hormonas placentarias contrarrestan la actividad de la insulina, provocando resistencia a la hormona.

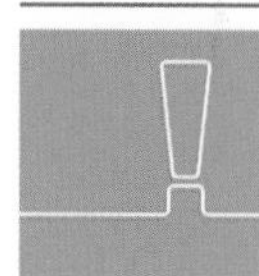

COMPLICACIONES

- Enfermedad cardiovascular
- Nefropatía
- Retinopatía
- Neuropatía
- Cetoacidosis y coma hiperosmolar
- Infecciones

Signos y síntomas

- Poliuria y polidipsia
- Náuseas; anorexia (frecuente) o polifagia (ocasional)
- Adelgazamiento (en general, del 10-30%; las personas con diabetes de tipo 1 casi no tienen grasa corporal al momento del diagnóstico)
- Dolores de cabeza, fatiga, letargia, disminución de la energía y problemas de rendimiento escolar o laboral
- Calambres musculares, irritabilidad y labilidad emocional
- Cambios de la vista, como visión borrosa
- Entumecimiento y hormigueo
- Malestar y dolor abdominales; diarrea o estreñimiento
- Candidosis vaginal recurrente

Resultados de las pruebas diagnósticas

En hombres y mujeres no embarazadas

- Dos de los siguientes criterios obtenidos con más de 24 h de intervalo, empleando la misma prueba dos veces o cualquier combinación, son indicios de la enfermedad:
  - Glucemia en ayuno de 126 mg/dL o más
  - Síntomas típicos de diabetes no estabilizada y concentración de glucosa en sangre al azar de 200 mg/dL o más
  - Concentración de glucosa en sangre de 200 mg/dL o más 2 h después de ingerir 75 g de glucosa oral
- Otros criterios incluyen:
  - Retinopatía diabética en la exploración oftalmológica
  - Otras pruebas de diagnóstico y seguimiento, incluyendo análisis de orina para cetonas y de hemoglobina glucosilada (refleja la estabilidad de la glucemia en los últimos 2-3 meses)

En mujeres embarazadas

- La prueba de tolerancia a la glucosa positiva muestra hiperglucemia después de la ingesta de glucosa (1 g/kg de peso corporal), así como retraso en el retorno a cifras de ayuno.

Tratamiento

Diabetes mellitus de tipo 1

- Restitución de insulina, planificación de las comidas y ejercicio (las formas actuales de restitución de insulina incluyen esquemas de dosis combinadas únicas o divididas, inhaladas y varios regímenes de inyección diaria subcutánea y continua en solución)
- Trasplante de células de los islotes (actualmente requiere inmunosupresión crónica)

Diabetes mellitus de tipo 2

- Los antidiabéticos orales estimulan la producción endógena de insulina, aumentan la sensibilidad a ésta en el nivel celular, suprimen la gluconeogénesis hepática y retrasan la absorción gastrointestinal de hidratos de carbono (se pueden usar combinados).
- Insulina exógena, sola o con antidiabéticos orales, para optimizar la estabilización de la glucemia.

Diabetes mellitus de tipos 1 y 2

- Plan de alimentación individualizado que satisfaga las necesidades nutricionales, estabilice las concentraciones de glucosa y lípidos en sangre, y ayude a alcanzar y mantener un peso corporal adecuado.
- Disminución de peso (paciente con diabetes mellitus de tipo 2 y obesidad) o raciones calóricas altas en función del grado de actividad y la etapa del crecimiento (diabetes mellitus de tipo 1).

Diabetes gestacional

- Ejercicio y tratamiento médico nutricional
- Inhibidores de la glucosidasa α, insulina inyectada, o ambos (si no se alcanza la normoglucemia)
- Asesorías sobre el alto riesgo de diabetes gestacional en embarazos subsecuentes y diabetes de tipo 2 en etapas posteriores de la vida
- Ejercicio y regulación del peso corporal para ayudar a evitar la diabetes de tipo 2

DIABETES MELLITUS DE TIPOS 1 Y 2

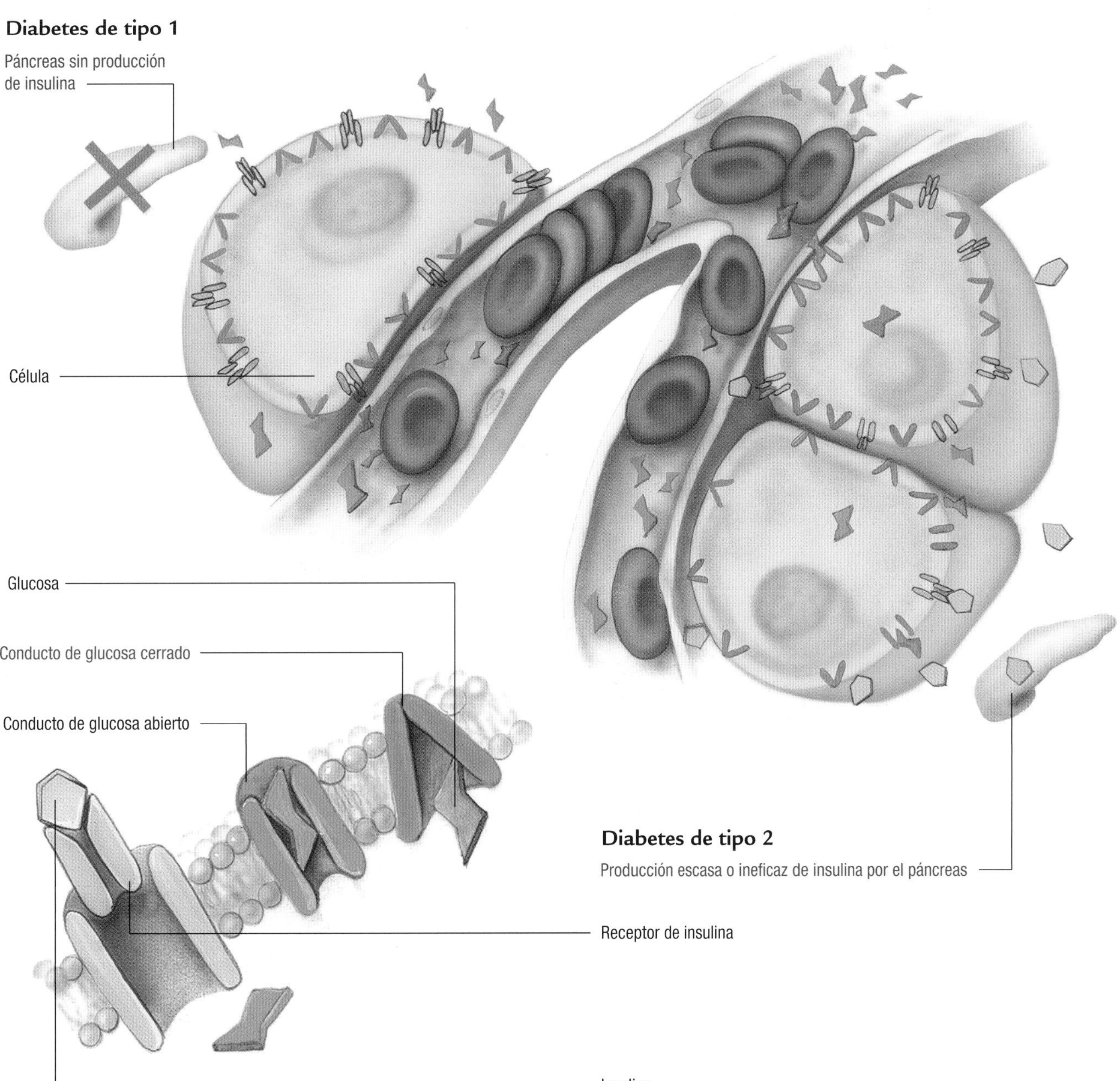

EXCESO DE HORMONA DEL CRECIMIENTO

El exceso de somatotropina u hormona del crecimiento (GH, *growth hormone*) que comienza en la edad adulta (después del cierre de las epífisis) se denomina *acromegalia*. El exceso de GH que se presenta antes del cierre de los discos de crecimiento epifisarios de los huesos largos causa *gigantismo hipofisario*. En ambos casos, el resultado es el aumento del crecimiento de hueso, cartílago y otros tejidos, así como del catabolismo de los hidratos de carbono y la síntesis de proteínas. En el gigantismo, un crecimiento proporcional de todos los tejidos del cuerpo antes del cierre epifisario causa aumento notable de la talla, tanto como de 15 cm al año. La acromegalia es rara, su prevalencia es de alrededor de 70 personas por millón en los Estados Unidos y afecta a hombres y mujeres por igual. El exceso de GH es una enfermedad lenta pero progresiva, que acorta la vida si no se trata. La morbilidad y mortalidad tienden a relacionarse con la arteriopatía coronaria e hipertensión, secundarias a la exposición prolongada al exceso de GH.

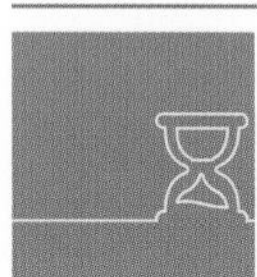

ALERTA POR EDAD

La mayoría de los casos de acromegalia se diagnostican en la cuarta y quinta décadas de la vida, pero la enfermedad suele estar presente años antes del diagnóstico. El gigantismo afecta a los lactantes y niños, quienes alcanzan hasta tres veces la talla normal para su edad. Los adultos afectados pueden alcanzar una estatura de más de 7.6 m.

Etiología

Adenomas de células eosinófilas o mixtas de la glándula hipófisis anterior.

Fisiopatología

Un tumor secretor de GH produce un patrón de secreción impredecible de esta hormona que sustituye los máximos habituales 1-4 h después del inicio del sueño. Las concentraciones elevadas de GH y somatomedina estimulan el crecimiento de todos los tejidos. En el gigantismo hipofisario, los discos epifisarios no están cerrados; así, el exceso de GH estimula el crecimiento lineal. También aumenta la masa de los huesos y las articulaciones, y causa crecimiento de los órganos internos y anomalías metabólicas. En la acromegalia, el exceso de GH aumenta la densidad y el ancho de los huesos, así como la proliferación de los tejidos conjuntivos y blandos.

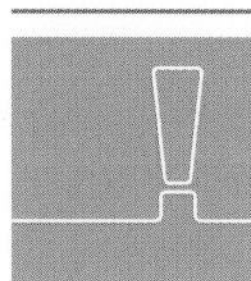

COMPLICACIONES

- Artritis
- Síndrome del túnel carpiano
- Osteoporosis
- Cifosis
- Hipertensión
- Diabetes mellitus
- Arterioesclerosis
- Cardiomegalia
- Insuficiencia cardíaca

Signos y síntomas

Acromegalia

- Engrosamiento de tejidos blandos que causa agrandamiento de manos, pies, nariz, mandíbula, escotadura supraorbitaria y orejas.
- Dolor de cabeza intenso, deterioro del sistema nervioso central, hemianopsia bitemporal y pérdida de la agudeza visual.
- Prognatismo marcado y mala oclusión de los dientes; puede interferir con la masticación.
- Engrosamiento de lengua, hipertrofia laríngea y agrandamiento de los senos paranasales (produce una voz profunda y hueca).
- Aspecto de punta de flecha de las falanges distales en las radiografías y engrosamiento de los dedos.
- Sudoración, piel aceitosa, hipertricosis y nuevos papilomas cutáneos (típicos).
- Irritabilidad, hostilidad y varios trastornos psicológicos.
- Piernas arqueadas, tórax en tonel, artritis, osteoporosis y cifosis.
- Intolerancia a la glucosa.
- Hipertensión y arterioesclerosis (efectos de la secreción excesiva de GH prolongada).
- Hipermetabolismo.
- Debilidad, artralgias.

Gigantismo

- Dolor dorsal, artralgias y artritis.
- Estatura excesiva.
- Cefalea, vómitos, crisis convulsivas, alteraciones visuales y edema de papila.
- Deficiencias de otros sistemas hormonales si el tumor productor de GH destruye otras células secretoras de hormonas.
- Intolerancia a la glucosa.

Resultados de las pruebas diagnósticas

- Los estudios de laboratorio muestran una concentración elevada de GH en el plasma medida por radioinmunoanálisis, presencia de somatomedina C e hiperglucemia.
- La prueba de supresión de glucosa confirma el hiperpituitarismo.
- Las radiografías, tomografía computarizada o resonancia magnética del cráneo muestran la presencia y extensión de la lesión hipofisaria.
- Las radiografías óseas muestran un engrosamiento del cráneo (en especial de los huesos frontal, occipital y parietales) y los huesos largos, así como artrosis en la columna vertebral.

Tratamiento

- Extirpación del tumor por hipofisectomía craneal o transesfenoidal, o radioterapia hipofisaria.
- Cirugía obligada para un tumor que causa ceguera u otros disturbios neurológicos graves.
- Restitución postoperatoria de las hormonas tiroideas, gonadales y cortisona.
- Bromocriptina y octreotida para inhibir la síntesis de GH.

EFECTOS DEL EXCESO DE HORMONA DEL CRECIMIENTO

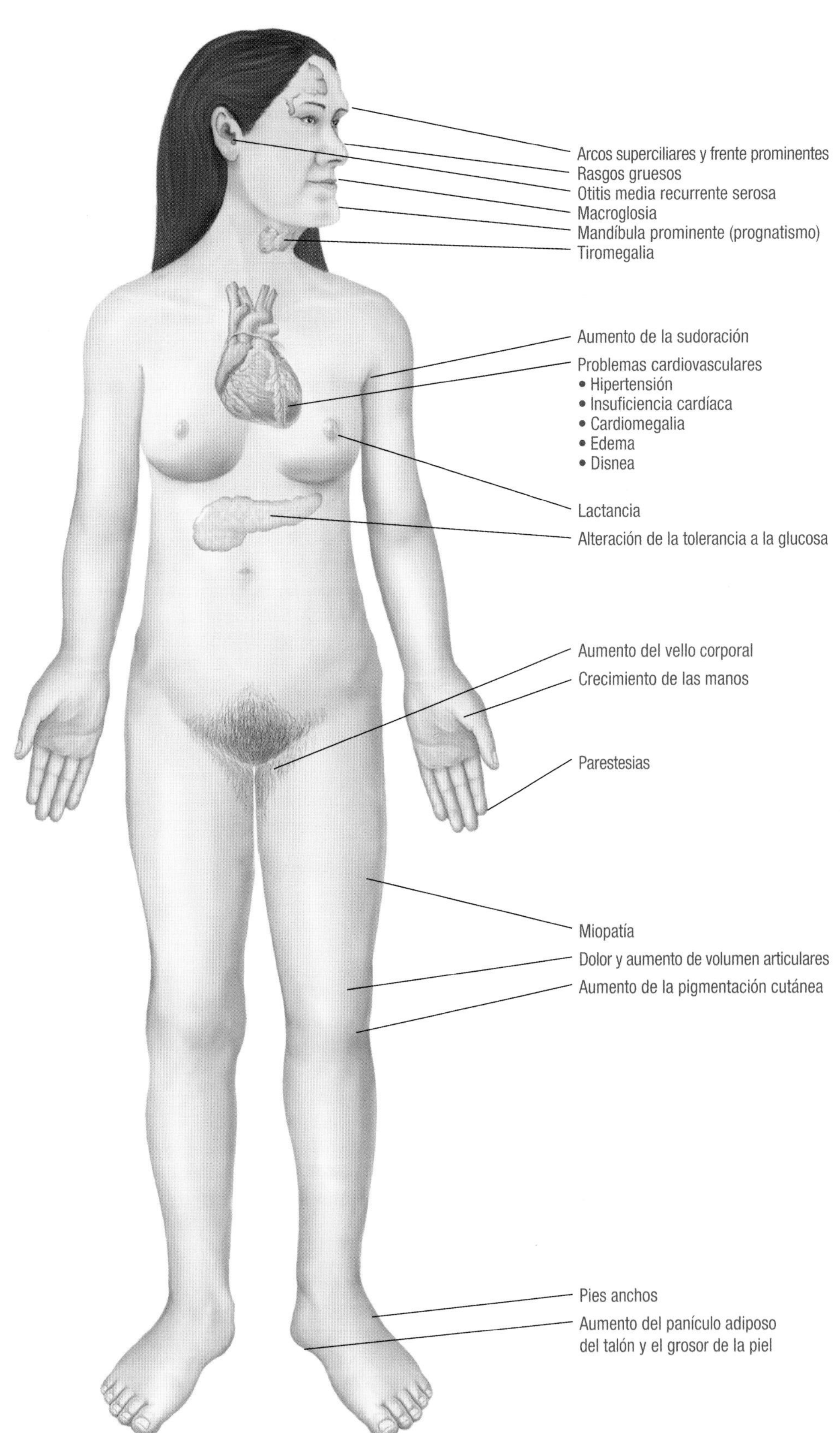
Arcos superciliares y frente prominentes
Rasgos gruesos
Otitis media recurrente serosa
Macroglosia
Mandíbula prominente (prognatismo)
Tiromegalia
Aumento de la sudoración
Problemas cardiovasculares
• Hipertensión
• Insuficiencia cardíaca
• Cardiomegalia
• Edema
• Disnea
Lactancia
Alteración de la tolerancia a la glucosa
Aumento del vello corporal
Crecimiento de las manos
Parestesias
Miopatía
Dolor y aumento de volumen articulares
Aumento de la pigmentación cutánea
Pies anchos
Aumento del panículo adiposo
del talón y el grosor de la piel

HIPERPARATIROIDISMO

El *hiperparatiroidismo* es resultado de la secreción excesiva de paratohormona u hormona paratiroidea (PTH) por una o más de las cuatro glándulas paratiroides. Esta hormona promueve la resorción ósea y su hipersecreción causa hipercalcemia e hipofosfatemia. Asimismo, aumenta la absorción renal y gastrointestinal de calcio. El hiperparatiroidismo primario con frecuencia se diagnostica cuando un paciente asintomático presenta concentraciones altas de calcio en las pruebas de laboratorio sistemáticas.

ALERTA POR EDAD

El hiperparatiroidismo afecta a las mujeres con una frecuencia dos o tres veces mayor que a los hombres, y se descubre, por lo general, en las mayores de 40 años.

Etiología

Hiperparatiroidismo primario

- Con mayor frecuencia, un adenoma único
- Neoplasia endocrina múltiple (suelen afectarse las cuatro glándulas)

Hiperparatiroidismo secundario

- Raquitismo, deficiencia de vitamina D, insuficiencia renal crónica y osteomalacia por fenitoína

Fisiopatología

La sobreproducción de PTH por un tumor o tejido hiperplásico aumenta la absorción intestinal de calcio, disminuye su depuración renal y aumenta su liberación por los huesos. La respuesta a este exceso varía para cada paciente por razones desconocidas.

Se presenta hipofosfatemia cuando el exceso de PTH inhibe la reabsorción tubular renal de fosfato. Agrava la hipercalcemia por aumento de la sensibilidad del hueso a esta hormona. Las fracturas patológicas pueden ser un síntoma.

Una anomalía que ocasiona hipocalcemia fuera de las paratiroides puede causar una producción excesiva compensatoria de PTH o hiperparatiroidismo secundario.

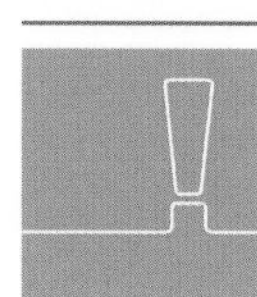

COMPLICACIONES

- Cálculos e insuficiencia renales
- Úlcera péptica
- Colelitiasis
- Arritmias cardíacas, daño vascular e insuficiencia cardíaca
- Cambios del sistema nervioso central

Signos y síntomas

Hiperparatiroidismo primario

- Poliuria, nefrocalcinosis o nefrolitiasis recurrente, y la consecuente insuficiencia renal
- Dolor lumbar crónico y fracturas fáciles
- Hipersensibilidad ósea y condrocalcinosis
- Osteopenia y osteoporosis, especialmente de las vértebras
- Erosiones de la superficie yuxtaarticular (articulación contigua)
- Fracturas subcondrales
- Sinovitis traumática
- Seudogota
- Pancreatitis (dolor epigástrico intenso y constante que se irradia a la espalda)
- Úlceras pépticas (dolor abdominal, anorexia, náuseas y vómitos)
- Debilidad y atrofia musculares, especialmente en las piernas
- Trastornos psicomotores y de la personalidad, depresión y psicosis manifiesta
- Necrosis cutánea, cataratas, microtrombos de calcio hacia los pulmones y páncreas, anemia y calcificación subcutánea

Hiperparatiroidismo secundario

- Las mismas manifestaciones del desequilibrio de calcio que en el hiperparatiroidismo primario
- Deformidades esqueléticas de huesos largos (como el raquitismo)
- Síntomas de la enfermedad subyacente

Resultados de las pruebas diagnósticas

Hiperparatiroidismo primario

- La hipercalcemia y las concentraciones altas de PTH en suero por radioinmunoanálisis confirman el diagnóstico.
- Las radiografías muestran desmineralización difusa de los huesos, quistes óseos, absorción cortical externa de hueso y erosión subperióstica de las falanges y la porción distal de las clavículas.
- El examen óseo microscópico por espectrofotometría radiológica muestra, por lo general, aumento del recambio óseo.
- Las pruebas analíticas detectan concentraciones altas de calcio, cloro y fosfatasa alcalina en orina y suero, bajas de fósforo sérico, y aumento de ácido úrico, creatinina y amilasa sérica.

Hiperparatiroidismo secundario

- Pruebas analíticas: concentración de calcio normal o ligeramente disminuida y variable de fósforo sérico, sobre todo cuando la causa es por raquitismo, osteomalacia o nefropatías.

Tratamiento

Hiperparatiroidismo primario

- Cirugía para extirpar el adenoma o, según el grado de hiperplasia, casi la mitad de una glándula, para obtener una concentración de PTH normal.
- Tratamientos para disminuir la concentración de calcio: administración de líquidos forzada, ingesta de calcio limitada y diuresis forzada para promover la excreción de sodio y calcio.
- Fosfato de sodio o de potasio oral; calcitonina subcutánea; mitramicina o bisfosfonatos i.v.
- Magnesio y fosfato i.v., solución de fosfato de sodio por vía oral o enema de retención, posiblemente calcio, vitamina D o calcitriol complementarios.

Hiperparatiroidismo secundario

- Vitamina D para corregir la causa subyacente de la hiperplasia paratiroidea; preparado de calcio oral para corregir la hiperfosfatemia en el paciente con nefropatía
- Diálisis en el paciente con insuficiencia renal para disminuir la concentración de fósforo
- Calcitonina
- Pamidronato

PATOGENIA DEL HIPERPARATIROIDISMO

Un tumor o tejido hiperplásico secreta hormona paratiroidea en exceso

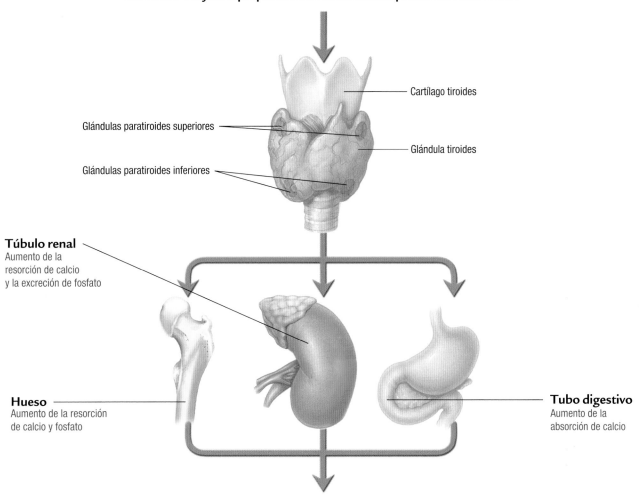

Cartílago tiroides

Glándulas paratiroides superiores

Glándula tiroides

Glándulas paratiroides inferiores

Túbulo renal
Aumento de la resorción de calcio y la excreción de fosfato

Hueso
Aumento de la resorción de calcio y fosfato

Tubo digestivo
Aumento de la absorción de calcio

Aumento de la concentración sérica de calcio

RECOMENDACIÓN CLÍNICA

RESORCIÓN ÓSEA EN EL HIPERPARATIROIDISMO PRIMARIO

En el hiperparatiroidismo, los mecanismos corporales sacrifican hueso para conservar la concentración de calcio intracelular. Las radiografías muestran desmineralización difusa de los huesos, quistes óseos, absorción ósea cortical externa y erosión subperióstica de las falanges y la porción distal de las clavículas. El examen microscópico del hueso con pruebas como la espectrofotometría radiológica típicamente muestra aumento del recambio óseo.

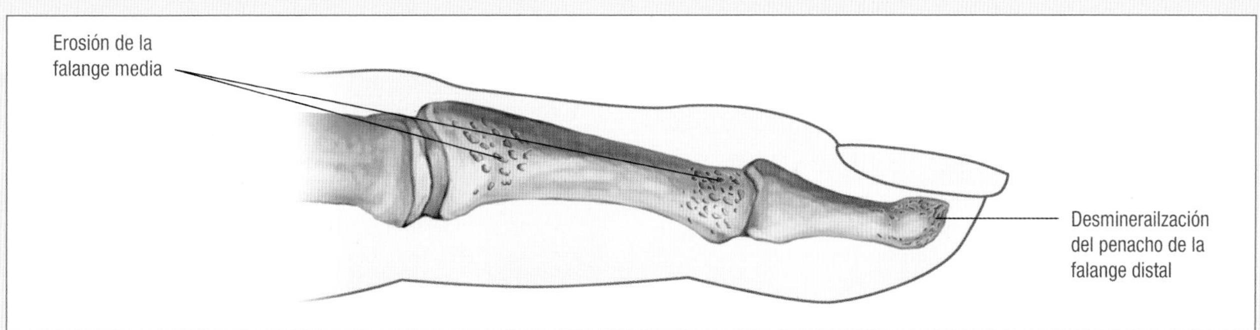

HIPERTIROIDISMO

El *hipertiroidismo*, o *tirotoxicosis*, es un desequilibrio metabólico que resulta de la sobreproducción de la hormona tiroidea. La forma más frecuente es la enfermedad de Graves, un proceso autoinmunitario que aumenta la producción de tiroxina (T_4), agranda la glándula tiroides (bocio) y causa múltiples cambios sistémicos.

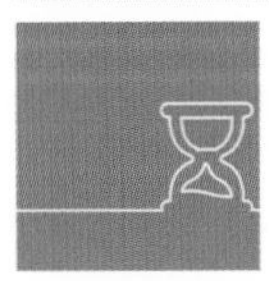

ALERTA POR EDAD

La incidencia de la enfermedad de Graves es mayor en las mujeres entre 30 y 60 años de edad, sobre todo aquellas con antecedentes familiares de anomalías de la tiroides; sólo el 5% es menor de 15 años de edad.

Etiología

- Predisposición genética, tal vez un gen autosómico recesivo
- Otras anomalías endocrinas
- Defecto en la función de los linfocitos T supresores y la consiguiente producción de autoanticuerpos
- Ingesta excesiva de yodo
- Crisis tiroidea precipitada por estrés (por cirugía, infección, preeclampsia o cetoacidosis diabética)
- Medicamentos, como litio y amiodarona
- Nódulos o tumores tóxicos

Fisiopatología

La glándula tiroides secreta el precursor de T_4, la hormona tiroidea triyodotironina (T_3), y la calcitonina. T_4 y T_3 estimulan el metabolismo de proteínas, lípidos e hidratos de carbono, principalmente a través de vías catabólicas. La calcitonina capta el calcio de la sangre y lo incorpora al hueso. La biosíntesis, almacenamiento y secreción de hormonas tiroideas son regulados por el eje hipotalámico-hipofisario a través de un ciclo de retroalimentación negativa.

La tiroliberina u hormona liberadora de tirotropina (TRH, *thyrotropin-releasing hormone*) del hipotálamo estimula la producción de tirotropina por la hipófisis. La concentración de T_3 circulante retroalimenta de forma negativa al hipotálamo para disminuir la concentración de TRH y a la hipófisis para disminuir la tirotropina.

En la enfermedad de Graves, se producen autoanticuerpos que se unen a los receptores de tirotropina en la glándula tiroides y después los estimulan. Este proceso conduce a una mayor estimulación de la glándula y producción hormonal creciente.

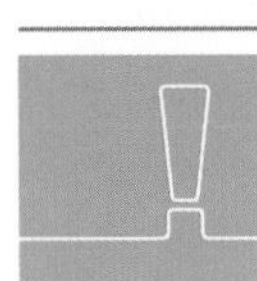

COMPLICACIONES

- Crisis tiroidea (irritabilidad extrema, hipertensión, taquicardia, vómitos, temperatura de hasta 41.1 °C, delirio y coma)

Signos y síntomas

- Tiroides crecida (bocio)
- Nerviosismo, temblor y palpitaciones
- Intolerancia al calor y sudoración
- Disminución de peso, a pesar del aumento del apetito
- Evacuaciones intestinales frecuentes
- Exoftalmia (característica, pero ausente en muchos pacientes con tirotoxicosis)

Otros signos y síntomas frecuentes debidos a la tirotoxicosis afectan de manera intensa a casi cada sistema del cuerpo

- Dificultad para concentrarse; temblor fino, escritura temblorosa y torpeza; inestabilidad emocional y cambios de humor, desde arrebatos ocasionales hasta psicosis manifiesta.
- Piel húmeda, suave, caliente, rubicunda; pelo fino y suave; encanecimiento prematuro irregular y pérdida mayor del pelo en ambos sexos; uñas friables y onicólisis; mixedema pretibial, piel engrosada; acentuación de los folículos pilosos; manchas cutáneas rojas elevadas, a veces pruriginosas o dolorosas con formación ocasional de nódulos; el examen al microscopio muestra aumento de depósitos de mucina.
- Hipertensión sistólica, taquicardia, pulso por completo saltón, presión amplia del pulso, cardiomegalia, aumento del volumen sanguíneo y del gasto cardíaco, choque de la punta cardíaco visible, taquicardia supraventricular paroxística y fibrilación auricular (sobre todo en personas de edad avanzada) y, ocasionalmente, soplo sistólico en el borde esternal izquierdo.
- Aumento de la frecuencia respiratoria, disnea de esfuerzo y en reposo, náuseas y vómitos, heces blandas o diarrea y hepatomegalia.
- Debilidad, fatiga y atrofia muscular; en raras ocasiones, coexiste con la miastenia grave; posiblemente parálisis generalizada o localizada asociada con hipocalemia y, rara vez, acropaquia.
- Oligomenorrea o amenorrea, fecundidad disminuida, mayor incidencia de aborto espontáneo, ginecomastia (en hombres) y disminución de la libido (en ambos sexos).

Resultados de las pruebas diagnósticas

- El radioinmunoanálisis muestra un aumento en la concentración sérica de T_4 y T_3.
- Las pruebas analíticas revelan cifras bajas de tirotropina.
- Gammagrafía de la tiroides: mayor captación de yodo radiactivo (^{131}I) en la enfermedad de Graves y, en general, en el bocio multinodular y adenoma tóxicos; baja captación radiactiva en la tiroiditis y tirotoxicosis ficticia (prueba contraindicada durante el embarazo).
- La ecografía confirma una oftalmopatía subclínica.

Tratamiento

- Fármacos antitiroideos, antagonistas de hormonas tiroideas, como el propiltiouracilo y el metimazol, para bloquear la síntesis de hormonas tiroideas; propranolol, hasta que los fármacos antitiroideos alcancen su efecto completo, para tratar la taquicardia y otros efectos periféricos de la actividad simpática excesiva.
- Dosis única vía oral de ^{131}I.
- Intervención quirúrgica y supervisión médica regular para toda la vida: la mayoría de los pacientes se tornan hipotiroideos, a veces hasta por varios años después de la operación.

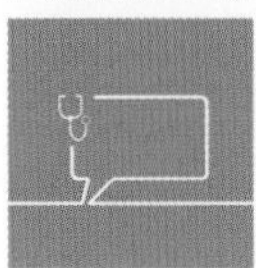

RECOMENDACIÓN CLÍNICA

Con tratamiento, la mayoría de los pacientes con hipertiroidismo pueden llevar una vida normal. Sin embargo, la crisis tiroidea (una exacerbación aguda y grave de la tirotoxicosis) es una urgencia médica que puede tener consecuencias cardíacas, hepáticas o renales potencialmente mortales.

GLÁNDULA TIROIDES Y SUS HORMONAS

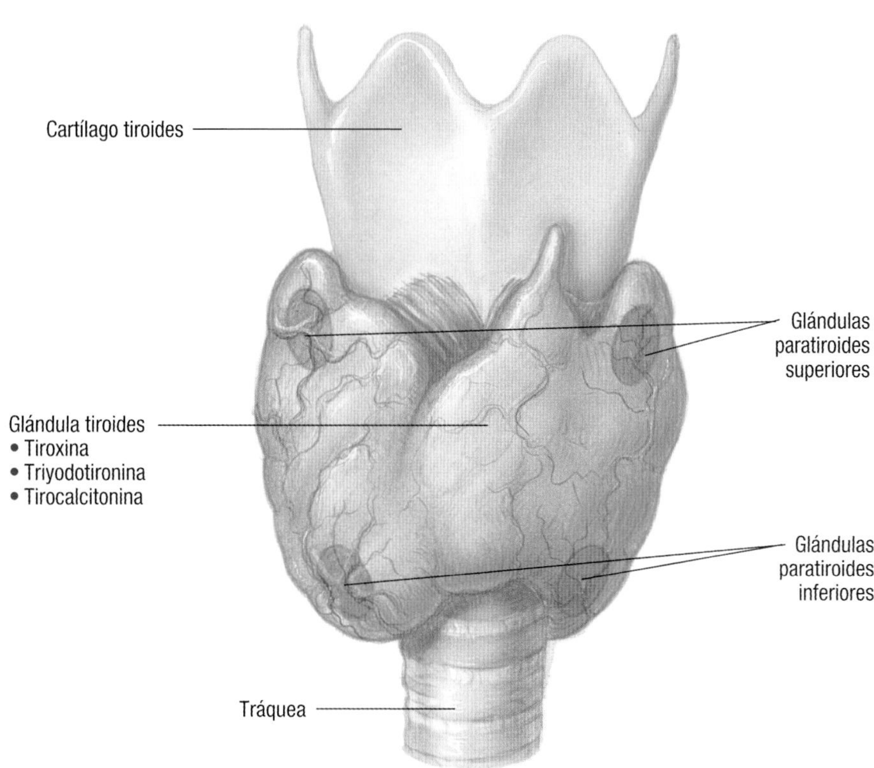

CAMBIOS HISTOLÓGICOS EN LA ENFERMEDAD DE GRAVES

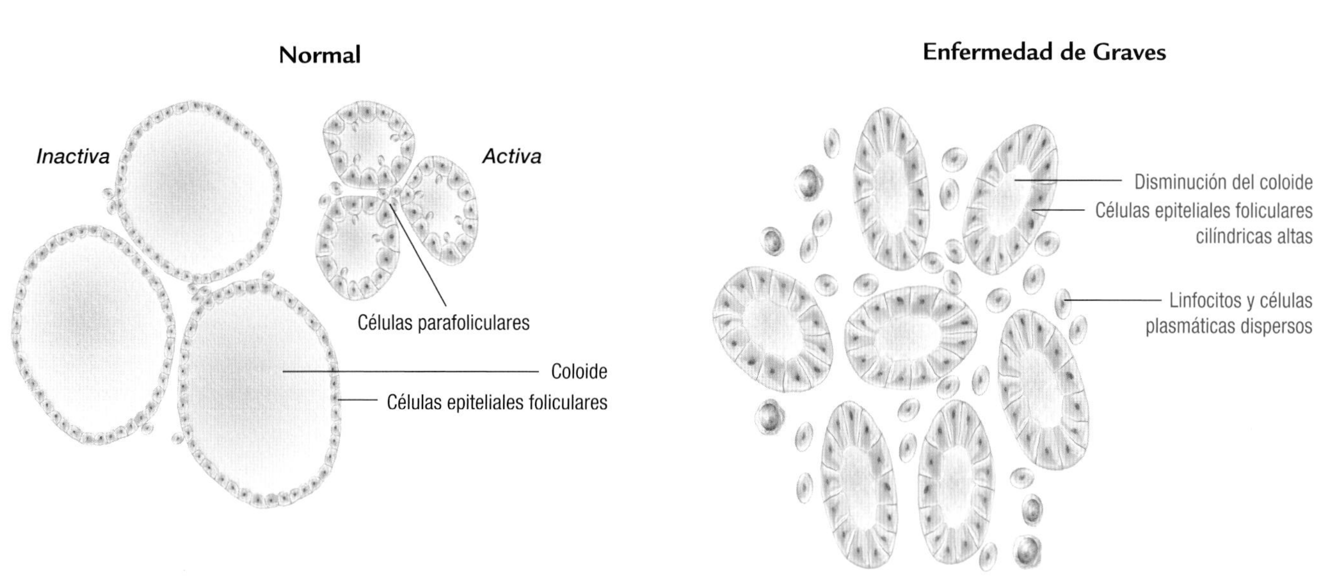

HIPOPITUITARISMO

El *hipopituitarismo*, también conocido como *panhipopituitarismo*, es un síndrome complejo caracterizado por disfunción metabólica, inmadurez sexual y retraso del crecimiento (cuando se produce en la infancia). La causa es una deficiencia de las hormonas secretadas por la hipófisis anterior. El panhipopituitarismo es una insuficiencia total o parcial de las seis hormonas vitales de la glándula (ACTH, tirotropina, lutropina o luteinizante [LH], folitropina o foliculoestimulante [FSH], GH y prolactina).

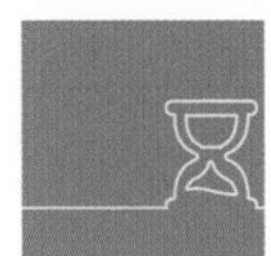

ALERTA POR EDAD

Las formas completas y parciales de hipopituitarismo afectan a adultos y niños; en los niños, estas enfermedades pueden ocasionar enanismo y retrasar la pubertad. El pronóstico puede ser bueno con un tratamiento de restitución adecuado y la corrección de las causas subyacentes.

El hipopituitarismo primario se desarrolla, por lo general, con un patrón predecible. Suele comenzar con concentraciones disminuidas de gonadotropinas (FSH y LH) y el consiguiente hipogonadismo, reflejado en el cese de la menstruación en las mujeres y la impotencia en los hombres. A continuación, hay una deficiencia de GH, que ocasiona estatura pequeña, retraso del crecimiento y pubertad tardía en los niños. La posterior disminución en la concentración de tirotropina causa hipotiroidismo y, finalmente, la menor concentración de ACTH ocasiona insuficiencia suprarrenal, que puede provocar una crisis suprarrenal. Cuando el hipopituitarismo es consecutivo a la ablación quirúrgica o a un traumatismo, el patrón de acontecimientos hormonales no necesariamente sigue esta secuencia. El daño al hipotálamo o la neurohipófisis puede causar diabetes insípida.

Etiología

Hipopituitarismo primario

- Tumor hipofisario
- Defecto congénito (hipoplasia o aplasia de la hipófisis)
- Infarto de la hipófisis (con más frecuencia por hemorragia posparto)
- Hipofisectomía total o parcial por radiación, quirúrgica o por agentes químicos
- Enfermedades granulomatosas, como la tuberculosis
- De origen autoinmunitario o idiopático (ocasionalmente)

Hipopituitarismo secundario

- Se presenta por la deficiencia de las hormonas liberadoras producidas por el hipotálamo, ya sea idiopática o como resultado de una infección, traumatismo o tumor.

Fisiopatología

La hipófisis está muy vascularizada y, por lo tanto, es muy vulnerable a una isquemia o infarto. Cualquier suceso que lleve al colapso circulatorio y el vasoespasmo compensatorio puede causar isquemia, necrosis tisular o edema de la glándula. La expansión de la hipófisis dentro del compartimento fijo de la *silla turca* reduce más su irrigación sanguínea. La ausencia o disminución de una o más hormonas hipofisarias conduce a una pérdida de la función de la glándula u órgano que regula.

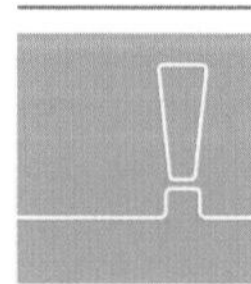

COMPLICACIONES

- Apoplejía hipofisaria
- Choque
- Coma
- Muerte

Signos y síntomas

- Deficiencia de ACTH: debilidad, fatiga, disminución de peso, hipoglucemia en ayuno y alteración de la función mental; pérdida de vello axilar y púbico; hiponatremia e hipotensión ortostática.
- Deficiencia de tirotropina: aumento de peso, estreñimiento, intolerancia al frío, fatiga y pelo áspero.
- Deficiencia de gonadotropinas: disfunción sexual e infecundidad.
- Deficiencia de la hormona antidiurética: diabetes insípida.
- Deficiencia de prolactina: disfunción de la lactancia o ginecomastia.

Resultados de las pruebas diagnósticas

- Prueba sanguínea: disminución de la concentración de tiroxina debida a la función reducida de la glándula tiroides por falta de tirotropina.
- El radioinmunoanálisis muestra disminución de la concentración plasmática de algunas o todas las hormonas hipofisarias.
- El aumento de la concentración de prolactina posiblemente indique una lesión en el hipotálamo o el tallo hipofisario.
- La tomografía computarizada, resonancia magnética o angiografía cerebral pueden mostrar la presencia de tumores intraselares o extraselares.
- La administración oral de metirapona muestra el origen de la concentración baja de hidroxicorticoesteroides.
- La administración de insulina muestra una concentración baja de corticotropina, que indica insuficiencia hipofisaria o hipotalámica.
- La administración de antagonistas de dopamina evalúa la reserva secretora de prolactina.
- La administración i.v. de la hormona liberadora de gonadotropina permite distinguir entre causas hipotalámicas e hipofisarias de la deficiencia de gonadotropinas.
- La prueba de provocación muestra concentraciones persistentemente bajas de GH y el factor de crecimiento similar a la insulina tipo 1, confirmando la deficiencia de GH.

Tratamiento

- Restitución de las hormonas (cortisol, tiroxina, andrógenos o estrógenos cíclicos) secretadas por las glándulas; la prolactina no se restituye.
- Clomifeno u hormona liberadora de gonadotropinas de manera cíclica con el fin de inducir la ovulación en la paciente de edad reproductiva.
- Cirugía para el tumor hipofisario.

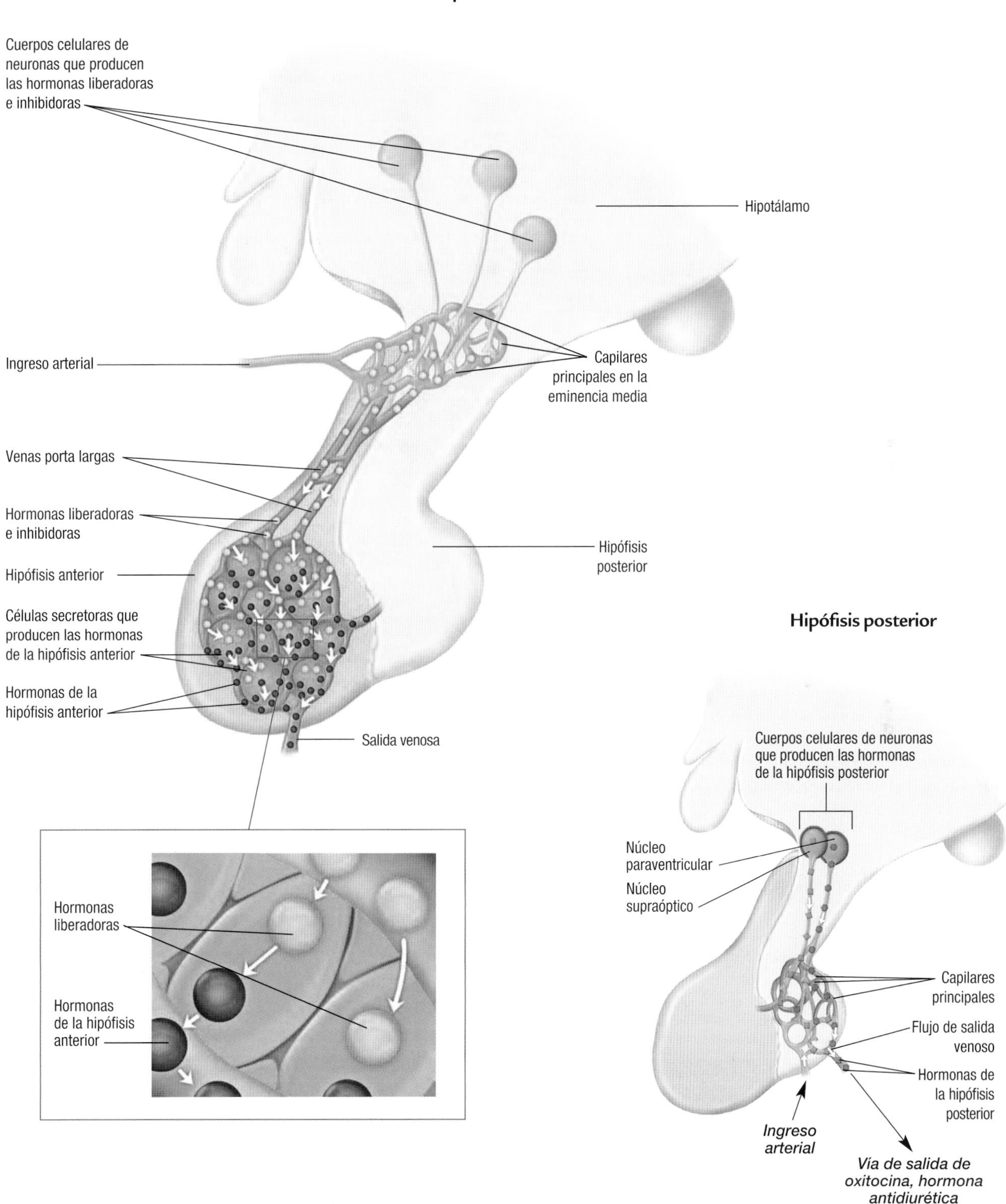
Hipófisis anterior
Cuerpos celulares de neuronas que producen las hormonas liberadoras e inhibidoras
Hipotálamo
Ingreso arterial
Capilares principales en la eminencia media
Venas porta largas
Hormonas liberadoras e inhibidoras
Hipófisis anterior
Hipófisis posterior
Células secretoras que producen las hormonas de la hipófisis anterior
Hormonas de la hipófisis anterior
Salida venosa
Hormonas liberadoras
Hormonas de la hipófisis anterior
Hipófisis posterior
Cuerpos celulares de neuronas que producen las hormonas de la hipófisis posterior
Núcleo paraventricular
Núcleo supraóptico
Capilares principales
Flujo de salida venoso
Hormonas de la hipófisis posterior
Ingreso arterial
Vía de salida de oxitocina, hormona antidiurética

HIPOTIROIDISMO

El hipotiroidismo resulta de la insuficiencia hipotalámica, hipofisaria o tiroidea, o de la resistencia a las hormonas de la tiroides. Es más frecuente en las mujeres que en los hombres. En Estados Unidos, la incidencia está aumentando de forma significativa en personas de 40-50 años de edad.

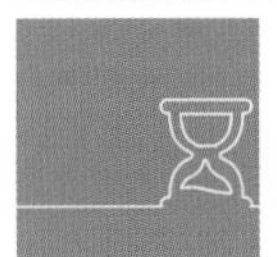

ALERTA POR EDAD

El hipotiroidismo se presenta sobre todo después de los 50 años de edad y, por lo general, es subdiagnosticado, particularmente en las personas de edad avanzada. Después de los 65 años de edad, la prevalencia aumenta tanto como el 10% en las mujeres y el 3% en los hombres.

Una deficiencia en la secreción de hormonas tiroideas durante el desarrollo fetal y la infancia temprana resulta en cretinismo infantil (hipotiroidismo congénito). Las tiroiditis subaguda, indolora y posparto son afecciones autolimitadas que pueden seguir a un episodio de hipertiroidismo.

Etiología

Primaria (afección de la glándula tiroides)

- Tiroidectomía o radioterapia (en especial con yodo radiactivo)
- Inflamación, tiroiditis crónica autoinmunitaria (de Hashimoto) o afecciones como la amiloidosis y sarcoidosis (raras)

Secundaria (falta de estimulación de la función tiroidea normal)

- Producción insuficiente de hormonas tiroideas
- Medicamentos antitiroideos, como el propiltiouracilo
- Insuficiencia hipofisaria para producción de tirotropina
- Errores innatos de la síntesis de hormonas tiroideas
- Deficiencia de yodo (generalmente alimentaria)
- Insuficiencia hipotalámica de producción de TRH

Fisiopatología

El hipotiroidismo puede reflejar un mal funcionamiento del hipotálamo, la hipófisis o la glándula tiroides, todos los cuales forman parte del mismo mecanismo de retroalimentación negativa. Sin embargo, las alteraciones del hipotálamo y la hipófisis rara vez causan hipotiroidismo. El hipotiroidismo primario es el más frecuente.

La tiroiditis autoinmunitaria crónica, también llamada *tiroiditis linfocítica crónica*, se presenta cuando los autoanticuerpos destruyen el tejido de la glándula tiroides. Cuando esta alteración se encuentra asociada con bocio, se denomina *tiroiditis de Hashimoto*. La causa de este proceso autoinmunitario es desconocida, aunque la herencia participa y hay subtipos de antígenos leucocíticos humanos específicos relacionados con un mayor riesgo.

Fuera de la tiroides, los anticuerpos pueden reducir el efecto de las hormonas tiroideas de dos formas. En primer lugar, los anticuerpos pueden bloquear al receptor de tirotropina y prevenir la producción de esta hormona. En segundo lugar, los anticuerpos antitiroideos citotóxicos pueden provocar la destrucción tiroidea.

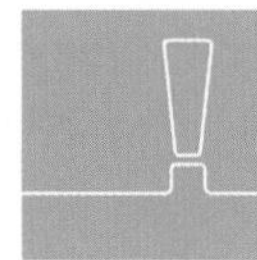

COMPLICACIONES

- Coma mixedematoso
- Anemia perniciosa
- Fecundidad alterada
- Aclorhidria
- Anemia
- Bocio
- Trastornos psiquiátricos

Signos y síntomas

- Manifestaciones clínicas tempranas típicas y vagas: debilidad, fatiga, tendencia a los olvidos, sensibilidad al frío, aumento de peso inexplicable y estreñimiento.
- Mixedema: disminución de la estabilidad mental; piel gruesa, seca, escamosa, inelástica; edema facial de manos y pies; ronquera; edema periorbitario; ptosis del párpado superior; cabello seco y escaso; uñas gruesas, frágiles (conforme progresa la afección).
- Afección cardiovascular: disminución del gasto cardíaco, pulso lento, signos de mala circulación periférica, insuficiencia cardíaca congestiva y cardiomegalia (ocasional).

Otros efectos frecuentes

- Anorexia, distensión abdominal, menorragia, disminución de la libido, infecundidad, ataxia y nistagmo; reflejos con tiempo de relajación retrasado (especialmente del tendón aquíleo).

Resultados de las pruebas diagnósticas

- El radioinmunoanálisis muestra concentraciones séricas disminuidas de triyodotironina (T_3) y tiroxina (T_4).
- Aumento de la concentración sérica de tirotropina en la insuficiencia tiroidea y disminución en la insuficiencia hipotalámica o hipofisaria.
- Concentración elevada de colesterol, fosfatasa alcalina y triglicéridos séricos.
- El hemograma muestra una concentración sérica de sodio baja en el coma mixedematoso.
- La gasometría arterial muestra disminución del pH y aumento de la presión parcial de CO_2 en el coma mixedematoso.
- Radiografía, tomografía computarizada y resonancia magnética del cráneo: lesiones hipotalámicas o hipofisarias.
- En la radiografía de tórax se detecta cardiomegalia.

Tratamiento

- Restitución gradual permanente de las hormonas tiroideas T_4 y, en ocasiones, T_3
- Cirugía para la causa subyacente, como un tumor hipofisario

ALERTA POR EDAD

Los pacientes de edad avanzada deben iniciar con una dosis muy baja de T_4, como 25 μg cada mañana, para evitar problemas cardíacos. El aumento gradual de la dosis se hace con base en la concentración de TSH.

CAMBIOS HISTOLÓGICOS EN LA TIROIDITIS DE HASHIMOTO

Normal

Inactiva *Activa*

Células parafoliculares

Coloide

Células epiteliales de folículo

Tiroiditis de Hashimoto

Linfocitos y células plasmáticas

Folículos atróficos

Metaplasia de células epiteliales foliculares

Inflamación con fibrosis progresiva

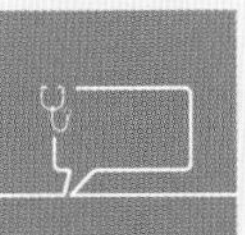

RECOMENDACIÓN CLÍNICA

MANIFESTACIONES FACIALES DEL MIXEDEMA

Antes de la era del diagnóstico rápido mediante pruebas analíticas y del tratamiento de restitución hormonal, el diagnóstico del hipotiroidismo grave se realizaba con base en las características faciales típicas de esta alteración.

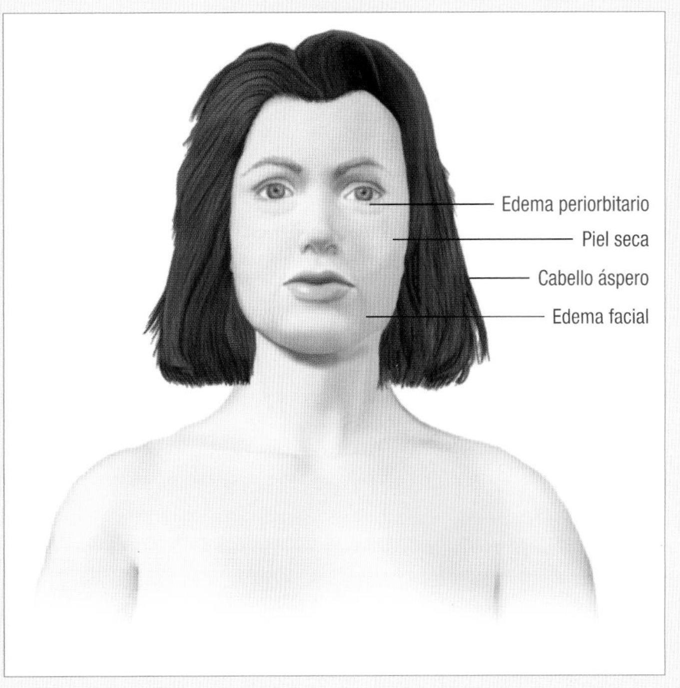

SÍNDROME METABÓLICO

El síndrome metabólico es una afección frecuente donde la obesidad, hipertensión arterial, hiperglucemia y colesterol alterado se conjuntan en una sola persona. Cuando estos factores de riesgo ocurren juntos, la probabilidad de desarrollar enfermedad cardíaca, ictus y diabetes es mucho mayor que cuando éstos se desarrollan de manera independiente. Según la American Heart Association, casi un 25% de los residentes estadounidenses resultan afectados por el síndrome metabólico.

Etiología

Algunos estudios sugieren que el síndrome metabólico está estrechamente vinculado con el metabolismo de un individuo. Por lo general, el alimento se absorbe hacia el torrente sanguíneo en forma de glucosa y otras sustancias básicas. Cuando la concentración de glucosa aumenta en el torrente sanguíneo, el páncreas secreta insulina. La insulina se fija a las células del cuerpo y permite entrar a la glucosa, donde se utiliza para obtener energía. En algunas personas, las células del cuerpo no son capaces de responder a la insulina. Según lo sugerido por estudios recientes, esta resistencia a la insulina participa en el desarrollo del síndrome metabólico.

Fisiopatología

Cuando se produce resistencia a la insulina, el cuerpo es incapaz de procesar la glucosa y el páncreas responde mediante la síntesis de más insulina. Este ciclo conduce a la hiperinsulinemia y concentración alta de glucosa. El aumento en la insulina circulante causa hipertrofia y remodelado vasculares; también lleva al aumento de la concentración de colesterol y triglicéridos, ácido úrico sérico, incremento de la adhesividad plaquetaria, aumento de la respuesta a la angiotensina II y disminución del óxido nítrico.

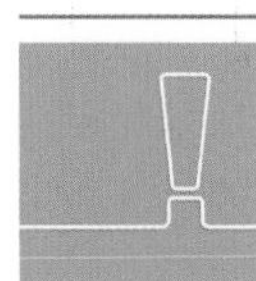

COMPLICACIONES

- Arteriopatía coronaria
- Ictus
- Enfermedad vascular periférica
- Diabetes mellitus de tipo 2

Signos y síntomas

- Obesidad abdominal
- *Acantosis pigmentaria* (oscurecimiento de la piel en el cuello o debajo de los brazos)
- Irregularidad o ausencia de períodos menstruales
- Quistes ováricos
- Infecundidad
- Acné
- Hirsutismo
- Alopecia

Resultados de las pruebas diagnósticas

- Circunferencia de la cintura mayor de 89 cm en las mujeres o de 101 cm en los hombres.
- Análisis de sangre: concentraciones de triglicéridos ≥ 150 mg/dL.
- Análisis de sangre: glucemia en ayuno ≥ 100 mg/dL.
- Análisis de sangre: concentración del colesterol de lipoproteínas de alta densidad < 50 mg/dL en las mujeres y < 40 mg/dL en los hombres.
- Presión arterial ≥ 130/85 mm Hg.

Tratamiento

- Adelgazar mediante dieta y ejercicio o, si es necesario, utilizar fármacos, como sibutramina u orlistat
- Ejercicio
- Medicamentos antihipertensivos, como diuréticos, inhibidores de la enzima convertidora de angiotensina, antagonistas del calcio o bloqueadores β-adrenérgicos
- Medicamentos para disminuir el colesterol, como estatinas, fibratos o niacina
- Tiazolidindionas o metformina para disminuir la resistencia a la insulina
- Ácido acetilsalicílico
- Dejar de fumar
- Disminución de la ingesta de sal, grasas saturadas y colesterol
- Aumento de alimentos ricos en fibra (frutas, vegetales y cereales)

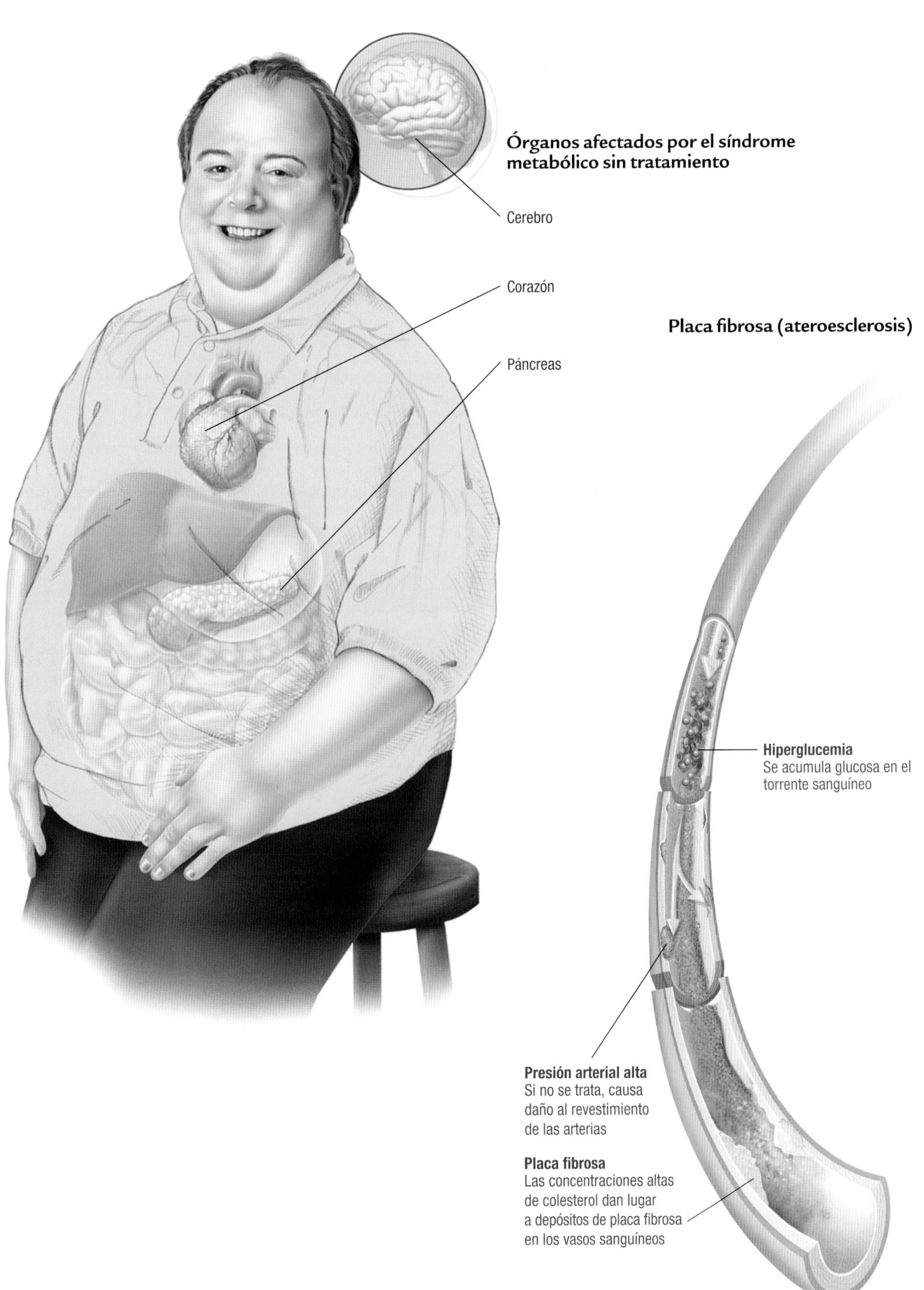
Órganos afectados por el síndrome metabólico sin tratamiento
Cerebro
Corazón
Páncreas
Placa fibrosa (ateroesclerosis)
Hiperglucemia
Se acumula glucosa en el torrente sanguíneo
Presión arterial alta
Si no se trata, causa daño al revestimiento de las arterias
Placa fibrosa
Las concentraciones altas de colesterol dan lugar a depósitos de placa fibrosa en los vasos sanguíneos

BOCIO SIMPLE

El *bocio simple* (o no tóxico) es un aumento del volumen de la glándula tiroides que no es ocasionado por inflamación o una neoplasia y con frecuencia se clasifica como endémico o esporádico. Los defectos heredados pueden ser la causa de una síntesis insuficiente de tiroxina (T_4) o una alteración del metabolismo del yodo. Puesto que las familias tienden a congregarse en una sola área geográfica, este factor familiar puede contribuir a la incidencia de los bocios endémico y esporádico.

Etiología

Bocio endémico

- Yodo insuficiente en los alimentos

Bocio esporádico

- Grandes cantidades de alimentos con sustancias que inhiben la producción de T_4, como nabos, col (repollo), soya (soja), maníes, melocotones, chícharos (guisantes), fresas, espinacas y rábanos.
- Algunos fármacos, como propiltiouracilo, yoduros, fenilbutazona, ácido paraaminosalicílico, cobalto y litio, pueden cruzar la placenta y afectar al feto.

Fisiopatología

El bocio puede desarrollarse en presencia de hipotiroidismo, hipertiroidismo o concentraciones normales de hormonas tiroideas. Cuando hay una afección subyacente grave, las respuestas compensatorias pueden causar crecimiento de la tiroides (bocio) e hipotiroidismo. El bocio simple se presenta cuando la glándula tiroides no puede secretar suficientes hormonas tiroideas para satisfacer los requisitos metabólicos. Como resultado, la glándula tiroides se agranda para compensar la síntesis inadecuada de la hormona, una medida que suele resolver una deficiencia hormonal de leve a moderada.

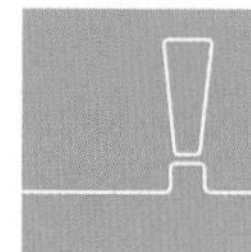

COMPLICACIONES

- Dificultad respiratoria
- Hipotiroidismo
- Hipertiroidismo
- Cáncer de tiroides

Signos y síntomas

- Tiroides crecida (bocio)
- Disfagia
- Ingurgitación venosa; desarrollo de circulación venosa colateral en el tórax
- Mareo o síncope (signo de Pemberton) cuando el paciente levanta los brazos por encima de la cabeza

Resultados de las pruebas diagnósticas

Las pruebas de laboratorio revelan:

- Concentraciones normales de hormonas tiroideas
- Concentraciones de tirotropina normales o altas
- Concentraciones de T_4 normales o bajas normales
- Captación de yodo radiactivo normal o aumentada

Tratamiento

- Restitución con hormonas exógenas y levotiroxina (tratamiento ideal): inhibe la secreción de tirotropina y permite que la glándula descanse.
- Pequeñas dosis de yodo (solución de yoduro de Lugol o de potasio): suelen aliviar el bocio debido a la deficiencia de este elemento.
- Evitar alimentos y fármacos bociógenos.
- Para un bocio grande que no responde al tratamiento, tiroidectomía subtotal.

IDENTIFICACIÓN DE LOS TIPOS DE BOCIO

Bocio tóxico (enfermedad de Graves)

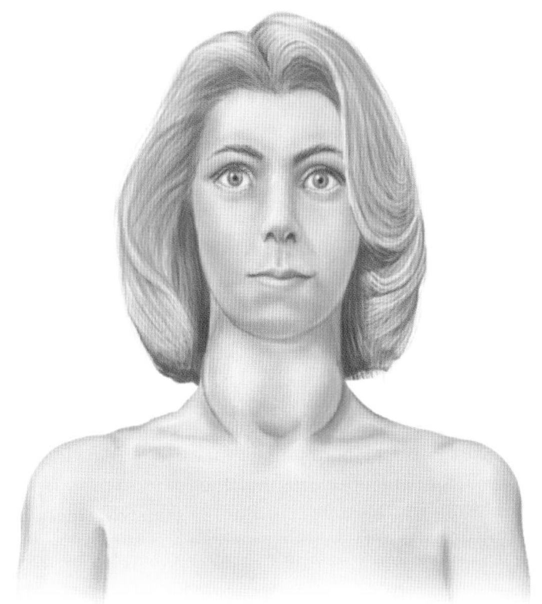

Bocio simple (no tóxico)

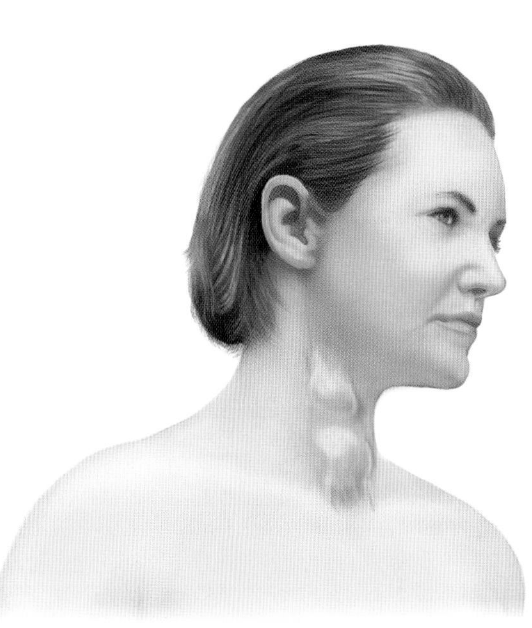

Bocio nodular

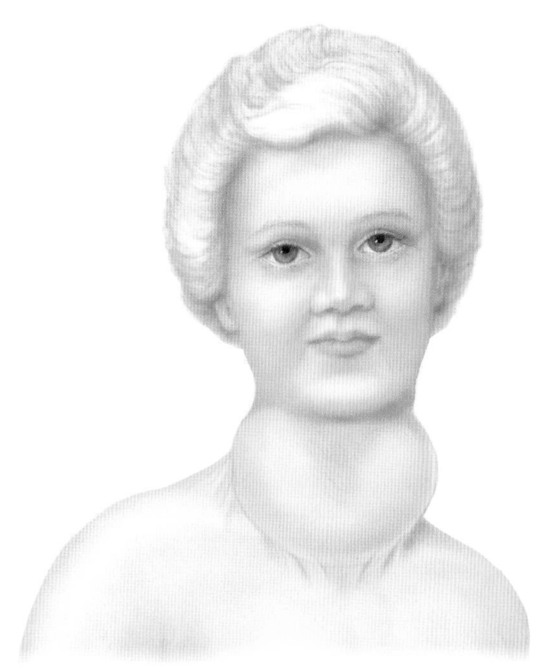

CÁNCER DE TIROIDES

El carcinoma tiroideo es la neoplasia endocrina más frecuente. Se presenta en todas las edades, especialmente en personas que han tenido tratamientos de radiación de la región del cuello.

Etiología

Se desconoce la causa exacta.

Factores predisponentes

- Estímulo prolongado por la tirotropina debido a la exposición a radiación o la herencia
- Predisposición familiar
- Bocio crónico

Fisiopatología

El *carcinoma papilar* representa aproximadamente el 80% de todos los cánceres tiroideos en los adultos. De mayor frecuencia en mujeres adultas jóvenes, es la forma menos agresiva de cáncer de tiroides y envía metástasis de forma lenta. El *carcinoma folicular* es menos frecuente (contribuye con aproximadamente el 10-15% de todos los cánceres de tiroides), pero con mayor probabilidad de recidiva y envío de metástasis a los ganglios regionales y, a través de los vasos sanguíneos, a los huesos, hígado y pulmones. El carcinoma papilar y el folicular en conjunto representan aproximadamente el 90% de todos los cánceres tiroideos. El *carcinoma medular* se origina en las células parafoliculares, derivadas de la última bolsa branquial, y contiene depósitos de amiloide y calcio. Puede producir calcitonina, histaminasa, ACTH (que causa el síndrome de Cushing) y prostaglandinas E_2 y F_3 (que producen diarrea). Esta rara forma de cáncer de tiroides es hereditaria, está relacionada con el feocromocitoma y puede curarse cuando se detecta antes de que cause síntomas. Sin tratamiento, progresa con rapidez. Rara vez puede curarse por resección, es un tumor anaplásico resistente a la radiación y que envía metástasis rápidamente.

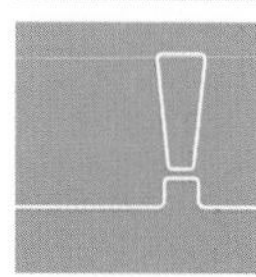

COMPLICACIONES

- Metástasis
- Estridor

Signos y síntomas

- Nódulo indoloro y duro en una glándula tiroides crecida, o presencia de ganglios linfáticos palpables y bocio
- Ronquera, disfagia, disnea y dolor a la palpación
- Tos
- Hipotiroidismo (metabolismo bajo, apatía mental, sensibilidad al frío) o hipertiroidismo (hiperactividad, inquietud, sensibilidad al calor)
- Diarrea, anorexia, irritabilidad y parálisis de cuerdas vocales

Resultados de las pruebas diagnósticas

- El análisis de calcitonina permite identificar un carcinoma medular silente: se cuantifica la concentración de calcitonina en reposo y durante una infusión de calcio (15 mg/kg en un período de 4 h). Revela una cifra elevada en ayuno y una respuesta anómala a la estimulación. Una secreción alta de calcitonina desde el nódulo, en comparación con el resto de la glándula, indica cáncer medular.
- La gammagrafía tiroidea permite distinguir los nódulos funcionales, que rara vez son malignos, de los hipofuncionales, que por lo general son malignos.
- Ecografía: cambios en el tamaño de los nódulos tiroideos después del tratamiento de supresión de tiroxina; se usa para guiar la aspiración con aguja fina y detectar la afección recurrente.
- La resonancia magnética y la tomografía computarizada proveen una base para planear el tratamiento, ya que permiten establecer la extensión de la afección dentro de la tiroides y en las estructuras circundantes.
- La biopsia por aspiración con aguja fina permite distinguir los nódulos tiroideos benignos de los malignos.
- El análisis histológico permite clasificar por etapas la enfermedad y guía los planes terapéuticos.

Tratamiento

- Cáncer papilar o folicular: tiroidectomía total o subtotal; disección ganglionar modificada (bilateral o unilateral) en el lado del cáncer primario.

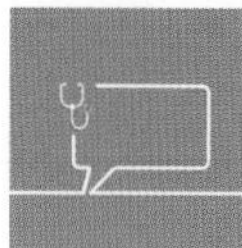

RECOMENDACIÓN CLÍNICA

Antes de la cirugía, informar al paciente que se espera una pérdida temporal de la voz o ronquera durante varios días postoperatorios.

- Cáncer medular gigante o de células fusiformes: tiroidectomía total y disección radical del cuello.
- Cáncer inoperable o de forma postoperatoria en lugar de la disección radical del cuello: radiación con ^{131}I o externa.
- Para aumentar la tolerancia a la cirugía y la radiación: supresión tiroidea adyuvante con hormonas tiroideas exógenas y administración simultánea de un bloqueador adrenérgico, como el propranolol.
- Metástasis: ^{131}I; es rara la quimioterapia para las metástasis sintomáticas diseminadas.

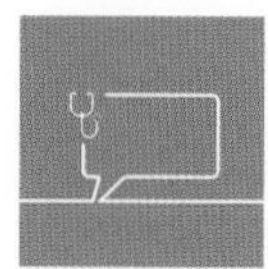

RECOMENDACIÓN CLÍNICA

Puede presentarse hipocalcemia si se extirpan las glándulas paratiroides durante la operación.

- Restitución de hormonas tiroideas después de las cirugías.

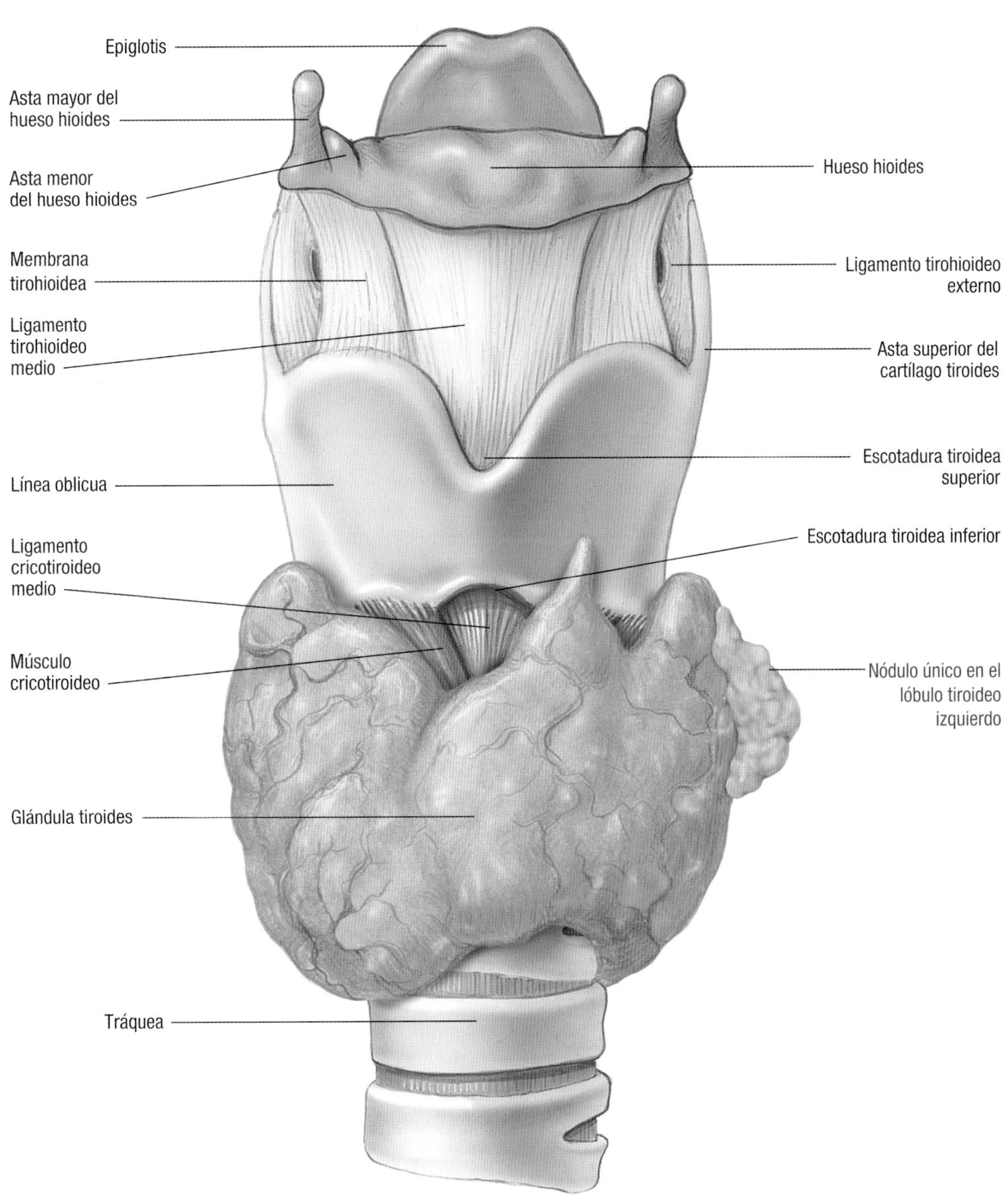
Vista anterior
Epiglotis
Asta mayor del hueso hioides
Asta menor del hueso hioides
Membrana tirohioidea
Ligamento tirohioideo medio
Línea oblicua
Ligamento cricotiroideo medio
Músculo cricotiroideo
Glándula tiroides
Tráquea
Hueso hioides
Ligamento tirohioideo externo
Asta superior del cartílago tiroides
Escotadura tiroidea superior
Escotadura tiroidea inferior
Nódulo único en el lóbulo tiroideo izquierdo

ENFERMEDADES DEL APARATO REPRODUCTOR

AMENORREA

La *amenorrea* es la ausencia *anómala* de menstruación. La ausencia de menstruación es normal antes de la pubertad, después de la menopausia o durante el embarazo y la lactancia; es patológica en cualquier otro momento. La amenorrea *primaria* es la ausencia de menarquia en una adolescente de 14 años sin desarrollo de características sexuales secundarias o para la edad de 16 años con el desarrollo normal de dichas características. La amenorrea *secundaria* es la ausencia de menstruación durante al menos 6 meses después del inicio normal de la menarquia. La amenorrea primaria se presenta en el 0.3% de las mujeres; la secundaria, en casi el 4%. El pronóstico es variable según la causa específica. Para una causa obstructiva, la corrección quirúrgica de la vía de salida es, por lo general, curativa.

Etiología

- Anovulación debida a la secreción deficiente de:
  - Estrógenos
  - Gonadotropinas
  - Lutropina u hormona luteinizante (LH, *luteinizing hormone*)
  - Folitropina u hormona foliculoestimulante (FSH, *follicle-stimulating hormone*)
- Falta de respuesta ovárica a las gonadotropinas
- Presencia constante de progesterona u otras anomalías endocrinas
- Adherencias endometriales (síndrome de Asherman)
- Tumor ovárico, suprarrenal o hipofisario
- Trastornos emocionales (frecuente en pacientes con depresión o anorexia nerviosa):
  - Las alteraciones emocionales leves, como el estrés, tienden a distorsionar el ciclo ovulatorio.
  - Un trauma psíquico importante puede cambiar abruptamente el patrón de hemorragia o suprimir totalmente uno o más ciclos ovulatorios completos.
- Desnutrición o ejercicio intenso (suprimen los cambios hormonales iniciados por el hipotálamo)
- Embarazo
- Disminución excesiva de peso
- Alteraciones tiroideas
- Obesidad o aumento excesivo de peso
- Tumor ovárico o suprarrenal
- Defectos anatómicos

Fisiopatología

El mecanismo varía dependiendo de la causa y de que el defecto sea estructural, hormonal o de ambos tipos. Las mujeres que tienen una concentración de estrógenos adecuada, pero también una deficiencia de progesterona, no ovulan y, por lo tanto, son infecundas. En la amenorrea primaria, el eje hipotalámico-hipofisario-ovárico es disfuncional. Debido a defectos anatómicos del sistema nervioso central, el ovario no recibe las señales hormonales que de forma normal inician el desarrollo de las características sexuales secundarias y la menstruación.

La amenorrea secundaria puede resultar de cualquiera de varios mecanismos, a saber:

- Central: anovulación hipogonadotrópica, hipoestrogénica.
- Uterino: como en el síndrome de Asherman, de cicatrización patológica intensa que reemplaza al endometrio funcional.
- Insuficiencia ovárica prematura.

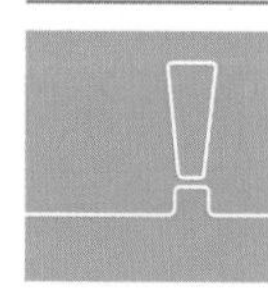

COMPLICACIONES

- Infecundidad

Signos y síntomas

- Ausencia de menstruación
- Bochornos (sofocos) vasomotores
- Atrofia vaginal
- Hirsutismo
- Acné (amenorrea secundaria)

Resultados de las pruebas diagnósticas

- La exploración física y ginecológica y una prueba de embarazo sensible descartan el embarazo y las anomalías anatómicas (como la estenosis cervical) que pueden causar la falsa amenorrea (criptomenorrea), en la que se produce la menstruación sin pérdida sanguínea externa.
- El inicio de la menstruación (goteo sanguíneo) dentro de la semana siguiente a la administración de progestágenos puros, como la medroxiprogesterona, indica que hay suficientes estrógenos para estimular el revestimiento del útero (si no hay menstruación, se realizan estudios especiales de diagnóstico, como la determinación de las concentraciónes de gonadotropinas).
- Los estudios de sangre y orina muestran desequilibrios hormonales, como concentraciones elevadas o bajas de gonadotropinas hipofisarias, y anómalas de hormonas tiroideas (sin sospecha de insuficiencia ovárica prematura o hipogonadotropismo central, las cifras de gonadotropinas no son clínicamente significativas porque se secretan de manera pulsátil).
- El examen médico completo (incluyendo radiografías apropiadas, tomografía computarizada [TC] o resonancia magnética [RM], laparoscopia y biopsia) permite detectar tumores ováricos, suprarrenales e hipofisarios.
- Las pruebas para identificar las hormonas predominantes o ausentes son:
  - "Cristalización en helecho" del moco cervical por microscopia (un efecto de los estrógenos)
  - Concentración de LH
  - Examen citológico vaginal
  - Biopsia endometrial
  - Concentración de progesterona sérica
  - Concentración de andrógenos séricos
  - Cifras elevadas de 17-cetosteroides urinarios con secreción excesiva de andrógenos
  - Concentración plasmática de FSH mayor de 50 UI/L según el laboratorio (sugiere insuficiencia ovárica primaria), normal o baja (posible anomalía hipotalámica o hipofisaria según el cuadro clínico)

Tratamiento

- Restitución de la hormona adecuada para restablecer la menstruación.
- Tratamiento de la causa de la amenorrea no relacionada con una deficiencia hormonal, por ejemplo, cirugía para la amenorrea debida a un tumor.
- Inducción de la ovulación, por ejemplo, con citrato de clomifeno en mujeres con hipófisis intacta y amenorrea secundaria por deficiencia de gonadotropinas, poliquistosis ovárica o disminución o aumento excesivo de peso.
- FSH y gonadotropinas menopáusicas humanas para mujeres con enfermedad hipofisaria.
- Aliento y apoyo emocional (asesoramiento psiquiátrico si la amenorrea es resultado de trastornos emocionales).
- Enseñar a la paciente cómo tener un registro preciso de sus ciclos menstruales.

AMENORREA PRIMARIA

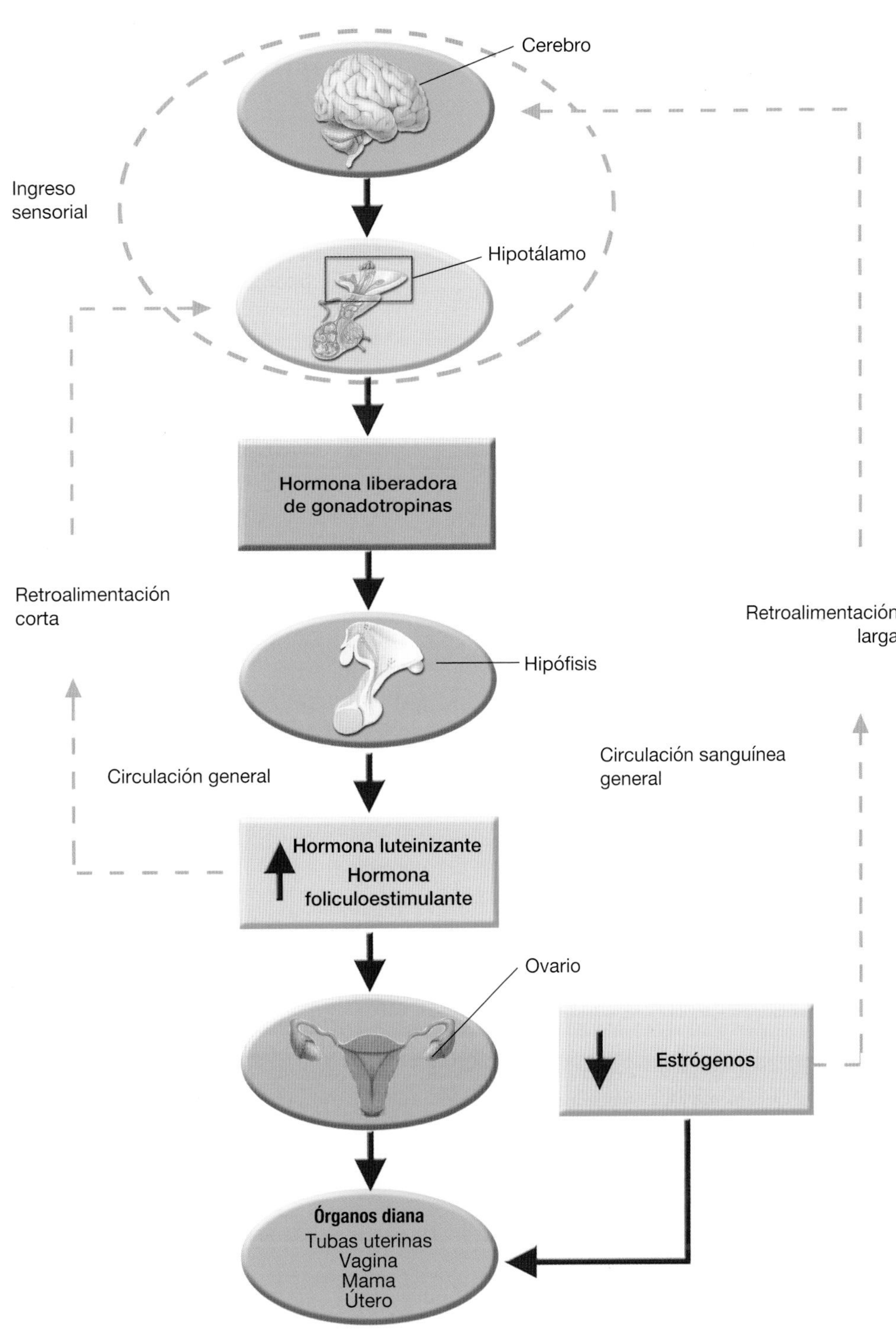

CÁNCER DE MAMA

El cáncer de mama es el más frecuente en las mujeres. Se calcula que una de cada ocho mujeres en Estados Unidos desarrollará cáncer de mama durante su vida. El cáncer de mama masculino representa el 1% de todos los cánceres en hombres y menos del 1% de los de mama. La tasa de supervivencia a 5 años del cáncer de mama localizado es del 98% gracias al diagnóstico temprano y una variedad de tratamientos. La afección de ganglios linfáticos es el factor de pronóstico más valioso. Con un tratamiento adyuvante, el 70-75% de las mujeres con ganglios negativos puede sobrevivir 10 años o más, en comparación con el 20-25% de aquellas con ganglios positivos.

ALERTA POR EDAD

El cáncer de mama puede desarrollarse en cualquier momento después de la pubertad, pero es más frecuente después de los 50 años.

Etiología

Factores de alto riesgo

- Antecedente familiar de cáncer de mama, en particular de parientes de primer grado (madre, hermana o tía materna)
- Pruebas de mutaciones genéticas (*BRCA1* y *BRCA2*) positivas
- Ciclos menstruales prolongados, menarquia temprana, menopausia tardía
- Nulíparas o primer embarazo después de los 30 años de edad
- Antecedente de cáncer ovárico o de mama unilateral
- Exposición a dosis bajas de radiación

Factores de bajo riesgo

- Embarazo antes de los 20 años, antecedente de múltiples embarazos
- Ascendencia india o asiática

Fisiopatología

Afecta con más frecuencia a la mama izquierda que a la derecha y es más habitual en el cuadrante superior externo. El cáncer de mama de crecimiento lento se propaga a través del sistema linfático y el torrente sanguíneo, por el lado derecho del corazón a los pulmones y, posteriormente, a la otra mama, pared torácica, hígado, huesos y cerebro.

La mayoría de los cánceres surgen del epitelio ductal. Los tumores de tipo ductal infiltrante no alcanzan grandes dimensiones, pero envían metástasis de forma temprana (70% de los cánceres de mama).

El cáncer de mama se clasifica por el aspecto histológico y la localización de la lesión de la siguiente manera:

- Adenocarcinoma, derivado del epitelio
- Intraductal, dentro de los conductos (incluye la enfermedad de Paget)
- Infiltrante, en el tejido parenquimatoso de la mama
- Inflamatorio (raro), la piel suprayacente se vuelve edematosa, inflamada e indurada; reflejo del crecimiento rápido del tumor
- Carcinoma lobulillar *in situ* (afecta a los lobulillos glandulares)
- Medular o circunscrito (tumor grande, con una velocidad rápida de crecimiento)

Los términos descriptivos deben acoplarse con un sistema de clasificación por etapas o del estado de los ganglios. El sistema de estadificación más utilizado incluye el tamaño tumoral, afección ganglionar y progreso metastásico (TNM: tumor, nódulo, metástasis).

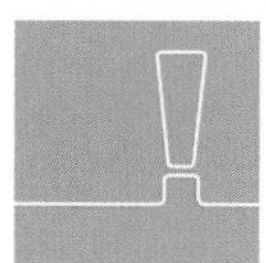

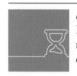

COMPLICACIONES

- Infección
- Movilidad disminuida con metástasis óseas
- Efectos del sistema nervioso central con metástasis cerebrales
- Dificultad respiratoria con la afección pulmonar
- Muerte potencial por cambios metastásicos

Signos y síntomas

- Protrusión o masa indolora en la mama, dolor mamario
- Cambio en la simetría o el tamaño de las mamas
- Cambios cutáneos como engrosamiento, piel escamosa alrededor del pezón, fóveas, edema (cáscara de naranja), ulceración o aumento de temperatura
- Secreción inusual
- Cambios en el pezón (prurito, ardor, erosión o retracción)
- Fracturas óseas patológicas, hipercalcemia
- Edema de brazo, aumento de volumen de ganglios axilares
- Vasos sanguíneos dilatados visibles a través de la piel de la mama
- Dolor óseo

Resultados de las pruebas diagnósticas

- Las concentraciones de fosfatasa alcalina y las pruebas de función hepática permiten descubrir metástasis distantes.
- El análisis de receptores hormonales determina si el tumor es dependiente de estrógenos o progesterona.
- La mastografía revela un tumor que es demasiado pequeño para palparse.
- La ecografía permite distinguir entre un quiste lleno de líquido y una masa sólida.
- Las radiografías de tórax muestran las metástasis.
- Las gammagrafías óseas, cerebrales, hepáticas y de otros órganos permiten detectar metástasis distantes.
- La aspiración con aguja fina y la biopsia excisional proporcionan células para su estudio histopatológico, que puede confirmar el diagnóstico.

Tratamiento

Quirúrgico

- Tumorectomía: en muchos casos, la radioterapia se combina con esta intervención.
- Tumorectomía y disección de ganglios linfáticos axilares.
- Resección de un cuadrante.
- Mastectomía simple: elimina la mama, pero no los ganglios linfáticos o los músculos pectorales.
- Mastectomía radical modificada: elimina la mama y los ganglios linfáticos mamarios y axilares.
- Mastectomía radical (hoy, rara vez se emplea): elimina la mama, ganglios linfáticos axilares y músculos pectorales mayor y menor.
- Tratamiento después de la localización del tumor.

Otros tratamientos

- Cirugía reconstructiva si no hay enfermedad avanzada.
- Quimioterapia, adyuvante o como tratamiento primario.

- Reguladores selectivos del receptor de estrógenos, como el tamoxifeno.
- Inhibidores de la aromatasa, como el anastrozol y el letrozol.
- Tratamiento con citoblastos periféricos para la enfermedad avanzada.
- Radioterapia primaria antes o después de la resección del tumor:
  - Eficaz para tumores pequeños en etapas tempranas.
  - Ayuda a hacer más manejables por medios quirúrgicos los tumores inflamatorios de la mama.
  - También se usa para prevenir o tratar las recurrencias locales.
- Bioterapia con fármacos como lapatinib, trastuzumab y bevacizumab.

COMPRENDER EL CÁNCER DE MAMA

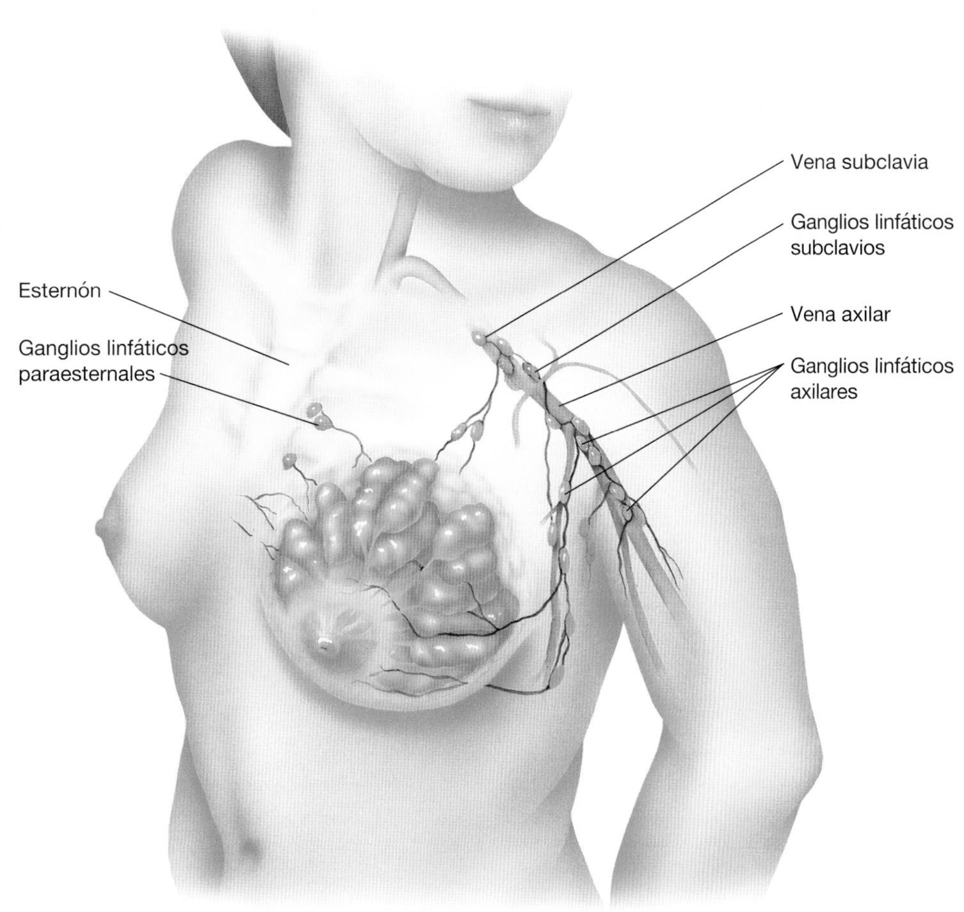

Carcinoma ductal *in situ*

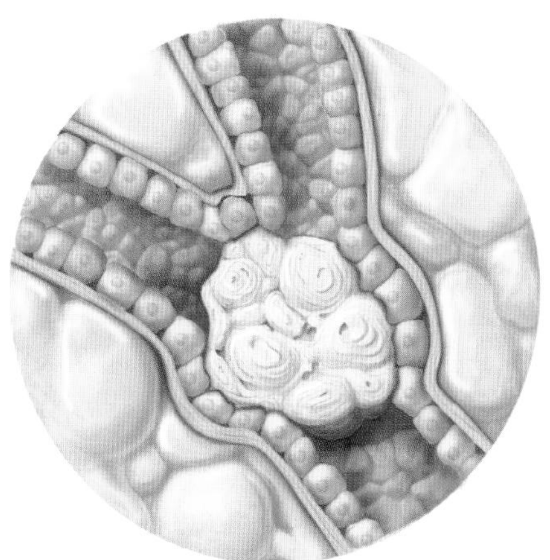

Carcinoma ductal infiltrante (invasor)

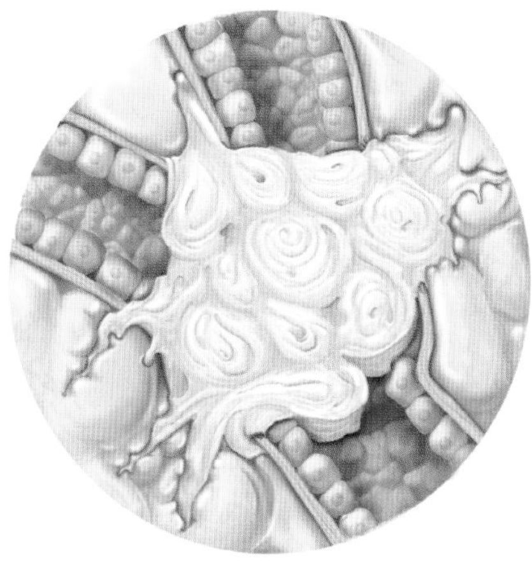

ALTERACIONES BENIGNAS DE LA MAMA

También conocida como *enfermedad fibroquística de la mama*, esta afección de cambios benignos en el tejido mamario por lo general es bilateral.

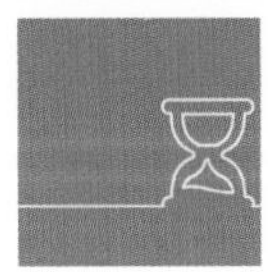

ALERTA POR EDAD

Los cambios fibroquísticos son el trastorno benigno más frecuente de la mama. Afectan a casi el 10% de las mujeres de 21 años y más jóvenes, el 25% de las mayores de 22 años y el 50% de quienes están en la posmenopausia.

Aunque la mayoría de las lesiones son benignas, algunas pueden mostrar una proliferación celular anómala. Los cambios fibroquísticos por sí mismos no son precursores del cáncer de mama, pero si hay hiperplasia atípica, aumenta el riesgo de carcinoma mamario.

Etiología

Se desconoce la causa exacta.

Etiología propuesta

- Deficiencia de progesterona y exceso de estrógenos durante la fase lútea del ciclo menstrual
- Sustancias tóxicas ambientales que inhiben las enzimas con monofosfato de guanosina cíclico:
  - Metilxantinas, cafeína (café), teofilina (té), teobromina (chocolate)
  - Tiramina (en queso, vino, frutos secos)
  - Tabaco

Fisiopatología

El tejido mamario parece responder a la estimulación hormonal, aunque se desconoce el mecanismo exacto. Los cambios fibroquísticos en la mama son de tres tipos: de proliferación quística, fibrosa y epitelial. Los quistes, sacos llenos de líquido, son la característica más habitual, y se tratan con facilidad. El tejido fibroso aumenta de forma progresiva hasta la menopausia y después involuciona. Las enfermedades de proliferación epitelial incluyen lesiones estructuralmente diversas, como la adenosis esclerosante y las hiperplasias ductal y lobulillar.

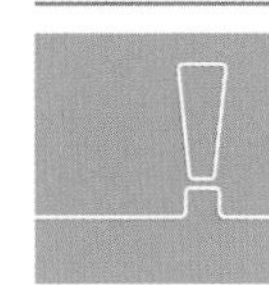

COMPLICACIONES

- Posible aumento del riesgo de cáncer de mama

Signos y síntomas

- Dolor en las mamas por inflamación y estimulación de las raíces nerviosas (el síntoma más frecuente), con inicio a los 4-7 días de la fase lútea del ciclo menstrual y continúa hasta el inicio de la menstruación.
- Dolor en el cuadrante superior externo de ambas mamas (un lugar frecuente).
- Tumores palpables que aumentan de tamaño durante la etapa premenstrual y son móviles (en casi el 50% de las mujeres que menstrúan).
- Sensación granular de las mamas a la palpación.
- Secreción ocasional del pezón de verdosa marrón a negra que contiene grasa, proteínas, células ductales y eritrocitos (hiperplasia ductal).

Resultados de las pruebas diagnósticas

- La ecografía permite distinguir entre un quiste (lleno de líquido) y una masa sólida.
- La biopsia del tejido permite distinguir los cambios benignos de los malignos.
- El análisis citológico del aspirado sanguinolento descarta el cáncer.

Tratamiento

- El tratamiento sintomático para aliviar el dolor incluye:
  - Dieta baja en cafeína y grasas y rica en frutas y verduras
  - Sostén ajustado
- Drenaje de los quistes dolorosos bajo anestesia local
- Andrógenos sintéticos (como el danazol) para tratar el dolor intenso (ocasionalmente)
- Anticonceptivos orales

ALTERACIONES BENIGNAS DE LA MAMA

Cambios fibroquísticos

Tejido fibroso denso
Músculo pectoral mayor
Grasa
Lobulillos normales

Quiste mamario

Quiste
Músculo pectoral mayor
Grasa
Lobulillos normales

TUMORES MAMARIOS BENIGNOS

Papiloma intraductal

Fibroadenoma

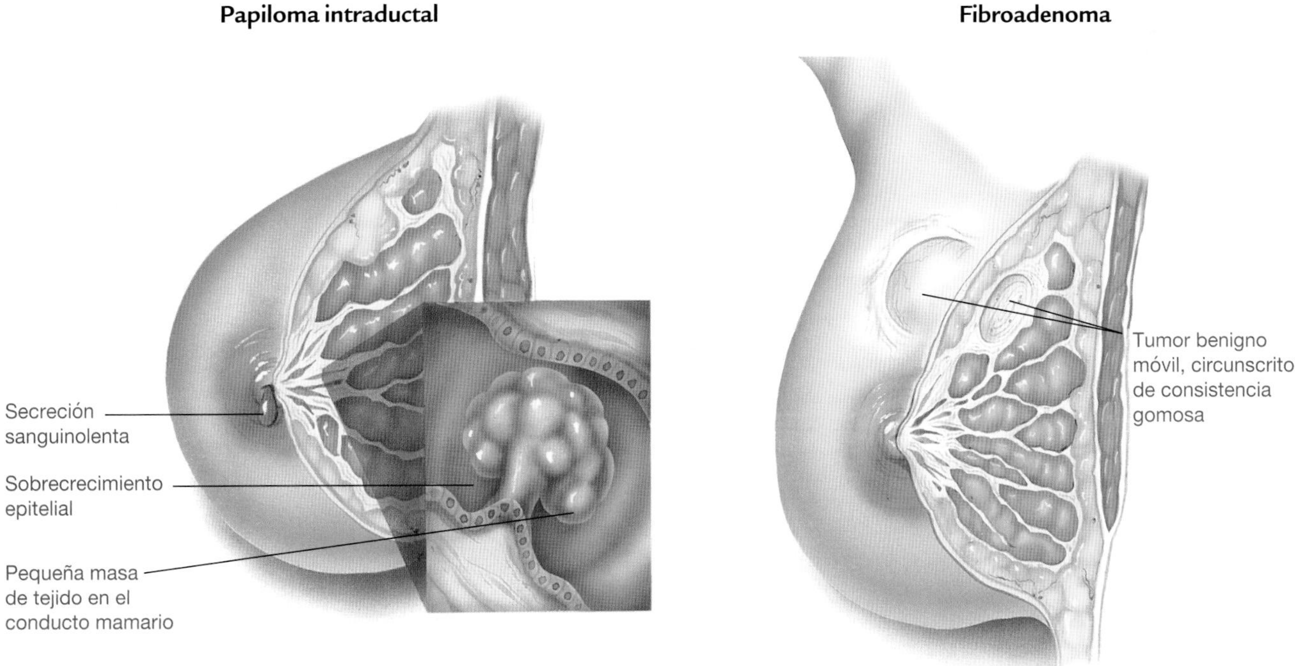

CÁNCER DE CUELLO UTERINO

El cáncer de cuello uterino, el tercero más frecuente del aparato reproductor femenino, se clasifica como microinvasor o invasor. La displasia precancerosa, también llamada *carcinoma intraepitelial cervical* o *carcinoma cervical* in situ, es más habitual que el cáncer invasor y se presenta con mayor frecuencia en las mujeres más jóvenes.

Etiología

- Virus del papiloma humano (VPH)

Factores predisponentes

- Relaciones sexuales frecuentes a una edad temprana (menor de 16 años)
- Múltiples compañeros sexuales o uno con múltiples compañeros
- Múltiples embarazos
- Infecciones de transmisión sexual
- Hábito tabáquico

Fisiopatología

La enfermedad preinvasora oscila entre displasia cervical leve, en la cual el tercio inferior del epitelio contiene células anómalas, y carcinoma *in situ*, en el cual el espesor completo del epitelio contiene células con proliferación anómala. Otros nombres para el carcinoma *in situ* incluyen los de *neoplasia intraepitelial cervical* y *lesiones escamosas intraepiteliales*. La enfermedad preinvasora detectada de forma temprana y tratada de manera adecuada es curable en un 75-90% de los casos. Sin tratamiento, la enfermedad preinvasora (de acuerdo con la forma en la que aparezca) puede progresar a cáncer cervical invasor.

En el carcinoma invasor, las células cancerosas penetran la membrana basal y pueden diseminarse directamente a las estructuras pélvicas contiguas o a sitios distantes mediante las vías linfáticas.

En casi todos los casos de cáncer de cuello uterino (95%), el tipo histológico es de carcinoma espinocelular, en el cual las células varían de bien diferenciadas a fusiformes muy anaplásicas. Sólo el 5% es adenocarcinoma.

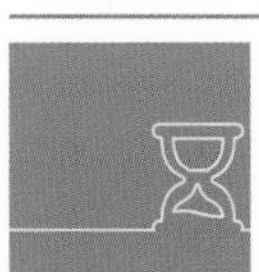

ALERTA POR EDAD

El carcinoma invasor se presenta, por lo general, en mujeres de entre 30 y 50 años de edad, y rara vez en las menores de 25 años de edad.

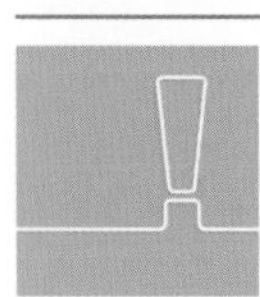

COMPLICACIONES

- Hematuria
- Insuficiencia renal
- Infecundidad

Signos y síntomas

Enfermedad preinvasora

- Por lo general, no produce síntomas u otros cambios clínicamente evidentes.

Cáncer cervical invasor temprano

- Hemorragia vaginal anómala
- Secreción vaginal persistente
- Dolor y hemorragia poscoital

Forma avanzada

- Dolor pélvico
- Salida vaginal de orina y heces a través de fístulas
- Anorexia, disminución de peso y anemia

Resultados de las pruebas diagnósticas

- La prueba de Papanicoláu detecta las células anómalas.
- La colposcopia muestra la fuente de las células anómalas encontradas en la prueba de Papanicoláu.
- Se lleva a cabo una biopsia en cono si el legrado endocervical resulta positivo.
- La prueba ViraPap® permite examinar la estructura del ADN de la muestra para detectar VPH.
- La linfangiografía y la cistografía permiten detectar metástasis.
- Las gammagrafías de órganos y óseas muestran las metástasis.

Tratamiento

Lesiones preinvasoras

- Procedimiento de resección con asa electroquirúrgica
- Criocirugía
- Lisis con láser
- Conización (con seguimiento frecuente mediante la realización de pruebas de Papanicoláu)
- Histerectomía

Carcinoma invasor

- Histerectomía radical
- Radioterapia (interna, externa o ambas)
- Quimioterapia
- Los procedimientos anteriores combinados

CÁNCER DE CUELLO UTERINO

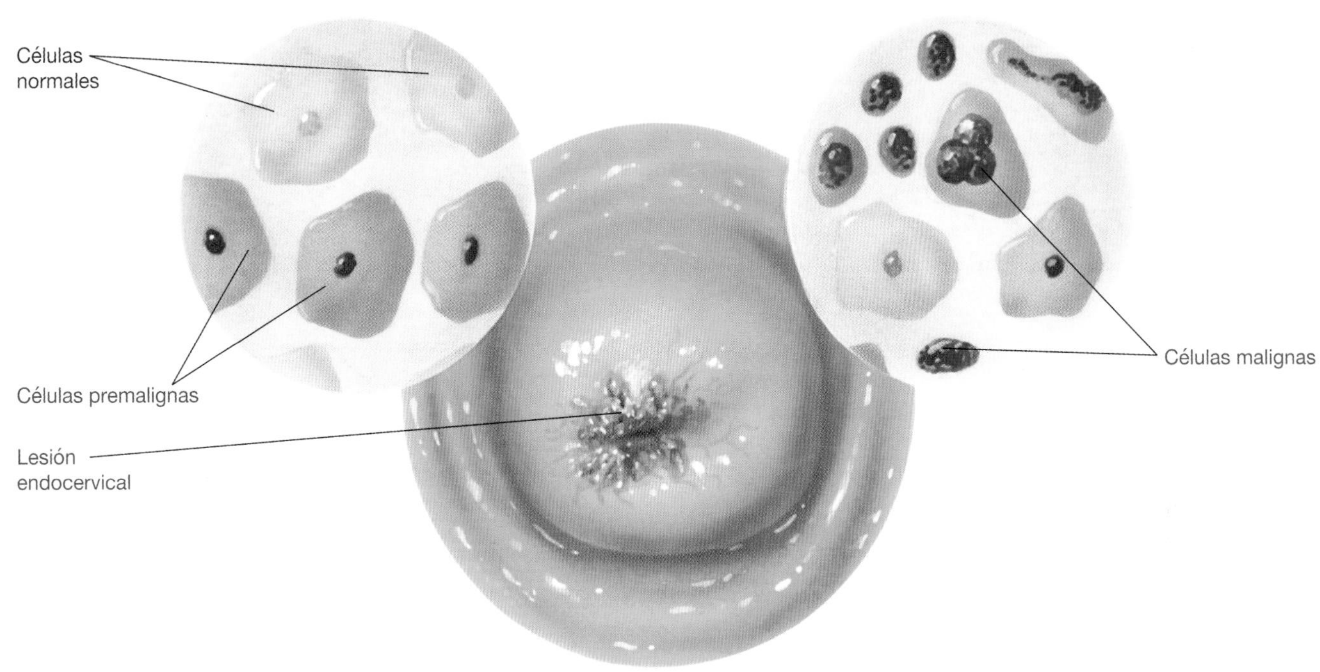

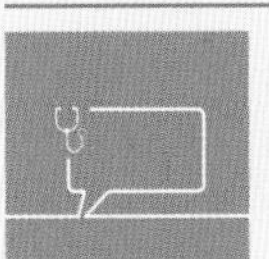

RECOMENDACIÓN CLÍNICA

RESULTADOS DE LA PRUEBA DE PAPANICOLÁU

Normales

- Células planas grandes, de tipo superficial
- Núcleos picnóticos pequeños

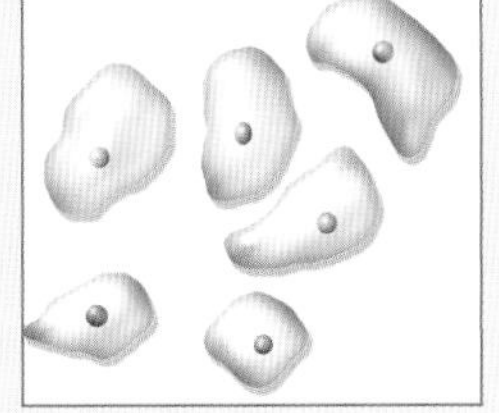

Carcinoma invasor

- Pleomorfismo marcado
- Núcleos irregulares
- Cromatina aglutinada
- Nucléolos prominentes

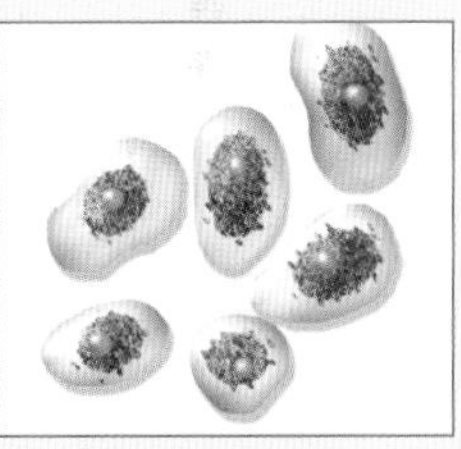

Displasia leve

- Leve aumento del cociente núcleo:citoplasma
- Hipercromasia
- Patrón anómalo de la cromatina

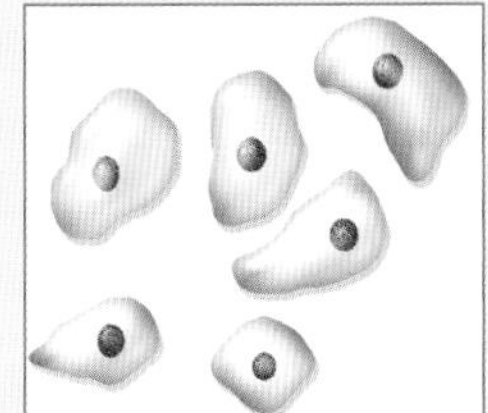

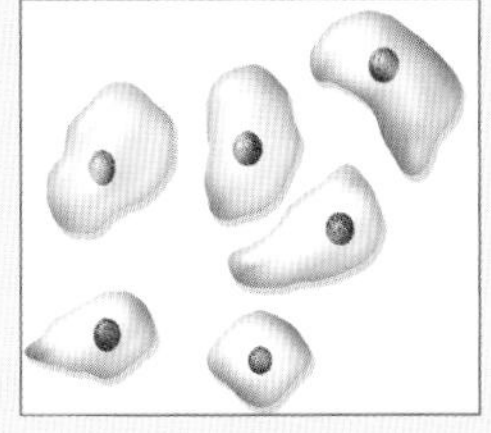

Displasia grave, carcinoma *in situ*

- Células de tipo basal
- Cociente núcleo:citoplasma muy alto
- Hipercromasia notoria
- Cromatina anómala

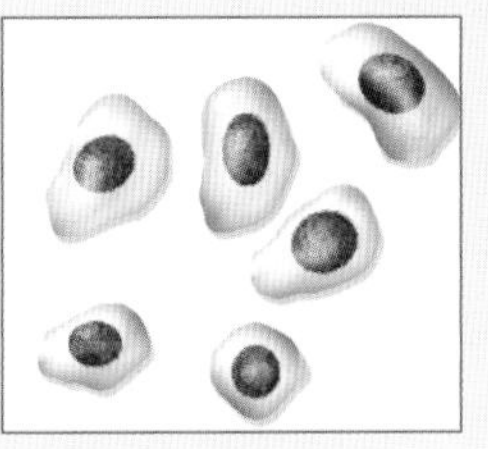

Endocérvix
Epitelio cilíndrico

Orificio uterino externo

Unión escamocilíndrica

Ectocérvix
Epitelio plano estratificado

CRIPTORQUIDIA

La *criptorquidia* es una enfermedad congénita en la que uno o ambos testículos no descienden hacia el escroto, sino permanecen en el canal inguinal del abdomen o en el anillo externo. Aunque esta afección puede ser bilateral, es más frecuente en el testículo derecho. Los testículos no descendidos verdaderos permanecen en la vía de descenso normal, de la que los testículos ectópicos se desvían.

Los testículos no descendidos son susceptibles a cambios neoplásicos. El riesgo de cáncer testicular es mayor para los hombres con criptorquidia que para la población general masculina.

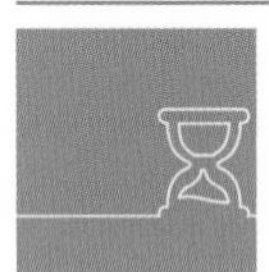

ALERTA POR EDAD

La criptorquidia se presenta en el 30% de los recién nacidos prematuros y en sólo el 3% de los nacidos a término. En casi el 80% de los niños afectados, los testículos descienden de forma espontánea durante el primer año; en el resto, pueden descender más tarde. Si está indicado, el tratamiento quirúrgico es eficaz hasta en el 95% de los casos si se aplica de manera temprana al lactante.

Etiología

Se desconoce la causa principal.

Posibles causas

- Deficiencia de testosterona por un defecto en el eje hipotalámico-hiporisario-gonadal, que causa fracaso de la diferenciación y descenso gonadales.
- Factores estructurales que impiden el descenso gonadal, como el testículo ectópico o un cordón espermático corto.
- Predisposición genética en un pequeño número de casos; mayor incidencia de criptorquidia en niños con defectos del tubo neural.
- Recién nacidos prematuros de edad gestacional temprana; el descenso normal de los testículos al escroto ocurre en el séptimo mes de la gestación.

Fisiopatología

Una teoría que prevalece, pero que aún no está demostrada, asocia los testículos no descendidos con el desarrollo del gubernáculo testicular, una banda fibromuscular que los conecta con el piso escrotal y probablemente ayuda a tirar de ellos hacia el escroto por su acortamiento a medida que el feto crece. Por lo general, en el feto masculino, la testosterona estimula la formación del gubernáculo testicular. Por lo tanto, la criptorquidia puede resultar de la concentración inadecuada de testosterona, o de un defecto en los testículos o el gubernáculo. Puesto que los testículos no descendidos se mantienen a una temperatura mayor, la espermatogénesis se altera y dimisnuye la fecundidad.

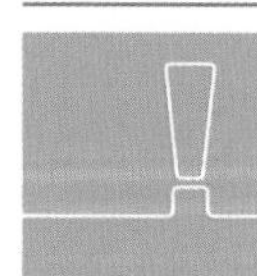

COMPLICACIONES

- Infecundidad
- Cáncer testicular
- Traumatismo testicular

Signos y síntomas

Criptorquidia unilateral

- Presencia del testículo no palpable en el lado afectado del escroto subdesarrollado.
- Escroto crecido en el lado no afectado por hipertrofia compensatoria (ocasional).

Criptorquidia bilateral no corregida

- Infecundidad después de la pubertad, a pesar de una concentración normal de testosterona.

Resultados de las pruebas diagnósticas

La exploración física confirma la criptorquidia después de que se determina el sexo mediante estas pruebas de laboratorio:

- Por frotis bucal (células de la mucosa oral) se determina el sexo genético (un patrón masculino de la cromatina sexual).
- La prueba sanguínea de determinación de la concentración de gonadotropinas séricas confirma la presencia de testículos al mostrar la presencia de hormonas circulantes.

Tratamiento

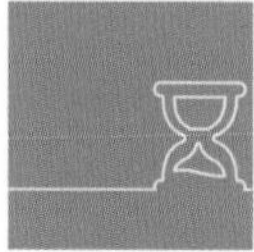

ALERTA POR EDAD

Si los testículos no descienden de forma espontánea al cumplir el año de edad, por lo general, está indicada la corrección quirúrgica. La operación debe realizarse antes de los 2 años; para entonces, alrededor del 40% de los testículos no descendidos ya no tendrán la capacidad de producir espermatozoides viables.

- Orquiopexia para sujetar los testículos en el escroto y evitar la esterilidad, el traumatismo excesivo por la posición anómala y los efectos psicológicos nocivos (por lo general, antes de los 4 años de edad; edad óptima, 1-2 años de edad).
- Gonadotropina coriónica humana (hCG) i.m. para estimular el descenso (rara vez); ineficaz para testículos ubicados en el abdomen.

LOCALIZACIÓN DE LOS TESTÍCULOS EN LA CRIPTORQUIDIA

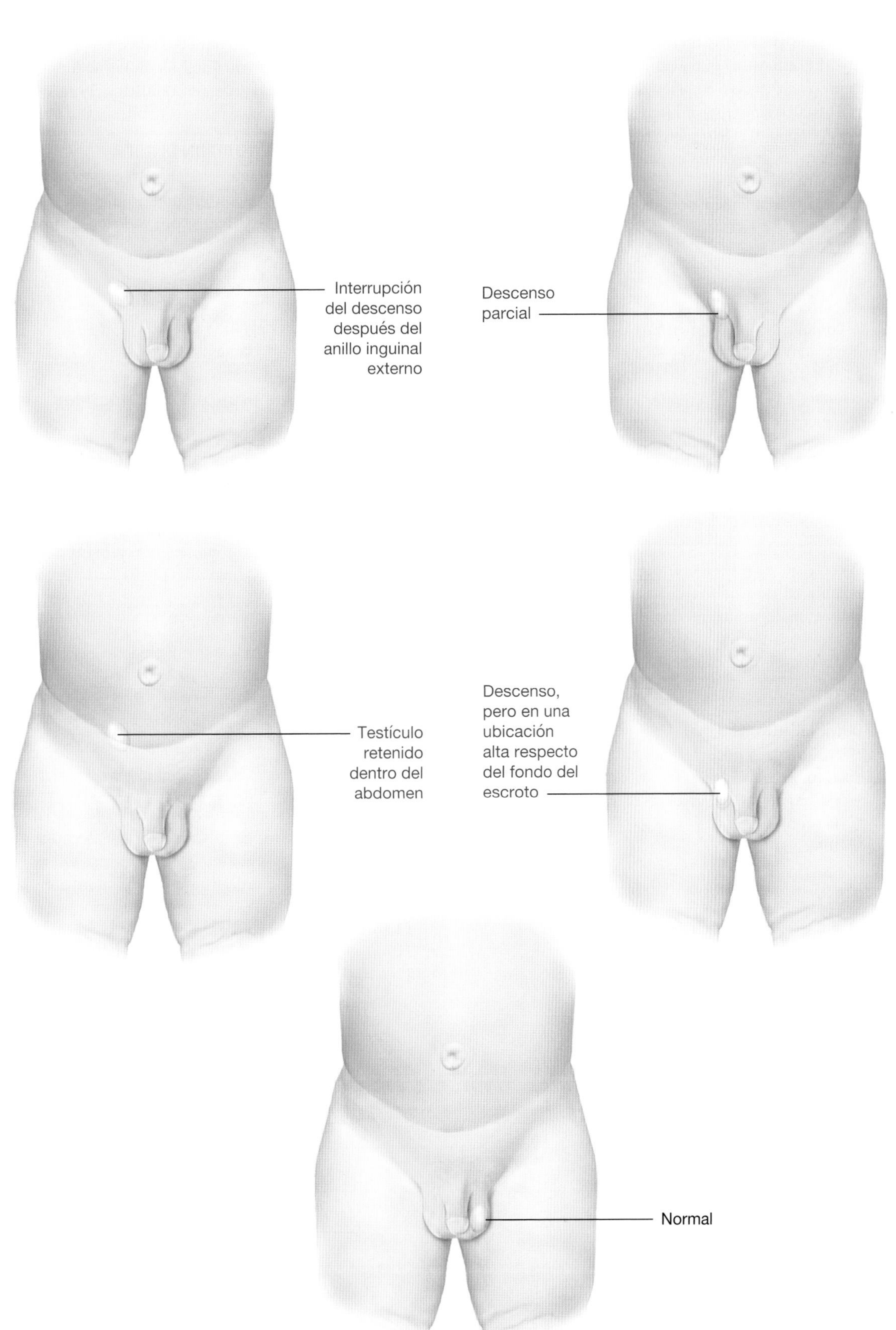

EMBARAZO ECTÓPICO

Un *embarazo ectópico* se produce cuando un óvulo fecundado se implanta fuera de la cavidad uterina, con mayor frecuencia en la tuba uterina. El pronóstico es bueno con el diagnóstico oportuno, la cirugía apropiada y la interrupción de la hemorragia. Pocos embarazos ectópicos alcanzan el término; en raras ocasiones, con una implantación abdominal, el feto sobrevive hasta el término.

En las mujeres blancas, se presenta implantación ectópica en casi 1 de cada 200 embarazos. En las mujeres de otras poblaciones, la incidencia es de aproximadamente 1 de cada 120 embarazos.

Etiología

- Endosalpingitis
- Divertículos
- Tumores que comprimen la tuba uterina
- Cirugías previas, como la ligadura o resección tubarias
- Transmigración del óvulo
- Defectos congénitos en el aparato reproductor
- Implantes endometriales ectópicos en la mucosa tubaria
- Infección tubaria de transmisión sexual o antecedente de enfermedad de transmisión sexual (ETS) o pélvica inflamatoria (EPI)
- Dispositivo intrauterino

Fisiopatología

En el embarazo ectópico, se retrasa el transporte de un blastocisto al útero y se implanta en otro sitio vascularizado disponible, por lo general, el revestimiento de la tuba uterina. Inicialmente hay signos normales de embarazo y aumento de volumen uterino en cerca del 25% de los casos. La concentración de la hCG es más baja que en los embarazos intrauterinos.

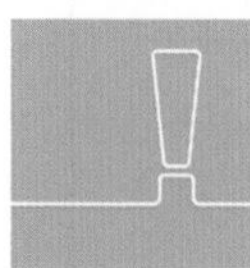

COMPLICACIONES

- Rotura de la tuba uterina
- Hemorragia interna
- Estado de choque potencialmente mortal
- Peritonitis
- Infecundidad

Signos y síntomas

- Hipersensibilidad y dolor abdominales
- Amenorrea
- Menstruación anómala (con la implantación en la tuba uterina)
- Hemorragia vaginal leve
- Dolor pélvico unilateral sobre la masa
- En caso de rotura de tuba uterina, dolor abdominal bajo agudo, con probable irradiación a los hombros y el cuello

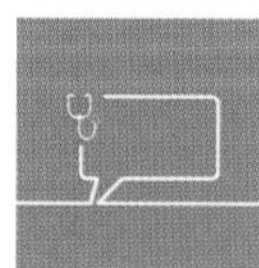

RECOMENDACIÓN CLÍNICA

El embarazo ectópico a veces produce los síntomas de la gestación normal o ninguno, además de dolor abdominal leve (sobre todo en la implantación en el abdomen).

- Posible dolor extremo cuando se mueve el cuello uterino y se palpan los anexos
- Útero blando y pastoso
- Agrandamiento de los anexos

Resultados de las pruebas diagnósticas

- Prueba sanguínea de hCG sérica baja; al repetir en 48 h, sigue por debajo de la cifra encontrada en un embarazo intrauterino normal.
- La ecografía muestra al instante el embarazo intrauterino, tubario o un quiste en el ovario.
- La culdocentesis muestra sangre libre en la cavidad peritoneal.
- La laparoscopia revela un embarazo fuera del útero.

Tratamiento

- Transfusión con sangre completa o paquete eritrocítico
- Antibióticos de amplio espectro i.v.
- Hierro complementario
- Metotrexato
- Analgésicos
- Inmunoglobulina Rh_O si la paciente es Rh negativa
- Laparotomía y salpingoclasia (si la culdocentesis muestra sangre en la cavidad peritoneal; posiblemente después de la laparoscopia para extirpar la tuba uterina afectada y detener la hemorragia)
- Reparación microquirúrgica de la tuba uterina en las pacientes que desean tener hijos
- Ooforectomía en el embarazo ovárico
- Histerectomía en el embarazo intersticial
- Laparotomía para extraer al feto en el embarazo abdominal

EMBARAZO ECTÓPICO

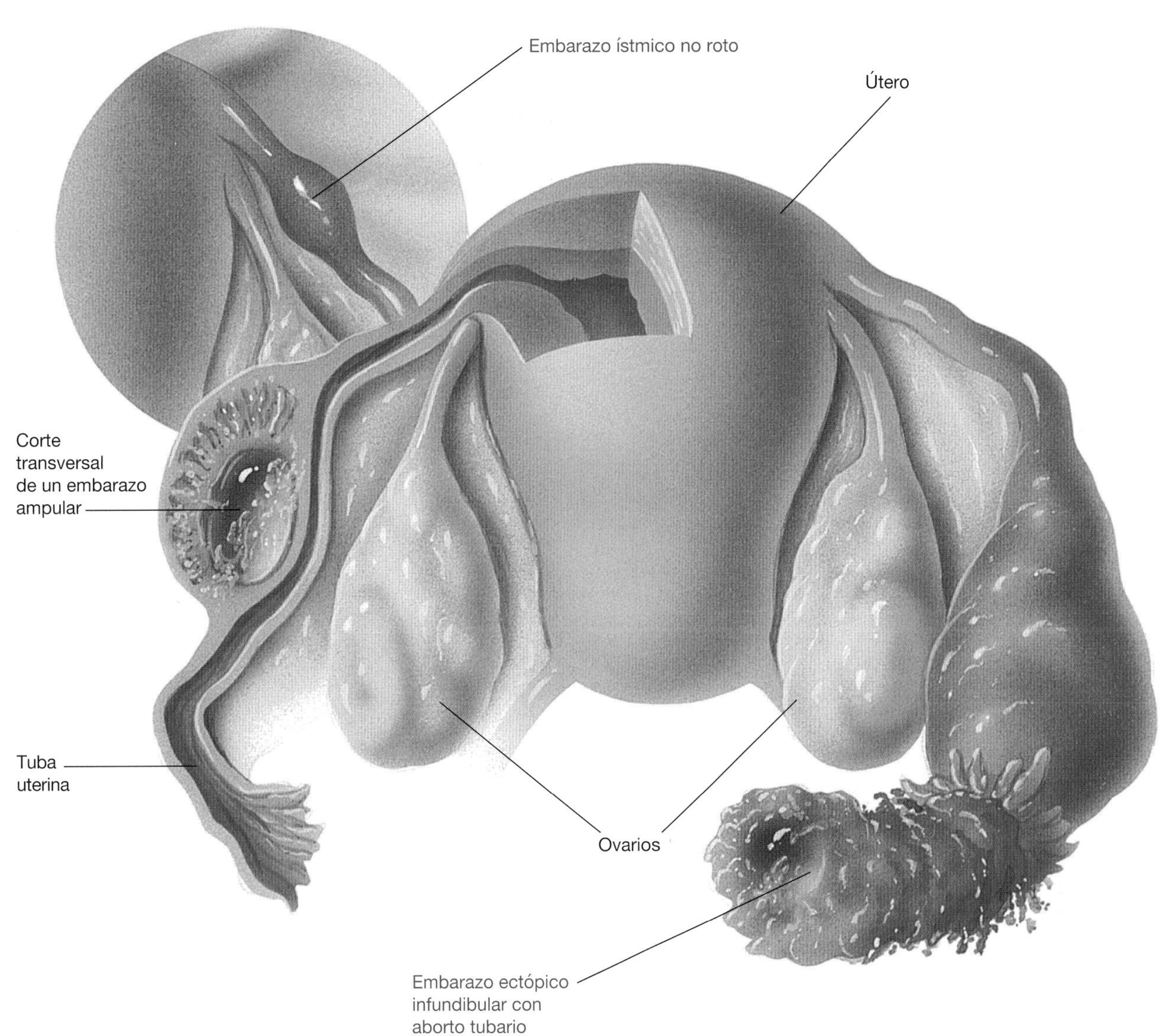

CÁNCER ENDOMETRIAL

El cáncer endometrial, también conocido como *cáncer uterino* (del endometrio), es el cáncer ginecológico más frecuente.

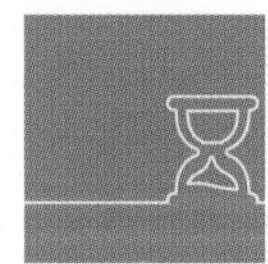

ALERTA POR EDAD

Por lo general, el cáncer endometrial afecta a mujeres en la posmenopausia de entre 50 y 60 años de edad; es raro en las mujeres de 30-40 años y en extremo raro antes de los 30 años de edad. La mayoría de las mujeres premenopáusicas que desarrollan cáncer de útero tienen una historia de ciclos menstruales anovulatorios u otro desequilibrio hormonal.

Etiología

Se desconoce la causa principal.

Factores predisponentes

- Anovulación, hemorragia uterina anómala
- Antecedente de hiperplasia endometrial atípica
- Estimulación con estrógenos sin oposición
- Nuliparidad
- Síndrome de ovarios poliquísticos
- Tendencia familiar
- Obesidad, hipertensión, diabetes

Fisiopatología

En la mayoría de los casos, el cáncer endometrial es un adenocarcinoma que envía metástasis de forma tardía, por lo general, del endometrio al cuello uterino, los ovarios, las tubas uterinas y otras estructuras con peritoneo. Puede diseminarse a órganos distantes, como los pulmones y el cerebro, a través de la sangre o el sistema linfático. También puede producirse afección ganglionar linfática. Son menos frecuentes el adenoacantoma, sarcoma del estroma endometrial, linfosarcoma, tumores mesodérmicos mixtos (incluso el carcinosarcoma) y leiomiosarcoma.

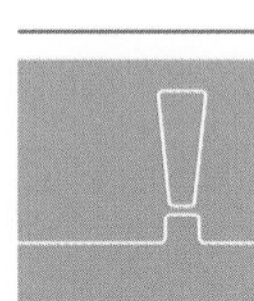

COMPLICACIONES

- Obstrucción intestinal
- Ascitis
- Hemorragia

Signos y síntomas

- Crecimiento uterino
- Hemorragia premenopáusica persistente e inusual
- Cualquier hemorragia en la posmenopausia
- Sin otros signos o síntomas, como dolor y disminución de peso, hasta que el cáncer está muy avanzado

Resultados de las pruebas diagnósticas

- La biopsia endometrial, cervical o endocervical confirma la presencia de células cancerosas.
- La dilatación con legrado fraccionado permite identificar el cáncer cuando la biopsia es negativa.
- Las biopsias de cuello uterino y el legrado endocervical identifican la afección cervical.

Tratamiento

- Intervención quirúrgica, por lo general, histerectomía total abdominal, salpingooforectomía bilateral o posiblemente omentectomía, con o sin linfadenectomía pélvica o paraaórtica.
- Radioterapia intracavitaria, externa o ambas:
  - Si el tumor está mal diferenciado o la imagen de histopatología es desfavorable.
  - Si el tumor ya invadió profundamente el útero o se diseminó a sitios extrauterinos.
  - Puede ser curativa en algunas pacientes.
- Tratamiento hormonal:
  - Progestágenos sintéticos, como la medroxiprogesterona o el megestrol, para la enfermedad recurrente.
  - Tamoxifeno como tratamiento de segunda línea; tasa de respuesta del 20-40%.
- Quimioterapia, por lo general, cuando han fracasado otros tratamientos:
  - Diferentes combinaciones de cisplatino, doxorrubicina, etopósido, dactinomicina.
  - No hay evidencias de que sean curativas.

PROGRESIÓN DEL CÁNCER ENDOMETRIAL

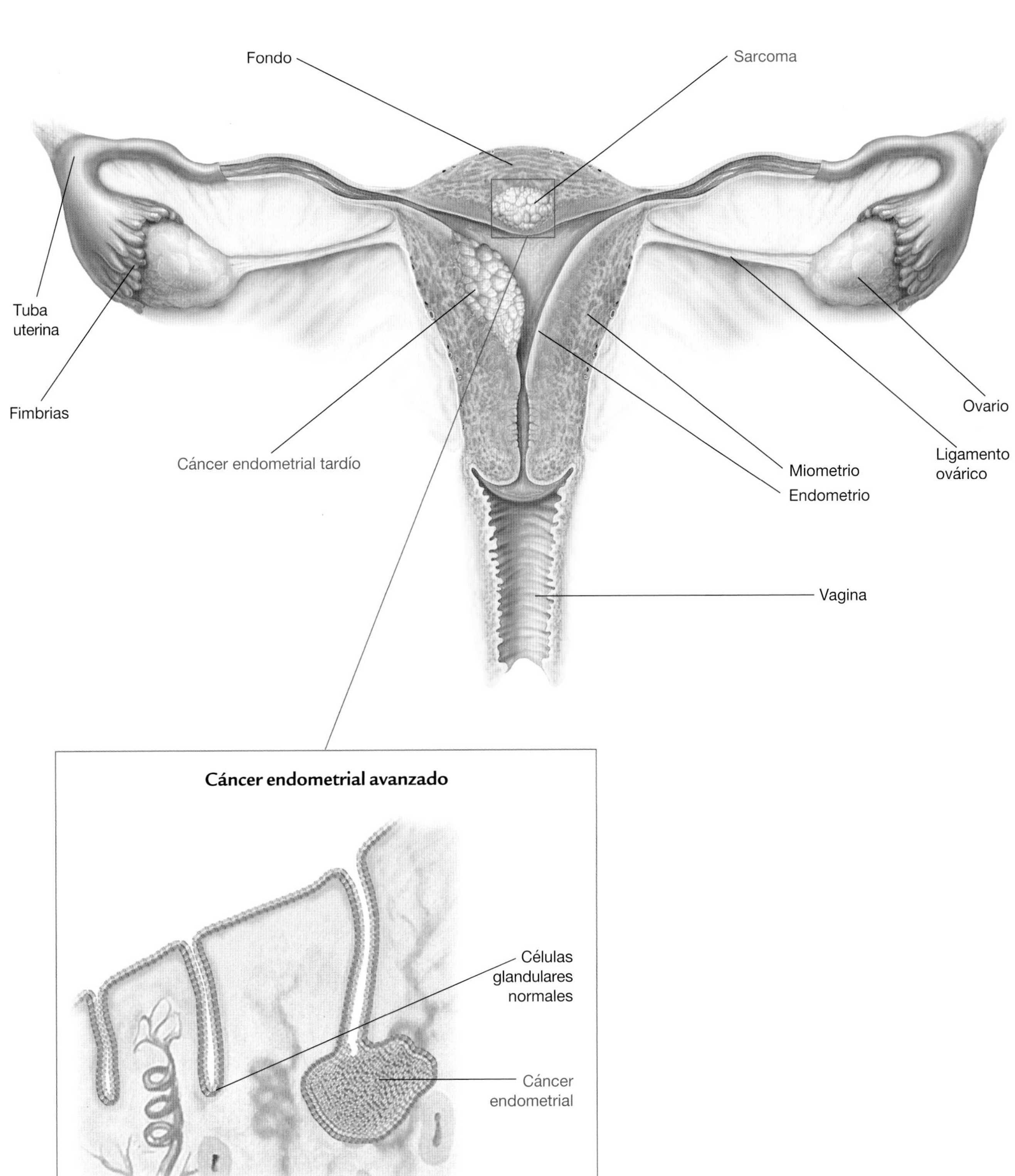

ENDOMETRIOSIS

La *endometriosis* es la presencia de tejido endometrial fuera del revestimiento de la cavidad uterina, que se produce durante el desarrollo fetal de la mujer. El tejido ectópico se confina, por lo general, en la región pélvica, alrededor de los ovarios, el peritoneo uterovesical, los ligamentos uterosacros y el fondo de saco vaginal posterior, pero puede aparecer en cualquier parte del cuerpo.

Puede ocurrir endometriosis activa a cualquier edad, incluyendo la adolescencia. Hasta un 50% de las mujeres estériles pueden presentar endometriosis, aunque se desconoce la verdadera incidencia en las mujeres, fecundas e infecundas.

Los síntomas graves de endometriosis pueden tener un comienzo brusco o desarrollarse durante muchos años. De las mujeres con endometriosis, el 30-40% se vuelven infecundas. Por lo general, esta enfermedad se manifiesta durante los años menstruales; después de la menopausia, tiende a ceder.

Etiología

Se desconoce la causa principal.

Causas sugeridas (una o más pueden ser válidas en diferentes mujeres)

- Menstruación retrógrada con implantación en sitios ectópicos; no es causal de forma aislada; se presenta en mujeres sin evidencia clínica de endometriosis.
- Predisposición genética y depresión del sistema inmunitario.
- Metaplasia celómica (metaplasia de células mesoteliales al epitelio endometrial a causa de inflamación repetida).
- Diseminación linfática o hematógena a sitios extraperitoneales.

Fisiopatología

El tejido endometrial ectópico responde a la estimulación normal de la misma manera, pero menos predecible, que el endometrio. Las células endometriales responden a estrógenos y progesterona con proliferación y secreción. Durante la menstruación, el tejido ectópico sangra, como lo hace el endometrio, causando inflamación de los tejidos circundantes. Esta inflamación produce fibrosis, que lleva a la formación de adherencias que provocan dolor e infecundidad.

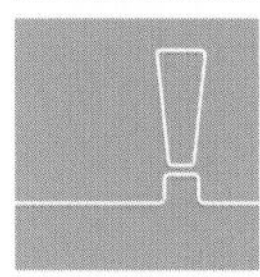

COMPLICACIONES

- Infecundidad
- Aborto espontáneo
- Anemia
- Problemas emocionales

Signos y síntomas

- Síntomas clásicos: dismenorrea, hemorragia uterina anómala, infecundidad.
- Dolor: comienza 5-7 días antes de la menstruación, alcanza el máximo y dura 2-3 días; su intensidad no refleja la extensión de la afección.
- Según el sitio del tejido ectópico:
  - Ovarios y oviductos: infecundidad, menstruación profusa.
  - Ovarios o fondos de saco: se presenta dispareunia de penetración profunda.
  - Vejiga: dolor suprapúbico, disuria, hematuria.
  - Intestino grueso, apéndice: cólicos abdominales, dolor en la defecación, estreñimiento, heces con sangre.
  - Cuello uterino, vagina, perineo: hemorragia de los implantes endometriales, coito doloroso.

Resultados de las pruebas diagnósticas

- La laparoscopia o laparotomía revela múltiples nódulos hipersensibles en los ligamentos uterosacros o en el tabique rectovaginal, y crecimiento ovárico en presencia de quistes endometriósicos.
- La ecografía pélvica detecta tejido endometrial en un ovario.
- La prueba empírica de tratamiento con agonistas de la hormona liberadora de gonadotropinas (GnRH, *gonadotropin-releasing hormone*) confirma o refuta la impresión diagnóstica de endometriosis antes de recurrir a la laparoscopia.
- La biopsia en el momento de la laparoscopia puede ser útil para confirmar el diagnóstico.

Tratamiento

Conservador para mujeres jóvenes que quieren tener hijos

- Andrógenos, como el danazol.
- Progestágenos y anticonceptivos orales combinados continuos (esquema de seudoembarazo) para aliviar los síntomas por regresión del tejido endometrial.
- Agonistas de GnRH para inducir una seudomenopausia (ooforectomía médica), que produce la remisión de la enfermedad (generalmente utilizada).
- Analgésicos.
- Fármacos antigonadotropínicos.

Para descartar un cáncer en presencia de masas ováricas

- Resección laparoscópica de los implantes endometriales.

Tratamiento de último recurso para las mujeres que no quieren tener hijos o presentan enfermedad extensa

- Histerectomía total abdominal, con o sin salpingooforectomía bilateral; las tasas de éxito varían; no se ha definido si la conservación ovárica es apropiada.

ENDOMETRIOSIS PÉLVICA

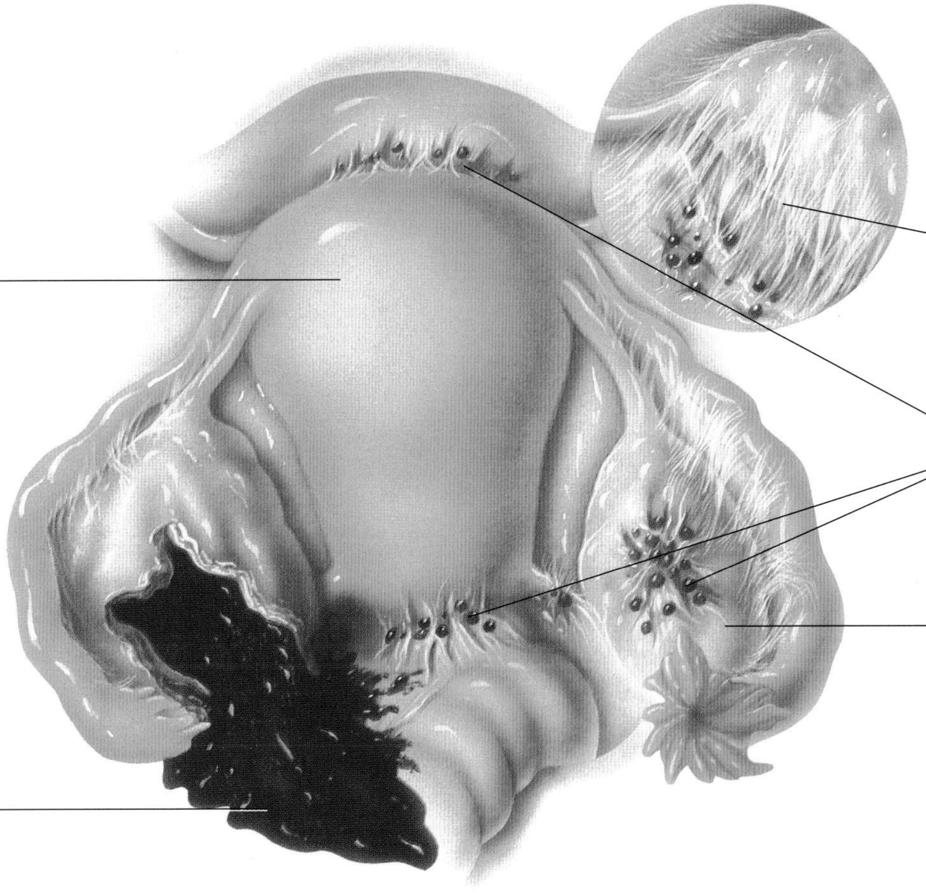

Útero

Endometriosis sobre el uréter

Implantes endometriales

Ovario

Quiste endometrial roto en el ovario derecho

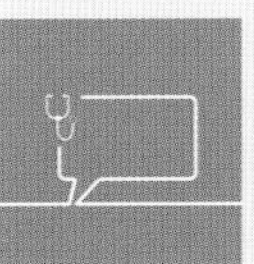

RECOMENDACIÓN CLÍNICA

SITIOS FRECUENTES DE ENDOMETRIOSIS

El tejido endometrial ectópico puede implantarse casi en cualquier sitio del peritoneo pélvico. Puede incluso invadir sitios distantes, como los pulmones.

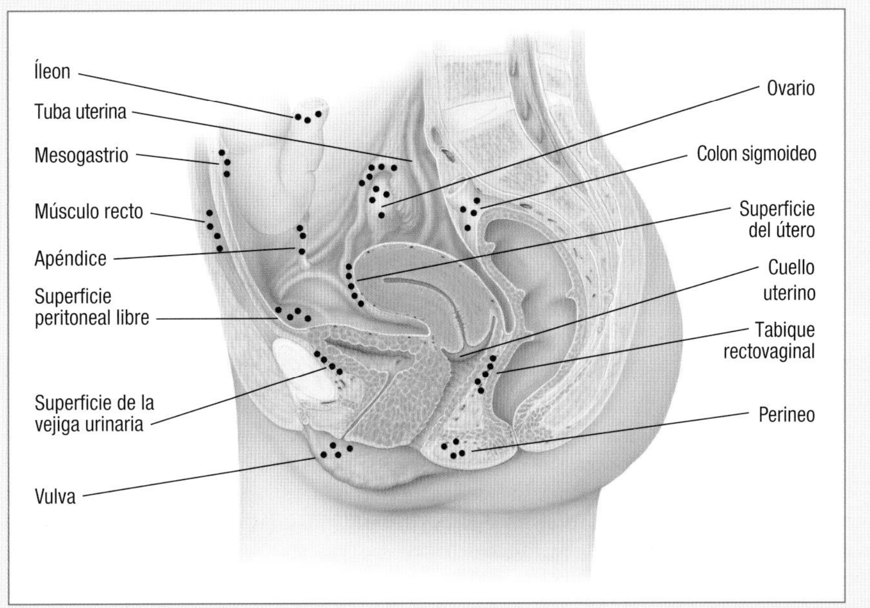

DISFUNCIÓN ERÉCTIL

La *disfunción eréctil*, o impotencia, se refiere a la incapacidad de un hombre para lograr o mantener una erección del pene suficiente para concluir el coito. El paciente con impotencia primaria nunca ha conseguido una erección suficiente. La impotencia secundaria es más frecuente, pero no menos inquietante que la forma primaria, e implica que el paciente ha logrado concluir el coito en el pasado.

Los períodos transitorios de impotencia no se consideran disfunción y probablemente se presentan en la mitad de los hombres adultos. El pronóstico para los pacientes con disfunción eréctil depende de la intensidad y duración de su impotencia, así como de las causas subyacentes.

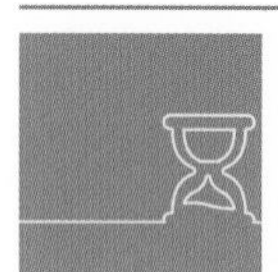

ALERTA POR EDAD

La disfunción eréctil afecta a hombres de todos los grupos de edad, pero aumenta en frecuencia conforme ésta avanza.

Etiología

Psicógena

- Ansiedad sexual personal que generalmente implica culpa, miedo, depresión o sentimientos de ineptitud resultantes de una experiencia sexual traumática previa, rechazo por parte de los padres o compañeros, ortodoxia religiosa exagerada, intimidad anómala de madre e hijo o experiencias homosexuales.
- Relación sexual alterada, posiblemente por diferencias en las preferencias sexuales de la pareja, falta de comunicación, conocimiento insuficiente de la función sexual o conflictos personales.
- Impotencia situacional: afección temporal en respuesta al estrés.

Orgánica

- Enfermedades crónicas que provocan alteración neurológica y vascular, como enfermedades cardiopulmonares, diabetes, esclerosis múltiple o insuficiencia renal
- Cirrosis hepática que causa aumento de los estrógenos circulantes por su menor inactivación hepática
- Traumatismo de la médula espinal
- Complicaciones quirúrgicas, en particular de la prostatectomía radical
- Disfunción inducida por fármacos o alcohol
- Anomalías genitales o defectos del sistema nervioso central

Fisiopatología

Ante el estímulo, se liberan productos químicos en el cerebro que causan señales descendentes por la médula espinal y al exterior a través de nervios especiales hacia el pene. Estos nervios liberan otra sustancia química (óxido nítrico) que hace que los músculos lisos del pene se relajen y se precipite sangre hacia los cuerpos eréctiles, causando su erección. La disfunción neurológica da lugar a la falta de la señal autonómica y, en combinación con la enfermedad vascular, interfiere con la dilatación arteriolar. La sangre es desviada alrededor de los sacos de los cuerpos cavernosos hacia venas de tamaño mediano, lo que impide que se rellenen de forma total. Además, inicialmente se ve comprometida la perfusión de los cuerpos cavernosos debido a la obstrucción parcial de las pequeñas arterias, que causa pérdida de erección antes de la eyaculación.

La ansiedad o el temor pueden evitar que las señales del cerebro alcancen el nivel requerido para inducir la erección. Las afecciones médicas pueden bloquear las arterias que intervienen en la erección o causar cicatrización en el tejido esponjoso eréctil e impedir la irrigación sanguínea adecuada o atrapar sangre y, por lo tanto, limitar la erección.

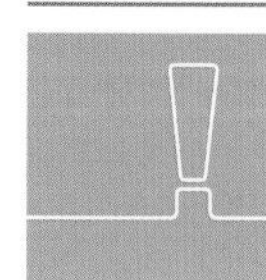

COMPLICACIONES

- Alteración de las relaciones sexuales
- Depresión

Signos y síntomas

- Incapacidad para lograr o mantener una erección completa
- Ansiedad
- Sudoración profusa
- Palpitaciones
- Pérdida de interés en la actividad sexual
- Depresión

Resultados de las pruebas diagnósticas

- Un interrogatorio sexual detallado ayuda a diferenciar entre factores orgánicos y psicógenos e impotencias primaria y secundaria.
- Cumplimiento de los criterios de la revisión del libro de texto *Manual diagnóstico y estadístico de los trastornos mentales*, cuarta edición, al satisfacer uno de dos:
  - Fallo total o parcial, persistente o recurrente, para lograr o mantener la erección hasta concluir la actividad sexual.
  - Se presenta incomodidad notoria o dificultad interpersonal como resultado de la disfunción eréctil.

Tratamiento

Impotencia psicógena

- Sexoterapia que incluya a ambas partes (cuyo curso y contenido dependen de la causa específica de la disfunción y la naturaleza de la relación de pareja).
- Enseñar o ayudar al paciente a mejorar sus habilidades de comunicación verbal, eliminar los sentimientos de culpa irrazonables o reevaluar las actitudes hacia el sexo y su participación.

Impotencia orgánica

- Revertir la causa si es posible.
- Asesoramiento psicológico para ayudar a la pareja a enfrentar de manera realista su situación y explorar alternativas de expresión sexual si no es posible revertir la causa.
- Sildenafilo, tadalafilo o vardenafilo para causar vasodilatación en el pene.
- Un antagonista adrenérgico, yohimbina, para mejorar la neurotransmisión parasimpática.
- Complementos de testosterona para hombres con hipogonadismo (contraindicada para aquellos con cáncer de próstata).
- Prostaglandina E inyectada directo en los cuerpos cavernosos (puede inducir la erección durante 30-60 min en algunos hombres).
- Implantes de pene insertados quirúrgicamente, inflables o no.

DISFUNCIÓN ERÉCTIL

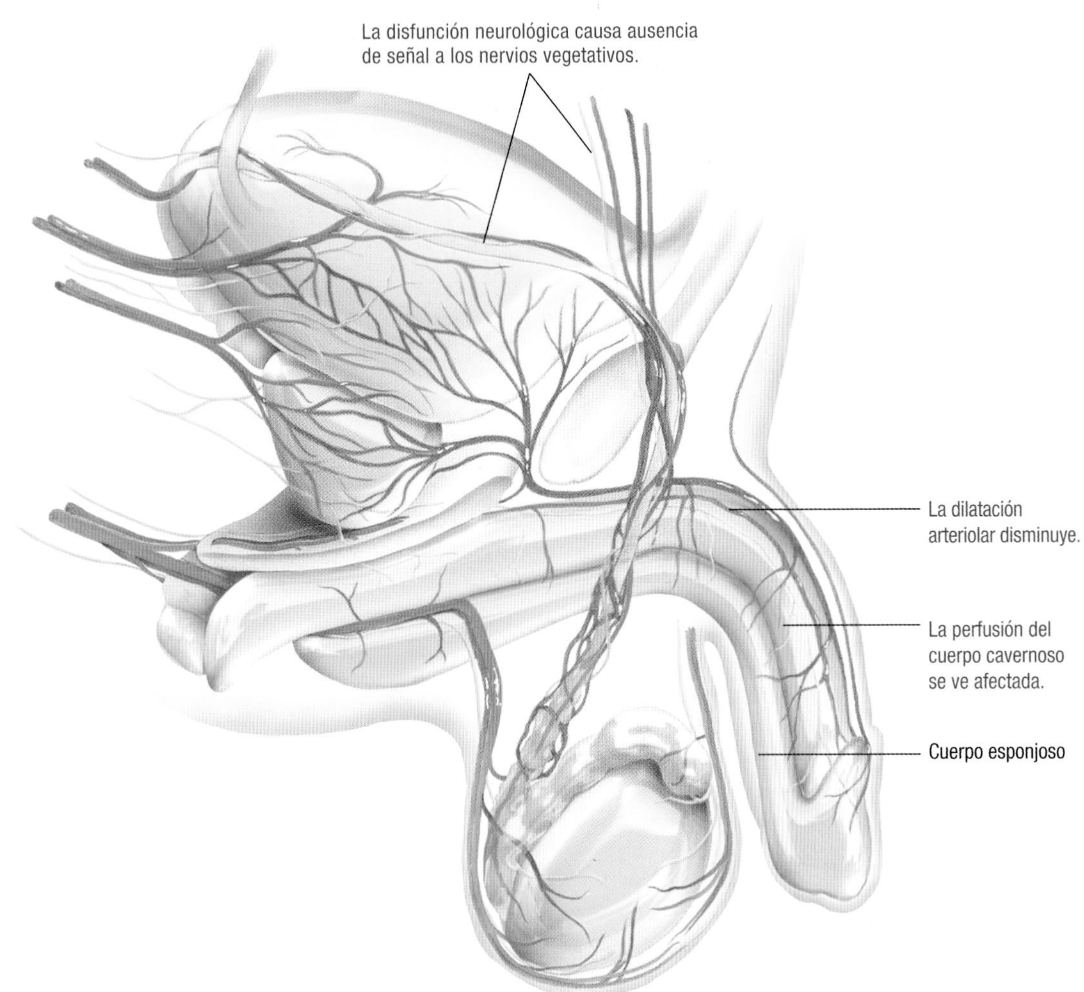

FIBROMIOMATOSIS UTERINA

Los leiomiomas uterinos, también conocidos como *miomas*, *fibromiomas* o *fibromas*, son los tumores benignos más frecuentes en las mujeres. Son los más habituales en el cuerpo uterino, aunque pueden aparecer en el cuello uterino y en los ligamentos redondo o ancho.

Los tumores se tornan malignos (leiomiosarcomas) en menos del 0.1% de las pacientes, lo que debe servir de consuelo a las mujeres preocupadas por la posibilidad de cáncer uterino en asociación con un mioma.

ALERTA POR EDAD

Los fibromas del útero pueden estar presentes en el 15-20% de las mujeres en edad reproductiva y el 30-40% de las mayores de 30 años de edad.

Etiología

Se desconoce la causa principal.

Participan los reguladores del crecimiento de los leiomiomas

- Varios factores de crecimiento, incluyendo el epidérmico.
- Hormonas esteroides, incluyendo estrógenos y progesterona.

Fisiopatología

Los *leiomiomas* son masas de músculo liso y tejido conjuntivo fibroso. Se clasifican según la localización: en la pared uterina (intramurales), que sobresalen en la cavidad endometrial (submucosos) o que sobresalen de la superficie serosa del útero (subserosos). Su tamaño varía mucho. Por lo general, son firmes y están rodeados por una seudocápsula constituida por miometrio comprimido pero normal. La cavidad uterina puede ser más grande, con aumento de la superficie endometrial que causa aumento de la pérdida sanguínea menstrual.

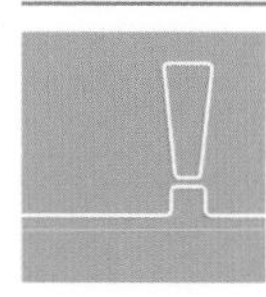

COMPLICACIONES

- Infecundidad
- Anemia
- Obstrucción intestinal
- Durante el embarazo, aborto espontáneo, trabajo de parto prematuro, distocias

Signos y síntomas

- En gran parte asintomática.
- Hemorragia anómala, por lo general, menorragia con vasos submucosos alterados (síntoma más frecuente).
- Dolor sólo con:
  - Torsión de un tumor pedunculado (con tallo) subseroso
  - Degeneración de los leiomiomas (el fibroma sobrepasa al suministro de sangre y se contrae en sus dimensiones; después de la miólisis, un procedimiento laparoscópico para encoger los fibromas; posterior a la embolización de las arterias uterinas)
- La compresión pélvica y el pinzamiento de las vísceras adyacentes conducen a una hidronefrosis leve.

Resultados de las pruebas diagnósticas

- Los estudios en sangre muestran anemia por hemorragia anómala.
- La exploración bimanual revela un útero crecido, firme, no hipersensible y de contorno irregular.
- La ecografía y la resonancia magnética valoran con precisión las dimensiones, cantidad y ubicación de los tumores.

Tratamiento

No quirúrgico

- Agonistas de hormona liberadora de gonadotropinas (no constituyen una cura, ya que los tumores aumentan de tamaño después del cese de su administración)
- Antiinflamatorios no esteroideos

Quirúrgico

- Resección histeroscópica de los miomas
- Miomectomía abdominal, laparoscópica o histeroscópica (extirpación de los tumores del músculo uterino)
- Miólisis (un procedimiento laparoscópico realizado de manera ambulatoria; contraindicado en aquellas mujeres que desean tener hijos)
- Embolización de las arterias uterinas (una prometedora alternativa a la cirugía, pero para la cual no hay estudios a largo plazo que confirmen su efecto sobre la fecundidad o establezcan el éxito a largo plazo)
- Histerectomía (por lo genral, no es la única opción disponible)
- Transfusiones de sangre para la anemia grave por hemorragia excesiva

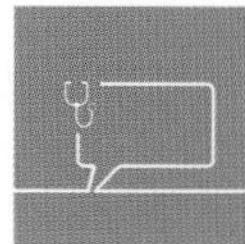

RECOMENDACIÓN CLÍNICA

ADVERTENCIA: después de una resección uterina de los fibromas, según el tamaño y la superficie de resección, las mujeres tal vez no puedan tener un trabajo de parto espontáneo, pues esto aumenta sus posibilidades de una rotura uterina en las líneas de tejido cicatricial. Se recomienda una cesárea antes del inicio del trabajo de parto.

FIBROMAS UTERINOS

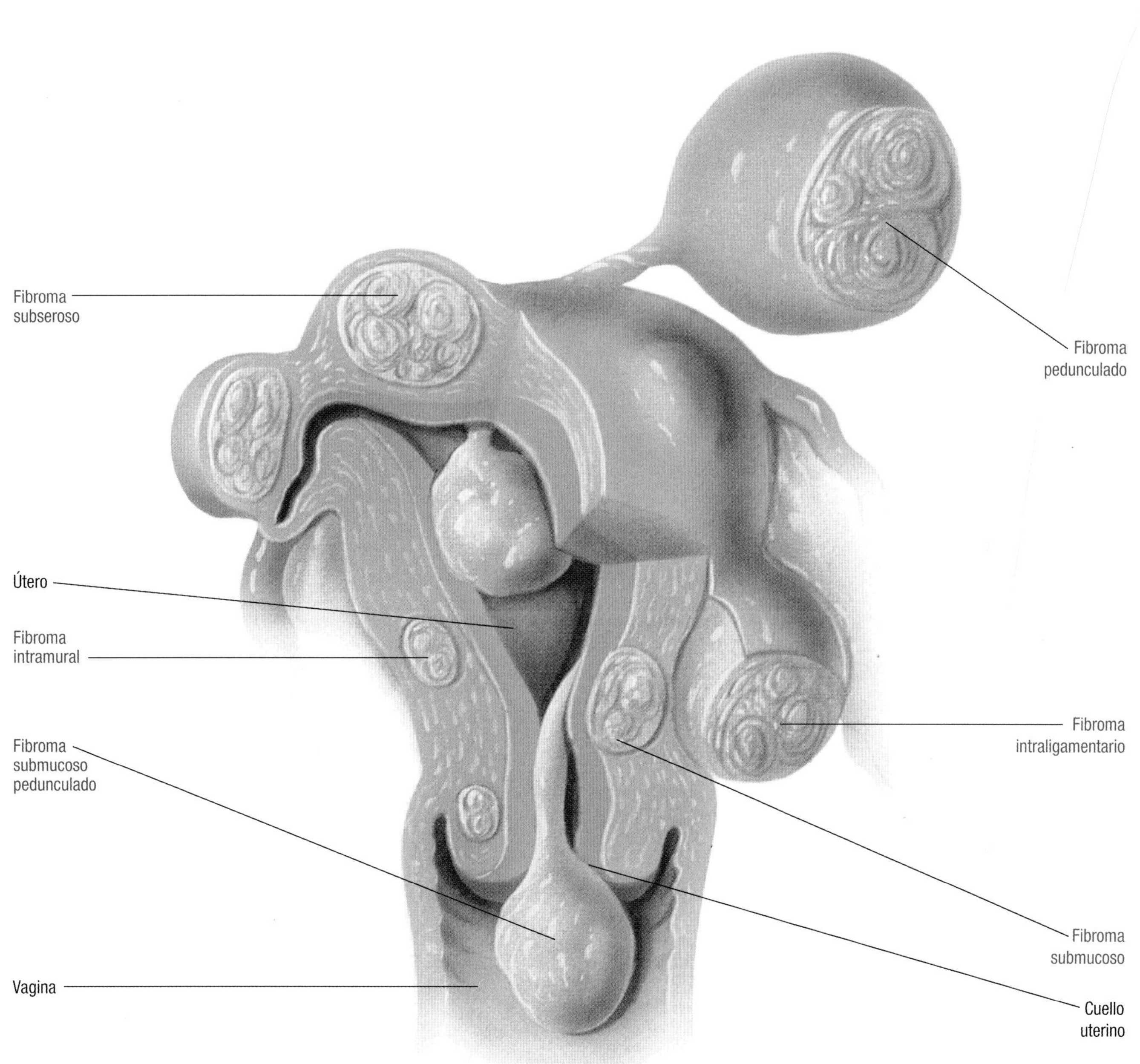

HIDROCELE

Un *hidrocele* es una acumulación de líquido entre las capas visceral y parietal de la túnica vaginal del testículo o a lo largo del cordón espermático. Es la causa más frecuente de edema escrotal.

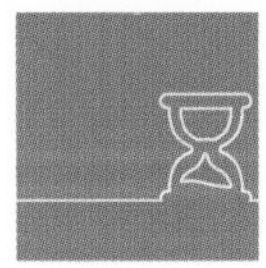

ALERTA POR EDAD

El hidrocele congénito suele resolverse de manera espontánea durante el primer año de vida. Por lo general, no está indicado ningún tratamiento.

Etiología

- Malformaciones congénitas (lactantes)
- Traumatismo en los testículos o el epidídimo
- Infección en los testículos o el epidídimo
- Tumor testicular

Fisiopatología

Se presenta un hidrocele congénito cuando una abertura entre el saco escrotal y la cavidad peritoneal permite la acumulación de líquido peritoneal en el escroto. Se desconoce el mecanismo exacto.

En los adultos, la acumulación de líquido puede ser causada por una infección, un traumatismo o tumor, deberse a un desequilibrio entre las capacidades de secreción y absorción del tejido escrotal, o a una obstrucción del drenaje linfático o venoso en el cordón espermático. El edema consiguiente obstruye la irrigación sanguínea a los testículos.

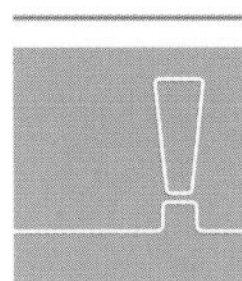

COMPLICACIONES

- Infección
- Hernia inguinal
- Tumor

Signos y síntomas

- Edema escrotal y sensación de pesadez
- Hernia inguinal (suele acompañar al hidrocele congénito)
- Acumulación de líquido, que se presenta como una masa tensa o flácida
- Dolor con la infección del epidídimo o torsión testicular agudas
- Hipersensibilidad escrotal por edema intenso

Resultados de las pruebas diagnósticas

- La transiluminación permite distinguir una masa llena de líquido de una sólida; un tumor no muestra transiluminación.
- La ecografía permite visualizar los testículos y la presencia de líquido.
- La biopsia de tejido distingue entre las células normales y un carcinoma.

Tratamiento

- Hernia inguinal con el intestino dentro del saco: reparación quirúrgica.
- Hidrocele tenso que impide la circulación de sangre o produce dolor: aspiración del líquido e inyección de un fármaco esclerosante.
- Hidroceles recurrentes: resección de la túnica vaginal.
- Tumor testicular detectado por medio de ecografía: resección suprainguinal.

HIDROCELE

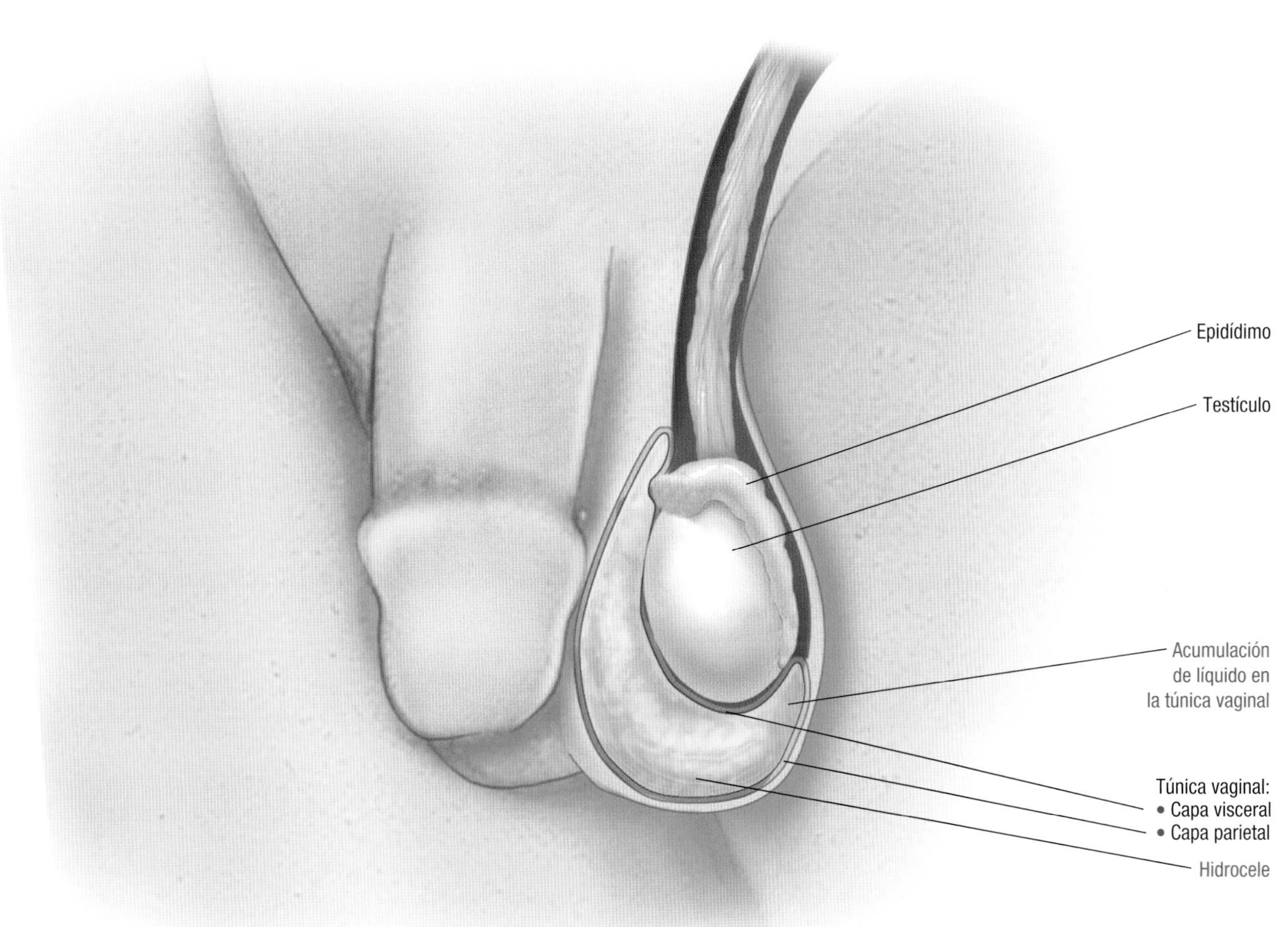
Epidídimo
Testículo
Acumulación
de líquido en
la túnica vaginal
Túnica vaginal:
• Capa visceral
• Capa parietal
Hidrocele

HIPOSPADIAS Y EPISPADIAS

Entre los defectos de nacimiento más frecuentes, las anomalías congénitas del uréter, uretra y vejiga se presentan en aproximadamente el 5% de los nacimientos. La anomalía puede ser evidente al nacer o no detectarse hasta que aparecen los síntomas.

El *hipospadias* es una anomalía congénita en la que el meato uretral se encuentra en la parte ventral, o cara inferior del pene. Puede ocurrir en el glande, la base del pene, el saco penoescrotal o el perineo. El defecto puede ser de leve a extremo, y se presenta en 1 de cada 300 nacidos vivos masculinos. El *epispadias* se registra en 1 de cada 200 000 niños lactantes y 1 de 400 000 niñas lactantes. En los lactantes masculinos, el orificio uretral está en la cara dorsal del pene; en las lactantes, se extiende una hendidura a lo largo de la abertura ventral de la uretra hasta el cuello de la vejiga.

Etiología

- Malformación congénita
- Factores genéticos
- Variaciones hormonales

Fisiopatología

En el *hipospadias*, la abertura uretral está en la superficie ventral del pene. Se sospecha de un factor genético en los casos menos graves. Por lo general, se asocia con una angulación hacia abajo del pene (corda), que imposibilita el proceso normal de orinar al elevarlo. El prepucio ventral puede estar ausente o ser defectuoso, y los genitales quizás sean ambiguos. En el raro caso de hipospadias en una niña, el orificio uretral se encuentra en la vagina y puede haber una secreción vaginal anómala.

El epispadias se presenta con más frecuencia en hombres que en mujeres y suele acompañar a la extrofia vesical, en la que una porción de la pared posterior de la vejiga sobresale a través de un defecto en la pared abdominal inferior y la pared anterior de la vejiga. En los casos leves, el orificio está en el dorso del glande y, en casos graves, en el dorso del pene. Las mujeres afectadas tienen un clítoris bífido (hendidura en dos partes) y una uretra corta y ancha. Se presenta incontinencia urinaria total cuando la abertura uretral es proximal al esfínter.

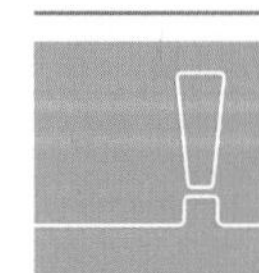

COMPLICACIONES
- Infecciones
- Hematuria
- Cálculos

Signos y síntomas

- Orificio uretral desplazado
- Patrones de micción alterados debido a la localización anómala de la abertura de la uretra
- Incontinencia urinaria
- Encordamiento o doblez del pene (en el hipospadias)
- Disfunción eyaculatoria debido a la abertura desplazada de la uretra peneana

Resultados de las pruebas diagnósticas

- No se requieren si la identificación sexual es clara.
- Si la identificación sexual no es clara, los frotis bucales o el cariotipo determinan el sexo.

Tratamiento

- Hipospadias leve, asintomática: ninguno.
- Hipospadias grave: cirugía, preferiblemente antes de que el niño alcance la edad escolar.
- Epispadias: casi siempre es necesaria la reparación quirúrgica en múltiples etapas.

HIPOSPADIAS Y EPISPADIAS

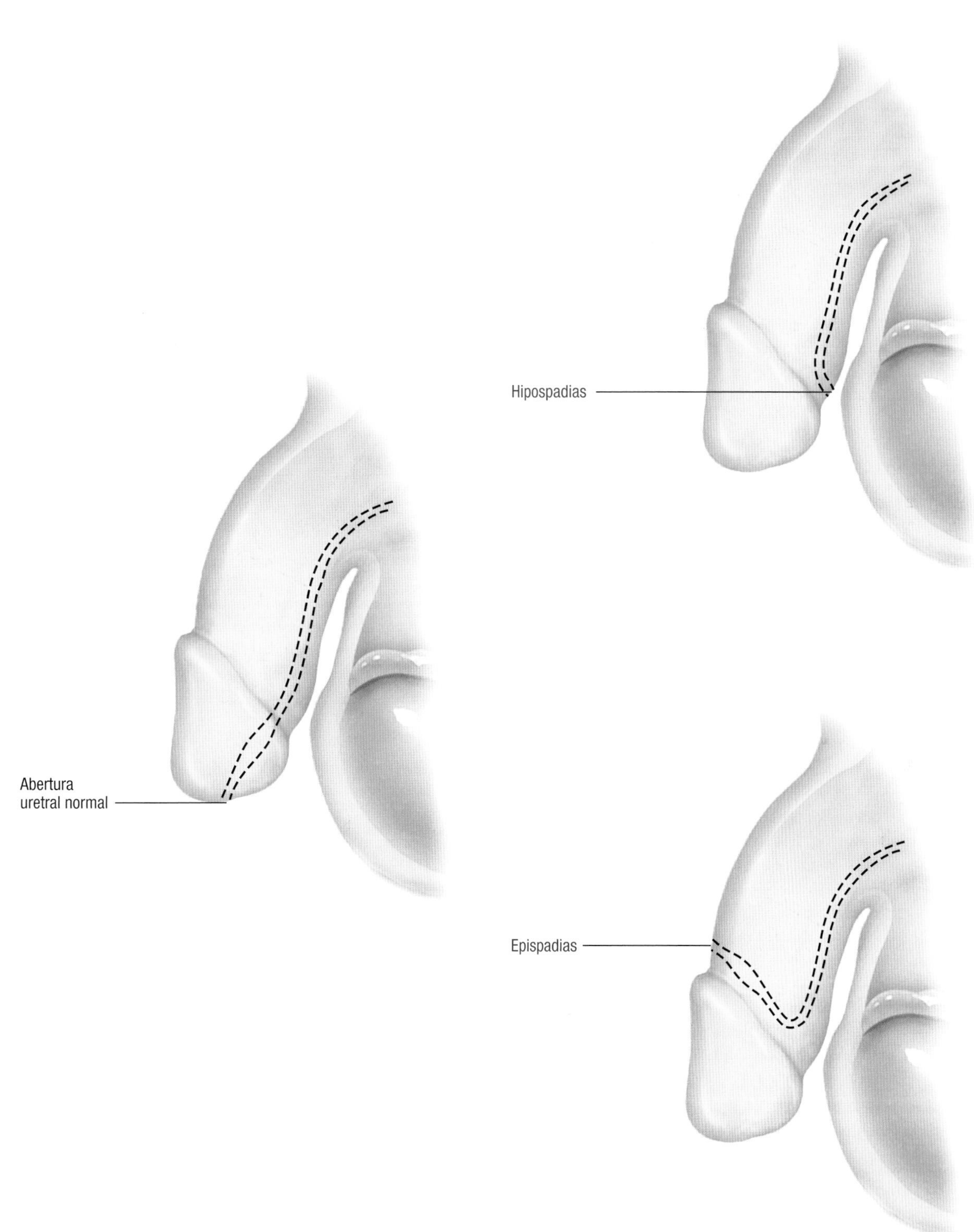

CÁNCER DE OVARIO

El cáncer de ovario es la quinta causa de muerte por cáncer en las mujeres de Estados Unidos y tiene la mayor tasa de mortalidad de todos los cánceres ginecológicos. En mujeres con cáncer de mama previamente tratado, el cáncer ovárico metastásico es más frecuente que el de cualquier otro sitio.

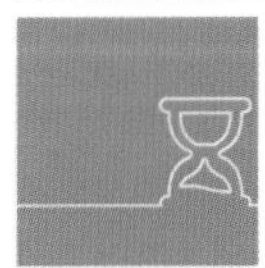

ALERTA POR EDAD

Más de la mitad de las muertes por cáncer de ovario se presentan en mujeres de entre 65 y 84 años de edad y en más del 25% de aquellas por cáncer ovárico entre los 45 y 64 años de edad.

El pronóstico varía con el tipo histológico y etapa de la enfermedad. Suele ser malo, pues estos tumores causan pocos signos tempranos y están avanzados al momento del diagnóstico. Con la detección temprana, ~90% de las mujeres con cáncer en etapa localizada sobreviven por 5 años. La tasa de supervivencia global es cercana al 45%.

Etiología

Se desconoce la causa exacta.

Factores asociados

- Infecundidad, nuliparidad
- Tendencia familiar
- Disfunción ovárica, menstruación irregular, quistes ováricos
- Exposición a asbesto, talco, contaminantes industriales
- Antecedente de uso de medicamentos para la fecundidad
- Dieta rica en grasas saturadas, obesidad a los 18 años de edad
- Tratamiento de restitución hormonal
- Genes del cáncer de mama (*BRCA1* o *BRCA2*)

Fisiopatología

Los tumores epiteliales primarios (representan el 90% de todos los cánceres de ovario) surgen del epitelio mülleriano; los tumores de células germinativas, del óvulo mismo; y los tumores de los cordones sexuales, del estroma ovárico. Los tumores ováricos se diseminan rápidamente vía intraperitoneal por extensión local o siembra superficial y, en ocasiones, a través de los linfáticos y el torrente sanguíneo. En general, la diseminación extraperitoneal ocurre a través del diafragma hacia la cavidad torácica, donde el tumor puede causar derrames pleurales. Otras metástasis son raras.

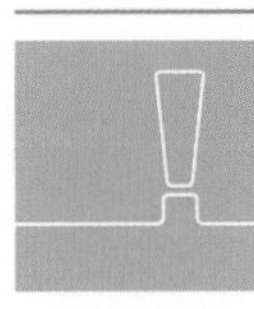

COMPLICACIONES

- Desequilibrios hidroelectrolíticos
- Edema de miembros inferiores
- Obstrucción intestinal
- Caquexia
- Derrames malignos

Signos y síntomas

- Pueden crecer hasta un tamaño considerable antes de que aparezcan síntomas manifiestos.

En ocasiones, en las primeras etapas

- Malestar vago y distensión abdominales
- Molestias gastrointestinales (náuseas, vómitos, distensión abdominal)
- Polaquiuria, molestias pélvicas
- Estreñimiento
- Hemorragia vaginal
- Disminución de peso
- Dispareunia

Etapas más avanzadas

- Rotura, torsión o infección del tumor, dolor que, en las pacientes jóvenes, puede simular apendicitis.
- Tumores de células de la granulosa, con efectos del exceso de estrógenos, como la hemorragia intermenstrual de las mujeres en la premenopausia.
- Arrenoblastomas (rara vez visto), con efectos virilizantes.

Cáncer de ovario avanzado

- Ascitis
- Hemorragia y dolor en la posmenopausia (rara vez)
- Síntomas de tumores metastásicos (el más frecuente, derrame pleural)

Resultados de las pruebas diagnósticas

- Se requiere laparotomía exploratoria, incluyendo la evaluación ganglionar y resección del tumor, para el diagnóstico y clasificación por etapas precisos.
- Los estudios de laboratorio de marcadores tumorales (como el antígeno del carcinoma ovárico, antígeno carcinoembrionario y gonadotropina coriónica humana) muestran anomalías que pueden indicar complicaciones.
- La ecografía abdominal, la tomografía computarizada o las radiografías permiten delimitar el tamaño del tumor.
- La aspiración del líquido de ascitis revela células atípicas.

Tratamiento

- Diferentes combinaciones de cirugía, quimioterapia y radiación.

Tratamiento conservador para el tumor unilateral encapsulado en una niña o mujer joven

- Resección del ovario afectado
- Seguimiento cuidadoso (incluyendo radiografías periódicas de tórax, para descartar metástasis pulmonares)

Tratamiento más intensivo

- Histerectomía total abdominal y salpingooforectomía bilateral con resección del tumor, omentectomía, posible apendicectomía, linfadenectomía, biopsias tisulares y lavados peritoneales.

Si el tumor ha rodeado a otros órganos o afecta a los que no pueden extirparse

- Se reducen de forma quirúrgica los implantes tumorales hasta una dimensión menor de 2 cm (o más pequeño) en su diámetro mayor.

Quimioterapia

- Puede ser curativa; extiende el tiempo de supervivencia en la mayoría de las pacientes; en gran medida se emplea como paliativo en las etapas avanzadas de la enfermedad.
- El estándar actual es de quimioterapia combinada de paclitaxel y a base de platino.

CÁNCER DE OVARIO

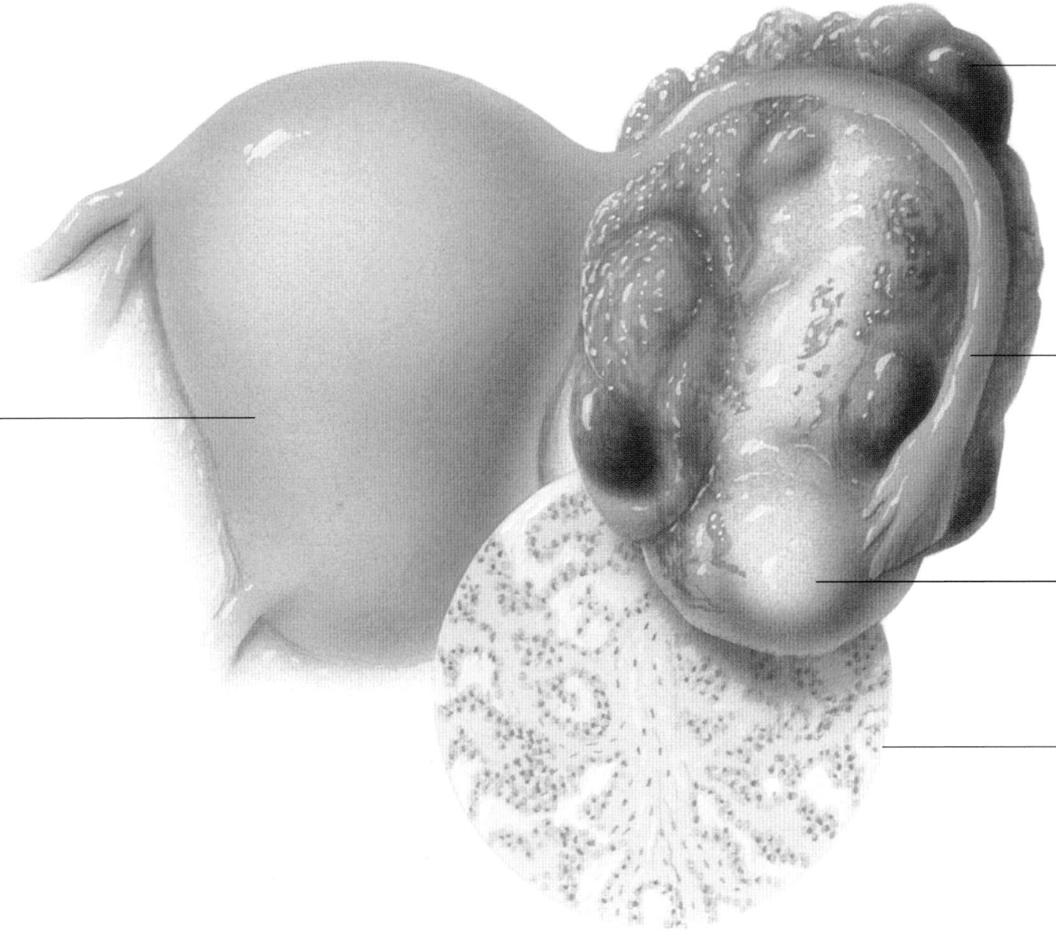

Carcinoma del ovario izquierdo

Trompa uterina

Útero

Ovario

Células de cáncer ovárico al microscopio

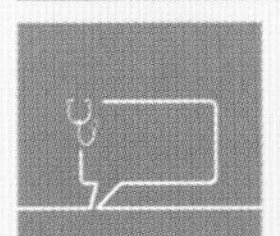

RECOMENDACIÓN CLÍNICA

SITIOS METASTÁTICOS DEL CÁNCER DE OVARIO

El cáncer de ovario puede enviar metástasis a casi cualquier sitio. Se muestran los sitios más frecuentes.

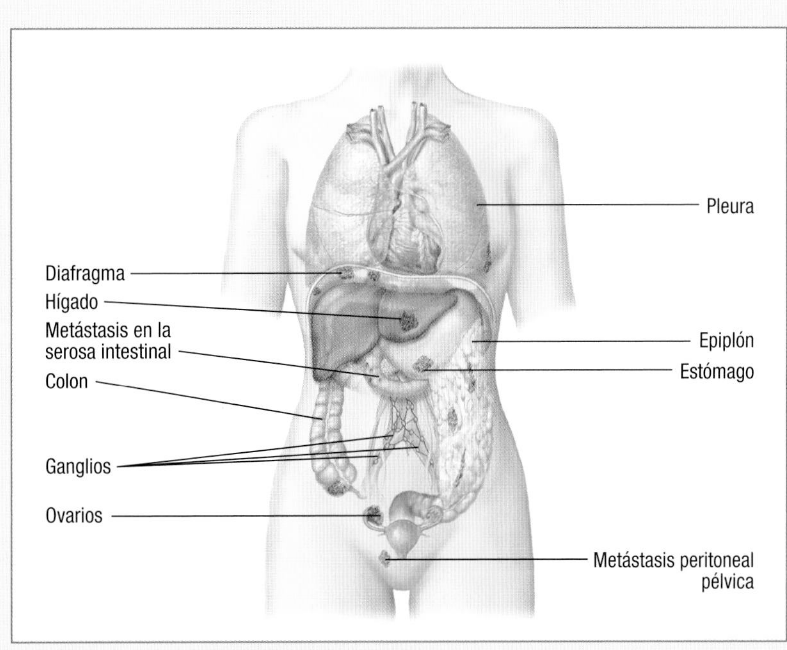

QUISTES OVÁRICOS

Los *quistes ováricos* son sacos, por lo general benignos, que contienen material líquido o semisólido. Aunque estos quistes suelen ser pequeños y asintomáticos, pueden requerir un estudio exhaustivo como posibles sitios de cambio neoplásico. Los quistes pueden ser simples o múltiples (poliquistosis ovárica). La mayoría de los quistes ováricos corresponden a los fisiológicos o funcionales, es decir, se presentan durante el proceso ovulatorio normal. Los quistes ováricos funcionales incluyen a los *foliculares*, de la *teca luteínica*, por lo general bilaterales y llenos de líquido claro color paja, y los del *cuerpo amarillo*. Los quistes ováricos pueden desarrollarse en cualquier momento entre la pubertad y la menopausia, e incluso durante el embarazo. El pronóstico para los quistes ováricos benignos es excelente. La presencia de un quiste ovárico funcional no aumenta el riesgo de neoplasias.

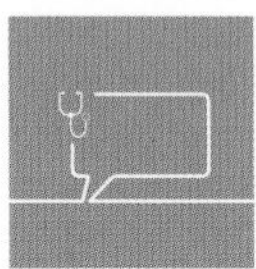

RECOMENDACIÓN CLÍNICA

El síndrome de ovarios poliquísticos es una alteración metabólica caracterizada por la presencia de múltiples quistes ováricos. Cerca del 22% de las mujeres en Estados Unidos tienen la enfermedad, y alrededor del 50-80% de ellas sufren obesidad e hirsutismo. Entre quienes buscan tratamiento para la infecundidad, más del 75% presenta algún grado de este síndrome, que suele manifestarse sólo por anovulación.

Etiología

- Quistes luteínicos de la granulosa (se producen en el cuerpo lúteo): por acumulación excesiva de sangre durante la fase hemorrágica del ciclo menstrual.
- Quistes tecaluteínicos:
  - Mola hidatiforme, coriocarcinoma
  - Hormonoterapia (hCG o citrato de clomifeno)

Fisiopatología

Por lo general, los *quistes foliculares* son muy pequeños y surgen de los folículos que no se han roto o se rompieron y sellaron antes de la reabsorción de su líquido. Se desarrollan *quistes lúteos* cuando un cuerpo amarillo maduro persiste de forma anómala y continúa secretando progesterona. Constan de sangre o líquido que se acumula en la cavidad del cuerpo amarillo y suelen causar más síntomas que los quistes foliculares. Cuando estos quistes persisten hasta la menopausia, secretan cantidades excesivas de estrógenos en respuesta a la hipersecreción de las hormonas foliculoestimulante y luteinizante, que normalmente se presenta durante la menopausia.

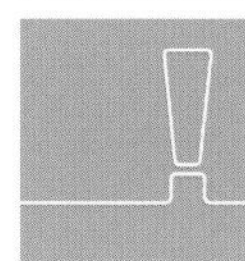

COMPLICACIONES

- Amenorrea
- Oligomenorrea
- Dismenorrea secundaria
- Infecundidad
- Rotura del quiste, peritonitis, hemorragia intraperitoneal, estado de choque y muerte

Signos y síntomas

- Quistes grandes o múltiples:
  - Malestar pélvico leve, dolor dorsal bajo o dispareunia
  - Hemorragia uterina anómala
- Quistes ováricos con torsión: dolor abdominal agudo similar al de la apendicitis.
- Quistes de la granulosa luteinizados:
  - Durante el embarazo: malestar pélvico unilateral.
  - En mujeres no embarazadas: menstruación retrasada, seguida por hemorragia irregular o prolongada.

Resultados de las pruebas diagnósticas

- La ecografía, laparoscopia o cirugía confirman la presencia de los quistes ováricos.

Tratamiento

- Si el quiste desaparece de manera espontánea en uno o dos ciclos menstruales, sólo tratamiento sintomático.
- Un quiste persistente requiere de la resección para descartar malignidad.
- Para los quistes funcionales que aparecen durante el embarazo, se emplean analgésicos.
- Quistes tecaluteínicos:
  - Evacuación de la mola hidatiforme
  - Lisis del coriocarcinoma
  - Discontinuación del tratamiento con hCG o clomifeno
- Quiste ovárico persistente o sospechoso:
  - Laparoscopia o laparotomía exploratoria con posible cistectomía ovárica u ooforectomía.
  - Si es necesario el tratamiento durante el embarazo, el momento óptimo es el segundo trimestre.
- Quiste de cuerpo amarillo roto:
  - Culdocentesis para drenar el líquido intraperitoneal
  - Intervención quirúrgica para la hemorragia continua

QUISTES OVÁRICOS

Quiste folicular

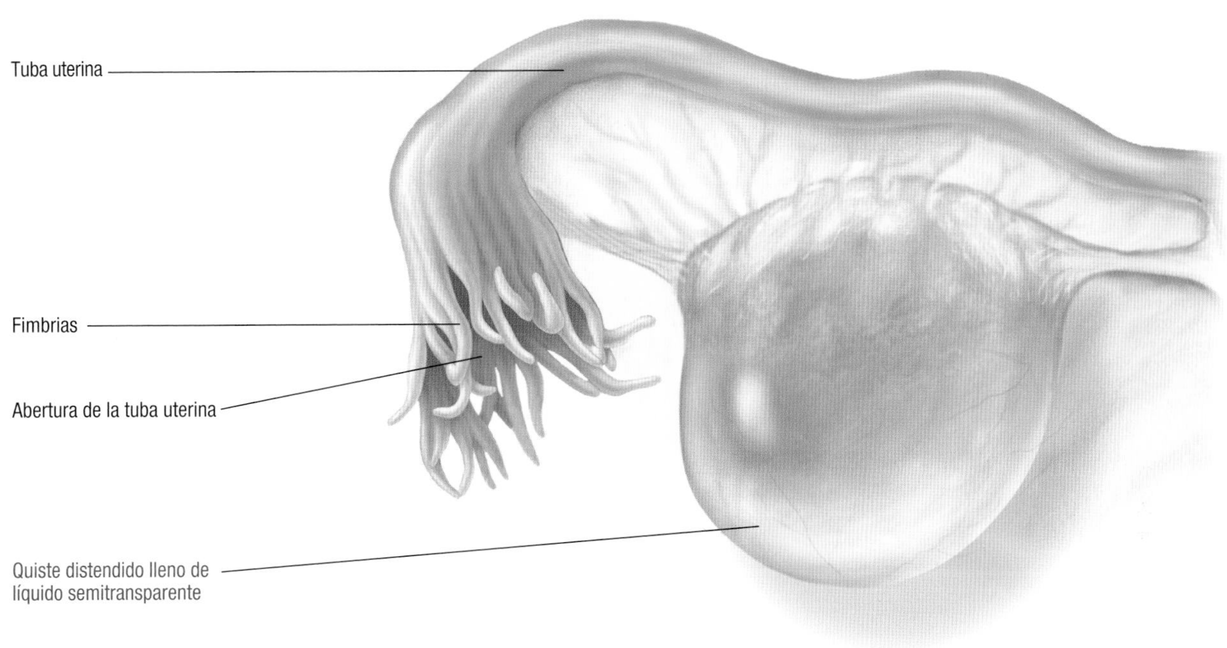

Quiste dermoide

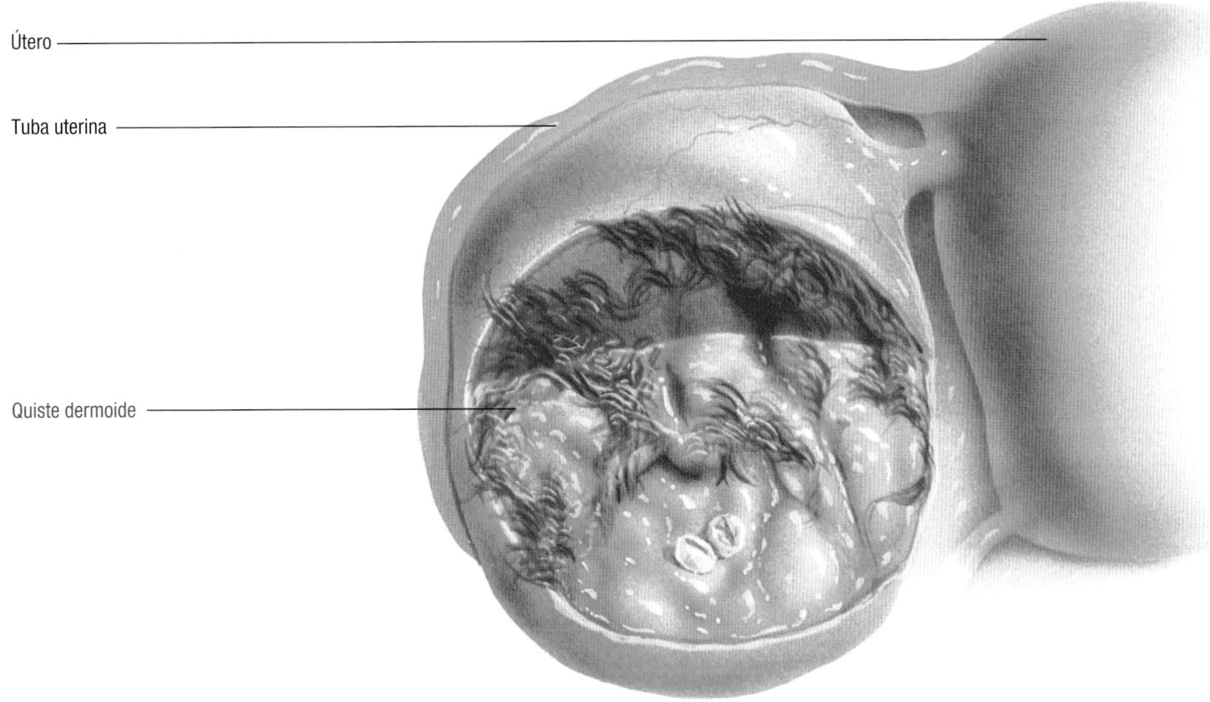

ENFERMEDAD PÉLVICA INFLAMATORIA

La *enfermedad pélvica inflamatoria* (EPI) es la infección del útero, tubas uterinas, ovarios, o combinaciones de estas estructuras. Aproximadamente 1 millón de mujeres se tratan por EPI cada año en Estados Unidos y una de cada siete se atiende por la enfermedad en algún momento de su vida. El diagnóstico y tratamiento precoces previenen daños al aparato reproductor. La EPI sin tratamiento puede causar infecundidad y llevar a la septicemia y choque potencialmente mortales.

Etiología

- Infección por microorganismos aerobios o anaerobios, a saber:
  - *Neisseria gonorrhoeae* y *Chlamydia trachomatis* (la más frecuente)
  - Estafilococos, estreptococos, especies de difteroides, *Pseudomonas* y *Escherichia coli*

Circunstancias predisponentes

- Conización o cauterización del cuello uterino
- Inserción de un dispositivo intrauterino
- Uso de una legra de biopsia o de una sonda de irrigación
- Insuflación tubaria
- Aborto, intervención quirúrgica pélvica, infección durante o después del embarazo

Fisiopatología

Por lo general, las secreciones cervicales tienen una función protectora y defensiva. Las afecciones o procedimientos que alteran o destruyen el moco cervical afectan este mecanismo bacteriostático y permiten que las bacterias presentes en el cuello uterino o la vagina asciendan a la cavidad uterina, las tubas uterinas y la cavidad pélvica. La infección uterina también puede ser consecutiva a la transferencia de moco cervical contaminado a la cavidad endometrial por instrumentación. Las bacterias también pueden entrar en la cavidad uterina a través del torrente sanguíneo o del drenaje de una tuba uterina con infección crónica, un absceso pélvico, un apéndice roto, la diverticulitis del colon sigmoideo o de otros focos infecciosos.

La infección uterina puede resultar de la contaminación por uno o varios microorganismos patógenos habituales o ser consecutiva a la multiplicación de bacterias normalmente no patógenas en un ambiente endometrial alterado. La multiplicación bacteriana es más frecuente durante el parto porque el endometrio es atrófico, inactivo y no estimulado por los estrógenos.

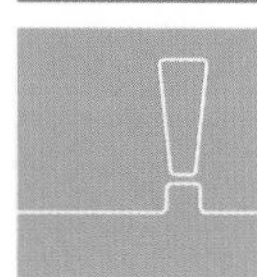

COMPLICACIONES

- Dolor pélvico crónico
- Formación de adherencias
- Septicemia
- Embolia pulmonar
- Infecundidad
- Estado de choque

Signos y síntomas

- Secreción vaginal profusa, purulenta
- Fiebre leve, malestar general
- Dolor abdominal bajo
- Dolor intenso con el movimiento del cuello uterino o la palpación de los anexos
- Hemorragia vaginal
- Escalofríos
- Náuseas y vómitos
- Disuria
- Dispareunia

Resultados de las pruebas diagnósticas

- El cultivo y las pruebas de sensibilidad microbiana y tinción de Gram de secreciones del endocérvix o el fondo de saco permiten identificar al microorganismo causal.
- Las secreciones uretrales y rectales permiten identificar al microorganismo causal.
- Una prueba en sangre revela una concentración alta de proteína C reactiva.
- La ecografía transvaginal muestra la presencia de tubas uterinas engrosadas, llenas de líquido.
- La tomografía computarizada muestra abscesos tuboováricos complejos.
- La resonancia magnética proporciona imágenes de los tejidos blandos; es útil no sólo para el diagnóstico de EPI, sino también para detectar otros procesos que causan síntomas.
- Con la culdocentesis se obtiene líquido peritoneal o pus para cultivo y pruebas de sensibilidad microbiana.
- La laparoscopia diagnóstica identifica líquido en el fondo de saco, distensión tubaria y masas en el absceso pélvico.

Tratamiento

Inicio inmediato de la antibioticoterapia después de obtener muestras para cultivo, y reevaluar en cuanto se cuente con los resultados de laboratorio (por lo general, pasadas 24-48 h); la infección puede tornarse crónica si se trata de manera inadecuada; los regímenes terapéuticos de la EPI deben proporcionar cobertura de amplio espectro para los probables microorganismos patógenos involucrados: *C. trachomatis*, *N. gonorrhoeae*, microorganismos anaerobios, bacilos gramnegativos y estreptococos.

- Tratamiento adecuado de la(s) pareja(s)
- Analgésicos
- Soluciones i.v.
- Drenaje adecuado si se forma un absceso pélvico
- Absceso roto (complicación potencialmente mortal):
  - Histerectomía total abdominal con salpingooforectomía bilateral.
  - Parece prometedor el drenaje laparoscópico con preservación de los ovarios y el útero.

DISTRIBUCIÓN DE LAS ADHERENCIAS EN LA ENFERMEDAD PÉLVICA INFLAMATORIA

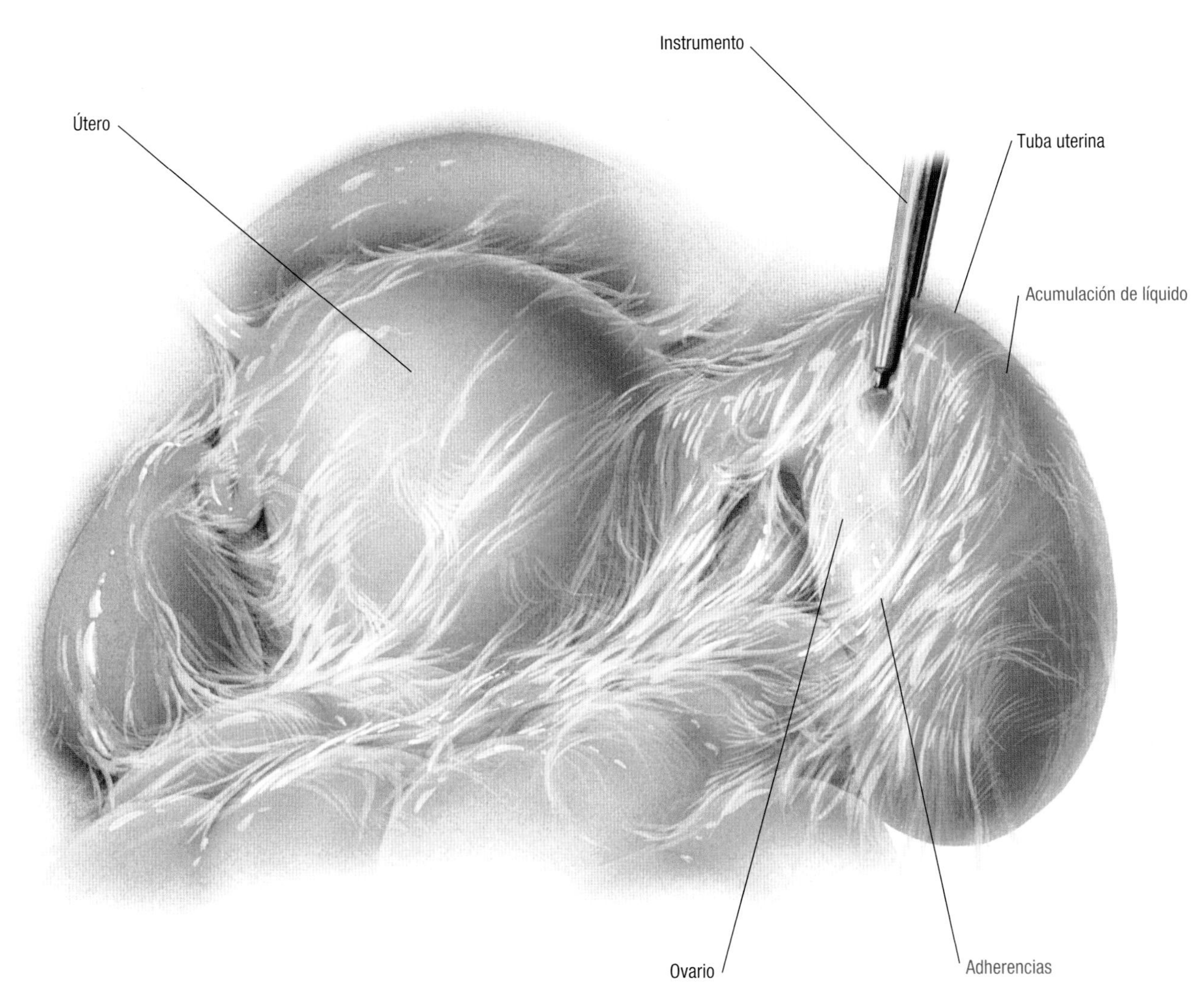

CÁNCER DE PRÓSTATA

El cáncer de próstata es el más frecuente en hombres mayores de 50 años de edad. El adenocarcinoma es la forma más habitual; rara vez se presenta un sarcoma. Los carcinomas de la próstata más benignos se originan en la parte posterior de la glándula, el resto surge cerca de la uretra. Los tumores prostáticos malignos rara vez se originan de la hiperplasia benigna que habitualmente se desarrolla alrededor de la uretra prostática en los hombres de edad avanzada. El cáncer de próstata casi nunca produce síntomas, hasta que está avanzado.

ALERTA POR EDAD

La incidencia del cáncer de próstata aumenta con la edad con mayor rapidez que la de cualquier otro tipo de cáncer.

Etiología

Se desconoce la causa exacta.

Posibles factores contribuyentes

- Predisposición familiar o étnica
- Exposición a tóxicos ambientales (radiación, contaminación del aire: arsénico, benceno, hidrocarburos, cloruros de polivinilo)
- Infecciones de transmisión sexual
- Influencia hormonal endógena
- Alimentación con grasa de productos animales

Fisiopatología

Por lo general, cuando una lesión primaria benigna de la próstata se extiende más allá de la glándula, invade su cápsula y se disemina a lo largo de los conductos eyaculadores en el espacio entre las vesículas seminales o la fascia perivesicular. Los factores endocrinos pueden participar, lo que ha llevado a los investigadores a sospechar que los andrógenos aumentan la velocidad de crecimiento del tumor.

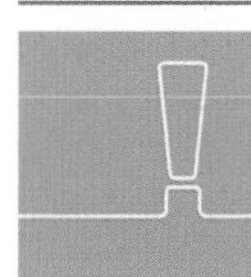

COMPLICACIONES

- Compresión de la médula espinal
- Trombosis venosa profunda
- Embolia pulmonar
- Mieloptisis

Signos y síntomas

Etapas tempranas

- Masa nodular firme, no elevada con un borde agudo

Enfermedad avanzada

- Sangre en el líquido seminal
- Disfunción eréctil de inicio reciente
- Dificultad para iniciar el flujo de orina
- Goteo, retención urinaria, polaquiuria, en especial de noche
- Cistitis sin explicación
- Hematuria
- Edema del escroto o el miembro inferior
- Masa dura en la región de la próstata
- Dolor

Resultados de las pruebas diagnósticas

- El examen de antígeno prostático específico en el suero revela cifras elevadas que indican cáncer con o sin metástasis.
- La ecografía prostática transrectal muestra el tamaño de la glándula y la presencia de crecimientos anómalos.
- La gammagrafía ósea y la urografía intravenosa permiten determinar la extensión de la enfermedad.
- La resonancia magnética y la tomografía computarizada definen la extensión del tumor.
- La American Cancer Society recomienda la prueba de detección estándar por tacto rectal de forma anual para los hombres mayores de 40 años de edad.

Tratamiento

- Prostatectomía
- Orquiectomía
- Radiación de haz externo o por implantes
- Tratamiento hormonal
- Agonistas de la hormona liberadora de hormona luteinizante, como leuprolida o goserelina
- Antagonistas de andrógenos
- Quimioterapia

CÁNCER DE PRÓSTATA

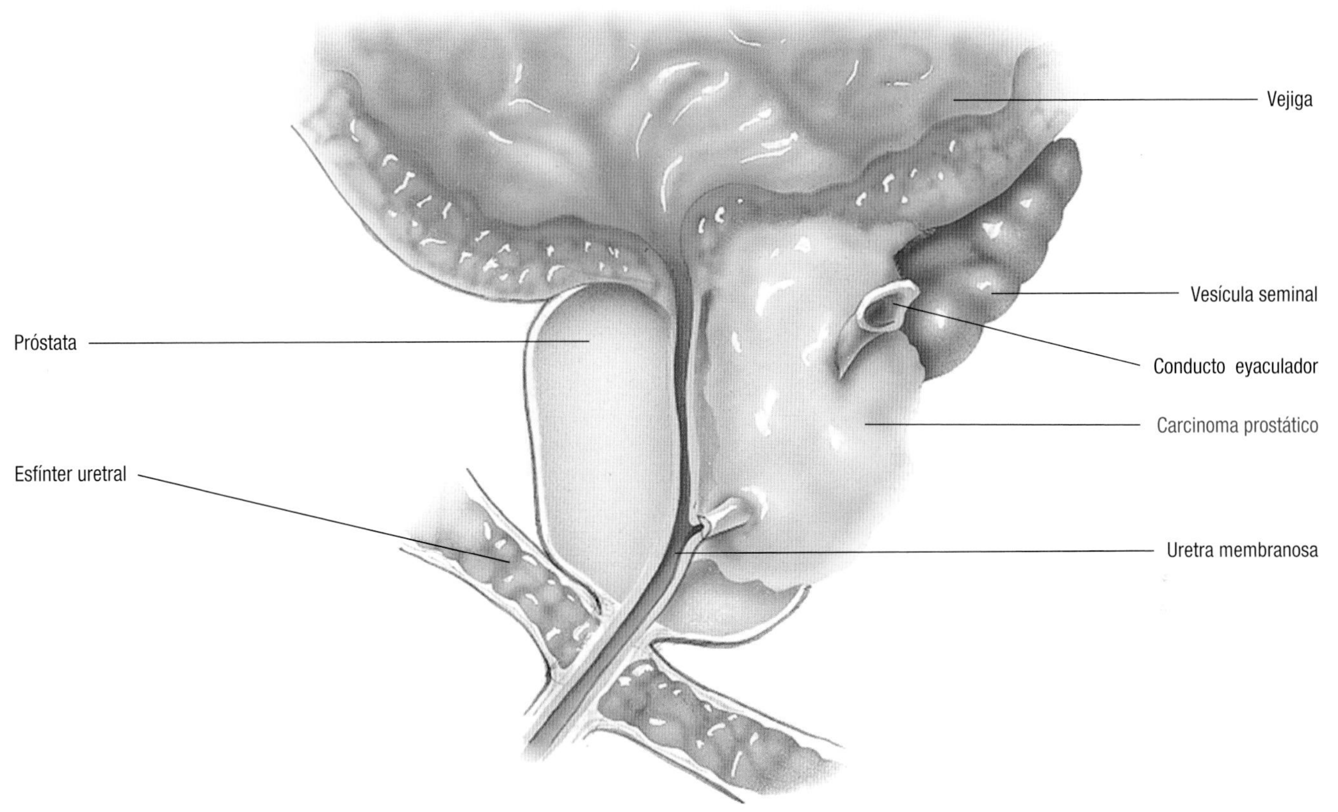

HIPERPLASIA PROSTÁTICA BENIGNA

En la hiperplasia prostática benigna (HPB), también conocida como *hipertrofia benigna de la próstata*, la glándula crece lo suficiente como para comprimir la uretra y causar obstrucción urinaria manifiesta. Según el tamaño que alcance la próstata, la edad y la salud del paciente, así como el grado de obstrucción, la HPB se trata de forma sintomática o quirúrgica.

ALERTA POR EDAD

La HPB es frecuente, afecta a más del 90% de los hombres mayores de 80 años de edad.

Etiología

- Cambios asociados con la edad en la actividad hormonal
- Arterioesclerosis
- Inflamación
- Alteraciones metabólicas o nutricionales

Fisiopatología

La producción de andrógenos disminuye con la edad, ocasionando un desequilibrio en las concentraciones de andrógenos y estrógenos, y una cifra alta de dihidrotestosterona, el principal andrógeno intracelular prostático. Las alteraciones del equilibrio hormonal inducen los cambios tempranos, no malignos, de la HPB en el tejido glandular periuretral. El crecimiento de los nódulos fibroadenomatosos (masas de tejido glandular fibroso) progresa hasta comprimir al resto de la glándula normal (hiperplasia nodular). El tejido hiperplásico es principalmente glandular, con algo de estroma fibroso y músculo liso. Conforme la próstata crece, puede extenderse hacia la vejiga y obstruir la vía de salida urinaria por compresión o distorsión de la uretra prostática. La distensión progresiva de la vejiga puede llevar a la formación de una bolsa donde se retiene la orina cuando el resto de la vejiga se vacía. Esta orina retenida puede conducir a la formación de cálculos o cistitis.

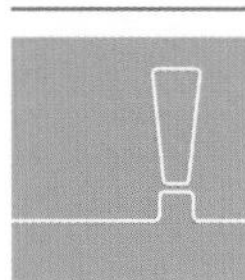

COMPLICACIONES

- Estasis urinaria, así como infección de vías urinarias o cálculos
- Trabeculación de la pared vesical
- Hipertrofia del músculo detrusor
- Sáculos y divertículos vesicales
- Estenosis uretral
- Hidronefrosis
- Incontinencia paradójica (por rebosamiento)
- Insuficiencia renal aguda o crónica
- Diuresis postobstructiva aguda
- Pielonefritis

Signos y síntomas

Signos y síntomas de presentación

- Fuerza y calibre del chorro de orina disminuidos
- Disuria inicial
- Sensación de vaciamiento incompleto, interrupción del flujo

Conforme aumenta la obstrucción

- Micción frecuente con nicturia y vaciamiento incompleto
- Sensación de urgencia
- Retención, goteo, incontinencia
- Posible hematuria

Resultados de las pruebas diagnósticas

- La urografía intravenosa descarta la obstrucción de las vías urinarias, hidronefrosis (distensión de la pelvis y los cálices renales por obstrucción del uréter y la consiguiente retención de orina), cálculos o tumores, y defectos de llenado y vaciamiento de la vejiga.
- La cistoscopia descarta otras causas de obstrucción de vías urinarias (neoplasias, cálculos).
- Concentraciones elevadas de nitrógeno ureico en sangre y creatinina sérica (sugieren disfunción renal).
- Las pruebas analíticas revelan aumento del antígeno prostático específico; sin embargo, debe descartarse un cáncer de próstata.
- El análisis de orina y los urocultivos muestran hematuria y piuria, y con una cifra de más de 100 000 bacterias/µL, indican infección de vías urinarias.
- La cistouretroscopia con síntomas importantes (diagnóstico definitivo) muestra crecimiento de la próstata, cambios de la pared vesical y vejiga elevada (la cistouretroscopia sólo se realiza inmediatamente antes de la intervención quirúrgica para determinar el próximo curso del tratamiento).

Tratamiento

Conservador

- Masajes prostáticos
- Baños de asiento
- Restricción de líquidos para la distensión vesical
- Antimicrobianos para la infección
- Eyaculación regular
- Bloqueadores α-adrenérgicos (terazosina, prazosina)
- Medicación para disminuir el riesgo de presentar retención urinaria (finasterida)
- Drenaje continuo con una sonda urinaria para aliviar la retención de orina (pacientes de alto riesgo)

Procedimientos quirúrgicos (para aliviar síntomas intolerables)

- Resección suprapúbica (transvesical)
- Resección transuretral
- Resección retropúbica (extravesical), que permite la visualización directa; por lo general, se conserva la potencia y la continencia
- Cistostomía suprapúbica bajo anestesia local si no se puede pasar la sonda urinaria a permanencia por vía transuretral
- Resección con láser para aliviar el crecimiento benigno de la próstata
- Cirugía de conservación de nervios para disminuir las complicaciones frecuentes
- Sonda urinaria a permanencia para la retención de orina
- Dilatación con balón de la uretra y endoprótesis prostáticas para mantener su permeabilidad

AUMENTO DE VOLUMEN DE LA PRÓSTATA

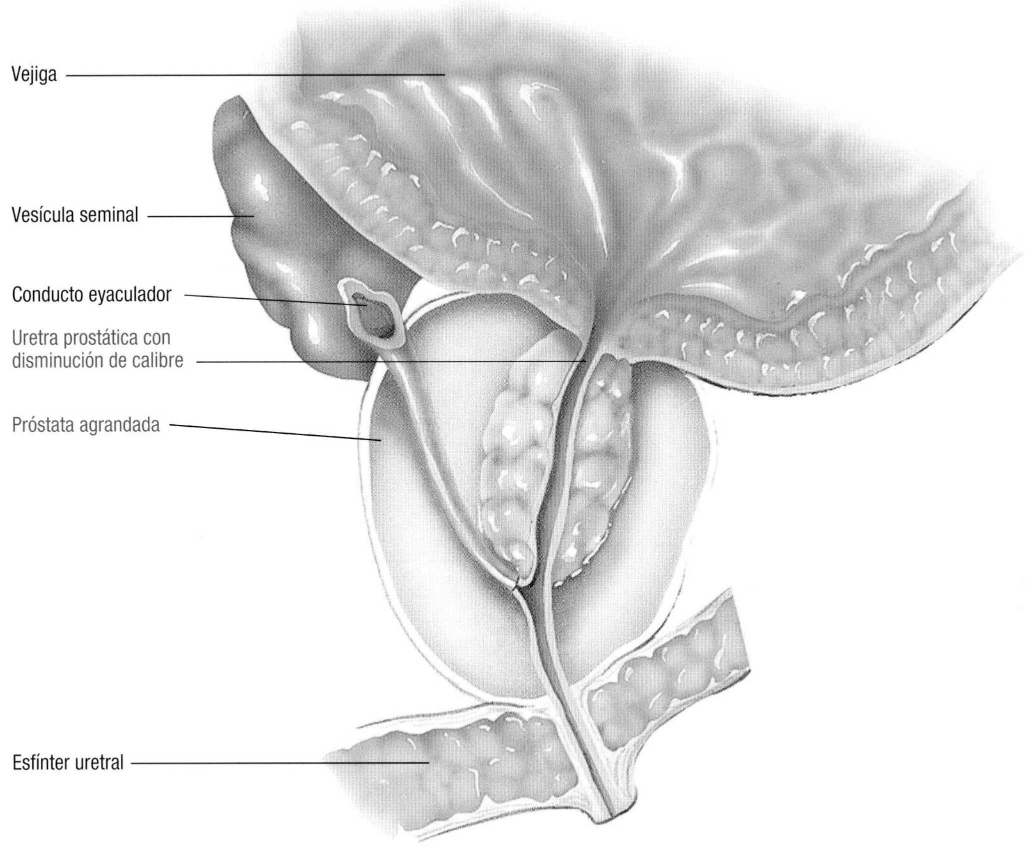

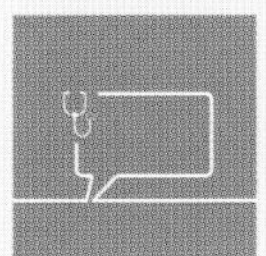

RECOMENDACIÓN CLÍNICA

PALPACIÓN DE LA PRÓSTATA

Para detectar los primeros signos de crecimiento de la próstata, se siguen estos pasos:

- Que el paciente se ponga de pie y se incline sobre la mesa de exploración; si no puede hacerlo, recostarlo sobre su lado izquierdo con su rodilla y cadera derechas flexionadas o con ambas rodillas atraídas hacia el tórax.
- Inspección de la piel perineal, anal y de la pared escrotal posterior.
- Introducir un dedo enguantado y lubricado en el recto.
- Palpar la próstata a través de la pared rectal anterior.
- La glándula debe sentirse lisa y gomosa, aproximadamente del tamaño de una nuez.

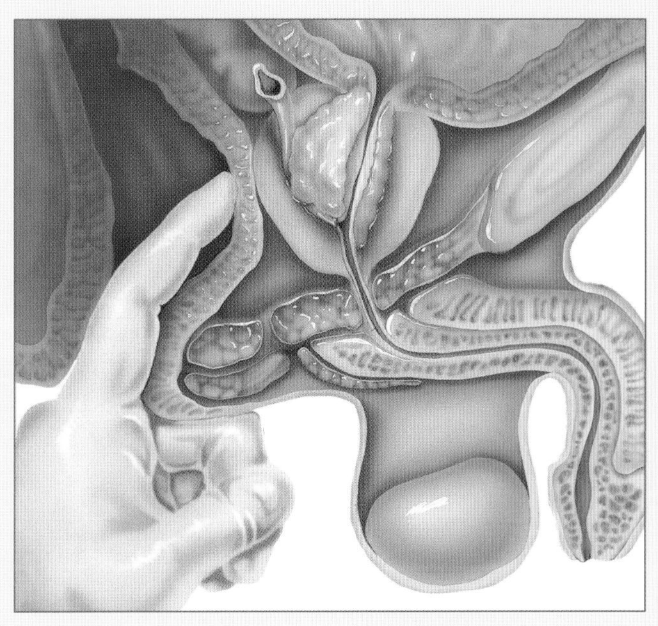

PROSTATITIS

La *prostatitis*, o inflamación de la próstata, puede clasificarse según cuatro categorías:

- Prostatitis bacteriana aguda
- Prostatitis bacteriana crónica
- Prostatitis abacteriana crónica y síndrome de dolor pélvico crónico
- Prostatitis inflamatoria asintomática

Etiología

Microbiana aguda

- Antecedente de infección uretral o vesical
- Microorganismos gramnegativos, como *Escherichia coli*; especies de *Enterobacter*, *Serratia*, *Pseudomonas* y *Proteus*, y enterococos (contribuyen con el 80% de los casos)

Microbiana crónica

- Citomegalovirosis
- *Chlamydia*
- Infección por virus de la inmunodeficiencia humana (VIH)
- Empleo de sonda urinaria
- Prostatitis aguda

No microbiana crónica

- Obstrucción del conducto eyaculador
- Cistitis intersticial y otras infecciones
- Espasmo de los músculos pélvicos
- Anomalías estructurales del aparato urinario, como estenosis
- Levantar cosas pesadas con la vejiga llena

Inflamatoria asintomática

- Similar a la forma inflamatoria crónica, pero sin síntomas

Fisiopatología

La presencia de espasmos en el aparato genitourinario o tensión en los músculos del suelo pélvico pueden causar inflamación en la prostatitis no microbiana.

La infección bacteriana de la próstata puede ser el resultado de una infección previa o recurrente, que induce una respuesta inflamatoria prostática. La inflamación se limita, por lo general, a algunos de los conductos de la glándula.

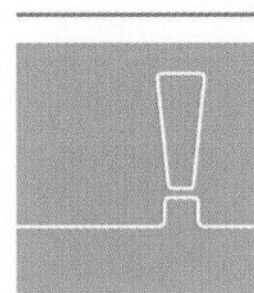

COMPLICACIONES

- Infecundidad
- Bacteriemia
- Pielonefritis
- Absceso prostático
- Epididimitis

Signos y síntomas

Microbiana aguda

- Fiebre, escalofríos
- Lumbalgia, especialmente al estar de pie
- Micción urgente y polaquiuria, dificultad para iniciar el chorro de orina
- Disuria, nicturia, obstrucción urinaria, hematuria

Microbiana crónica

- Mismos síntomas urinarios que en la forma aguda (pero en menor grado)
- Eyaculación dolorosa
- Cistitis sintomática recurrente

No microbiana crónica

- Igual a la forma bacteriana crónica pero afebril
- Dolor pélvico
- Eyaculación dolorosa
- Disfunción eréctil
- Micción incompleta

Resultados de las pruebas diagnósticas

- La concentración elevada del antígeno prostático específico (APE) apoya el diagnóstico de prostatitis microbiana crónica.
- La ecografía transrectal revela vesículas seminales crecidas, engrosadas.
- La tomografía computarizada de la próstata puede revelar un absceso o una neoplasia sospechosa.
- El urocultivo hace posible identificar al microorganismo causal; la muestra debe tomarse cuando el paciente comienza a orinar, posteriormente a la mitad del chorro, después de que el paciente lo detiene y tras el masaje de la próstata por el profesional de la salud para exprimir las secreciones de la glándula durante la micción.

Tratamiento

General

- Relajantes musculares para aliviar los espasmos musculares.
- Bloqueadores α-adrenérgicos (terazosina, tamsulosina) para relajar la vejiga.
- Analgésicos.
- Finasterida.
- Limitar el alcohol y la cafeína y aumentar la ingesta de agua.
- Eyaculación y micción regulares (ayudan a promover el drenaje de las secreciones de la próstata) y masaje cuidadoso de la glándula (para aliviar el malestar); un masaje vigoroso puede causar epididimitis secundaria o septicemia.

Microbiana aguda

- Antibióticos de amplio espectro

Microbiana crónica

- Antibióticos (como cotrimoxazol), fluoroquinolonas (p. ej., ofloxacino, ciprofloxacino o levofloxacino), bloqueadores α-adrenérgicos o diazepam
- Baños de asiento para el alivio sintomático

INFLAMACIÓN CRÓNICA DE LA PRÓSTATA

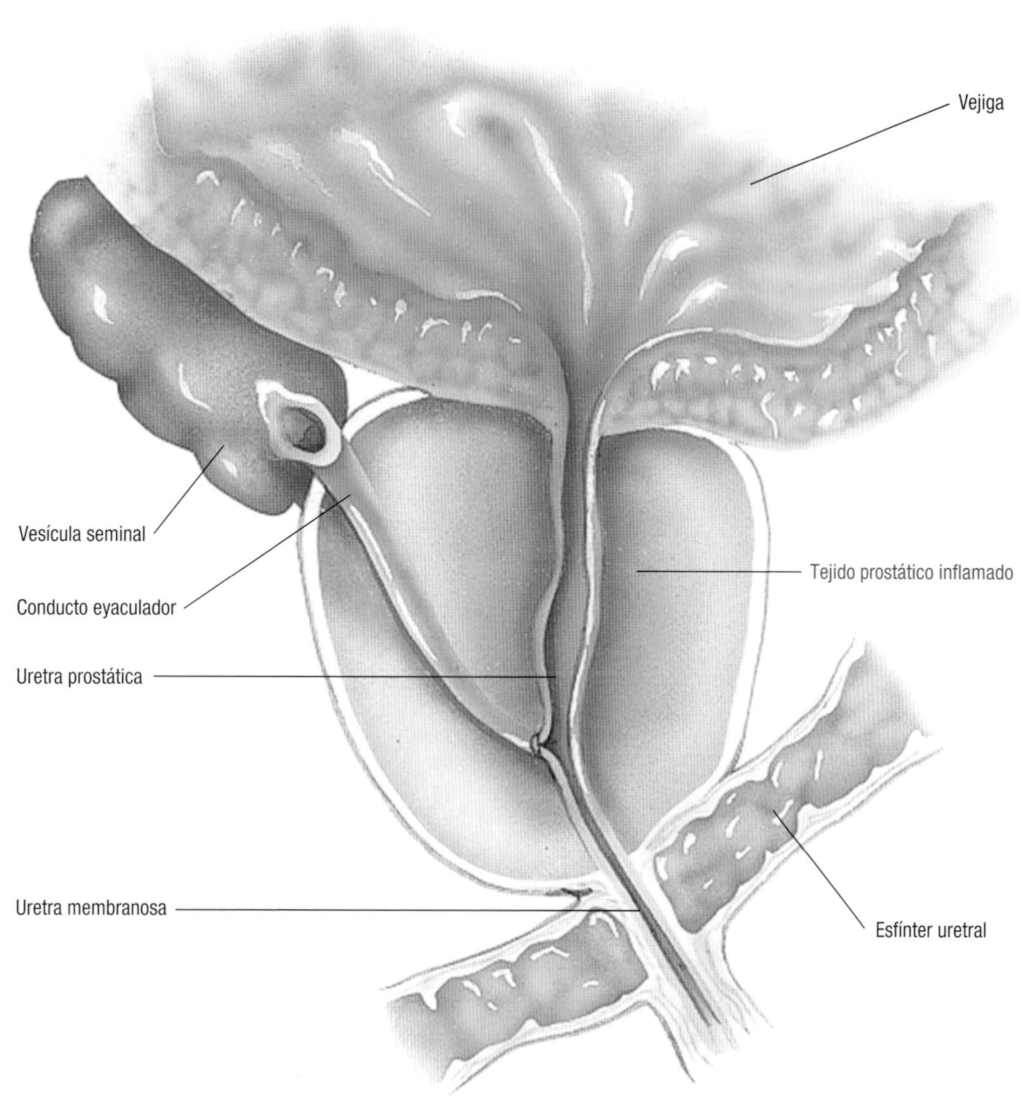

INFECCIONES DE TRANSMISIÓN SEXUAL

CLAMIDIOSIS

Las infecciones por clamidia se transmiten por contacto bucogenital y coito vaginal o rectal con una persona infectada. Es la infección de transmisión sexual más frecuente en Estados Unidos. Una madre infectada puede transmitirla al recién nacido durante el parto.

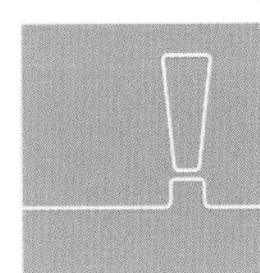

COMPLICACIONES

- Epididimitis y prostatitis
- Salpingitis con cicatrización patológica tubaria posterior, EPI y esterilidad
- Aborto espontáneo, parto prematuro y muerte neonatal

Etiología

Chlamydia trachomatis.

Signos y síntomas

- Por lo general, asintomática
- Disuria, polaquiuria, piuria, dolor pélvico o abdominal
- Escalofríos, fiebre
- Secreción y dolor genitales
- Pérdida sanguínea vaginal tras el coito; edema escrotal doloroso

Resultados de las pruebas diagnósticas

- El cultivo de la muestra obtenida con hisopo del sitio de infección muestra *C. trachomatis*.
- Los estudios serológicos revelan una exposición previa.
- El análisis de inmunoabsorción enzimática muestra anticuerpos contra *C. trachomatis*.

Tratamiento

- Azitromicina, eritromicina o doxiciclina

GONORREA

La gonorrea del aparato genitourinario (con mayor frecuencia de la uretra o el cuello uterino) o, a veces, del recto, faringe u ojos, casi siempre es resultado del contacto sexual con una persona infectada. Una madre infectada puede transmitirla al recién nacido durante el parto.

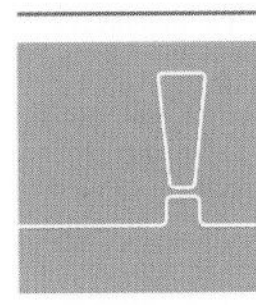

COMPLICACIONES

- Epididimitis y prostatitis
- EPI y salpingitis
- Artritis infecciosa, dermatitis y perihepatitis
- Conjuntivitis, ulceración corneal y ceguera (oftalmía neonatal) en el recién nacido

Etiología

Neisseria gonorrhoeae.

Signos y síntomas

- Puede ser asintomática.
- En hombres sexualmente activos, 3-6 días después del contacto: uretritis, disuria, secreción purulenta, eritema y edema local.
- Ocasionalmente, inflamación, ardor, prurito o secreción amarillo verdosa vaginales.
- Polaquiuria, incontinencia, dolor pélvico y abdominal bajo o distensión.
- Náuseas, vómitos, fiebre, taquicardia, poliartritis (en la forma avanzada de la enfermedad).

Oftalmía gonocócica neonatal

- Edema, eritema y secreción purulenta abundante palpebrales en el recién nacido, que aparecen 2 o 3 días después del parto.

Resultados de las pruebas diagnósticas

- El cultivo positivo de *N. gonorrhoeae* del sitio confirma la infección.
- El material de raspado conjuntival confirma la conjuntivitis gonocócica.
- La artritis gonocócica se confirma por tinción de Gram de frotis del líquido articular y lesiones cutáneas.

Tratamiento

- Ceftriaxona más doxiciclina.
- Fármacos alternativos administrados junto con doxiciclina: cefixima, ofloxacino, ciprofloxacino, espectinomicina, eritromicina.
- Ungüento oftálmico de eritromicina administrado al lactante después del nacimiento.

HERPES GENITAL

El herpes genital es una enfermedad inflamatoria aguda de los órganos genitales. Por lo general, se transmite por coito, *cunnilingus* y felación, besos y manipulación corporal. Las mujeres embarazadas pueden transmitir la infección a los recién nacidos durante el parto vaginal si presentan infección activa.

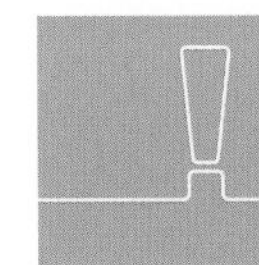

COMPLICACIONES

- Brotes herpéticos crónicos
- Infecciones víricas
- Infección cutánea secundaria desde las vesículas abiertas

Etiología

- Virus del herpes simple (VHS) de tipo 2: el más frecuente.
- VHS-1: incidencia en aumento.

Signos y síntomas

Después de un período de incubación de 3-7 días

- Aparición de vesículas genitales
- Fiebre, disuria, malestar general, posibles lesiones en boca o ano
- Leucorrea

Resultados de las pruebas diagnósticas

- La tinción del material de raspado de la lesión muestra células gigantes características o inclusión intranuclear de la infección por virus del herpes.
- El cultivo de tejidos permite el aislamiento del virus.
- Análisis del tejido: antígenos o ADN de VHS.

Tratamiento

- Aciclovir u otros antivíricos. Frecuencia de estos tratamientos: por lo general, con el primer brote y después, intermitente o supresor.

Herpes genital

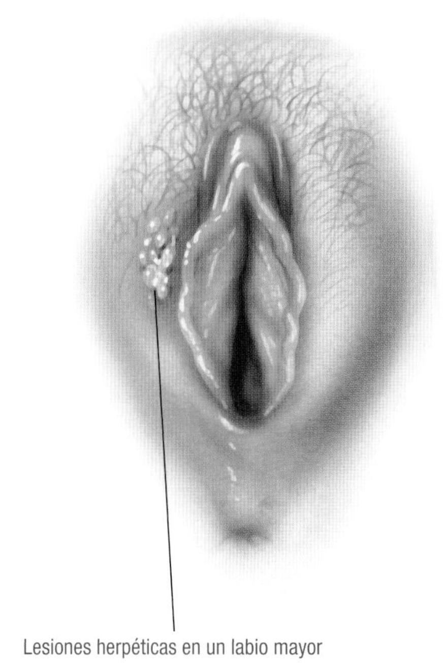

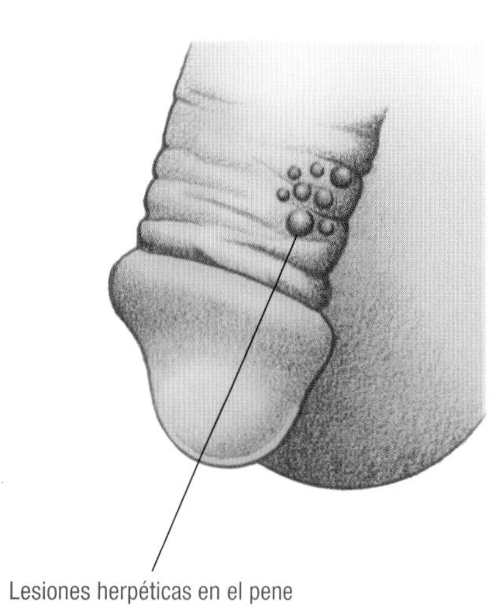

Verrugas genitales

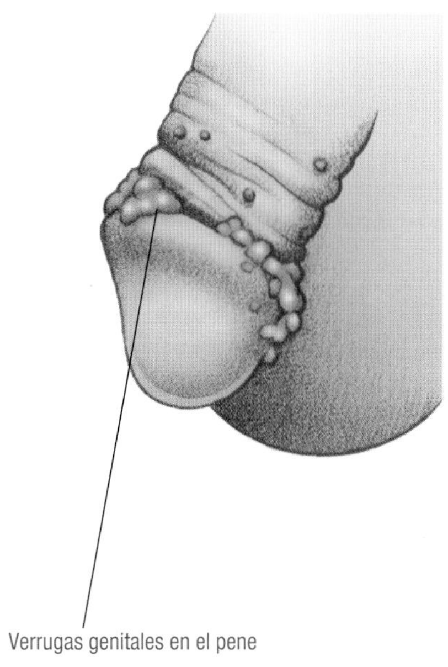

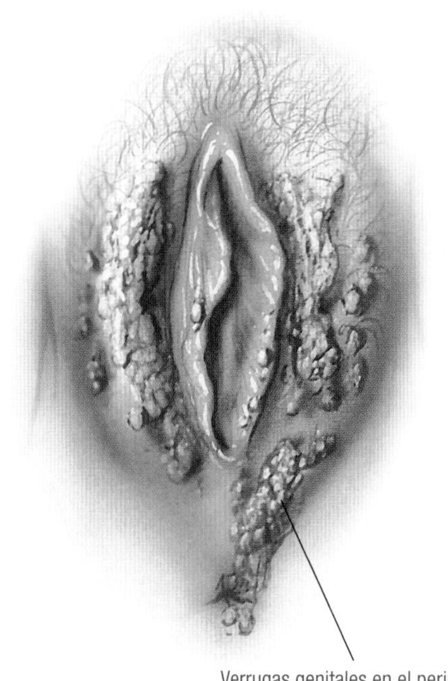

VERRUGAS GENITALES

Las verrugas genitales, también denominadas *verrugas venéreas* o *condilomas acuminados*, proliferan con rapidez en presencia de inmunosupresión o embarazo y pueden acompañar a otras infecciones genitales.

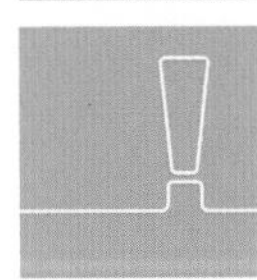

COMPLICACIONES

- Displasia o cáncer del aparato genital
- Problemas durante el parto vaginal por proliferaciones que se tornan oclusivas

Etiología

Virus del papiloma humano.

Signos y síntomas

- Después de un período de incubación de 1-6 meses (en general, 2 meses), inflamaciones pequeñas, color rojo o rosa, indoloras en las superficies húmedas:
  - Saco subprepucial, en el meato uretral y, con menos frecuencia, en el cuerpo del pene
  - Vulva y paredes vaginales y cervicales
- Enfermedad progresiva:
  - Diseminación a la zona del perineo y perianal
  - Verrugas grandes de hasta casi 10 cm de diámetro
  - Pedunculadas; con aspecto típico de coliflor

Resultados de las pruebas diagnósticas

- La microscopia de campo oscuro del material de raspado de las células de la verruga muestra vascularización marcada de células epidérmicas.
- La aplicación de ácido acético al 5% da un color blanco a las verrugas si son papilomas.

Tratamiento

- Ninguno para erradicar el virus; las recaídas son frecuentes.
- Pequeñas verrugas: podofilina tópica al 10-25% en tintura de benjuí, ácido tricloracético o dicloracético.
- Para verrugas mayores de 2.5 cm: tratamiento con láser de dióxido de carbono, criocirugía o cauterización.
- Podofilox, imiquimod, interferón y combinado de láser e interferón.

SÍFILIS

La *sífilis* es una enfermedad contagiosa, sistémica venérea o congénita causada por una espiroqueta. Comienza en las membranas mucosas y se disemina de forma rápida a los ganglios linfáticos cercanos y el torrente sanguíneo. La transmisión ocurre principalmente por contacto sexual durante las etapas primaria, secundaria y latente temprana de la infección. Es posible la transmisión de una madre al feto.

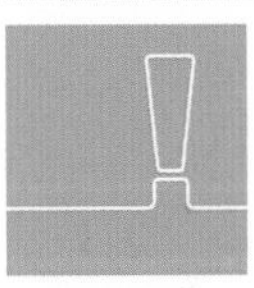

COMPLICACIONES

- Regurgitación o aneurisma aórticos
- Meningitis y daño del sistema nervioso central (SNC)
- Sífilis neonatal si la madre se infecta durante el embarazo

Etiología

La espiroqueta *Treponema pallidum*.

Signos y síntomas

Sífilis primaria

- Se desarrolla después de un período de incubación de 3 semanas.
- Uno o más chancros hacen erupción en el sitio de la infección, generalmente los órganos genitales o, posiblemente, el ano, dedos, labios, lengua, pezones, amígdalas o párpados.

Sífilis secundaria

- Se presentan síntomas en unos pocos días o hasta 8 semanas después de la aparición de los chancros primarios.
- Lesiones mucocutáneas simétricas, de tamaño uniforme; bien definidas; maculares, papulares, pustulosas o nodulares:
  - Con frecuencia entre los pliegues grasos en el tronco y, proximales, en brazos, palmas, plantas, cara y cuero cabelludo.
  - En zonas cálidas y húmedas, las lesiones crecen y erosionan, se tornan altamente contagiosas, de color rosa o blanco grisáceo (*condilomas planos*).
- Dolor de cabeza, malestar general, anorexia, pérdida de peso, náuseas, vómitos, faringitis y, posiblemente, fiebre ligera; linfadenopatías.
- Alopecia, que suele ser temporal; uñas frágiles, con puntilleo.

Sífilis terciaria latente

- Ausencia de síntomas clínicos
- Prueba serológica reactiva para sífilis

Sífilis tardía

- Etapa final, destructiva, pero no infecciosa de la enfermedad.
- De tres subtipos: sífilis benigna tardía, sífilis cardiovascular y neurosífilis.

Resultados de las pruebas diagnósticas

- La microscopia de campo oscuro permite identificar *T. pallidum* en el exudado de la lesión.
- Las pruebas serológicas no treponémicas incluyen la prueba de laminilla del Venereal Disease Research Laboratory (VDRL), la prueba rápida de inmunoglobulina E en plasma y la de inmunoglobulina E automatizada, que detecta anticuerpos no específicos.
- Los estudios serológicos treponémicos incluyen la prueba de absorción de anticuerpos treponémicos fluorescentes, el análisis de hemaglutinación de *T. pallidum* y el de microhemaglutinación, que detectan el anticuerpo específico antitreponémico y confirman los resultados positivos de la detección.
- El estudio del líquido cefalorraquídeo permite identificar neurosífilis cuando la concentración de proteínas totales es mayor de 40 mg/dL, la prueba de VDRL en laminilla es reactiva y el recuento de leucocitos rebasa los 5 monocitos/mm.

Tratamiento

- Penicilina G benzatínica i.m.
- Pacientes no embarazadas alérgicas a la penicilina: tetraciclina o doxiciclina orales.
- Pacientes embarazadas con antecedente de anafilaxia a la penicilina: se recomienda el seguimiento de las reacciones de alergia mediante los estándares de los Centers for Disease Control and Prevention (CDC).
- El recién nacido puede requerir tratamiento durante las 4 semanas siguientes al nacimiento.

TRICOMONOSIS

La *tricomonosis*, una infección por protozoos, afecta a cerca del 15% de las mujeres y el 10% de los hombres sexualmente activos. Los sitios frecuentes de infección en las mujeres incluyen vagina, uretra y, posiblemente, endocérvix, vejiga, glándulas de Bartolino o las de Skene; en los hombres, la uretra distal y, posiblemente, la próstata, vesículas seminales y epidídimo.

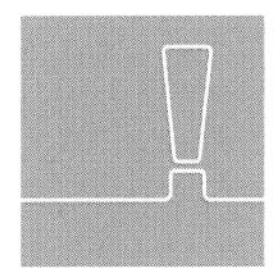

COMPLICACIONES
- Infección vaginal y EPI
- Epididimitis

Etiología

Trichomonas vaginalis, un protozoo móvil, tetraflagelado.

Signos y síntomas

- Ninguno en casi el 70% de las mujeres y la mayoría de los hombres.
- En las mujeres: secreción vaginal gris o amarilla verdosa, y posiblemente abundante, espumosa y maloliente; prurito intenso, eritema, edema, dispareunia, disuria; de vez en cuando, goteo sanguíneo poscoital, menorragia y dismenorrea.
- En los hombres: prurito o irritación y alguna secreción del pene, ardor al orinar o eyacular.

Resultados de las pruebas diagnósticas

- Examen microscópico de una muestra de orina, secreción vaginal o semen positivo para *T. vaginalis*

Tratamiento

- Metronidazol

MANIFESTACIONES DE LAS INFECCIONES DE TRANSMISIÓN SEXUAL *(continuación)*

Sífilis

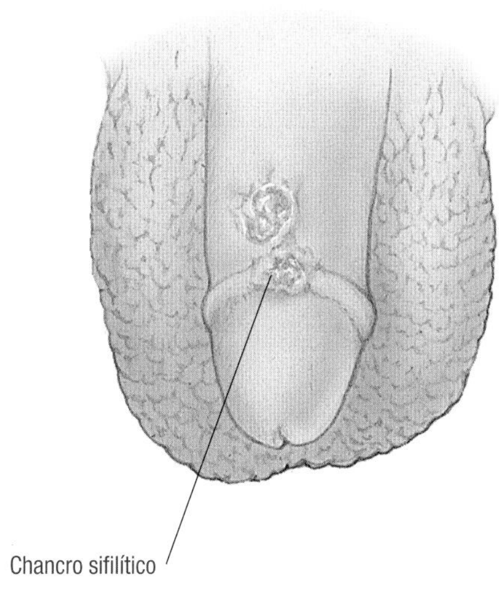

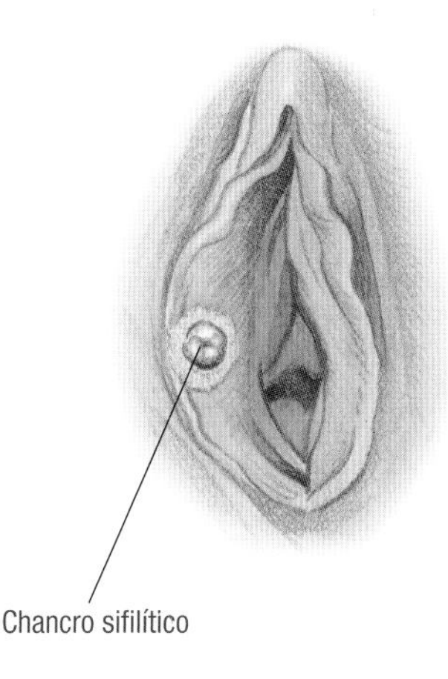

Cervicitis mucopurulenta por clamidias y gonorrea

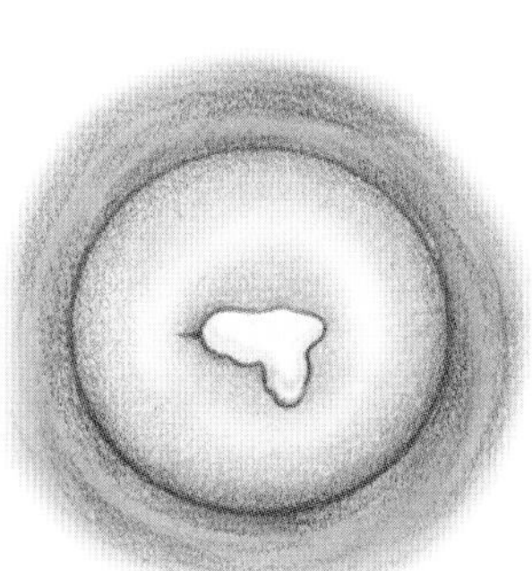

Tricomonosis

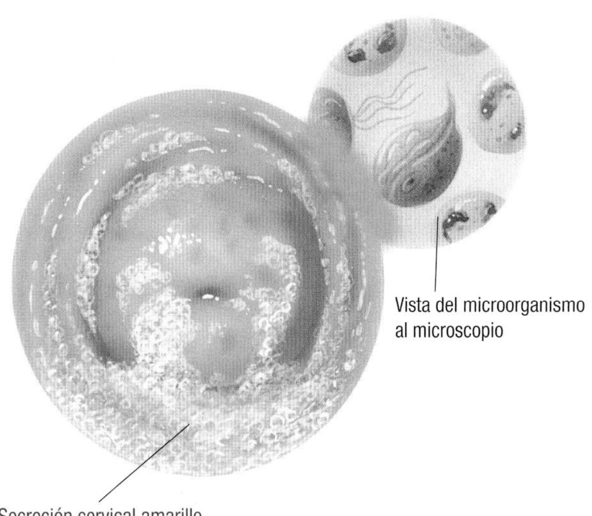

CÁNCER TESTICULAR

La mayoría de los tumores testiculares se originan en células gonadales. Cerca del 40% son seminomas, con células uniformes, no diferenciadas que semejan las gonadales primitivas. El resto son no seminomas: las células tumorales muestran varios grados de diferenciación. El pronóstico varía con el tipo de la célula y la etapa del padecimiento. Cuando se tratan mediante cirugía y radioterapia, casi todos los pacientes con afección localizada sobreviven más de 5 años.

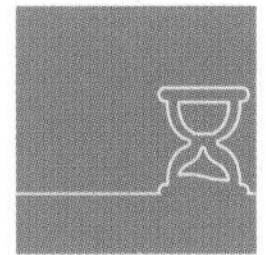

ALERTA POR EDAD

Los tumores testiculares malignos afectan principalmente a hombres jóvenes o de edad madura, y constituyen el tipo de tumor sólido más frecuente en ellos, con incidencia máxima entre los 20 y 40 años de edad. Los tumores testiculares rara vez se presentan en niños.

El cáncer testicular es raro en los hombres blancos y representa menos del 1% de las muertes por cáncer masculino.

Etiología

Se desconoce la causa principal.

Alteraciones asociadas

- Criptorquidia (aun quirúrgicamente corregida)
- Utilización materna de dietilestilbestrol durante el embarazo

Fisiopatología

El cáncer testicular puede enviar metástasis a los pulmones, hígado, vísceras o huesos. Se disemina a través del sistema linfático hacia los ganglios ilíacos, paraaórticos y mediastínicos.

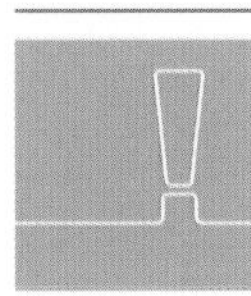

COMPLICACIONES

- Dolor dorsal o abdominal bajo
- Metástasis pulmonares
- Obstrucción ureteral

Signos y síntomas

- Masa testicular firme, indolora, lisa, de tamaño variable y que a veces produce una sensación de pesadez testicular
- Ginecomastia e hipersensibilidad del pezón si el tumor produce gonadotropina coriónica o estrógenos
- Dolor sordo en la parte baja del abdomen o el dorso
- Masa o edema en cualquier testículo

En etapas avanzadas

- Obstrucción ureteral
- Masa abdominal
- Tos, hemoptisis, disnea
- Disminución de peso
- Fatiga, palidez, letargia

Resultados de las pruebas diagnósticas

- La ecografía transescrotal confirma la presencia de una masa sólida.
- Los estudios de laboratorio muestran corticotropina humana, gonadotropina coriónica humana (hCG) y α-fetoproteína (AFP) elevadas (no seminomas), o hCG alta y AFP normal (seminoma).
- La biopsia del tejido confirma el diagnóstico y la etapa de la enfermedad.

Tratamiento

Intervención quirúrgica

- Orquiectomía y disección de ganglios retroperitoneales
- Restitución hormonal después de la orquiectomía bilateral

Radiación postoperatoria

- Seminoma: ganglios retroperitoneales e ilíacos homolaterales.
- No seminoma: todos los ganglios positivos.
- Extensión retroperitoneal: ganglios mediastínicos y supraclaviculares como profilaxis.

Quimioterapia combinada

- Esencial para los tumores más allá de la etapa 0.
- Los fármacos incluyen bleomicina, etopósido y cisplatino; cisplatino, vindesina y bleomicina; cisplatino, vinblastina y bleomicina; cisplatino, vincristina, metotrexato, bleomicina y leucovorina.

Cáncer que no responde

- Quimioterapia y radioterapia
- Trasplante autólogo de médula ósea

CÁNCER TESTICULAR

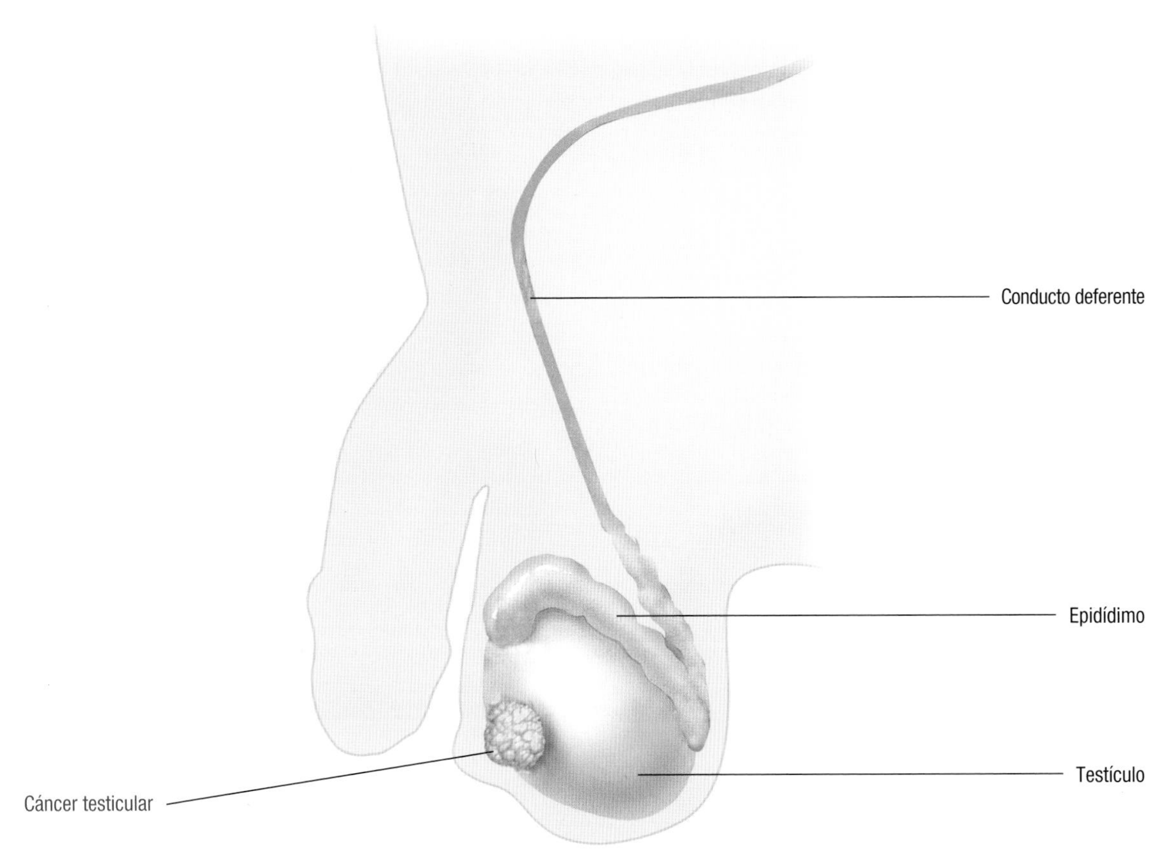

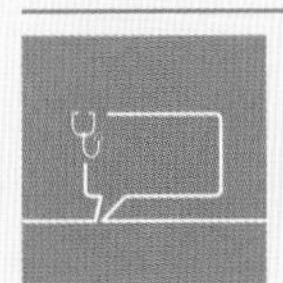

RECOMENDACIÓN CLÍNICA

CLASIFICACIÓN POR ETAPAS DEL CÁNCER TESTICULAR

La extensión de las metástasis determina la etapa del cáncer testicular.

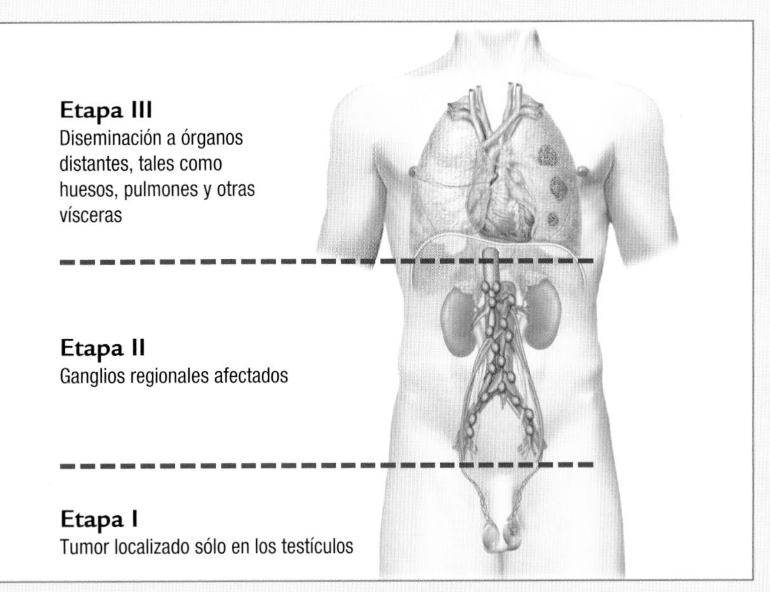

TORSIÓN TESTICULAR

La *torsión testicular* es un giro anómalo del cordón espermático debido a la rotación de un testículo o mesorquio; puede presentarse dentro o fuera de la túnica vaginal. La torsión intravaginal es más frecuente en adolescentes; la extravaginal es más habitual en los recién nacidos. El inicio puede ser espontáneo o consecutivo al esfuerzo físico o un traumatismo. La posible evolución va del estrangulamiento a un eventual infarto del testículo sin tratamiento. Esta afección es casi siempre (90%) unilateral.

ALERTA POR EDAD

El mayor riesgo de torsión testicular se presenta durante el período neonatal y nuevamente entre los 12 y 18 años de edad (pubertad), pero puede aparecer a cualquier edad. Los lactantes con torsión de un testículo tienen una incidencia mayor del mismo problema en el otro testículo en una etapa posterior de la vida que los hombres de la población general. El pronóstico es bueno con la detección temprana y tratamiento rápido.

Etiología

Torsión intravaginal

- Anomalía de las cubiertas de los testículos y su posición; también resulta anómala.
- Inserción incompleta de los testículos y la fascia espermática en la pared escrotal, dejando al testículo libre para girar sobre su pedículo vascular.

Torsión extravaginal

- Inserción laxa de la túnica vaginal al revestimiento escrotal que causa rotación del cordón espermático por encima de los testículos.
- Contracción enérgica repentina del músculo cremáster debido a un esfuerzo físico o su irritación.

Fisiopatología

Por lo general, la túnica vaginal envuelve al testículo y se adosa con el epidídimo y el cordón espermático. La contracción normal del músculo cremáster hace que el testículo izquierdo gire hacia la izquierda y el derecho, hacia la derecha. En la torsión testicular, la gónada gira sobre su pedículo vascular y retuerce las arterias y la vena en el cordón espermático, e interrumpe el flujo de sangre a los testículos. Sobrevienen isquemia y congestión vascular, causando edema escrotal que no se alivia con el reposo o su elevación. Si la reducción manual no funciona, la torsión debe corregirse quirúrgicamente dentro de las 6 h que siguen al inicio de los síntomas para preservar la función testicular (tasa de rescate del 70%). Después de 12 h, el testículo se torna disfuncional y necrótico.

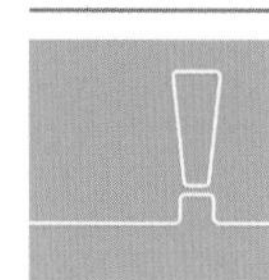

COMPLICACIONES

- Infarto testicular completo
- Atrofia testicular
- Posible infecundidad

Signos y síntomas

- Dolor insoportable en el testículo afectado o la fosa ilíaca de la pelvis
- Escroto edematoso, elevado y equimótico
- Pérdida del reflejo cremastérico (la estimulación de la piel de la cara interna del muslo retrae el testículo del mismo lado) en el lado afectado
- Dolor abdominal; náuseas y vómitos
- Mareo

Resultados de las pruebas diagnósticas

La ecografía Doppler permite distinguir la torsión testicular de una hernia estrangulada, testículos no descendidos o epididimitis (ausencia de irrigación sanguínea y testículo avascular en torsión).

Tratamiento

- Manipulación manual de los testículos hacia la izquierda para mejorar el flujo sanguíneo antes de la intervención quirúrgica (no siempre es posible).
- Reparación quirúrgica inmediata por:
  - Orquiopexia: fijación de un testículo viable al escroto y la profiláctica correspondiente de la gónada contralateral.
  - Orquiectomía: extirpación de un testículo no viable para limitar el riesgo de una respuesta autoinmunitaria al testículo necrótico y su contenido, daños al testículo no afectado y la subsecuente infecundidad.

TORSIÓN TESTICULAR

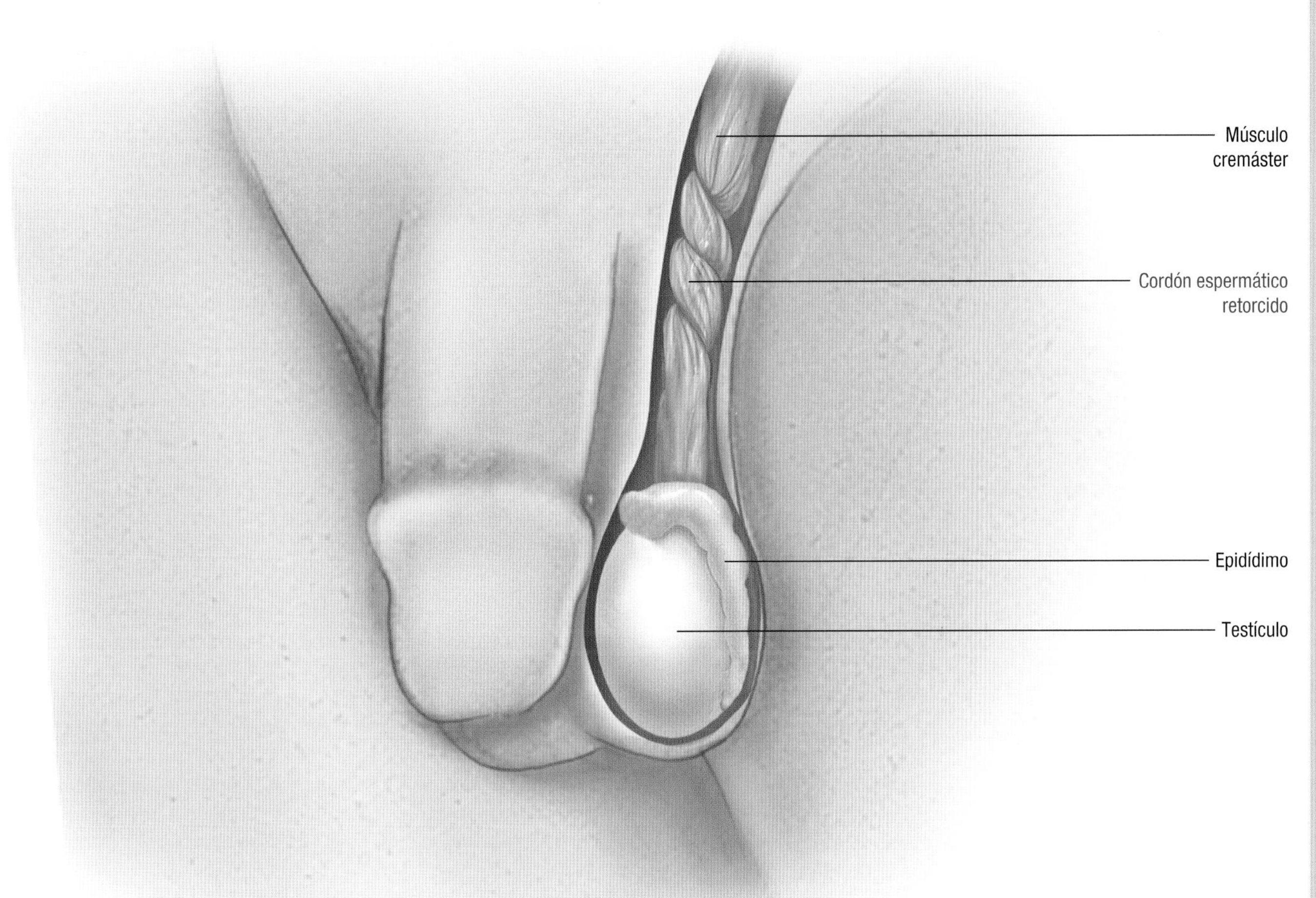

HEMORRAGIA UTERINA DISFUNCIONAL

La *hemorragia uterina disfuncional* se refiere a la pérdida sanguínea endometrial sin lesiones orgánicas reconocibles. Es la razón por la que se indican casi el 25% de los procedimientos quirúrgicos ginecológicos. El pronóstico varía con la causa. La corrección del desequilibrio hormonal o la anomalía estructural brinda un buen pronóstico.

ALERTA POR EDAD

Aproximadamente el 20% de los casos de hemorragia uterina disfuncional se presentan en las adolescentes y el 40% en las mujeres mayores de 40 años de edad.

Etiología

- Síndrome de ovarios poliquísticos
- Obesidad (las enzimas en el tejido adiposo periférico convierten el andrógeno androstenediona en estrógenos)
- Inmadurez del mecanismo hipotalámico-hipofisario-ovárico (en adolescentes pospúberes)
- Anovulación (en mujeres en la parte final de la cuarta década de la vida o a principios de la quinta)
- Tumor ovárico productor de hormonas
- Endometriosis
- Agresión sexual
- Traumatismos
- Enfermedad pélvica inflamatoria
- Coagulopatía

Fisiopatología

La hemorragia irregular se asocia con desequilibrio hormonal y ausencia de ovulación (anovulación). Cuando no hay secreción de progesterona, pero continúa la de estrógenos, el endometrio prolifera y se torna hipervascular. Cuando no se presenta ovulación, el endometrio se fragmenta al azar y los canales vasculares expuestos causan hemorragia prolongada y excesiva. En ausencia de una concentración de progesterona adecuada, por lo general, no hay mecanismos de regulación endometrial, como ritmicidad vasoconstrictora, enrollado estrecho de los vasos espirales y su colapso ordenado, por lo que no se produce estasis. Los estrógenos sin oposición inducen una progresión de respuestas endometriales que comienza con proliferación e hiperplasia adenomatosa; en el transcurso de años, los estrógenos sin oposición pueden llevar a atipias y carcinoma.

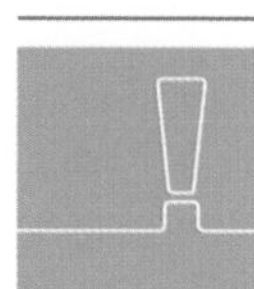

COMPLICACIONES

- Anemia
- Atipias
- Carcinoma

Signos y síntomas

- Metrorragia: episodios de pérdida sanguínea vaginal entre menstruaciones.
- Hipermenorrea: menstruación intensa o prolongada, de más de 8 días.
- Polimenorrea crónica (ciclo menstrual menor de 18 días) u oligomenorrea (menstruación infrecuente).
- Fatiga por anemia.
- Oligomenorrea e infecundidad por anovulación.

Resultados de las pruebas diagnósticas

- Los estudios de laboratorio revelan cifras bajas de progesterona.
- El hemograma revela anemia si hay hemorragia excesiva.
- Las pruebas de coagulación detectan tiempos de hemorragia prolongados en presencia de un trastorno de la coagulación.
- Los estudios de la tiroides detectan concentraciones anómalas de hormonas tiroideas.
- Por dilatación y legrado y biopsia endometrial se detecta hiperplasia o carcinoma del endometrio.

Tratamiento

- Combinación de estrógenos-progestágenos en dosis alta (anticonceptivos orales) para controlar el crecimiento endometrial y restablecer un patrón cíclico normal de la menstruación (por lo general, cuatro veces al día durante 5-7 días incluso si la hemorragia se detiene en 12-24 h, como es habitual; la elección de fármacos y dosis se determina por la edad de la paciente y la causa de la hemorragia); tratamiento de mantenimiento con anticonceptivos orales combinados de dosis más baja.
- Tratamiento con progestágenos: alternativa en muchas mujeres, en especial aquellas susceptibles a los efectos adversos de los estrógenos, como la tromboflebitis.
- Estrógenos i.v. seguidos de progesterona o anticonceptivos orales combinados si la paciente es joven (más probablemente anovulatoria) y con anemia importante (si el tratamiento farmacológico oral resulta ineficaz).
- Restitución de hierro o transfusión de paquete eritrocítico o sangre completa, según la indicación, debido a la anemia causada por la pérdida sanguínea recurrente.
- Dilatación y legrado.
- Lisis endometrial.
- Histerectomía.

HEMORRAGIA UTERINA DISFUNCIONAL

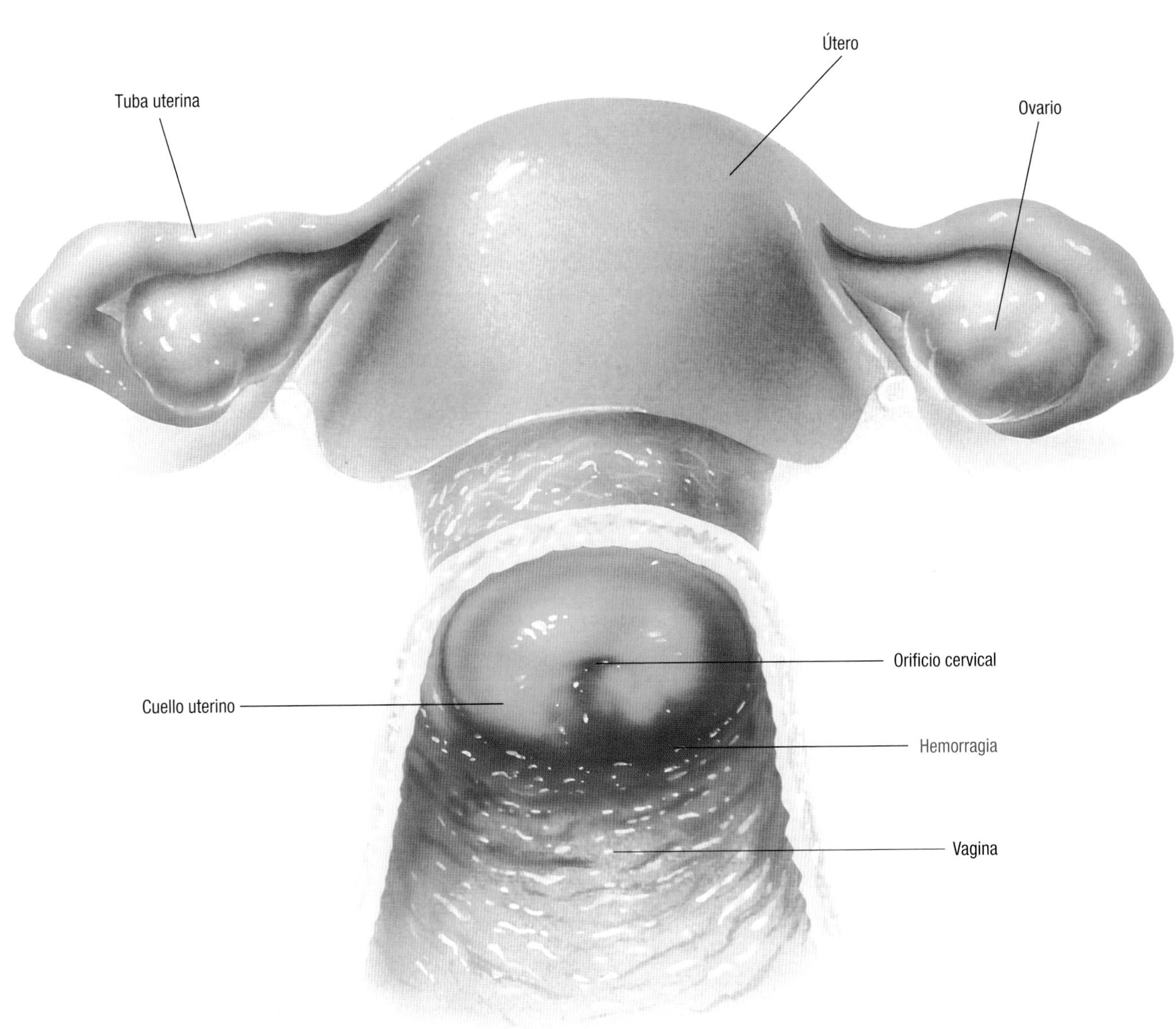

VAGINITIS

Se denomina *vaginitis* a la inflamación de la vagina y *vulvitis* a la de la vulva. Debido a la proximidad de estas dos estructuras, la inflamación en una a veces causa la inflamación en la otra. Puede presentarse vaginitis a cualquier edad y afecta a la mayoría de las mujeres en algún momento. El pronóstico es excelente con el tratamiento.

Etiología

Vaginitis (con o sin la consiguiente vulvitis)

- *Trichomonas vaginalis*, un protozoario flagelado, generalmente transmitido a través del coito.
- *Candida albicans*, un hongo que requiere de glucosa para proliferar.
- *Gardnerella vaginalis*, un bacilo gramnegativo.

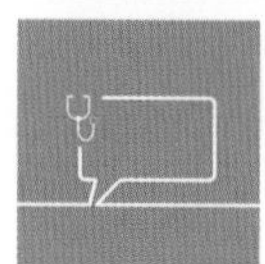

RECOMENDACIÓN CLÍNICA

Algunas mujeres tienen un mayor riesgo de infección por *C. albicans*. La incidencia de vaginitis por especies de cándida se eleva en la fase secretora del ciclo menstrual y se duplica durante el embarazo. La infección también es frecuente en mujeres con diabetes y en quienes utilizan anticonceptivos orales. La incidencia puede alcanzar el 75% en pacientes que reciben tratamiento sistémico con antibióticos de amplio espectro.

Vulvitis

- Infestación por parásitos, como *Phthirus pubis* (piojo del pubis o ladilla)
- Traumatismos
- Mala higiene personal
- Irritantes químicos o reacciones alérgicas a los aerosoles para la higiene, duchas, detergentes, ropa o papel higiénico
- Atrofia vulvar en mujeres en la posmenopausia debido a la decreciente concentración de estrógenos
- Retención de un cuerpo extraño, como un tampón o un diafragma

Fisiopatología

La vaginosis bacteriana es causada por una alteración de la flora vaginal normal. Hay proliferación excesiva de bacterias anaerobias y del microorganismo *Gardnerella vaginalis*, con una pérdida asociada de las especies de *Lactobacillus* normalmente predominantes.

Por lo general, se encuentra *Candida albicans* (infección por levaduras) en pequeñas cantidades en la vagina, boca, aparato digestivo y piel sin causar enfermedad o síntomas. Los síntomas aparecen cuando se pierde el equilibrio entre los microorganismos normales de la vagina; entonces, la población de *C. albicans* se hace más grande en relación con otras. Esto ocurre cuando el ambiente (la vagina) presenta ciertas condiciones favorables que permiten la proliferación y nutrición de *C. albicans*. Un entorno que hace difícil para otros microorganismos sobrevivir también puede causar un desequilibrio y conducir a la infección por levaduras.

La infección por levaduras puede ocurrir como reacción a los antibióticos prescritos con otro propósito. Los antibióticos cambian la flora normal en la vagina e inhiben el crecimiento de las bacterias protectoras, las especies de *Lactobacillus*. La infección es frecuente entre las mujeres que utilizan anticonceptivos que contienen estrógenos y las embarazadas. Ello se debe al aumento de la concentración de estrógenos en el cuerpo, la cual causa cambios en el entorno que lo hacen perfecto para la nutrición y proliferación del hongo.

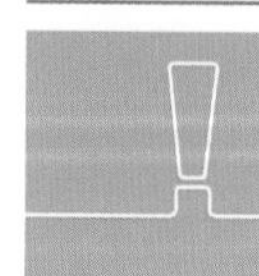

COMPLICACIONES

- Infección secundaria
- Pérdida de continuidad de la piel
- Edema del perineo
- Parto pretérmino y lactantes de bajo peso al nacer

Signos y síntomas

Trichomonas vaginalis

- Secreción poco espesa, burbujeante, con tinte verde y maloliente
- Irritación, prurito; síntomas urinarios, como ardor y polaquiuria

Candida albicans

- Secreción espesa, blanca, como requesón
- Membranas mucosas rojas, edematosas, con motas blancas adheridas a la pared vaginal
- Prurito intenso

Gardnerella vaginalis

- Secreción gris maloliente, olor "a pescado"

Vulvitis aguda

- Reacción inflamatoria de leve a intensa, incluyendo edema, eritema, ardor y prurito
- Dolor intenso al orinar, dispareunia

Vulvitis crónica

- Inflamación relativamente leve

Resultados de las pruebas diagnósticas

El examen al microscopio del exudado vaginal en una preparación en fresco (una gota de exudado vaginal en solución salina normal) revela el microorganismo causal.

Tratamiento

- Vaginitis por tricomonas: metronidazol oral.
- Candidosis:
  - Miconazol o clotrimazol tópicos
  - Dosis única de fluconazol oral
- Infección por *Gardnerella vaginalis*: metronidazol oral o vaginal.
- Vulvitis aguda:
  - Compresas o baños de asiento fríos para el prurito
  - Compresas calientes para la inflamación intensa
  - Corticoesteroides tópicos para disminuir la inflamación
- Vulvitis crónica:
  - Hidrocortisona o antipruriginosos tópicos
  - Buena higiene, sobre todo en pacientes de edad avanzada o incontinentes
- Vulvovaginitis atrófica: ungüento de estrógenos tópico.

MANIFESTACIONES DE VAGINITIS

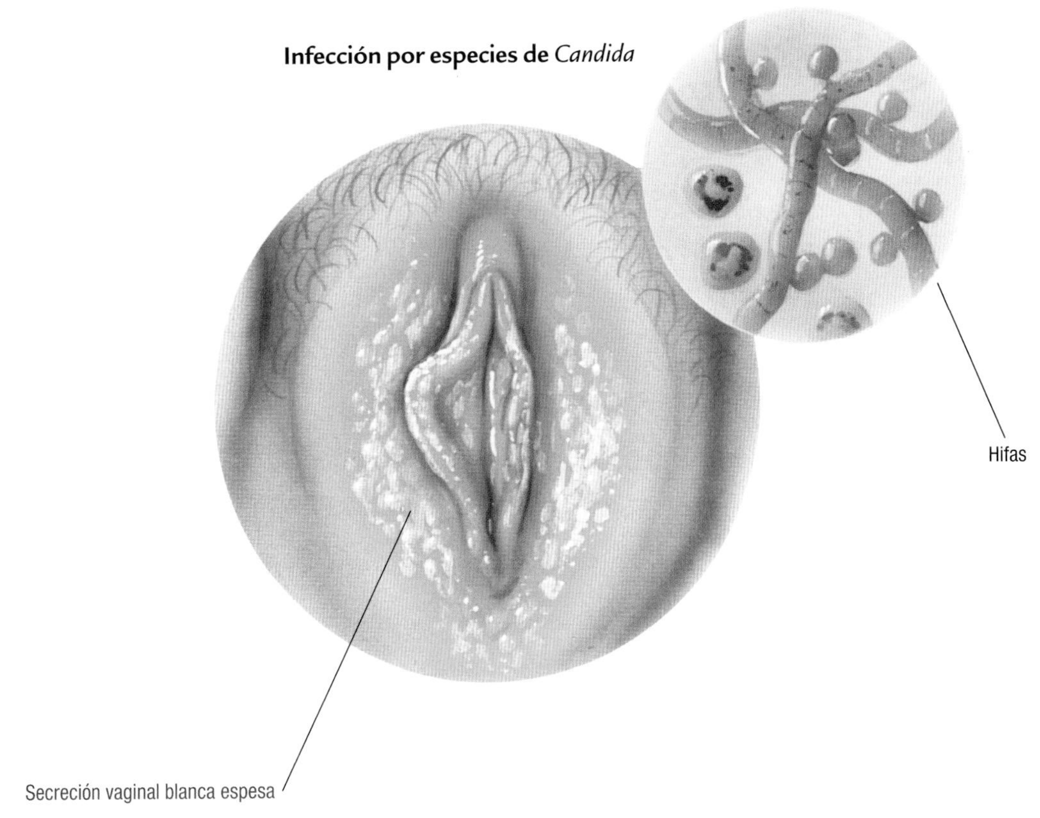

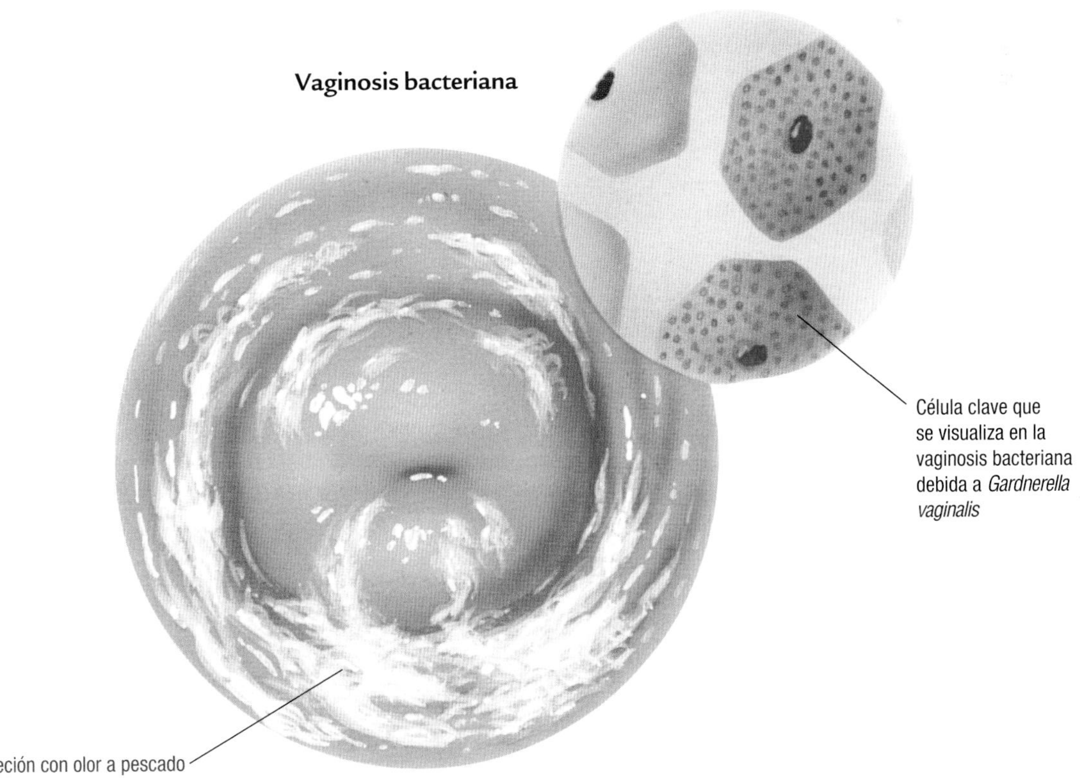

VARICOCELE

A la masa de venas varicosas dilatadas y tortuosas en el cordón espermático se le denomina *varicocele*. Típicamente, se describe como una "bolsa de gusanos". El 30% de los hombres con diagnóstico de infecundidad sufren varicocele; en el 95% de los casos se afecta el cordón espermático izquierdo.

ALERTA POR EDAD

Los varicoceles son más frecuentes en hombres entre 15 y 25 años de edad.

Etiología

- Válvulas incompetentes o congénitamente ausentes en las venas espermáticas
- Tumor o trombo que obstruye la vena cava inferior (varicocele unilateral izquierdo)

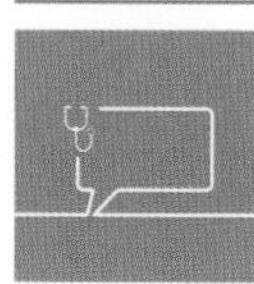

RECOMENDACIÓN CLÍNICA

El desarrollo repentino de un varicocele en un hombre mayor puede ser causado por un tumor renal que ha afectado la vena renal y alterado la irrigación sanguínea a la vena espermática.

Fisiopatología

Como resultado de un defecto valvular en la vena espermática, se acumula sangre en el plexo pampiniforme de venas que drenan cada testículo, en vez de fluir hacia el sistema venoso. Una función del plexo pampiniforme es mantener los testículos un poco más fríos que la temperatura del cuerpo, que es lo óptimo para la producción de espermatozoides.

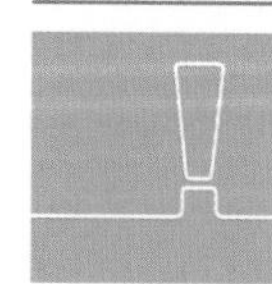

COMPLICACIONES

- Atrofia testicular
- Infecundidad

Signos y síntomas

- En gran parte asintomático
- Sensación de pesadez en el lado afectado
- Dolor testicular e hipersensibilidad a la palpación

Resultados de las pruebas diagnósticas

No hay. Se realiza una exploración física.

Tratamiento

- Varicocele leve (sin problemas de fecundidad): soporte escrotal para aliviar las molestias.
- Para mantener o restaurar la fecundidad: reparación quirúrgica por extirpación o la ligadura del cordón espermático en el anillo inguinal interno.

VARICOCELE

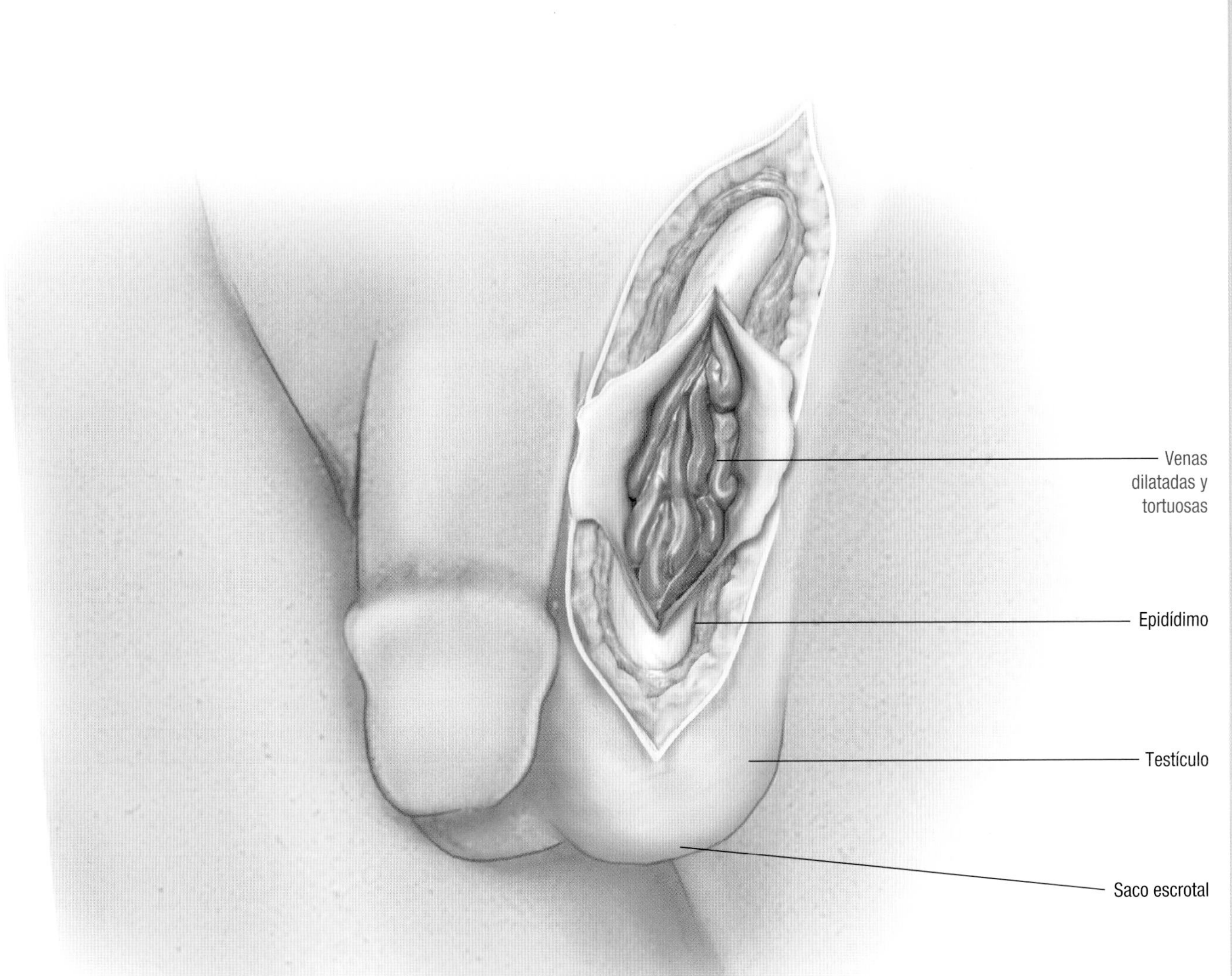
Venas dilatadas y tortuosas
Epidídimo
Testículo
Saco escrotal

CÁNCER VULVAR

El cáncer de la vulva representa aproximadamente el 4% de los cánceres ginecológicos.

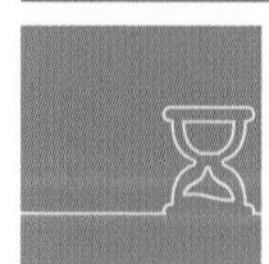

ALERTA POR EDAD

El cáncer vulvar puede presentarse a cualquier edad, incluso en las lactantes, pero su incidencia máxima se alcanza después de los 60 años de edad.

El cáncer vulvar más frecuente es el carcinoma espinocelular. Un diagnóstico precoz aumenta las probabilidades de administrar un tratamiento eficaz y de supervivencia. Si la disección de los ganglios linfáticos no revela ninguno positivo, la tasa de supervivencia a los 5 años es del 90%; de lo contrario, es del 50-60%.

Etiología

Se desconoce la causa principal.

Factores predisponentes

- Leucoplasia (hiperplasia epitelial blanca), en cerca del 25% de las pacientes
- Enfermedad granulomatosa crónica vulvar
- Prurito crónico de la vulva, con fricción, edema y sequedad
- Lunares pigmentados que se irritan de manera constante por la ropa o toallas sanitarias perineales
- Irradiación cutánea como tratamiento inespecífico para el cáncer pélvico
- Infección por el virus del papiloma humano
- Obesidad, hipertensión y diabetes

Fisiopatología

Las neoplasias de la vulva pueden surgir de diferentes orígenes celulares. Debido a que gran parte de la vulva está formada por piel, es posible desarrollar cualquier tipo de cáncer cutáneo. La mayoría de los cánceres vulvares se originan en las células epiteliales planas.

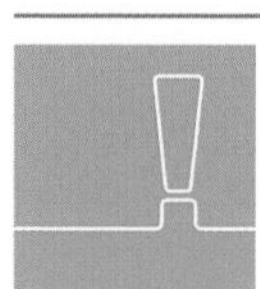

COMPLICACIONES

- Metástasis

Signos y síntomas

En el 50% de las pacientes

- Prurito y hemorragia vulvares.
- Pequeña masa vulvar: puede comenzar como una úlcera pequeña superficial, que eventualmente llega a infectarse y causar dolor.

Menos frecuente

- Masa en la ingle
- Micción o defecación anómala

Resultados de las pruebas diagnósticas

- La colposcopia y la tinción con azul de toluidina permiten identificar los lugares para la biopsia.
- El examen histopatológico de las biopsias confirma el diagnóstico e identifica el tipo de cáncer.

Tratamiento

Lesiones pequeñas, confinadas, sin afección de ganglios linfáticos

- Vulvectomía o hemivulvectomía simple (sin disección de ganglios pélvicos):
  - Las consideraciones personales (edad de la paciente, vida sexual activa) pueden indicar este tratamiento conservador.
  - Requiere un cuidadoso seguimiento postoperatorio, ya que deja a la paciente en riesgo de desarrollar una nueva lesión.

Para el tumor diseminado

- Vulvectomía radical.
- Resección local amplia radical: puede ser tan eficaz como una resección más radical, pero con menos morbilidad.
- Dependiendo de la extensión de las metástasis, la resección puede incluir uretra, vagina e intestino, dejando una herida perineal abierta hasta su cicatrización, casi 2-3 meses después.
- Cirugía plástica, incluyendo un injerto mucocutáneo para reconstruir estructuras pélvicas.
- Radioterapia.

Metástasis extensa, edad avanzada o salud frágil

- Se descarta la cirugía.
- Tratamiento paliativo mediante irradiación de la lesión primaria o quimioterapia.

CÁNCER VULVAR

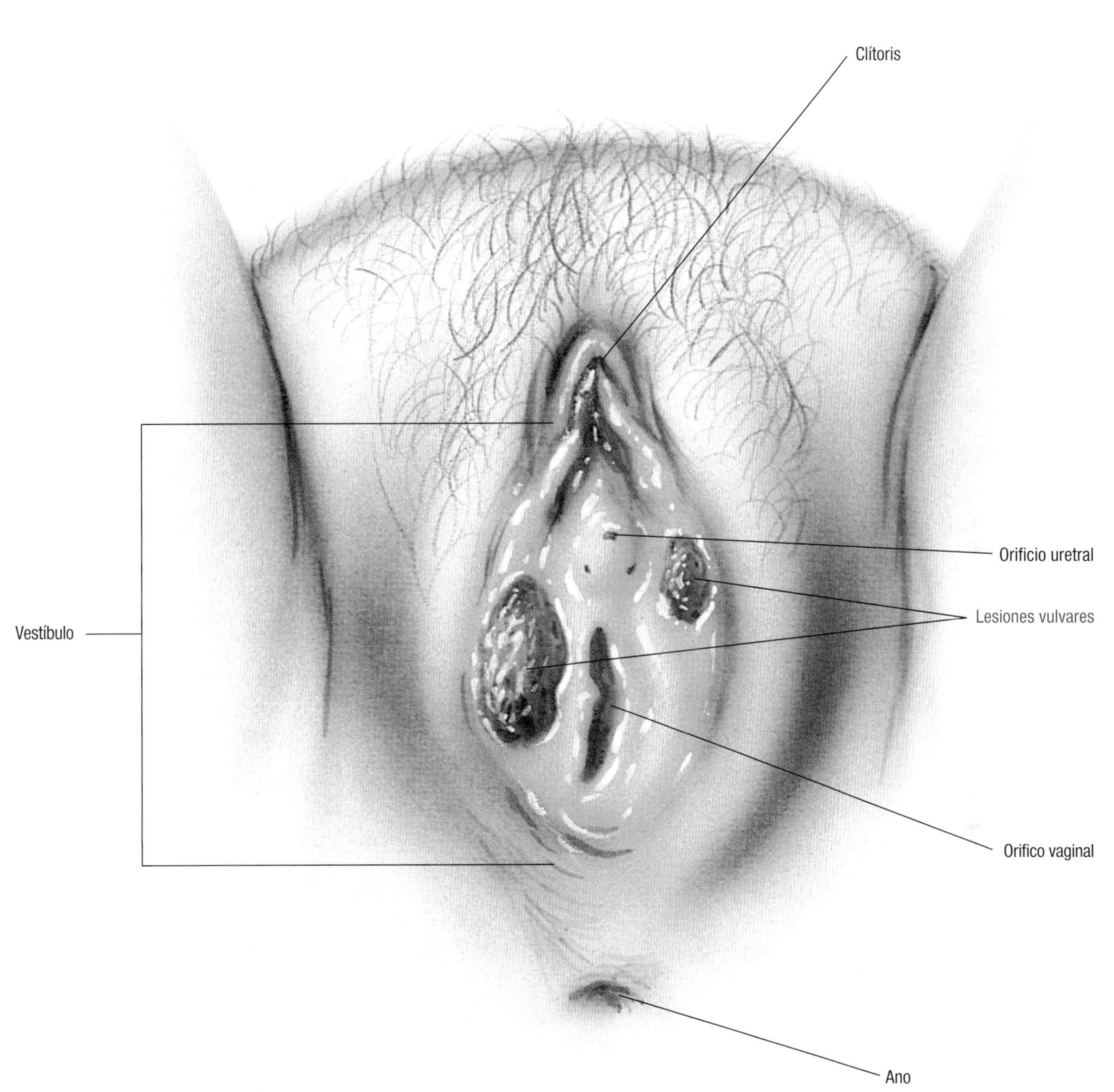

ENFERMEDADES DEL APARATO URINARIO

LESIÓN RENAL AGUDA (INSUFICIENCIA RENAL AGUDA)

La *lesión renal aguda,* antes conocida como *insuficiencia renal aguda,* es la interrupción repentina de la función renal. Esta alteración puede ser causada por una obstrucción, mala circulación o enfermedad renal subyacente. Puede ser de origen prerrenal, intrarrenal o posrenal; generalmente pasa por tres fases distintas: oligúrica, diurética y de recuperación.

Etiología

Lesión prerrenal

- Arritmias, taponamiento cardíaco, choque cardiógeno, insuficiencia cardíaca e infarto de miocardio
- Hipotensión prolongada
- Quemaduras, traumatismos, infecciones y tumores
- Deshidratación y choque hipovolémico
- Uso excesivo de diuréticos y fármacos antihipertensivos
- Hemorragia, embolia arterial, trombosis arterial o venosa y vasculitis
- Coagulación intravascular diseminada
- Eclampsia e hipertensión maligna

Lesión intrarrenal

- Lesión prerrenal mal tratada
- Nefrotoxinas
- Complicaciones obstétricas
- Lesiones por aplastamiento
- Miopatía
- Reacción a una transfusión
- Glomerulonefritis aguda, nefritis intersticial aguda, pielonefritis aguda, trombosis bilateral de la vena renal, nefroesclerosis maligna y necrosis papilar
- Poliarteritis nodosa
- Mieloma renal
- Anemia por células falciformes
- Lupus eritematoso sistémico
- Vasculitis

Lesión posrenal

- Obstrucción vesical, ureteral o uretral

Fisiopatología

La *lesión prerrenal* es causada por una afección que disminuye la irrigación sanguínea a los riñones, llevando a su hipoperfusión.

La hipoperfusión conduce a hipoxemia, que puede dañar con rapidez al riñón. Los túbulos son los más susceptibles al efecto de la hipoxemia. La irrigación sanguínea alterada causa disminución de la tasa de filtración glomerular y aumenta la reabsorción tubular de sodio y agua. Las consecuencias que ponen en riesgo la vida incluyen sobrecarga de volumen, hipercalemia y acidosis metabólica.

La *lesión intrarrenal,* también denominada *insuficiencia renal intrínseca* o *parenquimatosa,* es resultado de daños a las estructuras de filtración de los riñones. La nefrotoxicidad o inflamación daña de manera irremediable la delicada capa debajo del epitelio (membrana basal). El empleo de sustancias nefrotóxicas también puede provocar una lesión renal aguda porque se acumulan en la corteza renal.

La *lesión posrenal* es una consecuencia de la obstrucción bilateral de la salida de orina. La obstrucción puede localizarse en la vejiga, los uréteres o la uretra. Son causas frecuentes los cálculos, coágulos sanguíneos, tumores de vejiga, cáncer pélvico e hipertrofia prostática.

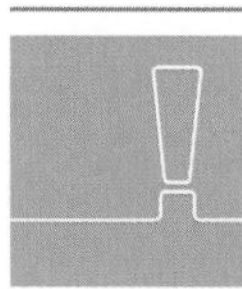

COMPLICACIONES

- Sobrecarga de volumen
- Edema pulmonar agudo
- Crisis hipertensiva
- Hipercalemia
- Infección

Signos y síntomas

- Oliguria o anuria
- Hipotensión y taquicardia
- Membranas mucosas secas y venas del cuello planas
- Letargia
- Piel fría y pegajosa

Enfermedad progresiva

- Edema
- Confusión
- Síntomas gastrointestinales
- Estertores
- Infección
- Convulsiones y coma
- Hematuria, petequias y equimosis

Resultados de las pruebas diagnósticas

- Los análisis sanguíneos muestran nitrógeno ureico, creatinina sérica y potasio elevados, así como bicarbonato, hematócrito, hemoglobina y pH bajos.
- Los estudios de orina revelan cilindros, detritos celulares y densidad disminuida; en las enfermedades glomerulares, proteinuria y osmolaridad cercana a la del suero; concentración de sodio en orina inferior a 20 mEq/L si la oliguria es resultado de la perfusión disminuida y mayor de 40 mEq/L si la causa es intrarrenal.
- La prueba de depuración de creatinina mide la tasa de filtración glomerular y refleja el número de nefronas funcionales restantes.
- El electrocardiograma (ECG) muestra ondas T altas y agudas y ensanchamiento del complejo QRS; las ondas P desaparecen si hay hipercalemia.
- Se utilizan la ecografía, las radiografías simples del abdomen, la radiografía de riñón-uréter-vejiga, la urografía intravenosa, la gammagrafía renal, la pielografía retrógrada, la tomografía computarizada (TC) y la nefrotomografía para investigar la causa de la lesión renal.

Tratamiento

- Dieta hipercalórica baja en proteínas, sodio y potasio.
- Desequilibrio electrolítico: soluciones y electrólitos i.v.; hemodiálisis o diálisis peritoneal si es necesario; tratamiento de restitución renal continuo.
- Edema: restricción de líquidos.
- Oliguria: diuréticos.
- Con síntomas de hipercalemia leve (malestar general, anorexia, debilidad muscular): sulfonato de poliestireno sódico por vía oral o enema.
- Con síntomas de hipercalemia grave (entumecimiento y hormigueo y cambios del ECG): glucosa hipertónica, insulina y bicarbonato de sodio i.v.
- Diálisis a corto plazo.

MECANISMO DE LA LESIÓN RENAL AGUDA

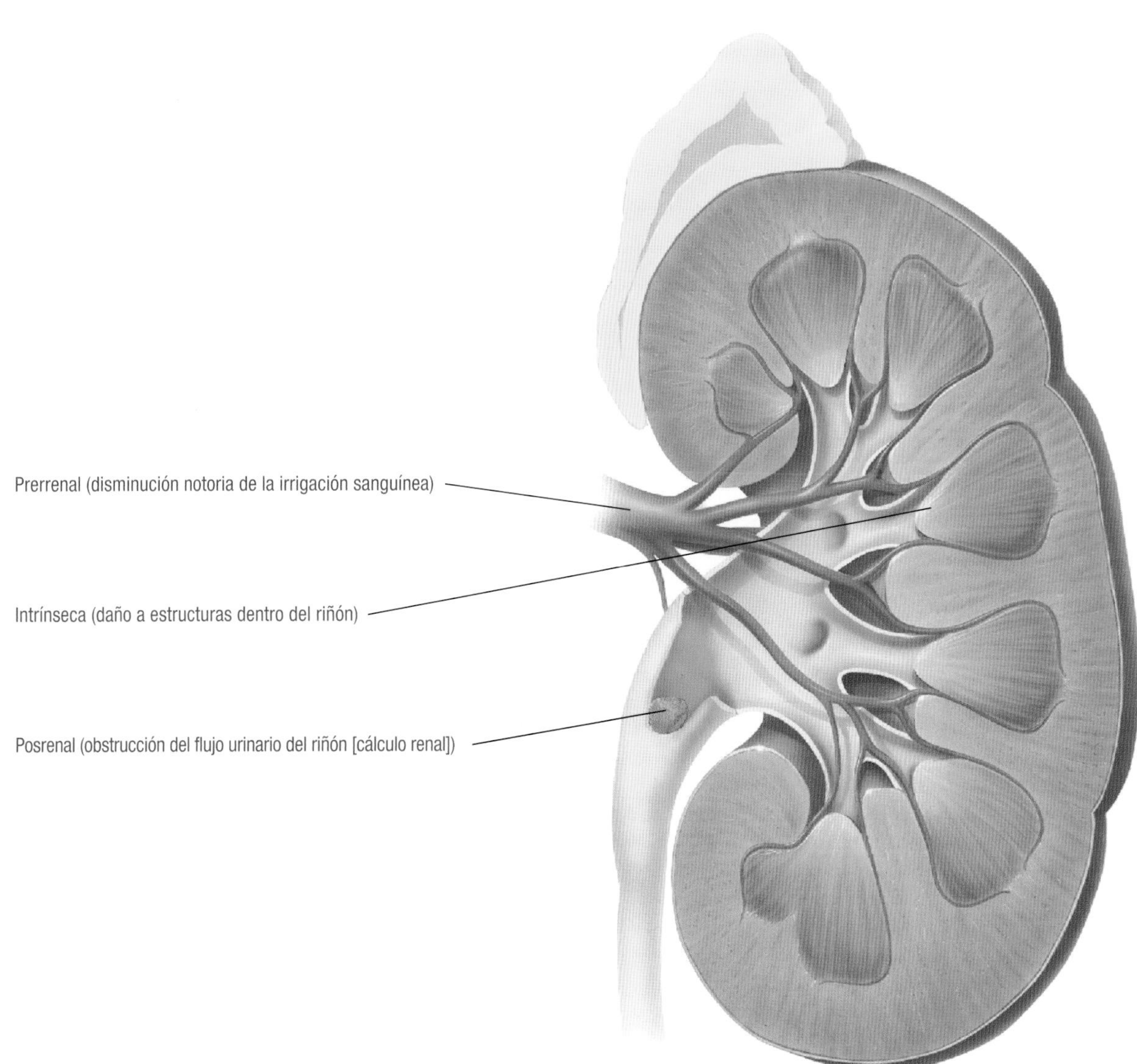

NECROSIS TUBULAR AGUDA

La necrosis tubular aguda, también conocida como *nefritis tubulointerstitial aguda,* representa alrededor del 75% de los casos de lesión renal aguda y es la causa más frecuente de estas lesiones en los pacientes hospitalizados. Esta alteración daña el segmento tubular de la nefrona, que causa lesión renal y síndrome urémico. La mortalidad oscila entre el 40 y 70%, según las complicaciones debidas a las enfermedades subyacentes. Las formas de necrosis tubular aguda no oligúricas tienen un mejor pronóstico.

Etiología

La necrosis tubular aguda resulta del daño isquémico o nefrotóxico, con mayor frecuencia en pacientes debilitados, como los críticamente enfermos o aquellos que se han sometido a una operación quirúrgica extensa.

Lesiones isquémicas

- Septicemia
- Hipotensión
- Deshidratación
- Insuficiencia cardíaca
- Intervención quirúrgica
- Anestésicos
- Reacciones transfusionales
- Quemaduras

Lesiones nefrotóxicas

- Ciertos medicamentos, como los aminoglucósidos
- Medios de contraste

Fisiopatología

Cuando se produce una lesión isquémica, las células tubulares del riñón muestran agotamiento de la energía celular, acumulación intracelular de calcio y daño en sus membranas. Se presenta necrosis zonal en múltiples sitios de los túbulos, la membrana basal puede perder su continuidad y la luz tubular puede ser ocluida por cilindros y detritos. La oclusión se agrava debido a la producción de dichos cilindros y detritos por las células inflamatorias, lo que contribuye a la obstrucción urinaria. El flujo urinario obstruido causa aumento de la presión intraluminal tubular en la nefrona, disminuyendo la filtración glomerular. Si la membrana basal no se destruye de manera importante o si el episodio de necrosis tubular aguda no es letal, la regeneración, en un momento dado, revertirá por completo el daño.

Cuando se producen lesiones nefrotóxicas, la hemoglobina y la mioglobina se precipitan en la orina. Las células tubulares se destruyen por efectos tóxicos directos, lisis de eritrocitos, activación de la cascada de mediadores inflamatorios, coagulación intravascular, oclusión de los túbulos e hipoxia tisular. En esta forma de necrosis tubular aguda, la mayor parte del daño ocurre en los túbulos proximales.

COMPLICACIONES

- Infecciones
- Hemorragia gastrointestinal
- Desequilibrio hidroelectrolítico
- Disfunción cardiovascular
- Complicaciones neurológicas

Signos y síntomas

- Primeras etapas: los efectos de la enfermedad principal pueden enmascarar los síntomas de la necrosis tubular aguda.
- Primer efecto reconocible: disminución del gasto urinario.
- Hipercalemia.
- Síndrome urémico, con oliguria (rara vez, anuria) y confusión, que puede progresar al coma urémico.
- Insuficiencia cardíaca y pericarditis urémica.
- Edema pulmonar y pulmón urémico.
- Anemia.
- Anorexia.
- Vómitos incoercibles.
- Mala cicatrización de heridas.

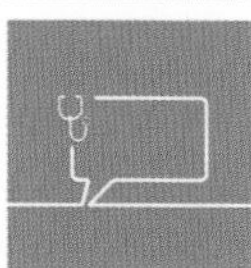

RECOMENDACIÓN CLÍNICA

La fiebre y los escalofríos pueden indicar la aparición de una infección, la causa principal de muerte en la necrosis tubular aguda.

Resultados de las pruebas diagnósticas

- El análisis de orina muestra sedimento que contiene eritrocitos y cilindros, densidad baja (1.010), osmolaridad inferior a 400 mOsm/kg y sodio alto (40-60 mEq/L).
- Los análisis de sangre revelan concentraciones de nitrógeno ureico y creatinina altas, anemia, defectos en la adhesión plaquetaria, acidosis metabólica e hipercalemia.
- ECG: arritmias y, con la hipercalemia, ensanchamiento del segmento QRS, desaparición de ondas P y ondas T altas y picudas.

Tratamiento

Fase aguda

- Medidas de sostén vigorosas hasta que se reinicie la función renal normal; el tratamiento inicial puede incluir:
  - Diuréticos
  - Soluciones i.v. para drenar cilindros celulares y detritos de los túbulos y restituir los líquidos perdidos
- Administración de vasopresores, inotrópicos o ambos

Regulación de los líquidos a largo plazo

- Restitución diaria de las pérdidas previstas y calculadas (incluyendo las insensibles)

Otras medidas para evitar complicaciones

- Epoetina α para estimular la producción de eritrocitos; paquete eritrocítico para la anemia
- Interrumpir todos los fármacos posiblemente nefrotóxicos
- Antibióticos ante una infección
- Administración i.v. urgente de solución glucosada al 50%, insulina simple y bicarbonato de sodio para la hipercalemia
- Sulfonato sódico de poliestireno con sorbitol por vía oral o por enema para disminuir la concentración de potasio extracelular
- Hemodiálisis
- Tratamientos de restitución renal continuos

NECROSIS ISQUÉMICA

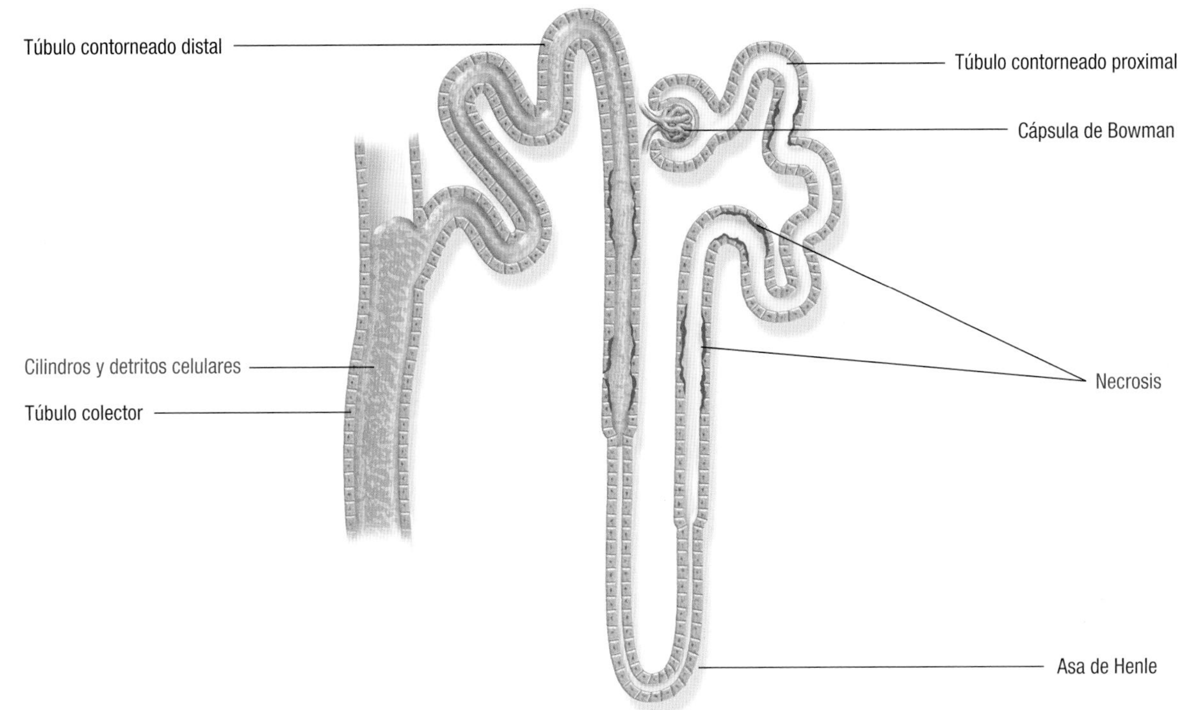

LESIONES NEFROTÓXICAS

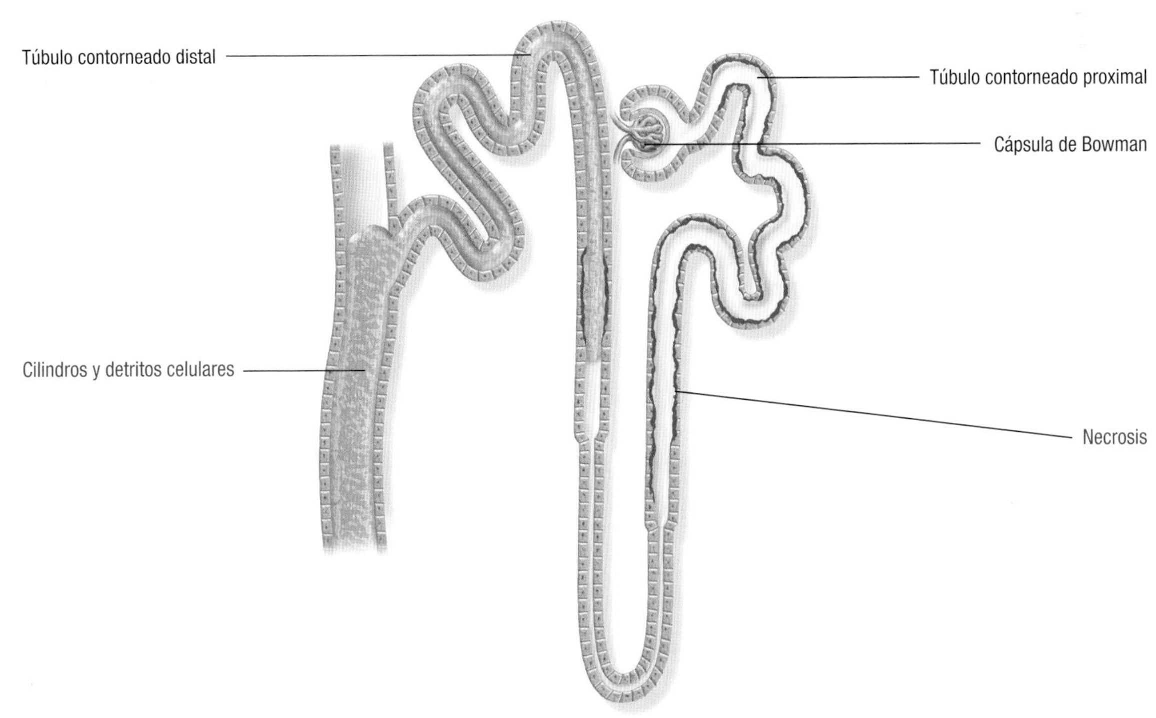

CÁNCER VESICAL

El de la vejiga es el cáncer que se presenta con mayor frecuencia en el aparato urinario.

Los trabajadores de ciertas industrias (caucheros, tejedores y del acabado del cuero, peluqueros, obreros en contacto con tintes de anilina, petroleros y pintores por rocío) tienen un riesgo alto de padecer cáncer de vejiga. El período entre la exposición a los carcinógenos y el desarrollo de los síntomas es de alrededor de 18 años.

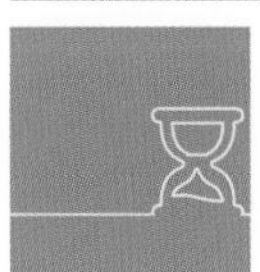

ALERTA POR EDAD

Los tumores de vejiga son más prevalentes en los hombres mayores de 50 años de edad y más frecuentes en zonas industriales densamente pobladas.

Etiología

Se desconoce la causa principal.

Factores predisponentes

- Fumar es el factor causal más frecuente.
- Tumores de células transicionales: algunos carcinógenos ambientales, incluyendo 2-naftilamina, bencidina, tabaco y nitratos.
- Carcinoma espinocelular de la vejiga:
    - Irritación o infección crónica de la vejiga; por ejemplo, por cálculos renales, sondas urinarias a permanencia y cistitis por ciclofosfamida.
    - Esquistosomosis.

Fisiopatología

Los carcinógenos se excretan en la orina, creando un medio para la exposición prolongada de las membranas mucosas de la vejiga. Los tumores vesicales pueden desarrollarse en la superficie de la pared (papilomas benignos o malignos) o crecer en su interior (generalmente más virulentos) e invadir con rapidez los músculos subyacentes. El 90% de los tumores de vejiga son carcinomas de células transicionales, derivados del epitelio transicional de las mucosas. Son menos frecuentes los adenocarcinomas, carcinomas epidermoides, carcinomas espinocelulares, sarcomas, tumores en divertículos de la vejiga y el carcinoma *in situ*.

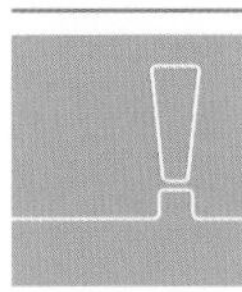

COMPLICACIONES

- Metástasis óseas
- Invasión de vísceras contiguas por el tumor

Signos y síntomas

- En las etapas iniciales, no hay síntomas en alrededor del 25% de los pacientes.
- Primer signo: hematuria macroscópica, indolora e intermitente (en muchos casos con expulsión de coágulos en la orina).
- Lesiones invasoras: dolor suprapúbico después de la micción.
- Otros signos y síntomas:
    - Irritabilidad vesical y polaquiuria
    - Nicturia
    - Goteo

Resultados de las pruebas diagnósticas

- La cistoscopia y la biopsia permiten confirmar el diagnóstico de cáncer vesical.
- La urografía intravenosa permite identificar un tumor grande, incipiente o infiltrante, delimitar problemas funcionales en las vías urinarias altas, valorar la hidronefrosis y detectar la deformidad rígida de la pared vesical.
- La cistografía retrógrada evalúa la integridad y la estructura de la vejiga y también ayuda a confirmar el diagnóstico de cáncer vesical.
- La gammagrafía ósea permite detectar metástasis.
- La tomografía computarizada determina el espesor de la pared vesical afectada y revela el aumento de volumen de los ganglios linfáticos retroperitoneales.
- La ecografía permite identificar metástasis en los tejidos más allá de la vejiga y distingue un quiste de un tumor vesical.
- Hemograma: anemia.
- Uroanálisis: hematuria.

Tratamiento

Tumores vesicales superficiales

- Resección transuretral cistoscópica y fulguración (destrucción eléctrica de tejidos); adecuada cuando el tumor no ha invadido el músculo.
- Quimioterapia intravesical; útil para varios tumores (especialmente los que ocurren en muchos sitios) y para prevenir las recurrencias.
- Resección transuretral de la próstata (RTUP) como tratamiento adyuvante.
- Si aparecen tumores adicionales:
    - Fulguración trimestral.
    - Tratamiento más radical si los tumores penetran la capa muscular o se repiten con frecuencia.

Tumores más grandes

- Resección segmentaria de la vejiga para eliminar una sección de espesor completo; sólo si el tumor no está cerca del cuello de la vejiga o los orificios ureterales.
- Instilación de tiotepa después de la resección transuretral.

Tumores infiltrantes de la vejiga

- Cistectomía radical: extirpación de la vejiga con grasa perivesical, ganglios linfáticos, uretra, próstata y vesículas seminales, o útero y anexos.
- Posiblemente, radioterapia vesical de haz externo preoperatoria.
- Derivación urinaria, generalmente un conducto ileal (el paciente deberá utilizar de forma continua una bolsa externa).
- Posteriormente, posible implante peneano.

Cáncer vesical

- Cistectomía para extirpar el tumor
- Radioterapia

- Quimioterapia sistémica:
  - La ciclofosfamida, fluorouracilo, doxorrubicina y su combinación con cisplatino pueden detener el cáncer vesical.
  - El cisplatino es el fármaco aislado más eficaz.

Tratamientos en investigación

- Tratamiento fotodinámico:
  - Inyección i.v. de un fotosensibilizante, como el éter de hematoporfirina, el cual absorbe las células malignas con facilidad, seguida de tratamiento cistoscópico con láser para eliminar las células malignas.
  - El tratamiento también hace fotosensibles a las células normales (el paciente debe evitar por completo la luz solar durante unos 30 días).
- Aplicación intravesical de interferón α y factor de necrosis tumoral.

TUMOR VESICAL

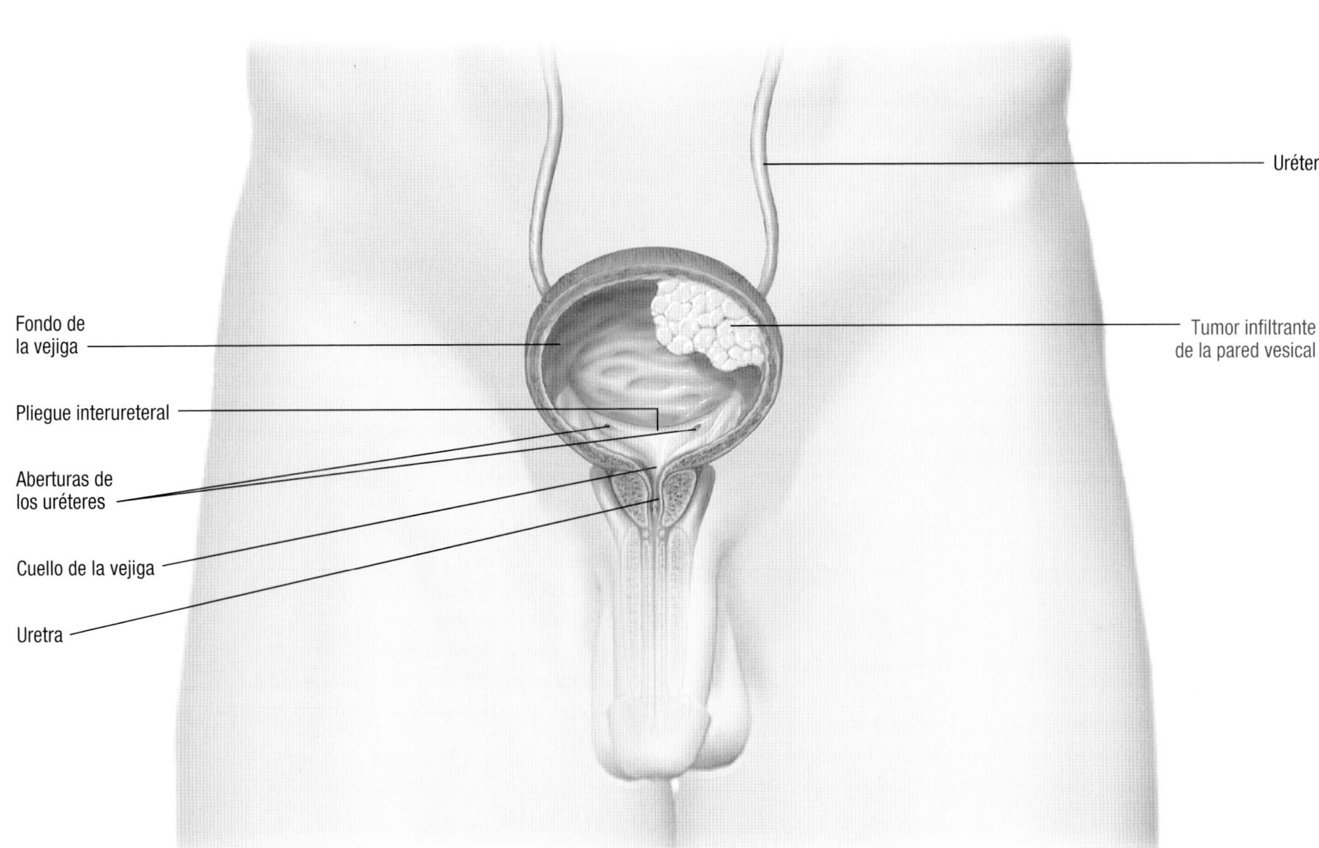

CISTITIS

La cistitis y la uretritis, las dos formas de infección de vías urinarias bajas, son casi 10 veces más frecuentes en las mujeres que en los hombres, y afectan a casi el 10-20% de ellas, al menos una vez. Esta infección es una enfermedad bacteriana frecuente en los niños, más habitual en las niñas. Los hombres son menos vulnerables porque su uretra es más larga y su líquido prostático sirve como un escudo antibacteriano. Tanto en hombres como en mujeres, la infección suele ascender de la uretra a la vejiga. Las infecciones urinarias suelen responder rápido al tratamiento, pero son posibles las recidivas y la proliferación de bacterias resistentes durante el tratamiento.

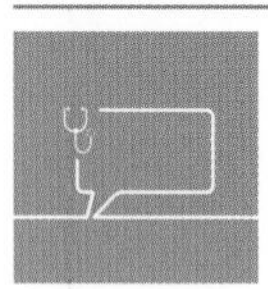

RECOMENDACIÓN CLÍNICA

Todos los niños con una infección urinaria comprobada deben hacerse estudios para descartar una anomalía del aparato urinario que les predisponga al daño renal.

Etiología

La infección ascendente se debe a una sola bacteria entérica gramnegativa, la más frecuente es *Escherichia* (en general, *E. coli*). Otros microorganismos menos frecuentes incluyen especies de *Klebsiella*, *Proteus*, *Enterobacter*, *Pseudomonas*, *Staphylococcus saprophyticus* o *Serratia*.

En las mujeres

- Tienen predisposición a las infecciones bacterianas provenientes de la vagina, perineo, recto o pareja sexual, probablemente como resultado de una uretra corta.

En hombres y niños

- Con frecuencia se asocia con anomalías anatómicas o fisiológicas.

Recurrencia

- La reinfección ocurre en el 99% de los pacientes, ya sea ocasionada por el mismo microorganismo patógeno o por uno nuevo.
- Infección persistente: debida a cálculos renales, prostatitis bacteriana crónica o anomalías estructurales que albergan bacterias.

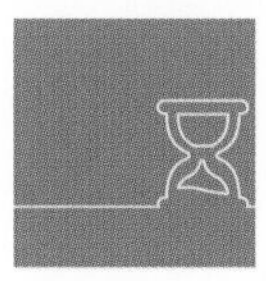

ALERTA POR EDAD

Conforme una persona envejece, el debilitamiento progresivo de los músculos de la vejiga puede resultar en su vaciamiento incompleto o retención crónica de orina, factores que la predisponen a las infecciones vesicales.

Fisiopatología

La infección resulta de la vulneración de los mecanismos locales de defensa en la vejiga, que permiten a las bacterias invadir la mucosa y proliferar. Las características antibacterianas de la orina que ayudan a prevenir la proliferación bacteriana son un pH menor de 5.5, la concentración de urea y la presencia de ácidos orgánicos. Estos factores crean un medio desfavorable para la proliferación bacteriana debido a su acidez. Cuando las defensas locales cambian, las bacterias proliferan de forma rápida si están presentes.

Una pequeña cantidad de orina suele permanecer en la vejiga después de su vaciamiento sin incidentes cuando las defensas naturales funcionan. Si la orina es más alcalina, las bacterias pueden proliferar.

Otra defensa es el flujo unidireccional de la orina. Si se disminuye el flujo de orina, se inserta una sonda u otro instrumento, o después del coito, las bacterias viajan con mayor facilidad al interior de la vejiga. Sin los mecanismos de defensa naturales, las bacterias pueden prosperar, dando lugar a una infección local.

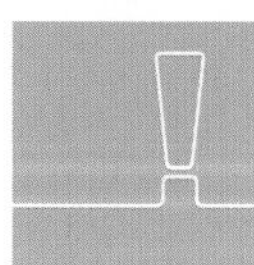

COMPLICACIONES

- Infecciones crónicas de vías urinarias
- Daños al revestimiento de las vías urinarias
- Infección de órganos adyacentes, como los riñones (pielonefritis)

Signos y síntomas

- Urgencia miccional, polaquiuria y disuria
- Cólicos o espasmos vesicales
- Prurito y sensación de calor o ardor durante la micción
- Nicturia
- Secreción uretral en los hombres
- Hematuria
- Fiebre y escalofríos
- Otros efectos habituales:
  - Malestar general
  - Náuseas y vómitos
  - Lumbalgia y dolor en fosa renal
  - Dolor abdominal e hipersensibilidad en la región vesical

Resultados de las pruebas diagnósticas

- El análisis microscópico de la orina es positivo para piuria, hematuria o bacteriuria.
- Recuento bacteriano en la muestra de orina de chorro medio obtenida en condiciones asépticas: más de 100 000 bacterias/mL.
- Las pruebas de sensibilidad determinan el antimicrobiano apropiado para el tratamiento.
- Una prueba de sangre o el frotis teñido de la secreción descarta una enfermedad de transmisión sexual.
- La cistoureterografía miccional o la urografía intravenosa permiten detectar anomalías congénitas que predisponen al paciente a infecciones urinarias recurrentes.

Tratamiento

- Antimicrobianos apropiados:
  - El tratamiento de dosis única con trimetoprima y sulfametoxazol durante 3-5 días o nitrofurantoína durante 7 días puede ser eficaz en mujeres con infección urinaria aguda no complicada.
- Si la orina no es estéril después de 3 días:
  - Probable resistencia bacteriana
  - Emplear un antimicrobiano distinto al básico
- Baños de asiento o compresas calientes
- Ingesta abundante de líquidos
- Clorhidrato de fenazopiridina, un analgésico urinario

Infecciones recurrentes

- Cálculos renales infectados, prostatitis crónica o anomalía estructural: posible intervención quirúrgica.
- Prostatitis: antibioticoterapia a largo plazo.
- En ausencia de condiciones predisponentes: antibioticoterapia a dosis baja y largo plazo.

CAMBIOS CARACTERÍSTICOS EN LA CISTITIS

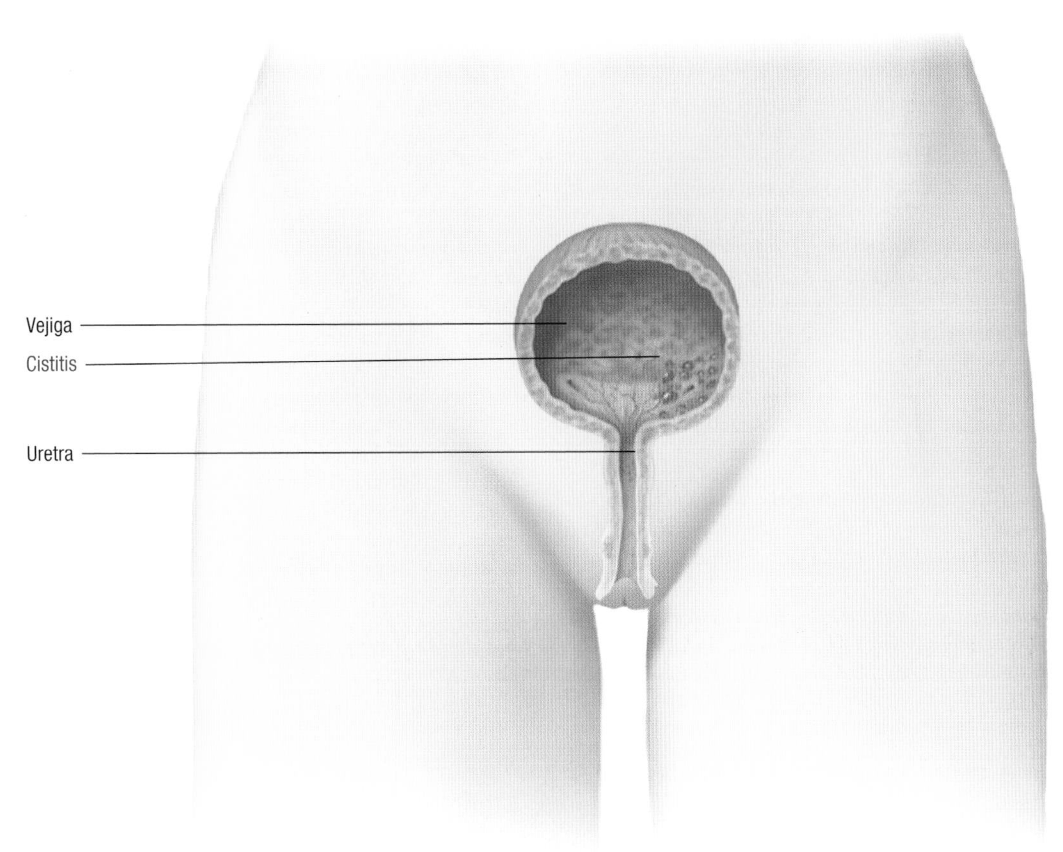

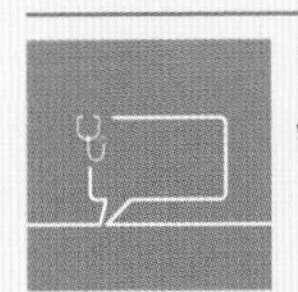

RECOMENDACIÓN CLÍNICA

VÍAS DE INFECCIÓN EN EL APARATO URINARIO

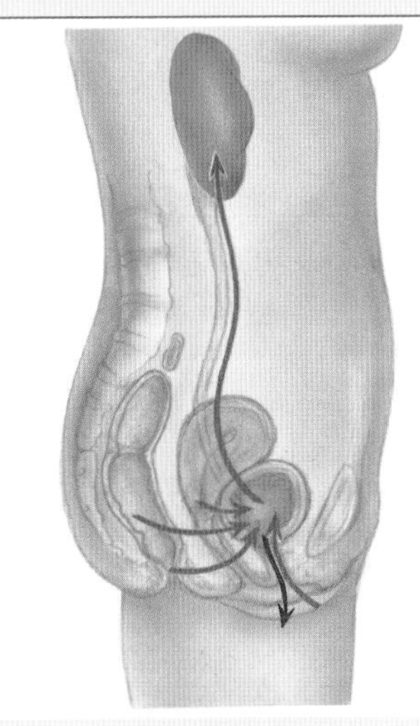

1. Ascendente de la vejiga al riñón (reflujo)
2. Ascendente de la uretra a la vejiga
3. Descendente de la vejiga a la uretra
4. Del recto, cuello uterino o próstata a la vejiga
5. Del intestino a la vejiga

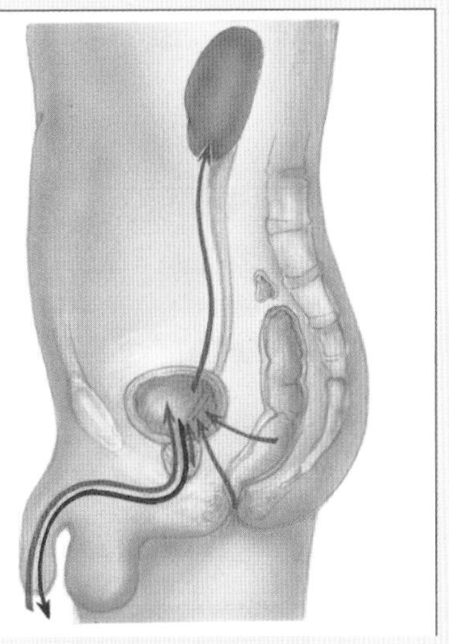

Pared vesical: vista endoscópica

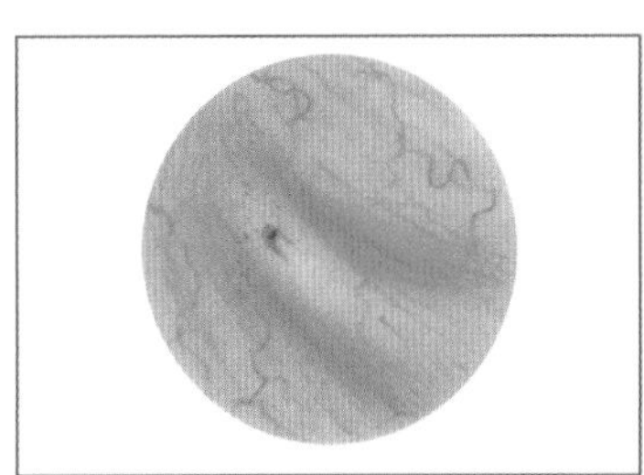

Pared normal

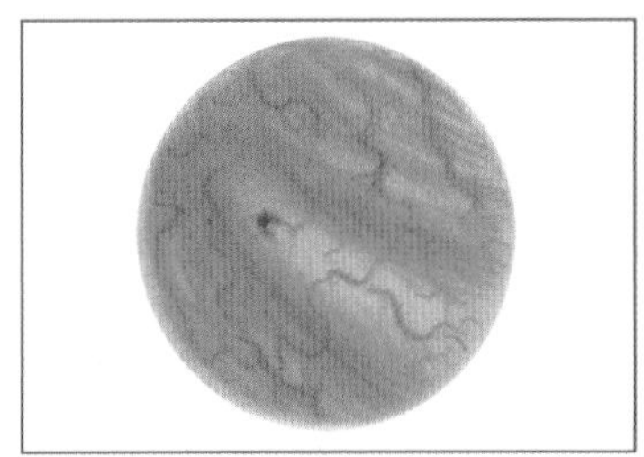

Cistitis aguda

GLOMERULONEFRITIS

La *glomerulonefritis* es una inflamación bilateral de los glomérulos que se presenta, por lo general, después de una infección estreptocócica. La glomerulonefritis aguda también se denomina *glomerulonefritis postestreptocócica aguda.*

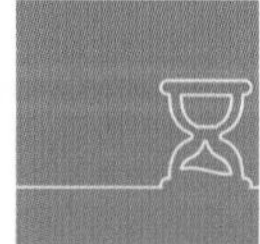

ALERTA POR EDAD

Durante las últimas décadas, la tasa de incidencia de la glomerulonefritis aguda ha declinado en los países más desarrollados; sin embargo, se presenta con mucha frecuencia en los niños de 3-7 años de edad, aunque puede aparecer a cualquier edad. La glomerulonefritis rápidamente progresiva ocurre con mayor frecuencia entre los 50 y 60 años de edad. Hasta el 95% de los niños y el 70% de los adultos se recuperan por completo. Los pacientes ancianos pueden progresar a insuficiencia renal crónica en unos meses.

La glomerulonefritis rápidamente progresiva, también llamada *glomerulonefritis subaguda, creciente* o *extracapilar*, puede ser idiopática o asociarse con una enfermedad glomerular proliferativa, como la glomerulonefritis postestreptocócica.

La *glomerulonefritis crónica* es una enfermedad lentamente progresiva caracterizada por inflamación, esclerosis, cicatrización y, en un momento dado, insuficiencia renal. Por lo general, permanece sin ser detectada hasta la fase progresiva (irreversible).

Etiología

Glomerulonefritis aguda o rápidamente progresiva

- Infección estreptocócica de vías respiratorias (1-3 semanas antes)
- Nefropatía por inmunoglobulina A (enfermedad de Berger)
- Impétigo
- Nefrosis lipoide

Glomerulonefritis

- Glomerulonefritis membranoproliferativa
- Glomerulopatía membranosa
- Glomeruloesclerosis focal
- Glomerulonefritis rápidamente progresiva y postestreptocócica
- Lupus eritematoso sistémico y síndrome de Goodpasture
- Síndrome urémico hemolítico

Fisiopatología

En casi todos los tipos de glomerulonefritis se daña la capa epitelial o de podocitos de la membrana glomerular.

La glomerulonefritis postestreptocócica aguda es resultado del atrapamiento y acumulación de complejos antígeno-anticuerpo, también conocidos como *complejos inmunitarios*, en las membranas capilares glomerulares después de una infección por un estreptococo β-hemolítico del grupo A. Los antígenos, endógenos o exógenos, estimulan la formación de anticuerpos, los cuales forman complejos inmunitarios. Los complejos inmunitarios circulantes se alojan en los capilares glomerulares. La gravedad del daño glomerular y la consiguiente lesión renal se relacionan con el tamaño, cantidad, localización (focal o difusa), duración de la exposición y tipo de complejos inmunitarios. La disminución de la filtración glomerular conduce a la activación del sistema renina-aldosterona, que causa retención de sal y agua. Las consecuencias de esta acción son edema e hipertensión, signos y síntomas distintivos de la glomerulonefritis.

En la pared capilar glomerular, los complejos inmunitarios activan los mediadores bioquímicos de la inflamación (complemento, leucocitos y fibrina). El complemento activado atrae neutrófilos y monocitos, que liberan enzimas lisosómicas y dañan las paredes celulares, causando proliferación de la matriz extracelular que afecta la irrigación sanguínea glomerular. Ello aumenta la permeabilidad de la membrana, causando una pérdida de la carga negativa a través de la membrana glomerular y mayor filtración de proteínas. El daño en la membrana también provoca la agregación y desgranulación de las plaquetas, que liberan sustancias que aumentan la permeabilidad glomerular.

Las moléculas proteínicas y los eritrocitos pueden pasar ahora a la orina, con proteinuria o hematuria resultantes. La activación del sistema de coagulación conduce al depósito de fibrina en el espacio de Bowman. El resultado es la formación de células sanguíneas semilunares y disminución de la irrigación sanguínea renal y de la tasa de filtración glomerular. La presencia de drepanocitos indica daño renal grave, con frecuencia irreversible. La hemorragia glomerular acidifica la orina, y así transforma la hemoglobina en metahemoglobina; el resultado es una orina marrón sin coágulos.

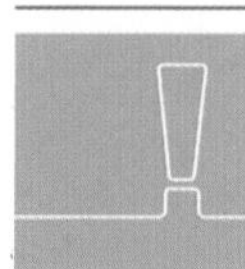

COMPLICACIONES

- Insuficiencia renal terminal
- Hipertrofia cardíaca
- Insuficiencia cardíaca

Signos y síntomas

- Micción disminuida; orina de color café o ahumado
- Aparición súbita de hematuria y proteinuria
- Dificultad ventilatoria, disnea, ortopnea y estertores crepitantes basales bilaterales
- Edema periorbitario y periférico
- Hipertensión de leve a grave

Resultados de las pruebas diagnósticas

- Los análisis de sangre muestran concentraciones altas de nitrógeno ureico y creatinina, bajas de proteínas séricas y hemoglobina, títulos elevados de antiestreptolisina O en el 80% de los pacientes, estreptozima alta (prueba de hemaglutinación que detecta anticuerpos contra varios antígenos de estreptococos), títulos de anticuerpos contra DNasa B (prueba para determinar una infección anterior por estreptococos β-hemolíticos del grupo A) y cifras bajas de complemento sérico que indican infección reciente por estreptococos.
- El uroanálisis muestra eritrocitos, leucocitos, cilindros mixtos celulares y proteínas.
- Cultivo de exudado faríngeo: detecta un estreptococo β-hemolítico del grupo A.
- La radiografía riñón-uréter-vejiga muestra aumento de volumen renal bilateral (glomerulonefritis aguda).
- La biopsia renal confirma el diagnóstico o evalúa el tejido.

Tratamiento

- Tratamiento para la enfermedad principal y antibióticos para las infecciones
- Reposo en cama para reducir las demandas metabólicas

- Restricción de líquidos y sodio en la dieta y corrección de los desequilibrios electrolíticos
- Diuréticos de asa para la sobrecarga de líquido extracelular
- Vasodilatadores para la hipertensión
- Corticoesteroides para disminuir la síntesis de anticuerpos y suprimir la respuesta inflamatoria
- En la glomerulonefritis rápidamente progresiva, plasmaféresis para suprimir la producción de anticuerpos de rebote, tal vez combinada con corticoesteroides y ciclofosfamida
- En la glomerulonefritis crónica, diálisis o trasplante de riñón

DEPÓSITO DE COMPLEJOS INMUNITARIOS EN EL GLOMÉRULO

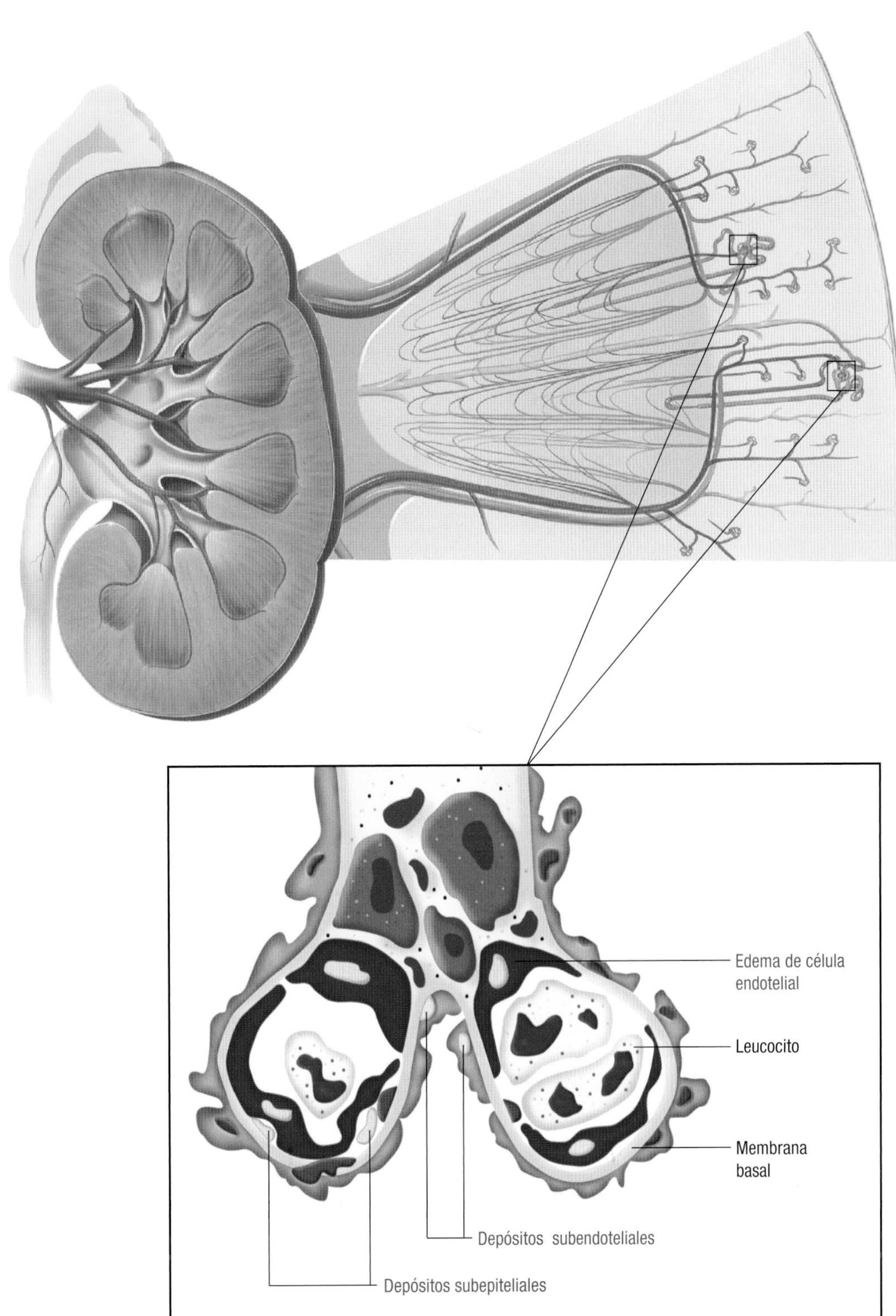

HIDRONEFROSIS

La *hidronefrosis* es una dilatación anómala de la pelvis y los cálices de uno o ambos riñones causada por la obstrucción del flujo urinario distal a la pelvis renal en el aparato genitourinario. Aunque la obstrucción parcial y la hidronefrosis pueden no producir síntomas inicialmente, la presión elevada detrás de la zona de obstrucción en cierto momento causa una disfunción renal sintomática.

ALERTA POR EDAD

La hidronefrosis constituye un hallazgo normal en mujeres embarazadas y puede detectarse por ecografía prenatal. La dilatación de los uréteres y la pelvis renal debe resolverse entre 6 y 12 semanas posparto; sin embargo, cuando es posnatal, su seguimiento resulta fundamental.

Etiología

- Uropatía obstructiva
- De mayor frecuencia:
  - Hiperplasia prostática benigna
  - Estenosis uretral
  - Cálculos (lo más frecuente en adultos)
- Menos frecuentes:
  - Estenosis del uréter o de la salida vesical (más frecuente en los niños)
  - Anomalías congénitas (más habituales en los niños)
  - Traumatismos
  - Tumores retroperitoneales o pélvicos
  - Coágulos sanguíneos
  - Vejiga neurógena

Fisiopatología

Si la obstrucción del flujo de orina se presenta en la uretra o la vejiga, la hidronefrosis suele ser bilateral; si la obstrucción es en un uréter, sólo afecta a un riñón. La obstrucción distal a la vejiga causa su dilatación y actúa como una zona de amortiguación que retrasa la hidronefrosis. La obstrucción total del flujo de orina con dilatación del sistema recolector conduce con rapidez a la disminución de la función de filtración glomerular y tubular y del flujo sanguíneo renal. En última instancia, la marcada disminución en la función del riñón causa atrofia cortical completa y cese de la filtración glomerular.

En la hidronefrosis aguda, cuando se resuelve la obstrucción y se restaura el flujo de la orina, la disminución de la tasa de filtración glomerular y la disfunción tubular persisten durante semanas. Cuando la obstrucción se produjo durante un período corto, en determinado momento se restauran las funciones de los riñones. En las obstrucciones más crónicas, se ha visto un daño irreversible.

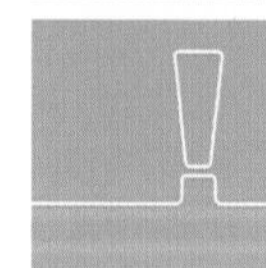

COMPLICACIONES

- Pielonefritis
- Íleo paralítico
- Lesión renal

Signos y síntomas

Las manifestaciones clínicas de la hidronefrosis varían con la causa de la obstrucción.

- No hay síntomas o se presenta un dolor leve y ligera disminución del flujo urinario.
- Dolor intenso, cólico renal o dolor sordo en el flanco que puede irradiarse a la ingle.
- Anomalías urinarias notorias, como hematuria, piuria, disuria, alternancia de oliguria y poliuria, o anuria completa.
- Náuseas, vómitos, plenitud abdominal, dolor al orinar, goteo y disuria inicial.

Resultados de las pruebas diagnósticas

- Los análisis sanguíneos de la función renal son anómalos.
- Los uroanálisis confirman la incapacidad para concentrar la orina, disminución de la tasa de filtración glomerular y piuria en presencia de infección.
- La urografía intravenosa, la pielografía retrógrada y la ecografía renal confirman el diagnóstico.
- La urografía i.v. permite detectar el sitio de la obstrucción.
- La nefrografía muestra un tiempo de aparición tardío del isótopo.
- La gammagrafía con radionúclidos permite observar el sitio de la obstrucción.

Tratamiento

- Endoprótesis ureteral o nefrostomía.
- Extirpación quirúrgica del sitio de obstrucción:
  - Dilatación para la estenosis uretral
  - Prostatectomía para la hiperplasia prostática benigna
- Con daño renal: dieta baja en proteínas, sodio y potasio, para reducir la progresión antes de la intervención quirúrgica.
- Obstrucciones inoperables: descompresión y drenaje del riñón mediante sonda de nefrostomía temporal o permanente en la pelvis renal.
- Infección concomitante: antibioticoterapia adecuada.

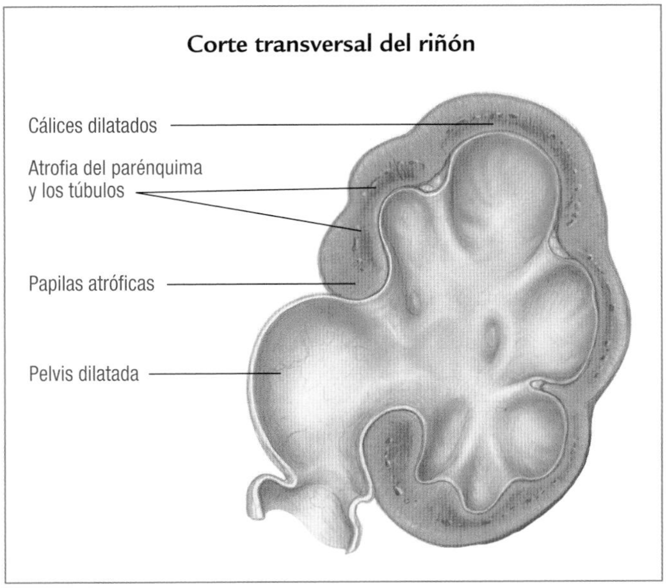

DAÑO RENAL EN LA HIDRONEFROSIS

Corte transversal del riñón

Cálices dilatados

Atrofia del parénquima y los túbulos

Papilas atróficas

Pelvis dilatada

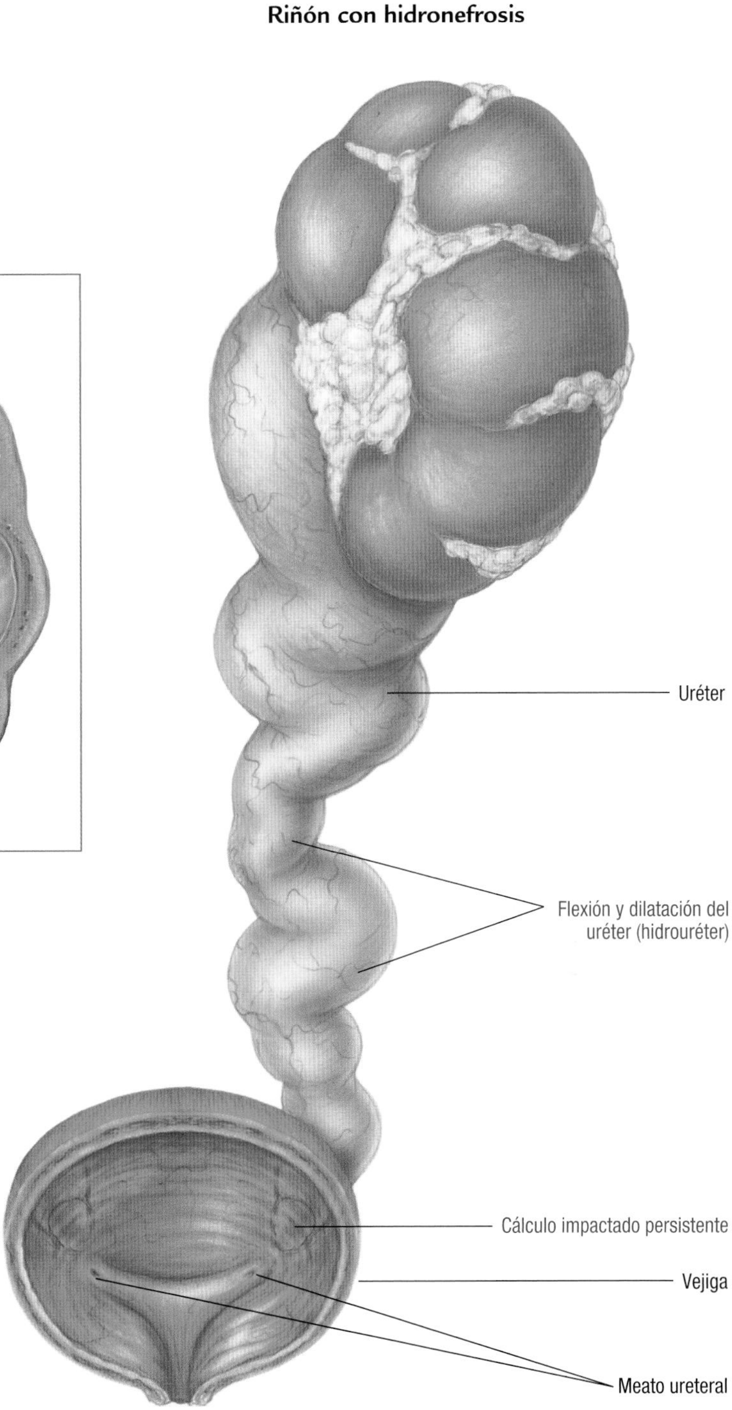

Riñón con hidronefrosis

Uréter

Flexión y dilatación del uréter (hidrouréter)

Cálculo impactado persistente

Vejiga

Meato ureteral

VEJIGA NEURÓGENA

La *vejiga neurógena* es cualquier tipo de disfunción vesical causada por una interrupción de la inervación normal del sistema nervioso. Puede ser por hiperreflexia (hipertónica, espástica o automática) o por flacidez (hipotónica, atónica o autonómica).

Etiología

Se consideraba que era el resultado de una lesión en la médula espinal; actualmente se cree que deriva de varias afecciones subyacentes:

- Alteraciones cerebrales, como ictus, tumor, enfermedad de Parkinson, esclerosis múltiple, demencia e incontinencia asociada con el envejecimiento
- Enfermedad o traumatismo de la médula espinal, como estenosis raquídea o aracnoiditis
- Alteraciones de la inervación periférica, incluyendo neuropatías vegetativas resultantes de trastornos endocrinos, como la diabetes mellitus
- Alteraciones metabólicas, como el hipotiroidismo
- Enfermedades inflamatorias agudas desmielinizantes, como el síndrome de Guillain-Barré
- Toxicidad por metales pesados
- Alcoholismo crónico
- Enfermedad de tejido conjuntivo (p. ej., lupus eritematoso sistémico)
- Enfermedades vasculares, como la ateroesclerosis
- Efectos distantes de ciertos tipos de cáncer, como el carcinoma primario de celulas aveniformes del pulmón
- Herpes zóster
- Agenesia sacra

Fisiopatología

El cerebro regula la función de la vejiga de forma automática. En el tronco del encéfalo, en la región de la protuberancia, el centro pontino de la micción (CPM) coordina la relajación del esfínter uretral y la contracción del músculo detrusor mediante receptores en la vejiga. Estos últimos dan la señal al cerebro cuando se requiere la micción conforme la vejiga se distiende. Cuando se produce una interrupción en el tronco encefálico o la médula espinal, la vejiga ya no recibe la señal para la micción cuando es un momento o lugar socialmente aceptable, produciendo incontinencia.

Las lesiones cerebrales en la zona de la protuberancia causan disfunción completa del sistema del CPM, con pérdida completa de la regulación de la micción. Entonces, la vejiga es regulada por el reflejo de vaciamiento en la parte inferior de la médula espinal. Esta pérdida causa incontinencia por rebosamiento y goteo de orina.

Una lesión de motoneurona superior (en o por arriba de T12) causa vejiga neurógena espástica, con contracción espontánea del músculo detrusor, aumento de la presión miccional intravesical, hipertrofia de la pared de la vejiga con trabeculación y espasmos del esfínter urinario. El paciente puede experimentar vaciamiento incompleto y pérdida del control voluntario de la micción. La retención de orina también puede conducir a una infección urinaria.

Una lesión de motoneurona inferior (en o por debajo de S2-S4) afecta el reflejo raquídeo que controla la micción. El resultado es una vejiga neurógena flácida con presión intravesical reducida, aumento de la capacidad vesical y retención de orina residual, así como contracción deficiente del detrusor. La vejiga no puede vaciarse de forma espontánea. El paciente muestra pérdida voluntaria e involuntaria de orina. Las lesiones de motoneurona inferior causan incontinencia por rebosamiento. Cuando las neuronas sensoriales presentan una interrupción, el paciente no puede percibir la necesidad de micción.

La falta de regulación de la vejiga causa retención de orina, que contribuye al desarrollo de infecciones y formación de cálculos renales. Si no se diagnostica y trata rápido, la vejiga neurógena puede conducir al deterioro de la función renal.

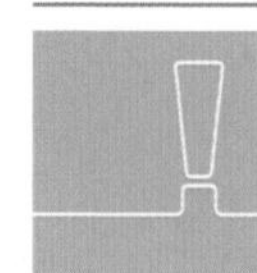

COMPLICACIONES

- Incontinencia
- Retención de orina residual
- Infección urinaria
- Formación de cálculos
- Lesión renal

Signos y síntomas

Generales

- Algún grado de incontinencia
- Interrupción o cambios en el inicio de la micción
- Incapacidad para vaciar completamente la vejiga
- Antecedente de infecciones urinarias frecuentes
- Reflujo vesicoureteral
- Nefrosis hidroureteral

Vejiga neurógena espástica

- Micción escasa involuntaria o frecuente sin sensación de plenitud de la vejiga.
- Aumento del tono del esfínter anal.
- El aumento de la estimulación táctil del abdomen, muslos o genitales puede precipitar la micción.

Vejiga neurógena flácida

- Incontinencia por rebosamiento.
- Tono del esfínter anal disminuido.
- Gran distensión vesical (evidente a la palpación o percusión), pero posiblemente sin que el paciente experimente la sensación de plenitud vesical por alteración sensorial.

Resultados de las pruebas diagnósticas

- Los estudios de flujo urinario muestran que se encuentra disminuido o alterado.
- La cistometría evalúa la inervación de la vejiga, el tono del músculo detrusor y las presiones intravesicales durante el llenado y contracción vesicales.
- El estudio de la presión uretral determina la función de la uretra según la longitud uretral y la presión de resistencia a la salida.
- La electromiografía del esfínter correlaciona la función neuromuscular del esfínter externo con la función del músculo vesical durante el llenado y la contracción de la vejiga, que indica qué tan bien actúan juntos la vejiga y los músculos del esfínter urinario.
- Los estudios de videourodinámica correlacionan la documentación visual de la función vesical con estudios de presión.

Tratamiento

- Objetivos del tratamiento: mantener la integridad de las vías urinarias superiores, evitar infecciones y prevenir la incontinencia urinaria mediante la evacuación de la vejiga, tratamiento farmacológico, intervención quirúrgica o, con menos frecuencia, bloqueo nervioso y estimulación eléctrica.
- Técnicas de evacuación vesical, como el método de Credé, la maniobra de Valsalva y el autosondeo intermitente.
- Betanecol o fenoxibenzamina para promover el vaciamiento de la vejiga; propantelina, metantelina, flavoxato, diciclomina, imipramina o seudoefedrina para ayudar al almacenamiento de orina.
- Inyección de toxina botulínica.
- Cuando el tratamiento conservador falla, cirugía para corregir la deficiencia estructural: resección transuretral del cuello vesical, dilatación uretral, esfinterotomía externa o procedimientos de derivación urinaria; si hay incontinencia permanente después de la operación, posible implante de un esfínter urinario artificial.

UNA MIRADA A LA VEJIGA NEURÓGENA

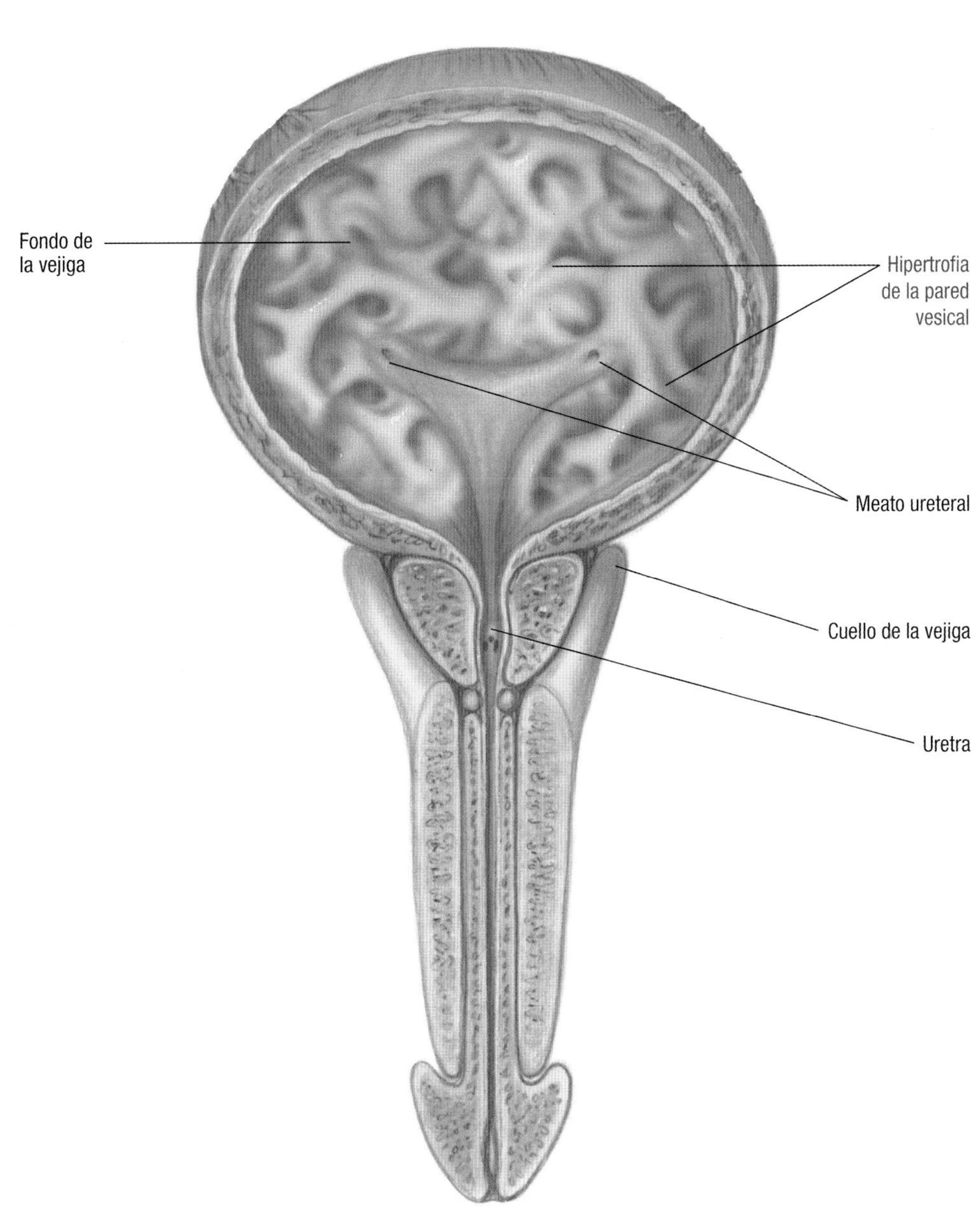

POLIQUISTOSIS RENAL

La *poliquistosis renal* es una enfermedad hereditaria autosómica dominante caracterizada por múltiples conjuntos bilaterales de quistes llenos de líquido, agrupados a manera de uvas, que aumentan las dimensiones renales, comprimen y, en un momento dado, reemplazan al tejido renal funcional. La enfermedad afecta a hombres y mujeres por igual y aparece en distintas formas, tanto infantiles como de inicio en el adulto. En este último, la enfermedad se presenta en casi 1 de cada 1 000 personas y contribuye con cerca del 6-10% de la enfermedad renal en etapa terminal en Estados Unidos. La enfermedad poliquística renal autosómica recesiva se presenta en 1 de cada 10 000 a 1 de cada 40 000 nacidos vivos. El deterioro renal es más gradual en los adultos que en los niños, pero en ambos grupos de edad, la enfermedad progresa inexorablemente a la uremia letal.

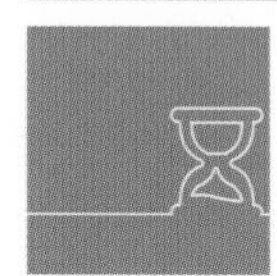

ALERTA POR EDAD

La rara forma infantil de la poliquistosis renal causa óbito fetal o muerte neonatal temprana por hipoplasia pulmonar. La forma adulta tiene un inicio insidioso. Por lo general, se hace evidente entre los 30 y 50 años de edad; en raras ocasiones, se mantiene asintomática hasta que el paciente alcanza la séptima década de vida.

El pronóstico en los adultos es extremadamente variable. La progresión puede ser lenta, incluso después de que aparecen los síntomas de lesión renal. Después de que se desarrollan síntomas de uremia, la enfermedad poliquística renal, en general, causa la muerte en 4 años, a menos que el paciente se someta a diálisis.

Etiología

- Rasgo autosómico dominante (en el tipo adulto); con tres variantes genéticas identificadas
- Rasgo autosómico recesivo (en el tipo infantil)

Fisiopatología

Autosómica dominante

Los riñones notoriamente crecidos se deben a la presencia de múltiples quistes esféricos, de unos pocos milímetros a centímetros de diámetro, que contienen líquido de color paja o hemorrágico. Los quistes se distribuyen de manera uniforme en la corteza y médula renal. También pueden encontrarse en el hígado y bazo. Son frecuentes los pólipos hiperplásicos y adenomas renales. El parénquima renal puede presentar grados variables de atrofia tubular, fibrosis intersticial y nefroesclerosis. Los quistes causan elongación de la pelvis, aplanamiento de los cálices y muescas en el riñón. Las células que causan el quiste mutan y siguen proliferando, dando lugar a una enfermedad progresiva que sigue produciendo más quistes. Aunque las nefronas no se ven afectadas de forma significativa, sólo entre el 1 y 5%, los riñones todavía son disfuncionales debido a los cambios causados por los quistes, como engrosamiento de la membrana basal del túbulo y neovascularización.

La fibrosis hepática y las anomalías de los conductos biliares intrahepáticos acompañantes pueden causar hipertensión portal y varices esofágicas sangrantes. En la mayoría de los casos, unos 10 años después de que aparecen los síntomas, la compresión progresiva de las estructuras renales por la masa creciente causa lesión renal.

También se forman quistes en el hígado, bazo, páncreas u ovarios, y se presentan aneurismas intracraneales, divertículos colónicos y prolapso de la válvula mitral.

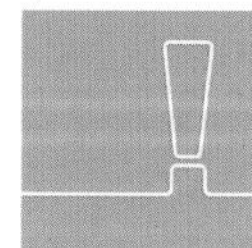

COMPLICACIONES

En recién nacidos

- Lesión renal
- Insuficiencia respiratoria
- Insuficiencia cardíaca

En adultos

- Hematuria
- Hemorragia por rotura de quiste retroperitoneal
- Proteinuria
- Dolor abdominal y del flanco por expulsión de coágulos o cálculos
- Prolapso de la válvula mitral
- Divertículos de colon
- Hemorragia subaracnoidea

Signos y síntomas

En recién nacidos

- Facies de Potter: se observan pliegues epicánticos pronunciados, nariz puntiaguda, mentón pequeño y orejas blandas de implantación baja.
- Masas enormes, bilaterales, simétricas en los flancos, tensas y que no pueden ser transiluminadas.
- Signos de dificultad respiratoria, insuficiencia cardíaca y, en un momento dado, uremia y lesión renal.

En adultos

- Hipertensión
- Cefalea
- Lumbalgia
- Aumento de la circunferencia abdominal
- Abdomen con edema o doloroso, que empeora por el esfuerzo y se alivia al recostarse
- Riñones muy aumentados de volumen a la palpación

Resultados de las pruebas diagnósticas

- La urografía intravenosa o retrógrada muestra riñones crecidos, con elongación de la pelvis, aplanamiento de los cálices y muescas a causa de los quistes.
- La urografía intravenosa del recién nacido muestra excreción pobre del medio de contraste.
- La ecografía, la tomografía y las gammagrafías con radioisótopos muestran crecimiento y quistes renales; en la tomografía, la tomografía computarizada y la resonancia magnética se visualizan múltiples áreas de daño quístico.
- El análisis de orina permite detectar proteinuria, hematuria y bacteriuria.
- Las pruebas de depuración de creatinina muestran la lesión renal.

Tratamiento

- Antibióticos para las infecciones
- Analgésicos para el dolor abdominal
- Hidratación adecuada para mantener el equilibrio de líquidos
- Antihipertensivos y diuréticos para estabilizar la presión arterial
- Cambios de dieta y ejercicio (evitar los deportes de contacto)
- Drenaje quirúrgico del absceso quístico o la hemorragia retroperitoneal
- Evitar la nefrectomía (esta enfermedad es bilateral y la infección podría recurrir en el riñón restante)
- Diálisis o trasplante de riñón para la enfermedad renal progresiva

POLIQUISTOSIS RENAL

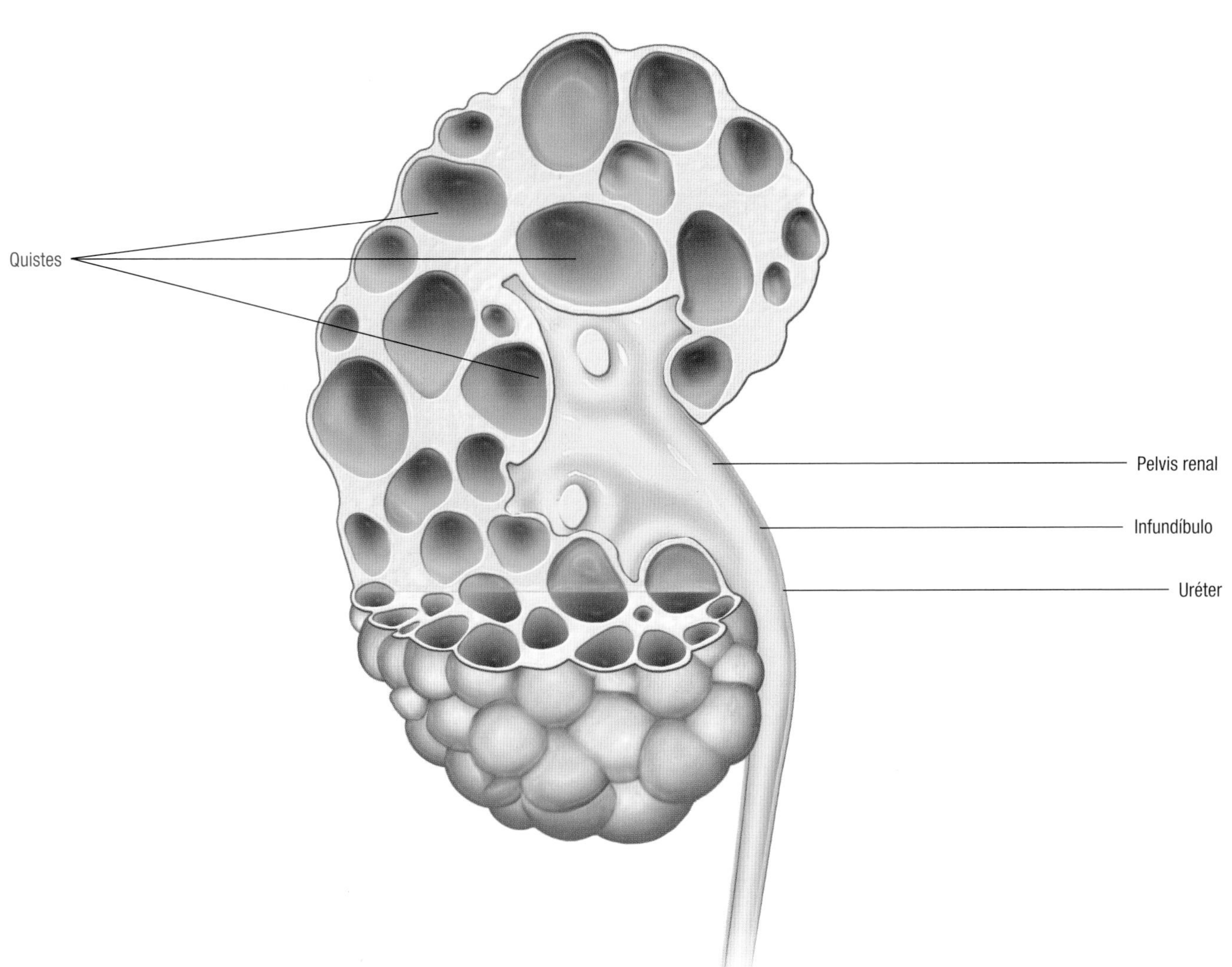

PIELONEFRITIS

La *pielonefritis aguda* (también conocida como *nefritis tubulointersticial infecciosa aguda*) es una inflamación repentina debida a una infección bacteriana que afecta sobre todo a la zona intersticial y la pelvis renal y, con menor frecuencia, a los túbulos renales. La pielonefritis es una de las nefropatías más frecuentes. De manera característica, los síntomas se desarrollan con rapidez en pocas horas o días, y pueden desaparecer en cuestión de días, incluso sin tratamiento. Sin embargo, puede haber infección bacteriana residual y causar recurrencia de los síntomas más adelante. Con tratamiento y cuidados de seguimiento continuos, el pronóstico es bueno y el daño extenso permanente es raro.

Etiología

La pielonefritis aguda es resultado de una infección bacteriana en los riñones. Las bacterias causales suelen ser integrantes de la flora intestinal y fecal normal, que proliferan fácilmente en la orina. El microorganismo causal más frecuente es *Escherichia coli*, pero especies de *Proteus* o *Pseudomonas*, *Staphylococcus aureus* o *Enterococcus faecalis* (anteriormente *Streptococcus faecalis*) también pueden causar esta infección.

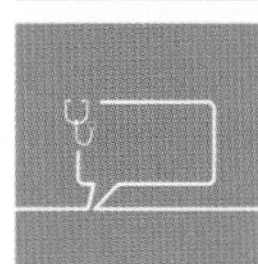

RECOMENDACIÓN CLÍNICA

La *pielonefritis enfisematosa* es una enfermedad poco frecuente que se presenta en pacientes con diabetes o inmunodeprimidos. Es causada por un microorganismo formador de gas, como *E. coli*, que lo produce en el parénquima renal o el espacio perirrenal. Esta afección peligrosa para la vida requiere tratamiento médico intensivo o nefrectomía.

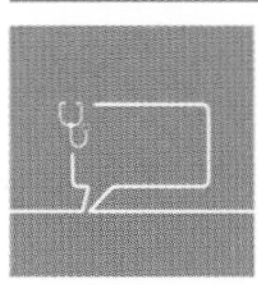

RECOMENDACIÓN CLÍNICA

La pielonefritis se presenta con mayor frecuencia en las mujeres, tal vez porque las bacterias alcanzan fácilmente la vejiga a través de su uretra corta; el meato urinario está en proximidad estrecha con la vagina y el recto, y las mujeres carecen de las secreciones prostáticas antibacterianas del hombre.

Fisiopatología

Por lo general, la infección se extiende desde la vejiga hasta los uréteres, luego a los riñones, como en el reflujo vesicoureteral. Este último puede deberse a la debilidad congénita en la unión del uréter y la vejiga. Las bacterias enviadas por reflujo a los tejidos intrarrenales pueden crear colonias infecciosas en 24-48 h. La infección también puede resultar de la instrumentación (como sondeo, cistoscopia o intervención quirúrgica urológica), una infección hematógena (como septicemia o endocarditis) o una infección posiblemente linfática.

La pielonefritis también puede ser resultado de la incapacidad para vaciar la vejiga (p. ej., en los pacientes con vejiga neurógena), estasis urinaria u obstrucción urinaria por tumores, estenosis o hiperplasia prostática benigna.

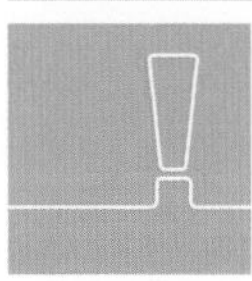

COMPLICACIONES

- Pielonefritis
- Lesión renal aguda
- Septicemia

Signos y síntomas

- Urgencia miccional, polaquiuria y nicturia
- Ardor durante la micción y disuria
- Hematuria, por lo general microscópica, pero también puede ser macroscópica
- Orina turbia y con olor a pescado o amoníaco
- Fiebre de 38.9 °C o mayor y sacudidas por escalofríos
- Dolor del ángulo costovertebral o de flanco (unilateral, pero con malestar en ambos)
- Náuseas y vómitos
- Anorexia
- Fatiga general

ALERTA POR EDAD

Los pacientes ancianos pueden presentar síntomas gastrointestinales o pulmonares en lugar de las habituales respuestas febriles a la pielonefritis.

En niños menores de 2 años de edad, la fiebre, vómitos, manifestaciones abdominales inespecíficas o retraso del crecimiento pueden ser los únicos datos de pielonefritis aguda.

Resultados de las pruebas diagnósticas

- El sedimento urinario revela la presencia de leucocitos aislados, en grupos y en los cilindros y, posiblemente, algunos eritrocitos.
- El urocultivo revela más de 100 000 microorganismos/µL de orina.
- El análisis de orina revela densidad y osmolaridad bajas, proteinuria, glucosuria y cetonuria.
- El pH de la orina es ligeramente alcalino.
- La tomografía computarizada de los riñones, uréteres y vejiga presenta cálculos, tumores o quistes en los riñones y las vías urinarias.
- La urografía intravenosa muestra riñones asimétricos.

Tratamiento

Antibioticoterapia apropiada para el microorganismo infeccioso específico después de su identificación por urocultivo y pruebas de sensibilidad.

- Especies de *Enterococcus*: ampicilina, penicilina G y vancomicina.
- Estafilococos: penicilina G; si desarrollan resistencia, una penicilina semisintética, como la nafcilina, o una cefalosporina.
- *E. coli*: sulfisoxazol, ácido nalidíxico y nitrofurantoína.
- Especies de *Proteus*: ampicilina, sulfisoxazol, ácido nalidíxico y una cefalosporina.
- Especies de *Pseudomonas*: gentamicina, tobramicina y carbenicilina.
- No identificados: antibiótico de amplio espectro, como ampicilina o cefalexina.
- Durante el embarazo o con insuficiencia renal: se prescriben antibióticos con precaución.

Seguimiento

- Se repite el urocultivo una semana después de concluir el tratamiento, y después de manera periódica durante el siguiente año.

Infección por obstrucción o reflujo vesicoureteral

- Los antibióticos posiblemente sean menos eficaces.
- Intervención quirúrgica para aliviar la obstrucción o corregir la anomalía.

Pacientes en alto riesgo de infecciones recurrentes de vías urinarias y riñón

- Uso prolongado de sonda a permanencia o antibioticoterapia de mantenimiento.
- Seguimiento a largo plazo para prevenir la pielonefritis crónica.

FASES DE LA PIELONEFRITIS

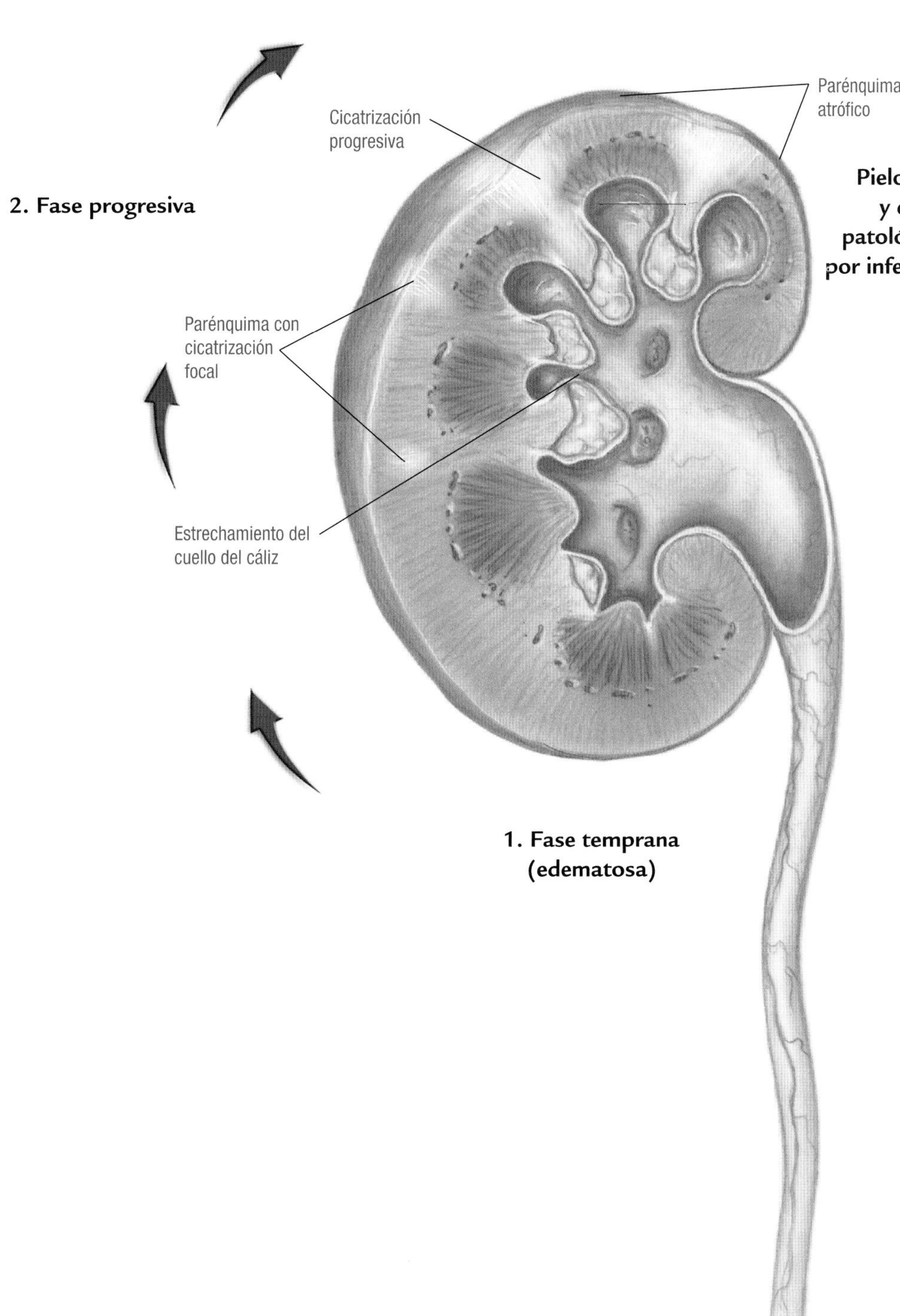

CÁLCULOS RENALES

Los cálculos renales, o piedras (nefrolitiasis), pueden formarse en cualquier lugar del aparato urinario, aunque con mayor frecuencia lo hacen en la pelvis o los cálices renales. Pueden variar en tamaño y ser únicos o múltiples.

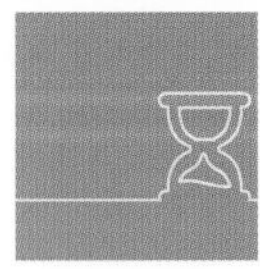

ALERTA POR EDAD

Los cálculos renales son más frecuentes en los hombres que en las mujeres y rara vez se presentan en los niños. Por lo general, los cálculos de calcio se presentan en los hombres entre los 35 y 45 años de edad con un antecedente familiar de formación de cálculos.

Etiología

Se desconoce la causa exacta.

Factores predisponentes

- Deshidratación
- Infección
- Cambios en el pH de la orina (cálculos de carbonato de calcio, pH elevado; cálculos de ácido úrico, pH disminuido)
- Obstrucción del flujo de orina que conduce a estasis en el aparato urinario
- Inmovilización que causa resorción ósea
- Factores metabólicos, como hiperparatiroidismo, acidosis tubular renal, ácido úrico elevado y metabolismo defectuoso de oxalatos
- Factores dietéticos, como el aumento de la ingesta de calcio o alimentos ricos en oxalatos
- Nefropatía

Fisiopatología

Los cálculos se forman cuando las sustancias que suelen disolverse en la orina, como oxalato y fosfato de calcio, se precipitan. La deshidratación puede llevar a la formación de cálculos renales al concentrar las sustancias que los originan en la orina por disminución de su flujo.

La formación de cálculos se lleva a cabo alrededor de un núcleo o nido en el ambiente apropiado. Una sustancia que forma cálculos (oxalato de calcio, carbonato de calcio, magnesio, amonio, fosfato, ácido úrico o cistina) origina un cristal que queda atrapado en las vías urinarias, donde atrae a otros hasta formar una concreción. Los uréteres se dilatan debido a la obstrucción, lo que da lugar a la saturación alta de la orina con las sustancias formadoras de cristales, causando el crecimiento continuo de la concreción, la formación de más cristales y el aumento del volumen del cálculo. El pH de la orina modifica la solubilidad de muchas sustancias formadoras de cálculos. La formación de cálculos de oxalato de calcio y cistina es independiente del pH de la orina. La mayoría los cálculos son de oxalato o una combinación de oxalato y fosfato de calcio.

Pueden formarse cálculos en las papilas, túbulos, cálices y pelvis renales, uréteres o vejiga. La mayoría mide menos de 5 mm de diámetro y se expulsa, por lo general, en la orina. Los cálculos coraliformes (cilindros de los cálices y el sistema colector de la pelvis) pueden seguir aumentando de volumen en la pelvis, extenderse hasta los cálices, ramificarse y, en última instancia, causar una lesión renal si no se extirpan mediante cirugía.

Las cálculos de calcio son los más pequeños. Aunque el 80% son idiopáticos, con frecuencia se presentan en pacientes con hiperuricosuria. La inmovilización prolongada puede llevar a la desmineralización ósea, hipercalciuria y formación de cálculos. Además, el hiperparatiroidismo, acidosis tubular renal e ingesta excesiva de vitamina D o calcio pueden predisponer a la formación de cálculos renales.

Los cálculos de estruvita (magnesio, amonio y fosfato) a menudo son precipitados por una infección, especialmente por *Pseudomonas* o *Proteus*. Estos microorganismos desdobladores de urea son más frecuentes en las mujeres. Los cálculos de estruvita pueden destruir el parénquima renal.

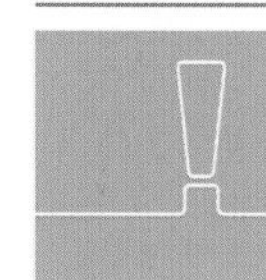

COMPLICACIONES

- Hidronefrosis
- Daño al parénquima renal

Signos y síntomas

- Dolor intenso causado por inflamación, distensión y espasmo por la obstrucción ureteral
- Náuseas y vómitos
- Fiebre y escalofríos por la infección
- Hematuria cuando los cálculos erosionan un uréter
- Distensión abdominal
- Anuria por obstrucción bilateral o de un solo riñón

Resultados de las pruebas diagnósticas

- La radiografía de riñón-uréter-vejiga muestra la mayoría de los cálculos renales.
- La urografía intravenosa confirma el diagnóstico y precisa el tamaño y la ubicación de los cálculos.
- La ecografía del riñón permite detectar cambios obstructivos, como hidronefrosis unilateral o bilateral y cálculos radiolúcidos no vistos en la radiografía de riñón-uréter-vejiga.
- El urocultivo muestra piuria.
- En una muestra de orina de 24 h se determina la concentración de oxalato de calcio, fósforo y excreción de ácido úrico.
- Mediante el análisis del cálculo se determina su contenido mineral.
- La determinación seriada de la concentración de calcio y fósforo sanguíneos permite el diagnóstico del hiperparatiroidismo.
- La concentración de proteínas en sangre permite determinar la concentración de calcio libre no unido a proteínas.

Tratamiento

- Ingesta de líquidos mayor de 3 L/día para promover hidratación.
- Antimicrobianos; varían según el microorganismo cultivado.
- Analgésicos opiáceos y antiinflamatorios no esteroideos.
- Diuréticos para prevenir la estasis urinaria y la formación adicional de cálculos; tiazidas para disminuir la excreción de calcio.
- Ácido acetohidroxámico para suprimir la formación de cálculos en presencia de infección.
- Cistoscopia y manipulación del cálculo a fin de eliminar aquellos demasiado grandes para su expulsión natural.
- Litotricia ultrasónica percutánea y de onda de choque extracorpórea, o uso de láser a fin de fragmentar los cálculos para su retiro por aspiración o por vía natural.
- Extirpación quirúrgica de cálculos de cistina o grandes.
- Colocación de una derivación urinaria cerca del cálculo.

Tratamiento específico para cada tipo

- Dieta baja en calcio (nuevas evidencias señalan que la dieta baja en proteínas y sodio puede ser más beneficiosa)
- Colestiramina de unión a oxalato
- Alopurinol para los cálculos de ácido úrico
- Pequeñas dosis diarias de ácido ascórbico para acidificar la orina

TIPOS DE CÁLCULOS RENALES

Cálculos de ácido úrico

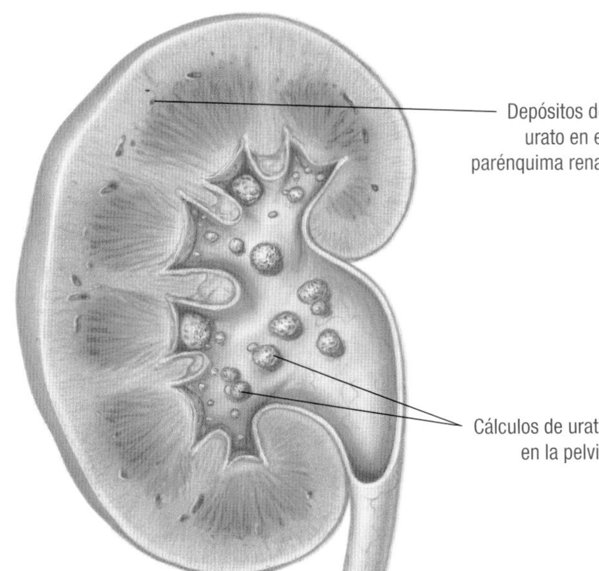

Cálculos de fosfato de amonio y magnesio (estruvita)

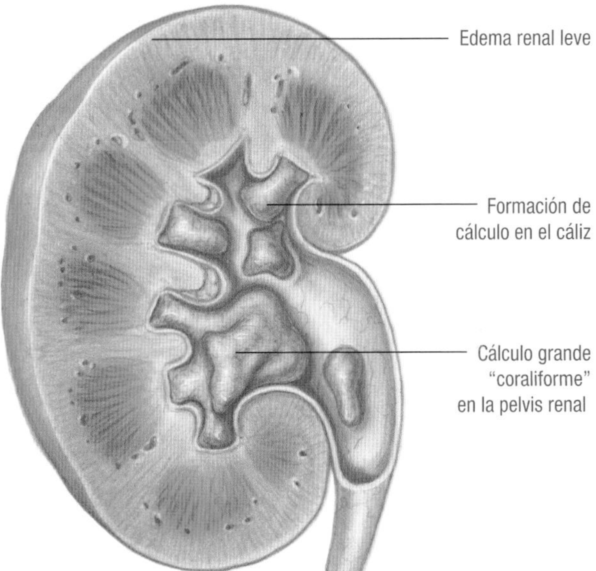

Cálculos de calcio

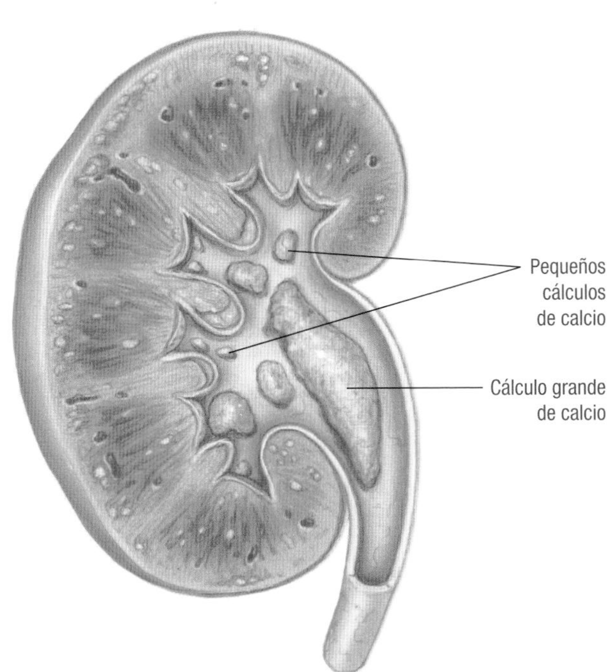

CÁNCER RENAL

El cáncer renal (nefrocarcinoma, carcinoma de células renales, hipernefroma o tumor de Grawitz) se presenta, por lo general, en adultos mayores. Aunque está aumentando su incidencia, solamente representa alrededor del 2% de todos los cánceres en adultos. La mayoría de los tumores renales corresponden a metástasis de los sitios de cáncer primario. Los tumores de la pelvis renal y de Wilms se presentan principalmente en niños. Los tumores renales son grandes, firmes, nodulares, encapsulados, unilaterales y solitarios, y se clasifican histopatológicamente como de células claras, granulares o fusiformes.

Etiología

Se desconoce la causa principal.

Factores predisponentes

- Consumo de tabaco
- Tóxicos ambientales (cadmio, herbicidas, tricloretileno)
- Abuso de analgésicos
- Edad avanzada
- Obesidad
- Genética

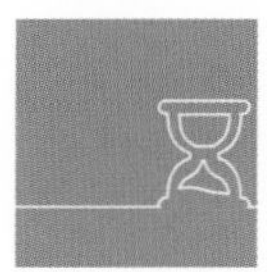

ALERTA POR EDAD

El cáncer renal es más frecuente en hombres que en mujeres y alcanza su incidencia máxima entre los 50 y 70 años de edad. El cáncer renal es muy poco frecuente en personas menores de 45 años de edad.

Fisiopatología

Los cánceres renales surgen del epitelio tubular y pueden presentarse en cualquier sitio del riñón. Las células del riñón cambian debido a la presencia de un catalizador, como el tabaco o la edad avanzada, dando lugar a que por mutación se tornen cancerosas. Por lo general, en los riñones están bien definidos los bordes del tumor, que puede incluir áreas de isquemia, necrosis y hemorragia localizadas. Las células del tumor varían desde bien diferenciadas hasta muy anaplásicas. El enfoque de la investigación se concentra en entender el papel de genes específicos en el cambio de las células normales a las del carcinoma de células renales.

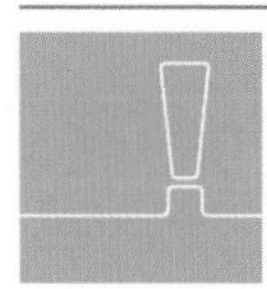

COMPLICACIONES

- Hemorragia
- Metástasis a los pulmones, cerebro e hígado

Signos y síntomas

Tríada clínica clásica

- Hematuria: microscópica o macroscópica; puede ser intermitente; sugiere diseminación a la pelvis renal.
- Dolor: constante, abdominal o de flanco (puede ser sordo); si el cáncer causa hemorragia o coágulos sanguíneos, es agudo y se presentan cólicos.
- Masa palpable, generalmente lisa, firme y no hipersensible.
- Las tres características se presentan en sólo el 10% de los pacientes.

Otros signos

- Fiebre
- Hipertensión
- Hipercalcemia de rápido avance
- Retención de orina y edema en las piernas
- Náuseas, vómitos, anorexia, disminución de peso

Resultados de las pruebas diagnósticas

- La tomografía computarizada, pielografía i.v. y retrógrada, ecografía, cistoscopia (para descartar un cáncer de vejiga asociado), nefrotomografía y angiografía renal permiten identificar la presencia del tumor y ayudan a diferenciarlo de un quiste.
- Las pruebas de función hepática revelan concentraciones elevadas de aspartato y alanina aminotransferasas, fosfatasa alcalina y bilirrubina.
- El tiempo de protrombina es prolongado.
- El uroanálisis revela hematuria microscópica o macroscópica.
- El hemograma muestra anemia, policitemia y velocidad de eritrosedimentación aumentada.
- La concentración de calcio sérico está elevada.

Tratamiento

- Nefrectomía parcial o radical, con o sin disección de ganglios linfáticos regionales.
- Lisis térmica de los tumores más pequeños bien definidos (requiere biopsia con aguja previa).
- Alta dosis de radiación: se utiliza sólo si el cáncer se disemina a la región perirrenal, los ganglios linfáticos, o si el tumor primario o los sitios de metástasis no pueden extirparse totalmente.
- Quimioterapia: tiene resultados en general deficientes frente al cáncer de riñón.
- Bioterapia (interferón e interleucinas): se utiliza a menudo en la enfermedad avanzada; ha producido algunas remisiones duraderas.
- Hormonoterapia.
- Alivio del dolor (analgésicos).

DOS FORMAS DE CÁNCER RENAL

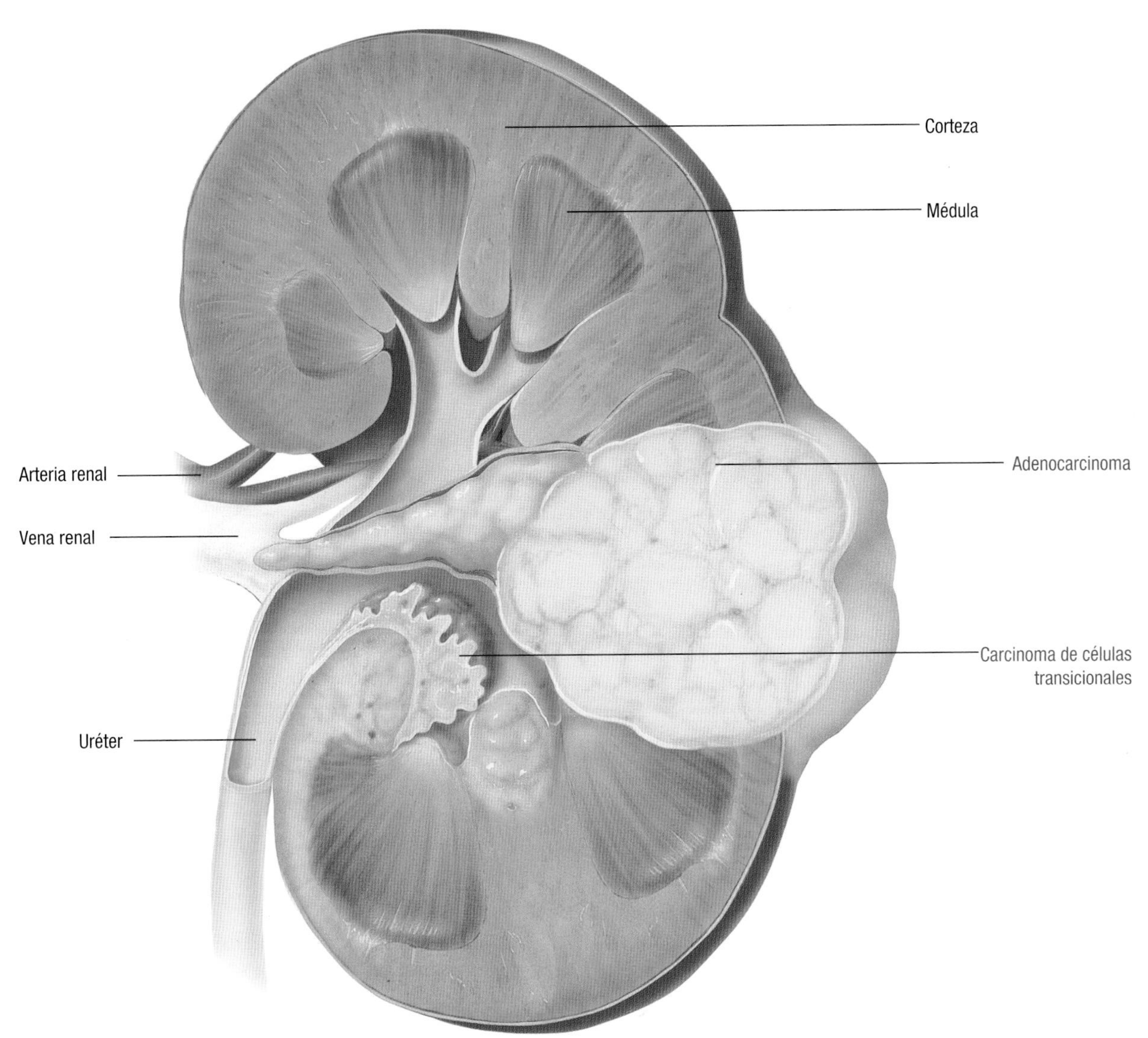

HIPERTENSIÓN RENOVASCULAR

La *hipertensión renovascular* es un aumento en la presión arterial sistémica como resultado de la estenosis de las arterias renales principales o de sus ramas, o por ateroesclerosis intrarrenal. La renovascular es el tipo más frecuente de hipertensión secundaria. La estenosis o esclerosis puede ser parcial o completa, y la elevación de la presión arterial resultante, benigna o maligna. Alrededor del 5-10% de los pacientes con hipertensión arterial muestran hipertensión renovascular.

ALERTA POR EDAD

La hipertensión renovascular es más frecuente en personas menores de 30 o mayores de 50 años de edad. Si se diagnostica hipertensión arterial en los niños, es más probable que sea hipertensión renovascular que sistémica cuando son pequeños.

Etiología

En el 95% de los pacientes con hipertensión renovascular

- Ateroesclerosis (especialmente en ancianos).
- Enfermedades fibromusculares de las capas de la pared arterial renal, como fibroplasia medial y, con menos frecuencia, fibroplasia subadventicia o de la íntima, u otras afecciones congénitas.

Otras causas

- Arteritis
- Anomalías de las arterias renales
- Embolias
- Traumatismos
- Tumor
- Aneurisma disecante

Fisiopatología

La estenosis u oclusión de la arteria renal estimula al riñón afectado para secretar la enzima renina, la cual convierte el angiotensinógeno, una proteína del plasma, en angiotensina I. Conforme la angiotensina circula a través de los pulmones y el hígado, se secreta la enzima convertidora de angiotensina (ACE, *angiotensin-converting enzyme*). La ACE es el catalizador de la angiotensina I para la formación de angiotensina II, que produce vasoconstricción y aumenta la presión arterial y la secreción de aldosterona. La capacidad directa de la angiotensina II para causar vasoconstricción produce hipertensión. Otra función de la angiotensina II es la de secretar aldosterona, que actúa sobre los riñones para estimular la reabsorción de sodio y agua, lo cual origina retención de líquidos y, posteriormente, causa hipertensión.

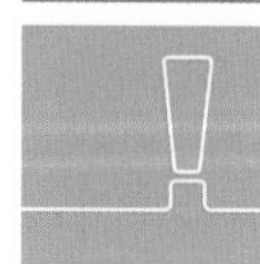

COMPLICACIONES

- Insuficiencia cardíaca
- Infarto de miocardio
- Ictus
- Lesión renal

Signos y síntomas

- Presión arterial sistémica elevada
- Dolor de cabeza y mareos
- Palpitaciones y taquicardia
- Ansiedad y pereza mental
- Menor tolerancia a las temperaturas extremas
- Retinopatía
- Complicaciones importantes como insuficiencia cardíaca, infarto de miocardio, ictus e insuficiencia renal

Resultados de las pruebas diagnósticas

- Una batería de pruebas renales que incluya la administración de un inhibidor de la ACE (como el captopril), *angiografía renal* y ecografía renal con sistema Doppler, puede mostrar datos de estenosis renal.
- Urografía intravenosa: captación lenta en uno o ambos riñones.
- El hemograma completo muestra anemia.
- El análisis bioquímico de la sangre muestra concentraciones anómalas de electrólitos y aumento de nitrógeno ureico y creatinina.

Tratamiento

- Medidas sintomáticas: antihipertensivos, diuréticos y dieta restringida en sodio.
- Dilatación de la arteria renal mediante un catéter con balón en casos seleccionados, para corregir la estenosis de la arteria sin los riesgos y la morbilidad de la intervención quirúrgica.
- Inserción de una endoprótesis en la arteria renal.
- Intervención quirúrgica para restablecer una circulación adecuada y estabilizar la hipertensión grave o la función renal:
  - Derivación de la arteria renal, endarterectomía y arterioplastia
  - Como último recurso, nefrectomía

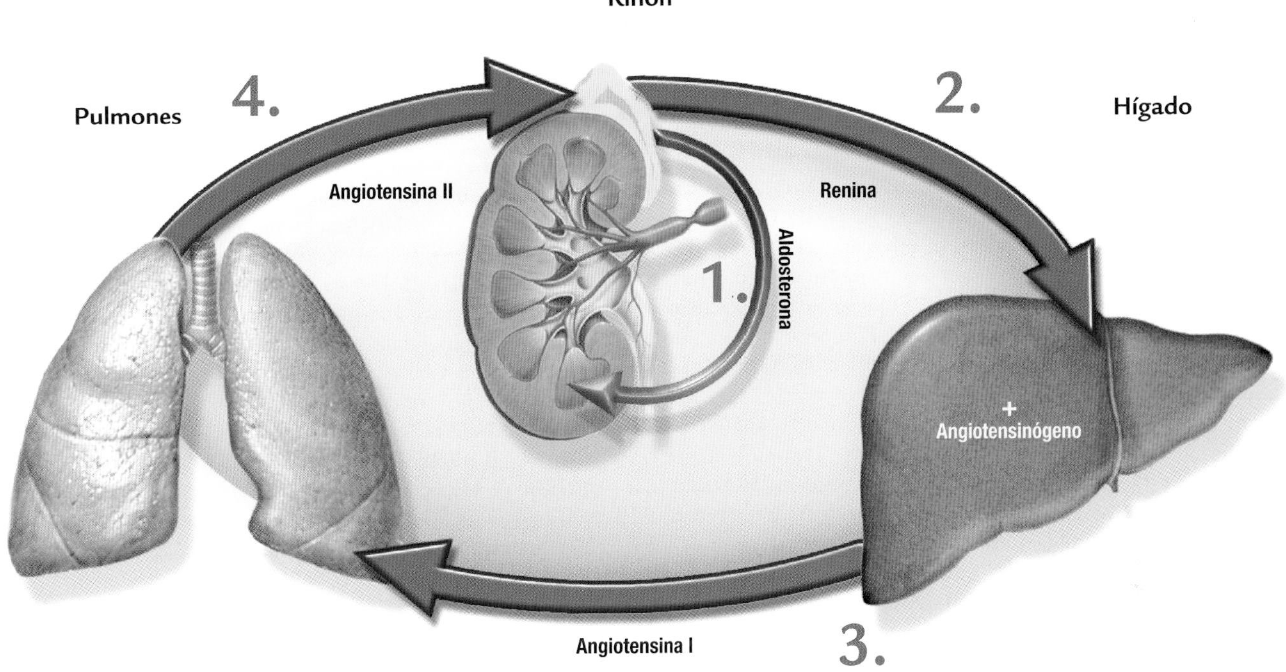

Mecanismo de la hipertensión renovascular

1. La estenosis de la arteria renal provoca la disminución de la irrigación sanguínea a los riñones.
2. Los riñones secretan renina como respuesta.
3. La renina se combina con el angiotensinógeno en el hígado para formar angiotensina I.
4. En los pulmones, la angiotensina I libera la ACE.
5. La ACE actúa sobre la angiotensina I para producir angiotensina II, que es un vasoconstrictor.
6. La angiotensina II también actúa sobre la glándula suprarrenal para que secrete aldosterona.
7. La aldosterona actúa sobre los riñones para reabsorber sodio y agua.

Lecturas recomendadas

Borghi, L., Schianchi, T., Meschi, T., Guerra, a., Allegri, f el., mayor, U. & Novarini, A. (2002). Comparison of two diets for the prevention of recurrent stones in idiopathic hypercalciuria. *New England Journal of Medicine, 346*(2), 77–84.

Bowen, J. B. y Dronen, S. C. (2016). Emergent management of acute glomerulonephritis. Obtenida de http://emedicine.medscape.com/article/777272

Brusch, J. L., & Bronze, M. S. (2016). Cystitis in females: Practice essentials, background, and pathophysiology. *Medscape.* Obtenida de http://emedicine.medscape.com/article/233101

Gupta, K., Hooton, M. T., Wultz, Naber, K. G. B., Colgan, R., Miller, G. L.,... Soper, D. E. (2011). International clinical practice guidelines for the treatment of acute uncomplicated cystitis and pyelonephritis in women: A 2010 update by the Infectious Diseases Society of America and the European Society for Microbiology and Infectious Diseases. *Clinical Infectious Disease, 52*, 103–120.

Hilton, R. (2013). Acute kidney injury (formerly known as acute renal failure). En D. Goldsmith, S. Jayawardene, & P. Ackland (Eds.), *ABC series of ABC of kidney disease.* Hoboken, NJ: Wiley. Obtenida de http://0-literati.credoreference.com.shulsso.sacredheart.edu/content/entry/wileykidney/acute_kidney_injury_formerly_known_as_acute_renal_failure/0

Hogan, J., Mohan, P. & Appel, G. B. (2014). Diagnostic tests and treatment options in glomerular disease. *American Journal of Kidney Disease, 63*(4), 656–666.

Jamison, J., Maguire, S. y McCann, J. (2013). Catheter policies for management of long term voiding problems in adults with neurogenic bladder disorders. *Cochrane Database Systematic Review, 11*, CD004375.

Lamm, D. (2015). Bladder cancer. *BMJ Best Practice.* Obtenida de us.bestpractice.bmj.com

Lerma, E. V. (2016). Acute tubular necrosis. *Medscape.* Obtenida de http://emedicine.medscape.com/article/233101

Lusaya D. G. & Schwartz, B. F. (2016). Hydronephrosis and hydroureter. *Medscape.* Obtenida de http://emedicine.medscape.com/article/436259

Ness, B. & Stovall, K. (2016). Current recommendations for treating autosomal dominant polycystic kidney disease. *Journal of the American Academy of Physician Assistants, 29*(12), 24–28. doi:10.1097/01.JAA.00000508201.79685.50

Penniston, k. L., Wertheim, M. L. & Jhagroo, r. A. (2016). Factors associated with patient recall of individualized dietary recommendations for kidney stones prevention. *European Journal of Clinical Nutrition, 70*(9), 1062–1067..

Qaseem, A., Dallas, P., Forciea, M. A., Starkey, M. & Denberg, T. D. (2014). Dietary and pharmacologic management to prevent recurrent nephrolithiasis in adults: A client practice guideline for the American College of Physicians. *Annals of Internal Medicine, 161*(9), 659–667. doi:10-7326/M13-2908

Qaseem, A., Dallas, P., M. A., Forciea, Starkey, M., Denberg, T. D., Shekelle, P.; Comité de guías de práctica clínica de la American College of Physicians. (2014). Nonsurgical management of urinary incontinence in women: A clinical practice guideline from the American College of Physicians. *Annals of Internal Medicine, 161*(6), 429–440. doi:10.7326/M13-2410

Schmidt, r. J. & Batuman, V. (2016). Renovascular hypertension. *Medscape.* Obtenida de http://emedicine.medscape.com/article/245140

Smith, C., & Chancellor, M. B. (2016). Botulinum toxin to treat neurogenic bladder. *Seminars in Neurology, 36*(1), 5–9.

Van De Voorde, R. G. (2015). Acute poststreptococcal glomerulonephritis: The most common acute glomerulonephritis. *Pediatric Review, 36*(1), 3–12.

ALTERACIONES CUTÁNEAS

ACNÉ

El *acné* es una enfermedad inflamatoria de las unidades pilosebáceas (folículos). Se presenta en las zonas del cuerpo que contienen glándulas sebáceas, como cara, cuello, tórax, espalda y hombros, y se asocia con una alta tasa de secreción de sebo. Cuando el sebo bloquea un folículo piloso, se presenta uno de dos tipos de acné. El acné *inflamatorio*, con proliferación bacteriana en el folículo obstruido, conduce a la inflamación y posible rotura del folículo. En el acné *no inflamatorio*, el folículo sigue dilatándose por acumulación de secreciones, pero no se rompe.

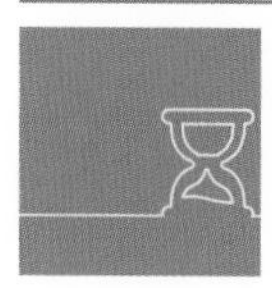

ALERTA POR EDAD

El acné se presenta en hombres y mujeres. El acné vulgar se presenta en el 80-90% de los adolescentes o adultos jóvenes, principalmente entre los 15 y 18 años de edad, aunque las lesiones pueden aparecer tan pronto como a los 8 años de edad o en los últimos años de la tercera década de la vida.

Etiología

- Multifactorial, la alimentación no parece ser un factor.

Factores predisponentes

- Herencia
- Estimulación androgénica
- Ciertos medicamentos, incluyendo corticoesteroides, corticotropina, andrógenos, yoduros, bromuros, trimetadiona, fenitoína, isoniazida, litio y halotano
- Exposición a los aceites espesos, grasas, alquitranes y cosméticos
- Irradiación de cobalto
- Hiperalimentación
- Traumatismo, oclusión o compresión de la piel
- Estrés emocional
- Anticonceptivos hormonales (exacerban el acné en algunas mujeres)

Fisiopatología

Los andrógenos estimulan el crecimiento de la glándula sebácea, la producción de sebo y la descamación de las células epiteliales que revisten los folículos sebáceos. Los folículos estimulados se dilatan y el sebo y la queratina de las células epiteliales forman un tapón que sella el folículo, creando un ambiente favorable para la proliferación bacteriana. Las bacterias, en general, *Propionibacterium acnes* o *Staphylococcus epidermidis*, son parte de la flora normal de la piel que secreta lipasa. Esta enzima degrada el sebo en ácidos grasos libres, que causan inflamación y formación de comedones abiertos o cerrados que pueden romperse y provocar una respuesta de cuerpo extraño, con formación de pápulas, nódulos o pústulas. La rotura e inflamación pueden conducir a la cicatrización.

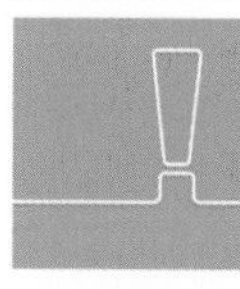

COMPLICACIONES

- Infección
- Inflamación notoria
- Absceso
- Cicatrices
- Hiperpigmentación

Signos y síntomas

- El comedón cerrado, o *milio*, no sobresale del folículo, está cubierto por la epidermis.
- El comedón abierto, o *espinilla*, sobresale del folículo y no está cubierto por la epidermis; su color negro se debe a la melanina, o pigmento del folículo.
- Rotura o salida del comedón hacia la epidermis:
  - Inflamación
  - Pústulas, pápulas
  - En las formas intensas, quistes o abscesos (lesiones crónicas recurrentes que producen las cicatrices del acné)

Resultados de las pruebas diagnósticas

No hay prueba alguna para el acné vulgar además de la visualización de las lesiones para confirmar el diagnóstico.

Tratamiento

- Limpieza suave con una esponja para retirar los comedones superficiales.
- Se recomienda utilizar el régimen de tratamiento del 2016 establecido por la American Academy of Dermatology (Zaenglein, A. L., Pathy, A. L., Schlosser, J. B., Alikhan, A., Baldwin, H. E., S. D. Berson, Bhushan, R. [2016]. Guidelines of care for the management of acne vulgaris. *American Academy of Dermatology*, 74[5], 945).

Fármacos tópicos para el acné leve

- Fármacos antibacterianos, como el peróxido de benzoilo en gel (al 2, 5 o 10%), clindamicina o eritromicina

Fármacos queratolíticos

- Secado y exfoliación cutáneos para abrir los folículos bloqueados y liberar el sebo
- Peróxido de benzoilo, tretinoína

Tratamiento sistémico para el acné moderado a intenso

- Tetraciclina o minociclina.
- Isotretinoína oral para inhibir la función de la glándula sebácea y la queratinización anómala; tiene efectos adversos graves que limitan su uso a pacientes con acné papulopustuloso o quístico intenso que no responde al tratamiento convencional.
- Para las mujeres, antiandrógenos, píldoras anticonceptivas, como las de norgestimato y etinilestradiol, o espironolactona.

Tratamiento para el acné intenso

- Para la cicatrización intensa: dermoabrasión o resanamiento por láser a fin de suavizar la piel.
- Inyecciones de colágeno bovino en la dermis por debajo del área cicatrizada para rellenar zonas hundidas y alisar la superficie de la piel (no recomendadas por todos los dermatólogos).

DESARROLLO DEL ACNÉ

Producción excesiva de sebo

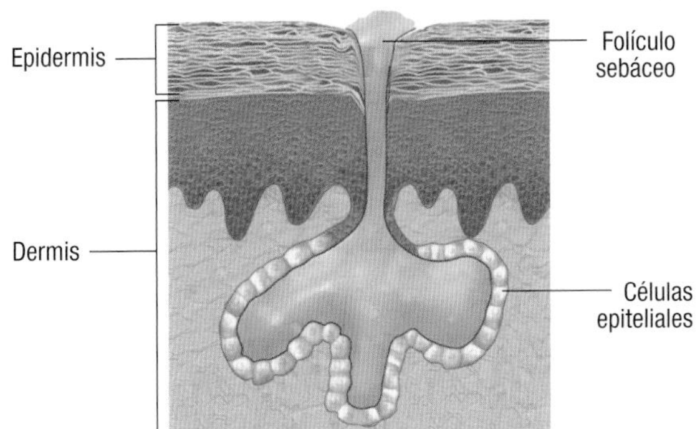

Descamación aumentada de las células epiteliales

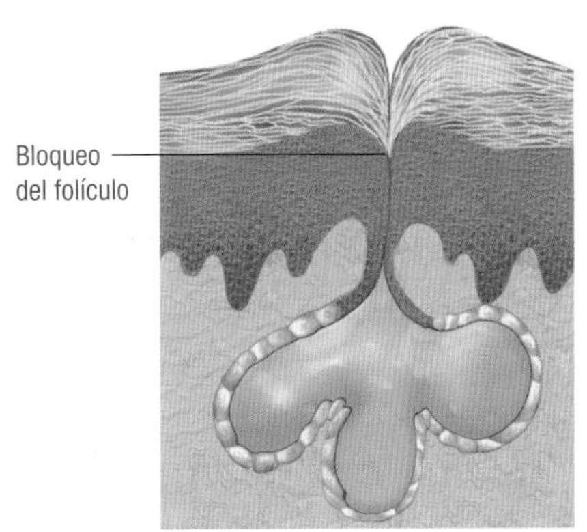

Respuesta inflamatoria dentro del folículo

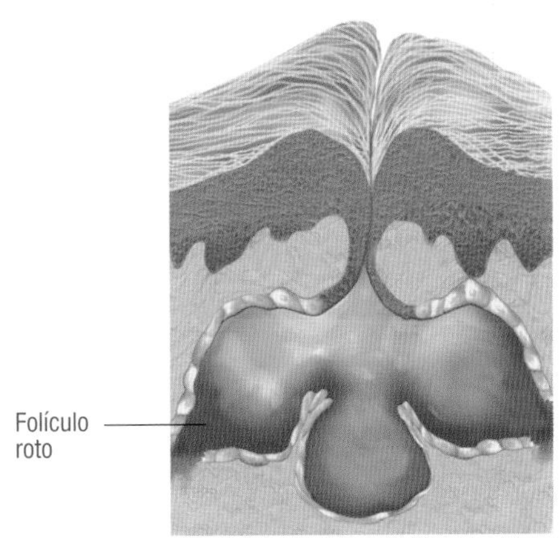

COMEDONES DEL ACNÉ

Comedón cerrado (milio) **Comedón abierto (espinilla)**

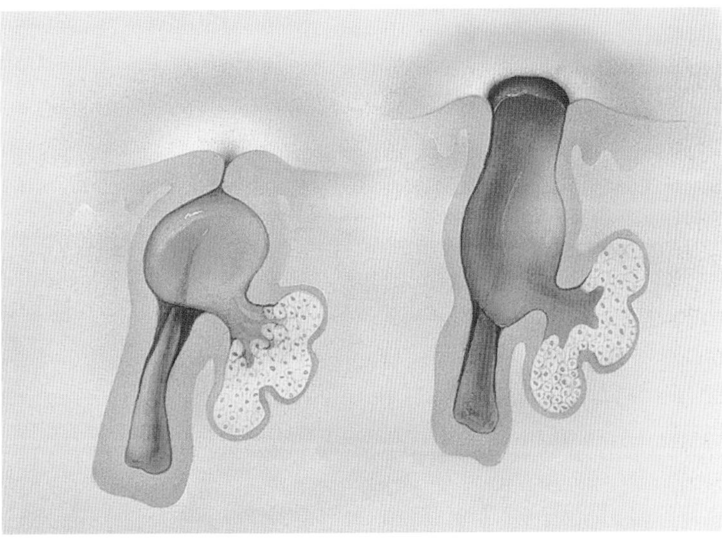

DERMATITIS ATÓPICA

La *dermatitis atópica* (también llamada *eccema atópico* o *infantil*) es una enfermedad inflamatoria crónica o recurrente de la piel. Con frecuencia se asocia con otras enfermedades atópicas, como el asma bronquial y la rinitis alérgica. La dermatitis atópica se transmite genéticamente.

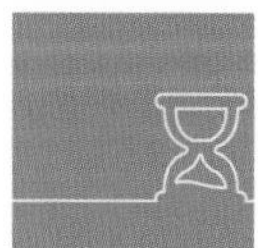

ALERTA POR EDAD

La dermatitis atópica suele desarrollarse en lactantes y niños en edad de caminar, de entre 1 mes y 1 año, por lo general en quienes tienen antecedentes familiares sólidos de enfermedad atópica. Estos niños pueden desarrollar dermatitis atópica durante la infancia, rinitis alérgica después y asma en la infancia tardía, lo que se conoce como la *marcha atópica*.

Por lo general, la dermatitis atópica recurre y remite varias veces antes de finalmente resolverse durante la adolescencia, pero puede persistir hasta la edad adulta.

Etiología

Se desconoce la etiología exacta. Es probable una predisposición genética, con una relación compleja entre los factores genéticos y los ambientales.

Posibles factores que contribuyen

- Exposición pasiva al humo del tabaco (factor contribuyente, de acuerdo con algunos estudios)
- Alergia alimentaria, especialmente a huevos, maní (cacahuete), leche o trigo
- Infección
- Irritantes químicos
- Extremos de temperatura y humedad
- Estrés psicológico o emociones fuertes

Fisiopatología

El mecanismo alérgico de hipersensibilidad causa una liberación de mediadores inflamatorios a través de anticuerpos sensibilizados de la clase de las inmunoglobulinas (Ig) E. La histamina y otras citocinas inducen la inflamación aguda. La piel inusualmente seca y un umbral disminuido para el prurito establecen el ciclo de "prurito-rascado-prurito", que termina provocando lesiones (excoriaciones, liquenificación).

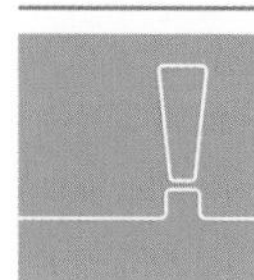

COMPLICACIONES

- Dificultades del sueño
- Infección secundaria
- Cicatrices

Signos y síntomas

- Zonas eritematosas en una piel excesivamente seca; en los niños, típicamente en la frente, mejillas y superficies extensoras de brazos y piernas; en los adultos, en los puntos de flexión (fosa antecubital, región poplítea y cuello); en los lactantes respeta la zona del pañal (es importante tener esto en cuenta, ya que algunos padres confunden eccema y exantema del pañal).
- Edema, formación de costras y descamación debido al prurito y el rascado.
- Múltiples zonas de piel seca y escamosa, con dermografismo blanco, blanqueo y liquenificación con lesiones crónicas atróficas.
- La forma infantil se presenta como enrojecimiento de la piel con vesículas pequeñas, especialmente en la cara (con respeto de la boca); posible desarrollo de las costras húmedas y fisuras.
- En la población negra, eccema folicular frecuente en forma de pápulas bien definidas en los folículos pilosos de la zona afectada.
- Párpado superior rosado, hinchado y doble pliegue bajo el párpado inferior.
- Las infecciones víricas, micóticas o bacterianas y las alteraciones oculares son posibles alteraciones secundarias.

Resultados de las pruebas diagnósticas

Los análisis de sangre muestran eosinofilia y cifras elevadas de IgE.

Tratamiento

- Aliviar el prurito para promover la curación y prevenir infecciones.
- Eliminar alérgenos y evitar irritantes (jabones fuertes, desinfectantes y otros productos químicos), cambios extremos de temperatura y otros factores desencadenantes.
- Prevenir la excesiva sequedad de la piel (clave para el tratamiento exitoso) con una adecuada ingesta de líquidos; se recomienda tomar baños tibios y humidificar el aire, incluir baños con blanqueador y remojo con toallitas húmedas (envolturas húmedas).
- Preparaciones tópicas de alquitrán con una base lubricante (contraindicadas en lesiones muy inflamadas o abiertas).
- Ungüento tópico de hidrocortisona al 1%, en especial después de bañarse, para aliviar la inflamación; crema hidratante entre las dosis de esteroides para ayudar a retener la humedad.
- Clorhidrato de doxepina tópico.
- Inmunorreguladores tópicos, como tacrolimús y pimecrolimús.
- Antihistamínicos sistémicos, como la difenhidramina.
- Tratamiento corticoesteroide sistémico sólo para la forma grave de la enfermedad.
- Radiación ultravioleta (UV) B o psoraleno más radiación UV A.
- En la enfermedad grave del adulto, ciclosporina A, si otros tratamientos fracasan.
- Antibióticos, si el cultivo cutáneo resulta positivo para bacterias.

ASPECTO DE LA DERMATITIS ATÓPICA

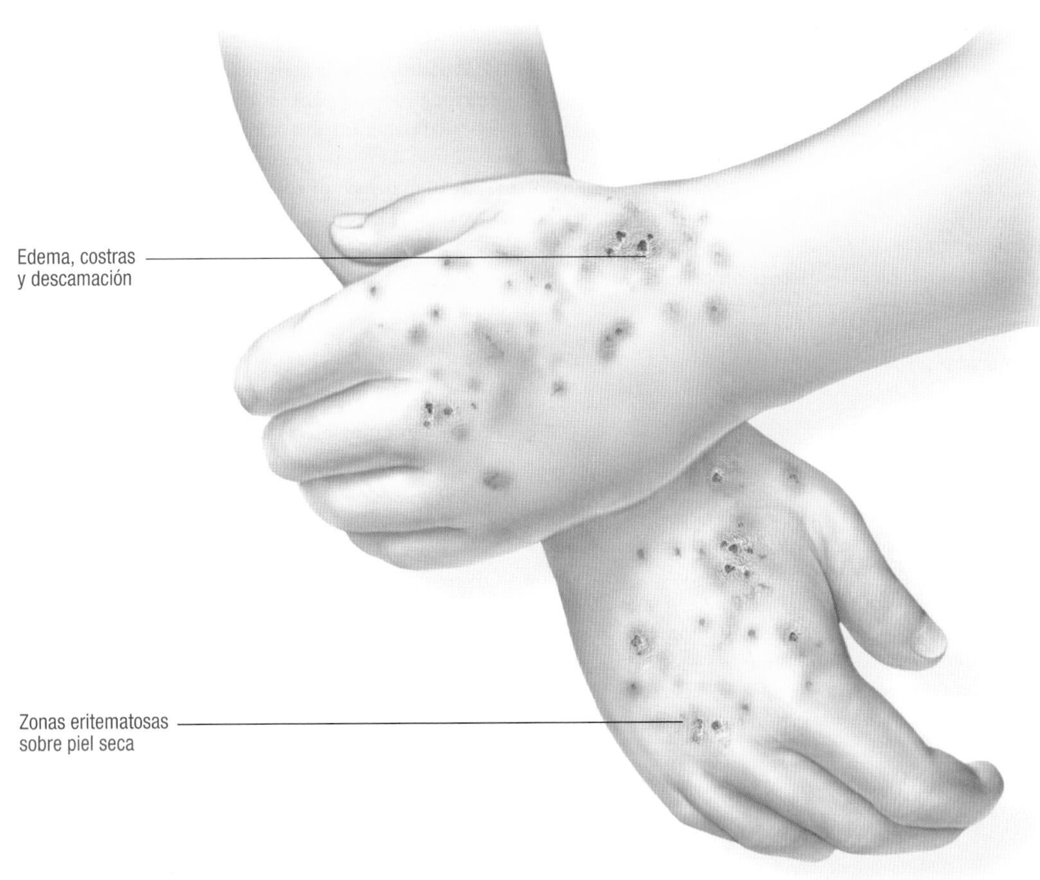

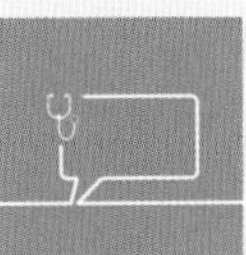

RECOMENDACIÓN CLÍNICA

LÍNEA DE MORGAN

En niños con dermatitis atópica, el prurito intenso con frote recurrente conduce a la característica pigmentación rosa e hinchazón del párpado superior y un doble pliegue bajo el párpado inferior (línea de Morgan, signo de Dennie y pliegue mongol).

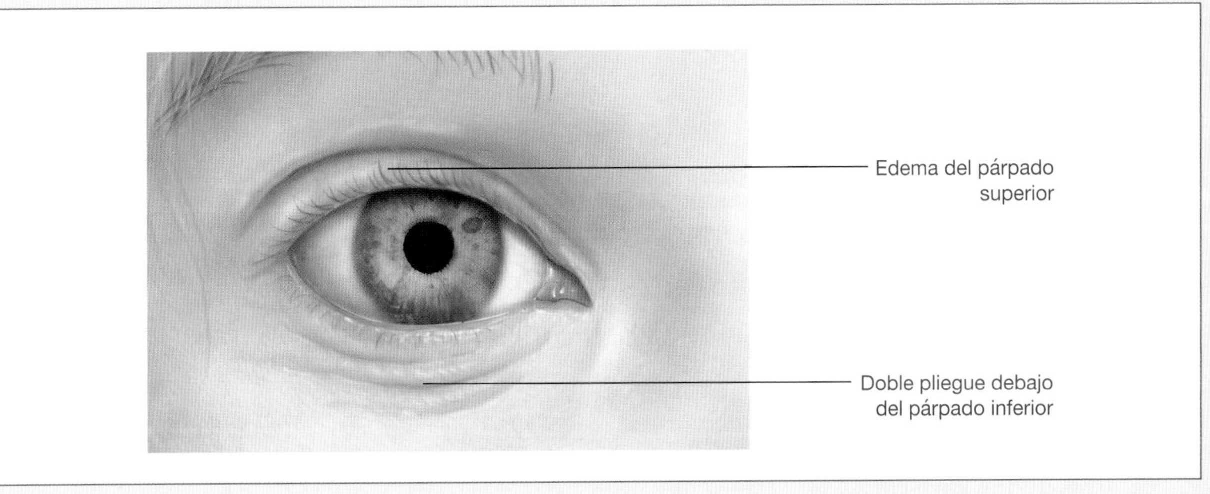

QUEMADURAS

Las quemaduras representan la tercera causa de muerte accidental en Estados Unidos.

Etiología

- Térmicas: incendios residenciales, accidentes automovilísticos, juego con fósforos, manipulación inadecuada de petardos, escaldaduras causadas por accidentes de cocina o baño.
- Químicas: por contacto, ingesta, inhalación o inyección de ácidos, álcalis o vesicantes.
- Eléctricas: por contacto con cables eléctricos deteriorados, cordones eléctricos o líneas de alta tensión eléctrica.
- Fricción o abrasión.
- Radiación UV: quemaduras solares.

Fisiopatología

El agente nocivo desnaturaliza las proteínas celulares. Algunas células presentan necrosis isquémica o traumática. La desnaturalización fragmenta los enlaces cruzados de colágeno en el tejido conjuntivo. Los gradientes anómalos de presión hidrostática y osmótica resultantes fuerzan el líquido intravascular hacia el espacio intersticial. El daño celular causa la liberación de mediadores de la inflamación y contribuye a aumentos locales o sistémicos de la permeabilidad capilar.

Las quemaduras se clasifican según su profundidad y tamaño.

Quemaduras de primer grado. Lesión o destrucción localizada de la epidermis por contacto directo o indirecto. La función de barrera de la piel permanece intacta.

Quemaduras superficiales de segundo grado de espesor parcial. Destrucción de la epidermis y algo de la zona alta de la dermis. La función de barrera de la piel se pierde.

Quemaduras profundas de segundo grado de espesor parcial. Destrucción de epidermis y de una mayor fracción de la dermis.

Quemaduras de tercer y cuarto grados. Afectan a cada órgano, aparato y sistema del cuerpo. Una quemadura de tercer grado se extiende a través de la epidermis, dermis y capa de tejido subcutáneo; una quemadura de cuarto grado daña músculo, hueso y tejidos intersticiales. En horas, se desvían líquidos y proteínas de los capilares al espacio intersticial, ocasionando edema.

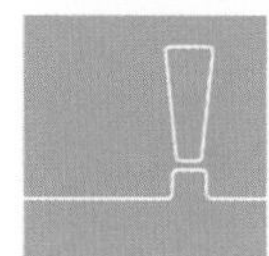

COMPLICACIONES

- Septicemia
- Complicaciones respiratorias
- Estado de choque hipovolémico y fallo orgánico múltiple
- Anemia
- Desnutrición
- Infección
- Limitaciones óseas y articulares por quemaduras profundas

Signos y síntomas

- Quemadura de primer grado: dolor y eritema localizados, por lo general, sin ampollas en las primeras 24 h.
- Quemadura de primer grado más grave: escalofríos, dolor de cabeza, edema localizado, náuseas y vómitos.
- Quemadura superficial de segundo grado con espesor parcial: ampollas de paredes delgadas llenas de líquido que aparecen minutos después de la lesión; edema leve a moderado; dolor.
- Quemadura profunda de segundo grado con espesor parcial: aspecto céreo y blanco en la zona dañada, edema y dolor (o indolora).
- Quemaduras de tercer y cuarto grados: tejido coriáceo blanco, marrón o negro; vasos visibles trombosados; sin ampollas.
- Quemadura eléctrica: zona plateada y elevada, por lo general, en el sitio de contacto con la electricidad (el tejido subyacente se puede dañar incluso con la epidermis intacta).
- Inhalación de humo y daño pulmonar: vello nasal chamuscado, quemaduras en mucosas, cambios en la voz, tos, sibilancias, presencia de hollín en la boca o nariz, esputo oscuro.

La superficie total de la quemadura (BSA, *burn surface area*) se determina con rapidez mediante la regla de los nueves: se asignan porcentajes a las partes corporales de un paciente adulto, con base en el número nueve. La clasificación de Lund-Browder permite una evaluación más precisa mediante la asignación de porcentajes específicos a partes corporales del lactante o niño, considerando diferencias en el espesor de las quemaduras y la edad.

Quemaduras menores

- Quemaduras de tercer grado en menos del 2% de la BSA
- Quemaduras de segundo grado en menos del 15% de la BSA de adultos (menos del 10% en niños)
- Todas las quemaduras de primer grado

Quemaduras moderadas

- Quemaduras de tercer grado en un 2-10% de la BSA
- Quemaduras de segundo grado en el 15-25% de la BSA de adultos (10-20% en niños)

Quemaduras mayores

- Quemaduras de tercer grado en más del 10% de la BSA
- Quemaduras de segundo grado en más del 25% de la BSA de adultos (más del 20% en niños)
- Quemaduras de las manos, cara, pies o genitales
- Quemaduras complicadas por fracturas o daño respiratorio
- Quemaduras eléctricas y en pacientes de bajo riesgo

Resultados de las pruebas diagnósticas

- La gasometría arterial muestra evidencia de inhalación de humo, así como disminución de la función alveolar e hipoxia.
- El hemograma muestra disminución del hematócrito y de la concentración de hemoglobina si hay pérdida sanguínea.
- El análisis bioquímico de la sangre muestra electrólitos anómalos debido a la pérdida y desviación de líquidos, nitrógeno ureico en sangre alto por la misma razón y disminución de la glucemia en los niños debido al almacenamiento limitado de glucógeno.
- El uroanálisis muestra mioglobinuria y hemoglobinuria.
- Otros análisis de sangre: aumento de la carboxihemoglobina.
- Electrocardiograma (ECG): isquemia, lesión o arritmias, sobre todo ante quemaduras eléctricas.
- Broncoscopia con fibra óptica: edema de las vías respiratorias.

Tratamiento

- Quemaduras menores: inmersión de la zona quemada en agua fría (12.8 °C) o aplicación de compresas frías.
- Quemaduras moderadas y mayores: atención inmediata, mantener vía aérea permeable, intubación endotraqueal, oxígeno al 100%.

- Atención inmediata con soluciones i.v. para prevenir choque hipovolémico y mantener gasto cardíaco (Ringer lactato o fórmula de restitución de líquidos; se pueden requerir catéteres i.v. adicionales).
- Quemaduras de espesor parcial con > 30% de la BSA o de espesor total con > 5% de la BSA: cubrir al paciente con una sábana limpia, seca y estéril para conservar la temperatura corporal; no cubrir quemaduras grandes con apósitos mojados con solución salina.
- Desbridamiento, aplicación de un apósito voluminoso, no adherente y antimicrobiano; profilaxis para el tétanos si es necesario.
- Los fragmentos necróticos de ampollas pueden aumentar el riesgo de infección y limitar el contacto de los antimicrobianos tópicos con la quemadura.
- Analgésicos o antiinflamatorios según la necesidad.
- Quemaduras mayores: tratamiento antimicrobiano sistémico.

CLASIFICACIÓN DE LAS QUEMADURAS POR LA PROFUNDIDAD DE LA LESIÓN

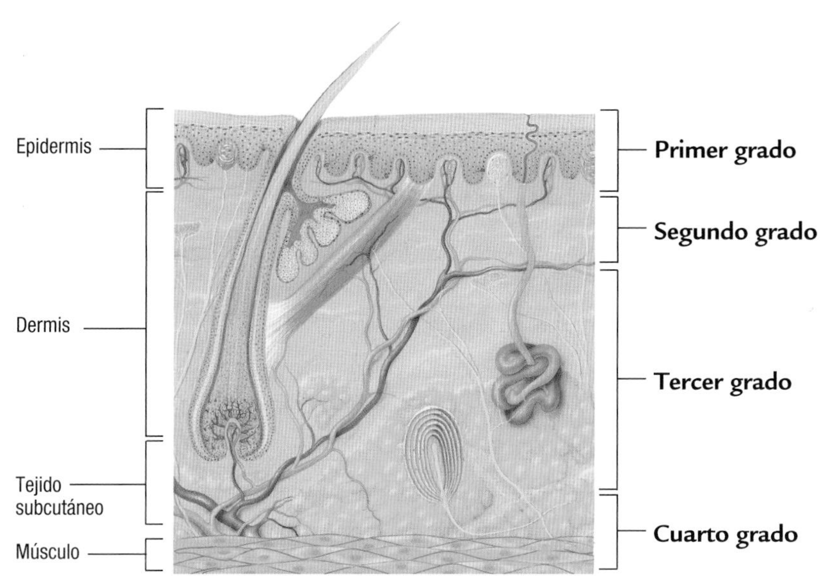

RECOMENDACIÓN CLÍNICA

CALCULAR LA MAGNITUD DE LAS QUEMADURAS

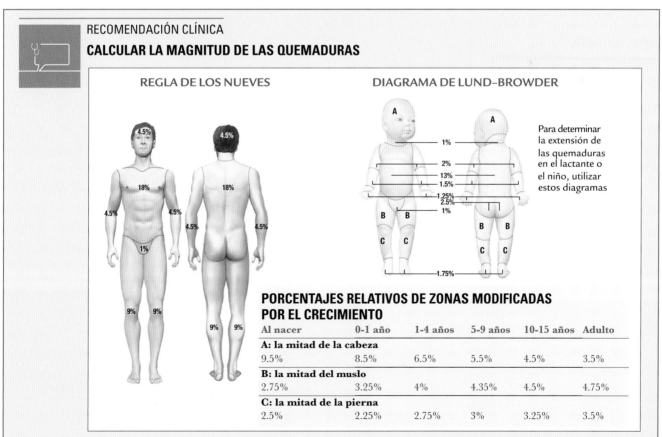

REGLA DE LOS NUEVES

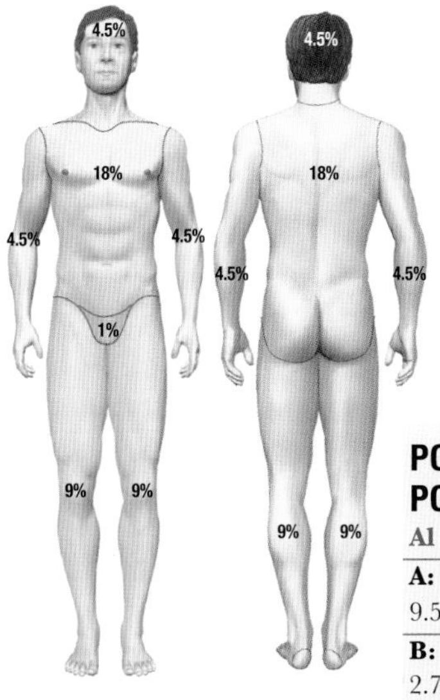

DIAGRAMA DE LUND-BROWDER

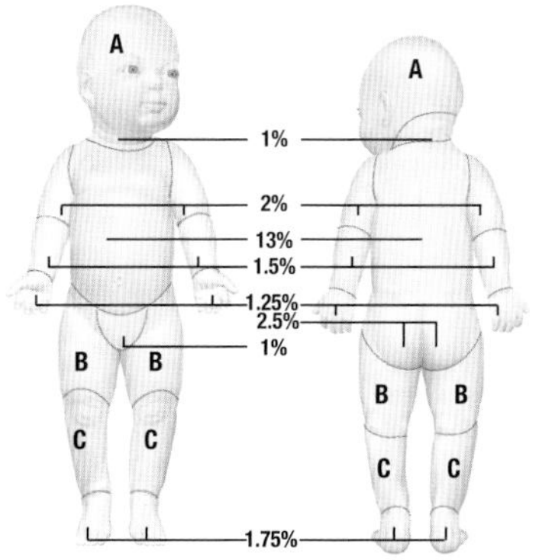

Para determinar la extensión de las quemaduras en el lactante o el niño, utilizar estos diagramas

PORCENTAJES RELATIVOS DE ZONAS MODIFICADAS POR EL CRECIMIENTO

Al nacer	0-1 año	1-4 años	5-9 años	10-15 años	Adulto
A: la mitad de la cabeza					
9.5%	8.5%	6.5%	5.5%	4.5%	3.5%
B: la mitad del muslo					
2.75%	3.25%	4%	4.35%	4.5%	4.75%
C: la mitad de la pierna					
2.5%	2.25%	2.75%	3%	3.25%	3.5%

CELULITIS

La *celulitis* es una infección aguda que se disemina desde la dermis o la capa subcutánea de la piel. Puede ser consecutiva al daño de la piel, como por una mordedura o herida. Conforme la celulitis se extiende, puede presentarse fiebre, eritema y linfangitis. Las personas con una enfermedad crónica, como inmunodeficiencia por diabetes mellitus, o problemas de salud que contribuyen a una enfermedad arterial periférica, como circulación alterada, diabetes e inmunodeficiencias, tienen un mayor riesgo de desarrollar celulitis. Si se trata con prontitud, el pronóstico, por lo general, es bueno.

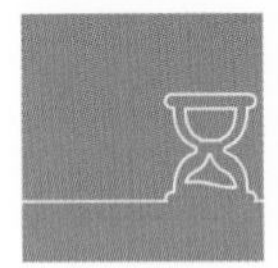

ALERTA POR EDAD

Es más probable que la celulitis del miembro inferior evolucione a tromboflebitis en un paciente de edad avanzada. La celulitis orbitaria, especialmente en los niños, puede requerir hospitalización y antibióticos i.v. por el mayor riesgo de propagación a las estructuras intracraneales, como en los huesos delgados y numerosos orificios en el hueso.

Etiología

- Infecciones bacterianas, por lo general, debidas a estreptococos β-hemolíticos del grupo A o *Staphylococcus aureus.*
- En pacientes con diabetes o disminución de la función inmunitaria: *Escherichia coli, Proteus mirabilis,* especies de *Acinetobacter, Enterobacter, Pseudomonas aeruginosa, Pasteurella multocida, Vibrio vulnificus,* complejo *Mycobacterium fortuitum* y *Cryptococcus neoformans.*
- En los niños, con menos frecuencia por neumococo y *Neisseria meningitidis* del grupo B (periorbitaria).

Fisiopatología

Después de que los microorganismos entran en los espacios de tejido y planos de escisión, las hialuronidasas fragmentan la sustancia fundamental compuesta por polisacáridos, mientras que las fibrinolisinas digieren las barreras de fibrina y las lecitinasas destruyen las membranas celulares. Esto abruma a las células normales de defensa (neutrófilos, eosinófilos, basófilos y células cebadas) que normalmente contienen y localizan la inflamación, y se acumulan detritos celulares.

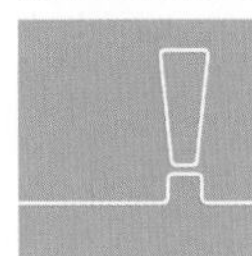

COMPLICACIONES

- Bacteriemia
- Fascitis necrosante
- Linfangitis
- Meningitis (en la celulitis facial)

Signos y síntomas

- Signos clásicos: eritema y edema debido a la respuesta inflamatoria, generalmente bien delimitada.
- Dolor en el sitio y posiblemente en la zona circundante.
- Fiebre y escalofríos.
- Linfadenopatía regional o linfangitis.

Resultados de las pruebas diagnósticas

- El diagnóstico se basa en las manifestaciones clínicas. El hemograma muestra leve leucocitosis con desviación a la izquierda.
- Velocidad de sedimentación globular ligeramente elevada.
- Los resultados de cultivo y tinción de Gram del líquido de abscesos y ampollas son positivos para el microorganismo causal.
- Mediante una preparación de "contacto" se aplica hidróxido de potasio a una laminilla con la muestra de la lesión, y bajo el microscopio se observa la levadura o el micelio del hongo.

Tratamiento

- Penicilina resistente a penicilinasa por vía oral o i.v. (fármaco ideal para el tratamiento inicial), a menos que el paciente presente alergia a la penicilina; medicamentos antimicóticos si es necesario.
- La selección de antibióticos para el tratamiento depende del cuadro clínico de la celulitis, purulenta o no.
- Antibióticos alternativos con base en los resultados de cultivo y sensibilidad.
- Compresas calientes en el sitio para ayudar a aliviar el dolor y disminuir el edema por aumento de la vasodilatación.
- Analgésicos según la necesidad.
- Elevación de la extremidad afectada.
- Drenaje quirúrgico o desbridamiento ante la formación de un absceso.

FASES DE LA RESPUESTA INFLAMATORIA AGUDA

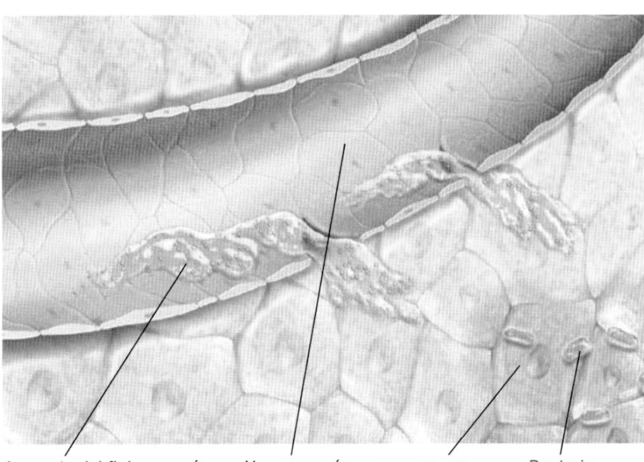

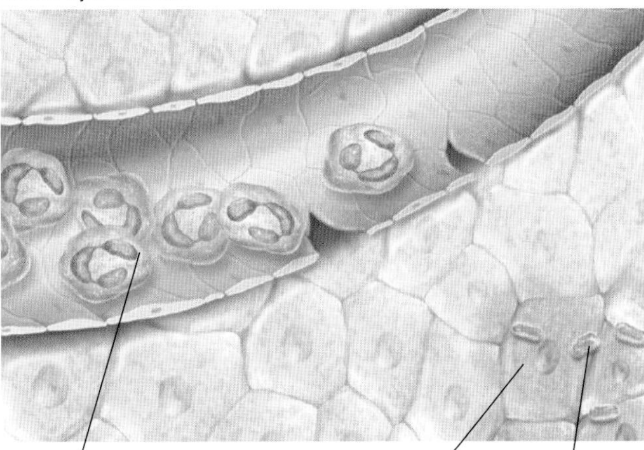

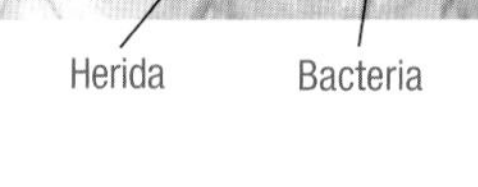

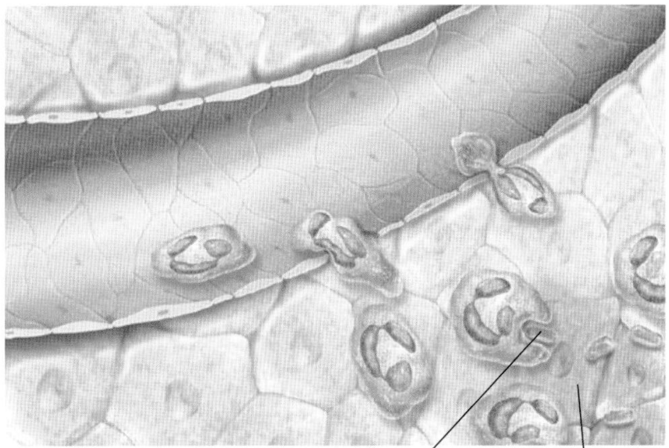

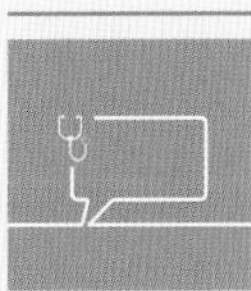

RECOMENDACIÓN CLÍNICA

IDENTIFICACIÓN DE LA CELULITIS

Los signos clásicos de la celulitis, una infección que se disemina a los tejidos blandos, son eritema y edema alrededor de la herida inicial. El tejido se siente caliente al tacto.

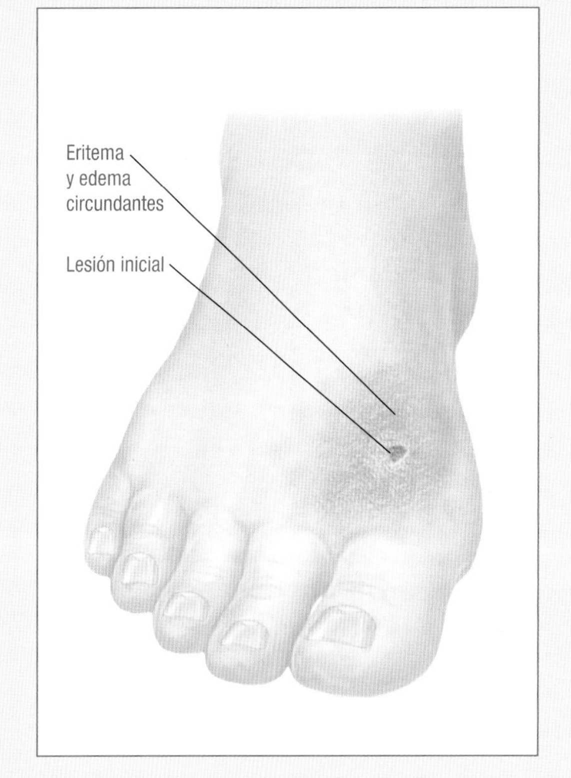

DERMATITIS DE CONTACTO

La *dermatitis de contacto*, por lo general, aparece como una inflamación bien demarcada de la piel que resulta del contacto con un irritante químico o alérgeno atópico (una sustancia que produce una reacción alérgica en la piel). También puede aparecer como una irritación de la piel debido al contacto con sustancias concentradas a las que es sensible, como perfumes, jabones, productos químicos o metales y aleaciones (como el níquel, utilizado en joyería). Se considera una inflamación localizada de la piel resultante de la exposición a una amplia gama de sustancias químicas o físicas.

Etiología

Irritantes leves

- Exposición crónica a detergentes o disolventes

Irritantes fuertes

- Daño por contacto con ácidos o álcalis

Alérgenos

- Sensibilización después de la exposición repetida

Fisiopatología

En la dermatitis de contacto por irritantes no hay mediación inmunitaria. El mecanismo alérgico de hipersensibilidad produce la liberación de mediadores inflamatorios a través de anticuerpos de tipo inmunoglobulina (Ig) E sensibilizados. La histamina y otras citocinas inducen una respuesta inflamatoria, con edema, pérdida de continuidad cutánea y prurito resultantes.

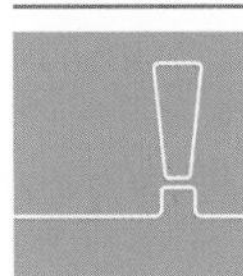

COMPLICACIONES
- Alteración de la pigmentación
- Liquenificación
- Cicatrización

Signos y síntomas

Alérgenos e irritantes leves

- Eritema
- Pequeñas vesículas con exudado, descamación y prurito

Irritantes fuertes

- Ampollas
- Ulceraciones

Respuesta alérgica clásica

- Lesiones claramente definidas con líneas rectas que siguen los puntos de contacto

Reacción alérgica grave

- Eritema marcado
- Formación de ampollas
- Edema del sitio afectado

Resultados de las pruebas diagnósticas

- La prueba del parche permite identificar los alérgenos.

Tratamiento

- Eliminar los alérgenos conocidos
- Disminuir la exposición a irritantes
- Utilizar vestimenta de protección, como guantes
- Lavarse inmediatamente después del contacto con irritantes o alérgenos
- Antiinflamatorio tópico (incluyendo un corticoesteroide)
- Corticoesteroides sistémicos para edema y ampollas
- Antihistamínico
- Aplicación local de solución de Burrow (para ampollas)

CÓMO OCURRE LA DERMATITIS DE CONTACTO

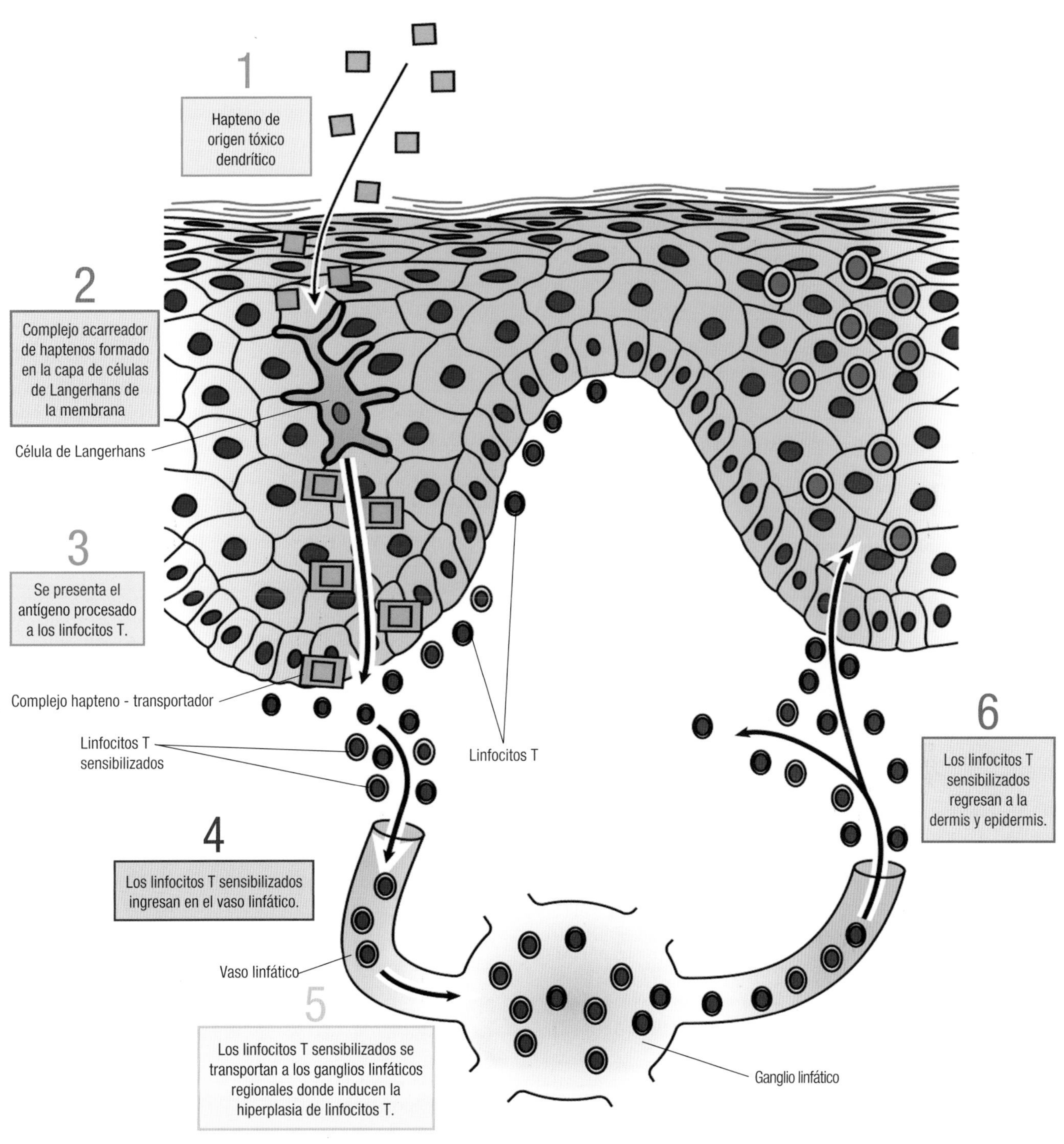

1
Hapteno de origen tóxico dendrítico
2
Complejo acarreador de haptenos formado en la capa de células de Langerhans de la membrana
Célula de Langerhans
3
Se presenta el antígeno procesado a los linfocitos T.
Complejo hapteno - transportador
Linfocitos T sensibilizados
Linfocitos T
4
Los linfocitos T sensibilizados ingresan en el vaso linfático.
Vaso linfático
5
Los linfocitos T sensibilizados se transportan a los ganglios linfáticos regionales donde inducen la hiperplasia de linfocitos T.
Ganglio linfático
6
Los linfocitos T sensibilizados regresan a la dermis y epidermis.

FOLICULITIS, FURÚNCULOS Y ÁNTRAX

La *foliculitis* es una infección bacteriana en la parte superior de un folículo piloso que produce una pápula, pústula o erosión. La infección puede ser superficial (impétigo folicular o de Bockhart) o profunda (sicosis de la barba). Los *furúnculos*, también conocidos como *pústulas*, afectan el folículo piloso entero y el tejido subcutáneo adyacente. El *ántrax* es un grupo de furúnculos interconectados.

Con un tratamiento adecuado, el pronóstico para la foliculitis es bueno. El trastorno se resuelve en unas 2-3 semanas. El pronóstico para pacientes con ántrax depende de la intensidad de la infección, la condición física del paciente y su capacidad para resistir la infección.

Etiología

- *Staphylococcus aureus* coagulasa positivo (causa más frecuente de foliculitis bacteriana)
- Especies de *Klebsiella*, *Enterobacter* o *Proteus* (foliculitis por microorganismos grampositivos en pacientes con antibioticoterapia prolongada, como la del acné)
- *Pseudomonas aeruginosa* (prolifera en ambientes cálidos con pH alto y bajo contenido de cloro: "foliculitis de la tina caliente")

Factores de riesgo predisponentes

- Afeitado y depilación, ya sea por tracción o cera
- Herida infectada, higiene deficiente
- Estado de portador de especies de *Staphylococcus* crónico en fosas nasales, axilas, perineo o intestino
- Diabetes
- Fatiga intensa
- Tratamiento de inmunosupresión, defectos en la quimiotaxia, síndrome de hiperinmunoglobulinemia E
- Ropa ajustada, fricción
- Lugares con clima tropical

Fisiopatología

El microorganismo entra en el cuerpo, por lo general, a través de la pérdida de continuidad de la barrera cutánea, como el sitio de una herida. El microorganismo causa entonces una reacción inflamatoria dentro del folículo piloso.

La infección estafilocócica causa, por lo general, el absceso, que consta de una capa de fibrina con tejidos inflamados circundantes, la cual envuelve un núcleo de pus compuesto de microorganismos y leucocitos.

La diseminación hematógena de la infección es posible incluso desde el más pequeño absceso y es realizada por las enzimas proteolíticas producidas por los estafilococos.

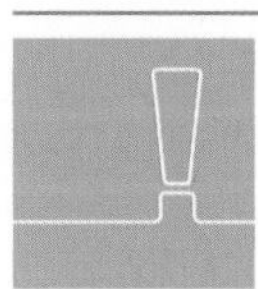

COMPLICACIONES

- Septicemia
- Celulitis
- Cicatrización
- Neumonía
- Endocarditis
- Infección de huesos y articulaciones

Signos y síntomas

Foliculitis

- En niños: pápulas o pústulas en cuero cabelludo, brazos o piernas.
- En adultos: pápulas o pústulas en tronco, glúteos, piernas o cara.

Furúnculos

- Nódulos dolorosos firmes o fluctuantes, frecuentemente en cuello, cara, axilas o nalgas.
- Los nódulos aumentan de volumen durante varios días y después se rompen, con secreción de pus y material necrótico.
- Después de la rotura, el dolor disminuye (el eritema y edema persisten por días o semanas).

Ántrax

- Extremadamente doloroso, con abscesos profundos que drenan a través de varias aberturas en la superficie de la piel, alrededor de varios folículos pilosos.
- Fiebre y malestar general.

Resultados de las pruebas diagnósticas

- Los resultados de las pruebas de cultivo de muestras de la herida y sensibilidad muestran el microorganismo causal.
- El hemograma revela leucocitosis.

Generalmente, la foliculitis bacteriana se diagnostica mediante los antecedentes y la exploración física del paciente.

Tratamiento

- Limpieza de la zona infectada con jabón antibacteriano y agua varias veces al día.
- Compresas calientes y húmedas para promover la vasodilatación y el drenaje.
- Antibióticos tópicos, como mupirocina en ungüento o solución de clindamicina o eritromicina.

No hay tratamiento específico

- Foliculitis extensa: antibióticos sistémicos, como una cefalosporina o dicloxacilina.
- Furúnculos (lesiones maduras):
  - Compresas calientes, húmedas
  - Incisión y drenaje
  - Antibióticos sistémicos
- Ántrax:
  - Incisión y drenaje
  - Antibióticos sistémicos

DIFERENCIACIÓN ENTRE FOLICULITIS, FURÚNCULOS Y ÁNTRAX

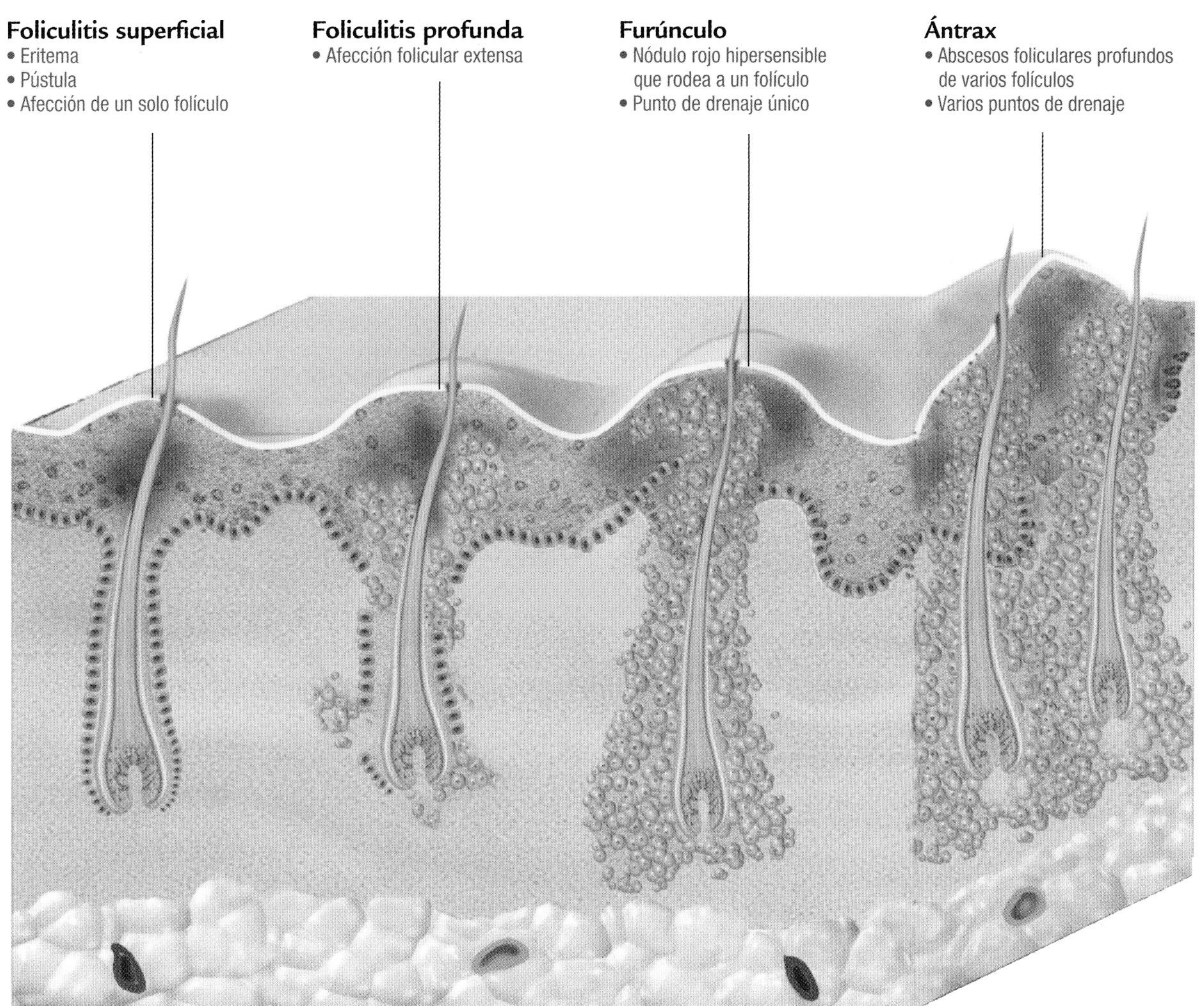
- Afección folicular extensa

Furúnculo
- Nódulo rojo hipersensible que rodea a un folículo
- Punto de drenaje único

Ántrax
- Abscesos foliculares profundos de varios folículos
- Varios puntos de drenaje

INFECCIONES POR HONGOS

Las infecciones micóticas de la piel a menudo se consideran alteraciones superficiales que afectan el pelo, las uñas y el estrato córneo; la capa más externa de la epidermis está formada por corneocitos o células muertas (la capa superior inanimada de la piel). Los hongos habitan e infectan únicamente a la queratina no viable dentro de estas estructuras. Las infecciones micóticas más frecuentes son aquellas por dermatofitos (tiñas) y la candidosis (moniliasis).

Las infecciones de tiña se clasifican por su localización:

- *Tiña de la cabeza*, en el cuero cabelludo
- *Tiña del cuerpo*, corporal
- *Tiña de los pies*, podálica
- *Tiña crural*, inguinal

Algunas formas infectan a uno de los sexos con mayor frecuencia que al otro. Por ejemplo, la tiña crural es más habitual en hombres. La obesidad y la diabetes predisponen a la tiña y candidosis.

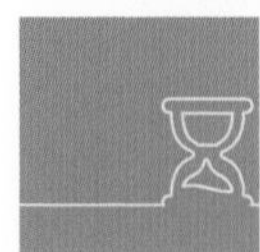

ALERTA POR EDAD

Los niños desarrollan infecciones de tiña del cuero cabelludo, los adultos jóvenes presentan con mayor frecuencia infección en las áreas intertriginosas y los adultos mayores sufren onicomicosis.

La candidosis de la piel o las mucosas también se clasifica según el sitio infectado:

- Intertrigo, axila o cara interna del muslo
- Balanopostitis, en glande y prepucio
- Vulvitis
- Dermatitis del pañal
- Paroniquia, pliegues cutáneos del margen de la uña
- Oniquia, en el lecho ungular
- Algodoncillo, boca (candidosis bucofaríngea)

Las especies de *Candida* pueden ser parte normal de la flora de la piel, la boca, el aparato digestivo o los órganos genitales.

Etiología

Tiña

- Especies de *Microsporum*, *Trichophyton* o *Epidermophyton*
- Contacto con superficies u objetos contaminados

Factores de riesgo para la tiña

- Obesidad
- Atopia, inmunosupresión
- Antibioticoterapia con supresión de la flora normal
- Piel reblandecida por el contacto prolongado con el agua, como en los deportes acuáticos o por sudoración

Candidosis

- Proliferación excesiva de especies de *Candida* e infección por desgaste de la flora normal (como en la antibioticoterapia)
- Supresión de médula ósea y neutropenia en pacientes inmunodeprimidos (con mayor riesgo de adquirir la forma diseminada)
- *Candida albicans*, flora normal gastrointestinal (causa candidosis en pacientes susceptibles)
- Proliferación de especies de *Candida* en la boca (algodoncillo)

Fisiopatología

Los dermatofitos, que proliferan sólo en las estructuras queratinizadas, producen queratinasas que digieren la queratina y mantienen a los hongos en el tejido queratinizado. La patogenicidad de los dermatofitos es limitada por la inmunidad celular y la actividad antimicrobiana de los leucocitos polimorfonucleares. El cuadro clínico depende de las especies micóticas, el sitio de infección, la susceptibilidad del hospedero y su respuesta inmunitaria.

En la candidosis, el microorganismo penetra la epidermis después de unirse a receptores de integrinas y moléculas de adhesión, para luego secretar enzimas proteolíticas que facilitan la invasión del tejido. Se presenta una respuesta inflamatoria que atrae neutrófilos a la zona y activa la cascada del complemento.

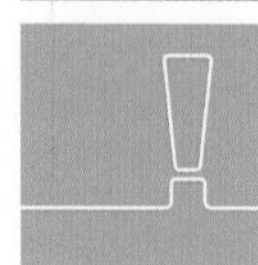

COMPLICACIONES

Tiña

- Pérdida de cabello o uñas
- Infección secundaria, bacteriana o por especies de *Candida*

Candidosis

- Diseminación de especies de*Candida*
- Insuficiencia de órganos (riñones, cerebro, aparato digestivo, ojos, pulmones, corazón)

Signos y síntomas

Tiña

- Eritema, descamación, vesículas, ampollas, pústulas, maceración
- Prurito, escozor, ardor
- Lesiones circulares con eritema y un rodete de escamas (centro limpio)

Candidosis

- Pápulas y pústulas superficiales; más tarde, erosiones.
- Eritema y edema de la epidermis o las mucosas.
- A medida que progresa la inflamación, un material blanco amarillo parecido al requesón, cubre el área infectada.
- En el algodoncillo: cubierta blanca en la lengua, mucosa bucal y labios, que puede limpiarse y revelar una base roja.
- Prurito intenso y dolor en los sitios de lesión (frecuente).

Resultados de las pruebas diagnósticas

- El examen al microscopio de un raspado cutáneo tratado con hidróxido de potasio revela el microorganismo causal.
- El cultivo permite determinar el microorganismo causal y sugiere el modo de transmisión.
- El examen con lámpara de Wood en un cuarto oscuro muestra fluorescencia.

Tratamiento

Tiña

La tiña de los pies responde generalmente a antimicóticos tópicos, como cremas de ketoconazol, terbinafina, econazol o ciclopirox.

- Antimicóticos tópicos, como imidazol o un producto de alilamina.

- Si no hay respuesta al tratamiento tópico, fármacos orales, como alilaminas o azoles.

Candidosis

- Intertrigo, balanitis, vulvitis, dermatitis del pañal, paroniquia: nistatina o imidazoles.
- Candidosis oral (algodoncillo): azoles, imidazoles.
- Infecciones sistémicas: anfotericina B por vía intravenosa o ketoconazol oral.

RASPADO CUTÁNEO DE INFECCIÓN MICÓTICA

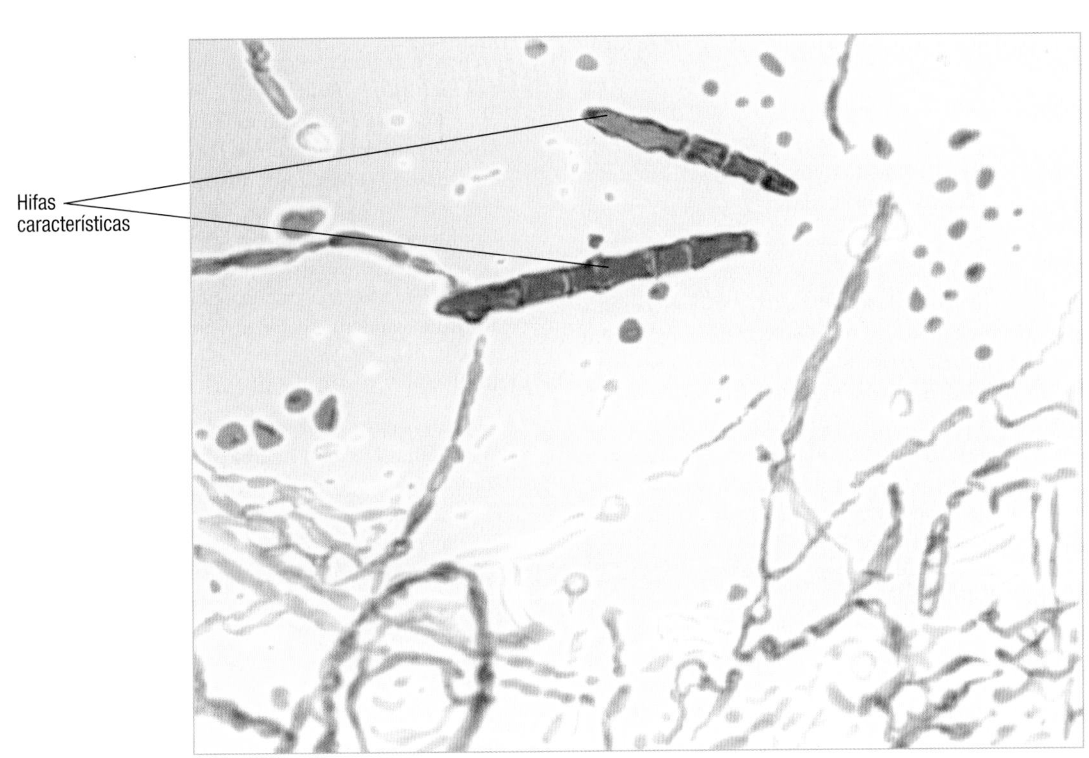

INFECCIÓN MICÓTICA DE LA UÑA

Onicólisis

Acumulación de hongos y detritos celulares bajo la uña

BORRELIOSIS DE LYME

La borreliosis o enfermedad de Lyme, una afección multisistémica, es causada por la espiroqueta *Borrelia burgdorferi*, la cual es transportada por la diminuta garrapata *Ixodes dammini* (también conocida como *I. scapularis*) u otras de la familia *Ixodidae*. Suele presentarse en los meses de verano como una pápula que se torna roja y caliente, pero no es dolorosa. Esta lesión cutánea típica se denomina *eritema migratorio*. Semanas o meses más tarde se pueden presentar anomalías cardíacas o neurológicas, posiblemente seguidas de inflamación de las articulaciones grandes.

Etiología

B. burgdorferi es transmitida a los seres humanos a través de la mordedura de garrapatas de patas negras infectadas.

Fisiopatología

La borreliosis de Lyme se inicia cuando una garrapata inyecta saliva cargada de espiroquetas en la sangre o deposita materia fecal sobre la piel. Después de una incubación de 3-32 días, la espiroqueta migra hacia afuera a la piel y causa el eritema migratorio. Después, se disemina a otros sitios de la piel u órganos mediante la corriente sanguínea o el sistema linfático. El ciclo de vida de la espiroqueta no se ha determinado por completo. Las espiroquetas pueden sobrevivir durante años en las articulaciones o morir después de desencadenar una respuesta inflamatoria en el hospedero.

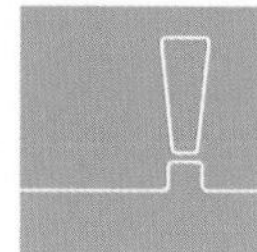

COMPLICACIONES

- Miocarditis
- Pericarditis
- Arritmias
- Bloqueo cardíaco
- Meningitis
- Encefalitis
- Neuropatías craneales o periféricas
- Artritis
- Pérdida de la memoria
- Dificultad para concentrarse

Signos y síntomas

Pródromos

- Malestar general
- Fatiga
- Cefalea
- Fiebre
- Letargia
- Escalofríos
- Artralgias
- Mialgias
- Anorexia
- Faringitis
- Náuseas
- Vómitos
- Dolor abdominal
- Fotofobia

Etapa I

- Inicia con una mácula o pápula roja que aumenta de volumen en días, forma una lesión anular en expansión con un borde rojo bien definido y un espacio claro central (eritema migratorio) con un diámetro máximo promedio de 15-20 cm; el centro de la lesión puede tornarse vesicular, indurado o necrótico, o puede presentar anillos concéntricos (cuando ocurre en la cara, el cuello o cuero cabelludo, sólo puede notarse una franja lineal).
- Las mordeduras múltiples de garrapatas producen lesiones de eritema migratorio también múltiples.
- Las lesiones del eritema migratorio se presentan con mayor frecuencia en las porciones proximales de las extremidades, especialmente en las axilas e ingles.
- Conforme evolucionan las lesiones del eritema migratorio, es posible que se desarrolle eritema postinflamatorio o hiperpigmentación, alopecia y descamación.
- Además, exantema malar, urticaria difusa o nódulos subcutáneos.

Etapa II

- Fiebre leve en los adultos, alta y persistente en los niños; adenopatía.
- Se presenta afección neurológica hasta en un 20% de los casos sin tratamiento, con meningitis, signos encefalíticos (falta de concentración, memoria y sueño o irritabilidad), neuritis craneal, radiculoneuropatía y mielitis.
- Afección cardíaca hasta en un 10% de los casos no tratados, bloqueo auriculoventricular, miopericarditis, disfunción ventricular izquierda.
- Dolor migratorio en articulaciones y sus bolsas, tendones, huesos o músculos.

Etapa III

- Fiebre y adenopatía
- Artritis
- Afección neurológica crónica

Resultados de las pruebas diagnósticas

- Los análisis para anticuerpos contra *B. burgdorferi* muestran datos de infección previa o actual.
- La tecnología de inmunoadsorción enzimática y la microscopia de inmunofluorescencia indirecta permiten detectar una concentración de inmunoglobulina (Ig) M máxima después de 3-6 semanas de la infección; los anticuerpos IgG detectados varias semanas después de la infección pueden continuar presentes durante varios meses y, en general, persisten durante años.
- El resultado positivo del análisis de Western blot es evidencia serológica de infección previa o actual por *B. burgdorferi*.
- La punción lumbar con análisis del líquido cefalorraquídeo revela anticuerpos frente a *B. burgdorferi*.

Tratamiento

- Antibióticos, como doxiciclina, tetraciclina, cefuroxima, ceftriaxona y penicilina
- Medicamentos antiinflamatorios, como el ibuprofeno

MICROORGANISMO Y LESIÓN DE LA BORRELIOSIS DE LYME

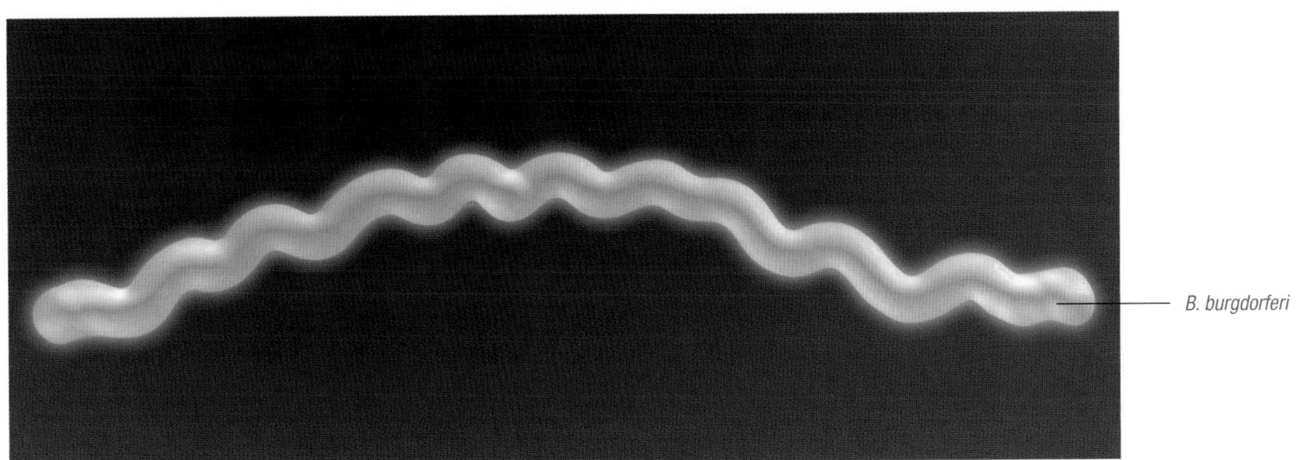

Lesión característica con eritema crónico migratorio

ÚLCERAS POR PRESIÓN

Las *úlceras por presión* son zonas localizadas de necrosis celular que se presentan con mayor frecuencia en la piel y el tejido subcutáneo sobre las prominencias óseas. Estas úlceras pueden ser *superficiales*, causadas por la irritación de la piel con posterior maceración superficial, o *profundas*, originadas en tejidos subyacentes. Las lesiones profundas, por lo general, pasan inadvertidas hasta que penetran la piel; para entonces, suelen haber causado daño subcutáneo.

Cinco partes del cuerpo son sitio del 95% de las úlceras por presión: región sacra, trocánter mayor, tuberosidad isquiática, talón y maléolo externo. Los pacientes con contracturas tienen mayor riesgo de desarrollar úlceras por presión porque la posición anómala añade presión sobre los tejidos y la alineación de los huesos.

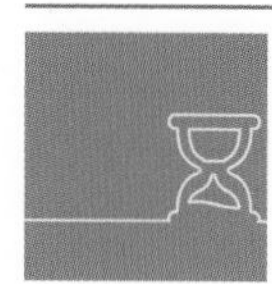

ALERTA POR EDAD

La edad también desempeña un papel en la incidencia de las úlceras por presión. El músculo y el tejido subcutáneo se pierden con el envejecimiento y la elasticidad de la piel disminuye. Ambos factores aumentan el riesgo de desarrollar úlceras por presión.

La *etapa I* de las úlceras por presión se caracteriza por una piel intacta con enrojecimiento no blanqueable de una zona localizada, en general, sobre una prominencia ósea. En la piel más oscura puede aparecer la úlcera con tonos rojos, azules o púrpuras persistentes.

La *sospecha de una lesión de tejidos profundos* se caracteriza por una zona de color púrpura o marrón localizada intacta, o una ampolla llena de sangre causada por el daño a tejidos blandos subyacentes por presión o cizallamiento. Antes de la lesión, el tejido puede estar doloroso, firme, pastoso, blando, caliente o fresco en comparación con el adyacente. Puede ser difícil de detectar en pacientes de piel oscura.

La *etapa II* se caracteriza por pérdida parcial del espesor de la piel que incluye a la dermis. La úlcera es poco profunda y muestra una herida con lecho de color rosa o rojo sin esfacelo. También puede aparecer como una ampolla llena de suero, intacta o abierta.

La *etapa III* se caracteriza por pérdida de piel de espesor total con daño o necrosis del tejido subcutáneo, que puede extenderse hacia abajo, pero sin penetrar la fascia subyacente. La úlcera se ve como un cráter profundo, con o sin socavación de tejidos adyacentes.

La *etapa IV* se caracteriza por pérdida de piel de grosor total y pérdida de tejido con exposición o palpación directa de fascia, músculo, tendón, ligamento, cartílago o hueso en la úlcera.

La pérdida de espesor completo de la piel con destrucción extensa, necrosis tisular o daño al músculo, hueso o estructuras de sostén (la cápsula del tendón o la articulación) caracteriza a una úlcera por presión en *etapa IV*. También se pueden presentar zonas de formación de túneles y trayectos sinuosos:

Una *úlcera no estadificable* se caracteriza por pérdida de tejido de espesor completo, y la base de la úlcera en el lecho de la herida está cubierta por un esfacelo (amarillo, bronceado, gris, verde o marrón) o escara (bronceada, marrón o negra), o ambos. Hasta que se retira suficiente esfacelo para exponer la base de la herida, no se puede determinar la profundidad y, por lo tanto, no puede establecerse la etapa.

Etiología

- Inmovilidad y disminución del nivel de actividad
- Fricción y cizallamiento, que causan daño a las capas epidérmica y dérmica superior de la piel
- Maceración de tejidos
- Pérdida de continuidad de la piel

Factores que contribuyen

- Desnutrición, hipoalbuminemia
- Afecciones médicas como la diabetes; lesiones ortopédicas
- Depresión, estrés emocional crónico

Fisiopatología

Una úlcera por presión es causada por una lesión en la piel y los tejidos subcutáneos. La presión ejercida en la zona restringe su irrigación sanguínea y causa isquemia e hipoxemia. Conforme se colapsan los capilares, se produce trombosis que lleva a necrosis y edema de los tejidos. La isquemia también contribuye a la acumulación de sustancias tóxicas. Estas últimas fragmentan aún más los tejidos y también contribuyen a su necrosis.

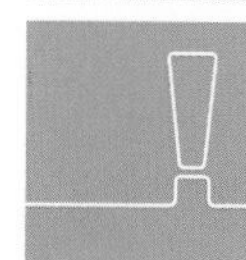

COMPLICACIONES

- Bacteriemia y septicemia
- Fascitis necrosante
- Osteomielitis

Signos y síntomas

- Primer signo clínico: eritema con blanqueo, que varía de rosado a rojo brillante según el color de la piel; en piel oscura, coloración púrpura u oscurecimiento respecto del color normal de la piel.
- Dolor en el sitio y la zona circundante.
- Edema localizado y aumento de la temperatura corporal debido a la respuesta inflamatoria inicial; en casos más graves, piel fría debido al daño grave o necrosis.
- En casos más graves con afección dérmica profunda: eritema sin blanqueo que va desde rojo oscuro hasta cianótico.
- A medida que la úlcera progresa: deterioro, ampollas, costras o descamación de la piel.
- Úlcera profunda que se origina en la prominencia ósea o se extiende hasta ella debajo de la superficie cutánea: por lo general de aspecto rojo oscuro, posiblemente moteado, que no sangra con facilidad, caliente al tacto.

Resultados de las pruebas diagnósticas

- El cultivo de la secreción de la herida y las pruebas de sensibilidad permiten identificar a los microorganismos infecciosos.
- Los análisis sanguíneos muestran leucocitosis, velocidad de sedimentación globular elevada e hipoproteinemia.

Tratamiento

El tratamiento de la herida incluye desbridamiento del tejido necrótico y apósitos apropiados o empaquetamiento de la herida para promover la cicatrización de su lecho, y cobertura según sea apropiado. El tratamiento se basa en la etapa y puede incluir:

- Para pacientes inmóviles, cambio de posición al menos cada 2 h con apoyo de almohadas; para aquellos capaces de moverse, una almohada y el aliento para que cambien de posición.
- Colchón de aire, espuma o gel para disminuir la presión en el sitio de la úlcera y reducir el riesgo de que se desarrollen otras.

- Complementos nutricionales, como vitamina C y cinc, para el paciente desnutrido; ingesta adecuada de proteínas.
- Adecuado consumo de líquidos con el propósito de evitar la deshidratación.
- Cuidado e higiene meticulosos de la piel, sobre todo en pacientes incontinentes.
- Apósito de película transparente, espuma de poliuretano o hidrocoloide.
- Rellenar la herida con una gasa humedecida en solución salina o gel; eliminar el exudado con un apósito absorbente (gasas húmedas o espuma); cubrir con un apósito secundario.
- Desbridamiento quirúrgico.

CLASIFICACIÓN DE LAS ÚLCERAS POR PRESIÓN

Etapa I

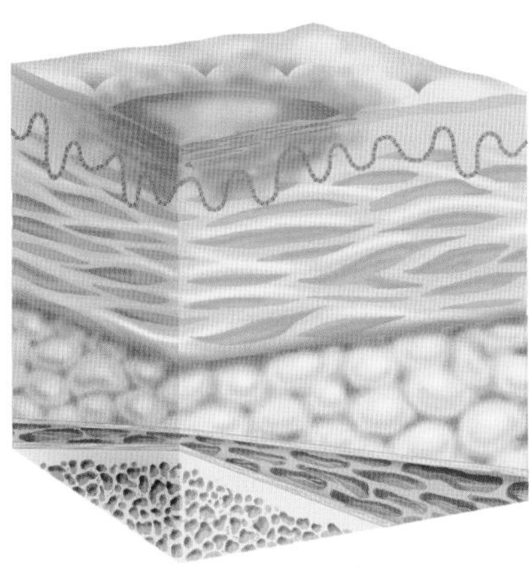

Sospecha de una lesión tisular profunda

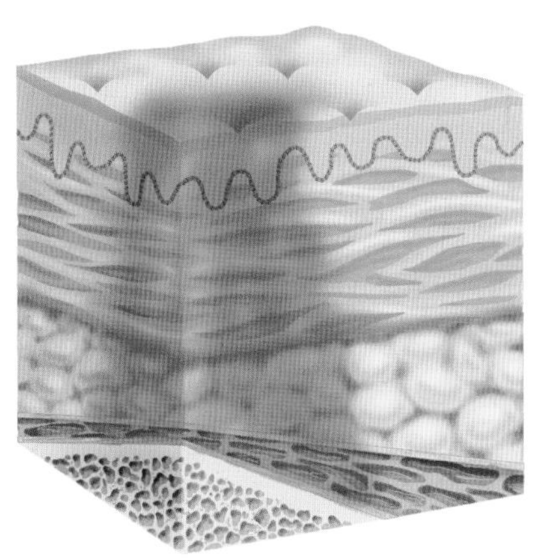

Etapa II

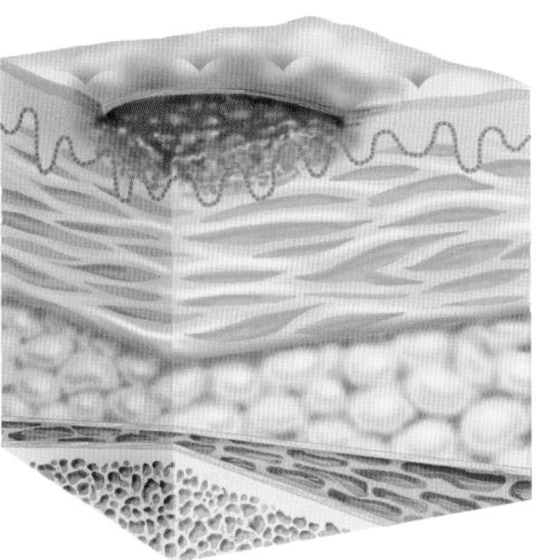

Etapa III

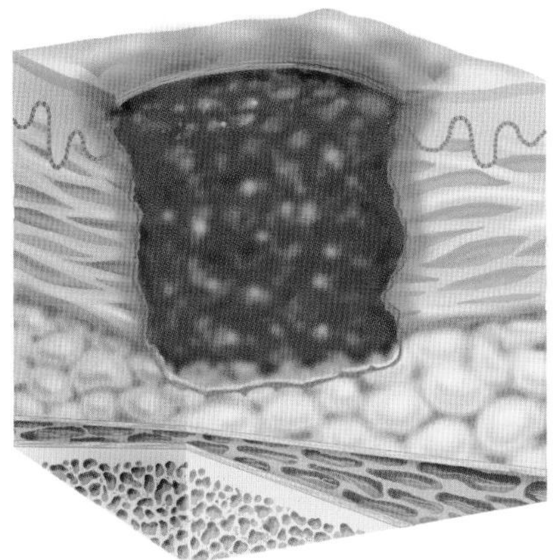

Etapa IV

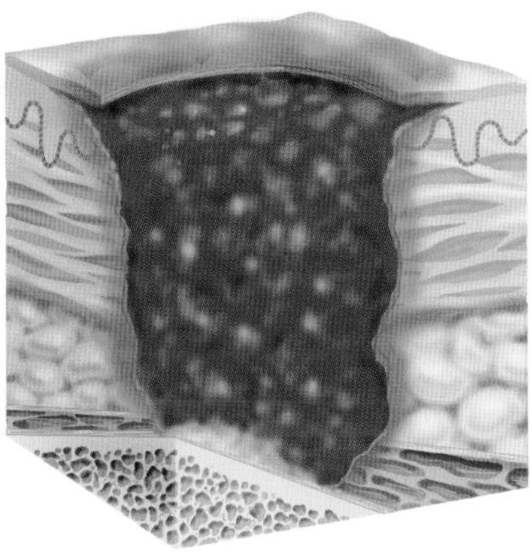

No clasificable por etapas

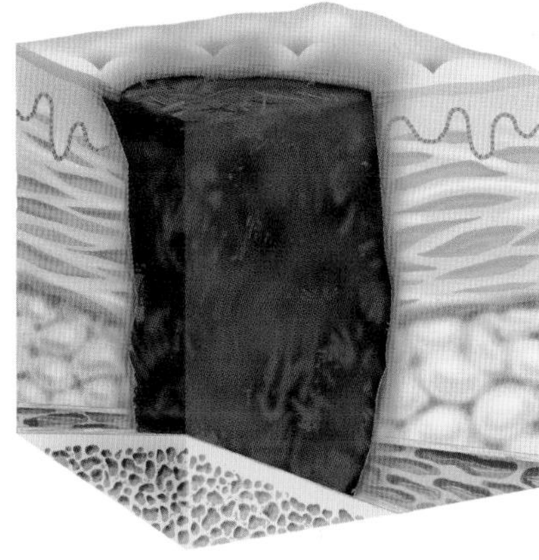

PSORIASIS

La *psoriasis* es una enfermedad crónica y recurrente que presenta proliferación de la epidermis y se caracteriza por remisiones y exacerbaciones. Estas últimas tienen relación con factores sistémicos y ambientales específicos, pero pueden ser impredecibles. La afección diseminada se denomina *psoriasis exfoliativa* o *eritrodérmica*. El cuadro clínico más frecuente es de placas psoriásicas crónicas.

Aunque esta enfermedad afecta frecuentemente a adultos jóvenes, puede aparecer a cualquier edad, incluyendo la infancia. Los factores genéticos predeterminan la incidencia de la psoriasis; las familias afectadas tienen una incidencia significativamente mayor de antígenos leucocíticos humanos (HLA, *human leukocyte antigen*) B13, B17 y CW6.

Por lo general, las exacerbaciones pueden controlarse con terapia. El tratamiento apropiado depende del tipo de psoriasis, la extensión de la enfermedad, la respuesta del paciente y el efecto de la afección sobre su estilo de vida. No hay una curación permanente; todos los métodos terapéuticos son paliativos.

Etiología

- Tendencia genética que determina el desarrollo de la psoriasis
- Posible trastorno inmunitario, según lo sugerido por el tipo de HLA en las familias
- Brote de lesiones (en forma de gota) por infecciones, especialmente por estreptococos β-hemolíticos

Otros factores relacionados

- Embarazo
- Cambios endocrinos
- Clima (el clima frío tiende a exacerbar la psoriasis)
- Estrés emocional o enfermedad física
- Infección
- Ciertos medicamentos, como glucocorticoides sistémicos y litio

Fisiopatología

Una célula de la piel tarda normalmente 14 días para ir de la capa basal a la capa córnea, donde se desprende pasados otros 14 días de desgaste normal. Así, el ciclo de vida de una célula de la piel normal es de 28 días.

En la psoriasis, el sistema inmunitario envía señales que aceleran el proceso normal, disminuyendo de 28 días a tan sólo 4. Este ciclo notablemente acortado no permite a la célula madurar. Por lo tanto, el estrato córneo se hace grueso con las células adicionales. En la superficie, las células de la piel se acumulan y las células muertas crean una capa blanca, escamosa, la manifestación principal de la psoriasis.

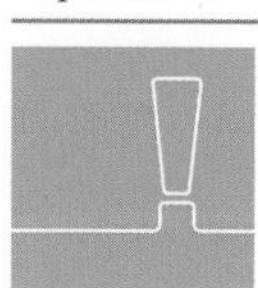

COMPLICACIONES

- Infección
- Alteración de la autoimagen, así como aislamiento y depresión

Signos y síntomas

- Pápulas eritematosas y placas con escamas plateadas gruesas, frecuentemente en cuero cabelludo, tórax, codos, rodillas, dorso y nalgas.
- Placas con las escamas características plateadas que se desprenden fácilmente o engruesan, cubriendo la lesión (el retiro de escamas puede producir una hemorragia fina [signo de Auspitz]).
- Prurito y ocasionalmente dolor de las lesiones secas, agrietadas y encostradas.
- De forma ocasional, pequeñas lesiones llorosas (por lo general, finas y eritematosas con pocas escamas), solas o en placas.

Resultados de las pruebas diagnósticas

El diagnóstico se basa en la anamnesis, el aspecto de las lesiones y, si es necesario, los resultados de la biopsia de piel. La química sanguínea revela una concentración elevada de ácido úrico en suero.

Tratamiento

- Glucocorticoides tópicos fluorados.
- Dosis bajas de antihistamínicos, baños de avena, emolientes y compresas húmedas abiertas para ayudar a aliviar el prurito.
- Ácido acetilsalicílico y calor local para ayudar a aliviar el dolor de la artritis psoriásica; antiinflamatorios no esteroideos en los casos graves.
- Exposición a luz ultravioleta B (UVB) o a la luz solar natural para retardar la producción rápida de células hasta que se disminuya al mínimo el eritema.
- Preparaciones de alquitrán vegetal o de hulla para la aplicación en las zonas afectadas por 15 min antes de la exposición a los rayos UVB o antes de acostarse, y su retiro a la mañana siguiente.
- Inyección de esteroides intralesionales para placas pequeñas y persistentes.
- Mezcla de ungüento o pasta de antralina para las placas bien definidas (como la antralina daña y mancha la piel normal, se debe rodear con vaselina la piel afectada antes de aplicarlo).
- Ungüento de calcipotriol, un análogo de la vitamina D; tiene un mejor resultado cuando se alterna con un esteroide tópico.
- Tazaroteno, un retinoide tópico.
- Administración tópica de psoralenos (extractos de plantas que aceleran la exfoliación) seguida por la exposición a rayos UVA de alta intensidad.
- Psoriasis extensa: acitretina, un retinoide compuesto.
- Enfermedad resistente: ciclosporina.
- Tratamiento de último recurso para la psoriasis refractaria: una citotoxina, por lo general, metotrexato.
- Psoriasis del cuero cabelludo: champú de alquitrán, seguido de una loción de esteroides.
- El tratamiento de la psoriasis incluye los aspectos físicos y psicosociales de la enfermedad.

LESIÓN PSORIÁSICA

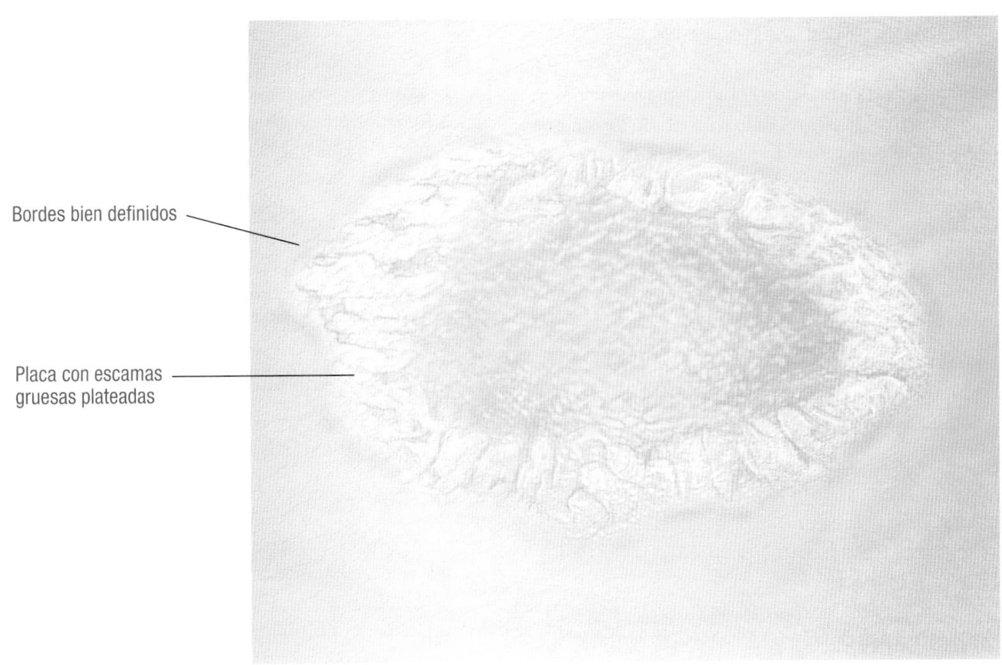

PLACAS PSORIÁSICAS DIFUSAS

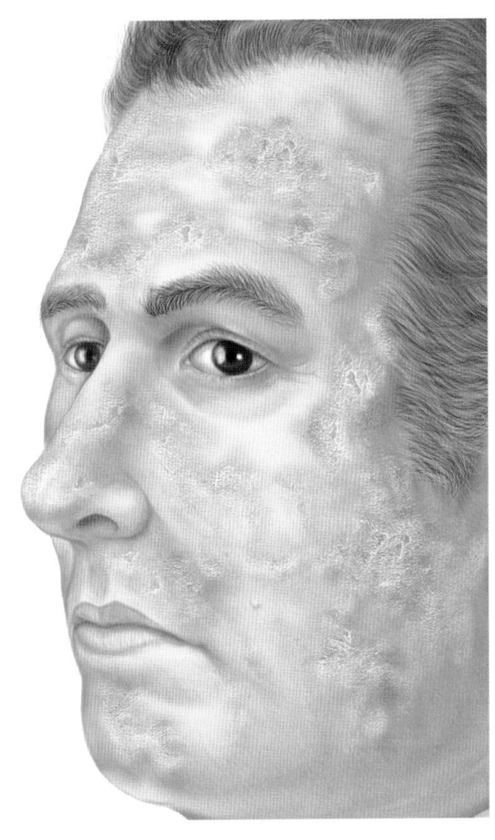

CÁNCERES DE LA PIEL

CARCINOMA BASOCELULAR

El carcinoma basocelular, también conocido como *epitelioma basocelular*, es un tumor cutáneo destructivo de crecimiento lento. Es la forma más frecuente de cáncer de piel, la cual rara vez se extiende por metástasis.

Etiología

- Los factores genéticos y ambientales contribuyen al desarrollo del carcinoma basocelular.

Exposición prolongada al sol (más frecuente)

- Quemaduras extensas o la exposición al sol en la infancia
- Arsénico, radiación, quemaduras, inmunodepresión
- Tratamiento radiológico previo para el acné

Fisiopatología

La patogenia es incierta, pero se cree que se origina cuando las células basales no diferenciadas se tornan carcinomatosas, en vez de formar glándulas sudoríparas, sebo y pelo.

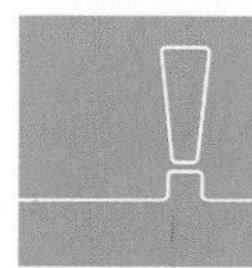

COMPLICACIONES

- Lesiones deformantes

Signos y síntomas

Lesiones noduloulcerativas

- Por lo general, se presentan en la cara, sobre todo en la frente, los bordes palpebrales y los pliegues nasolabiales.
- Lesiones pequeñas lisas, rosadas y pápulas translúcidas con vasos telangiectásicos que cruzan su superficie; a veces pigmentadas.
- Cuando las lesiones se extienden: centros posiblemente hundidos, bordes firmes y elevados.
- Eventual invasión local y ulceración o "úlceras por roedor" (rara vez envían metástasis, pero pueden extenderse a áreas vitales e infectarse o causar una hemorragia masiva).

Carcinoma basocelular superficial

- Con frecuencia, múltiple; en general, se presenta en tórax y dorso.
- Placas ovaladas o de forma irregular, ligeramente pigmentadas con bordes filiformes bien definidos, ligeramente elevados:
  - Erosión superficial de apariencia escamosa; pequeñas áreas atróficas en el centro que simulan psoriasis o eccema.
  - Generalmente crónico y es *poco probable* que invada otras zonas.

Carcinoma basocelular esclerosante (similar a morfea)

- Placas céreas escleróticas, amarillas a blancas; sin bordes definidos.
- Se presentan en la cabeza y el cuello.

Resultados de las pruebas diagnósticas

La biopsia incisional o excisional y su estudio histopatológico permiten determinar el tipo de tumor.

Confirmación del diagnóstico.

Tratamiento

- Resección quirúrgica
- Legrado y electrodesecación
- 5-fluorouracilo e imiquimod tópicos
- Resección quirúrgica guiada por microscopia (cirugía de Mohs)
- Radioterapia
- Crioterapia con nitrógeno líquido
- Quimiocirugía para lesiones persistentes o recurrentes

CARCINOMA ESPINOCELULAR

El carcinoma espinocelular de la piel es un tumor invasor con potencial metastásico. Por lo general, se presenta en áreas expuestas al sol, pero puede aparecer en otros lugares.

Etiología

- Sobreexposición a los rayos ultravioleta del sol
- Lesiones premalignas, como queratosis actínica o leucoplasia
- Radioterapia
- Ingesta de herbicidas, medicamentos o ceras que contienen arsénico
- Irritación e inflamación crónicas de la piel
- Carcinógenos locales, como alquitrán y petróleo
- Enfermedades hereditarias, como la xerodermia pigmentosa y el albinismo

Fisiopatología

El carcinoma espinocelular se origina de las células epidérmicas queratinizantes.

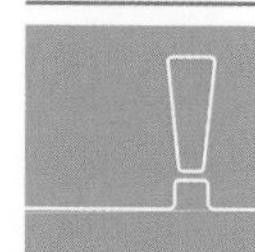

COMPLICACIONES

- Metástasis a ganglios linfáticos y viscerales
- Problemas respiratorios

Signos y síntomas

- Induración e inflamación de una lesión preexistente.
- Nódulo de crecimiento lento sobre una base firme, indurada; ulceración en un momento dado e invasión de los tejidos subyacentes.
- Metástasis a los ganglios linfáticos regionales: síntomas sistémicos característicos de dolor, malestar general, fatiga, debilidad y anorexia.

Resultados de las pruebas diagnósticas

La biopsia excisional permite determinar el tipo de tumor.

Los datos clínicos del carcinoma espinocelular cutáneo dependen del tipo de lesión y su ubicación.

Tratamiento

- Resección quirúrgica
- Legrado y electrodesecación
- Radioterapia
- Quimiocirugía

RESPUESTA DE LA PIEL A LA RADIACIÓN ULTRAVIOLETA

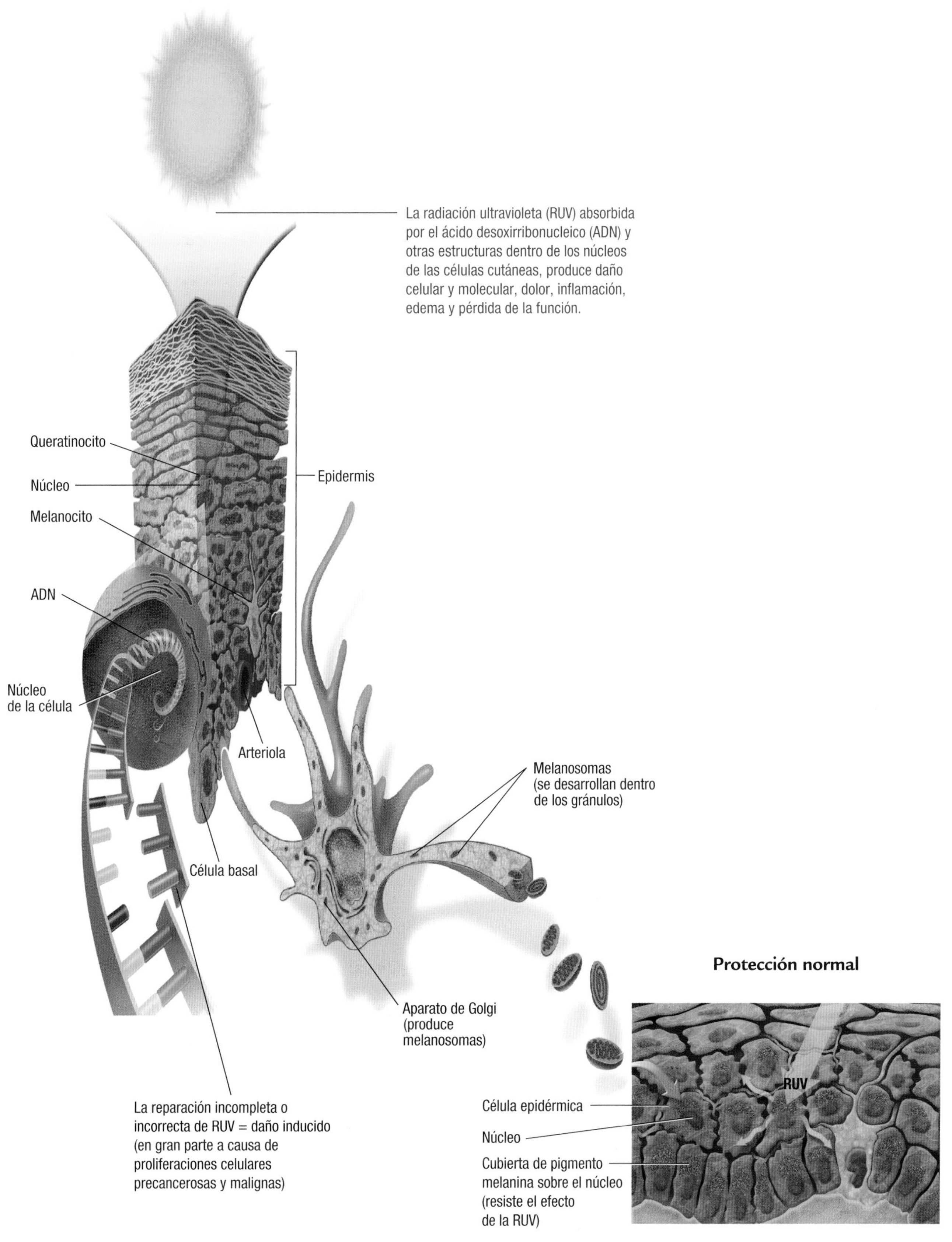
La radiación ultravioleta (RUV) absorbida por el ácido desoxirribonucleico (ADN) y otras estructuras dentro de los núcleos de las células cutáneas, produce daño celular y molecular, dolor, inflamación, edema y pérdida de la función.
Queratinocito
Núcleo
Melanocito
Epidermis
ADN
Núcleo de la célula
Arteriola
Melanosomas (se desarrollan dentro de los gránulos)
Célula basal
Aparato de Golgi (produce melanosomas)
La reparación incompleta o incorrecta de RUV = daño inducido (en gran parte a causa de proliferaciones celulares precancerosas y malignas)
Protección normal
RUV
Célula epidérmica
Núcleo
Cubierta de pigmento melanina sobre el núcleo (resiste el efecto de la RUV)

MELANOMA MALIGNO

Neoplasia maligna que surge de los melanocitos, relativamente rara y que contribuye con sólo el 1-2% de los cánceres de que se hace referencia. La incidencia está aumentando con rapidez, por un 300% en los últimos 40 años. Los cuatro tipos de melanomas son: *de diseminación superficial, nodular maligno, lentigo maligno* y *lentiginoso acral.*

El melanoma se disemina a través de los sistemas linfático y vascular y se extiende por metástasis a los ganglios linfáticos regionales, piel, hígado, pulmones y sistema nervioso central. Su evolución es impredecible y tal vez no aparezcan recurrencias y metástasis hasta más de 5 años después de la resección de la lesión primaria. El pronóstico varía según el grosor del tumor. En general, las lesiones superficiales son curables, mientras que las más profundas tienden a extenderse por metástasis.

Etiología

- Exposición excesiva a la luz solar.

Posibles factores que contribuyen

- Tipo de piel: más frecuente en personas con cabello rubio o pelirrojos, piel clara y ojos azules, propensas a las quemaduras solares y quienes tienen ancestros celtas o escandinavos; es raro entre las personas de ascendencia africana.
- Factores hormonales: la proliferación posiblemente se agrave por el embarazo.
- Antecedentes familiares: un poco más frecuente dentro de las familias.
- Antecedentes de melanoma.

Fisiopatología

El melanoma maligno surge de los melanocitos, las células productoras de pigmento de la piel.

Hasta un 70% de los pacientes con melanoma tienen un nevo preexistente (lunar) en el sitio del tumor.

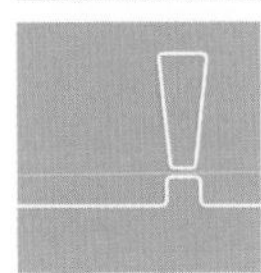

COMPLICACIONES

- Metástasis a los pulmones, cerebro e hígado.

Signos y síntomas

Melanoma (si hay alguna lesión o nevo cutáneos)

- Aumenta de tamaño, se inflama o causa dolor, produce prurito, se ulcera, sangra o presenta cambios de textura.
- Cambia de color o muestra signos de regresión del pigmento circundante (nevo de Sutton o vitiligo).

Melanoma superficial en diseminación

- Se presenta en un área de irritación crónica.
- En las mujeres, es más frecuente entre las rodillas y los tobillos; en individuos de la población negra y asiática, en pliegues interdigitales y la planta del pie, zonas ligeramente pigmentadas sujetas a traumatismos.
- De color rojo, blanco y azul sobre un fondo marrón o negro y un margen irregular, con muescas.
- Superficie irregular con nódulos tumorales pequeños elevados que pueden ulcerarse y sangrar.

Melanoma nodular

- Por lo general, un nódulo polipoide con coloración uniformemente oscura o grisácea (se asemeja a una zarzamora).
- De vez en cuando, de color carne con motas de pigmento alrededor de su base; posiblemente inflamado.

Melanoma lentigo maligno

- Se asemeja a una gran peca plana (3-6 cm) de color bronceado, marrón, negro, blanquecino o pizarra.
- Nódulos negros irregularmente dispersos en la superficie.
- Evoluciona lentamente, por lo general, durante muchos años y en un momento dado puede ulcerarse.
- Con frecuencia se desarrolla bajo una uña, en la cara o el dorso de la mano.

RECOMENDACIÓN CLÍNICA

Recordar el ABCDE del melanoma maligno al examinar las lesiones de la piel:
A: lesión ASIMÉTRICA.
B: BORDE irregular.
C: COLORES múltiples de la lesión.
D: DIÁMETRO mayor de 0.5 cm de la lesión.
E: lesión ELEVADA o CRECIENTE.

Resultados de las pruebas diagnósticas

- Las biopsias excisional y en sacabocados de grosor total con estudio histopatológico permiten precisar el grosor del tumor y la etapa de la enfermedad.
- El hemograma con diferencial revela anemia.
- Otros análisis de sangre muestran una velocidad de sedimentación globular elevada y un recuento de plaquetas y pruebas de función hepática anómalas.
- La radiografía de tórax ayuda a la clasificación por etapas.
- La tomografía computarizada de abdomen, pelvis y cuello, la resonancia magnética de ojos y cerebro, y la gammagrafía ósea permiten detectar metástasis.

Tratamiento

- Resección quirúrgica para extirpar el tumor
- Linfadenectomía regional
- Bioterapia y quimioterapia adyuvantes
- Radioterapia

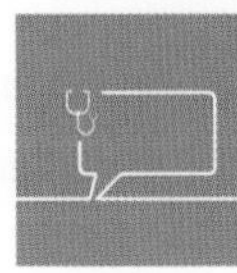

RECOMENDACIÓN CLÍNICA

Independientemente del método de tratamiento, los melanomas requieren un seguimiento a largo plazo para detectar metástasis y recidivas. Las estadísticas muestran que el 13% de las recidivas se desarrollan más de 5 años después de la primera intervención quirúrgica.

TIPOS DE CÁNCER DE PIEL

Menos grave

Más grave

CARCINOMA BASOCELULAR

- Es el cáncer de piel más frecuente.
- A menudo, se disemina sólo a nivel local.

QUERATOSIS ACTÍNICA PRECANCEROSA

- Cambios anómalos en los queratinocitos.
- Pueden convertirse en carcinoma espinocelular.

CARCINOMA ESPINOCELULAR

- Inicia con un nódulo rojo firme o una lesión plana encostrada cicatricial.
- Puede diseminarse si no se trata.

NEVO DISPLÁSICO

- Proliferación anómala de melanocitos en un lunar.
- Se puede convertir en melanoma.

MELANOMA MALIGNO

- Puede surgir en piel normal o en un lunar previo.
- Si no se trata con rapidez, puede diseminarse a otras zonas de la piel, los ganglios linfáticos o los órganos internos.

ABCDE DEL MELANOMA MALIGNO

Asimetría **Bordes** **Color** **Diámetro** **Elevación**

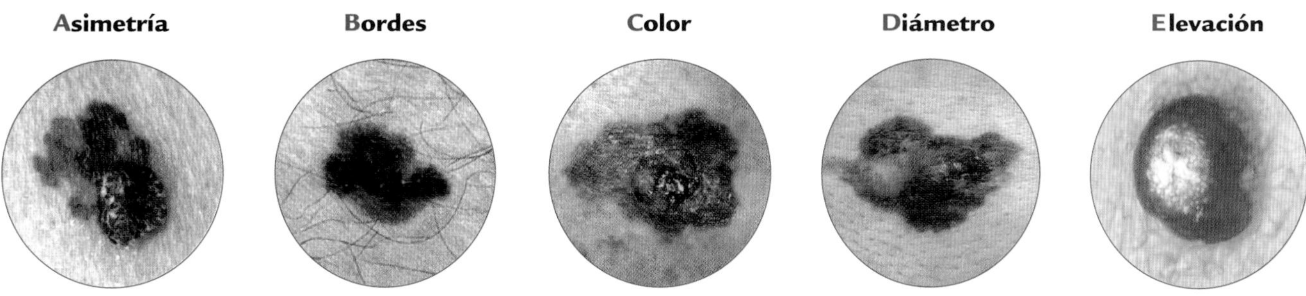

VERRUGAS

También conocidas como *mezquinos*, las verrugas son proliferaciones cutáneas muy frecuentes que aparecen cuando un virus infecta la piel. El pronóstico varía, ya que algunas verrugas desaparecen de manera espontánea, otras fácilmente con el tratamiento y unas más necesitan tratamiento intenso y prolongado. Las verrugas son contagiosas y se transmiten por contacto directo.

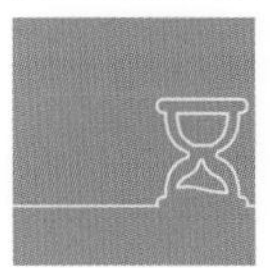

ALERTA POR EDAD

Aunque su incidencia resulta más alta en niños y adultos jóvenes, las verrugas pueden presentarse a cualquier edad.

Etiología

- Virus del papiloma humano (VPH).
- Probablemente se transmite mediante contacto directo; por autoinoculación.

Fisiopatología

El VPH se replica en las células epidérmicas, provocando el engrosamiento irregular de la capa córnea en las zonas infectadas. Las personas que carecen de inmunidad específica para el virus son susceptibles.

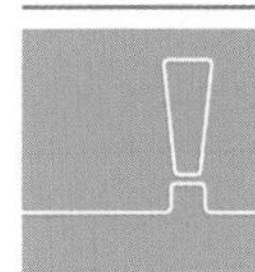

COMPLICACIONES

- Infección secundaria
- Cicatrización

Signos y síntomas

- Verruga común (vulgar): superficie áspera, elevada y redondeada; aparece con mayor frecuencia en extremidades, en especial en manos y dedos; más habitual en niños y adultos jóvenes.
- Filiforme: proyección ahusada única, delgada; frecuentemente se presenta alrededor de la cara y el cuello.
- Periungular: áspera, de forma irregular, superficie elevada; se presenta alrededor de los bordes de las uñas de manos y pies; cuando es grave, puede extenderse debajo de la uña y levantarla de su lecho, lo que causa dolor.
- Plana (juvenil): múltiples agrupaciones de hasta varios cientos de lesiones ligeramente levantadas con cúpula lisa, plana o ligeramente redondeada; frecuentes en la cara, cuello, tórax, rodillas, dorso de las manos, muñecas y superficies flexoras de los antebrazos; se presentan, por lo general, en los niños, pero pueden afectar a adultos; su distribución es habitualmente lineal porque pueden propagarse por rasguños o el afeitado.
- Plantar: ligeramente elevada o plana; se presenta de forma individual o en grupos grandes (verrugas en mosaico) sobre todo en los puntos de presión de los pies; en general, causa dolor con el soporte de peso.
- Digitada: proyección digitiforme, córnea, con una base esférica; se presenta en el cuero cabelludo o cerca de la línea del pelo.
- Condiloma acuminado (verruga húmeda): por lo general, pequeña, de color carne de rosa a rojo, húmedo, blando; puede presentarse por separado o en grandes racimos de tipo coliflor en pene, escroto, vulva o ano; puede transmitirse por contacto sexual; no siempre de origen venéreo.

Resultados de las pruebas diagnósticas

- La sigmoidoscopia, cuando las verrugas anales son recurrentes, descarta una afección interna que requeriría cirugía.
- La aplicación de ácido acético al 5% da un color blanco a las verrugas cuando corresponden a papilomas.

Tratamiento

Legrado y electrodesecación

- Corriente eléctrica de alta frecuencia para destruir la verruga, extirpación quirúrgica del tejido inanimado en la base.
- Eficaz para las verrugas comunes, filiformes y, en ocasiones, plantares.
- Más eficaz que la criocirugía.

Crioterapia

- El nitrógeno líquido elimina la verruga, con descamación del sáculo seco resultante varios días más tarde.
- Si el tratamiento inicial fracasa, puede repetirse a intervalos de 2-4 semanas.
- Útil para las verrugas periungulares o las comunes en la cara, extremidades, pene, vagina o ano.

Tratamiento con ácido (primario o adyuvante)

- Aplicaciones de parches de yeso impregnados con ácido (p. ej., ácido salicílico al 40%) o gotas de ácido (como el ácido salicílico al 5-16.7% en colodión flexible) cada 12-24 h durante 2-4 semanas.
- Hipertermia para las *verrugas plantares*.

Para las verrugas genitales

- Crioterapia.
- Podofilina en tintura de benjuí; se puede repetir cada 3-4 días (evitar el empleo de este medicamento en embarazadas).
- Ácido tricloracético al 25-50% aplicado a la verruga y neutralizado con bicarbonato de sodio o agua cuando ésta se torna blanca.
- Láser de dióxido de carbono.

Otros

- Medicamentos antivíricos en investigación.
- Si se desarrolla inmunidad, posible resolución sin tratamiento.
- Ungüento de imiquimod.

CORTE TRANSVERSAL DE UNA VERRUGA

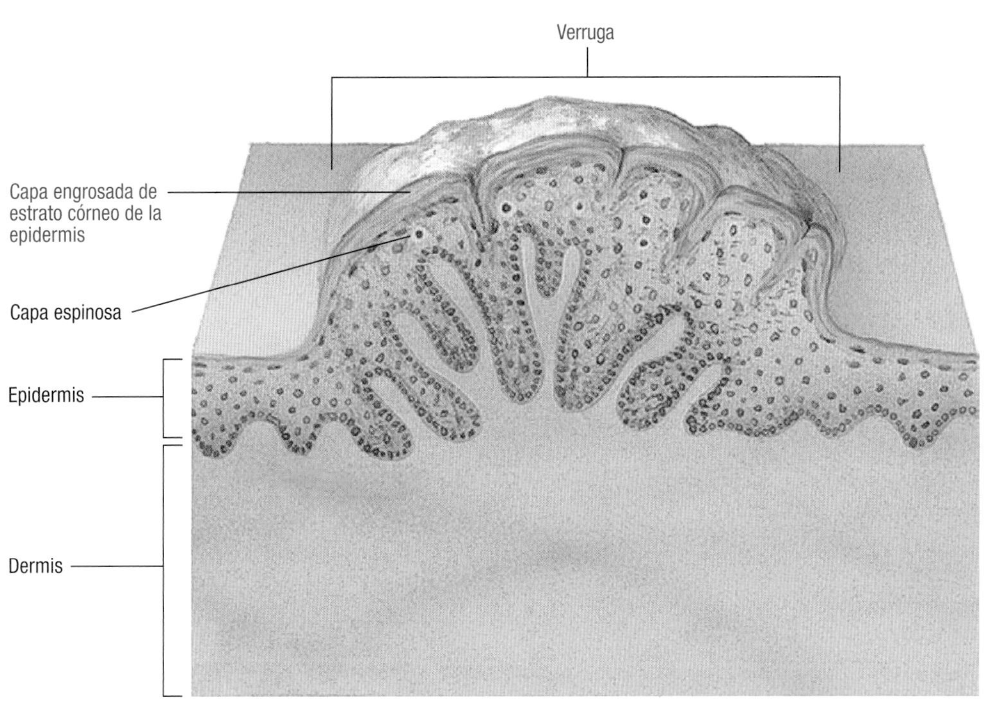

RECOMENDACIÓN CLÍNICA

VERRUGAS PERIUNGULARES

Verrugas alrededor de los bordes de las uñas de los pies y las manos, ásperas, de forma irregular y con una superficie elevada. Una verruga grave puede extenderse debajo de la uña y levantarla de su lecho, causando dolor.

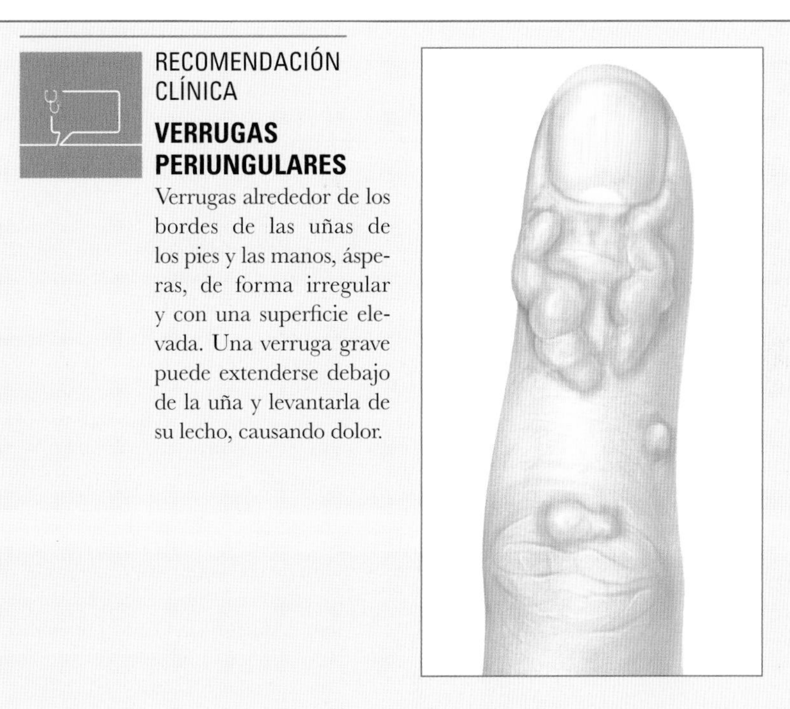

ALTERACIONES DE ÓRGANOS SENSORIALES

CATARATAS

Una *catarata* es una opacidad gradual que se presenta en el cristalino o su cápsula. El paso de la luz a través de la córnea es bloqueado por esa opacidad y se proyecta una imagen borrosa en la retina. Como resultado, el cerebro interpreta una imagen nebulosa. Con frecuencia, las cataratas se presentan de forma bilateral y cada una progresa de manera independiente. Son excepciones las cataratas traumáticas, por lo general, unilaterales, y las congénitas, que pueden permanecer sin cambios.

ALERTA POR EDAD

Las cataratas son más frecuentes en personas mayores de 70 años de edad. El pronóstico es, en general, bueno; la intervención quirúrgica mejora la visión en el 95% de las personas afectadas.

Etiología

- Envejecimiento
- Traumatismo, lesiones por un cuerpo extraño
- Exposición a radiaciones ionizantes o rayos infrarrojos
- Exposición a la radiación ultravioleta
- Medicamentos tóxicos para el cristalino, como la prednisona, alcaloides del cornezuelo de centeno, dinitrofenol, naftalina, fenotiazinas o pilocarpina
- Anomalías genéticas
- Infección, como la rubéola materna durante el primer trimestre del embarazo
- Desnutrición materna
- Enfermedad metabólica, como diabetes mellitus o hipotiroidismo
- Distrofia miotónica
- Uveítis, glaucoma, retinitis pigmentosa o desprendimiento de retina
- Dermatitis atópica

Fisiopatología

Varía con cada tipo de catarata. Las cataratas congénitas son particularmente problemáticas. Pueden resultar de anomalías cromosómicas, enfermedad metabólica, deficiencias nutricionales intrauterinas o infecciones durante el embarazo (p. ej., rubéola). Las cataratas seniles muestran evidencia de agregación de proteínas, daño oxidativo y aumento de la pigmentación en el centro del cristalino. En las cataratas traumáticas, puede ocurrir fagocitosis del cristalino o inflamación cuando se fragmenta. El mecanismo de una catarata complicada varía con el proceso patológico; por ejemplo, en la diabetes, la concentración creciente de la glucosa en el cristalino hace que absorba agua.

Por lo general, el desarrollo de cataratas pasa por cuatro etapas:

- *Inmaduras.* Con opacidad parcial.
- *Maduras.* Con opacidad total; pérdida significativa de la visión.
- *Tumescentes.* Cristalino lleno de agua; puede llevar al glaucoma.
- *Hipermaduras.* Con deterioro de las proteínas; los péptidos escapan a través de la cápsula del cristalino; puede presentarse glaucoma si se obstruye la salida del líquido intraocular.

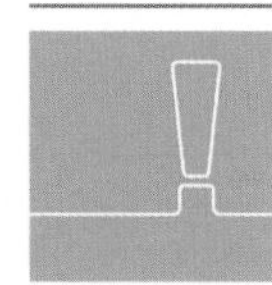

COMPLICACIONES

- Pérdida de la visión

Signos y síntomas

- Borramiento gradual y pérdida de la visión sin dolor.
- Pupila blanca como la leche.
- Destello cegador de las linternas por la noche.
- Mala visión para la lectura por menor claridad de las imágenes.
- En la opacidad central, mejora la visión con luz tenue; las pupilas se dilatan y los pacientes pueden ver alrededor de la opacidad.

ALERTA POR EDAD

Los pacientes ancianos con debilidad visual pueden deprimirse y retirarse de las actividades sociales en lugar de quejarse.

Resultados de las pruebas diagnósticas

- La oftalmoscopia indirecta y el examen con lámpara de hendidura muestran una zona oscura en el reflejo rojo, en general homogéneo.
- La prueba de agudeza visual confirma la pérdida de la visión.

Tratamiento

- Extracción de catarata por facoemulsificación para retirar el cristalino, pero dejar la cápsula en su lugar:
  - Facoemulsificación, para fragmentar el cristalino con vibraciones ultrasónicas
  - Aspiración de los fragmentos
  - Implantación de lente intraocular
- Extracción extracapsular de la catarata:
  - Extraer en una sola pieza el cristalino, dejando la cápsula intacta
  - Implantación de lente intraocular
- Extracción intracapsular de la catarata, con cristalino completo y cápsula:
  - En raras ocasiones; puede ser necesaria en caso de traumatismo.
  - Se coloca una lente intraocular delante del iris.
- Cirugía con láser para restaurar la agudeza visual si se forma una membrana secundaria en la cápsula intacta posterior del cristalino después de la extracción extracapsular de la catarata.
- Aún se puede utilizar la discisión (incisión) y aspiración en niños con cataratas blandas.
- Lentes de contacto o implantación de lentes luego de la cirugía para mejorar la agudeza visual, visión binocular y percepción de la profundidad.

CATARATA

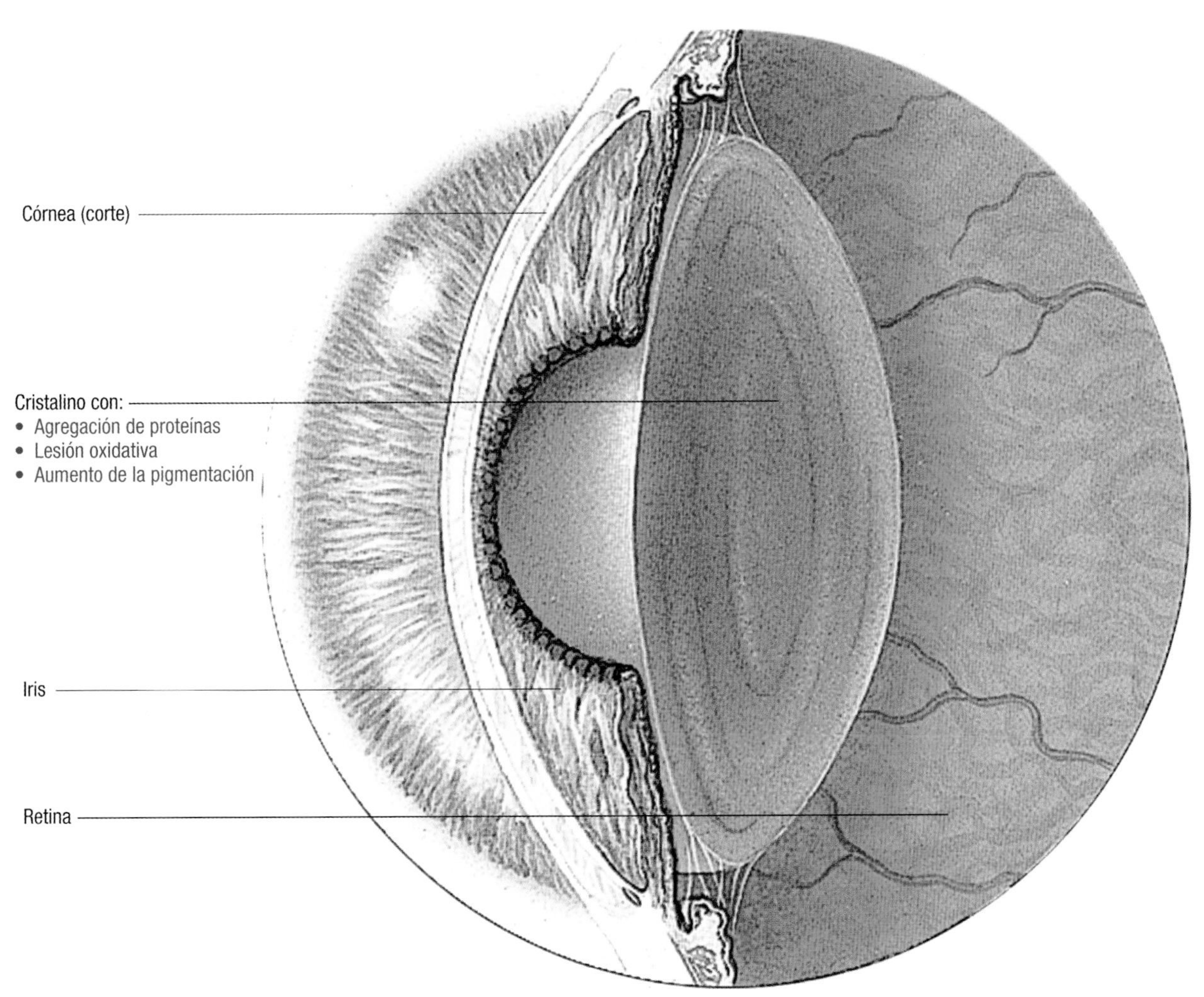
Córnea (corte)
Cristalino con:
• Agregación de proteínas
• Lesión oxidativa
• Aumento de la pigmentación
Iris
Retina

LABIO Y PALADAR HENDIDOS

El *labio* y el *paladar hendidos* son aberturas en estas estructuras que pueden presentarse de manera separada o en combinación. Son dos veces más frecuentes en los hombres que en las mujeres; el paladar hendido aislado es más frecuente en las mujeres.

Etiología

- Defecto de nacimiento aislado: el desarrollo normal de las estructuras bucofaciales fue interrumpido por una combinación de factores genéticos y ambientales.
- Parte de un síndrome cromosómico o mendeliano (los defectos de hendidura están asociados con más de 300 síndromes).
- Exposición a teratógenos específicos durante el desarrollo fetal.

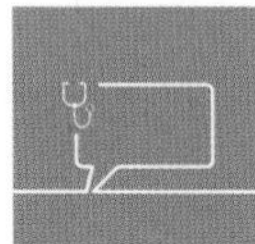

RECOMENDACIÓN CLÍNICA

El antecedente familiar de defectos de hendidura facial aumenta el riesgo de que una pareja tenga un hijo afectado. Asimismo, una persona con un defecto de hendidura presenta mayor riesgo de tener un hijo con el defecto. Los niños con defectos de hendidura facial y sus padres, o las personas adultas afectadas, deben derivarse para recibir asesoramiento genético respecto del diagnóstico preciso del tipo de hendidura y el riesgo de recidiva. Este último se basa en los antecedentes familiares, la presencia o ausencia de otras manifestaciones físicas o cognitivas dentro de la familia y la información de una exposición prenatal.

Fisiopatología

Las deformidades de hendidura facial se originan en el segundo mes de embarazo, cuando se fusionan de manera imperfecta la frente, los lados de la cara y las láminas palatinas. Las deformidades de hendidura facial se presentan, por lo general, de forma unilateral o bilateral, rara vez en la línea media.

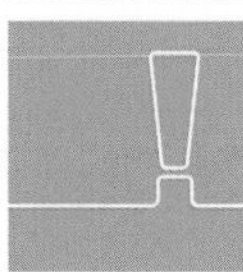

COMPLICACIONES

- Dificultades del habla
- Retraso del crecimiento en relación con dificultades en la alimentación
- Problemas de dentición
- Otitis media
- Defectos de audición
- Problemas de deformidad física y autoimagen

Signos y síntomas

- El *labio hendido* puede variar desde una simple muesca en el labio superior hasta una fisura completa desde el borde del labio a través del piso de la narina.
- El paladar hendido puede ser parcial o completo, afectando sólo al paladar blando o extendiéndose desde éste a través del paladar duro en el maxilar superior o la cavidad nasal.

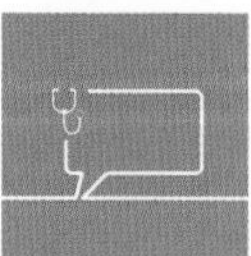

RECOMENDACIÓN CLÍNICA

La combinación de paladar hendido en forma de "U", hipoplasia mandibular y glosoptosis (desplazamiento y retracción de la lengua hacia abajo) se conoce como *secuencia de Pierre Robin* o *de Robin*. Puede presentarse como un defecto aislado o una manifestación de muchos síndromes diferentes; por lo tanto, se sugiere una evaluación genética completa de los lactantes con la secuencia de Robin. Debido a la hipoplasia mandibular y glosoptosis, son indispensables la evaluación y el manejo cuidadosos de la vía aérea en los lactantes con esta alteración.

Resultados de las pruebas diagnósticas

La ecografía prenatal revela el defecto.

Tratamiento

Corrección quirúrgica (su programación varía)

- Labio hendido:
  - Dentro de los primeros días de vida para facilitar la alimentación.
  - Retrasar la reparación del labio durante 2-8 meses para disminuir los riesgos de la anestesia y quirúrgico, descartar anomalías congénitas asociadas y dar tiempo para la vinculación parental.
- Paladar hendido:
  - Se realiza sólo después de que el lactante está ganando peso y sin infección.
  - Suele realizarse a la edad 12-18 meses.
  - En dos pasos: paladar blando entre los 6 y 18 meses de edad; el paladar duro hasta los 5 años de edad.

Logopedia

- El paladar es esencial para el desarrollo del habla (los cambios estructurales, incluso con una hendidura reparada, pueden afectar permanentemente los patrones del habla).
- Las dificultades de audición son frecuentes en los niños con paladar hendido debido al daño o infecciones del oído medio.

Otros

- Prótesis de ortodoncia
- Nutrición adecuada
- Uso de una tetina suave de gran tamaño con agujeros grandes

VARIACIONES DE LAS DEFORMIDADES DE HENDIDURA

Labio hendido

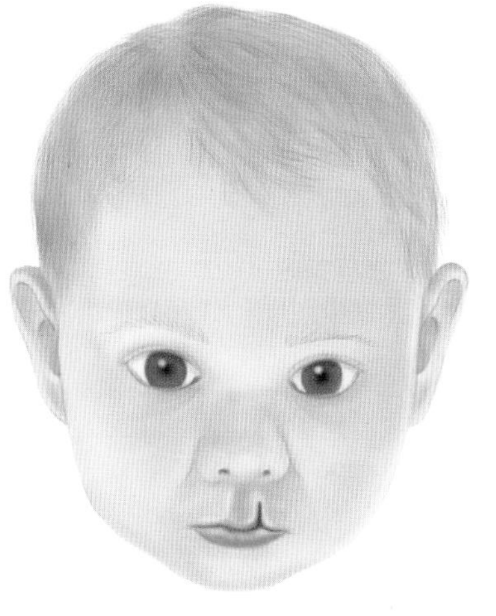

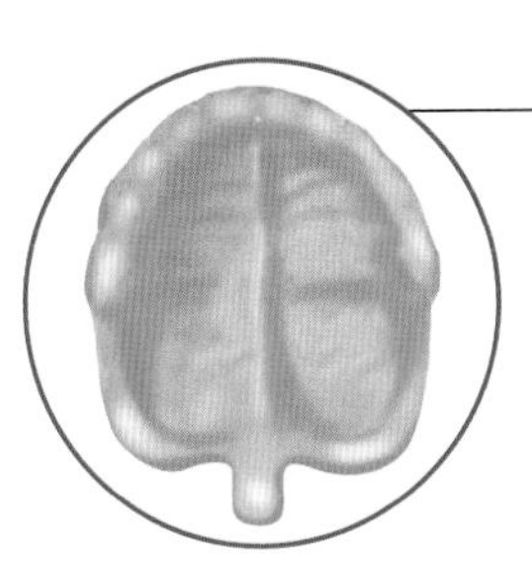

Labio y paladar hendidos unilaterales

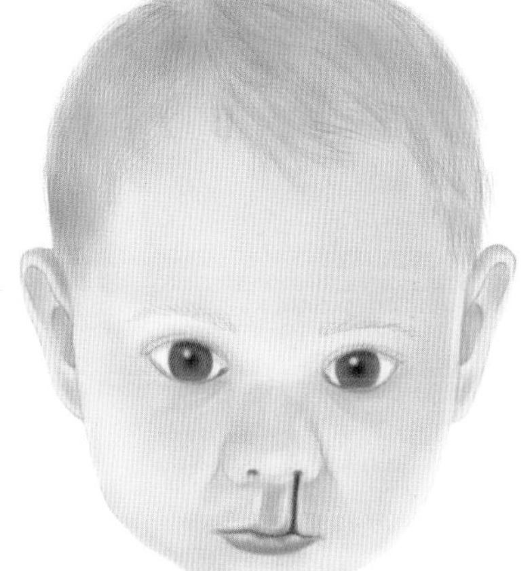

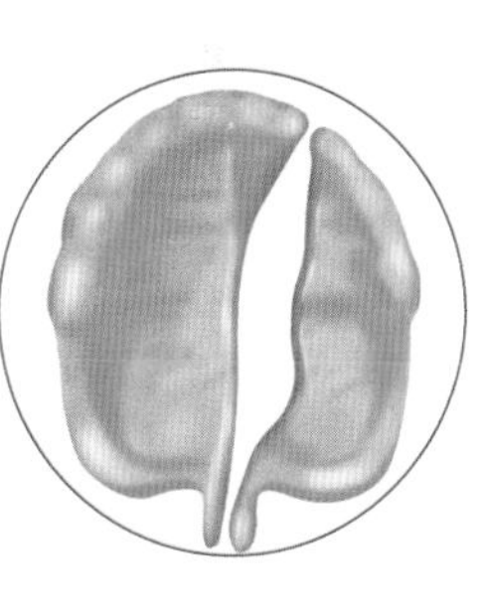

Labio y paladar hendidos bilaterales

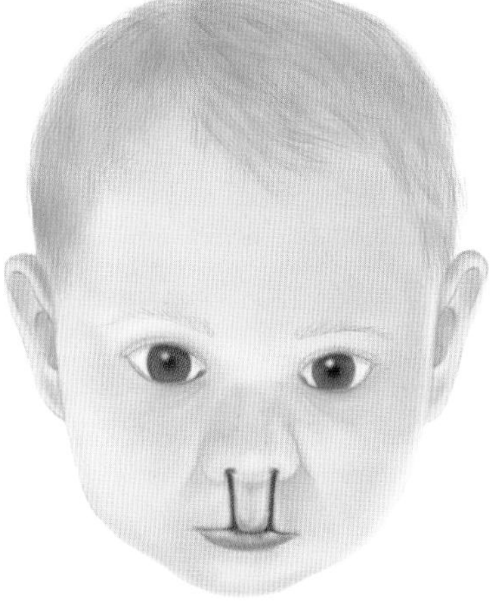

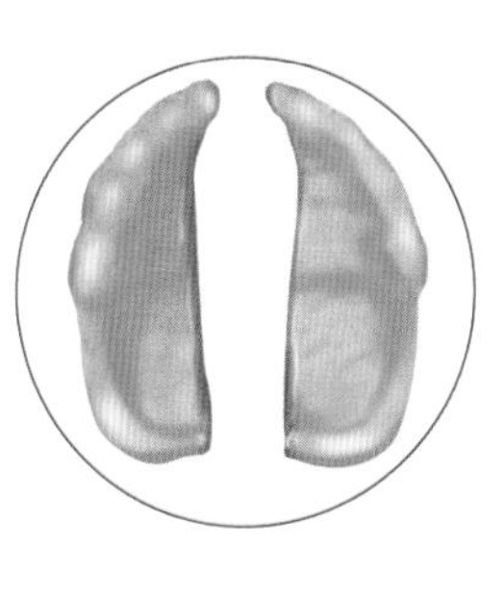

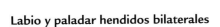

Paladar hendido

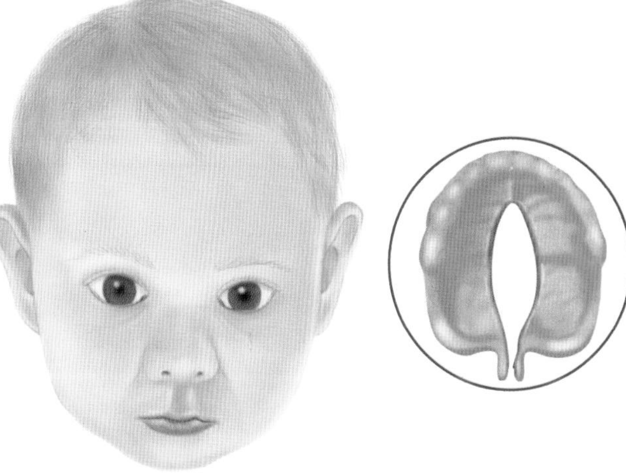

CONJUNTIVITIS

La conjuntivitis (también conocida en inglés como *pinkeye* [ojo rosa]) se caracteriza por la presencia de hiperemia en la conjuntiva. Los tres principales tipos de conjuntivitis son infecciosa, alérgica y química. Este padecimiento se presenta generalmente como una alteración benigna y autolimitada; también puede ser crónica, un posible índice de cambios degenerativos o daño por las crisis agudas repetidas. La *queratoconjuntivitis epidémica* es una conjuntivitis vírica aguda, altamente contagiosa. Es esencial un cuidadoso lavado de manos para prevenir la propagación de este padecimiento.

Etiología

Conjuntivitis infecciosa

Más frecuentemente por:

- Bacterias: *Staphylococcus aureus, Streptococcus pneumoniae, Neisseria gonorrhoeae, Neisseria meningitidis.*
- Por clamidias: *Chlamydia trachomatis* (conjuntivitis de inclusión).
- Vírica: adenovirus de tipos 3, 7 y 8, herpes simple de tipo 1, coxsackie, varicela zóster.

Conjuntivitis alérgica

Hipersensibilidad a:

- Polen, césped, alérgenos estacionales desconocidos (conjuntivitis primaveral) o animales
- Medicamentos tópicos, cosméticos o telas
- Contaminantes del aire o humo
- Lentes de contacto o disoluciones oftálmicas

Conjuntivitis química

Reacción química a:

- Irritantes ambientales (viento, polvo, humo, cloro de piscina)
- Irritantes laborales (ácidos, álcalis)

Fisiopatología

La *conjuntivitis* es una inflamación de la conjuntiva, la capa transparente que cubre las superficies de la cara interna del párpado (conjuntiva palpebral) y la parte frontal del globo ocular (conjuntiva bulbar). Por lo general, comienza en un ojo y se extiende rápidamente al otro debido a la contaminación de toallas, paños o las manos sin lavar del paciente.

La *conjuntivitis vernal* (llamada así porque los síntomas tienden a ser peores en la primavera) es una forma grave de reacción de hipersensibilidad mediada por inmunoglobulina (Ig) E de células cebadas. Esta forma de conjuntivitis es bilateral. Suele comenzar entre los 3 y 5 años de edad y persiste hasta los 10 años. A veces se asocia con otros signos de alergia relacionados, por lo general, con pólenes, asma o rinitis alérgica.

COMPLICACIONES

- Infiltrados corneales
- Úlceras corneales

Signos y síntomas

- Hiperemia conjuntival
- Lagrimeo o secreción
- Dolor o fotofobia (son manifestaciones precautorias, pueden indicar afecciones más graves, como iritis o queratitis)

Conjuntivitis aguda bacteriana

- Por lo general, dura sólo 2 semanas.
- Prurito, ardor y sensación de cuerpo extraño en el ojo.
- Costra de secreción mucopurulenta, pegajosa (verdosa) en los párpados.

Conjuntivitis por *Neisseria gonorrhoeae*

- Prurito, ardor o sensación de cuerpo extraño
- Secreción profusa y purulenta

Conjuntivitis vírica

- Abundante lagrimeo (epífora), exudado mínimo.
- Aumento de volumen del ganglio linfático preauricular.
- En niños, faringitis o fiebre si la causa es un adenovirus.
- Evolución temporal variable según el virus:
  - Algunas autolimitadas, con duración de 2-3 semanas.
  - Otras crónicas, causan una enfermedad grave incapacitante.

Resultados de las pruebas diagnósticas

- En los frotis teñidos de raspaduras conjuntivales, el predominio de linfocitos indica infección vírica; de neutrófilos, infección bacteriana; y de eosinófilos, una relacionada con alergias.
- El cultivo y las pruebas de sensibilidad permiten identificar el microorganismo causal (habitualmente no se hacen).

Tratamiento

- Conjuntivitis bacteriana: el antibiótico tópico de amplio espectro apropiado.
- Conjuntivitis vírica:
  - Sin tratamiento; el aspecto terapéutico más importante es evitar la transmisión.
  - La infección por herpes simple, por lo general, responde al tratamiento con gotas de trifluridina, ungüento de vidarabina y aciclovir oral.
  - Posiblemente se impida la infección secundaria mediante el uso de sulfamida o un antibiótico de amplio espectro en gotas oftálmicas.
- Conjuntivitis vernal (alérgica):
  - Gotas de corticoesteroides, seguidas de cromoglicato sódico.
  - Compresas frías para aliviar el prurito.
  - En ocasiones, antihistamínicos orales u oftálmicos.

MANIFESTACIONES CLÍNICAS DE LA CONJUNTIVITIS

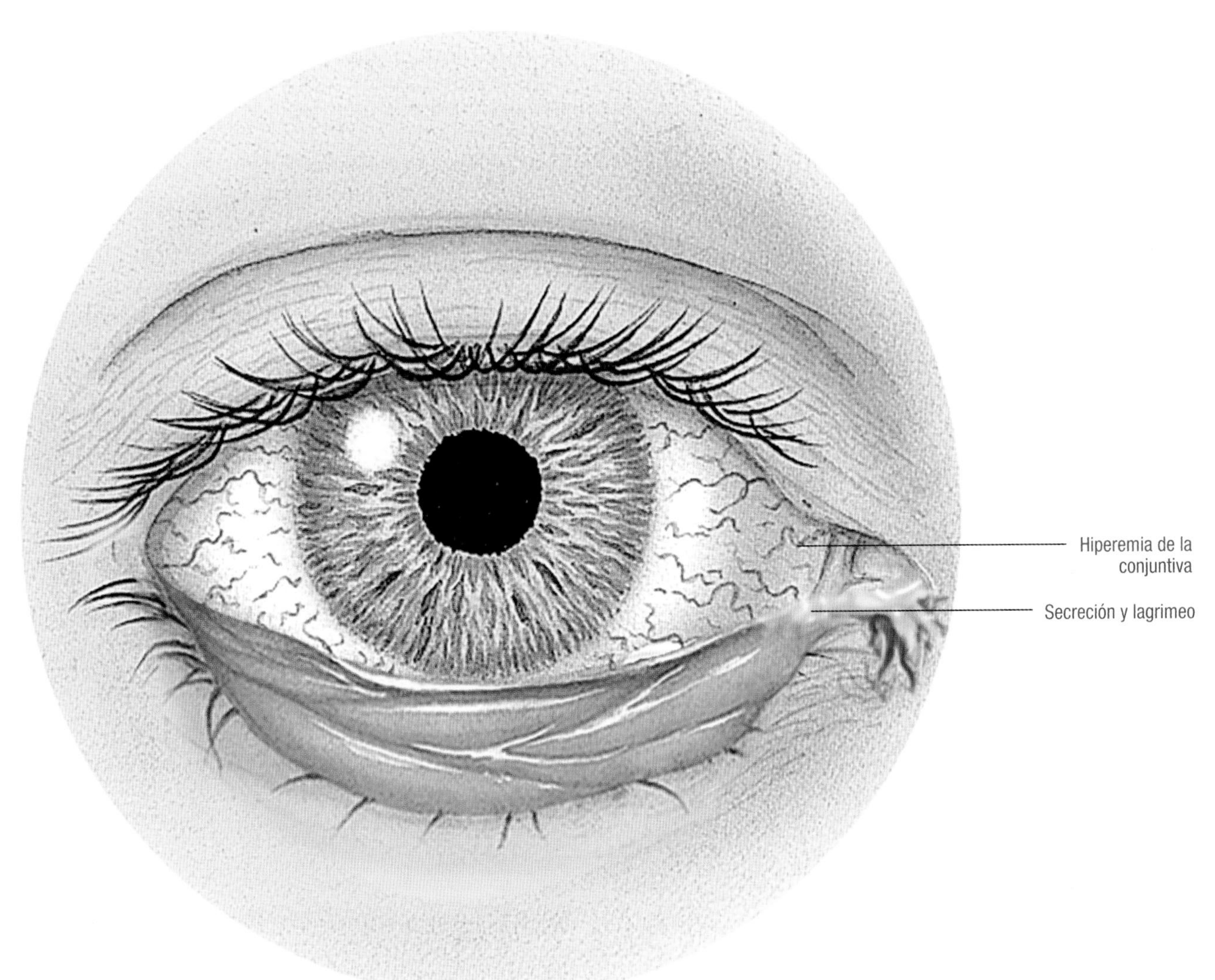

ÚLCERA CORNEAL

Las úlceras en la córnea producen cicatrización o perforación y son una causa importante de ceguera en el mundo. Se presentan en las áreas centrales o marginales de la córnea, varían en forma y tamaño, y pueden ser únicas o múltiples. La forma más frecuente es la de úlceras marginales. Son imprescindibles el tratamiento oportuno (dentro de las horas que siguen al inicio) y la derivación a un oftalmólogo para evitar la discapacidad visual.

Etiología

Infección por protozoos

- *Acanthamoeba*

Infecciones por bacterias

- *Staphylococcus aureus*
- *Pseudomonas aeruginosa*
- *Streptococcus viridans*
- *Streptococcus pneumoniae* (diplococo)
- *Moraxella liquefaciens*

Infecciones por virus

- Herpes simple de tipo 1
- Viruela
- Vaccinia
- Varicela zóster

Infecciones por hongos

- Especies de *Candida*
- Especies de *Fusarium*
- Especies de *Acremonium*

Otros

- Traumatismos
- Reacciones de la exposición a infecciones bacterianas, productos tóxicos, triquiasis, entropión, alérgenos o lentes de contacto
- Deficiencia de vitamina A (xeroftalmía)
- Lesiones del quinto nervio craneal (úlceras neurotrópicas)

Fisiopatología

La introducción de un factor causal, como la infección bacteriana o por virus del herpes, traumatismo o mal uso de lentes de contacto, inicia el proceso. Esto conduce a la destrucción epitelial de la estoma, con inflamación y lagrimeo. La ulceración superficial produce fotofobia, epífora, sensación de cuerpo extraño, molestias (dolor ocular) y disminución de la agudeza visual.

Las ulceraciones profundas penetran las capas epiteliales del ojo, lo que da lugar a su perforación y permite la infección de estructuras más profundas y la herniación de su contenido. Puede formarse tejido fibroso durante la resolución de ulceraciones profundas, que conduce a la cicatrización patológica y eventual opacidad de la córnea. Estos procesos pueden conducir a la pérdida parcial o total de la vista.

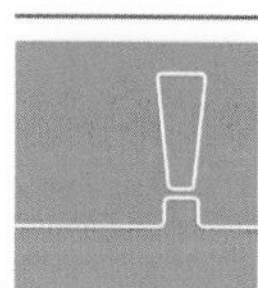

COMPLICACIONES

- Cicatrización patológica de la córnea
- Pérdida del *ojo*
- Pérdida de la visión (permanente)

Signos y síntomas

- Dolor agravado por el parpadeo
- Sensación de cuerpo extraño
- Aumento del lagrimeo
- Fotofobia
- Visión borrosa pronunciada
- Secreción purulenta (con úlcera bacteriana)

Resultados de las pruebas diagnósticas

- El examen con lámpara revela una superficie corneal irregular.
- El colorante fluoresceína instilado en el saco conjuntival tiñe el contorno de la úlcera y confirma el diagnóstico.
- Mediante cultivo de raspaduras de la córnea y las pruebas de sensibilidad se identifica la bacteria u hongo causal.

Tratamiento

Úlcera corneal

- Tratamiento oportuno y derivación al oftalmólogo para prevenir las complicaciones y la discapacidad visual permanente.
- Antibióticos sistémicos y tópicos de amplio espectro hasta que los resultados de los cultivos identifiquen al microorganismo causal.
- Medidas para eliminar la causa subyacente de la úlcera y aliviar el dolor.

Infecciones por hongos

- Instilación tópica de natamicina para infecciones por especies de *Fusarium*, *Acremonium* y *Candida*

Infección por virus del herpes simple de tipo 1

- Aplicación tópica de gotas de trifluridina o de ungüento de vidarabina
- Trifluridina para las recurrencias

Deficiencia de vitamina A

- Corrección de la deficiencia dietética o absorción gastrointestinal deficiente de la vitamina A

Infección por *P. aeruginosa*

- Polimixina B y gentamicina administradas por vía tópica y por inyección subconjuntival.
- Hospitalización y aislamiento, carbenicilina y tobramicina i.v. para detener la rápida propagación de la infección y evitar la perforación corneal, que puede ocurrir en 48 h.

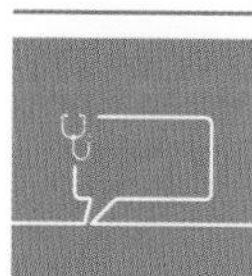

RECOMENDACIÓN CLÍNICA

El tratamiento de una úlcera corneal causada por infección bacteriana nunca debe incluir un parche ocular. El uso de un parche ocular crea un ambiente oscuro, cálido y húmedo ideal para la proliferación bacteriana. Deben utilizarse gotas oftálmicas de esteroides con precaución y sólo bajo la supervisión de un oftalmólogo.

Úlceras neurotrópicas o queratitis por exposición

- Instilación frecuente de gotas o ungüentos lubricantes inertes así como el empleo de un escudo protector ocular de burbuja de plástico

Infección por varicela zóster

- Ungüento tópico de sulfonamida aplicado de tres a cuatro veces al día para prevenir una infección secundaria
- Analgésicos
- Gotas ciclopléjicas para la uveítis anterior asociada

UNA MIRADA A LAS ÚLCERAS CORNEALES

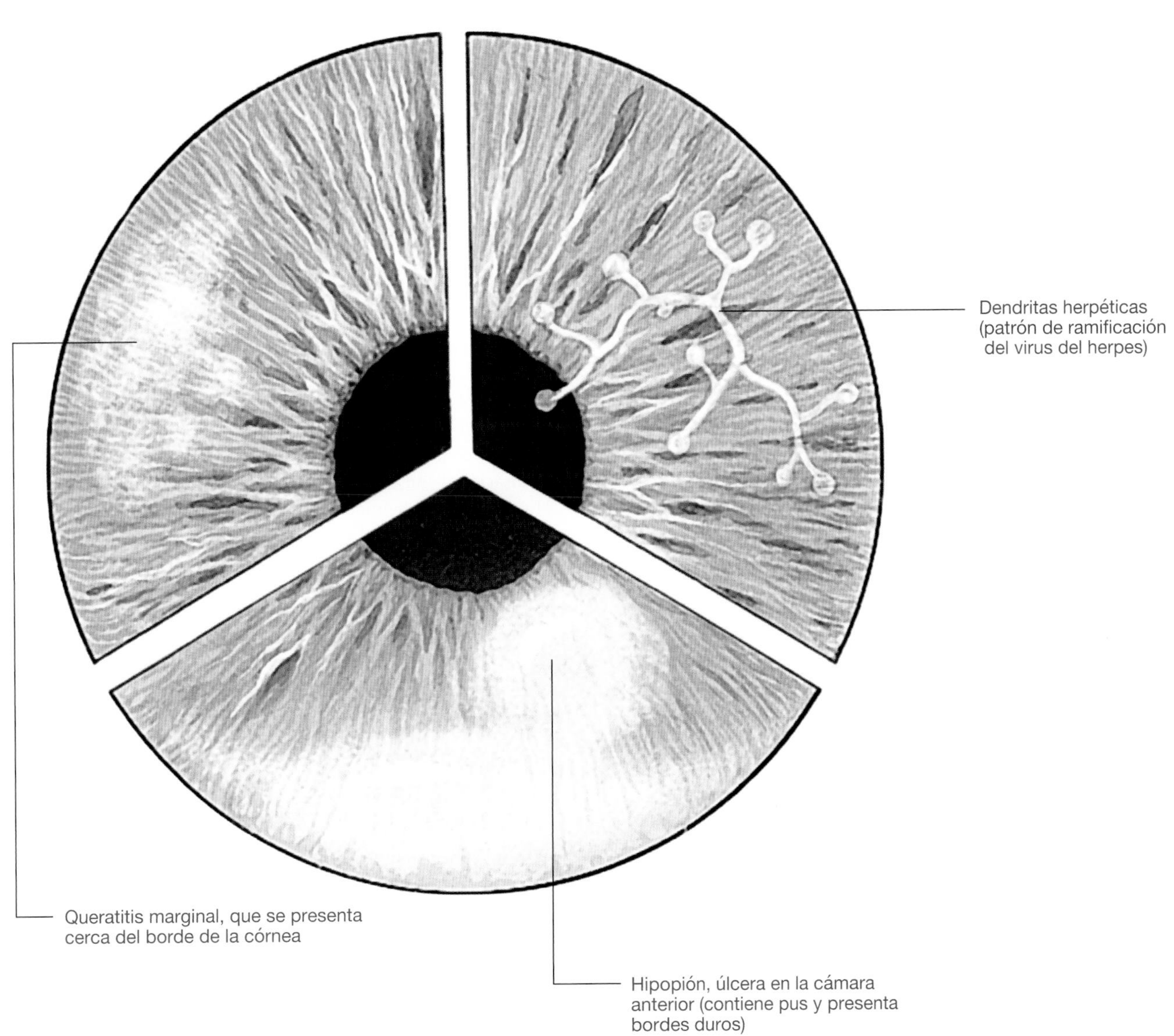

ECTROPIÓN Y ENTROPIÓN

El *ectropión*, el giro hacia afuera o eversión del párpado, puede ser congénito o adquirido. El adquirido se clasifica como involutivo, paralítico, cicatricial o mecánico. El *involutivo* es la forma más frecuente y generalmente se debe a la debilidad palpebral relacionada con la edad. El ectropión *paralítico* puede presentarse con la parálisis del séptimo nervio craneal por diversas causas, como parálisis de Bell, tumores, herpes zóster ótico e infiltraciones o tumores de la glándula parótida. El ectropión *cicatricial* es resultado de la cicatrización de la laminilla anterior debido a quemaduras faciales, traumatismos, dermatitis crónica o resección excesiva de la piel con la blefaroplastia. El ectropión *mecánico* puede presentarse con los tumores que causan eversión del párpado inferior.

El *entropión* es el giro hacia adentro o inversión del párpado. Puede ser unilateral o bilateral, y presentarse en el párpado superior o inferior, aunque se observa con más frecuencia en el último. El entropión puede ser congénito (raro), espástico agudo, involutivo o cicatricial.

Aunque el ectropión y el entropión pueden aparecer a cualquier edad, son más frecuentes en los adultos mayores de 60 años de edad.

Etiología

Ectropión

- Deficiencia de la laminilla anterior (congénita)
- Síndromes oculares genéticos
- Falta de tono de los músculos que mantienen el párpado tenso (adquirida)

Entropión

- Disgenesia de los retractores del párpado inferior (congénita)
- Irritación ocular por infección, inflamación o traumatismo (espástica aguda)
- Cicatrización de la conjuntiva palpebral y rotación del borde del párpado (cicatricial)

Fisiopatología

Ectropión

La inserción inadecuada de los músculos que tiran del párpado hacia abajo junto con la contracción del músculo orbicular permite al párpado girar en un sentido u otro. La laxitud del tendón del canto puede agravar el problema. Si ambos tendones llegan a tornarse considerablemente laxos, todo el soporte horizontal del párpado se debilita, lo que resulta en el ectropión o eversión del párpado.

Entropión

En el entropión espástico agudo, el cierre espástico del músculo orbicular supera a la acción opuesta de retracción del párpado inferior, lo que da lugar a un giro del párpado hacia el interior.

En el entropión adquirido, la frente y los músculos faciales inferiores son débiles, lo que se traduce en una caída del párpado inferior.

En el entropión involutivo, la dehiscencia de los retractores palpebrales inferiores permite que el borde tarsal inferior se desplace hacia adelante. La laxitud horizontal del párpado y la superposición de los músculos orbiculares preseptal y pretarsiano en conjunto dan lugar al entropión involutivo. El entropión cicatricial resulta de la cicatrización de la conjuntiva palpebral y la posterior rotación hacia adentro del borde del párpado.

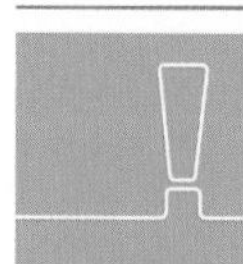

COMPLICACIONES

- Abrasiones corneales
- Cicatrización patológica de la córnea
- Lagrimeo
- Queratinización de la conjuntiva palpebral
- Pérdida de la visión

Signos y síntomas

- Ojos irritados o rojos
- Lagrimeo
- Ojos llorosos
- Secreción
- Costras palpebrales
- Sensación de un objeto extraño en el ojo
- Eversión o inversión del párpado

Resultados de las pruebas diagnósticas

- Aunque los estudios de laboratorio no revelan el entropión, la biopsia puede ayudar a descartar anticuerpos contra la membrana basal en el entropión cicatricial.
- La exoftalmometría puede revelar la presencia de exoftalmia en el ectropión involutivo.
- Las pruebas de separación y retracción revelan laxitud horizontal anómala del párpado en el ectropión.

Tratamiento

- Lubricación ocular con gotas para el entropión espástico debido al síndrome del ojo seco.
- Antibióticos y corticoesteroides para el entropión espástico causado por blefaritis.
- Toxina botulínica (*botox*) inyectada en pequeñas cantidades en el entropión espástico para debilitar la porción pretarsal del músculo orbicular de los párpados.
- Quimioterapia (dapsona) para el entropión cicatricial secundario a pénfigo.
- Reparación quirúrgica.

UNA MIRADA AL ECTROPIÓN Y ENTROPIÓN

ECTROPIÓN

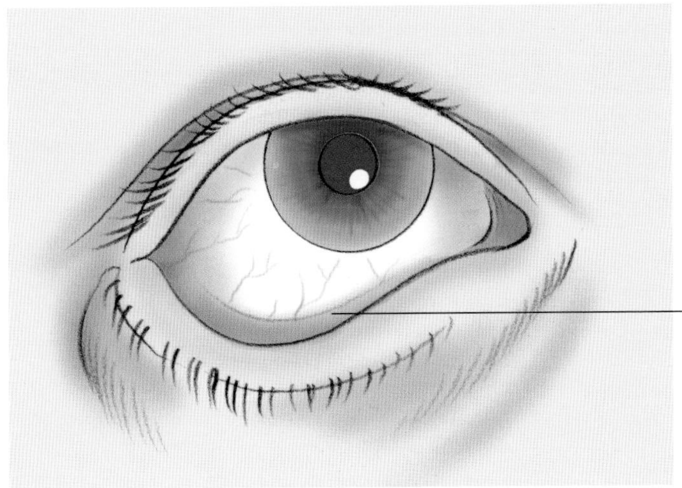

La debilidad del párpado causa giro hacia el exterior

ENTROPIÓN

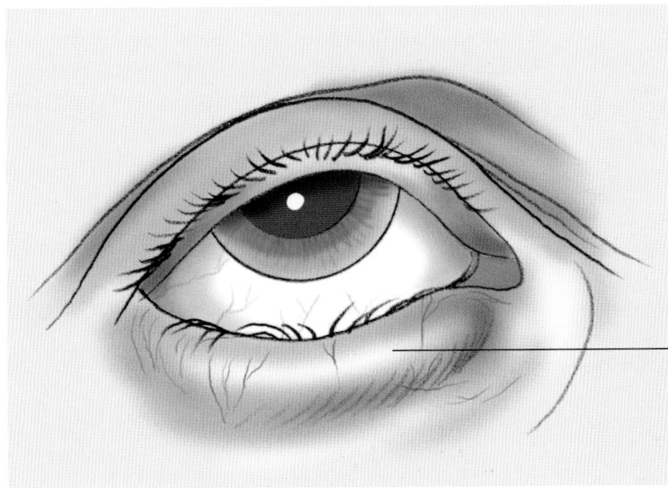

El párpado se dobla hacia adentro

GLAUCOMA

El *glaucoma* constituye un grupo de alteraciones caracterizadas por una presión intraocular (PIO) inusualmente alta que daña al nervio óptico y otras estructuras intraoculares. El glaucoma se presenta de varias formas: crónico de ángulo abierto (primario), agudo de ángulo cerrado, congénito (heredado como un rasgo autosómico recesivo) y secundario a otras causas. El glaucoma crónico de ángulo abierto suele ser bilateral, con inicio insidioso y evolución lentamente progresiva. El glaucoma agudo de ángulo cerrado tiene, por lo general, un inicio rápido, que constituye una urgencia oftalmológica. Si no se trata pronto, esta forma aguda de glaucoma causa ceguera en 3-5 días.

Etiología

Glaucoma crónico de ángulo abierto

- Genética
- Hipertensión
- Diabetes mellitus
- Envejecimiento
- Ascendencia africana
- Miopía grave

Glaucoma agudo de ángulo cerrado

- Midriasis debida a fármacos (dilatación extrema de la pupila)
- Excitación o estrés que puede conducir a la hipertensión

Glaucoma secundario

- Uveítis
- Traumatismos
- Esteroides
- Diabetes
- Infecciones
- Intervención quirúrgica

Fisiopatología

El glaucoma crónico de ángulo abierto resulta de la sobreproducción de humor acuoso o la obstrucción de su salida a través de la malla trabecular o el canal de Schlemm, ocasionando aumento de PIO y daño al nervio óptico. En el glaucoma secundario, situaciones como traumatismos y cirugías aumentan el riesgo de obstrucción de la salida de líquido intraocular por edema u otros procesos anómalos.

El glaucoma agudo de ángulo cerrado resulta de la obstrucción de la salida del humor acuoso, que puede ser causada por el ángulo anatómicamente estrecho entre la parte anterior del iris y la superficie corneal posterior; una cámara anterior poco profunda; un iris engrosado que causa el cierre del ángulo al dilatarse la pupila o que se proyecta al exterior y ejerce presión sobre las trabéculas (sinequias anteriores periféricas). Todos éstos pueden causar aumento repentino de la PIO.

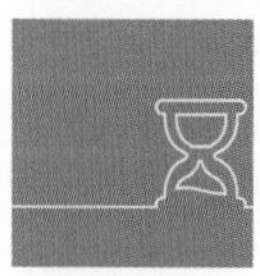

ALERTA POR EDAD

En pacientes de edad avanzada, también puede presentarse cierre parcial del ángulo, por lo que tal vez coexistan dos formas de glaucoma.

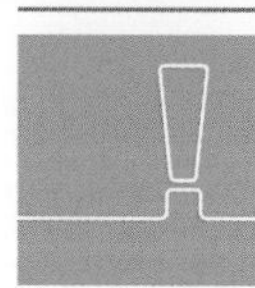

COMPLICACIONES

- Pérdida de la visión y ceguera

Signos y síntomas

Glaucoma crónico de ángulo abierto

- Típicamente bilateral
- Leve dolor en los ojos
- Pérdida de visión periférica
- Imágenes de halos alrededor de las luces
- Agudeza visual reducida, especialmente en la noche, no corregible con gafas

Glaucoma agudo de ángulo cerrado

- Inicio rápido; generalmente unilateral
- Inflamación; ojo rojo, doloroso
- Sensación de presión sobre el ojo
- Moderada dilatación papilar no reactiva a la luz
- Opacidad de la córnea
- Borramiento y disminución de la agudeza visual; halos alrededor de las luces
- Fotofobia
- Náuseas y vómitos

Resultados de las pruebas diagnósticas

- La tonometría muestra aumento de la PIO.
- El examen con lámpara de hendidura muestra los efectos del glaucoma en las estructuras anteriores del ojo.
- La gonioscopia muestra el ángulo de la cámara anterior del ojo.
- La oftalmoscopia ayuda a la visualización del fondo ocular.
- Las pruebas de perimetría o campos visuales muestran el grado de pérdida de la visión periférica.
- La fotografía del fondo del ojo muestra los cambios del disco óptico.

Tratamiento

Glaucoma crónico de ángulo abierto

- Bloqueadores β-adrenérgicos, como timolol o betaxolol (un antagonista β_1 del receptor).
- α-agonistas, como la brimonidina o apraclonidina.
- Inhibidores de la anhidrasa carbónica, como la dorzolamida o acetazolamida.
- Epinefrina.
- Prostaglandinas, como el latanoprost.
- Gotas oculares mióticas, como las de pilocarpina.
- Procedimientos quirúrgicos cuando el tratamiento médico no logra disminuir la PIO: trabeculoplastia con láser de argón de la malla trabecular de un ángulo abierto, para producir una quemadura térmica que cambie la superficie de la red y aumente el flujo de salida del humor acuoso; trabeculectomía, para retirar el tejido conjuntival, seguida de una iridectomía periférica, con el fin de hacer una abertura para la salida del humor acuoso bajo la conjuntiva, que crea una ampolla de filtración.

Glaucoma agudo de ángulo cerrado

- Urgencia oftalmológica que requiere intervención inmediata, incluyendo:
  - Manitol i.v. (20%) o glicerina oral (50%)
  - Gotas de un esteroide
  - Acetazolamida, un inhibidor de la anhidrasa carbónica

- Pilocarpina, para constreñir la pupila, forzando al iris a alejarse de las trabéculas y permitir que se filtre el líquido
- Timolol, un bloqueador β-adrenérgico
- Analgésicos opiáceos
- Iridotomía láser o iridectomía periférica quirúrgica
- Gotas ciclopléjicas, como apraclonidina, en el ojo afectado (sólo después de iridectomía periférica con láser)

CAMBIOS DEL DISCO ÓPTICO EN EL GLAUCOMA

Disco óptico normal

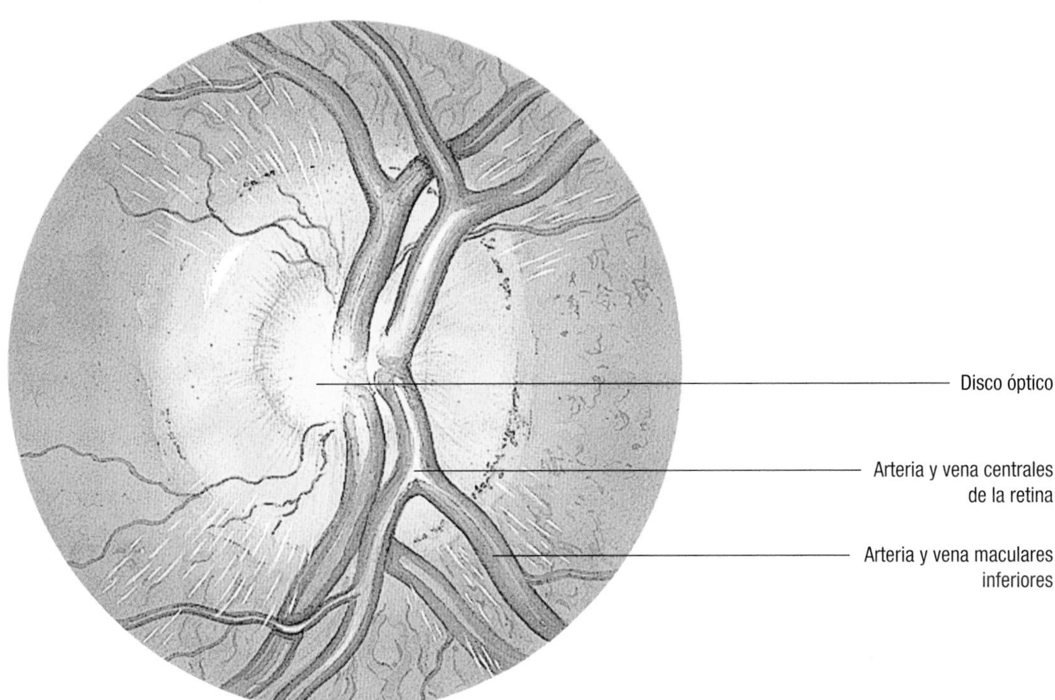

Cambios del disco

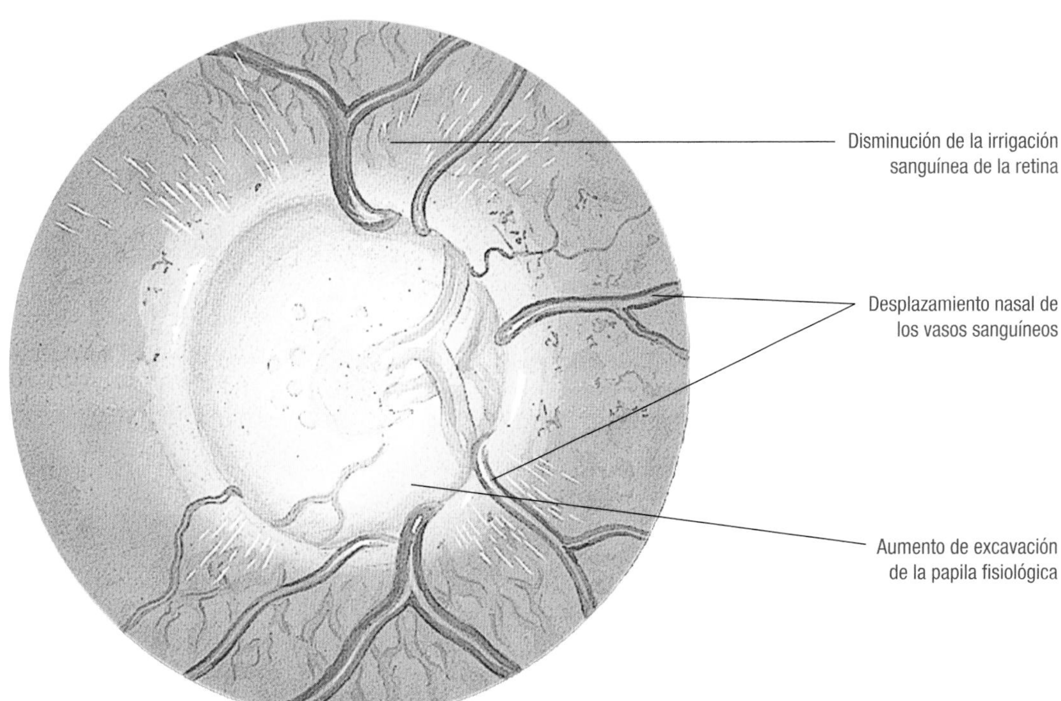

PÉRDIDA DE LA AUDICIÓN

La pérdida de la audición, o *sordera*, resulta de un impedimento mecánico o nervioso de la transmisión de ondas sonoras y es el proceso patológico más frecuentemente asociado con la alteración de la audición. La *pérdida de audición* se define como la incapacidad para percibir la gama normal de sonidos audibles de una persona con audición normal. Los tipos de pérdida auditiva incluyen la congénita, súbita, inducida por ruido y presbiacusia.

Etiología

Pérdida auditiva congénita

- Rasgo autosómico dominante o recesivo ligado al sexo
- Exposición materna a rubéola, citomegalovirosis (CMV) o sífilis durante el embarazo
- Uso de medicamentos ototóxicos durante el embarazo
- Traumatismo o anoxia fetal prolongada durante el parto
- Anomalías congénitas de oído, nariz o garganta
- Prematuridad o bajo peso al nacer
- Concentraciones de bilirrubina sérica por encima de 20 mg/dL

Sordera súbita

- Parotiditis epidémica: la causa más frecuente de pérdida auditiva neurosensorial unilateral en los niños.
- Otras infecciones bacterianas y víricas, rubéola, sarampión, influenza, herpes zóster, mononucleosis infecciosa, micoplasmosis y citomegalovirus.
- Enfermedades metabólicas: diabetes mellitus, hipotiroidismo e hiperlipoproteinemia.
- Enfermedades vasculares: hipertensión arterial y arterioesclerosis.
- Traumatismos cefálicos o tumores cerebrales.
- Medicamentos ototóxicos: aminoglucósidos, como tobramicina, estreptomicina, quinina y gentamicina; salicilatos; diuréticos de asa, como furosemida, ácido etacrínico y bumetanida; antineoplásicos, como el cisplatino.
- Enfermedades neurológicas: esclerosis múltiple y neurosífilis.
- Discrasias sanguíneas, leucemia e hipercoagulación.

Pérdida de la audición inducida por ruido

- Exposición prolongada a ruidos fuertes (85-90 dB)
- Breve exposición a ruidos extremadamente fuertes (mayores de 90 dB)

Presbiacusia

- Pérdida de células ciliadas en el órgano de Corti; puede presentarse como resultado del envejecimiento.

Fisiopatología

Las formas principales de la pérdida auditiva se clasifican como pérdida conductiva, interrupción del paso de sonidos desde el oído externo hasta la unión del estribo y la ventana oval; pérdida neurosensorial, deterioro del caracol o disfunción del nervio acústico (octavo par craneal), que causa ausencia de transmisión de los impulsos sónicos dentro del oído interno o el cerebro; o pérdida mixta, disfunción combinada, de conducción y de transmisión neurosensorial.

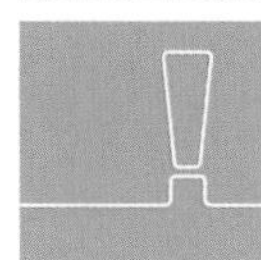

COMPLICACIONES

- Dificultad para comunicarse

Signos y síntomas

- Deficiente respuesta a los estímulos auditivos
- Deterioro del desarrollo del discurso
- Pérdida de la percepción de ciertas frecuencias (~4 000 Hz)
- Acúfenos
- Incapacidad para comprender la palabra hablada

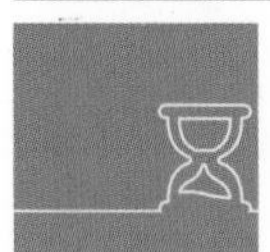

ALERTA POR EDAD

El comportamiento de un niño sordo puede parecer normal y engañar a los padres, así como al profesional sanitario, sobre todo si se trata de una sordera recesiva autosómica y es el primer hijo de padres portadores.

Resultados de las pruebas diagnósticas

- Tomografía computarizada: visualización de vías vestibulares y auditivas.
- En la resonancia magnética se observan tumores acústicos y lesiones cerebrales.
- La respuesta cerebral auditiva presenta actividad en el nervio auditivo y el tronco encefálico.
- La audiometría de tonos puros revela la presencia y el grado de pérdida auditiva.
- La electronistagmografía muestra función vestibular.
- La exploración otoscópica o al microscopio identifica alteraciones del oído medio y permite eliminar detritos.
- Las pruebas de Rinne y Weber determinan si la pérdida auditiva es conductiva o neurosensorial.

Tratamiento

Pérdida auditiva congénita

- Cirugía si es corregible
- Lenguaje de señas, labiolectura u otro medio eficaz de desarrollo de la comunicación
- Fototerapia y exanguinotransfusiones en la hiperbilirrubinemia
- Vacunas apropiadas en la niñez

Sordera súbita

- Pronta identificación de la causa subyacente, como neurinoma del acústico o ruido, y el tratamiento apropiado

Pérdida de la audición inducida por ruido

- La audición normal suele restaurarse con el descanso en la noche posterior a la exposición a niveles de ruido superiores a 90 dB durante varias horas.
- La pérdida de la audición de alta frecuencia suele prevenirse disminuyendo la exposición a ruidos fuertes.
- Posiblemente se requiera rehabilitación auditiva y del habla después de la exposición repetida a estos ruidos, porque rara vez son útiles los auxiliares auditivos.

Presbiacusia

- Amplificación de sonido, como con un audífono, útil para algunos pacientes.
- Los auxiliares de la audición no son de ayuda para muchos pacientes intolerantes al ruido alto.

Otros

- Antibióticos
- Agentes para disolver el cerumen
- Descongestivos
- Analgésicos

ETIOLOGÍA DE LA PÉRDIDA CONDUCTIVA DEL OÍDO

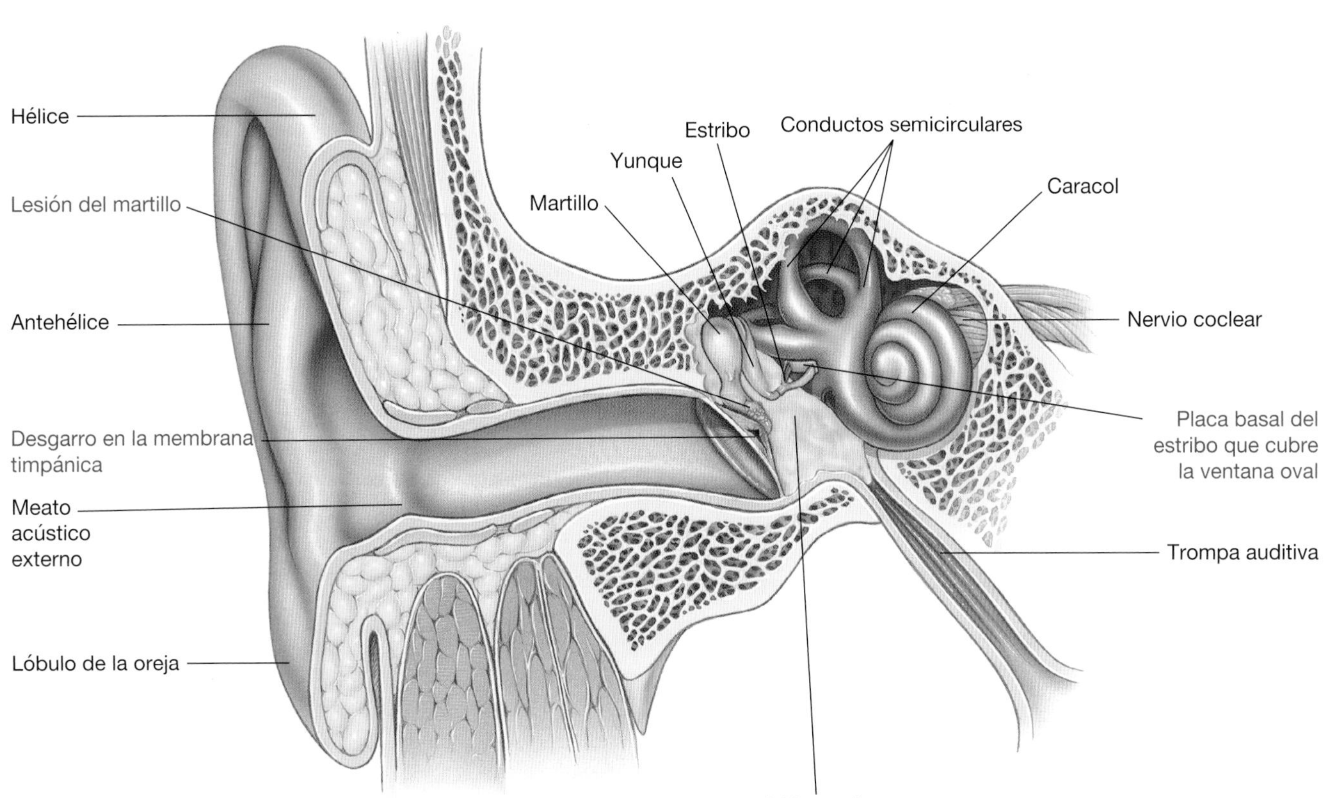

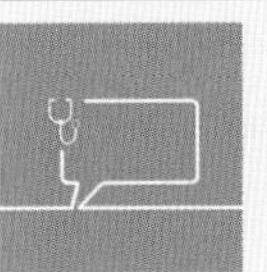

RECOMENDACIÓN CLÍNICA

CÓMO SE PRODUCE LA AUDICIÓN

- Las vibraciones del sonido chocan con la membrana timpánica (tímpano).
- Los huesecillos del oído vibran y la platina del estribo se desplaza en la ventana oval.
- El movimiento de la ventana oval hace que el líquido dentro de las rampas vestibular y timpánica se mueva.
- El movimiento del líquido contra el conducto coclear causa impulsos nerviosos, que se conducen al cerebro a través del nervio coclear.

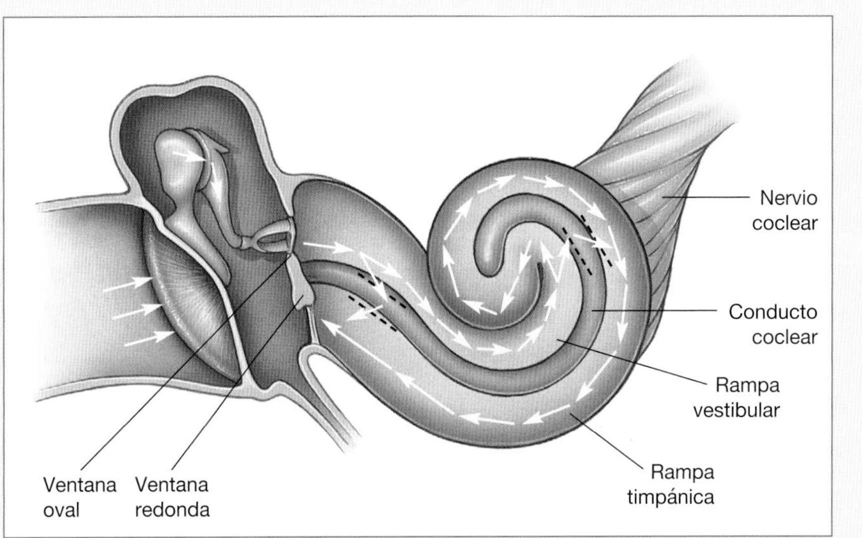

CÁNCER DE LARINGE

El de laringe es el cáncer en el cual las células malignas se localizan en los tejidos de esta estructura, también llamada "caja de la voz". La forma más frecuente de cáncer de laringe es el carcinoma espinocelular (95%); el adenocarcinoma, el sarcoma y otros tipos de cáncer son raros.

Etiología

Desconocida.

Factores de riesgo

- Hábito tabáquico
- Alcoholismo
- Inhalación crónica de humos nocivos
- Tendencia familiar
- Antecedente de enfermedad por reflujo gastroesofágico

Fisiopatología

El cáncer de laringe puede ser intrínseco o extrínseco. Un tumor intrínseco se encuentra en la cuerda vocal verdadera y no tiende a diseminarse, porque los tejidos conjuntivos subyacentes carecen de ganglios linfáticos. Un tumor extrínseco se ubica en alguna otra parte de la laringe y tiende a difundirse de manera temprana. El cáncer de laringe se clasifica según su ubicación:

- *Supraglótico* (de cuerdas vocales falsas)
- *Glótico* (de cuerdas vocales verdaderas)
- *Subglótico* (con extensión debajo de las cuerdas vocales [raro])

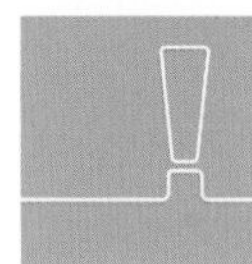

COMPLICACIONES

- Dificultad para deglutir

Signos y síntomas

Cáncer de laringe intrínseco

- Ronquera que persiste por más de 3 semanas

Cáncer extrínseco

- Tumor en la garganta
- Dolor o ardor en la garganta al beber jugos cítricos o líquidos calientes

Efectos clínicos posteriores a las metástasis

- Disfagia
- Disnea
- Tos
- Aumento de volumen de los ganglios linfáticos cervicales
- Dolor que se irradia al oído

Resultados de las pruebas diagnósticas

- La xerorradiografía, las tomografías computarizada y laríngea, y la laringografía permiten confirmar la presencia de una masa.
- En la radiografía de tórax se identifican las metástasis.
- La laringoscopia permite la clasificación definitiva por etapas mediante la obtención de varias muestras de biopsia para establecer un diagnóstico primario, determinar la extensión de la enfermedad e identificar lesiones premalignas adicionales o segundos cánceres primarios.
- La biopsia permite identificar las células cancerosas.

Tratamiento

Lesiones precancerosas

- Intervención quirúrgica con láser

Lesiones tempranas

- Intervención quirúrgica o radiación

Lesiones avanzadas

- Cirugía; los procedimientos varían de acuerdo con el tamaño del tumor y pueden incluir cordectomía, laringectomía total o parcial, laringectomía supraglótica o laringectomía total con laringoplastia.
- Intervención quirúrgica con láser para aliviar la obstrucción causada por el crecimiento del tumor.
- Radiación y quimioterapia.

Rehabilitación del habla

- Si no es posible conservar el habla, puede incluir:
  - Habla esofágica
  - Dispositivos protésicos
  - Técnicas quirúrgicas experimentales para la construcción de una nueva laringe

CÁNCER DE LARINGE

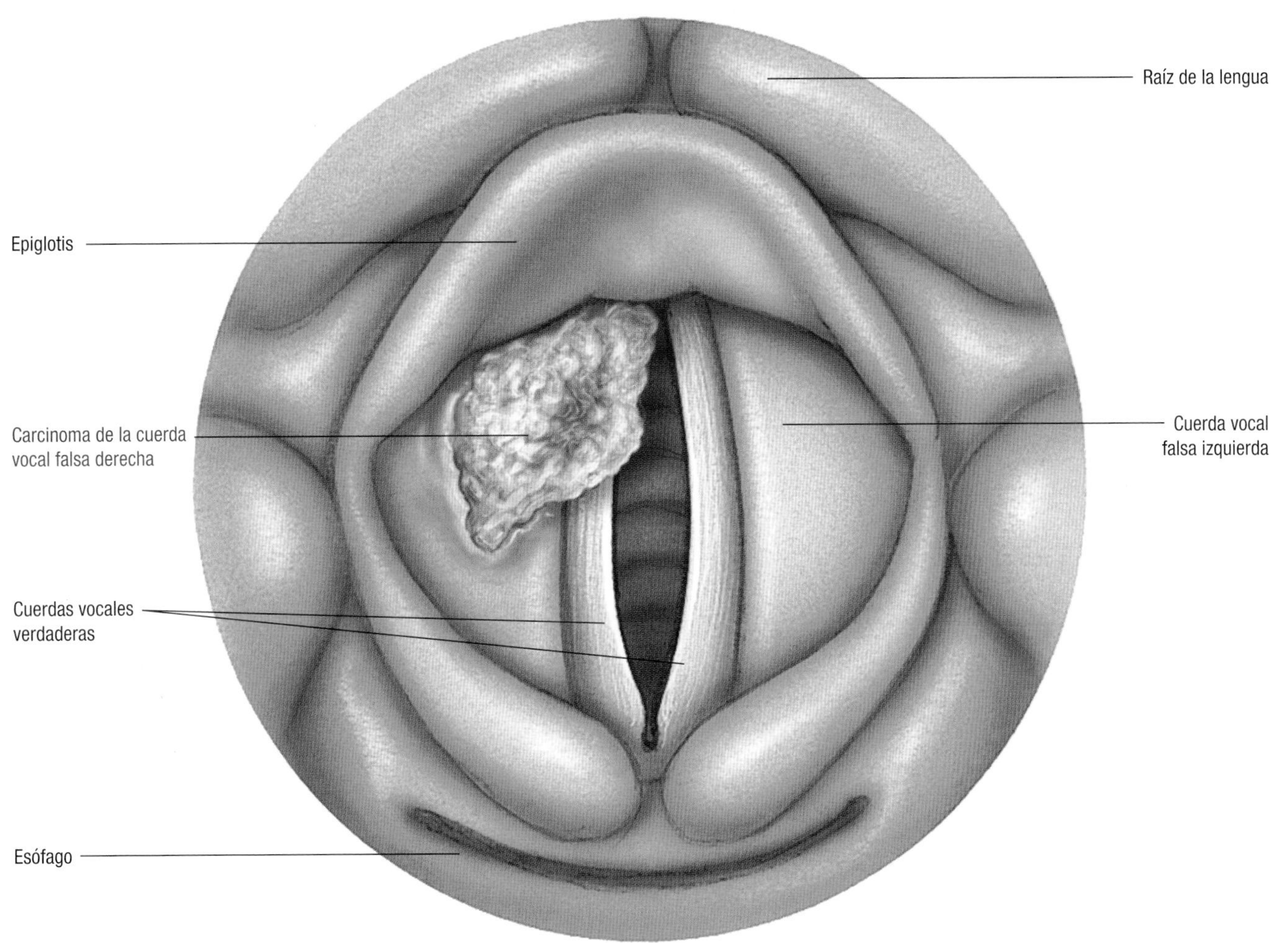

DEGENERACIÓN MACULAR

La degeneración macular (atrofia o degeneración del disco macular) es la causa más frecuente de ceguera legal en los adultos. Por lo general, afecta a ambos ojos y representa alrededor del 12% de la ceguera en Estados Unidos y casi el 17% de la ceguera nueva. Es una causa de pérdida de visión central inevitable, irreversible y grave en los pacientes de edad avanzada.

ALERTA POR EDAD

Se producen dos tipos de degeneración macular relacionados con la edad:

- *Seca o atrófica.* Caracterizada por cambios atróficos del epitelio pigmentado; con gran frecuencia causa pérdida visual gradual, leve.
- *Húmeda o exudativa.* Caracterizada por la formación subretiniana de nuevos vasos sanguíneos (neovascularización) que causan filtraciones, hemorragias y formación de cicatriz fibrovascular; produce pérdida de visión grave, rápida.

Etiología

Se desconoce la causa principal.

Posibles factores que contribuyen

- Envejecimiento
- Inflamación
- Traumatismos
- Infección
- Desnutrición
- Antecedentes familiares
- Hábito tabáquico
- Enfermedad cardiovascular

Fisiopatología

La degeneración macular asociada con la edad resulta del endurecimiento y obstrucción de las arterias retinianas, tal vez reflejo de cambios degenerativos normales. La formación de nuevos vasos sanguíneos en el área macular obstaculiza la visión central. Se encuentran cambios patológicos subyacentes principalmente en el epitelio pigmentario de la retina, la membrana de Bruch y los coroidocapilares de la región macular.

La forma seca se desarrolla como depósitos extracelulares amarillos o *drusas*, que se acumulan debajo del epitelio pigmentario de la retina; pueden ser notorios en la mácula. Las drusas son frecuentes en pacientes de edad avanzada y, con el tiempo, aumentan en número y volumen. Se presenta pérdida visual cuando el epitelio pigmentario de la retina se desprende y se vuelve atrófico.

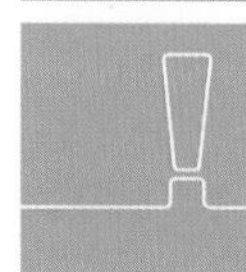

COMPLICACIONES

- Ceguera
- Lesiones maculares
- Nistagmo

Signos y síntomas

- Cambios en la visión central debido a la neovascularización, como una mancha blanca (escotoma) en el centro de una página al leer.
- Aspecto distorsionado de las líneas rectas, causado por la relocalización de los receptores retinianos.

Resultados de las pruebas diagnósticas

- La oftalmoscopia indirecta muestra cambios maculares notorios, opacidades, hemorragia, neovascularización, palidez retiniana, drusas o desprendimiento de retina.
- En las fotografías secuenciales de angiografía con fluoresceína i.v. se pueden observar vasos sanguíneos con filtraciones del colorante hacia los tejidos de la red neovascular subretiniana.
- La prueba de la grilla de Amsler identifica la pérdida del campo visual central.

Tratamiento

- Forma exudativa (neovascularización subretiniana): fotocoagulación con láser.
- Forma atrófica: actualmente no hay cura.

CAMBIOS RETINIANOS EN LA DEGENERACIÓN MACULAR

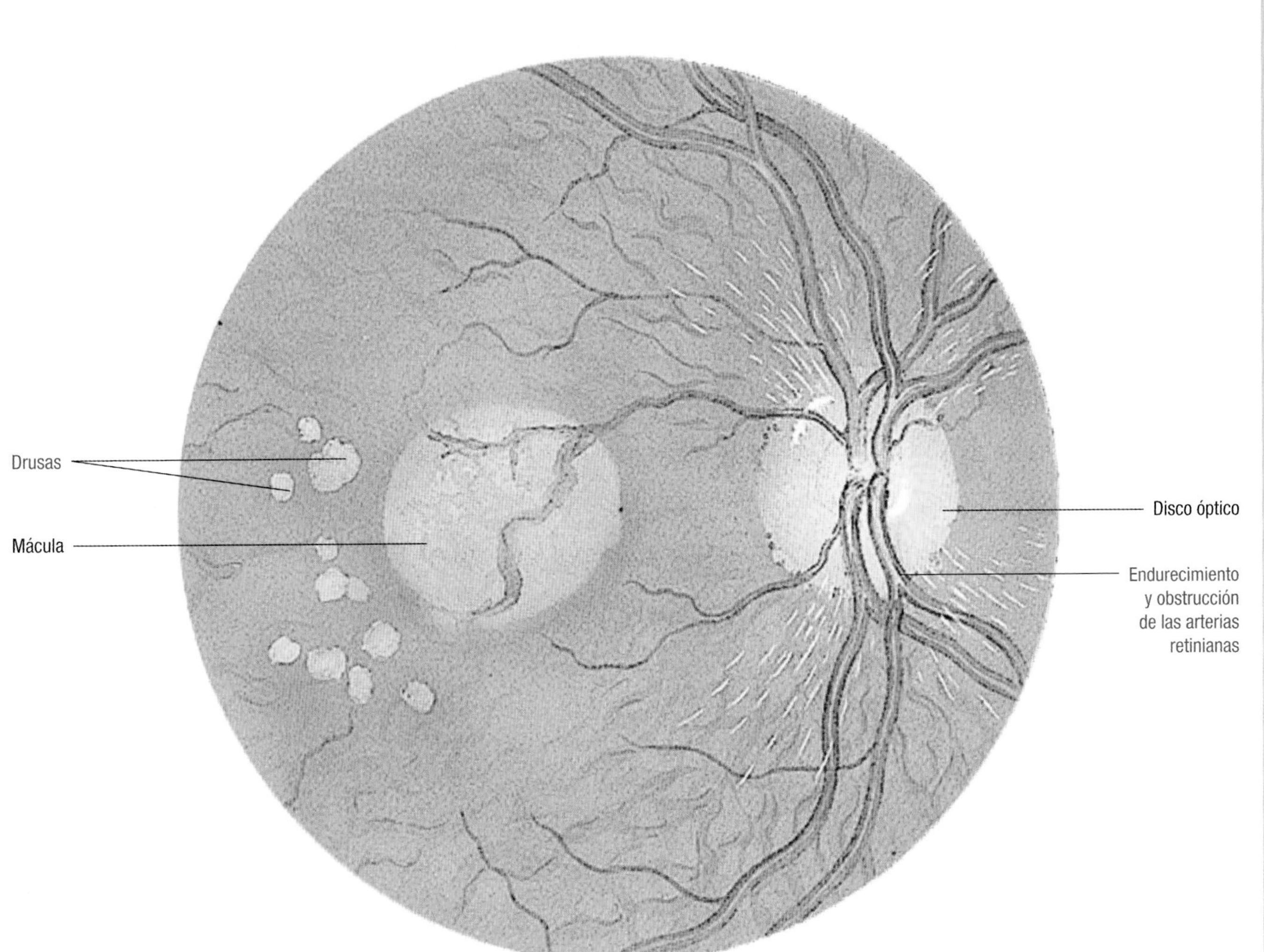

ENFERMEDAD DE MÉNIÈRE

La enfermedad de Ménière, una disfunción laberíntica también conocida como *hidropesía endolinfática*, causa vértigo intenso, hipoacusia neurosensorial y acúfenos.

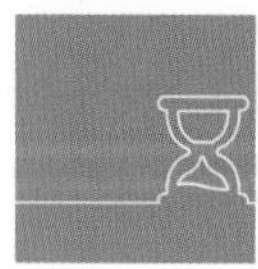

ALERTA POR EDAD

La enfermedad de Ménière afecta, por lo general, a adultos entre los 30 y 60 años de edad, y a los hombres con una frecuencia algo mayor que a las mujeres. Rara vez se presenta en los niños.

En general, está involucrado solamente un oído. Después de múltiples episodios durante varios años, los acúfenos residuales y la pérdida auditiva pueden ser incapacitantes.

Etiología

Se desconocen las causas, pero puede estar asociada con anomalías anatómicas y alteraciones inmunitarias, genéticas o vasculares.

Posibles asociaciones

- Antecedentes familiares positivos
- Alteración inmunitaria
- Migrañas
- Infección del oído medio
- Traumatismo craneoencefálico
- Disfunción vegetativa del sistema nervioso
- Edema premenstrual

Fisiopatología

Puede se resultado de la sobreproducción o menor absorción de endolinfa (líquido contenido en el laberinto del oído). La endolinfa acumulada dilata el sáculo y el conducto coclear. Se produce dilatación del sistema endolinfático y, a menudo, la membrana de Reissner pierde continuidad. Esto último permite la salida de endolinfa hacia la perilinfa, ocasionando los síntomas de la enfermedad de Ménière.

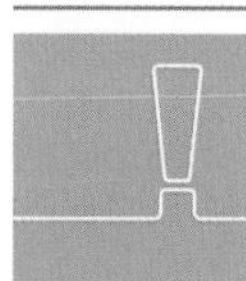

COMPLICACIONES

- Traumatismos por caídas
- Deshidratación
- Disminución de la calidad de vida

Signos y síntomas

- Vértigo repentino, intenso, con duración de 10 min a varias horas debido al aumento de endolinfa (las crisis pueden ocurrir varias veces al año o las remisiones durar por varios años).
- Acúfenos por descargas alteradas de las neuronas sensoriales auditivas; posiblemente acúfenos residuales entre las crisis.
- Deterioro auditivo por pérdida neurosensorial:
  - Audición posiblemente normal entre las crisis.
  - Las crisis repetidas pueden causar la pérdida gradual y permanente de la audición.
- Sensación de plenitud u obstrucción en el oído antes de la crisis, debido al cambio de sensibilidad de los receptores de presión.
- Náuseas, vómitos, sudoración y palidez durante una crisis aguda por disfunción vegetativa.
- Nistagmo por la asimetría y la intensidad de los impulsos que alcanzan el tronco encefálico.
- Pérdida del equilibrio y caída hacia el lado afectado por el vértigo.

Resultados de las pruebas diagnósticas

- La prueba de audiometría muestra la pérdida de audición neurosensorial y de la discriminación e incorporación.
- En la electronistagmografía se observa una respuesta vestibular normal o reducida en el lado afectado.
- Prueba térmica de frío: muestra deterioro del reflejo oculovestibular.
- Electrococleografía: mayor cociente de adición de potenciales: potenciales de acción.
- La prueba de audiometría de respuestas evocadas del tronco encefálico evalúa en busca de neurinoma del acústico, tumor cerebral y lesiones vasculares en el tronco del encéfalo.
- La tomografía computarizada y la resonancia magnética permiten detectar un neurinoma del acústico como causa de los síntomas.

Tratamiento

Durante una crisis aguda

- Acostarse para disminuir al mínimo el movimiento de la cabeza.
- Evitar movimientos bruscos y luces destellantes para disminuir el mareo.
- Prometazina y proclorperazina para aliviar náuseas y vómitos.
- Atropina para controlar una crisis al aminorar la función del sistema nervioso autónomo.
- Dimenhidrinato para aliviar el vértigo y las náuseas.
- Depresores del sistema nervioso central, como lorazepam o diazepam, para disminuir la excitabilidad de los núcleos vestibulares.
- Antihistamínicos, como meclizina o difenhidramina, para aminorar el mareo y los vómitos.

Tratamiento a largo plazo

- Diuréticos, como el triamtereno o la acetazolamida, para disminuir la presión de la endolinfa.
- Betahistina para aliviar el vértigo, la hipoacusia y los acúfenos.
- Vasodilatadores para expandir los vasos sanguíneos que irrigan el oído interno.
- Restricción de sodio para aminorar la hidropesía endolinfática.
- Restricción de cafeína y nicotina, pues se ha mostrado que ambas disminuyen el flujo microvascular en el sistema laberíntico.
- Antihistamínicos o sedantes suaves para evitar los ataques.
- Estreptomicina sistémica para producir la lisis química del neuroepitelio sensorial del oído interno y así aliviar el vértigo en pacientes con enfermedad bilateral, para quienes no es posible considerar ningún otro tratamiento.

Enfermedad que persiste a pesar del tratamiento médico o que produce vértigo incapacitante

- Drenaje endolinfático y colocación de una derivación, para disminuir la presión sobre las células ciliadas de la cóclea y prevenir una mayor pérdida auditiva neurosensorial.
- Resección del nervio vestibular en pacientes con audición intacta, para disminuir el vértigo y prevenir una mayor pérdida de la audición.
- Laberintectomía para aliviar el vértigo en los pacientes con síntomas incapacitantes y mala o nula audición (la destrucción del caracol causa una pérdida total de la audición en el lado afectado).
- Implante coclear para mejorar la audición en los pacientes con sordera grave.

ENFERMEDAD DE MÉNIÈRE

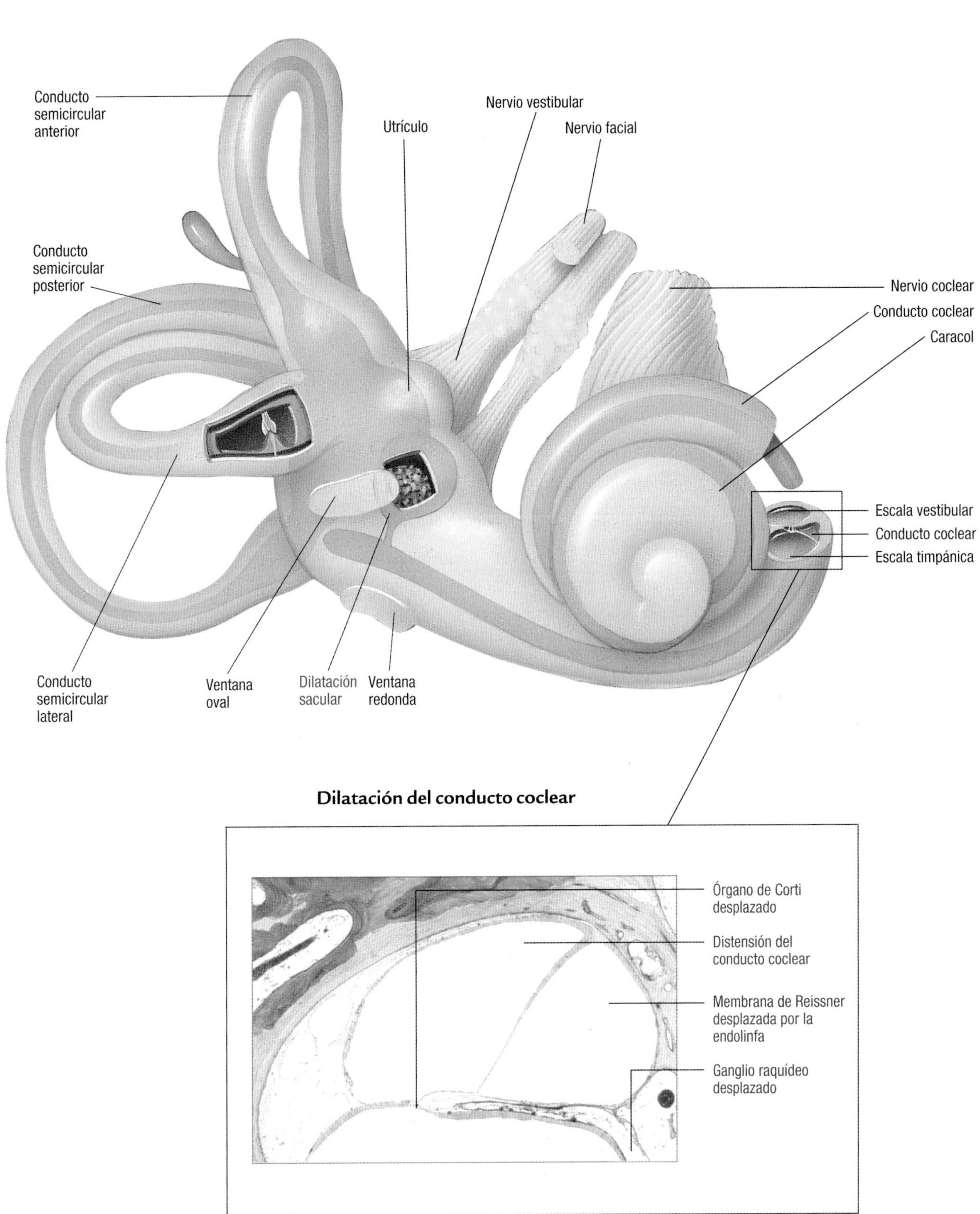
Conducto semicircular anterior
Utrículo
Nervio vestibular
Nervio facial
Conducto semicircular posterior
Nervio coclear
Conducto coclear
Caracol
Escala vestibular
Conducto coclear
Escala timpánica
Conducto semicircular lateral
Ventana oval
Dilatación sacular
Ventana redonda
Dilatación del conducto coclear
Órgano de Corti desplazado
Distensión del conducto coclear
Membrana de Reissner desplazada por la endolinfa
Ganglio raquídeo desplazado

MELANOMA OCULAR

Aunque el melanoma se desarrolla típicamente en áreas del cuerpo que contienen células que producen melanina, como la piel, también puede presentarse en el área pigmentada del ojo. El melanoma ocular ocurre con mayor frecuencia en la capa vascular del ojo llamada *úvea*, la zona entre la retina y la esclerótica. Se puede presentar en el iris y el cuerpo ciliar (la parte anterior de la úvea) o en la capa coroidea (la parte posterior de la úvea).

El melanoma que se origina en el ojo es un cáncer primario, el cáncer ocular más frecuente en los adultos. El melanoma que aparece en otras partes primero y después se extiende al ojo es un cáncer secundario. Ambos tipos de melanoma ocular son raros.

Etiología

- Se desconoce la causa exacta.
- Color de ojos azul (mayor riesgo).
- Síndrome de nevo displásico (posible aumento del riesgo).

Fisiopatología

El melanoma primario se origina en los melanocitos de la coroides o la parte posterior de la úvea. Por lo general, comienza como un nevo melanocítico preexistente. El melanoma de coroides impide la circulación hacia el epitelio pigmentado de la retina. Los tumores pueden volverse grandes antes de que haya una pérdida de la visión manifiesta en función de la distancia desde el nervio óptico y la fóvea, donde se originan. La filtración de líquido en el espacio subretiniano puede llevar al desprendimiento total de la retina.

Los melanomas de coroides, en última instancia, causan la muerte por metástasis. Por desgracia, este cáncer envía metástasis antes del diagnóstico. Como no hay vasos linfáticos en el ojo, el cáncer sólo se puede propagar por vía hematógena y con mucha frecuencia se extiende por metástasis al hígado. Otros órganos de metástasis son los pulmones, huesos, piel y sistema nervioso central.

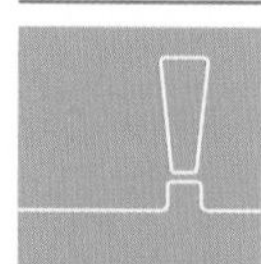

COMPLICACIONES

- Metástasis
- Ceguera

Signos y síntomas

- Destellos
- Visión borrosa
- Mancha oscura en el campo visual
- Cambio en el color del iris
- Mancha oscura creciente en el iris
- Pérdida de visión periférica en el ojo afectado
- Moscas volantes visuales
- Ojo rojo, doloroso

Resultados de las pruebas diagnósticas

- La ecografía del ojo identifica el tumor y ayuda a evaluar su tamaño y grosor para determinar el tratamiento apropiado.
- Los análisis de sangre, radiografías, ecografía, resonancia magnética o tomografía computarizada permiten detectar metástasis en el hígado y los pulmones.

Tratamiento

- Intervención quirúrgica (iridectomía, iridotrabeculectomía, iridociclectomía, coroidectomía o enucleación ocular)
- Radioterapia (teleterapia o braquiterapia)
- Quimioterapia
- Interferón
- Crioterapia o termoterapia transpupilar (para tratar tumores de tamaño pequeño)

MELANOMA DEL CUERPO CILIAR

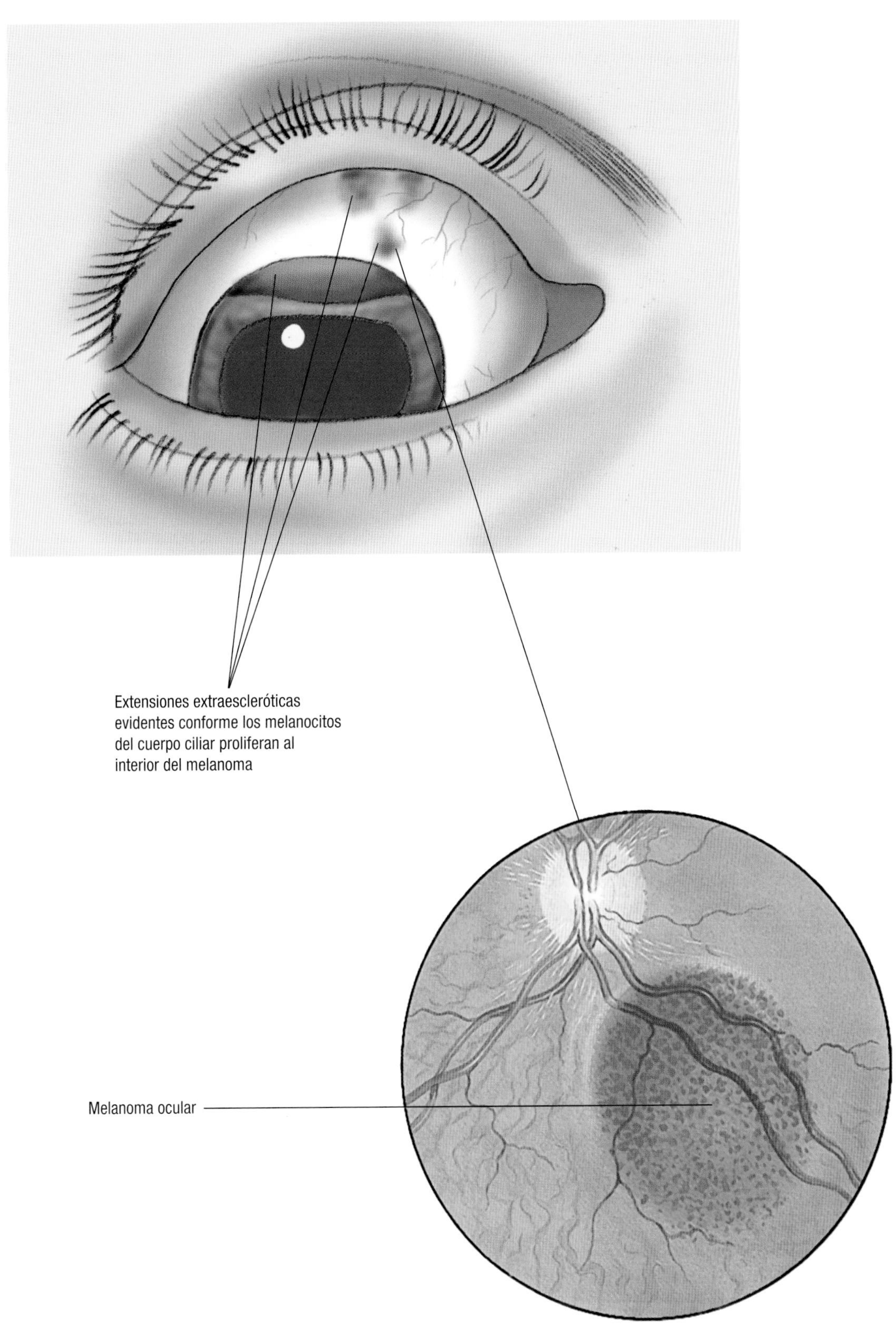

OTITIS MEDIA

La otitis media (una inflamación del oído medio) puede ser supurativa o secretora, y aguda, persistente, sin respuesta o crónica.

La otitis media aguda se presenta con frecuencia en niños entre los 6 y 36 meses de edad; su incidencia aumenta durante los meses de invierno, paralela al incremento estacional de infecciones respiratorias. La acumulación prolongada de líquido dentro de la cavidad del oído medio causa otitis media crónica.

La otitis media supurativa crónica puede llevar a cicatrización patológica, adherencias y daño estructural o funcional grave del oído. La otitis media secretora crónica, con inflamación y presión persistentes, puede causar pérdida conductiva de la audición. Se presenta con mayor frecuencia en niños con tubos de timpanostomía o con una membrana timpánica perforada.

La *otitis media recurrente* se define como tres episodios de otitis media casi aguda en 6 meses, o cuatro episodios de otitis media aguda en 1 año.

Etiología

Otitis media supurativa (infección bacteriana)

- Neumococos
- *Haemophilus influenzae*, la causa más frecuente en niños menores de 6 años de edad
- *Moraxella catarrhalis*
- Estreptococos β-hemolíticos
- Estafilococos, la causa más frecuente en niños de 6 años de edad o mayores
- Bacilos gramnegativos

Otitis media supurativa crónica

- Tratamiento inadecuado de los episodios de otitis aguda
- Infección por cepas de bacterias resistentes
- Tuberculosis (rara)

Otitis media secretora

- Obstrucción de la trompa auditiva secundaria a su disfunción por infección vírica o alergia.
- Barotraumatismo: lesión causada por la incapacidad para igualar las presiones entre el ambiente y el oído medio durante el descenso en un avión o el ascenso en un submarino.

Otitis media secretora crónica

- Obstrucción mecánica: crecimiento excesivo o tumor de tejido adenoideo.
- Edema, rinitis alérgica o sinusitis crónica.
- Tratamiento inadecuado de la otitis media aguda supurativa.

Fisiopatología

La otitis media resulta de la interrupción de la permeabilidad de la trompa auditiva. En la forma supurativa, una infección del aparato respiratorio, reacción alérgica, intubación nasotraqueal o cambios de posición permiten el reflujo de flora nasofaríngea a través de la trompa auditiva y la colonización del oído medio.

En la forma secretora, la obstrucción de la trompa auditiva promueve la trasudación de líquido seroso estéril desde los vasos sanguíneos en la membrana del oído medio.

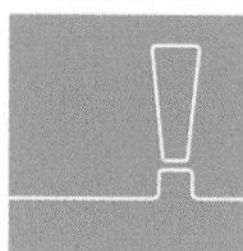

COMPLICACIONES

- Mastoiditis
- Meningitis
- Pérdida permanente de la audición
- Septicemia
- Abscesos
- Vértigo
- Linfadenopatías
- Daño a las estructuras del oído medio
- Perforación de la membrana timpánica

Signos y síntomas

Otitis media supurativa crónica

- Dolor intenso, profundo, pulsátil por presión detrás de la membrana timpánica
- Signos de infección del aparato respiratorio (estornudos, tos)
- Fiebre de leve a muy alta
- Pérdida de la audición, generalmente leve y de conducción
- Zumbido de oídos, mareos, náuseas o vómitos
- Membrana timpánica abultada, eritematosa (secreción purulenta en el conducto auditivo si se rompe la membrana timpánica)

Otitis media secretora aguda

- Pérdida auditiva grave de conducción: varía de 15 a 35 dB en función del espesor y la cantidad de líquido en la cavidad del oído medio.
- Sensación de plenitud en el oído.
- Ruidos de estallido, crepitación o chasquido al deglutir o con el movimiento de la mandíbula.
- Ecolalia.
- Sensación vaga de pesantez superior.

Otitis media crónica

- Engrosamiento y cicatrización patológica del tímpano
- Disminución o ausencia de movilidad de la membrana timpánica
- Colesteatoma (masa a manera de quiste en el oído medio)
- Secreción purulenta indolora

Resultados de las pruebas diagnósticas

- El cultivo y las pruebas de sensibilidad del exudado muestran el microorganismo causal.
- El hemograma revela leucocitosis.
- Los estudios radiográficos muestran afección mastoidea.
- La timpanometría detecta pérdida de la audición y evalúa el estado del oído medio.
- La audiometría determina el grado de pérdida auditiva.
- En la otoscopia neumática se observa disminución de movilidad de la membrana timpánica.

Tratamiento

- Antibioticoterapia
- Miringotomía (inserción de un tubo de polietileno a través de la membrana timpánica)

- Insuflación de la trompa auditiva mediante la maniobra de Valsalva varias veces al día
- Descongestivo nasofaríngeo
- Aspiración del líquido del oído medio
- Tratamiento concomitante de la causa subyacente, como la eliminación de los alérgenos, o adenoidectomía para la hipertrofia de adenoides
- Miringoplastia y timpanoplastia, mastoidectomía

CLASIFICACIÓN Y COMPLICACIONES FRECUENTES DE LA OTITIS MEDIA

Clasificaciones

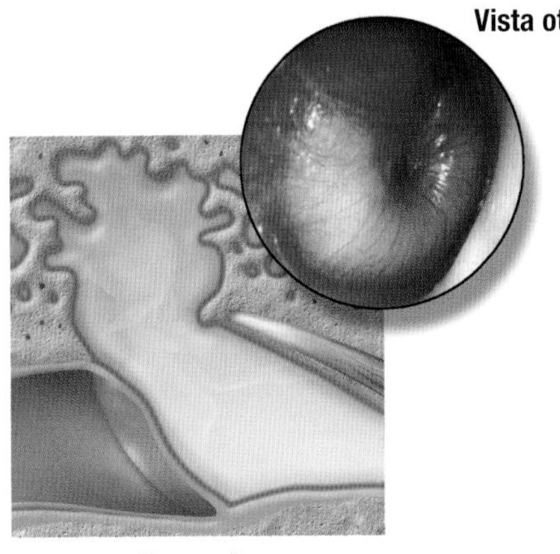

Otitis media aguda
- Líquido infectado en el oído medio
- Inicio rápido y duración breve

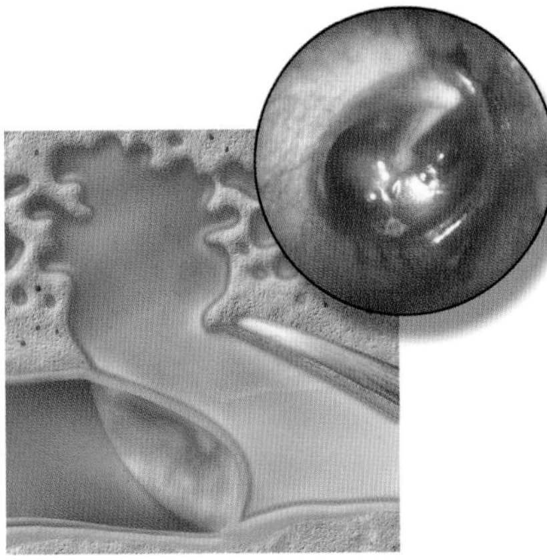

Otitis media con derrame
- Líquido relativamente asintomático en el oído medio
- Puede ser de naturaleza aguda, subaguda o crónica

Complicaciones

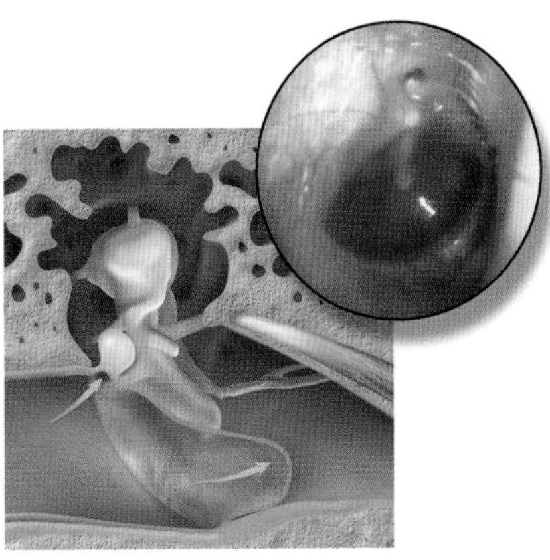

Atelectasia
- Adelgazamiento y colapso potencial de la membrana timpánica

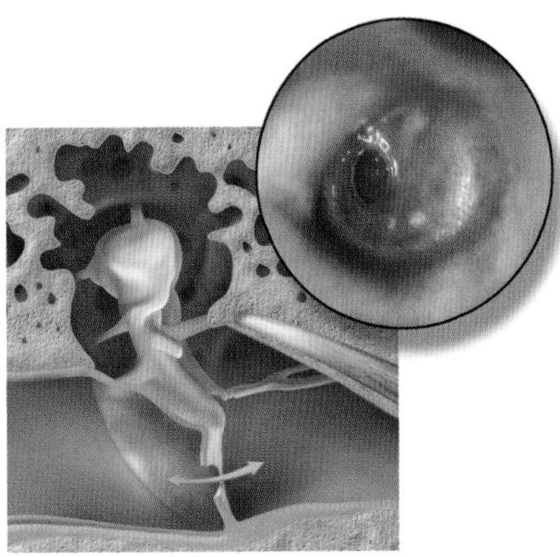

Perforación
- Orificio en la membrana timpánica causado por presión crónica negativa, inflamación o traumatismo en el oído medio

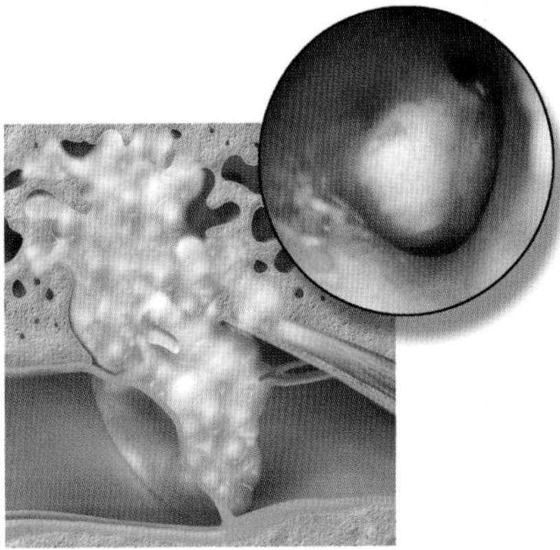

Colesteatoma
- Masa de piel atrapada en el oído medio o el lóbulo temporal

FARINGITIS

La *faringoamigdalitis* es una infección o irritación de la faringe y las amígdalas. Suele ser un proceso infeccioso de origen vírico o bacteriano, pero también puede ser el resultado de alergias, traumatismos, neoplasias y sustancias tóxicas.

Etiología

Etiología bacteriana

Infección bacteriana de la garganta causada por *Streptococcus pyogenes*, un estreptococo β-hemolítico del grupo A (también conocido como *estreptococo del grupo A*). El microorganismo *S. pyogenes* es la causa más frecuente de faringitis bacteriana aguda. Constituye casi el 15-30% de los casos pediátricos y el 5-10% de los de adultos. Puede ser asintomática hasta en el 20% de los niños en edad escolar. Es más frecuente durante los meses de invierno y primavera.

Etiología vírica

Infección vírica de la garganta provocada frecuentemente por los rinovirus o coronavirus, pero también pueden causarla los virus de Epstein-Barr, citomegalovirus, del herpes simple y de la inmunodeficiencia humana primario.

Fisiopatología

La faringitis aguda es causada por una infección bacteriana o vírica. Las infecciones víricas con frecuencia se presentan acompañadas de coriza, tos y rinorrea. En la infección bacteriana, suelen estar ausentes la tos y la rinorrea, y quizás haya exudado blanquecino, ganglios linfáticos cervicales inflamados y fiebre.

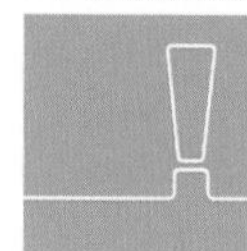

COMPLICACIONES

- Epiglotitis
- Absceso periamigdalino
- Infecciones submandibulares
- Cardiopatía reumática
- Glomerulonefritis aguda
- Síndrome de *shock* tóxico

Signos y síntomas

- Hiperemia (enrojecimiento) de la faringe
- Exudado blanquecino
- Fiebre
- Aumento de volumen de los ganglios linfáticos cervicales
- Rinorrea
- Tos
- Catarro
- Exantema

Resultados de las pruebas diagnósticas

- La prueba rápida de estreptococos positiva significa infección; estreptococo β-hemolítico del grupo A.
- Cultivo de exudado faríngeo para identificar las bacterias.

Tratamiento

- Antibióticos para estreptococos β-hemolíticos del grupo A.
- Hacer gárgaras con agua tibia, pastillas para la garganta o analgésicos cuando es vírica.

Lecturas recomendadas

Arroyo, J. (2016). Age-related macular degeneration: Clinical presentation, etiology and diagnosis. *Uptodate*. Obtenido de https://www.uptodate.com/contents/age-related-macular-degeneration-clinical-presentation-etiology-and-diagnosis?source=see_link

Li, J. (2016). Meniere disease (idiopathic endolymphatic hydrops). *Medscape*. Obtenida de http://emedicine.medscape.com/article/1159069-overview

McCance, k. L. & Huether, S. E. (2014). *Pathophysiology: The biologic basis for disease in adults and children – study guide* (7th ed.). St. Louis, MO: The C.V. Mosby Company.

Porth, C. (2014). *Essentials of pathophysiology: Concepts of altered states* (4th ed.). Philadelphia, PA: Wolters Kluwer.

Van Meter, K. y Hubert, R. (2014). *Gould's pathophysiology for the health professions* (5th ed.). St. Louis, MO: The C.V. Mosby Company.

Waseem, M. (2016). Otitis media. *Medscape*. Obtenida de http://emedicine.medscape.com/article/994656-overview

APÉNDICE

TIPOS DE ARRITMIAS CARDÍACAS

ARRITIMA Y SUS CARACTERÍSTICAS	CAUSAS
Taquicardia 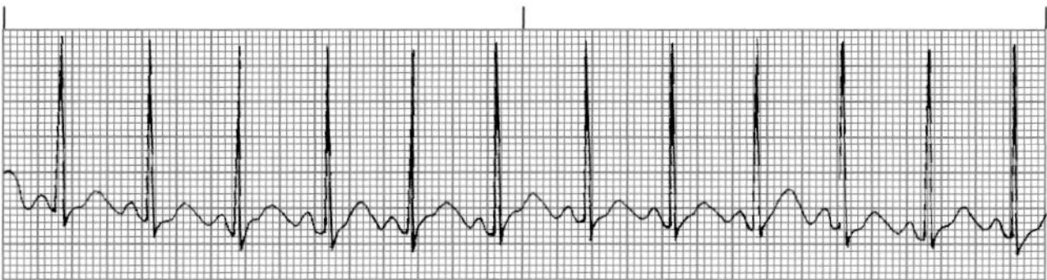 • Ritmo: regular, auricular y ventricular; frecuencia > 100 latidos/min. • Una onda P normal precede a cada complejo QRS.	• Puede ser una respuesta fisiológica normal. • Insuficiencia ventricular izquierda, taponamiento cardíaco, hipertiroidismo, anemia, hipovolemia, embolia pulmonar (EP), infarto de miocardio (IM) de la pared anterior, choque cardiógeno, pericarditis, anemia y hemorragia. • Atropina, epinefrina, isoproterenol, quinidina, cafeína, alcohol, anfetaminas; dobutamina, dopamina o nicotina.
Bradicardia sinusal 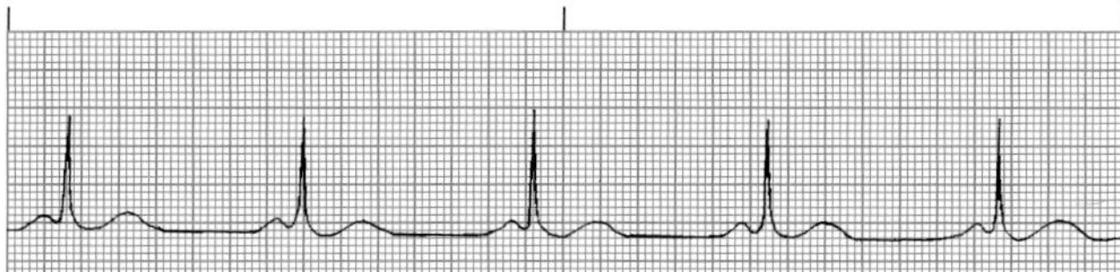 • Ritmo: regular, auricular y ventricular; frecuencia > 60 latidos/min. • Una onda P normal precede a cada complejo QRS.	• Normal en un corazón bien acondicionado. • Aumento de la presión intracraneal. • Aumento del tono vagal. • Hipotermia. • Hipercalemia. • Hipotiroidismo. • Anticolinesterasa, β-bloqueadores, antagonistas del calcio, digoxina, litio, antiarrítmicos o morfina.
Taquicardia supraventricular (TSV) 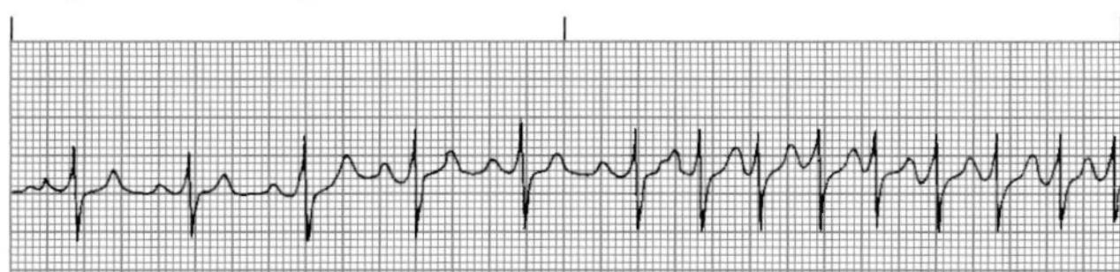 • Ritmo: regular, auricular y ventricular; frecuencia > 160 latidos/min; rara vez rebasa 250 latidos/min. • Ondas P regulares pero aberrantes; difíciles de diferenciar de la onda T precedente; una onda P precede a cada complejo QRS. • Si la arritmia se inicia y se detiene de manera súbita, se denomina *taquicardia supraventricular paroxística* (TSVP).	• Anomalía intrínseca de la conducción auriculoventricular (AV). • Estrés físico o psicológico, hipoxia, hipocalemia, miocardiopatía, cardiopatía congénita, IM, enfermedad valvular, síndrome de Wolff-Parkinson-White, corazón pulmonar, hipertiroidismo o hipertensión sistémica. • Toxicidad de la digoxina: consumo de cafeína, marihuana o un estimulante del sistema nervioso central.
Aleteo auricular 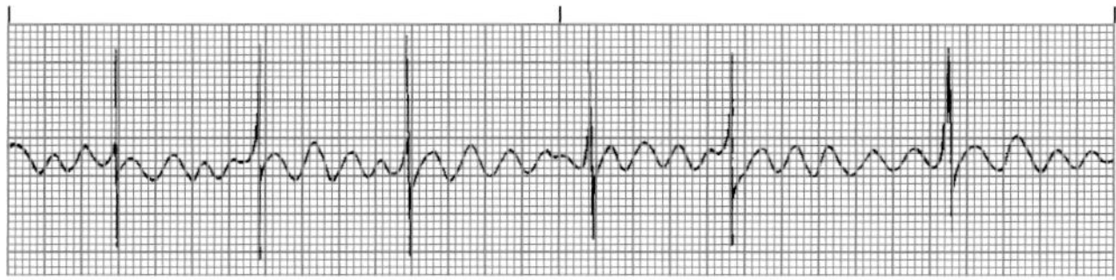 • Ritmo: auricular regular; frecuencia de 250-400 latidos/min. • Frecuencia ventricular variable según el grado de bloqueo AV. • Sin ondas P; la actividad auricular parece de aleteo (ondas F); frecuente configuración de ondas P en dientes de sierra en la derivación II. • Complejos QRS uniformes pero, con frecuencia, irregulares.	• Insuficiencia cardíaca, valvulopatía tricúspide o mitral, EP, corazón pulmonar, IM de la pared inferior, síndrome de seno enfermo o pericarditis. • Toxicidad de la digoxina.

(continúa)

ARRITIMA Y SUS CARACTERÍSTICAS	CAUSAS
Fibrilación auricular 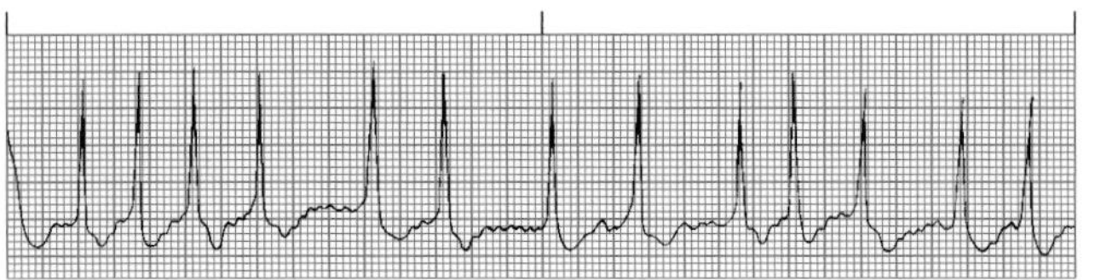 • Ritmo auricular notoriamente irregular; frecuencia > 400 latidos/min. • Frecuencia ventricular notoriamente irregular. • Complejos QRS de configuración y duración uniformes. • Intervalo PR indiscernible. • Sin ondas P; la actividad auricular parece errática, ondas fibrilatorias irregulares basales (ondas F).	• Insuficiencia cardíaca, enfermedad pulmonar obstructiva crónica, tirotoxicosis, pericarditis constrictiva, cardiopatía isquémica, septicemia, EP, cardiopatía reumática, hipertensión, estenosis mitral, irritación auricular o complicaciones de la derivación coronaria o de la cirugía de sustitución valvular. • Uso de nifedipino o digoxina.
Ritmo de unión 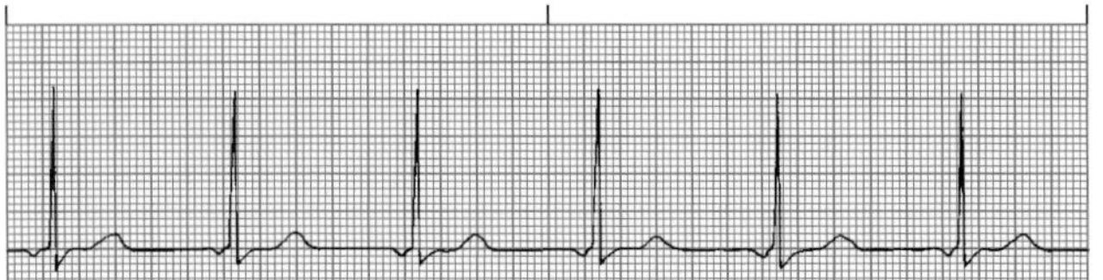 • Ritmo: regular; frecuencia auricular de 40-60 latidos/min; por lo general, frecuencia ventricular de 40-60 latidos/min (cuando es de 60-100 latidos/min, se denomina *ritmo de unión acelerado*). • Ondas P precedentes ocultas dentro o después del complejo QRS; pueden estar invertidas cuando son visibles. • Intervalo PR (cuando está presente) < 0.12 s. • La configuración y duración del complejo QRS son normales, excepto ante una conducción aberrante.	• IM o isquemia de la pared inferior, hipoxia, estimulación vagal o síndrome del seno enfermo. • Fiebre reumática aguda. • Intervención quirúrgica valvular. • Toxicidad de la digoxina.
Bloqueo auriculoventricular de primer grado 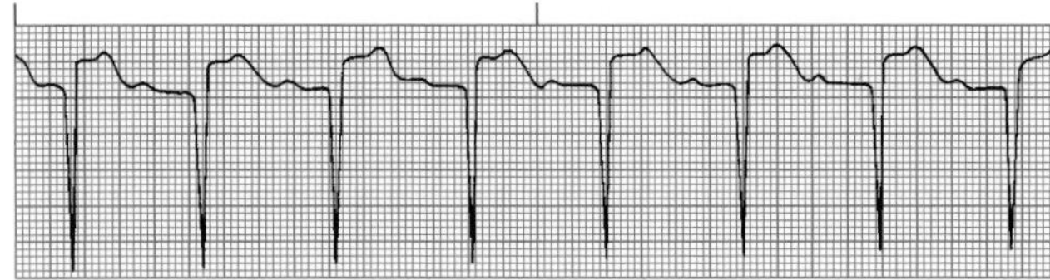 • Ritmo: regular, auricular y ventricular. • Intervalo PR > 0.20 s. • Una onda P precede al complejo QRS. • Complejo QRS normal.	• Puede presentarse en personas sanas. • IM de la pared inferior o isquemia, hipotiroidismo, hipercalemia o hipocalemia. • Toxicidad de digoxina: quinidina, procainamida, amiodarona, propranolol, β-bloqueador o antagonista del calcio.
Bloqueo auriculoventricular de segundo grado ***Mobitz I (Wenckebach)*** 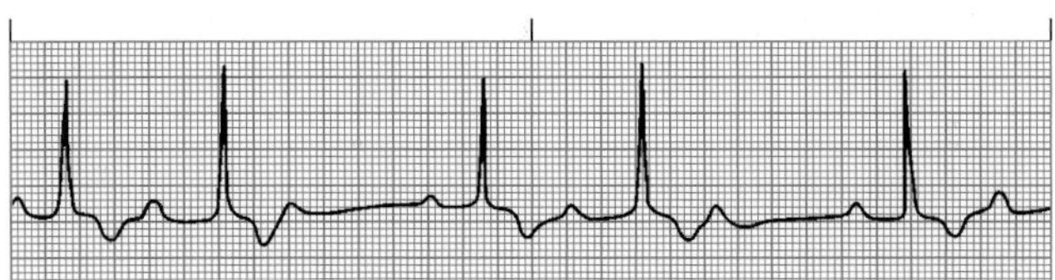 • Ritmo auricular regular; ventricular, irregular; la frecuencia auricular rebasa a la ventricular. • Intervalo PR que se prolonga un poco con cada ciclo, hasta que desaparece el complejo QRS (latido perdido); intervalo PR más corto después del latido perdido.	• IM de la pared inferior, cirugía cardíaca, fiebre reumática aguda o estimulación vagal. • Toxicidad de la digoxina. • Propranolol, quinidina o procainamida.

ARRITIMA Y SUS CARACTERÍSTICAS	CAUSAS
Mobitz II 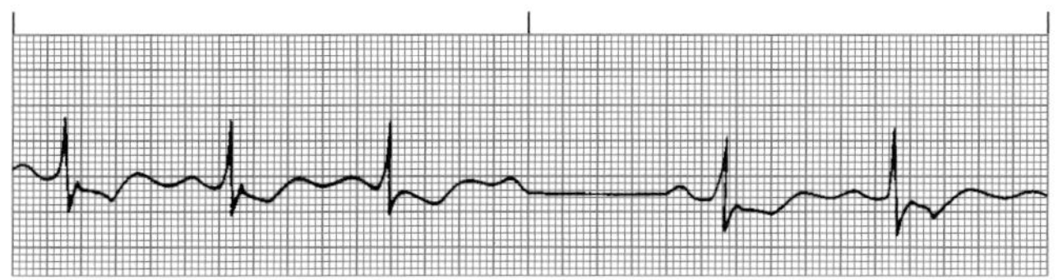 • Ritmo: auricular, regular; ventricular, irregular. • Intervalo P-P constante para los latidos conducidos. • Ondas P de tamaño y forma normales, algunas no seguidas por un complejo QRS.	• Coronariopatía grave, IM de la pared anterior o miocarditis aguda. • Toxicidad de la digoxina.
Bloqueo auriculoventricular de tercer grado ***(Bloqueo cardíaco completo)*** 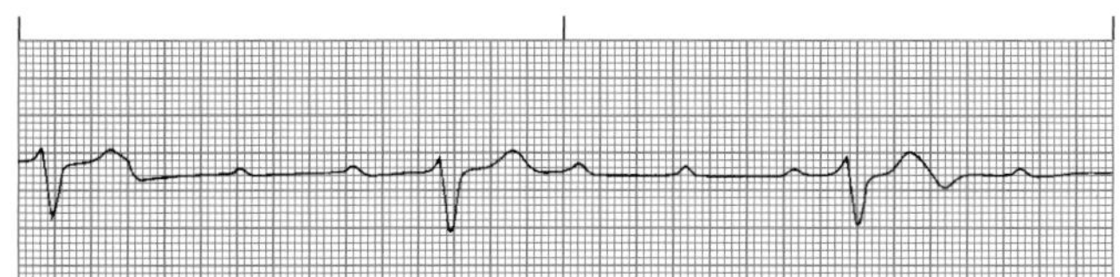 • Ritmo: regular, auricular y ventricular; frecuencia ventricular más lenta que la auricular. • Sin relación entre las ondas P y los complejos QRS. • Sin intervalo PR constante. • Duración normal del QRS (marcapasos de unión) o complejos anchos e irregulares (marcapasos ventricular).	• IM de la pared inferior o anterior, anomalía congénita, fiebre reumática, hipoxia, complicación postoperatoria de la sustitución de la válvula mitral o de la ablación por radiofrecuencia, en o cerca del tejido del nodo AV. Enfermedad de Lev (fibrosis y calcificación que se diseminan desde las estructuras cardíacas hacia el tejido de conducción) o enfermedad de Lenègre (fibromas del tejido de conducción). • Toxicidad de la digoxina.
Contracciones ventriculares prematuras 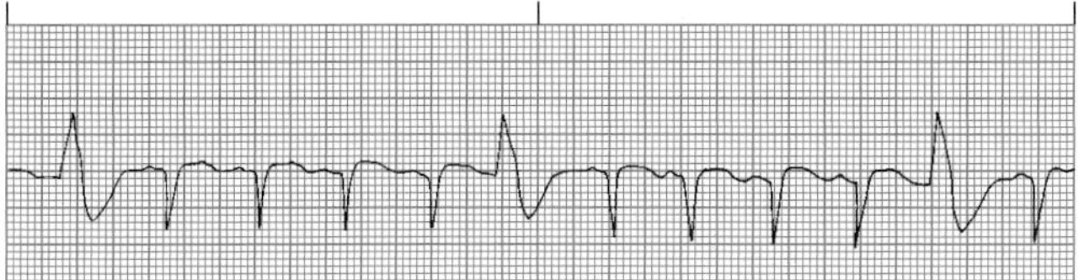 • Ritmo: auricular, regular; ventricular, irregular. • Complejo QRS prematuro, por lo general, seguido por una pausa compensadora. • Complejo QRS ancho y distorsionado, por lo general > 0.12 s. • Complejos QRS prematuros que se presentan de forma aislada, en pares o tríos, alternados con latidos normales; dirigido desde uno o más sitios. • Ominosas cuando son acumuladas, multifocales o con un patrón de onda R sobre T.	• Insuficiencia cardíaca; IM antiguo o agudo, isquemia o contusión; irritación miocárdica por catéter ventricular o marcapasos; hipercapnia, hipocalemia; hipocalcemia; o hipomagnesemia. • Toxicidad farmacológica: digoxina, aminofilina, antidepresivos tricíclicos, β-bloqueadores, isoproterenol o dopamina. • Consumo de alcohol, tabaco o cafeína. • Estrés psicológico; ansiedad, dolor o ejercicio.
Taquicardia ventricular 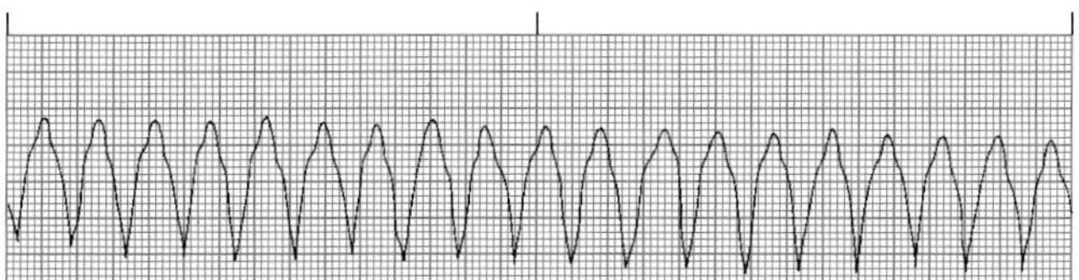 • Frecuencia ventricular de 100-120 latidos/min; ritmo, por lo general, regular. • Complejos QRS anchos, irregulares e independientes de las ondas P. • Ondas P no discernibles. • Puede iniciarse y detenerse de manera súbita.	• Isquemia miocárdica, IM o aneurisma, coronariopatía, cardiopatía reumática, prolapso de la válvula mitral, insuficiencia cardíaca, miocardiopatía, catéteres ventriculares, hipocalemia, hipercalcemia; hipomagnesemia o EP. • Toxicidad farmacológica: digoxina, procainamida, epinefrina o quinidina. • Ansiedad.

(continúa)

ARRITIMA Y SUS CARACTERÍSTICAS	CAUSAS
Fibrilación ventricular 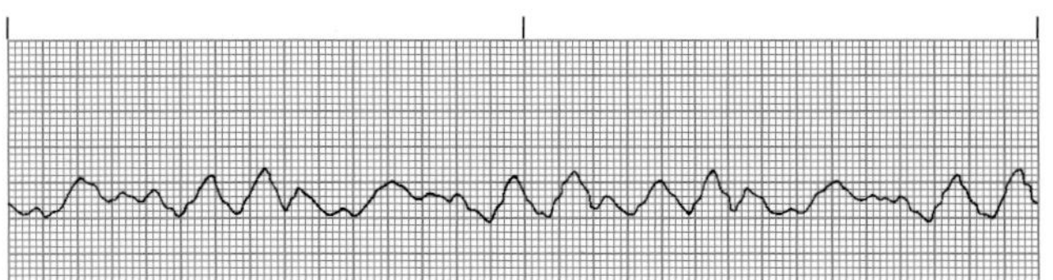 • Ritmo ventricular, con frecuencia rápida y caótica. • Complejos QRS anchos con ondas P irregulares o no visibles.	• Isquemia miocárdica, IM, taquicardia ventricular no tratada, fenómeno de R sobre T, hipocalemia, hipercalemia, hipercalcemia, alcalosis, descarga eléctrica o hipotermia. • Toxicidad farmacológica: digoxina, procainamida, epinefrina o quinidina.
Asistolia 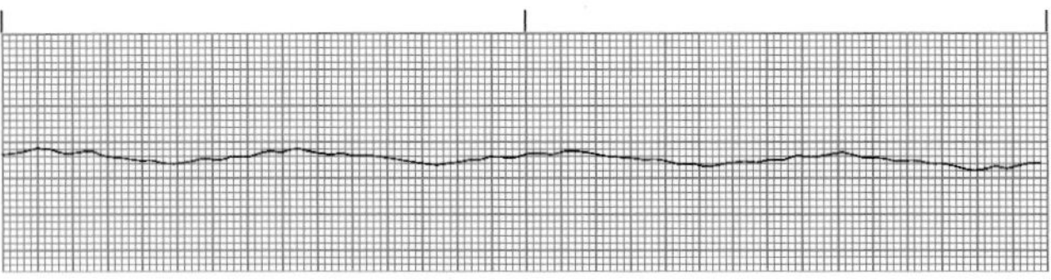 • Sin frecuencia o ritmo auricular o ventricular. • Sin ondas P, complejos QRS u ondas T discernibles.	• Isquemia miocárdica, IM, valvulopatía aórtica, insuficiencia cardíaca, hipoxia, hipocalemia, acidosis grave, descarga eléctrica, arritmia ventricular, bloqueo AV, EP, rotura cardíaca, taponamiento cardíaco, hipercalemia o disociación electromecánica. • Sobredosis de cocaína.

GLOSARIO

Acantosis *nigricans*. Oscurecimiento de la piel del cuello o bajo los brazos.

Acianótico. No caracterizado o acompañado de cianosis.

Acidemia. Acidez anómala o pH bajo de la sangre.

Acidosis. Estado debido a la acumulación de ácidos o consumo de la reserva alcalina en la sangre y los tejidos corporales.

Acidosis metabólica. Estado que resulta de la acumulación de cetoácidos en la sangre a expensas del bicarbonato.

Acidosis respiratoria. Estado que resulta de la alteración de la ventilación y retención de dióxido carbono.

Acinesia. Ausencia o pérdida de potencia del movimiento voluntario.

Acino. Cualquiera de los lobulillos más pequeños de una glándula.

Acromegalia. Crecimiento anómalo del esqueleto en las extremidades causado por la hipersecreción de la hormona del crecimiento por la hipófisis.

Acropaquia. Edema de tejidos blandos acompañado por cambios óseos subyacentes, donde ocurre la formación de hueso nuevo.

Adenomiosis. Invasión de la pared muscular del útero por tejido glandular.

Agranulocitos. Leucocitos que no contienen gránulos; incluyen linfocitos, monocitos y células plasmáticas.

Alcalemia. Alcalinidad anómala o pH alto de la sangre.

Alcalosis. Estado anómalo de los líquidos corporales resultante de la acumulación de bases o la pérdida de ácidos sin una pérdida comparable de bases.

Alcalosis metabólica. Afección en la que el estado acidobásico se desvía al lado alcalino por pérdida no compensada de ácidos, ingesta o retención de bases en exceso, o consumo de potasio.

Alcalosis respiratoria. Aquella causada por excreción excesiva de dióxido de carbono por los pulmones.

Alelo. Uno de dos o más genes diferentes que ocupa(n) una posición correspondiente (locus) en cromosomas emparejados; permite(n) la expresión de diferentes formas de la misma característica heredada.

Alopecia. Pérdida de cabello.

Amiloidosis. Trastorno de causa desconocida en la que fibras de proteínas insolubles se depositan en los tejidos y órganos y alteran su funcionamiento.

Ampolla. Espacio lleno de aire o líquido.

Anafase. Tercer período de la división del núcleo en la meiosis o mitosis.

Anaplasia. Pérdida de diferenciación de las células; una característica de los tumores.

Aneurisma. Saco formado por vasodilatación localizada de la pared de una arteria o vena.

Angioedema. Reacción edematosa localizada de la dermis o el tejido subcutáneo o submucoso.

Angiografía. Estudio radiográfico de los vasos sanguíneos corporales.

Anión. Ion que porta una carga negativa.

Anisocitosis. Presencia de eritrocitos con variaciones inusuales de tamaño.

Anorexia. Ausencia o pérdida del apetito.

Anovulación. Ausencia de ovulación.

Anoxia. Ausencia de oxígeno en los tejidos.

Anquilosis. Inmovilidad o consolidación de una articulación, a menudo en posición anómala, a causa de enfermedad, traumatismo o intervención quirúrgica.

Anticuerpo. Molécula de inmunoglobulina que reacciona sólo con el antígeno específico que indujo su formación en el sistema linfático.

Antígeno. Sustancia extraña, como bacterias o toxinas, que induce la formación de anticuerpos.

Anuria. Cese completo de la formación de orina por el riñón.

Arreflexia. Ausencia de reflejos.

Arterioesclerosis. Grupo de enfermedades caracterizadas por engrosamiento y pérdida de elasticidad de las paredes arteriales.

Articulación. Intersección de dos o más huesos; debe proveer movimiento y flexibilidad.

Artralgia. Dolor en una articulación.

Artrodesis. Fusión quirúrgica de una articulación.

Ascitis. Acumulación anómala de líquido seroso en la cavidad peritoneal.

Aspiración. Inhalación de moco o vómitos hacia el aparato respiratorio; extracción de líquido o gas de una cavidad corporal.

Asterixis. Alteración motriz caracterizada por lapsos intermitentes de una posición asumida, también conocido como *aleteo hepático*.

Ataque isquémico transitorio. Breve período de déficit neurológico a causa de la detención de la circulación cerebral.

Atelectasia. Estado de colapso o ausencia de aire del pulmón; puede involucrar todo o parte del órgano.

Atopia. Hipersensibilidad o alergia clínica con una predisposición hereditaria.

Atrofia. Disminución del tamaño o desgaste de una célula, tejido, órgano o segmento corporal.

Autoinoculación. Introducción de microorganismos del propio cuerpo.

Autosoma. Cualquiera de los 22 pares de cromosomas que no participan en la determinación del sexo.

Azoemia. Exceso de residuos nitrogenados en la sangre.

Bacteria. Microorganismo unicelular que no tiene núcleo verdadero y se reproduce por fisión binaria.

Bactericida. Que destruye bacterias.

Bacteriostático. Que impide que las bacterias se multipliquen o proliferen.

Bacteriuria. Presencia de bacterias en la orina.

Balanopostitis. Inflamación del glande y el prepucio.

Barotraumatismo. Lesión causada por la presión.

Benigno. No maligno o recurrente, favorable para la recuperación.

Biopsia. Estudio, por lo general, al microscopio, de un tejido extraído de un cuerpo vivo.

Blefaroespasmo. Espasmo del músculo orbicular de los párpados que los cierra por completo.

Bolsa. Saco lleno de líquido o cavidad en el tejido conjuntivo cerca de una articulación; actúa como amortiguador.

Bradicinina. Cinina no peptídica formada a partir de una proteína plasmática; poderoso vasodilatador que aumenta la permeabilidad capilar, contrae el músculo liso y estimula a los receptores del dolor.

Braguero. Dispositivo elástico, de lona o metálico, para retener o reducir una hernia dentro de la cavidad abdominal.

Bronquiectasia. Dilatación crónica de los bronquios y bronquiolos con infección secundaria, por lo general, de los lóbulos inferiores de los pulmones.

Bronquiolitis. Inflamación de los bronquiolos.

Caquexia. Estado de enfermedad notoria y desnutrición.

Carcinógeno. Cualquier sustancia que cause cáncer.

Carcinoma. Proliferación maligna de células epiteliales que tiende a infiltrar los tejidos circundantes y enviar metástasis.

Cariotipo. Arreglo cromosómico del núcleo celular.

Carpología. Sujeción involuntaria de las ropas de cama; se observa en estados de extenuación y fiebre elevada.

Cartílago. Tejido conjuntivo denso constituido por fibras embebidas en una sustancia fuerte parecida a un gel que da sostén, amortigua y da forma a estructuras corporales.

Catión. Ion que porta una carga positiva.

Células caliciformes. Células secretoras de moco en el epitelio que reviste el intestino delgado y las vías respiratorias.

Células de Kupffer. Células grandes, fagocíticas que revisten las paredes de los sinusoides hepáticos.

Células mielomatosas. Aumento del número de células plasmáticas inmaduras.

Cercaria. Etapa final del desarrollo de una larva de libre nado de un trematodo.

Cetoacidosis diabética. Complicación de la diabetes mellitus resultado de productos del metabolismo de las grasas (cetonas) cuando no se dispone de glucosa como fuente energética en el cuerpo.

Cetonas. Productos terminales del metabolismo de las grasas cuando no se dispone de glucosa.

Cetonuria. Exceso de cetonas en la orina.

Cianosis. Decoloración azulosa de la piel y las membranas mucosas a causa de la reducida hemoglobina en la sangre.

Cifoescoliosis. Curvatura anterior y lateral de la columna vertebral.

Cistitis. Inflamación de la vejiga.

Citocinas. Proteínas que no son anticuerpos, secretadas por leucocitos inflamatorios y algunas células de otro tipo, que actúan como mediadores intercelulares.

Citología. El estudio de las células, su origen, estructura, función y alteraciones patológicas.

Citotóxico. Destructivo para las células.

Claudicación. Dolor en las pantorrillas causado por disminución de la irrigación sanguínea de los miembros inferiores.

Cognición. Proceso por el que una persona se percata de los objetos; incluye todos los aspectos de la percepción, el pensamiento y la memoria.

Coiloniquia. Uñas inusualmente delgadas, cóncavas de un lado a otro, con bordes hacia arriba.

Colangioma. Tumor de los conductos biliares.

Colangitis. Inflamación de un conducto biliar.

Colecistectomía. Resección de la vesícula biliar.

Coledocostomía. Creación de una abertura en el colédoco para drenaje.

Colestasis. Detención o disminución del flujo de bilis.

Colesteatoma. Masa semejante a un quiste llena de detritos descamados que a menudo incluye colesterol y se presenta con mayor frecuencia en el oído medio y la región mastoidea.

Comisurotomía. Separación quirúrgica de las valvas adherentes y engrosadas de una válvula cardíaca.

Condrocalcinosis. Depósito de sales de calcio en el cartílago articular.

Conducto ileal. Empleo de un segmento de íleon para la derivación del flujo urinario desde los uréteres.

Congénito. Presente al nacer.

Corazón pulmonar. Hipertrofia ventricular derecha con insuficiencia cardíaca derecha, producto de la hipertensión pulmonar.

Corea. Movimiento involuntario de agitación rápida.

Coriocapilar. Capa capilar de la coroides.

Coroides. Membrana delgada que cubre el globo ocular y provee sangre a la retina.

Crepitación. Ruido de crujido en articulaciones, piel o pulmones.

Crisis asmática. Episodio particularmente grave de asma.

Crisis oculógiras. Se fijan los párpados hacia arriba con movimientos tónicos involuntarios.

Cromatina. Sustancia que forma los cromosomas, constituida por ácido desoxirribonucleico y proteínas básicas.

Cuadriplejía. Parálisis de las cuatro extremidades.

Decorticación. Resección quirúrgica de la cubierta gruesa de un órgano, como el pulmón o el riñón.

Densidad. Peso de una sustancia comparado con el de una cantidad equivalente de agua.

Derivación. Paso o anastomosis entre dos conductos naturales.

Derivación ventriculoauricular. Drena líquido del ventrículo lateral del cerebro a la aurícula derecha del corazón, donde ingresa en la circulación venosa.

Derivación ventriculoperitoneal. Transporta el exceso de líquido del ventrículo lateral a la cavidad peritoneal.

Desbridamiento. Retiro de todo material extraño, enfermo y desvitalizado de una lesión traumática o infectada, o adyacente a ella, hasta que se exponga el tejido sano circundante.

Desmielinización. Destrucción de la vaina de mielina de un nervio; impide la conducción normal.

Diaforesis. Sudoración, en especial cuando es profusa.

Diarrea. Evacuación frecuente de heces sueltas a causa del rápido desplazamiento del contenido intestinal, que origina mala absorción de agua, elementos nutritivos y electrólitos.

Diferenciación. Proceso de maduración de las células hacia tipos específicos.

Difusión. Movimiento espontáneo de moléculas u otras partículas en una solución.

Diplejía. Parálisis de partes similares en cualquier lado del cuerpo.

Diploide. Célula con un conjunto completo de material genético; una célula diploide humana tiene 46 cromosomas.

Diplopia. Visión doble.

Disartria. Articulación imperfecta del habla por alteraciones de la regulación muscular.
Discrasia. Afección relacionada con una enfermedad, que, por lo general, se refiere a un desequilibrio de los elementos que la componen.
Disfagia. Dificultad para deglutir.
Disnea paroxística nocturna. Dificultad respiratoria relacionada con la postura (reclinación nocturna), que suele vincularse con insuficiencia cardíaca y edema pulmonar.
Disnea. Respiración laboriosa o difícil.
Displasia. Alteración del tamaño, la forma y la organización de las células de los adultos.
Distimia. Depresión.
Disuria. Micción dolorosa o difícil.
Disyunción. Separación de cromosomas durante la división celular.
Divaricación. Separación de dos partes o ramas, bifurcación.
Divertículos. Bolsas de tejido que sobresalen de las paredes del colon.

Eclampsia. Afección que puede poner en riesgo la vida durante el embarazo, caracterizada por convulsiones, hipertensión, edema generalizado y proteinuria.
Edema de papila. Inflamación y edema del nervio óptico; relacionada con un aumento de la presión intracraneal.
Edema pretibial. Edema sin fóvea de la cara anterior de las piernas, dermopatía.
Embolia. Obstrucción súbita de un vaso sanguíneo por una sustancia extraña o un coágulo sanguíneo.
Empiema. Acumulación de pus en una cavidad corporal.
Endocrino. Perteneciente a la secreción interna de hormonas por las glándulas.
Endógeno. Que se presenta dentro del cuerpo.
Endolinfa. Líquido en el interior del laberinto membranoso del oído.
Endotoxina. Sustancia tóxica relacionada con la membrana externa de ciertas bacterias gramnegativas.
Enfermedad autoinmunitaria. Alteración en la que el cuerpo genera una respuesta inmunitaria contra sí mismo.
Enfisema subcutáneo. Crepitación bajo la piel a la palpación.
Epiplón. Pliegue de peritoneo entre el estómago y los órganos abdominales adyacentes.
Epistaxis. Hemorragia nasal, por lo general, causada por la rotura de vasos pequeños.
Eritema marginado. Exantema no pruriginoso, macular, transitorio del tronco o las caras internas de los brazos o muslos, que da origen a lesiones rojas con centros blancos.
Eritrocito. Glóbulo rojo de la sangre que transporta oxígeno a los tejidos y les retira el dióxido de carbono.
Eritropoyesis. Producción de eritrocitos.
Esclerodactilia. Esclerodermia de los dedos de manos y pies.
Esteatorrea. Exceso de grasa en las heces por el síndrome de absorción deficiente.
Estenosis. Constricción o estrechamiento de una vía u orificio.
Estrato córneo de la epidermis. Capa de células muertas de la piel.
Estreñimiento. Afección en la que las heces son muy duras para expulsarse con facilidad del intestino.
Estrógeno. Hormona sexual femenina.
Exacerbación. Aumento de la gravedad de una enfermedad o cualquiera de sus síntomas.
Exantema. Erupción cutánea.
Exocrina. Secreción externa o al exterior de una glándula.
Exógeno. Que ocurre fuera del cuerpo.
Exotoxina. Sustancia tóxica potente formada y excretada por una bacteria, y que se encuentra en el medio circundante.

Fagocito. Célula que ingiere microorganismos, otras células y materiales extraños.
Fagocitosis. Engullimiento de microorganismos, otras células y material extraño por un fagocito.
Flebectomía. Retiro de una vena varicosa a través de pequeñas incisiones en la piel.
Flebografía. Estudio de una vena por radiografía.
Fotopletismografía. Determinación en la que se mide la intensidad de la luz reflejada de la superficie de la piel y los eritrocitos subyacentes para determinar el volumen sanguíneo de la zona respectiva.
Fracción sistólica. Medida de la contractilidad ventricular.
Fulguración. Destrucción de tejidos por electricidad de alta frecuencia.
Fúngico. De crecimiento similar a un hongo; con una velocidad de crecimiento rápida parecida a la de un hongo.
Furunculosis. Presencia de furúnculos inflamados de manera seriada durante semanas o meses.
Ganglio linfático. Estructura que filtra la linfa proveniente de los tejidos corporales y después la regresa al plasma.
Gasto cardíaco. Volumen de sangre expulsada por el corazón en un minuto.
Gastrectomía. Resección del estómago, puede ser total o parcial.
Gastrostomía. Creación de una abertura en el estómago con fines de administración de alimentos o líquidos.
Gen dominante. Gen que produce un efecto en un organismo, independientemente del estado del alelo correspondiente.
Gen recesivo. Gen que no se expresa en presencia de su alelo dominante.
Genes homólogos. Genes emparejados que comparten una estructura y posición correspondientes.
Genoma. Información genética total incluida en un conjunto de cromosomas sin replicación.
Glándula. Órgano constituido por células especializadas que producen una secreción que actúa en otra parte del cuerpo.
Glomérulo. Red de capilares ensortijados en la nefrona; unidad básica del riñón, que lleva sangre y productos de desecho transportados por la sangre a la nefrona.
Glomeruloesclerosis. Enfermedad caracterizada por endurecimiento de zonas focales y segmentarias del glomérulo.
Glomerulopatía. Cualquier enfermedad de los glomérulos renales.
Glucagón. Hormona liberada durante el estado de ayuno que aumenta la glucemia.
Glucogenólisis. Fragmentación del glucógeno en el hígado que produce glucosa.
Gluconeogénesis. Formación de glucosa a partir de moléculas que no son hidratos de carbono, como aminoácidos y glicerol.
Glucosuria. Presencia de glucosa en la orina.
Granulocito. Cualquier célula que contenga gránulos, en especial los leucocitos.
Granuloma. Cualquier agregación nodular pequeña de células inflamatorias mononucleares o una acumulación similar de macrófagos modificados que simulan células endoteliales, por lo general, rodeadas por linfocitos, a menudo con células gigantes multinucleadas.
Gubernáculo. Banda fibromuscular que conecta los testículos con el piso del escroto.

Hamartoma. Nódulo benigno parecido a un tumor constituido por la sobreproliferación de células maduras y tejidos normalmente presentes en la porción afectada.

Haploide. Que tiene la mitad del número normal de cromosomas.

Hedor hepático. Olor dulce mohoso de la respiración, característico de las hepatopatías.

Hematemesis. Vómitos de sangre.

Hematoma. Acumulación localizada de sangre, por lo general coagulada, en un órgano, espacio o tejido.

Hematopoyesis. Producción de eritrocitos en la médula ósea.

Hematuria. Presencia de sangre en la orina.

Hemocromatosis. Alteración del metabolismo del hierro, con depósito excesivo en los tejidos, pigmentación bronceada de la piel, cirrosis y diabetes mellitus.

Hemoglobina. Proteína de los eritrocitos que transporta el oxígeno.

Hemólisis. Destrucción de eritrocitos.

Hemostasia. Proceso complejo por el cual las plaquetas, el plasma y los factores de coagulación interactúan para detener una hemorragia.

Hepatoma. Cualquier tumor del hígado.

Heterocigoto. Con genes de diferentes alelos en el mismo sitio (locus).

Hiperplasia. Crecimiento excesivo de células normales que causa un aumento en el volumen de un tejido u órgano.

Hiperpnea. Aumento en la profundidad de la ventilación que puede acompañarse de una frecuencia respiratoria mayor.

Hiperreflexia. Exageración de los reflejos.

Hipertónica. Solución con una presión osmótica mayor que aquella con la que se compara.

Hipertricosis. Crecimiento excesivo de pelo.

Hipertrofia. Aumento de volumen de un tejido u órgano causado por el crecimiento de las células presentes.

Hipervolemia. Aumento anómalo en el volumen de un líquido circulante del cuerpo.

Hipoplasia. Desarrollo incompleto, o subdesarrollo, de un órgano o tejido.

Hipotensión ortostática. Caída de la presión arterial que ocurre al levantarse o cuando se está de pie sin movimiento en una posición fija.

Hipotonía. Tonicidad o concentración inusualmente baja.

Hipotónica. Solución con una presión osmótica inferior que aquella con la que se compara.

Hipovolemia. Volumen bajo anómalo de líquidos circulantes en el cuerpo.

Hipoxia. Disminución del oxígeno en los tejidos corporales hasta cifras infranormales.

Hirsutismo. Pilosidad anómala.

Histamina. Amina que se encuentra en todos los tejidos corporales, induce dilatación capilar con aumento de la permeabilidad, disminuye la presión arterial y causa contracción de la mayoría de los tejidos de músculo liso, aumento de la secreción de ácido gástrico y de la frecuencia cardíaca; también es mediadora de la hipersensibilidad inmediata.

Homeostasis. Estado dinámico constante de equilibrio interno en el cuerpo.

Homocigoto. Con genes que presentan alelos idénticos para un rasgo determinado.

Hongo. Microorganismo no fotosintético que se reproduce asexualmente por fisión binaria.

Hormona. Sustancia química producida en el cuerpo con un efecto regulador específico sobre la actividad de células u órganos determinados.

Hueso. Forma rígida y dura de tejido conjuntivo que constituye la mayor parte del esqueleto.

Ictericia. Coloración amarilla de la piel, la esclerótica, las membranas mucosas y las excreciones a causa de hiperbilirrubinemia y depósito de pigmentos biliares.

Idiopático. Que ocurre sin una causa conocida.

Íleo. Fracaso del movimiento anterógrado apropiado del contenido intestinal.

Infección oportunista. Infección que afecta a personas con alteración o debilitamiento de los sistemas inmunitarios; producida por microorganismos que de ordinario no causan enfermedad, pero se tornan patógenos bajo ciertas condiciones.

Inhibidor de proteasa. Fármaco que se une a la enzima proteasa del virus de la inmunodeficiencia humana e impide su acción.

Inmunidad celular. Respuesta inmunitaria que implica a los linfocitos T efectores y no a la producción de anticuerpos humorales.

Inmunidad humoral. Forma de inmunidad en la que los linfocitos B y las células plasmáticas producen anticuerpos contra agentes extraños (antígenos) y estimulan a los linfocitos T para atacarlos (inmunidad celular).

Inmunodeficiencia. Afección causada por una respuesta inmunitaria inadecuada, por hipoactividad o disminución del número de células linfáticas.

Inmunoglobulina. Proteína sérica sintetizada por los linfocitos y las células plasmáticas que tiene actividad conocida de anticuerpo.

Interfase. Intervalo entre dos divisiones celulares sucesivas.

Intertrigo. Erupción cutánea eritematosa de zonas del cuerpo como los pliegues del cuello, la ingle y las axilas, y bajo mamas péndulas.

Intrapleural. Dentro de la pleura.

Ion. Átomo o grupo de átomos que tiene una carga eléctrica positiva o negativa.

Isotónica. Solución que tiene la misma tonicidad que otra con la que se compara.

Isquemia. Irrigación sanguínea disminuida a un órgano o tejido corporal.

Legrado. Raspado o toma de tejidos por exfoliación de la pared de una cavidad corporal.

Leucaféresis. Retiro selectivo de leucocitos de sangre extraída, que después se vuelve a transfundir al donante.

Leucocito. Glóbulo blanco de la sangre que protege al cuerpo contra los microorganismos que causan enfermedades.

Leucocitosis. Aumento en el número de leucocitos en sangre, por lo general, debido a una infección.

Leucopenia. Disminución del número de leucocitos en la sangre.

Leucotrienos. Grupo de compuestos derivados de ácidos grasos no saturados; mediadores en extremo potentes de reacciones de hipersensibilidad inmediata e inflamación.

Ligado a X. Patrón de herencia en el cual los defectos de un solo gen se transmiten a los cromosomas sexuales.

Ligamento. Banda de tejido fibroso que conecta a los huesos o el cartílago, provee estabilidad, refuerza articulaciones y limita o facilita el movimiento.

Linfadenitis. Inflamación de uno o más ganglios linfáticos.

Linfedema. Edema crónico de una parte del cuerpo por acumulación de líquido intersticial secundaria a la obstrucción o resección quirúrgica de vasos o ganglios linfáticos.

Linfocitos. Leucocitos producidos por el tejido linfático que participan en la inmunidad.

Liquenificación. Engrosamiento y endurecimiento de la piel.

Líquido extracelular. Líquido que ocupa los espacios fuera de las células.

Líquido intersticial. Líquido presente entre las células en los tejidos.

Líquido intracelular. Líquido que se localiza al interior de cada célula.

Líquido sinovial. Sustancia viscosa lubricante secretada por la membrana sinovial que recubre la cavidad entre los huesos y las articulaciones de libre movimiento.

Lisozima. Enzima que puede eliminar microorganismos.

Locus. Punto de ubicación de un gen en un cromosoma.

Macrófagos. Células altamente fagocíticas que son estimuladas por la inflamación.

Macroglosia. Tamaño excesivo de la lengua.

Maligna. Circunstancia que empeora progresivamente y causa la muerte.

Médula ósea. Material orgánico blando que llena las cavidades de algunos huesos.

Megacariocito. Precursor de plaquetas, la célula gigante de la médula ósea.

Megauréter. Dilatación congénita del uréter sin causa demostrable.

Meiosis. Proceso de división celular por el que se forman células reproductivas.

Membrana de Bruch. Estructura de soporte de la cara interna de la coroides.

Menorragia. Menstruación cuantiosa o prolongada.

Merozoíto. Etapa del ciclo de vida del parásito productor de paludismo.

Mesorquio. Pliegue en el tejido entre el testículo y el epidídimo.

Metafase. Etapa de la división celular en la que los cromosomas, cada uno constituido por dos cromátidas, se alinean en el plano ecuatorial del huso.

Metaplasia. Cambio en las células adultas a una forma anómala para el tejido.

Metástasis. Transferencia de la enfermedad por microorganismos o células patógenos de un órgano o porción corporal a otro no directamente relacionado.

Metrorragia. Episodios de hemorragia vaginal entre dos ciclos menstruales.

Mialgia. Dolor muscular.

Micción. Acto de orinar.

Microémbolo. Émbolo de tamaño microscópico.

Miectomía. Extirpación de un músculo.

Miólisis. Degeneración del tejido muscular.

Miomectomía. Extirpación de tumores del músculo uterino.

Miotomía. Corte o disección de un músculo.

Mitosis. Proceso ordinario de la división celular en el que cada cromosoma con todos sus genes se reproduce exactamente.

Mixedema. Afección resultante del hipotiroidismo avanzado o la deficiencia de tiroxina.

Monocito. Leucocito fagocítico mononuclear.

Monoplejía. Parálisis de una parte aislada.

Monosomía. Presencia de un cromosoma menos que el número normal.

Morbilidad. Afección.

Morfea. Afección en la que el tejido conjuntivo sustituye a la piel y a veces a los tejidos subcutáneos.

Mortalidad. Cociente del número total de muertes/población total.

Mucolítico. Fármaco que actúa mediante la destrucción del moco.

Músculo. Haz de células largas y delgadas, o fibras, que tiene el poder de contraerse y producir movimiento.

Mutación. Cambio permanente en el material genético.

Náuseas. Sensación desagradable con tendencia a vómitos.

Necrosis. Muerte celular o tisular.

Nefrolitiasis. Alteración marcada por la presencia de cálculos renales.

Nefrona. Unidad estructural y funcional del riñón que forma orina.

Neoplasia. Proliferación anómala en la que la multiplicación celular no es regulada y sí progresiva.

Neuritis. Inflamación de un nervio.

Neuritis óptica. Inflamación del nervio óptico.

Neurólisis. Liberación de fibras de un nervio por corte longitudinal de su vaina.

Neurona. Célula de conducción altamente especializada que recibe y transmite impulsos electroquímicos.

Neutrófilo. Leucocito granular.

Nevo. Malformación estable y circunscrita de la piel y la mucosa oral.

Nistagmo. Movimiento rápido, rítmico e involuntario del globo ocular.

No disyunción. Fracaso de los cromosomas en su separación apropiada durante la división celular; causa una distribución no equitativa de cromosomas entre las dos células hijas.

Nódulos de Heberden. Pequeñas estructuras duras en las articulaciones interfalángicas distales de los dedos en la artrosis.

Obstipación. Estreñimiento crónico.

Oftalmoplejía. Parálisis ocular.

Oligomenorrea. Menstruación anormalmente infrecuente.

Oliguria. Disminución de la excreción de orina.

Onicólisis. Separación distal de la uña respecto de su lecho.

Oniquia. Inflamación del lecho ungular.

Ooforitis. Inflamación del ovario.

Opistótonos. Espasmo en el que la cabeza y los talones se arquean hacia atrás y el cuerpo se flexiona hacia adelante.

Orgánulo. Estructura en el citoplasma que realiza una función específica.

Orquiectomía. Extirpación de un testículo.

Orquiopexia. Fijación quirúrgica de un testículo no descendido dentro del escroto.

Ortopnea. Capacidad para respirar con facilidad sólo en posición erecta.

Óseo. De una naturaleza o calidad de hueso.

Osmolalidad. Concentración de una solución expresada en términos de osmoles de soluto por kilogramo de solvente.

Osmolaridad. Concentración de una solución expresada en términos de osmoles de soluto por litro de solución.

Osteoblastos. Células formadoras de hueso.

Osteoclastos. Células gigantes multinucleares que resorben el material de huesos antes formados, fragmentan estructuras óseas antiguas o excesivas y permiten que los osteoblastos formen hueso nuevo.

Osteotomía. División quirúrgica y realineación de un hueso.

Ostium primum. Abertura en la porción inferior de la membrana que divide el corazón del embrión en mitades derecha e izquierda.

Pancarditis. Miocarditis, pericarditis y endocarditis concomitantes.

Pancitopenia. Disminución anómala de todos los elementos celulares de la sangre.
Panmielosis. Proliferación de todos los elementos de la médula ósea.
Paracentesis. Punción quirúrgica de una cavidad para la aspiración de líquido.
Parametritis. Inflamación del parametrio.
Parestesia. Sensación anómala de ardor o picor.
Paroniquia. Inflamación de los pliegues tisulares que rodean a las uñas de los dedos.
Pericardiectomía. Creación quirúrgica de una abertura para retirar el líquido acumulado en el saco pericárdico.
Pericardiocentesis. Aspiración con aguja de la cavidad pericárdica.
Perilinfa. Líquido en el espacio que separa los laberintos membranoso y óseo del oído.
Periostio. Tejido conjuntivo especializado que cubre todos los huesos y que posee potencial de formación de hueso.
Perseveración. Respuesta inusualmente persistente a las preguntas.
Petequias. Manchas diminutas redondas, rojo púrpura, causadas por hemorragia intradérmica o submucosa.
Piloroplastia. Cirugía plástica del píloro que consiste en la creación de una comunicación más grande entre el estómago y el duodeno.
Pilosebáceo. Perteneciente a los folículos pilosos y las glándulas sebáceas.
Pirosis. Agruras.
Piuria. Presencia de pus en la orina.
Plasmaféresis. Retiro del plasma de la sangre extraída y retransfusión de los elementos formes al donante.
Plétora. Edema y distensión de vasos sanguíneos.
Policitemia. Aumento de la masa eritrocítica total en sangre.
Polidipsia. Sed excesiva.
Polifagia. Consumo excesivo de alimentos.
Polimenorrea. Ciclo menstrual de menos de 18 días.
Poliuria. Excreción excesiva de orina.
Poscarga. Fuerza que se opone a la contracción ventricular
Precarga. Volumen sanguíneo en el ventrículo al final de la diástole.
Presbiacusia. Pérdida auditiva neurosensorial, bilateral, simétrica y progresiva, por lo general, de los tonos de alta frecuencia provocada por la pérdida de células ciliadas en el órgano de Corti.
Profase. Primer período de la replicación celular en la meiosis o mitosis.
Prognatismo. Proyección anterior de la mandíbula.
Prostaglandinas. Derivados de ácidos grasos que estimulan la contractilidad del músculo liso uterino y otros. Tienen la capacidad de disminuir la presión arterial, regular la secreción de ácido en el estómago, la temperatura corporal y la agregación plaquetaria, así como combatir la inflamación y contrarrestar la permeabilidad vascular.
Proteinuria. Exceso de proteínas séricas en la orina.
Prurito. Comezón.
Ptosis. Caída paralítica del párpado superior.
Pulso de Corrigan. Pulso saltón con expansión completa y colapso súbito.
Pulso mitral. Pulso periférico con un característico impulso doble.
Pulso paradójico. Caída de la presión arterial sistémica que es mayor de 15 mm Hg y coincide con la inspiración.

Quimionucleólisis. Inyección de la enzima quimopapaína (un agente quimiolítico) al interior de un disco intervertebral herniado.
Quimiotaxis. Respuesta de los leucocitos a los productos formados por reacciones inmunitarias, lugar al que son atraídos y donde se acumulan.

Rasgos poligénicos. Determinados por varios genes diferentes.
Reflejo cremastérico. La estimulación de la piel en la cara interna del muslo causa retracción del testículo homolateral.
Reflejo de Babinski. Acto reflejo de los dedos de los pies, normal durante la lactancia, provocado por el frote de un material firme sobre la planta del pie y que da lugar a la dorsiflexión (flexión ascendente del dedo gordo) y la extensión de los dedos más pequeños. Después de la lactancia, la respuesta normal es de flexión descendente de todos los dedos del pie.
Reflujo hepatoyugular. Distensión de la vena yugular inducida por la presión manual sobre el hígado.
Remielinización. Recuperación de los nervios desmielinizados.
Remisión. Abatimiento de los síntomas de una enfermedad.
Renina. Enzima producida por los riñones en respuesta a una declinación real en el volumen de líquido extracelular.
Resistencia. Oposición al flujo de aire en el tejido pulmonar, la pared torácica o las vías aéreas; oposición a la irrigación sanguínea en el aparato circulatorio.
Respiración de Kussmaul. Disnea caracterizada por un aumento de la frecuencia y profundidad de la ventilación, con jadeo, laboriosa, que ocurre en la acidosis metabólica.
Rubéola congénita. Exposición de una madre no inmune a la rubéola durante el primer trimestre del embarazo.
Ruido de Korotkoff. Aquel que se percibe durante la auscultación de la presión arterial.

Salpingitis. Inflamación de las tubas uterinas.
Sebo. Secreción oleosa de las glándulas sebáceas.
Septicemia. Estado patológico resultante de la presencia de microorganismos o sus productos tóxicos en el torrente sanguíneo.
Serositis. Inflamación de una membrana serosa.
Serotonina. Hormona y neurotransmisor que inhibe la secreción gástrica de ácido, estimula al músculo liso y produce vasoconstricción.
Signo de Brudzinski. En presencia de meningitis, la flexión del cuello del paciente, por lo general, produce la correspondiente de la rodilla y la cadera.
Signo de Chvostek. Espasmo de un nervio facial hiperirritable inducido por su percusión en la región de la glándula parótida.
Signo de Kernig. Signo característico de la meningitis, en el que un paciente en posición supina puede extender con facilidad y por completo los miembros inferiores; en posición sentada o con los muslos flexionados sobre el abdomen no es posible realizar esta acción.
Signo de Kussmaul. Aumento de la distensión de la vena yugular en la inspiración, causado por la restricción del llenado en las cavidades derechas.
Signo de Lasègue. En la ciática, el dolor de espalda y miembro inferior ocasionado por la elevación pasiva del talón desde la cama con la rodilla en extensión.
Signo de Quincke. Blanqueo y rubor alternos de la piel.
Signo de Romberg. Tendencia de un paciente al balanceo mientras se mantiene erecto con los pies suficientemente cerca y los ojos cerrados.
Signo de Tinel. Hormigueo con la percusión leve sobre el nervio mediano.
Signo de Trousseau. Espasmo del carpo.
Simpatectomía. Resección o interrupción de alguna porción de la vía nerviosa simpática.

Síndrome de Arnold-Chiari. Anomalía congénita en la que el cerebelo y el bulbo raquídeo sobresalen del agujero magno hacia el conducto vertebral.

Síndrome de Dressler. Pericarditis que se desarrolla de semanas a varios meses después de un infarto miocárdico o una cirugía de corazón abierto.

Sinovectomía. Extirpación del sinovio destructivo en proliferación, por lo general en las muñecas, rodillas y dedos.

Sistema del complemento. Mediador principal de la respuesta inflamatoria; un sistema relacionado desde el punto de vista funcional de 20 proteínas que circulan como moléculas inactivas.

Soplo de Gibson. Soplo continuo que se escucha durante la sístole y diástole en niños en edad escolar y adultos, a causa de la derivación de sangre de la aorta a la arteria pulmonar.

Subluxación. Dislocación incompleta o parcial.

Surfactante. Mezcla de fosfolípidos que disminuye la tensión superficial de los líquidos pulmonares y contribuye a las propiedades elásticas de los tejidos de los pulmones.

Telofase. Última de las cuatro etapas de la mitosis o de las dos divisiones de la meiosis.

Temblor intencional. Aquel que ocurre cuando uno intenta un movimiento voluntario.

Tendón. Cordón fibroso de tejido conjuntivo que inserta el músculo al hueso o cartílago y permite que los huesos se muevan cuando los músculos esqueléticos se contraen.

Tenotomía. Corte quirúrgico de un tendón.

Teratógenos. Sustancias o factores que pueden dañar al feto en desarrollo al causarle defectos congénitos estructurales o funcionales.

Timoma. Tumor del timo.

Tiña crural. Infección micótica de la ingle.

Tofos. Acumulación de sales de urato; ocurren en todo el cuerpo en la gota.

Toracocentesis. Punción quirúrgica y drenaje de la cavidad torácica.

Tortícolis. Contracción anómala de los músculos cervicales que produce torsión del cuello.

Transcripción. Síntesis de ácido ribonucleico con base en una plantilla de ácido desoxirribonucleico.

Translocación. Alteración de un cromosoma por adición de un fragmento a otro cromosoma o una porción diferente del mismo.

Trisomía. Con un cromosoma adicional.

Trombo. Coágulo sanguíneo.

Trombocitopenia. Disminución del número de plaquetas en la sangre circulante.

Trombocitosis. Número excesivo de plaquetas en la sangre circulante.

Tumor de Wilms. Tumor maligno mixto de rápido desarrollo en los riñones, constituido por elementos embrionarios; se presenta sobre todo en los niños antes de los 5 años de edad.

Uniones estrechas. Canales por los que pasan iones y otras moléculas pequeñas.

Vagotomía. Intervención quirúrgica para interrumpir los impulsos transportados por el nervio vago.

Vasculitis. Inflamación de un vaso.

Vigilia. Estado en el que se está listo para responder a una estimulación sensorial.

Virus. Parásito infeccioso microscópico que contiene material genético y necesita un hospedero para replicarse.

Vitiligo. Ausencia de pigmentación.

Volumen sistólico. Cantidad de sangre que se impulsa fuera del corazón con una sola contracción.

Xantoma. Una pápula, nódulo o placa en la piel, causado por depósitos de lípidos.

ÍNDICE ALFABÉTICO DE MATERIAS

Nota: los números de página seguidos por "t" hacen referencia a una tabla.

F

G

H

Q

R

S

T

U

V

Y